"十三五"国家重点图书出版规划项目
国家新闻出版改革发展项目
国家出版基金项目

福建省中药资源名录

杨成梓 林 羽◎主编

海峡出版发行集团 福建科学技术出版社
THE STRAITS PUBLISHING & DISTRIBUTING GROUP | FUJIAN SCIENCE & TECHNOLOGY PUBLISHING HOUSE

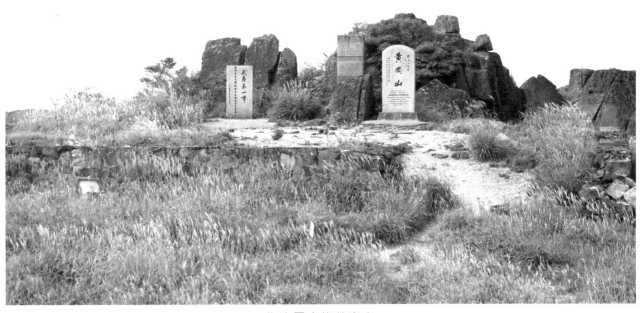

华东最高峰黄岗山

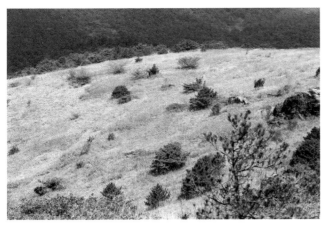

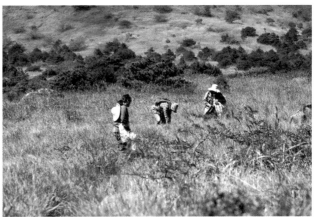

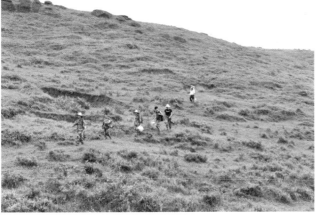

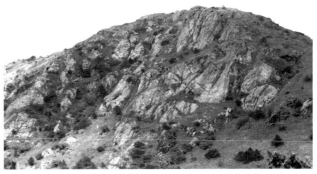

中高山草甸

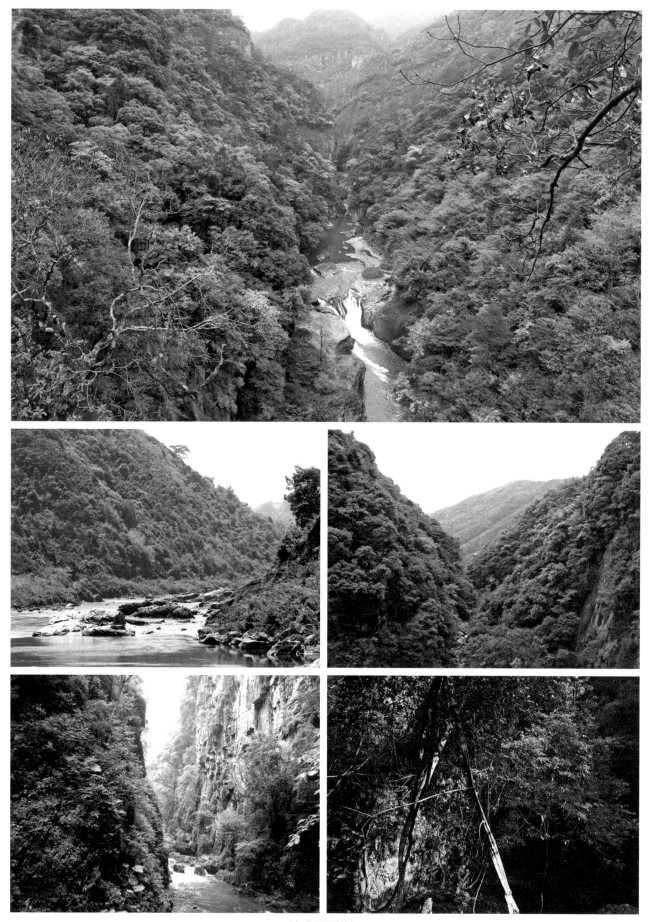

峡谷阔叶林

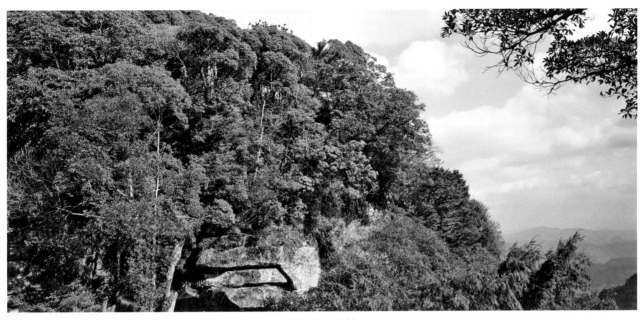

天然阔叶林

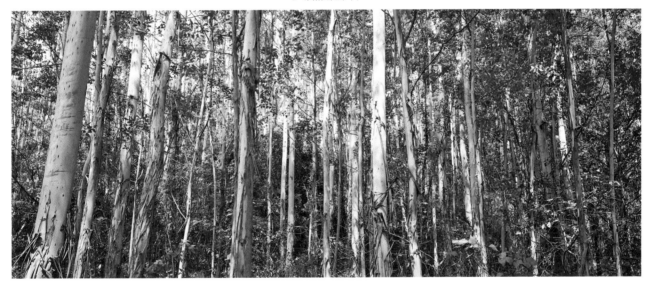

人工速生林

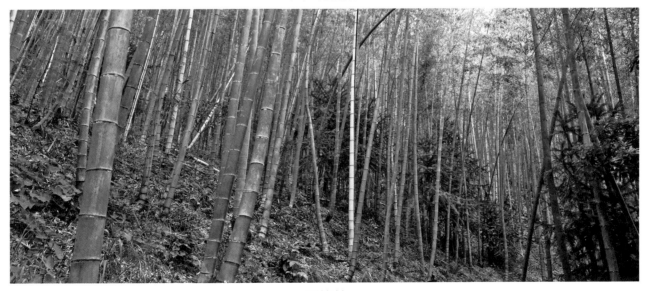

毛竹林

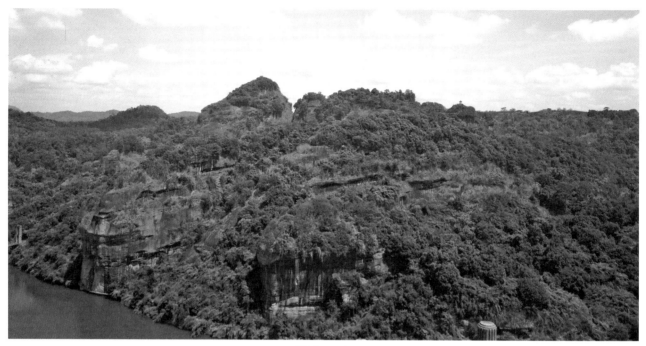

丹霞丘陵

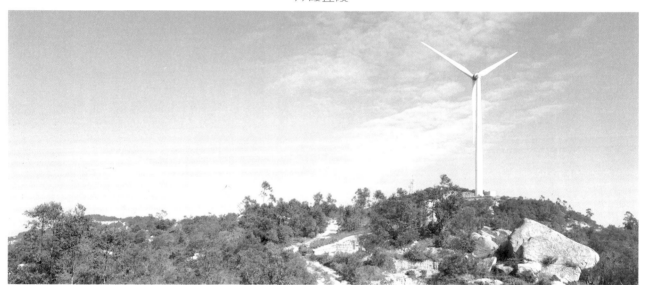

沿海丘陵

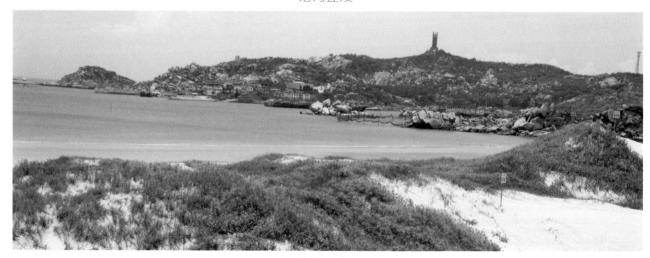

海滨岛屿

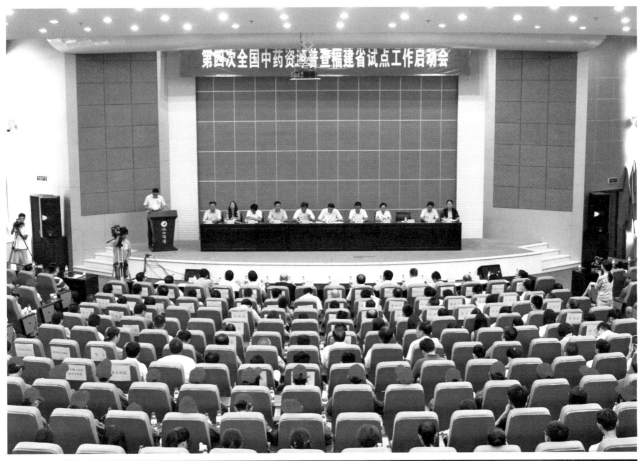

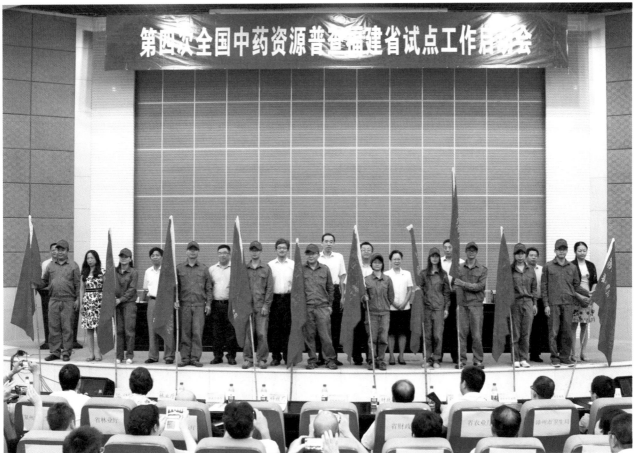

福建省第四次全国中药资源普查（试点）工作启动会（2014）

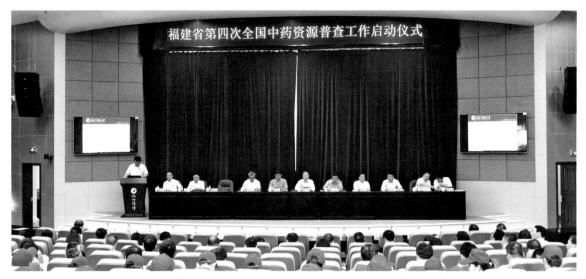

福建省第四次全国中药资源普查工作启动会（2017）

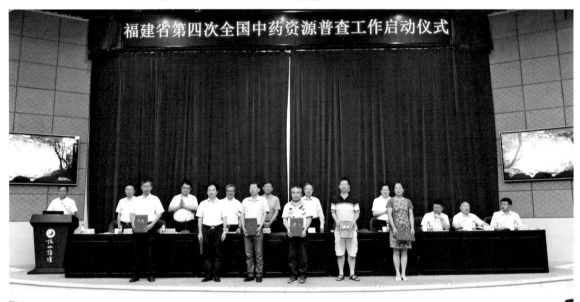

颁发福建省第四次全国中药资源普查工作专家委员会证书

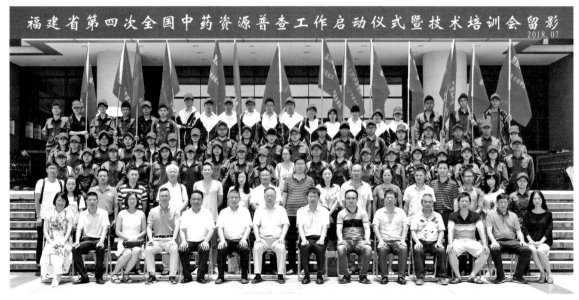

福建省第四次全国中药资源普查技术培训合影

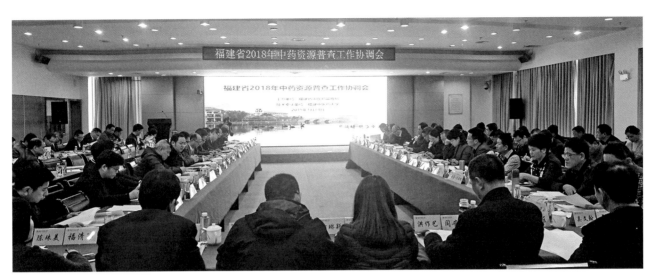

福建省第四次全国中药资源普查工作协调会（2018）

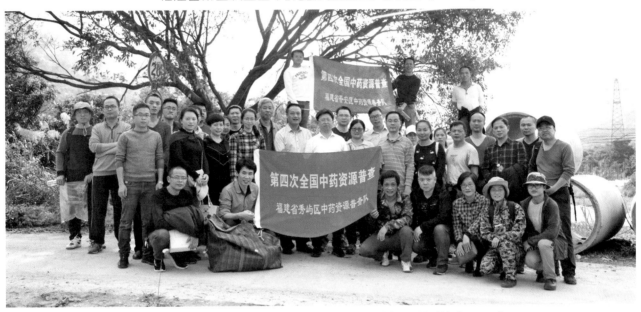

福建省第四次全国中药资源普查第三批野外实地培训（2019）

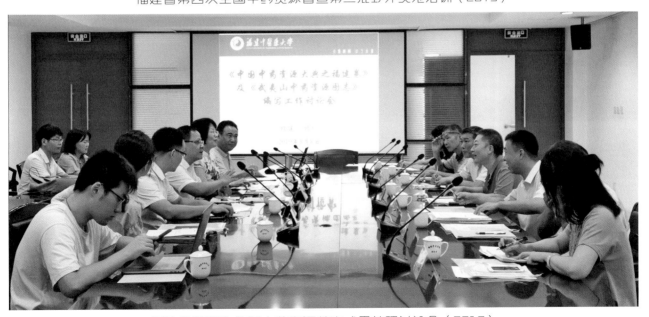

福建省第四次全国中药资源普查成果梳理讨论会（2019）

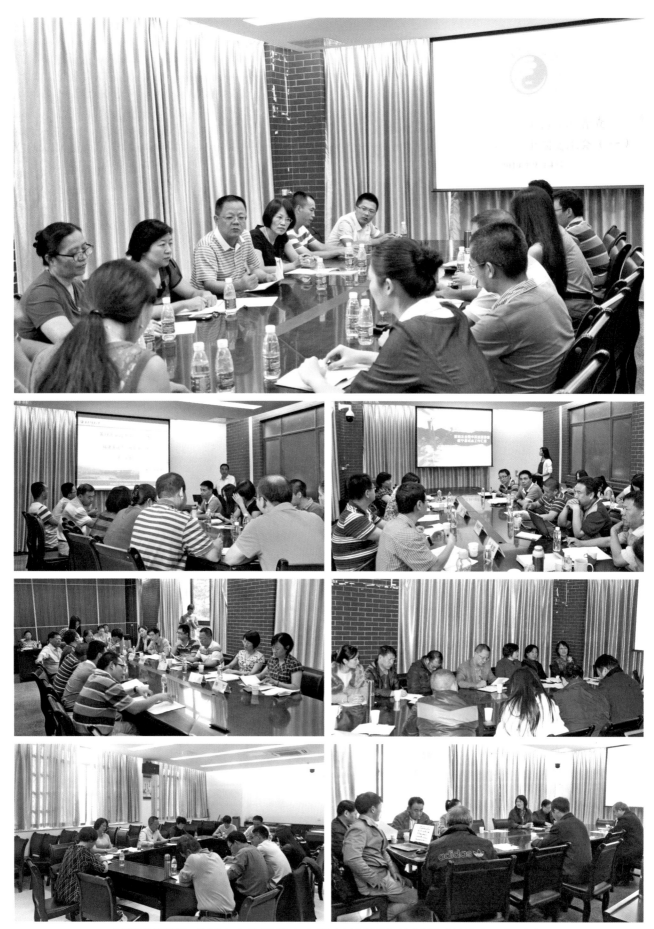

福建省第四次全国中药资源普查中期交流及工作协调会（2014—2019）

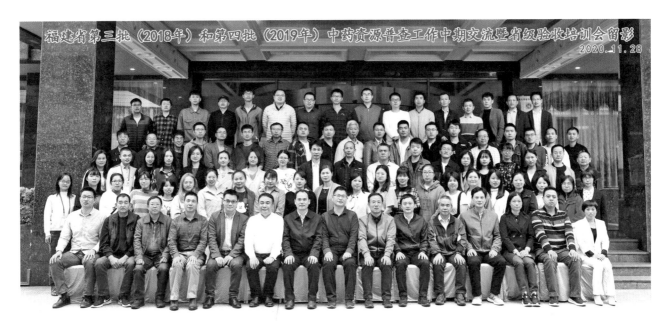

福建省第四次全国中药资源普查中期交流（2020）

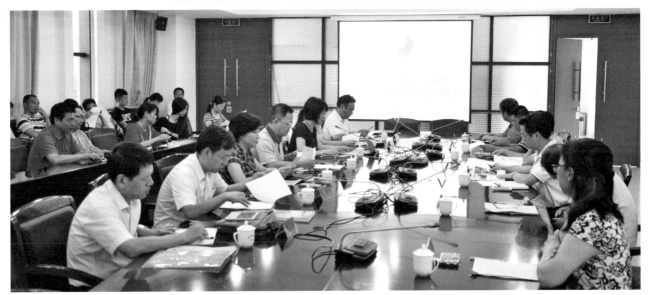

省级中期督导（2016）

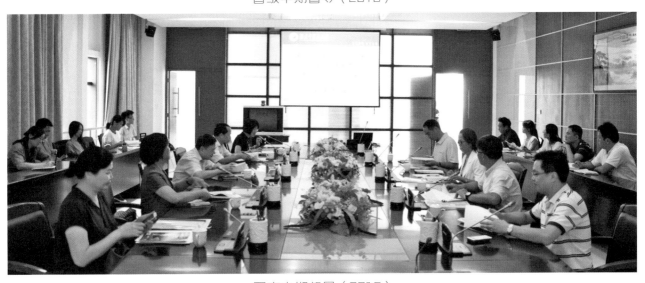

国家中期督导（2016）

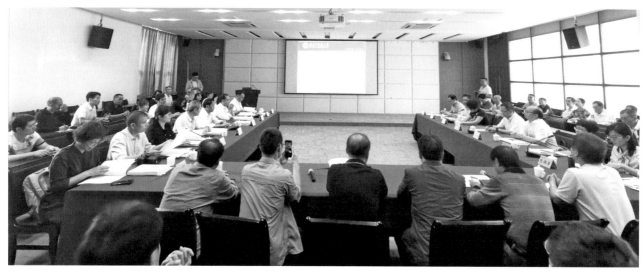

国家中期督导（2019）

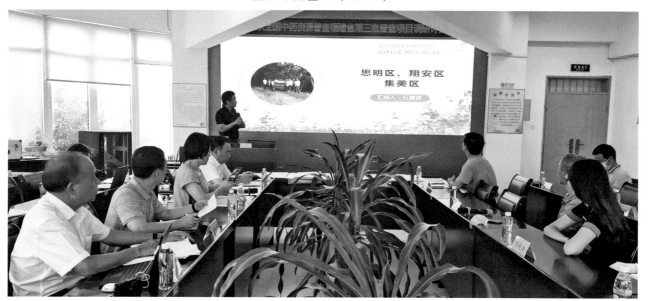

省级中期督导（莆田、泉州、厦门、三明等地，2020）

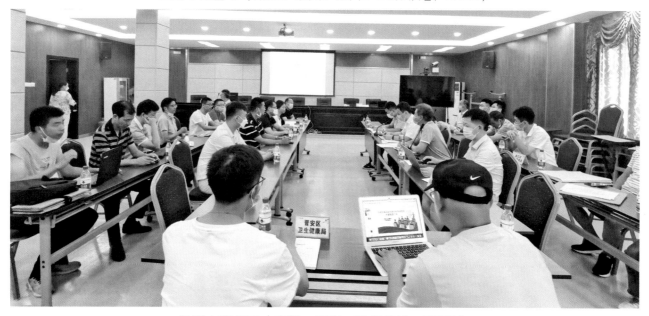

省级中期督导（宁德、福州、漳州等地，2020）

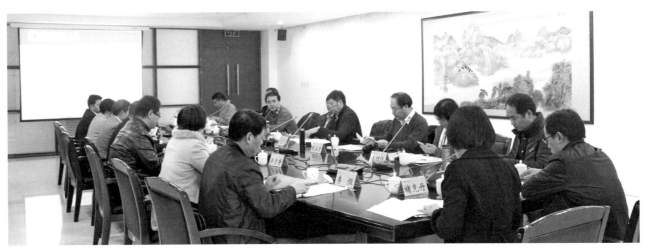

福建省第四次全国中药资源普查第一批省级验收（2018）

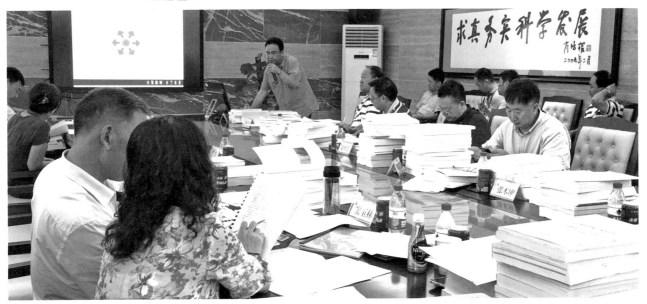

福建省第四次全国中药资源普查第一批国家验收（2018）

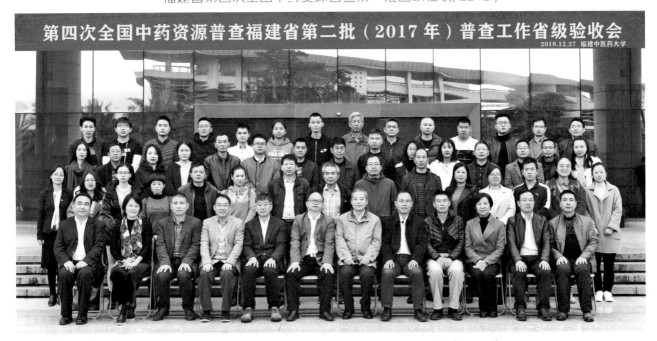

福建省第四次全国中药资源普查第二批省级验收（2019）

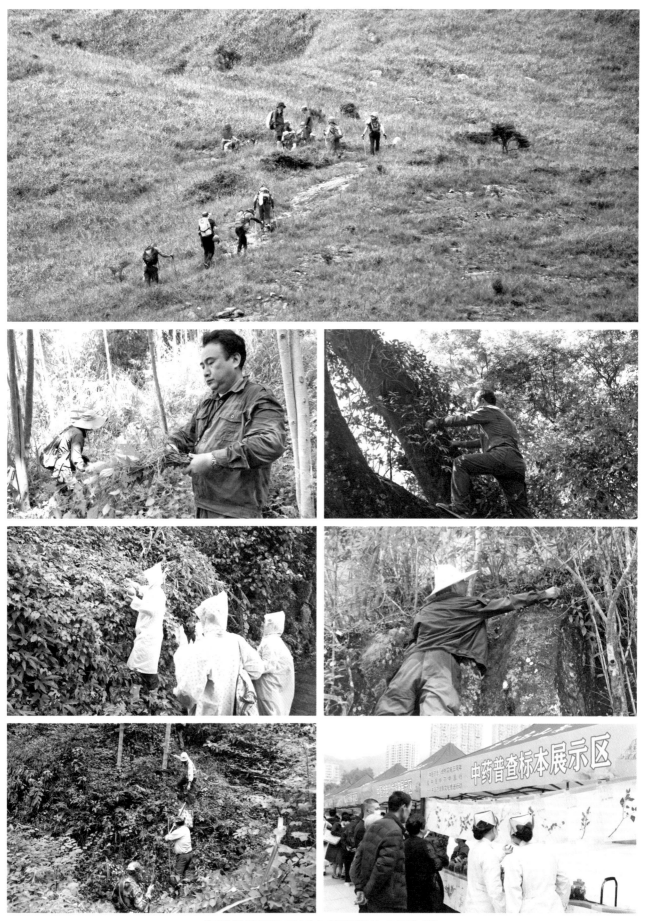

福建省第四次全国中药资源普查工作照

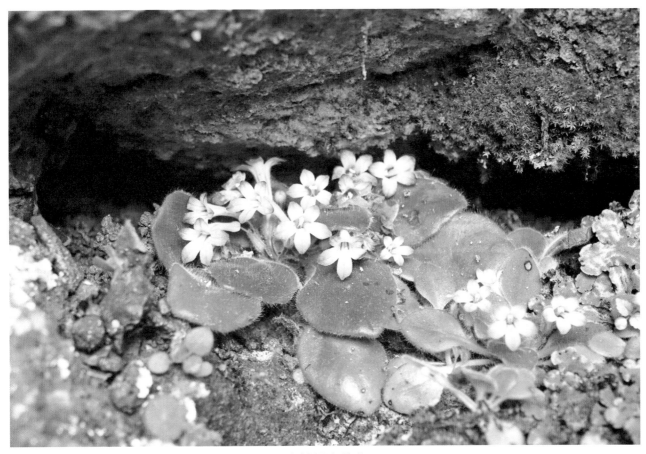

连城报春苣苔

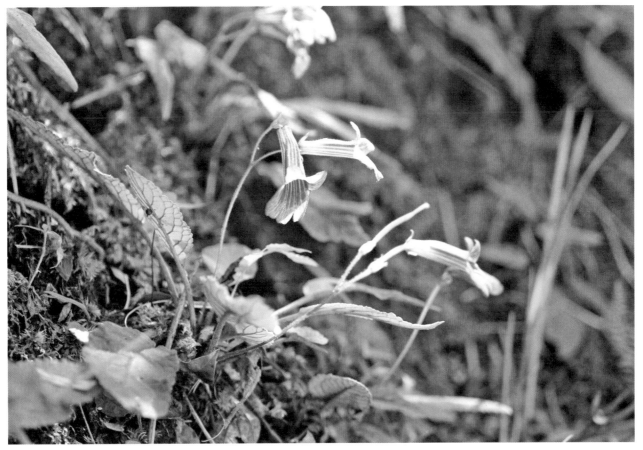

条纹马铃苣苔

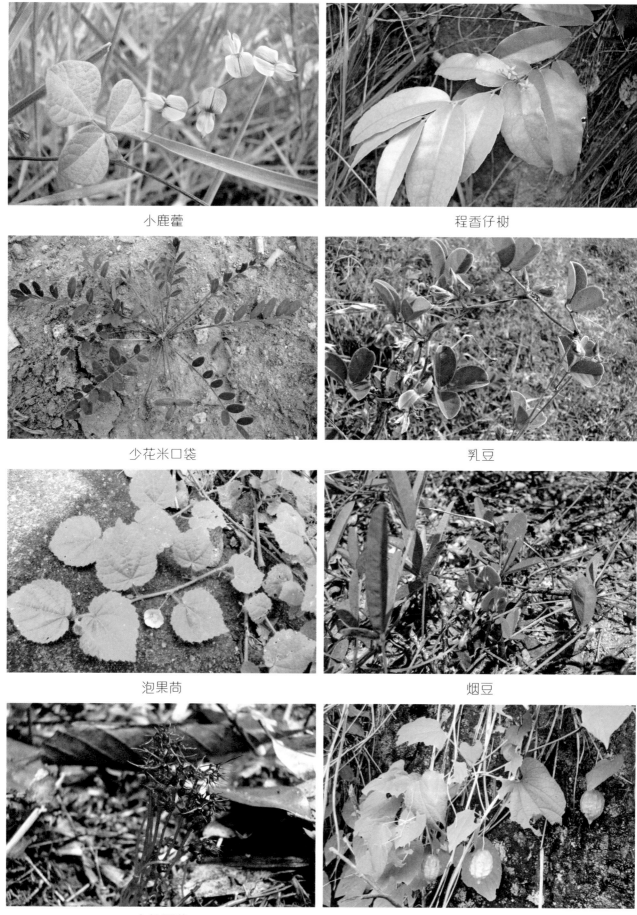

小鹿藿　　　　　　　　　　程香仔树

少花米口袋　　　　　　　　乳豆

泡果苘　　　　　　　　　　烟豆

大柱霉草　　　　　　　　　长叶赤爬

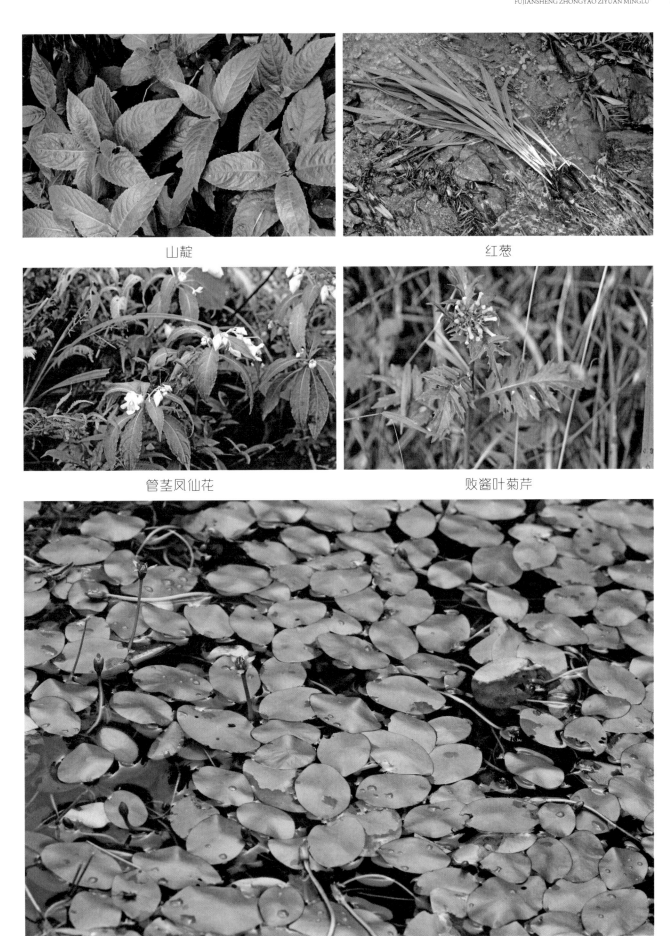

山靛

红葱

管茎凤仙花

败酱叶菊芹

莼菜

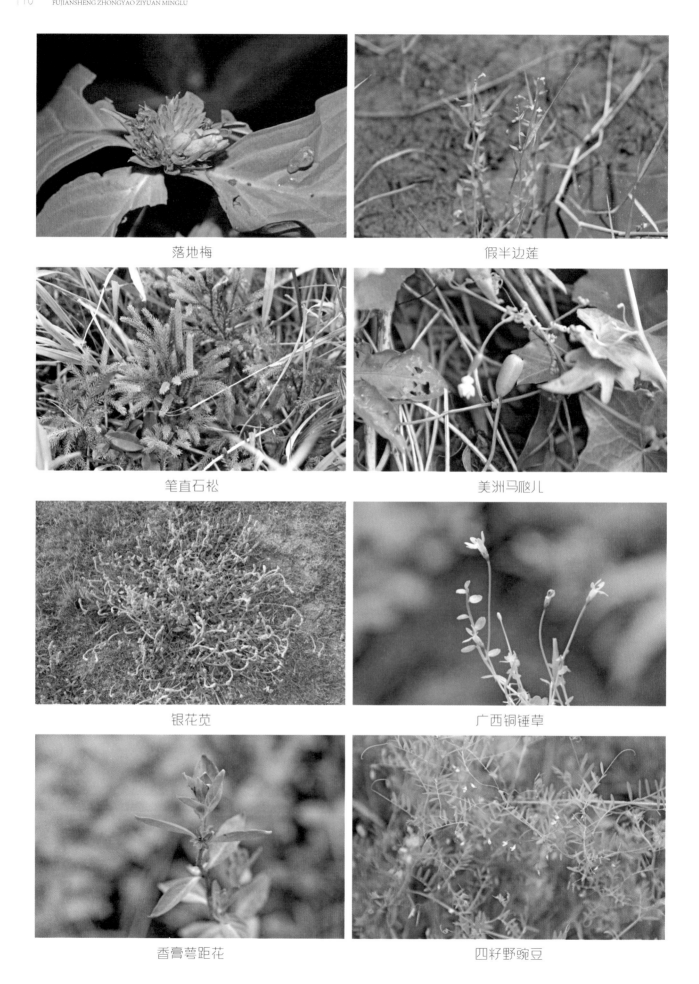

落地梅

假半边莲

笔直石松

美洲马㼎儿

银花苋

广西铜锤草

香膏萼距花

四籽野豌豆

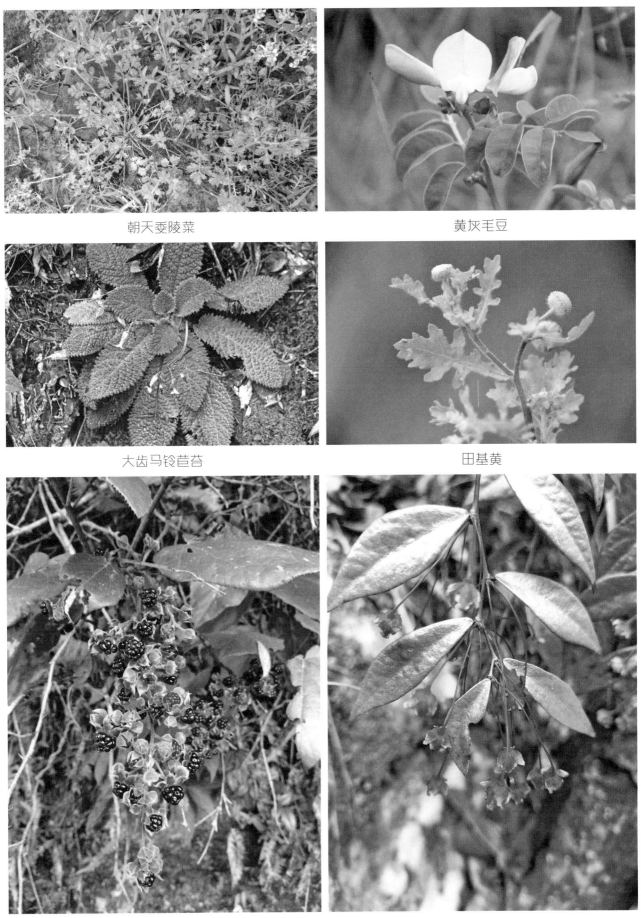

朝天委陵菜

黄灰毛豆

大齿马铃苣苔

田基黄

常绿悬钩子

尖叶下珠

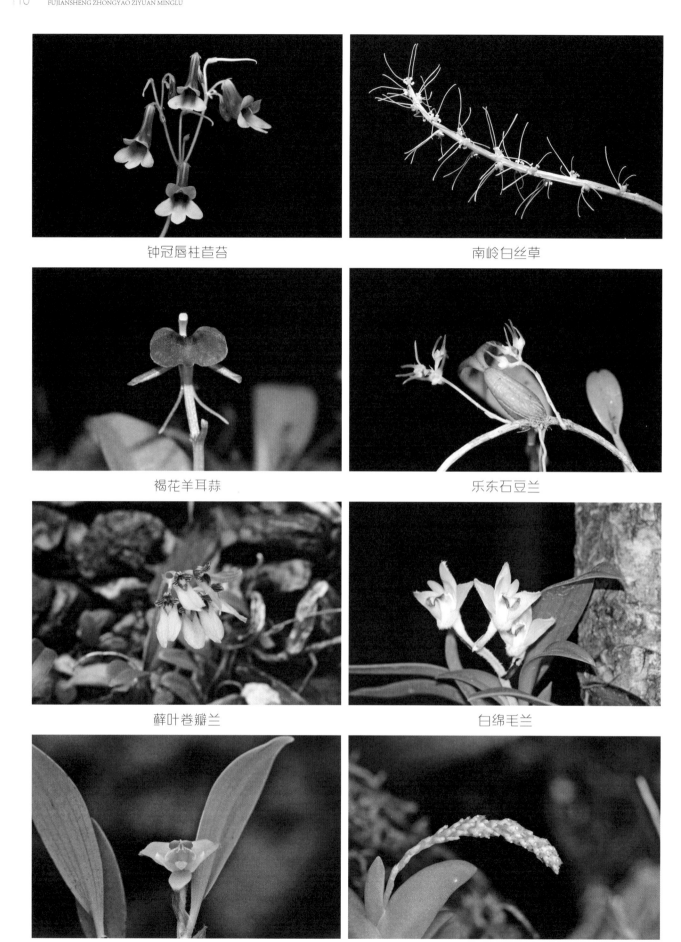

钟冠唇柱苣苔

南岭白丝草

褐花羊耳蒜

乐东石豆兰

藓叶卷瓣兰

白绵毛兰

石豆毛兰

密花套叶兰

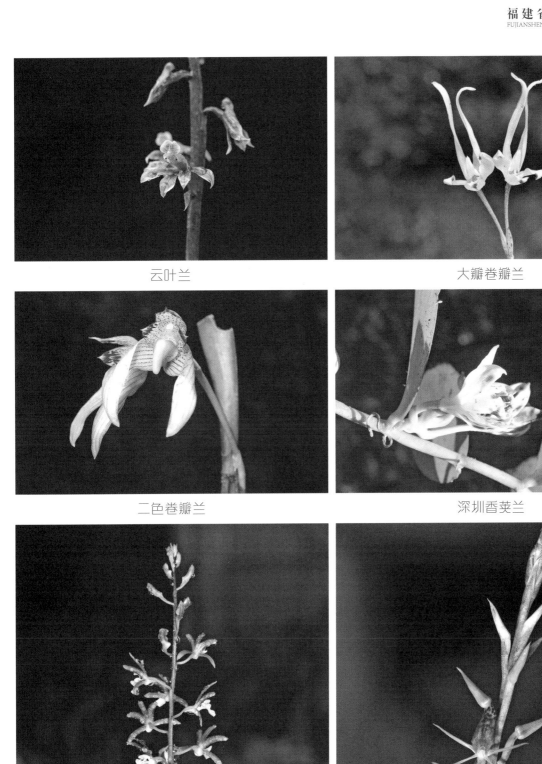

云叶兰　　　　　　　　　　大瓣卷瓣兰

二色卷瓣兰　　　　　　　　深圳香荚兰

金唇兰　　　　　　　　　　隐柱兰

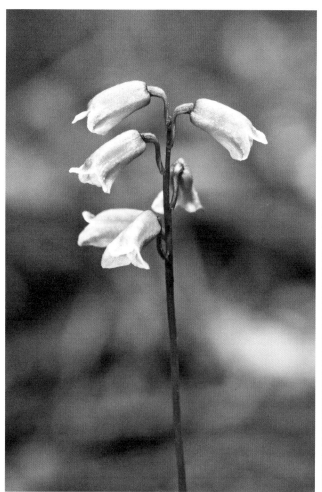

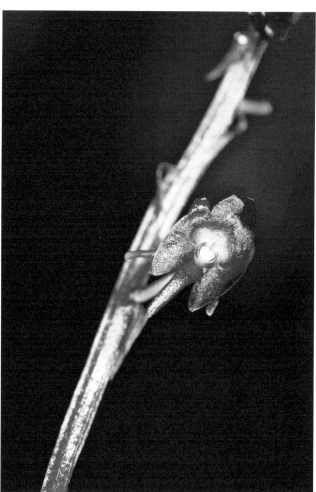

福建天麻 深裂沼兰

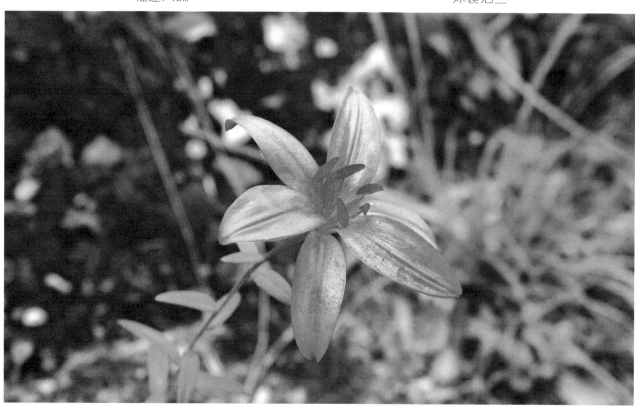

渥丹

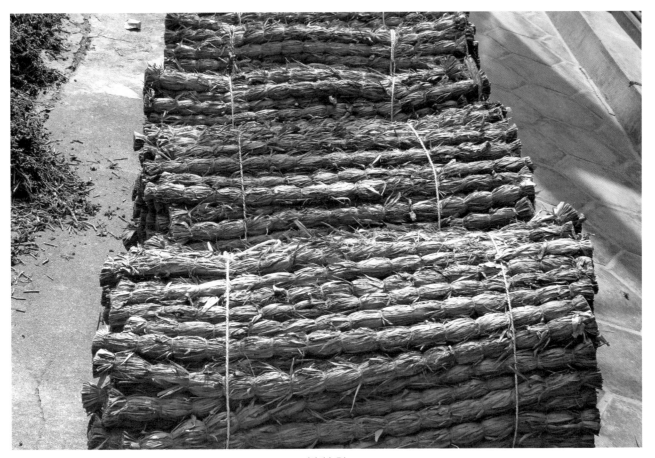

淡竹叶

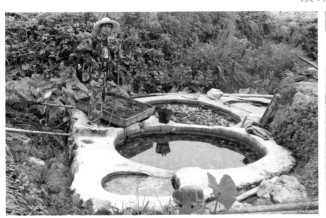

青黛加工

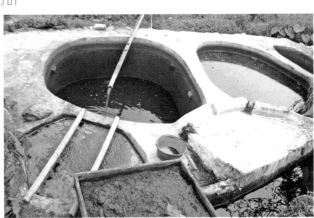

青黛加工

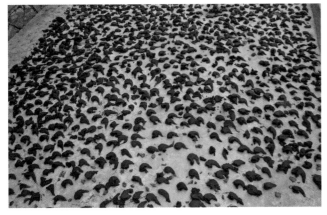

青黛

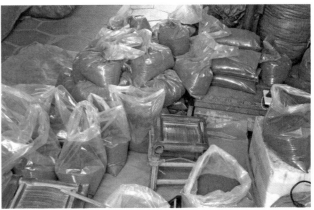

青黛

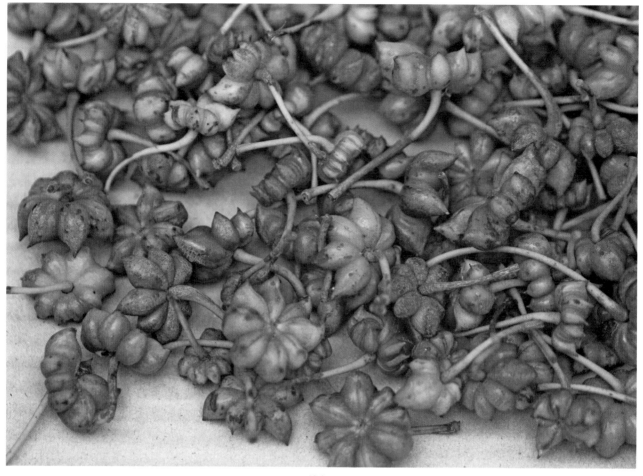

八角

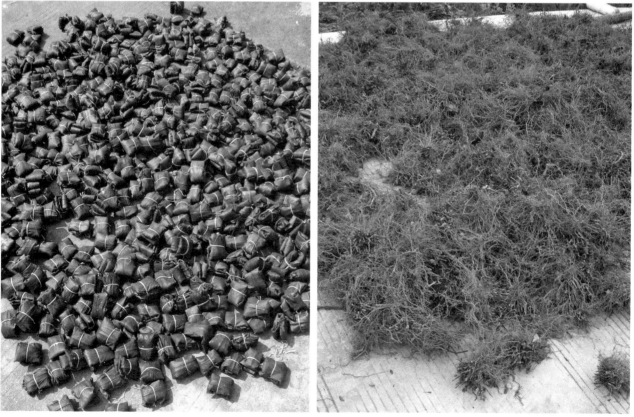

枇杷叶　　　　　　　　　南板蓝根

福建省地处我国东南沿海的亚热带地区，武夷山脉及戴云山脉平行贯穿南北，闽江、九龙江、晋江等河流交织，水系发达，境内地形地貌复杂，气候变化多样，生态环境保存良好，森林覆盖率连续四十几年位居全国第一，物种多样性丰富。此外，全省海岸线长达三千多千米，长度为全国第二，曲折率居全国第一，海洋生物资源亦极为丰富。境内民众在与自然界的斗争中，开发利用了众多的中草药资源，积累了丰富的宝贵经验。因此，福建省内中药资源品种繁多，资源丰富，是一个天然的药库。

福建省中药资源目前有明确数据的是第三次全国中药资源普查（1987年）的结果2468种。此后，福建省随着《福建植物志》的编写及其他各类专题调查和保护区科考等，不断发现福建省的中药资源。2008年起由福建中医药大学进行了"福建省药用植物资源"的专题调查，调查发现药用植物资源2600多种。2013年起，由福建中医药大学牵头，福建省中医药科学院、福建省农业科学院、福建师范大学、福建农林大学、福建省生物工程学院、龙岩学院及华侨大学等共同参与的第四次全国中药资源普查陆续展开，目前已开展全省84县（区、市）的调查。《福建省中药资源名录》是第四次全国中药资源普查福建省的普查成果，并结合第三次全国中药资源普查的资料及2008年至2012年开展的福建省药用植物资源调查结果等梳理汇总而成，是福建省中药资源的一个大集合，充分反映了福建省中药资源的现状。

本书收录了福建全省中药资源种类4099种（含种以下种类），其中藻类26科34属46种，菌类32科57属92种，地衣类8科14属18种，苔藓类21科30属40种，蕨类43科89属227种，裸子植物10科25属39种，被子植物180科1259属3062种，动物类235科407属539种，矿物类36种。其中苔藓类采用《中国苔藓植物志》中的分类系统，蕨类采用秦仁昌（1978）的分类系统，裸子植物采用郑万钧分类系统，被子植物部分采用恩格勒分类系统，动物部分采用《中国动物志》中的分类系统。

由于编者水平有限，书中遗漏和不妥之处不可避免，敬请广大读者批评指正。

编 者

2020年5月于福建中医药大学

《福建省中药资源名录》共收载福建省中药资源4099种，植物药按低等到高等的顺序，按科分类，然后是动物药和矿物药。每种中药资源一般有如下各项记载：

（1）以中药资源中文名为标题，记述别名（地方名）、学名（拉丁名）、生境分布、药用部位、性味功能及附注等内容。

（2）中文名一般选用《中华人民共和国药典》《中国植物志》《中国动物志》《福建植物志》《福建药物志》或《中华本草》等文献的名称。

（3）别名项：一般选用全省通用名、植物分布地的地方名或本草文献记载的俗名或畲族用药名称等，选择使用范围广、较为科学的名称。

（4）学名项：中药资源的拉丁名，首选《中华人民共和国药典》和《中国植物志》《中国动物志》，未收载的物种以原文献为准。有分类争议的，再参考《福建植物志》及《Flora of China》等列出其拉丁异名。考虑到篇幅及排版等原因，本书中拉丁学名一律省去命名人。

（5）生境分布项：简单描述生境的地形地貌、生长环境、寄主或海拔等，海拔上限超过2200m的不写上限，无明确海拔分布限制的不写该项。分布点以县（区、市）为单元记述，作为行道树或观赏花卉栽培的种，有些写到地市级。植物药的栽培种及动矿物等不写生境分布。

（6）药用部位项：多部位入药者，主要药用部位在前，其余部分按根、茎、叶、花、果实、种子的顺序排列。草本植物全体入药的写全草，灌木类全体入药的写全株。

（7）性味功能项：凡《中华人民共和国药典》收录的种类，均以药典记载为准，其余种类参考《中华本草》《中国中药资源志要》《中药大辞典》及《福建药物志》等。无性味功效的种类只列出用途。书中的病名以中药传统病证名称为主，部分种类仅出现于现代研究的，写现代病名。

（8）附注项：在上列项目无法说明的问题，包括保护植物、分类学争议或地方用药特色等或其他必要的说明内容。

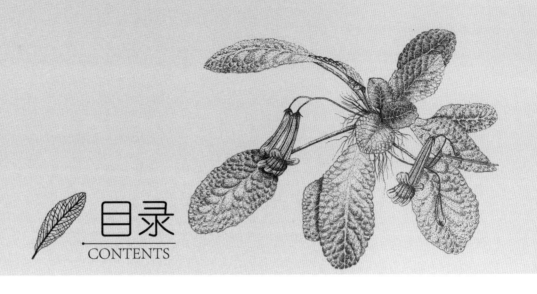

目录
CONTENTS

药用植物资源

裸子植物门（Gymnospermae）

被子植物门（Angiospermae）

药用动物资源

 刺胞动物门（Cnidaria）

 星虫动物门（Sipuncula）

 环节动物门（Annelida）

 软体动物门（Mollusca）

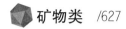

药用矿物资源

矿物类 /627

索引

主要参考文献　/689

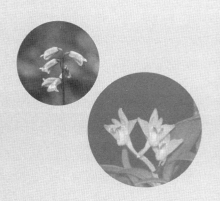

药用
植物资源
YAOYONG
ZHIWU ZIYUAN

蓝藻门

(Cyanophyta)

念珠藻科（Nostocaceae）

念珠藻属（*Nostoc*）

地木耳

【别　　名】念珠藻, 葛仙米, 地皮菜

【学　　名】*Nostoc commune*

【生境分布】生于潮湿草地或林缘阴湿土表。全省各地分布。

【药用部位】藻体。

【性味功能】甘、淡, 寒。清热明目, 益气, 收敛。用于目赤红肿, 夜盲, 久痢脱肛, 烧烫伤等。

鞭枝藻科（Mastigocladaceae）

海雹菜属（*Brachytrichia*）

海雹菜

【别　　名】伸筋草, 老虎须

【学　　名】*Brachytrichia quoyi*

【生境分布】生于沿海砂地石块上。全省沿海地区分布。

【药用部位】藻体。

【性味功能】咸, 寒。利水, 解毒。用于水肿等。

胶须藻科（Rivulaiaceae）

眉藻属（*Chlothrix*）

苔垢菜

【别　　名】紫菜苔

【学　　名】*Chlothrix crustacea*

【生境分布】生长在高潮带岩石和贝壳上。分布于思明、海沧、晋江、平潭等沿海地区。

【药用部位】藻体。

【性味功能】咸, 寒。利水消肿。用于水肿等。

小球藻科（Chlorellaceae）

小球藻属（*Chlorella*）

小球藻

【别　　名】小球胞藻

【学　　名】*Chlorella vulgaris*

【生境分布】生于沟、洼、池塘等静水中。全省各地分布。

【药用部位】藻体。

【性味功能】甘, 微苦, 凉。清热化痰, 利水解毒, 软坚散结。用于肾虚, 肝炎, 水肿, 贫血, 泄泻等。

栅藻科（Scenedesmaceae）

栅藻属（*Scenedesmus*）

斜生栅藻

【学　　名】*Scenedesmus obliqnus*

【生境分布】生于湖泊、池塘、沟渠等各种水体中。全省各地分布。

【药用部位】全藻体（栅藻）。

【性味功能】清热解毒。

绿藻门

（Chlorophyta）

丝藻科（Ulotrichaceae）

丝藻属（*Ulothrix*）

软丝藻

【别　　名】紫菜苔，绿苔，绿菜苔，青苔

【学　　名】*Ulothrix flacca*

【生境分布】生于中潮带以上潮水激荡处的岩石上。分布于晋江、秀屿、平潭、霞浦等沿海地区。

【药用部位】藻体。

【性味功能】咸，寒。清热利水，化痰止咳。用于水肿，咳嗽痰结等。

礁膜科（Monostromataceae）

礁膜属（*Monostroma*）

礁膜

【别　　名】绿苔，石菜

【学　　名】*Monostroma nitidum*

【生境分布】生于低潮线岩石上。全省沿海地区分布。

【药用部位】藻体。

【性味功能】咸，寒。清热化痰，软坚散结，利水，解毒。用于咽喉痛，咳嗽痰结，水肿等。

石莼科（Ulvaceae）

石莼属（*Ulva*）

石莼

【别　　名】海莴苣，白昆布

【学　　名】*Ulva lactuca*

【生境分布】生于海湾内的岩石上或石沼中。全省沿海地区分布。

【药用部位】藻体。

【性味功能】甘，平。清热祛痰，软坚散结，利水，解毒。用于咽喉痛，水肿，疮疖等。

蛎菜

【别　　名】海青菜, 岩头青, 蛎皮菜

【学　　名】*Ulva conglobata*

【生境分布】生于中潮和高潮略被细砂的岩石上或小石沼的边缘。全省沿海地区分布。

【药用部位】藻体。

【性味功能】咸, 寒。清热, 解毒, 利水。用于中暑, 甲状腺肿等。

浒苔属（*Enteromorpha*）

条浒苔

【别　　名】苔条, 苔菜, 海青菜

【学　　名】*Ulva clathrata*

【生境分布】生于中潮带和内湾泥底中。全省沿海地区分布。

【药用部位】藻体 (苔菜)。

【性味功能】咸, 微寒。清热解毒, 软坚散结。用于甲沟炎, 颈淋巴结肿大, 衄血等。

浒苔

【别　　名】苔菜

【学　　名】*Ulva prolifera*

【生境分布】生于中潮带的石沼中。全省沿海地区分布。

【药用部位】藻体 (苔菜)。

【性味功能】咸, 寒。清热解毒, 软坚散结。用于甲沟炎, 颈淋巴肿大等。

松藻科 （Codiaceae）

松藻属（*Codium*）

刺松藻

【别　　名】软软菜, 鼠尾巴

【学　　名】*Codium fragile*

【生境分布】生于中、低潮带岩石上或石沼中。全省沿海地区分布。

【药用部位】藻体 (水松)。

【性味功能】甘、咸, 寒。清热解毒, 利尿, 驱虫。用于水肿, 小便不利等。

双星藻科（Zygnemataceae）

水绵属（*Spirogyra*）

光洁水绵

【别　　名】水绵

【学　　名】*Spirogyra nitida*

【生境分布】生于池塘、湖泊、溪沟静水处或水稻田中。全省各地分布。

【药用部位】藻丝体 (水绵)。

【性味功能】甘, 平。用于丹毒, 漆疮, 烧烫伤等。

轮藻科 （Characeae）

轮藻属（*Chara*）

脆轮藻

【别　　名】鱼草

【学　　名】*Chara fragilis*

【生境分布】生于含有钙质和硅质的淡水中。全省各地分布。

【药用部位】藻体。

【性味功能】甘, 辛, 平。祛痰, 平喘, 止咳。用于咳嗽痰喘, 胸闷等。

红藻门

（Rhodophyta）

红毛菜科（Bangiaceae）

紫菜属（*Porphyra*）

坛紫菜

【别　　名】紫菜，乌菜

【学　　名】*Prophyra haitanensis*

【生境分布】生于朝北、东、东北风浪大的高潮带的岩石上或养殖。全省沿海地区分布。

【药用部位】藻体。

【性味功能】咸、甘，凉。软坚消痰，利水渗湿。用于甲状腺肿大，支气管炎，脚气，高血压，伤痛等。

皱紫菜

【别　　名】莲花菜，紫菜

【学　　名】*Porphyra crispata*

【生境分布】生于高潮带的岩礁上。分布于东山、晋江、平潭等沿海地区。

【药用部位】藻体。

【性味功能】咸、甘，凉。软坚消痰，利水渗湿。用于甲状腺肿大，支气管炎，脚气，高血压，伤痛等。

长紫菜

【别　　名】柳条菜，紫菜

【学　　名】*Porphyra dentate*

【生境分布】生于中、高潮带岩石上。全省沿海地区分布。

【药用部位】叶状体（紫菜）。

【性味功能】甘、咸，寒。清热，化痰，利尿。用于瘿瘤，咽喉痛，水肿等。

圆紫菜

【别　　名】春菜

【学　　名】*Porphyra suborbiculata*

【生境分布】生于中潮带上部的岩礁上。全省沿海地区分布。

【药用部位】叶状体（紫菜）。

【性味功能】甘、咸，寒。软坚散结，化痰，补肾，利水。用于咳嗽痰喘，咽喉痛，瘿瘤，高血压病等。

条斑紫菜

【别　　名】紫菜

【学　　名】*Prophyra yezoensis*

【生境分布】生于大干潮线附近的岩礁上。全省沿海地区分布。

【药用部位】藻体。

【性味功能】咸、甘，凉。软坚消痰，利水渗湿。用于甲状腺肿大，支气管炎，脚气，高血压，伤痛等。

石花菜科（Gelidiaceae）

石花菜属（*Gelidium*）

石花菜

【别　　名】红丝石花菜, 雪花菜

【学　　名】*Gelidium amansii*

【生境分布】生于干潮线附近石沼中及水深6～10m的海底。全省沿海地区分布。

【药用部位】藻体。

【性味功能】咸，甘，寒。软坚，养阴清热。用于咳嗽，瘰疬，痔疮等。

小石花菜

【别　　名】石花菜

【学　　名】*Gelidium divaricatum*

【生境分布】生于中潮带的岩石和其他贝壳上，常形成很大的群落。全省沿海地区分布。

【药用部位】藻体。

【性味功能】甘，咸，寒。清热，泻火，利水，解毒。用于慢性便秘等。

鸡毛菜属（*Pterocladia*）

鸡毛菜

【别　　名】冻菜渣渣

【学　　名】*Pterocladia capillacea*

【生境分布】生于中潮带石块上、石沼中或低潮带岩石裂缝中较隐蔽处。全省沿海地区分布。

【药用部位】藻体。

【性味功能】咸，寒。清热，泻火，软坚散结，化痰。用于干咳痰结，咽喉痛等。

内枝藻科（Endocladiaceae）

海萝属（*Gloiopeltis*）

海萝

【别　　名】红毛菜, 红菜

【学　　名】*Gloiopeltis furcata*

【生境分布】生于中潮带、高潮带下部的岩石上。全省沿海地区分布。

【药用部位】藻体。

【性味功能】咸、甘，寒。软坚化痰。用于瘰疬，咳嗽，痢疾，关节痛等。

隐丝藻科（Crytonemiauae）

蜈蚣藻属（*Grateloupia*）

蜈蚣藻

【别　　名】海赤菜

【学　　名】*Grateloupia filicina*

【生境分布】生于潮间带的石沼中或泥沙滩碎沙石上。全省沿海地区分布。

【药用部位】叶状体。

【性味功能】咸，寒。清热解毒，驱虫。用于喉炎，肠炎，蛔虫病等。

舌状蜈蚣藻

【别　　名】面菜, 佛祖菜

【学　　名】*Grateloupia livida*

【生境分布】生于大干潮线附近的岩礁上或低潮带石沼中。全省沿海地区分布。

【药用部位】叶状体。

【性味功能】咸，寒。清热解毒，驱虫。用于咽喉肿痛，腹痛腹泻，湿热痢疾，蛔虫病等。

海柏属（Polyopes）

海柏

【学　　名】Polyopes polyideoides

【生境分布】生于低潮带岩礁上和潮间带间隐蔽的石沼中。分布于思明、海沧、秀屿、平潭等沿海地区。

【药用部位】藻体。

【性味功能】甘、咸，寒。清热泻火，缓下通便。用于胃肠炎，胃痛，高血压病，慢性便秘等。

红翎菜科（Solieriaceae）

麒麟菜属（Eucheuma）

麒麟菜

【别　　名】鸡脚菜，鹿角菜，鸡胶菜

【学　　名】Eucheuma muricatum

【生境分布】生于低潮线下的珊瑚礁中。全省沿海地区分布。

【药用部位】藻体。

【性味功能】咸，平。消痰，清热。用于瘰疬，咳嗽，瘿瘤，痔疮等。

琼枝藻属（Betaphycus）

琼枝

【别　　名】海菜，石衣菜

【学　　名】Betaphycus gelatinae

【生境分布】生于大干潮线以下至水深10m以内的海底岩石上。分布于沿海岛屿。

【药用部位】藻体。

【性味功能】甘、咸，寒。清热，润肺，除湿，化痰。用于痰结，瘿瘤，咳嗽痰喘，泄泻，痔疮等。

江蓠科（Gracilariaceae）

江蓠属（Gracilaria）

江蓠

【别　　名】龙须菜，竹筒菜，海菜，线菜

【学　　名】Gracilaria verrucosa

【生境分布】生于肥沃、平静的内海湾中，从高潮带至潮下带均有生长。全省沿海地区分布。

【药用部位】藻体。

【性味功能】甘，寒。软坚散结，化痰，清热利尿。用于瘿瘤热结，内热，小便淋痛等。并为制备琼脂的原料。

红叶藻科（Delesseriaceae）

美舌藻属（Caloglossa）

鹧鸪菜

【别　　名】岩头菜，鲁地菜，乌菜

【学　　名】Caloglossa leprieurii

【生境分布】生于暖温地区河口附近的中、高潮带的岩礁石上、防波堤以及红树皮的阴面。全省沿海地区分布。

【药用部位】藻体。

【性味功能】咸，平。驱蛔虫，消食。用于蛔虫病，蛔虫性肠梗阻，消化不良，咳嗽痰喘等。

育叶藻科 （Phyllophoraceae）

叉枝藻属 （*Gymnogongrus*）

叉枝藻

【别　　名】软骨红藻, 丝藻, 扇形叉枝藻

【学　　名】*Gymnogongrus flabelliformis*

【生境分布】生于潮间带的岩石上。分布于漳浦至福鼎等沿海地区。

【药用部位】叶状体。

【性味功能】咸，寒。润肠通便，缓泻。用于慢性便秘等。

松节藻科（Rhodomelaceae）

海人草属 （*Digenea*）

海人草

【别　　名】鹧菜, 海仁草

【学　　名】*Digenea simplex*

【生境分布】生于大干潮线下 2～7 m 深处的珊瑚碎片上。全省沿海地区分布。

【药用部位】藻体。

【性味功能】咸、微苦，寒，有小毒。驱虫，化痰。用于蛔虫病, 慢性支气管炎等。

凹顶藻属 （*Laurencia*）

钝形凹顶藻

【别　　名】凹顶藻

【学　　名】*Laurencia obtusa*

【生境分布】全省沿海海域有分布。

【药用部位】藻体。

【性味功能】咸，寒。杀虫疗癣。用于湿疮, 顽癣, 疥疮等。

褐藻门

(Phaeophyta)

海带科（Laminariaceae）

海带属（*Laminaria*）

海带

【别　　名】昆布, 海菜

【学　　名】*Laminaria japonica*

【生境分布】人工培养于大干潮线以下 1 ～ 3m 深的岩礁上。全省沿海地区分布。

【药用部位】藻体。

【性味功能】咸, 寒。软坚散结, 下气。用于甲状腺肿大, 高血压, 瘰疬, 噎膈, 疝气, 支气管炎等。

翅藻科（Alariaceae）

裙带菜属（*Undaria*）

裙带菜

【别　　名】黑昆布

【学　　名】*Undaria pinnatifida*

【生境分布】生于低潮线附近的岩礁上。全省沿海地区零星分布。

【药用部位】叶状体。

【性味功能】咸, 寒。软坚散结, 破气行水。用于甲状腺肿大, 颈淋巴结核, 睾丸炎, 水肿等。

昆布属（*Ecklonia*）

昆布

【别　　名】鹅掌菜

【学　　名】*Ecklonia kurome*

【生境分布】生于低潮线附近的岩礁上。全省沿海地区分布。

【药用部位】叶状体。

【性味功能】咸, 寒。软坚散结, 下气。用于甲状腺肿大, 高血压, 瘰疬, 噎膈, 疝气, 支气管炎等。

马尾藻科（Sargassaceae）

马尾藻属（*Sargassum*）

马尾藻

【别　　名】海藻

【学　　名】*Sargassum enerve*

【生境分布】生于海滨暗礁附近。全省沿海地区分布。

【药用部位】藻体。

【性味功能】咸、苦, 寒。消痰软坚。用于甲状腺肿大, 瘰疬, 睾丸肿痛, 急性食管炎等。

羊栖菜

【别　　名】海藻, 秧菜, 胡须菜

【学　　名】*Sargassum fusiforme*

【生境分布】生于地潮线海水激荡处的岩石上。全省沿海地区分布。

【药用部位】叶状体。

【性味功能】咸、微苦，寒。消痰，软坚，用于甲状腺肿大，瘰疬，睾丸肿痛，急性食管炎等。

铜藻

【别　　名】草栖

【学　　名】*Sargassum horneri*

【生境分布】生于海滨低潮带的深石沼中或大干潮线下的岩石上。全省沿海地区分布。

【药用部位】藻体。

【性味功能】咸、苦，寒。消痰软坚。用于甲状腺肿大，瘰疬，睾丸肿痛，急性食管炎等。

海蒿子

【别　　名】海藻

【学　　名】*Sargassum confusum*

【生境分布】生于低潮线下海水激荡处的岩石上。全省沿海地区分布。

【药用部位】藻体。

【性味功能】咸、苦，寒。消痰软坚。用于甲状腺肿大，瘰疬，睾丸肿痛，急性食管炎等。

铁钉菜科（Ishigeceae）

铁钉菜属（*Ishige*）

铁钉菜

【别　　名】铁线草，剪刀菜，铁菜，摇鼓铃

【学　　名】*Ishige okamurae*

【生境分布】生于中、高潮带波浪冲击的岩礁上。全省沿海地区分布。

【药用部位】藻体。

【性味功能】咸，寒。软坚散结，消热，祛痰。用于瘰疬，瘿瘤，咽喉痛等。

叶状铁钉菜

【别　　名】铁钉菜，剪刀菜

【学　　名】*Ishige foliacea*

【生境分布】生于波浪较小的低潮带的岩石上或石沼中。全省沿海地区分布。

【药用部位】藻体。

【性味功能】咸，寒。清热解毒，祛痰，软坚散结，驱虫。用于瘿瘤，瘰疬，咽喉痛等。

萱藻科（Soytosiphonaceae）

鹅肠藻属（*Endarachne*）

鹅肠藻

【别　　名】脚皮菜，野海带

【学　　名】*Endarachne binghamiae*

【生境分布】生于风浪不太大处中、低潮带的岩石上。全省沿海地区分布。

【药用部位】藻体。

【性味功能】咸，寒。软坚散结，清热，祛痰。用于瘰疬，干咳肺痨等。

萱藻属（*Scytosiphon*）

萱藻

【别　　名】黄海菜，海麻线，捞子筋

【学　　名】*Scytosiphon lomentaria*

【生境分布】生于中潮带的岩石上、石沼中或高潮带的岩礁与低潮带的石沼中。全省沿海地区分布。

【药用部位】藻体。

【性味功能】咸，寒。清热解毒，软坚散结，祛痰。用于瘿瘤，瘰疬，干咳肺痨，咽喉痛等。

杉藻科（Gigartinaceae）

杉藻属（*Gigartina*）

小杉藻

【别　　名】茶米菜, 小杉海苔

【学　　名】*Gigartina intermedia*

【生境分布】生于中潮带光线不易射到的岩缝中, 密集匍匐于岩石上。全省沿海地区分布。

【药用部位】藻体。

【性味功能】甘、咸, 寒。健脾和胃, 清热通便。用于胃及十二指肠溃疡等所致的胃酸过多, 胃痛, 慢性便秘等。

角叉菜属（*Chondrus*）

角叉菜

【别　　名】鹿角菜

【学　　名】*Chondrus ocellatus*

【生境分布】生于大干潮线下的岩礁上。全省沿海地区分布。

【药用部位】藻体。

【性味功能】甘、咸, 寒。清热解毒, 和胃, 通便。用于感冒发热, 痄腮, 咽喉肿痛, 胃脘疼痛, 肠燥便秘等。

注：为制备角叉菜胶的原料, 并可作轻缓泻剂。

真菌门

（Eumycota）

红曲科（Monascaceae）

红曲霉属（*Monascus*）

紫红曲

【别　　名】紫红曲霉，红曲霉，红糟，酒曲，红曲

【学　　名】*Monascus purpureus*

【生境分布】为人工培养，全省各地常见。

【药用部位】菌丝体及孢子。

【性味功能】甘，温。消食和胃，活血止痛。用于产后恶露不净，瘀滞腹痛，食积饱胀，赤白下痢，跌打损伤等。

麦角菌科（Clavicipitaceae）

麦角菌属（*Claviceps*）

麦角菌

【别　　名】麦角

【学　　名】*Claviceps purpurea*

【生境分布】寄生于黑麦、小麦、大麦、燕麦、鹅冠草等禾本科植物的子房内。分布于武夷山等地。

【药用部位】菌核。

【性味功能】甘，辛。止血。常作妇产科治疗产后出血的止血剂和促进子宫复原的收敛剂。

绿核菌属（*Ustilaginoidea*）

稻绿核菌

【别　　名】稻曲菌，稻曲，粳谷奴

【学　　名】*Ustilaginoidea virens*

【生境分布】寄生于水稻的少数小穗上。全省各地分布。

【药用部位】菌核及分生孢子。

【性味功能】咸，平。消炎，杀菌。

虫草属（*Cordyceps*）

亚香棒虫草

【别　　名】霍克斯虫草

【学　　名】*Cordyceps hawkesii*

【生境分布】寄生于鳞翅目昆虫幼虫体内。分布于宁化等地。

【药用部位】子座及幼虫尸体的复合体。

【性味功能】甘，温。补益肺肾，益精止血。用于肺结核，咳嗽痰血，身体虚弱，阳痿遗精等。

垂头虫草

【别　　名】下垂虫草

【学　　名】*Cordyceps nutans*

【生境分布】寄生于半翅目蝽科的成虫体内。分布于大田、柘荣、武夷山等地。

【药用部位】子座及成虫尸体的复合体。

【性味功能】甘，平。补肾益肺，止血化痰。用于肾虚精亏，阳痿遗精，腰膝酸痛，久咳虚喘，劳嗽咯血等。

珊瑚虫草

【别　　名】虫草

【学　　名】*Cordyceps martialis*

【生境分布】寄生于埋在土中的鳞翅目昆虫的蛹体内。分布于三元等地。

【药用部位】子座及幼虫尸体的复合体。

【性味功能】甘，平。补虚损，益精气，止咳化痰。用于肺肾两虚，精气不足，咳嗽气短，自汗盗汗，腰膝酸软，阳痿遗精等。

蛹虫草

【别　　名】虫草

【学　　名】*Cordyceps militaris*

【生境分布】寄生于林下地表土层中鳞翅目昆虫的蛹体内。分布于三元等地。

【药用部位】子座及幼虫尸体的复合体。

【性味功能】甘，平。补肺益肾。用于肾虚，阳痿遗精，腰膝酸痛，病后虚弱，肺痨，久咳虚弱等。

蝉花

【别　　名】蝉蛹草，金蝉花，雄蝉花

【学　　名】*Cordyceps sobalifera*

【生境分布】寄生于山蝉幼虫体内。全省各地分布。

【药用部位】子座及幼虫尸体的复合体。

【性味功能】咸，寒，有小毒。安神解痉，平肝息风，退翳障，透疹。用于外感风热，发热，头昏，咽痛，疹出不畅，小儿惊风，目赤肿痛等。

肉座菌科（Hypocreaceae）

竹黄属（*Shiraia*）

竹黄菌

【别　　名】竹黄，竹花，淡竹黄，竹三七

【学　　名】*Shiraia bambusicola*

【生境分布】生于竹林竹枝上。分布于德化、永春、三元、宁化、建阳等地。

【药用部位】子座及孢子。

【性味功能】淡，温。祛风除湿，止嗽化痰，舒筋活络，活血止痛，益气补血。用于中风，小儿惊风，胃气痛等。

菌寄生属（*Hypomyces*）

金孢菌寄生

【别　　名】黄瘤孢，黄球瘤孢霉，黄色麻球孢霉，牛肝菌菌寄生

【学　　名】*Hypomyces chrysospermus*

【生境分布】广泛寄生于各种牛肝菌子实体中。分布于三元等地。

【药用部位】孢子粉。

【性味功能】微苦，温。止血。用于外伤出血等。

羊肚菌科（Morchellaceae）

羊肚菌属（*Morchella*）

圆锥羊肚菌

【别　　名】尖锥羊肚菌

【学　　名】*Morchella conica*

【生境分布】生于春夏之交雨后的阔叶林及混交林中地上、林缘空旷处。分布于明溪、宁化、建宁等地。

【药用部位】子实体。

【性味功能】甘，平。益肠胃，化痰理气。用于消化不良，痰多气短等。

黑粉菌科（Ustiluginaceae）

黑粉菌属（*Ustilago*）

茭草黑粉菌

【别　　名】茭向黑粉菌，菇黑粉菌

【学　　名】*Ustilago esculenta*

【生境分布】分布于全省各茭白（菰）产区。

【药用部位】菌瘿。

【性味功能】甘，凉。去烦热，除目赤，解酒毒，利二便。用于风热目赤等。

玉米黑粉菌

【学　　名】*Ustilago maydis*

【生境分布】分布于全省玉米生长区。

【药用部位】孢子堆。

【性味功能】甘，寒。清肝宁神。用于食物中毒，胃肠溃疡，肝脏疾病等。

裸黑粉菌

【别　　名】麦散黑粉菌，大麦散黑穗病菌，麦乌

【学　　名】*Ustilago nucla*

【生境分布】春夏季或秋季寄生在小麦或大麦、青稞的花序上。全省各地分布。

【药用部位】孢子粉。

【性味功能】甘、淡，温。发汗，止痛。用于伤寒，气温病，头痛，无汗，热极，烦闷，口噤等。

木耳科（Auriculariaceae）

木耳属（*Auricularia*）

木耳

【别　　名】黑木耳，丝耳子，木耳，光木耳

【学　　名】*Auricularia auricula*

【生境分布】寄生于阴湿、腐朽的树干上，包括栎、杨、榕、槐等120多种阔叶树的腐木上。全省各地分布。

【药用部位】子实体。

【性味功能】甘，平。益气，活血，止血，止痛。用于崩漏，血痢，痔疮，贫血，便秘等。

毛木耳

【别　　名】木耳，构耳，土木耳，猪耳

【学　　名】*Auricularia polytricha*

【生境分布】寄生于柳树、洋槐、桑树等多种树干上或腐木上，丛生。分布于新罗、德化、永春、仙游、三元、延平、武夷山、浦城等地。

【药用部位】子实体。

【性味功能】甘，平。益气，活血，止血，止痛。用于腰酸腿痛，产后虚弱，抽搐麻木，血脉不通，痤疮等。

银耳科（Tremellaceae）

银耳属（*Tremella*）

银耳

【别　　名】白木耳

【学　　名】*Tremella fuciformis*

【生境分布】生于各种树木的原木上。全省各地零星分布，古田、尤溪等地有较大量种植。

【药用部位】子实体。

【性味功能】甘，平。滋肾益精，润肺，生津，益气和胃，补脑提神。用于虚劳咳嗽，痰中带血，津少口渴，病后体虚等。

橙耳

【别　　名】黄木耳

【学　　名】*Tremella cinnabarina*

【生境分布】生于阔叶树倒木的树皮上。分布于新罗、德化、永春、三元、延平、武夷山等地。

【药用部位】子实体。

【性味功能】甘，平。滋润强壮，清肺益气，补血活血。用于久泻等。

茶色银耳

【别　　名】茶银耳，茶耳

【学　　名】*Tremella foliacea*

【生境分布】春至秋季多生于林中阔叶树腐木上，往往似花朵，成群生长。分布于三元、武夷山等地。

【药用部位】子实体。

【性味功能】民间用于治妇科病。

金耳

【别　　名】黄木耳，金木耳

【学　　名】*Tremlla mesenterica*

【生境分布】多见于高山栎林带，生于高山栎或高山刺叶栎等树干上。分布于连城、德化、三元、大田、宁化、武夷山等地。

【药用部位】子实体。

【性味功能】甘，平。化痰止咳，定喘，平肝定喘。用于肺热，痰多，感冒咳嗽，气喘，高血压等。

鸡油菌科（Cantharellaceae）

鸡油菌属（*Cantharellus*）

鸡油菌

【别　　名】杏菌

【学　　名】*Cantharellus cibarius*

【生境分布】多生于秋季雨后的混交林地上。分布于三元、宁化、建宁、武夷山等地。

【药用部位】子实体。

【性味功能】甘，寒。清肝明目，益肠胃。用于眼干涩，夜盲症，视力失常，眼炎等。

革菌科（Thelephoraceae）

革菌属（*Thelephora*）

莲座革菌

【别　　名】莲花菌

【学　　名】*Thelephora vialis*

【生境分布】生于阔叶林或针叶林中地上。分布于延平等地。

【药用部位】子实体。

【性味功能】甘，平。祛风散寒，舒筋活络。用于风湿痹痛，筋脉拘挛等。

裂褶菌科（Schizophyllaceae）

裂褶菌属（*Schizophyllum*）

裂褶菌

【别　　名】白蕈，鸡毛菌子，鸡冠菌，小柴菇

【学　　名】*Schizophyllum commune*

【生境分布】生于阔叶树及针叶树的枯枝倒木上，有的也发生在枯死的禾本科植物、竹类或野草上。全省各地分布。

【药用部位】子实体。

【性味功能】甘，平。补肾益精。用于肾气不足，阳痿早泄，月经量少等。

珊瑚菌科（Clavariaceae）

珊瑚菌属（*Clavaria*）

菫紫珊瑚菌

【别　　名】佐林格珊瑚菌

【学　　名】*Clavaria zollingeri*

【生境分布】夏秋季在冷杉等林中地上成丛生长或群生。分布于仙游、大田、宁化等地。

【药用部位】子实体。

【性味功能】发酵液有抗结核菌作用。

齿菌科（Hydnaceae）

猴头菌属（*Hericium*）

珊瑚状猴头菌

【别　　名】玉髯

【学　　名】*Hericium coralloides*

【生境分布】夏秋季生于冷杉、云杉等树木的倒腐木或枯木桩或树洞内。分布于三元、寿宁、武夷山等地。

【药用部位】子实体。

【性味功能】甘，平。利五脏，助消化，滋补强身。

用于胃溃疡，神经衰弱，身体虚弱等。

猴头菌

【别　　名】猴头菇

【学　　名】*Hericium erinaceus*

【生境分布】生于栎、胡桃等阔叶树种的立木及腐木上。分布于新罗、三元、尤溪、寿宁、延平等地。

【药用部位】子实体。

【性味功能】甘，平。利五脏，助消化，滋补。用于消化不良，胃溃疡，胃窦炎，胃痛，胃胀，神经衰弱等。

牛舌菌科（Fistulinaceae）

牛舌菌属（*Fistulina*）

牛排菌

【别　　名】牛舌菌，猪肝菌，猪舌菌

【学　　名】*Fistulina hepatica*

【生境分布】夏秋季生板栗树桩上及其他阔叶树腐木上。分布于明溪、尤溪、建宁等地。

【药用部位】子实体。

【性味功能】试验有抑癌作用，对小白鼠肉瘤180抑制率80%～95%。对艾氏腹水瘤抑制率90%。

灵芝科（Ganodermataceae）

灵芝属（*Ganoderma*）

树舌

【别　　名】扁平灵芝

【学　　名】*Ganoderma applanatum*

【生境分布】生于多种阔叶树的树干上。全省各地分布。

【药用部位】子实体。

【性味功能】苦，平。消炎抗癌。用于咽喉炎，食管癌，鼻咽癌等。

灵芝

【别　　名】红芝，赤芝，丹芝

【学　　名】*Ganoderma lucidum*

【生境分布】腐生于栎及其他阔叶树的根部或枯干上。全省各地分布，建阳、武夷山、浦城等地有栽培。

【药用部位】子实体。

【性味功能】甘，平。滋补，强壮，益胃健脑，清热解毒。用于心神不宁，失眠心悸，肺虚咳喘，虚劳短气，不思饮食等。

紫芝

【别　　名】菇王，铁脚菇

【学　　名】*Ganoderma sinese*

【生境分布】腐生于栎及其他阔叶树的根部或枯干上。武夷山、浦城等地有栽培。

【药用部位】子实体。

【性味功能】微苦，平。滋补强壮，益胃健脑，清热解毒。用于神经衰弱，失眠，胃痛，消化不良等。

热带灵芝

【别　　名】灵芝草，灵芝菇，相思灵芝，红菇。

【学　　名】*Ganoderma tropicum*

【生境分布】生于大叶合欢、相思树的树桩、枯根上。分布于同安、晋江、南安、仙游、尤溪、寿宁、浦城等地。

【药用部位】子实体。

【性味功能】微苦，平。滋补，强壮，抗肿瘤。用于冠心病，肿瘤等。替代灵芝，制成灵芝糖浆供药用。

假芝属（*Amauroderma*）

皱盖乌芝

【别　　名】皱盖假芝，黑相思菇，黑芝

【学　　名】*Amauroderma rude*

【生境分布】生于山中的深谷处，向阳的壳斗科和松科松属植物等根际或枯树桩上。分布于同安、晋江、泉港、三元、尤溪等地。

【药用部位】子实体。

【性味功能】淡，平。益肾，利尿，消积。用于急慢性肾炎，消化不良等。

多孔菌科（Polyporaceae）

多孔菌属（*Polyporus*）

黄多孔菌

【别　　名】杂蘑，雅致多孔菌

【学　　名】*Polyporus elegans*

【生境分布】夏秋季生于阔叶树腐木及枯树枝上，往往散生或群生。分布于三元、武夷山等地。

【药用部位】子实体。

【性味功能】微咸、温。祛风散寒，舒筋活络。用于腰腿疼痛，手足麻木，筋络不舒等。

猪苓

【别　　名】野猪粪

【学　　名】*Polyporus umbellatus*

【生境分布】生于坡度 20°～50° 的向阳山地、林下富含腐殖质的土壤中，海拔 1000～2000m。分布于宁化、福安等地。

【药用部位】菌核。

【性味功能】甘、淡，平。利小便，渗湿。用于水肿，小便不利，泄泻，淋浊，带下等。

雷丸

【别　　名】竹苓，无根子

【学　　名】*Polyporus mylittae*

【生境分布】生于竹根上或老竹兜下。分布于宁化、寿宁、武夷山等地。

【药用部位】菌核。

【性味功能】苦，寒，有小毒。消积，杀虫，除热。用于绦虫病，钩虫病，蛔虫病，小儿疳积等。

茯苓属（*Poria*）

茯苓

【别　　名】松柏芋

【学　　名】*Poria cocos*

【生境分布】寄生于松科植物赤松或马尾松等树根上。永泰、尤溪、沙县、邵武等地有栽培。

【药用部位】菌核。

【性味功能】甘、淡、平。渗湿，健脾，安神。用于水肿尿少，痰饮眩悸，脾虚食少，便溏泄泻，心神不安，惊悸失眠等。

蜂窝菌属（*Hexagonia*）

毛蜂窝菌

【别　　名】龙眼梳

【学　　名】*Hexagonia apiaria*

【生境分布】生于荔枝等阔叶树的树干上。分布于南靖、长泰、同安、南安等地。

【药用部位】子实体。

【性味功能】微苦、涩，温、平。宣肠、健胃，止酸。用于胃脘疼痛，消化不良，尿毒症等。

层孔菌属（*Fomes*）

木蹄层孔菌

【别　　名】木蹄，火绒菌

【学　　名】*Fomes fomentarius*

【生境分布】生于白桦、枫、栎及山杨等的污立木和腐木上。分布于泉港、仙游、尤溪、延平、浦城等地。

【药用部位】子实体。

【性味功能】微苦，平。消积，化瘀，抗癌。用于小儿食积，中风偏瘫，食管癌，胃癌，子宫癌等。

硫黄菌属（*Laetiporus*）

硫黄菌

【别　　名】硫磺菰，鲑肉菌

【学　　名】*Laetiporus sulphureus*

【生境分布】生于柳、云杉等活立木树干、枯立木上。分布于三元、武夷山等地。

【药用部位】子实体。

【性味功能】甘、温。调节机体，增强免疫，抵抗疾病。用于气血不足等。

隐孔菌属（*Cryptoporus*）

隐孔菌

【别　　名】松橄榄，荷包菌，木鱼菌

【学　　名】*Cryptoporus volvatus*

【生境分布】生于松林等树干或枯立木上。分布于全省各地贮木场、林场等。

【药用部位】子实体。

【性味功能】微苦，平。止咳，平喘，解毒，消肿。用于小儿断奶，支气管炎，哮喘，痔疮，牙疼等。

革褶菌属（*Lenzites*）

桦褶孔菌

【别　　名】桦革褶菌

【学　　名】*Lenzites betulina*

【生境分布】生于多数阔叶树及部分针叶树腐木上。分布于全省各地贮木场、林场等。

【药用部位】子实体。

【性味功能】淡、温。祛风散寒，舒筋活络。用于腰腿疼痛，手足麻木，筋络不舒，四肢麻木等。

革盖菌属（*Coriolus*）

鲑贝革盖菌

【别　　名】鲑贝芝，薄肉齿菌，耙齿菌

【学　　名】*Coriolus consors*

【生境分布】生于阔叶树的腐木上。分布于全省各地贮木场、林场等。

【药用部位】子实体。

【性味功能】甘，寒。益肾，利尿，消积。用于急慢性肾炎，消化不良等。发酵液中分离出的云芝素 B，经氧化得到二酮云芝素，有抗肿瘤作用，对小白鼠肉瘤 180 有抑制作用。

灰白云芝

【别　　名】彩绒革盖菌，云芝，瓦菌

【学　　名】*Coriolus versicolor*

【生境分布】生于阔叶树或针叶树的腐木上。分布于全省各地贮木场、林场等。

【药用部位】子实体。

【性味功能】微甘，寒。清热解毒。用于慢性、活动性肝炎等。

栓菌属（Trametes）

朱红栓菌

【别　　名】红栓菌，朱砂菌，胭脂栓菌

【学　　名】*Trametes cinnabarina*

【生境分布】生于栎、槭、杨、柳等阔叶树和松、杉等针叶树枯倒木上，群生或叠生。分布于全省各地贮木场、林场等。

【药用部位】子实体。

【性味功能】微辛、涩，平。祛湿、止血。用于痢疾，咽喉肿痛，跌打损伤，痈疽疮疖，痒疹，伤口出血，风湿痹痛等。

血红栓菌

【别　　名】血红菌，红栓菌小变种

【学　　名】*Trametes sanguinea*

【生境分布】生于栎、槭、杨、柳、枫香、桂花等阔叶树枯立木、倒木、伐木桩上，有时也生于松、云杉、冷杉木上。分布于全省各地贮木场、林场等。

【药用部位】子实体。

【性味功能】微甘、淡，凉。清热凉血。民间用于疮伤消炎等。

牛肝菌科（Boletaceae）

松塔牛肝菌属（Strobilomyces）

绒柄松塔牛肝菌

【别　　名】松塔牛肝菌，乌牛粪菇

【学　　名】*Strobilomyces floccopus*

【生境分布】生于针叶林和针阔混交林林下地带。分布于新罗、三元、建阳、武夷山等地。

【药用部位】子实体。

【性味功能】子实体的乙醇提取物对小白鼠艾氏腹水瘤（腔内注射）、大白鼠吉田肉瘤均有抑制作用。

牛肝菌属（Boletus）

美味牛肝菌

【别　　名】肥丝菇，牛八菌，大脚菇

【学　　名】*Boletus edulis*

【生境分布】生于高海拔的针叶林和针阔混交林地带。分布于仙游、三元、梅列、永安、寿宁等地。

【药用部位】子实体。

【性味功能】淡、温。祛风散寒，舒筋活络。用于风湿痹痛，手足麻木，带下病，不孕症等。

粘盖牛肝菌属（Suillus）

褐环粘盖牛肝菌

【别　　名】松柏菇，粘皮菌

【学　　名】*Suillus luteus*

【生境分布】生于针叶林和针阔混交林地带。全省各地分布。

【药用部位】子实体。

【性味功能】甘，温。祛风活血。用于大骨节病等。

粉末牛肝菌属（Pulveroboletus）

黄粉末牛肝菌

【别　　名】拉氏黄粉牛肝菌，黄蘑菇

【学　　名】*Pulveroboletus ravenelii*

【生境分布】生于针叶林和针阔混交林地带。全省各地分布。

【药用部位】子实体。

【性味功能】微咸，温。祛风散寒，舒筋活络。用于腰腿疼痛，手足麻木，筋络不舒等。

侧耳科（Pleurotaceae）

扇菇属（*Panellus*）

止血扇菇

【别　　名】鳞皮扇菇，山葵菌

【学　　名】*Panellus stypticus*

【生境分布】生于阔叶树腐木上或树桩上。分布于三元、武夷山等地。

【药用部位】子实体。

【性味功能】辛，温。止血。外敷用于外伤出血等。

香菇属（*Lentinus*）

香菇

【别　　名】香菌，香蕈，冬苏

【学　　名】*Lentinus edodes*

【生境分布】生于阔叶树倒木上。全省各地分布，闽东北山区有较多栽培。

【药用部位】子实体。

【性味功能】甘，平。益气，活血，透疹发毒，助食。用于小便不禁等。

洁丽香菇

【别　　名】豹皮菇，松香菇，鳞香菇，美丽香菇

【学　　名】*Lentinus lepideus*

【生境分布】生于阔叶树倒木上。分布于武夷山等地。

【药用部位】子实体。

【性味功能】甘，平。补益气血。用于气血不足，心脾两虚等。

侧耳属（*Pleurotus*）

糙皮侧耳

【别　　名】侧耳，平菇，北风菌，蚝菌，鲍菌

【学　　名】*Pleurotus ostreatus*

【生境分布】生于各种阔叶树的枯干、倒木或伐桩上。分布于三元、延平、武夷山等地。

【药用部位】子实体。

【性味功能】甘，温。祛风散寒，舒筋活络。用于腰腿疼痛，手足麻木，筋络不舒，阳痿遗精，腰膝无力等。

伞菌科（Agaricaceae）

革耳属（*Panus*）

贝壳状革耳

【别　　名】紫革耳

【学　　名】*Panus conchatus*

【生境分布】生于阔叶林中腐木上。分布于三元等地。

【药用部位】子实体。

【性味功能】淡，温。祛风散寒，舒筋活络。用于腰腿疼痛，手足麻木，筋络不舒，四肢抽搐等。

白蘑科（Tricholomataceae）

蜜环菌属（*Armillariella*）

蜜环菌

【别　　名】小蜜环菌，发光小蜜环菌，蜜色环蕈，蜜蘑，蜜环蕈。

【学　　名】*Armillariella mellea*

【生境分布】生于阔叶林下树干基部或倒木上。分布于云霄、武平、晋安、三元、沙县、尤溪等地。

【药用部位】子实体。

【性味功能】甘，寒。清肺，平肝。祛风通络，强壮筋骨。用于头晕，头痛，失眠，四肢麻木，腰腿疼痛等。

假蜜环菌

【别　　名】发光假蜜环菌，易逝杯伞，亮菌

【学　　名】*Armillariella tabescens*

【生境分布】夏季生于树干茎部或根部。分布于三元等地。

【药用部位】子实体。

【性味功能】苦，寒。清热解毒。用于慢性肝炎，胆囊炎等。

小皮伞属（*Marasmius*）

安络小皮伞

【别　　名】鬼毛针，茶褐小皮伞

【学　　名】*Marasmius androsaceus*

【生境分布】生于阴湿林内枯枝或腐土上。分布于闽侯、永泰、三元、梅列、沙县、武夷山等地。

【药用部位】菌索。

【性味功能】微苦，温。活血止痛。用于跌打损伤，骨折疼痛，麻风性神经痛，偏头痛，风湿关节炎等。

小奥德蘑属（*Oudemansiella*）

长根奥德蘑

【别　　名】长根金钱菌，长根菇

【学　　名】*Oudemansiella radicata*

【生境分布】生于阔叶林中地上，单生或群生，其假根着生在地下腐木上。全省各地分布。

【药用部位】子实体。

【性味功能】平肝，抗肿瘤，杀菌。同其他降压药配合，降压效果显著；发酵液对小白鼠肉瘤180有抑制作用。

金针菇属（*Flammulina*）

毛柄金钱菌

【别　　名】冬菇，金针菇

【学　　名】*Flammulina velutipes*

【生境分布】栽培。分布于三元、延平等地。

【药用部位】子实体。

【性味功能】微咸，苦，寒。滋肝，益胃，抗癌。用于肝病，胃肠道溃疡等。

鹅膏菌科（Amanitaceae）

草菇属（*Volvariella*）

草菇

【别　　名】稻草菇，苞脚菇，秆菇，兰花菇

【学　　名】*Volvariella volvacea*

【生境分布】生于潮湿腐烂的稻草中。全省各地分布。

【药用部位】草菇。

【性味功能】甘，寒。清暑解热，滋阴养血，抗癌。用于暑热烦渴，体质虚弱，头晕乏力，高血压等。

鸡枞菌属（*Termitomyces*）

鸡枞

【别　　名】鸭肉丝菇，白蚁菇，桐菇，鸡脚菇

【学　　名】*Termitornyces albuminosus*

【生境分布】常生于雨季林下蚂蚁窝上。全省各地分布。

【药用部位】子实体。

【性味功能】甘，寒。益胃，清神，疗痔。用于糖尿病，高血压，食少纳差，胃脘胀满，大便秘结等。

蘑菇科（Agarieaceae）

蘑菇属（*Agaricus*）

野蘑菇

【别　　名】耕地蘑菇，海埭蘑菇

【学　　名】*Agaricus arvensis*

【生境分布】生于草地、草原及林缘。分布于泉港、晋江等地。

【药用部位】子实体。

【性味功能】甘，温。祛风散寒，舒筋活络。用于手足麻木，筋络不舒等。

二孢蘑菇

【别　　名】蘑菇，双孢蘑菇，白蘑菇，牛屎菇

【学　　名】*Agaricus bisporus*

【生境分布】喜生于粪草发酵料上。三元、延平等地有栽培。

【药用部位】子实体。

【性味功能】甘，平。消食，宁神，平肝。用于脾虚体倦，食少，肺虚咳嗽等。

蘑菇

【别　　名】四孢蘑菇，野蘑菇，原野菇，田蘑菇

【学　　名】*Agaricus campestris*

【生境分布】生于林下阴湿处。分布于晋安、三元等地。

【药用部位】子实体。

【性味功能】甘，平。和脾，益胃，化痰。用于消化不良，高血压等。

粪锈伞科（Bolbitiaceae）

田头菇属（*Agrocybe*）

茶树菇

【别　　名】茶菇，油茶菇，柱状田头菇

【学　　名】*Agrocybe aegerita*

【生境分布】生于小乔木类油茶林腐朽的树根部及其周围。分布于永泰、宁化、建宁、泰宁、光泽等地，古田、尤溪等地有较多栽培。

【药用部位】子实体。

【性味功能】甘，平。利水渗湿，健脾止泻。用于肾虚尿频，水肿，气喘等。

球盖菇科（Strophariaceae）

鳞伞属（*Pholiota*）

黄伞

【别　　名】多脂鳞伞，肥鳞耳，杨树菇

【学　　名】*Pholiota adiposa*

【生境分布】生长于柳树枯木上。三元等地有栽培。

【药用部位】子实体。

【性味功能】甘，平。补益脾胃，助消化。消食化积，清神。子实体表面的黏质物，经热水、温水、碱溶液或有机溶剂提取，可得多糖体甲。多糖体甲对小白鼠肉瘤180和艾氏腹水瘤抑制率达80%～90%。同时还可以用于预防葡萄球菌、大肠杆菌、肺炎杆菌和结核杆菌的感染。

滑菇

【别　　名】光帽黄伞，光帽鳞伞，黄菌

【学　　名】*Pholiota nameko*

【生境分布】生于阔叶树的倒木或树桩上。分布于三元等地。

【药用部位】子实体。

【性味功能】甘，平。降血压，解毒，提高机体的免疫力。用于身体虚弱，感冒，麻疹等。

鬼伞科（Psathyrellaceae）

鬼伞属（*Coprinus*）

毛头鬼伞

【别　　名】毛头伞，毛头鬼盖，鸡腿蘑

【学　　名】*Coprinus comatus*

【生境分布】生于田野、林缘、道旁、公园等地。全省各地分布。

【药用部位】子实体。

【性味功能】甘，平。益胃，清神，疗痔。用于消化不良，痔疮等。

红菇科（Russulaceae）

红菇属（*Russula*）

大红菇

【别　　名】正红菇，真红菇，朱菇

【学　　名】*Russula alutacea*

【生境分布】生于林下阴湿地上。全省各地分布。

【药用部位】子实体。

【性味功能】甘，平。祛风散寒，舒筋活络。用于血虚萎黄，产后恶露不尽，关节酸痛等。

密褶黑菇

【别　　名】密褶黑红菇，密褶红菇，小黑菇，炭菇

【学　　名】*Russula densifolia*

【生境分布】生于阔叶林地上。全省各地分布。

【药用部位】子实体。

【性味功能】微咸、涩，温。祛风散寒，舒筋活络，止痢。用于腰腿疼痛，手足麻木，筋骨不适，四肢抽搐等。

臭黄菇

【别　　名】臭黄红菇，鱼鳏菇，油炸遵

【学　　名】*Russula foetens*

【生境分布】生于松林或阔叶林地上。全省各地分布。

【药用部位】子实体。

【性味功能】辛，温，有毒。祛风散寒，舒筋活络。用于筋骨疼痛等。

变色红菇

【别　　名】蘑菇

【学　　名】*Russula integra*

【生境分布】生于针、阔叶混交林地上或林缘地上。分布于延平等地。

【药用部位】子实体。

【性味功能】微咸，平。祛风散寒，舒筋活络。用于风湿痹痛，手足麻木，四肢抽搐等。

稀褶黑菇

【别　　名】黑红菇，稀褶红菇，大黑菇，炭菇

【学　　名】*Russula nigricans*

【生境分布】生于阔叶林或混交林地上。分布于闽西北山区。

【药用部位】子实体。

【性味功能】微咸，温。祛风散寒，舒筋活络。用于腰腿疼痛，手足麻木，筋骨不舒等。

变绿红菇

【别　　名】绿菇，绿豆菇，青头菌，青冈菌，青冬菇

【学　　名】*Russula virescens*

【生境分布】生于针叶林、阔叶林或混交林地上。分布于三元等地。

【药用部位】子实体。

【性味功能】甘、淡，寒。明目，泻肝火，散内热。用于眼目不明，气郁等。

乳菇属（*Lactarius*）

环纹苦乳菇

【别　　名】绒乳菇

【学　　名】*Lactarius insulsus*

【生境分布】生于阔叶林地上。分布于新罗、三元、延平、武夷山等地。

【药用部位】子实体。

【性味功能】苦，温。祛风散寒，舒筋活络。用于腰腿疼痛，四肢麻木等。

白乳菇

【别　　名】辣乳菇，辨味乳菇，石灰罗

【学　　名】*Lactarius piperatus*

【生境分布】生于阔叶林内地上。分布于全省各地林区。

【药用部位】子实体。

【性味功能】辛，温。祛风散寒，舒筋活络。用于腰腿疼痛，手足麻木，筋骨不舒，四肢抽搐等。

绒白乳菇

【别　　名】绒乳菇

【学　　名】*Lactarius vellereus*

【生境分布】生于阔叶林内地上。分布于新罗、三元、延平、武夷山等地。

【药用部位】子实体。

【性味功能】苦、温。祛风散寒，舒筋活络。用于手足麻木，半身不遂等。

鬼笔科（Phallaceae）

鬼笔属（*Phallus*）

红鬼笔

【别　　名】鬼笔，鬼盖，鬼屋，鬼伞，蛇卵股

【学　　名】*Phallus rubicundus*

【生境分布】生于竹林内地上、田野及草丛中。全省各地分布。

【药用部位】子实体。

【性味功能】微苦，凉。解毒，消肿，生肌。外用治疮疽等。

竹荪属（*Dictyophora*）

竹荪

【别　　名】黄竹笙，竹参，面纱菌，网纱菌，竹姑娘

【学　　名】*Dictyophora indusiata*

【生境分布】生于楠竹、平竹、苦竹、慈竹等竹林里。分布于南靖、三元、尤溪、延平、邵武、武夷山、浦城等地。

【药用部位】子实体。

【性味功能】甘，微苦，凉。补气养阴，润肺止咳，清热利湿。用于高血压，高血脂，高胆固醇，冠心病，动脉硬化，肥胖症等。

黄裙竹荪

【别　　名】黄网竹荪，仙人伞

【学　　名】*Dictyophora indusiata* var. *lutea*

【生境分布】生于竹林下或阔叶混交林下。分布于南靖、永泰、尤溪、三元、延平、邵武、武夷山、浦城等地。

【药用部位】子实体。

【性味功能】淡，平，有毒。燥湿杀虫。用于足癣湿烂，瘙痒等。

地星科（Geastraceae）

地星属（*Geastrum*）

尖顶地星

【别　　名】地星，土星菌，土柿，尖嘴土柿

【学　　名】*Geastrum triplex*

【生境分布】生于林内地上。分布于同安等地。

【药用部位】子实体。

【性味功能】辛，平。止血，清肺，利咽消肿，解毒。用于消化道出血，外伤出血，咽喉肿痛等。

硬皮地星

【别　　名】地星，土柿

【学　　名】*Geastrum hygrometricum*

【生境分布】生于林内砂土地上。分布于闽西北山区。

【药用部位】子实体。

【性味功能】辛，平。清肺，利咽，解毒，消肿，止血。用于咳嗽，咽喉肿痛，痈肿疮毒，冻疮流水，吐血，衄血，外伤出血等。

灰包科（Lycoperdaceae）

灰包属（*Lycoperdon*）

网纹马勃

【别　　名】马勃

【学　　名】*Lycoperdon perlatum*

【生境分布】生于林中地上，有时生于腐木上。分布于三元、延平、武夷山等地。

【药用部位】子实体。

【性味功能】辛，平。消肿，止血，清肺，利喉，解毒。用于慢性扁桃体炎，咽喉炎，鼻出血，外伤出血等。

小马勃

【别　　名】小灰包

【学　　名】*Lycoperdon pusillum*

【生境分布】生于草地上。分布于三元、延平等地。

【药用部位】子实体。

【性味功能】辛，平。消肿，止血，清肺，利喉，解毒。用于咯血，衄血，咽喉肿痛等。

马勃属（*Calvatia*）

大马勃

【别　　名】秃皮马勃，大秃马勃

【学　　名】*Calvatia gigantea*

【生境分布】生于林地和竹林间及草原阴湿草丛内。全省各地零星分布。

【药用部位】子实体。

【性味功能】辛，平。消肿，止血，清肺，利喉，解毒。用于止血，火烫伤，解蛇毒等。

紫色秃马勃

【别　　名】紫马勃，马勃，马疤，马屁包

【学　　名】*Calvatia lilacina*

【生境分布】生于旷野的草地或草原上。分布于宁化等地。

【药用部位】子实体。

【性味功能】辛，平。消肿，止血，清肺，利喉，解毒。用于咽喉肿痛，咳嗽失音，吐血，衄血，外伤出血等。

硬皮马勃属（*Scleroderma*）

多根硬皮马勃

【别　　名】星裂硬皮马勃，拉叶屁，老鹰屁

【学　　名】*Scleroderma polyrhizum*

【生境分布】生于林间空旷地、草丛中或石缝处。分布于新罗、三元、大田、永安、明溪、延平等地。

【药用部位】子实体。

【性味功能】辛，平。消肿止痛。用于外伤出血，冻疮流水等。

豆包菌科（Pisolithuaceae）

豆马勃属（*Pisolithus*）

彩色豆马勃

【别　　名】豆包菌，马勃，砂包菌

【学　　名】*Pisolithus arhizus*

【生境分布】生于旷野的草地。全省各地分布。

【药用部位】子实体。

【性味功能】辛，平。消肿，止血。用于外伤出血，冻疮溃烂，食管及胃出血等。

须腹菌科（Rhizopogonaceae）

根须腹菌属（*Rhizopogon*）

黑根须腹菌

【别　　名】松菰，黑络丸菌，松络丸

【学　　名】*Rhizopogon piceus*

【生境分布】生于混交林中地上。分布于长泰、同安、南安、三元等地。

【药用部位】子实体。

【性味功能】淡，平。止血。用于外伤出血等。

鸟蛋巢菌科（Nidulariaceae）

黑蛋巢菌属（*Cyathus*）

粪生黑蛋巢菌

【别　　名】粪生鸟巢菌，土杯菌

【学　　名】*Cyathus stercoreus*

【生境分布】生于堆肥、粪土及垃圾等上。分布于三元、尤溪、浦城等地。

【药用部位】子实体。

【性味功能】微苦，温。调气止痛。用于胃痛等。

隆纹黑蛋巢菌

【别　　名】纹缘鸟巢菌

【学　　名】*Cyathus striatus*

【生境分布】生于落叶林中朽木或腐殖质多的地上或苔藓上。全省各地分布。

【药用部位】子实体。

【性味功能】微苦，温。止胃痛。用于胃痛等。

丛梗孢科（Moniliaceac）

白僵菌属（*Beauveria*）

白僵菌

【别　　名】僵蚕菌，球孢白僵菌

【学　　名】*Beauveria bassiana*

【生境分布】寄生于 6 个目 15 科 200 多种昆虫、螨类的虫体内。全省各地分布。

【药用部位】菌丝体（僵蚕）。感染家蚕幼虫干燥后的尸体。

【性味功能】辛、咸，平。祛风定惊，化痰散结。用于惊风抽搐，咽喉肿痛，皮肤瘙痒等。

地衣门

(Lochens)

石蕊科（Cladonicaeae）

筛蕊属（*Cladia*）

聚筛蕊

【别　　名】筛石蕊
【学　　名】*Cladia aggregata*

【生境分布】生于地上、草丛中，常与苔藓混生。全省各地分布。
【药用部位】枝状体。
【性味功能】抗癌，增强免疫力。用于制取抗生素的原料。

霜降衣科（Icmadophilaceae）

地茶属（*Thamnolia*）

雪茶

【别　　名】太白茶，地茶
【学　　名】*Thamnolia vermicularis*

【生境分布】生于高山地上。分布于武夷山等地。
【药用部位】枝状体。
【性味功能】微苦，凉。清热解毒，止咳化痰。用于肺热咳嗽，痰稠不利，口燥咽干等。

肺衣科（Lobariaceae）

肺衣属（*Lobaria*）

裂芽肺衣

【别　　名】老龙皮
【学　　名】*Lobaria isidiosa*
【生境分布】生于岩面苔藓层上、地上、树干和树基部。全省各地分布。
【药用部位】地衣体。
【性味功能】微苦、淡，平。消食健胃，消炎止痛，利水。用于消化不良，水肿等。

网肺衣

【别　　名】老龙皮
【学　　名】*Lobaria retigera*
【生境分布】生于树干上及岩面苔藓层上。全省各地分布。
【药用部位】地衣体。
【性味功能】淡、微苦，平。健脾利湿，祛风止痒。用于消化不良，小儿疳积，肾炎水肿，皮肤瘙痒，烧烫伤，疮疡肿毒等。

光肺衣

【别　　名】老龙皮, 石龙衣, 老龙七

【学　　名】*Lobaria kurokawae*

【生境分布】生于岩面上与树根、草丛中。全省各地分布。

【药用部位】地衣体。

【性味功能】淡、微苦, 平。用于消化不良, 肾炎水肿等。

梅衣科（Parmeliaceae）

绵腹衣属（*Anzia*）

日本绵腹衣

【学　　名】*Anzia japonica*

【生境分布】生于阔叶林树干上。全省各地分布。

【药用部位】地衣体。

【性味功能】抗菌。

仙人掌绵腹衣

【学　　名】*Anzia opuntiella*

【生境分布】生于阔叶林树干上。全省各地分布。

【药用部位】地衣体。

【性味功能】甘, 凉。抗菌, 益精, 明目, 凉血, 解毒。用于目暗不明, 崩漏, 外伤出血, 疮毒, 顽癣等。

槽枝衣属（*Sulcaria*）

槽枝衣

【别　　名】头发七, 沟树发

【学　　名】*Sulcaria sulcata*

【生境分布】生于树干上。全省各地分布。

【药用部位】枝状体。

【性味功能】淡, 平。滋肾养肝, 涩精止汗, 利水消肿, 收湿敛疮。用于肾虚体弱, 头目眩晕, 心悸遗精, 盗汗, 淋症, 水肿等。具有抗癌药理活性。

金丝属（*Lethariella*）

金丝刷

【别　　名】金刷巴

【学　　名】*Lethariella cladonioides*

【生境分布】生于高山树枝和灌木枝干上。全省各地分布。

【药用部位】枝状体。

【性味功能】苦, 平。安神, 平肝, 活血, 敛疮。用于失眠, 癫痫, 眩晕, 跌打损伤, 水火烫伤等。

星点梅属（*Punctelia*）

粉斑星点梅

【别　　名】粉斑梅衣

【学　　名】*Punctelia borreri*

【生境分布】生于树皮及岩石。全省各地分布。

【药用部位】地衣体。

【性味功能】甘, 凉。益精, 明目, 凉血, 解毒。用于目暗不明, 崩漏, 外伤出血, 疮毒, 顽癣等。抗生素原料。

大叶梅属（*Parmotrema*）

大叶梅

【别　　名】白石花, 梅衣, 石花

【学　　名】*Parmotrema tinctorum*

【生境分布】生于岩石表面及树干。全省各地分布。

【药用部位】地衣体。

【性味功能】甘, 凉。益精, 明目, 凉血, 止血。用于目暗不明, 崩漏, 外伤出血, 无名肿痛等。抗生素原料。

梅衣属（*Parmelia*）

石花

【别　　名】石梅衣, 乳花, 梅衣

【学　　名】*Parmelia saxatilis*

【生境分布】生于树干上或岩石表面的腐殖质上。

全省各山区分布。

【药用部位】地衣体。

【性味功能】甘，平。补肝益肾，明目，止血，利湿

解毒。用于视物模糊，腰膝疼痛，吐血，崩漏，黄疸，疮癣等。

地卷科（Peltigeraceae）

地卷属（*Peltigera*）

犬地卷

【学　　名】*Peltigera canina*

【生境分布】生于临夏腐木、岩石表面藓层。全省各地分布。

【药用部位】地衣体。

【性味功能】用于狂犬病，黄疸等。

松萝属（*Usnea*）

破茎松萝

【别　　名】茶须，石须，云雾草，环裂松萝

【学　　名】*Usnea diffracta*

【生境分布】生于常有云雾弥漫的深山老林树干上。分布于涵江、仙游等地。

【药用部位】丝状体。

【性味功能】微苦，平，有小毒。化痰，解毒，止血，镇痛。用于创伤出血，胃出血，咯血，肺结核，瘰疬，关节痛等。

长松萝

【别　　名】天蓬草，山挂面

【学　　名】*Usnea longissima*

【生境分布】生于阴湿的针、阔叶林中树干与树枝上。分布于建宁、武夷山等地。

【药用部位】丝状体。

【性味功能】甘，平。清热止痛，止血生肌，驱蛔虫。用于外伤出血，跌打损伤，无名肿毒，风湿关节痛等。

石耳科（Umbilicariaceae）

石耳属（*Umbilicaria*）

石耳

【别　　名】岩菇，石夹花

【学　　名】*Umbilicaria esculenta*

【生境分布】林中悬崖陡壁岩石上。全省各山区分布。

【药用部位】地衣体。

【性味功能】甘，平。清热凉血，祛痰止咳。用于肺脓肿，支气管炎，高血压，荨麻疹，外伤出血，肠风下血等。

蜈蚣衣科（Physciaceae）

哑铃孢属（*Heterodemia*）

白腹哑铃孢

【学　　名】*Heterodermia hypoleuca*

【生境分布】树干和岩石上。分布于武夷山等地。

【药用部位】地衣体。

【性味功能】抗生素原料。

珊瑚枝科（Stereocaulaceae）

珊瑚枝属（*Stereocaulon*）

裸珊瑚枝

【别　　名】石寄生

【学　　名】*Stereocaulon exutum*

【生境分布】生于裸露的岩石上。全省各地分布。

【药用部位】地衣体。

【性味功能】涩、苦，微寒。凉血，平肝，止血。用于血热妄行，吐血，衄血，高血压等。

苔藓植物门

(Bryophyta)

耳叶苔科 (Conocephalaceae)

耳叶苔属 (*Frullania*)

列胞耳叶苔

【别　　名】地蓬草, 树青苔

【学　　名】*Frullania monilial*

【生境分布】生于背阴树干或石壁。全省各地分布。

【药用部位】植物体。

【性味功能】淡、微苦, 凉。清心, 明目, 补肾。用于热病心烦, 目赤肿痛, 视物模糊等。

剪叶苔属 (*Herbertus*)

长肋剪叶苔

【学　　名】*Herbertus longifissus*

【生境分布】高山林下树干或石上。分布于建宁、武夷山等地。

【药用部位】植物体。

【性味功能】止咳。用于支气管炎等。

疣冠苔科 (Aytoniaceae)

石地钱属 (*Reboulia*)

石地钱

【别　　名】石蛤蟆

【学　　名】*Reboulia hemisphaerica*

【生境分布】生于岩石及土坡上。全省各地分布。

【药用部位】植物体。

【性味功能】淡、涩, 凉。清热解毒, 消肿止血。用于疮疖肿毒, 烧烫伤, 跌打肿痛, 外伤出血等。

蛇苔科 (Conocephalaceae)

蛇苔属 (*Conocephalum*)

蛇苔

【别　　名】蛇皮苔

【学　　名】*Conocephalum conicum*

【生境分布】多生于溪边林下湿碎石和土上。全省各山区分布。

【药用部位】叶状体 (蛇地钱)。

【性味功能】微甘、辛, 寒。消肿止痛, 清热解毒。用于痈疮肿毒, 烧烫伤, 毒蛇咬伤, 骨折损伤等。

小蛇苔

【别　　名】蛇苔

【学　　名】*Conocephalum japonicum*

【生境分布】溪边林下阴湿处。全省各地分布。

【药用部位】叶状体（蛇地钱）。

【性味功能】微甘、辛，寒。清热解毒，消肿止痛。

用于痈疮肿毒，烧烫伤，毒蛇咬伤，骨折损伤等。

地钱科（Marchantiace）

地钱属（*Marchantia*）

地钱

【别　　名】脓痂草，地梭罗

【学　　名】*Marchantia polymorpha*

【生境分布】生于阴湿的土坡和岩石上。全省各地山区分布。

【药用部位】植物体（地梭罗）。

【性味功能】淡，凉。清热，生肌，拔毒。用于刀伤，骨折，毒蛇咬伤，疮痛肿毒，烧烫伤等。

毛地钱属（*Dumortiera*）

毛地钱

【别　　名】地钱

【学　　名】*Dumortiera hirsuta*

【生境分布】生于阴暗潮湿的土坡和石壁上。全省各山区分布。

【药用部位】植物体。

【性味功能】淡，凉。清热解毒，拔毒，生肌。用于热毒疮痛，溃后久不收口，创伤，水火烫伤等。

泥炭藓科（Sphagnaceae）

泥炭藓属（*Sphagnum*）

泥炭藓

【别　　名】大泥炭藓，水藓，水苔，地毛衣

【学　　名】*Sphagnum palustre*

【生境分布】生于沼泽地。分布于秀屿、长乐等地。

【药用部位】植物体。

【性味功能】淡、甘，凉。清热，明目，止痒，止血。消毒后代脱脂棉用。

暖地泥炭藓

【别　　名】泥炭藓

【学　　名】*Sphagnum junghuhnianum*

【生境分布】生于阴湿岩面或阔叶林林下背阴处或有水的沼泽地带。全省各山区分布。

【药用部位】植物体。

【性味功能】甘、淡，凉。清热明目，止痒。用于

目生云翳，皮肤病，虫叮咬痒等。

尖叶泥炭藓

【别　　名】泥炭藓

【学　　名】*Sphagnum capillifolium*

【生境分布】生于阴湿岩面或阔叶林林下背阴处或有水的沼泽地带。全省各山区分布。

【药用部位】植物体。

【性味功能】淡、微苦，平。清热明目。用于目生云翳等。

中位泥炭藓

【别　　名】泥炭藓

【学　　名】*Sphagnum magellanicum*

【生境分布】生于水湿环境及沼泽等地。全省各山区分布。

【药用部位】植物体。

【性味功能】甘、淡，凉。清热明目，止血，止痒。用于退云翳，皮肤病等。

曲尾藓科（Dicranaceae）

曲尾藓属（*Dicranum*）

曲尾藓

【学　　名】*Dicranum scoparium*

【生境分布】生于林下或林边树干基部、腐木、岩面薄土上。全省各山区分布。

【药用部位】植物体。

【性味功能】对淋巴瘤、白血病和神经胶质细胞瘤等癌症有抑制作用。

多荫曲尾藓

【别　　名】大曲尾藓

【学　　名】*Dicranum majus*

【生境分布】生于针叶和针阔混交林的腐木上。全省山区林地分布。

【药用部位】植物体。

【性味功能】止咳，清热，解毒。用于肺热咳嗽等。

丛藓科（Pottiaceae）

小石藓属（*Weissia*）

小石藓

【别　　名】垣衣

【学　　名】*Weissia controversa*

【生境分布】生于岩石表面，石缝中或砂砾土上，四季均可发现。全省各地分布。

【药用部位】植物体。

【性味功能】淡，平。清热解毒。用于急慢性鼻炎，鼻窦炎等。

牛毛藓科（Ditrichaceae）

牛毛藓属（*Ditrichum*）

黄牛毛藓

【别　　名】刀口药，金牛毛

【学　　名】*Ditrichum pallidum*

【生境分布】生于土面或岩面。分布于永春、永安、建瓯、武夷山等地。

【药用部位】植物体。

【性味功能】淡、凉。镇静清热，凉血化瘀。用于小儿惊风，跌打损伤，外伤出血等。

凤尾藓科（Fissidentaceae）

凤尾藓属（*Fissidens*）

小凤尾藓

【学　　名】*Fissidens bryoides*

【生境分布】生于土面或岩面。分布于闽侯等地。

【药用部位】植物体。

【性味功能】利尿。

葫芦藓科（Funariaceae）

葫芦藓属（*Funaria*）

葫芦藓

【别　　名】石松毛

【学　　名】*Funaria hygrometrica*

【生境分布】生于土面或砖面等。分布于闽侯、邵武、武夷山等地。

【药用部位】植物体。

【性味功能】辛、涩，平。舒筋活血，祛风镇痛，止血。用于治鼻窦炎，痨伤吐血，跌打损伤，关节炎，湿气脚病等。

真藓科（Bryaceae）

大叶藓属（*Rhodobryum*）

暖地大叶藓

【别　　名】茴心草，茴薪草，铁脚一把伞，岩谷伞

【学　　名】*Rhodobryum giganteum*

【生境分布】生于林下阴湿处，或湿润的岩石上及石缝中等。全省各地分布。

【药用部位】植物体。

【性味功能】辛、微苦，凉。清肝明目，镇静，养心安神。用于冠心病，心肌炎，高血压，神经衰弱，精神病，颜面神经麻痹，目赤肿痛，刀伤出血等。

大叶藓

【别　　名】红大叶藓

【学　　名】*Rhodobryum roseum*

【生境分布】生于潮湿林地、沟边阴湿土坡，或湿润的岩石上及石缝中。全省各地分布。

【药用部位】植物体。

【性味功能】微苦，凉。镇静安神，滋阴降火，清热利湿。用于冠心病，心肌炎，神经衰弱等。

真藓属（*Bryum*）

银叶真藓

【别　　名】真藓

【学　　名】*Bryum argenteum*

【生境分布】生于土面或腐木或树干等。全省各地分布。

【药用部位】植物体。

【性味功能】涩，凉。清热解毒。用于细菌性痢疾，鼻窦炎等。

柳叶藓科（Amblystegiaceae）

薄网藓属（*Leptobryum*）

薄网藓

【学　　名】*Leptodictyum riparium*

【生境分布】生于湿草地或静水池塘中飘浮，往往成群落生长，有时或与水绵混生，高寒地区也有。全省各地分布。

【药用部位】植物体。

【性味功能】淡、涩，凉。清热利湿。用于黄疸，尿路感染等。

提灯藓科（Mniaceae）

匍灯藓属（*Plagiomnium*）

湿地匍灯藓

【别　　名】缘边走灯藓

【学　　名】*Plagiomnium acutum*

【生境分布】生于湿润的岩石上及石缝中等处。分布于南靖、武夷山等地。

【药用部位】植物体。

【性味功能】淡，凉。止血。用于鼻衄，崩漏等。

匍灯藓

【别　　名】尖叶匍灯藓

【学　　名】*Plagiomnium cuspidatum*

【生境分布】生于高山林地上和林缘土坡上。全省各地分布。

【药用部位】植物体。

【性味功能】淡，凉。凉血止血。用于鼻衄，崩漏

等，对淋巴细胞白血病和神经胶质细胞瘤有抑制作用。

白齿藓科（Leucodontaceae）

白齿藓属（*Leucodon*）

偏叶白齿藓

【学　　名】*Leucodon secundus*

【生境分布】生于树干上或岩石表面，四季均可生长。往往成片着生，群体厚达 1.5～2.5cm。分布于仙游、涵江、永泰、闽清、屏南、寿宁等地。

【药用部位】植物体。

【性味功能】淡，凉。凉血止血，散瘀止痛。用于血热妄行之吐血，衄血，跌打损伤，血瘀肿痛等。

蔓藓科（Meteoriaceae）

毛扭藓属（*Aerobrydium*）

毛扭藓

【别　　名】树毛衣

【学　　名】*Aerobrydium filamentosum*

【生境分布】生于树干或石上。分布于涵江、永泰等地。

【药用部位】植物体。

【性味功能】淡，凉。清热解毒。用于烧烫伤等。

羽藓科（Thuidiaceae）

小羽藓属（*Haplocladium*）

细叶小羽藓

【别　　名】尖叶小羽藓，树毛衣，青苔，绿青苔

【学　　名】*Haplocladium microphyllum*

【生境分布】生于阴湿的土坡上、树干基部或墙脚废弃的砖瓦上。全省各地分布。

【药用部位】植物体。

【性味功能】苦，辛，凉。消炎止痛，退热。用于咽喉炎，支气管炎，肺炎，胃肠炎，乳腺炎，尿路感染等各种炎病。

狭叶小羽藓

【学　　名】*Haplocladium angustifolium*

【生境分布】生于阔叶林林下。全省各地分布。

【药用部位】植物体。

【性味功能】微涩，凉。清热解毒。用于急性扁桃体炎，乳腺炎，疖肿，肺炎，中耳炎，尿道炎，产后感染等急性炎症。

羽藓属（*Thuidium*）

大羽藓

【别　　名】羽藓

【学　　名】*Thuidium cymbifolium*

【生境分布】生于低海拔至中山地区的林地、草丛下和树茎、腐木或溪边具土石上。分布于仙游、闽侯等地。

【药用部位】植物体。

【性味功能】淡，凉。清热，拔毒，生肌。用于水火烫伤等。

短肋羽藓

【学　　名】*Thuidium kanedae*

【生境分布】生于阔叶林林下或林缘的阴湿岩壁。全省各地分布。

【药用部位】植物体。

【性味功能】抗菌消炎。能有效抑制金黄色葡萄球菌、痢疾杆菌、大肠杆菌和枯草杆菌。

珠藓科（Bartramiaceae）

珠藓属（*Bartramia*）

直叶珠藓

【学　　名】*Bartramia ithyphylla*

【生境分布】生于砂质黏土上，或岩石表面。分布于南靖等地。

【药用部位】植物体。

【性味功能】淡，平。镇静安神。用于心慌心烦，癫痫，中风不语等。

梨蒴珠藓

【学　　名】*Bartramia pomiformis*

【生境分布】生于干燥的岩面、土坡、沟谷。全省各地分布。

【药用部位】植物体。

【性味功能】淡，平。镇静定惊。用于心悸，痫症等。用于老年虚咳、跌打损伤、风湿麻木等症。对淋巴细胞白血病、神经胶质细胞瘤等有抑制作用。

平珠藓属（*Plagiopus*）

平珠藓

【别　　名】太阳针

【学　　名】*Plagiopus oederi*

【生境分布】生于流水或滴水石壁上或沼泽地。全省各地分布。

【药用部位】植物体。

【性味功能】淡，平。镇静安神。用于心慌，心烦，中风不语，痫症，心悸，失眠等。

泽藓属（*Philonotis*）

泽藓

【别　　名】溪泽藓

【学　　名】*Philonotis fontana*

【生境分布】生于流水或滴水石壁上或沼泽地。分布于南靖、武夷山等地。

【药用部位】植物体。

【性味功能】淡，凉。清热解毒。用于疮疖，扁桃体炎，喉炎，上呼吸道炎症等。

蕨藓科（Pterobryaceae）

小蔓藓属（*Meteoriella*）

小蔓藓

【别　　名】海风沙，海风丝

【学　　名】*Meteoriella soluta*

【生境分布】附生在树干上。分布于武夷山等地。

【药用部位】植物体。

【性味功能】淡，平。止血消炎。用于外伤出血，胃肠出血，肺咯血等。

绢藓科（Entodontaceae）

绢藓属（*Entodon*）

密叶绢藓

【别　　名】石苔

【学　　名】*Entodon compressus*

【生境分布】生于林下湿地或岩石表面的薄土层上，多成片生长。分布于德化、邵武、武夷山等地。

【药用部位】植物体。

【性味功能】苦、涩，平。利尿。用于水肿病，衄血等。

灰藓科（Hypnaceae）

灰藓属（*Hypnum*）

大灰藓

【别　　名】多形灰藓

【学　　名】*Hypnum plumaeforme*

【生境分布】生于阔叶林、针阔混交林、箭竹林、杜鹃林等腐木、树干、树基、岩面薄土、土壤、草地、砂土及黏土上。分布于晋安、福安、周宁、武夷山等地。

【药用部位】植物体。

【性味功能】甘，凉。清热凉血。用于烧伤，鼻衄，咯血，吐血，血崩等。

鳞叶藓属（*Taxiphyllum*）

鳞叶藓

【别　　名】杉枝鳞叶藓，多枝鳞叶藓

【学　　名】*Taxiphyllum taxirarmeum*

【生境分布】生于林下湿地、树干上、腐木上或岩石表面的腐殖质上。分布于南靖、同安、永春、永安等地。

【药用部位】植物体。

【性味功能】淡，凉。消炎，止血。用于治外伤出血等。

金发藓科（Polytrichaceae）

仙鹤藓属（*Atrichum*）

仙鹤藓

【别　　名】波叶仙鹤藓

【学　　名】*Atrichum undulatum*

【生境分布】生于山地阴湿林边或路旁土坡上，群集成丛生长。全省各地分布。

【药用部位】植物体。

【性味功能】抗菌。

金发藓属（*Polytrichum*）

金发藓

【别　　名】大金发藓，千年松，矮松树，眼丹药

【学　　名】*Polytrichum commune*

【生境分布】生于山野阴湿土坡、森林沼泽、酸性土壤上。全省各地分布。

【药用部位】植物体（土马棕）。

【性味功能】苦，凉。收敛止血，清热解毒，补虚，通便。用于刀伤出血，衄血，吐血，便血，血崩，肺痨，痈毒等。

小金发藓属（*Pogonatum*）

东亚小金发藓

【别　　名】小金发藓

【学　　名】*Pogonatum inflexum*

【生境分布】生于林边或路旁。全省各地分布。

【药用部位】植物体。

【性味功能】辛，温。镇静安神。用于治心悸怔忡、神经衰弱等心血管系统疾病，能使动脉软化，增加冠状动脉血流量，对胸闷及心绞痛均有一定疗效。

蕨类植物门

(Pteridophyta)

松叶蕨科（Psilotaceae）

松叶蕨属（*Psilotum*）

松叶蕨

【别　　名】松叶兰，岩扫帚，龙须草，石刷把

【学　　名】*Psilotum nudum*

【生境分布】生于岩石或树干上，海拔 200～2000m。分布于南靖、同安、泉港、仙游、长乐、马尾、永泰、尤溪等地。

【药用部位】全草。

【性味功能】甘、辛，温。祛风除湿，消炎解毒，利水止血。用于跌打损伤，风湿麻木，肺痨，水肿，痢疾，蛇咬伤等。

石松科（Lycopodiaceae）

藤石松属（*Lycopodiastrum*）

藤石松

【别　　名】石子藤石松，土木加，割须，舒筋草

【学　　名】*Lycopodiastrum casuarinoides*

【生境分布】生于山坡灌丛或林缘灌丛中，海拔 300m 以上。全省各地分布。

【药用部位】全草。

【性味功能】微苦、辛，平。舒筋活血。用于风湿性关节痛等。

石松属（*Lycopodium*）

石松

【别　　名】伸筋草，老虎须

【学　　名】*Lycopodium japonicum*

【生境分布】生于山坡灌丛或疏林下酸性土壤中，海拔 300m 以上。全省各地分布。

【药用部位】全草（伸筋草）。

【性味功能】苦、微辛，温。祛风除湿，舒筋活络。用于关节酸痛，屈伸不利等。

扁枝石松

【别　　名】地刷子，地刷子石松，小伸筋，舒筋草，伸筋草

【学　　名】*Lycopodium complanatum*

【生境分布】生于阳坡针叶林或针阔混交林下，海拔 600～1950m。分布于上杭、仙游、闽侯、尤溪等地。

【药用部位】全草。

【性味功能】辛，温。舒筋活血，祛风散寒，通经，消炎。用于风湿骨痛，月经不调，跌打损伤，烧烫伤等。

笔直石松

【别　　名】玉柏石松，树状石松，千年柏

【学　　名】*Lycopodium obscurum* f. *strictum*

【生境分布】生于灌草丛中，海拔 1000m 以上。分

布于黄岗山顶。

【药用部位】全草。

【性味功能】微辛，温。祛风除湿，舒筋活络，散寒。用于风湿痹痛，肢体麻木，腰腿痛，跌打损伤，小儿麻痹后遗症，痈肿疮毒等。

垂穗石松

【别　　名】铺地蜈蚣，伸筋草，鹿角草

【学　　名】*Lycopodium cernnum*

【生境分布】生于山坡灌丛或沟谷路旁湿润酸性土上，海拔150～1100m。全省各地分布。

【药用部位】全草（铺地蜈蚣）。

【性味功能】微甘、微苦，平。舒筋活络，消肿解毒，收敛止血。用于风湿骨痛，四肢麻木，跌打损伤，小儿麻痹后遗症，小儿疳积，吐血，血崩，瘰疬，痈肿疮毒等。

石杉科（Huperziaceae）*

石杉属（Huperzia）

蛇足石杉

【别　　名】蛇足石松，金不换，蛇足草，横纹草，千层塔

【学　　名】*Huperzia serrata*

【生境分布】生于林下、灌丛下或路旁，海拔300m以上。全省零星分布。

【药用部位】全草。

【性味功能】辛、甘、微苦，平，有毒。散瘀消肿，活血止痛。用于癫狂，跌打损伤，痈，疖，皮肤瘙痒等。

注：四川石杉 *Huperzia sutchueniana*，在仙游、建宁等地有分布，民间常混用。

皱边石杉

【别　　名】蛇足草，千层塔，虱子草

【学　　名】*Huperzia crispata*

【生境分布】生于林中树干或石上，海拔900m以上。分布于仙游、建宁等地。

【药用部位】全草。

【性味功能】甘，温。化瘀，止血，固肾涩精，益气。用于各种内外出血症等。

中华石杉

【别　　名】龙胡子

【学　　名】*Huperzia chinensis*

【生境分布】生于林中树干或石上，海拔2000m以

上。分布于武夷山黄岗山。

【药用部位】全草。

【性味功能】苦、涩，平。祛风除湿，清热，消肿止痛。用于关节酸痛，跌打损伤，腰缠火丹，瘾疹等。

注：昆明石杉 *Huperzia kunmingensis*，在黄岗山有零星分布，功效相近。

马尾杉属（Phlegmariurus）

华南马尾杉

【别　　名】柄叶石松，石松柏，打不死

【学　　名】*Phlegmariurus austrosinicus*

【生境分布】生于林下岩石上，海拔700m以上。分布于尤溪、泰宁等地。

【药用部位】全草。

【性味功能】苦，凉。清热解毒，消肿止痛。用于关节疼痛，跌打损伤，四肢麻木，咳嗽，气喘，尿路感染等。

金丝条马尾杉

【别　　名】千金草，捆仙绳，马尾伸筋草，马尾青青草

【学　　名】*Phlegmariurus fargesii*

【生境分布】生于林下树干上或岩石上，海拔100～1900m。分布于仙游、永泰等地。

【药用部位】全草。

【性味功能】淡，平。祛风除湿。用于风湿关节痛，肌肉挛急，跌打扭伤，肾炎水肿等。

★　所有种均为国家二级重点保护野生植物。

闽浙马尾杉

【别　　名】闽浙石松，哈氏石松

【学　　名】*Phlegmariurus minchegensis*

【生境分布】生于林下石壁、树干上或土生，海拔700～1600m。分布于新罗、连城、德化、永泰、武夷山等地。

【药用部位】全草（青丝龙）。

【性味功能】苦，寒。清热解毒，消肿止痛，灭虱。用于发热，头痛，咳嗽，泄泻，肿毒，头虱等。

椭圆马尾杉

【别　　名】椭圆石松

【学　　名】*Phlegmariurus henryi*

【生境分布】生于林下树干或山顶灌丛，海拔700m以上。分布于上杭、泰宁、武夷山等地。

【药用部位】全草。

【性味功能】苦，寒。清热解毒，消肿止痛，灭虱。用于发热，头痛，咳嗽，泄泻，肿毒，头虱等。

有柄马尾杉

【别　　名】八股绳

【学　　名】*Phlegmariurus petiolatus*

【生境分布】生于林中石上或树干上，海拔600m以上。分布于尤溪、泰宁、建宁等地。

【药用部位】全草。

【性味功能】甘、淡，微寒。通经活络，渗湿利水。用于腰痛，跌打损伤，水肿等。

卷柏科（Selaginellaceae）

卷柏属（*Selaginella*）

卷柏

【别　　名】还魂草，回生草，万年松

【学　　名】*Selaginella tamariscina*

【生境分布】生于干旱岩石上或石缝中，海拔200～1000m。全省各地分布。

【药用部位】全草。

【性味功能】辛、涩，平。破血止血，祛痰，通经。用于吐血，便血，尿血，外伤出血，月经过多，胃肠出血，闭经，癥瘕，咳喘，癫痫昏厥，跌打损伤，烧烫伤等。

垫状卷柏

【别　　名】卷柏，长生草

【学　　名】*Selaginella pulvinata*

【生境分布】生于干旱岩石上或石缝中，海拔100m以上。分布于南靖、德化等地。

【药用部位】全草。

【性味功能】辛、涩，平。通经散血，止血生肌，活血祛瘀，消炎退热。用于闭经，子宫出血，胃肠出血，尿血，外伤出血，跌打损伤，骨折，小儿高热惊风等。

伏地卷柏

【别　　名】日本卷柏，宽叶卷柏

【学　　名】*Selaginella nipponica*

【生境分布】生于山坡阔叶落叶林下、溪边湿地或岩石上，海拔80～1300m。全省各地分布。

【药用部位】全草。

【性味功能】淡，平。清热解毒，润肺止咳，舒筋活血，止血生肌。用于痰喘咳嗽，淋证，吐血，痔疮出血，外伤出血，扭伤，烧烫伤等。

细叶卷柏

【别　　名】地柏枝，金花草，拉波卷柏

【学　　名】*Selaginella labordei*

【生境分布】生于林缘溪边阴湿处，海拔250m以上。分布于德化等地。

【药用部位】全草。

【性味功能】微苦，凉。清热利湿，平喘，止血。用于伤风鼻塞，肝炎，胆囊炎，小儿高热惊厥，哮喘，浮肿，小儿疳积，口腔炎，鼻衄，月经过多，外伤出血，毒蛇咬伤，烧烫伤等。

蔓出卷柏

【别　　名】大卫卷柏，小过山龙

【学　　名】*Selaginella davidii*

【生境分布】生于林下石灰岩上或溪边，海拔 100～1200m。分布于仙游、永泰、尤溪、武夷山、浦城等地。

【药用部位】全草。

【性味功能】苦、微辛，温。清热利湿，舒筋活络。用于烧烫伤等。

异穗卷柏

【别　　名】姬卷柏，火烫药

【学　　名】*Selaginella heterostachys*

【生境分布】生于林下阴湿地。分布于上杭、德化、永泰、晋安、将乐、延平、武夷山等地。

【药用部位】全草。

【性味功能】微涩，凉。清热解毒，止血。用于蛇咬伤，外伤出血等。

翠云草

【别　　名】止血草，龙鳞草，蓝地柏

【学　　名】*Selaginella uncinata*

【生境分布】生于林下湿石上或石洞内，海拔 50～1200m。全省各地分布。

【药用部位】全草。

【性味功能】甘、淡，凉。清热利湿，止血，止咳。用于急性黄疸型传染性肝炎，痢疾，肾性水肿，尿道炎，风湿性关节痛，咯血，带状疱疹，鹅掌风，腰部扭伤，烧烫伤等。

疏叶卷柏

【别　　名】蜂药

【学　　名】*Selaginella remotifolia*

【生境分布】生于林下石灰岩上或石洞内。分布于长汀、建阳、武夷山等地。

【药用部位】全草。

【性味功能】淡，平。清热解毒，消炎止血，祛湿利尿。用于疮毒，狂犬咬伤，烧烫伤等。

毛枝卷柏

【别　　名】拨云丹，岩白草，土柏子

【学　　名】*Selaginella braunii*

【生境分布】生于林下湿地，海拔 150～900m。分布于南靖、长汀等地。

【药用部位】全草。

【性味功能】辛，微甘，平。清热利湿，止咳。用于黄疸，痢疾，肺热咳嗽，烫火伤等。

二形卷柏

【别　　名】地柏，二型卷柏，两型卷柏

【学　　名】*Selaginella biformis*

【生境分布】生于林下阴湿溪边岩石上或栽培于庭园中。分布于同安等地。

【药用部位】全草。

【性味功能】淡，寒。清热解毒，降火消肿。用于烧烫伤等。

深绿卷柏

【别　　名】石上柏，线柏叶，软管金柏，龙鳞草

【学　　名】*Selaginella doederleinii*

【生境分布】生于林下湿地或溪沟边，海拔 1000m 以下。全省各地分布。

【药用部位】全草。

【性味功能】淡，凉。清热解毒。用于急性黄疸型传染性肝炎，跌打损伤，鼻咽癌等。

薄叶卷柏

【别　　名】山柏枝，山扁柏，地柏，岩卷柏，石上柏

【学　　名】*Selaginella delicatula*

【生境分布】生于林下或路边湿地，海拔 300～1500m。分布于南靖、上杭、永泰、闽侯、武夷山、浦城等地。

【药用部位】全草。

【性味功能】辛，平。清热解毒，驱风退热，活血调经。用于小儿惊风，麻疹，跌打损伤，月经不调，烧烫伤等。

兖州卷柏

【别　　名】金不换，金扁柏，金花草，金凤尾

【学　　名】*Selaginella involvens*

【生境分布】生于疏林下岩石边，海拔 200m 以上。

全省各地分布。

【药用部位】全草。

【性味功能】淡、苦，寒。清热凉血，利水消肿，清肝利胆，化痰定喘，止血。用于急性黄疸型传染性肝炎，肝硬化腹水，咳嗽痰喘，风热咳喘，崩漏，瘰疬，疮痈，烧烫伤，狂犬咬伤，外伤出血，痢疾，胆囊炎，急性肾炎，尿道炎，食管癌，胃癌等。

江南卷柏

【别　　名】金不换，金扁柏，不黄草

【学　　名】*Selaginella moellendorffii*

【生境分布】生于林下或溪边，海拔 100～1500m。全省各地分布。

【药用部位】全草（地柏枝）。

【性味功能】辛、微甘，凉。清热解毒，利尿通淋，活血消肿，止血退热。用于急性黄疸，肝硬化腹水，淋证，跌打损伤，咯血，便血，刀伤出血，疮毒，烧烫伤，毒蛇咬伤等。

木贼科（Equisetaceae）

木贼属（*Equisetum*）

笔管草

【别　　名】纤弱木贼，洗碗草

【学　　名】*Equisetum debilis*

【生境分布】生于河边或溪沟边。全省各地分布。

【药用部位】全草（驳骨草）。

【性味功能】甘、微苦，凉。明目，清热，利湿，止血。用于目赤胀痛，翳膜遮睛，淋病，黄疸型肝炎，尿血，崩漏等。

注：《中国植物志》处理为节节草 *Equisetum ramosissimum* 的亚种。

节节草

【别　　名】驳目草，接骨草，驳节草

【学　　名】*Equisetum ramosissimum*

【生境分布】生于路边、山坡草丛、溪旁、池沼边。全省各地分布。

【药用部位】地上部分（笔筒草）。

【性味功能】甘、苦，平。清热明目，祛风除湿，止咳平喘，利尿，退翳。用于目赤肿痛，感冒咳喘，水肿，淋证，肝炎，跌打骨折等。

瓶尔小草科（Ophioglossaceae）

瓶尔小草属（*Ophioglossum*）

心脏叶瓶尔小草

【别　　名】一根箭，一叶草，一支箭

【学　　名】*Ophioglossum reticulatum*

【生境分布】生于林下灌木丛山坡，海拔 1500m 以上。全省零星分布。

【药用部位】全草。

【性味功能】甘，微寒。清热解毒，活血散瘀，祛风除湿，消肿止痛。用于蛇犬咬伤，跌打损伤，骨折，疥疮，体虚咳嗽，小儿风热咳喘，小儿惊风，疳积等。

瓶尔小草

【别　　名】一支箭，一叶草

【学　　名】*Ophioglossum vulgatum*

【生境分布】生于林下或草地。全省各地分布。

【药用部位】全草。

【性味功能】甘，平。清热，凉血，镇痛，解毒。用于肺热咳嗽，劳伤吐血，肺痈，黄疸，胃痛，癌症，腹痛，淋浊，痈肿疮毒，蛇虫咬伤，跌打损伤等。

阴地蕨科（Botrychiaceae）

阴地蕨属（*Botrychium*）

阴地蕨

【别　　名】小春花，蛇不见
【学　　名】*Botrychium ternatum*
【生境分布】生于灌丛阴处，海拔 400～1000m。分布于德化、仙游、晋安、尤溪、沙县等地。
【药用部位】全草。
【性味功能】微甘、苦，凉。清热解毒，平肝散结，润肺止咳。用于小儿惊风，疳积，肺热咳嗽，顿咳，瘰疬，痈肿疮毒、毒蛇咬伤等。

华东阴地蕨

【别　　名】满天云，日本小阴地蕨
【学　　名】*Botrychium japonicum*
【生境分布】生于林下或林缘草丛中，海拔 1200m 以下。分布于大田、晋安等地。
【药用部位】全草。
【性味功能】甘、苦，微寒。清热解毒，镇惊，平肝润肺，消肿散瘀。用于小儿高热抽搐，肺炎，咳喘痰血，痈疮疖肿等。

莲座蕨科（Angiopteridaceae）

观音座莲属（*Angiopteris*）

福建观音座莲

【别　　名】福建莲座蕨，山猪肝，马蹄蕨
【学　　名】*Angiopteris fokiensis*
【生境分布】生于林下溪边或沟谷，海拔 250～300m。全省各地分布。
【药用部位】根茎。
【性味功能】微苦，凉。清热凉血，祛瘀止血，镇痛安神。用于跌打肿痛，外伤出血，崩漏，乳痈，痄腮，痈肿疔疮，风湿痹痛，产后腹痛，心烦失眠，毒蛇咬伤等。
注：国家二级重点保护野生植物。

紫萁科（Osmundaceae）

紫萁属（*Osmunda*）

紫萁

【别　　名】贯众，紫萁贯众
【学　　名】*Osmunda japonica*
【生境分布】生于林下溪边的酸性土上，海拔 10～1500m。全省各地分布。
【药用部位】根茎，嫩叶上的绒毛。
【性味功能】根茎：苦，微寒；清热解毒，利湿散瘀，止血，杀虫；用于痄腮，痘疹，风湿痛、跌打损伤，衄血，便血，血崩，肠道寄生虫等。嫩叶上的绒毛：用于创伤出血等。

华南紫萁

【别　　名】贯众，牛利草
【学　　名】*Osmunda vachellii*
【生境分布】生于山地、草丛或林缘溪沟边。分布于南靖、闽侯、永泰、尤溪、沙县、建阳、武夷山等地。
【药用部位】根茎。
【性味功能】微苦、涩，平。消炎解毒，舒筋活络，止血，杀虫。用于感冒，尿血，淋证，外伤出血，痄腮，痈疖，烧烫伤，肠道寄生虫等。

分株紫萁

【别　　名】桂皮紫萁，南方紫萁
【学　　名】*Osmunda cinnamomea* var. *fokiense*
【生境分布】生于山谷林下。分布于建阳、武夷山等地。
【药用部位】根茎。
【性味功能】苦，寒。清热解表，燥湿杀虫。用于感冒，痄腮，衄血，钩虫病，蛲虫病等。

瘤足蕨科（Plagiogyriaceae）

瘤足蕨属（*Plagiogyria*）

倒叶瘤足蕨

【别　　名】镰羽瘤足蕨

【学　　名】*Plagiogyria falcata*

【生境分布】生于林下或溪边。分布于南靖、德化、建阳、武夷山等地。

【药用部位】全草。

【性味功能】微苦，凉。散寒解表。用于风寒感冒等。

华中瘤足蕨

【学　　名】*Plagiogyria euphlebia*

【生境分布】生于林下湿地，海拔 500～1200m。分布于德化、延平、建阳、邵武、武夷山等地。

【药用部位】根茎，全草。

【性味功能】微苦，凉。清热解毒。用于流行性感冒等。

瘤足蕨

【别　　名】镰叶瘤足蕨

【学　　名】*Plagiogyria adnata*

【生境分布】生于林下阴湿地或腐殖质较丰富的酸性土。分布于上杭、德化、邵武等地。

【药用部位】全草，根茎。

【性味功能】辛，凉。清热发表，透疹，止痒。用于流行性感冒，麻疹，皮肤瘙痒，血崩，扭伤等。

华东瘤足蕨

【别　　名】日本瘤足蕨

【学　　名】*Plagiogyria japonica*

【生境分布】生于林下沟谷中，海拔 1500m 以下。全省各地分布。

【药用部位】根茎。

【性味功能】微苦，凉。清热解毒，消肿。用于流行性感冒，风热头痛，跌打伤痛等。

镰叶瘤足蕨

【别　　名】高山瘤足蕨，小贯众，斗鸡草

【学　　名】*Plagiogyria distinctissima*

【生境分布】生于林下溪沟边，海拔 100～1800m。分布于连城、德化、延平、武夷山等地。

【药用部位】全草。

【性味功能】辛，温。清热散寒，解表。用于感冒，皮肤瘙痒，麻疹等。

海金沙科（Lygodiaceae）

海金沙属（*Lygodium*）

小叶海金沙

【别　　名】扫把藤，左转藤

【学　　名】*Lygodium microphyllum*

【生境分布】生于阳光充足的路旁、灌丛或水沟边。分布于南靖、永定、新罗、永泰、晋安、长乐、尤溪等地。

【药用部位】全草，孢子。

【性味功能】甘，寒。利水渗湿，舒筋活络，通淋，止血。用于水肿，肝炎，淋证，痢疾，便血，风湿麻木，外伤出血等。

曲轴海金沙

【别　　名】长叶海金沙，海金沙，坐转藤，牛抄蕨

【学　　名】*Lygodium flexuosum*

【生境分布】生疏林下或灌丛中，海拔 100～800m。分布于龙海、长泰、华安、芗城等地。

【药用部位】全草。

【性味功能】甘，寒，微苦。舒筋活络，清热利尿，止血消肿。用于风湿麻木，淋证，石淋，水肿，痢疾，跌打损伤，外伤出血，疮疡肿毒等。

狭叶海金沙

【别　　名】海金沙

【学　　名】*Lygodium microstachyum*

【生境分布】生于的灌丛、溪边及沟谷中。全省各地分布。

【药用部位】全草, 孢子。

【性味功能】甘, 微苦, 凉。清热利湿。用于淋证, 石淋, 烧烫伤等。

海金沙

【别　　名】铁线藤, 虾蟆藤, 细丝藤, 金沙藤

【学　　名】*Lygodium japonicum*

【生境分布】生于山地路旁或灌丛中。全省各地分布。

【药用部位】全草, 孢子。

【性味功能】甘, 寒。清热解毒, 利水通淋。用于肝炎, 肾炎水肿, 膀胱炎, 尿道炎, 肾结石, 腹泻, 淋巴结炎, 小儿夜啼, 乳腺炎, 腮腺炎, 带状疱疹, 烫伤等。

里白科（Gleicheniaceae）

芒萁属（*Dicranopteris*）

芒萁

【别　　名】狼机柴, 芦萁, 龙萁

【学　　名】*Dicranopteris pedata*

【生境分布】生于红壤丘陵荒坡或马尾松林下。全省各地分布。

【药用部位】全草, 根茎, 叶柄髓心, 嫩叶。

【性味功能】微苦, 平。清热止血。全草: 用于皮肤瘙痒; 根茎: 用于淋病, 咳嗽, 血崩, 跌打损伤等; 叶柄髓心: 用于鼻衄, 淋病, 遗精, 带下病, 血崩, 烫伤等; 嫩叶: 用于咯血, 血崩, 带下病, 外伤出血, 痈肿, 烫伤, 带状疱疹等。

铁芒萁

【别　　名】蔓芒萁

【学　　名】*Dicranopteris linearis*

【生境分布】生于林下或山坡酸性土上。分布于永泰、屏南、延平等地。

【药用部位】全草。

【性味功能】微甘, 平。清热解毒, 散瘀消肿, 止血。用于痔疮, 血崩, 衄血, 跌打损伤, 风湿瘙痒, 烧烫伤, 狂犬及蛇咬伤。

里白属（*Diplopterygium*）

中华里白

【别　　名】大芒萁

【学　　名】*Diplopterygium chinensis*

【生境分布】生于疏林下或溪边, 海拔 400～1200m。全省各地分布。

【药用部位】全草。

【性味功能】微苦、微涩, 凉。止血, 接骨。用于鼻衄, 骨折等。

光里白

【别　　名】里白

【学　　名】*Diplopterygium laevissima*

【生境分布】生于山坡谷地或林缘稍阴处, 海拔 500m 以上。分布于上杭、延平、建阳、武夷山等地。

【药用部位】根茎。

【性味功能】苦, 凉。行气止血。用于胃痛, 鼻衄, 接骨等。

里白

【别　　名】大蕨萁, 蕨萁, 铁芒萁

【学　　名】*Diplopterygium glaucum*

【生境分布】生于山地疏林下、溪边或林缘湿地, 海拔 200～1200m。全省各地分布。

【药用部位】根状茎, 髓部。

【性味功能】微苦、涩, 凉。行气, 止血, 接骨。用于胃痛, 衄血, 接骨等。

膜蕨科（Hymenophyllaceae）

蕗蕨属（*Mecodium*）

蕗蕨

【别　　名】马尾草

【学　　名】*Mecodium badium*

【生境分布】生于林下阴湿岩石上，海拔400～1500m。分布于南靖、新罗、德化、晋安、武夷山等地。

【药用部位】全草。

【性味功能】淡、涩，凉。消炎生肌。用于烧烫伤，痈疽，外伤出血等。

长柄蕗蕨

【学　　名】*Mecodium osmundoides*

【生境分布】生于林下溪谷岩石上，海拔800～1100m。分布于德化、晋安、武夷山等地。

【药用部位】全草。

【性味功能】微苦，凉。清热解毒，生肌止血。用于烧烫伤，痈疽，外伤出血等。

膜蕨属（*Hymenophyllum*）

华东膜蕨

【别　　名】膜蕨，膜叶蕨

【学　　名】*Hymenophyllum barbatum*

【生境分布】生于林下阴湿岩石上，海拔800～1000m。分布于德化、永泰、晋安、泰宁等地。

【药用部位】全草。

【性味功能】微涩，凉。止血。用于外伤出血等。

瓶蕨属（*Vandenboschia*）

瓶蕨

【别　　名】热水莲，清蛇斑

【学　　名】*Vandenboschia auriculatum*

【生境分布】生于溪谷林中树干或岩石上，海拔500～1000m。分布于南靖、武夷山等地。

【药用部位】全草。

【性味功能】微苦，平。止血。用于外伤出血等。

南海瓶蕨

【别　　名】地枝莲，长柄瓶蕨，华东瓶蕨

【学　　名】*Vandenboschia striata*

【生境分布】生于林下溪谷岩石上，海拔1500～2000m。分布于南靖、德化、永泰、晋安、泰宁、武夷山等地。

【药用部位】全草。

【性味功能】微涩，凉。清热解毒，健脾消食，止血生肌。用于肺热咳嗽，消化不良，外伤出血，疮疖肿毒等。

碗蕨科（Dennstaedtiaceae）

稀子蕨属（*Monachosorum*）

稀子蕨

【别　　名】观音莲

【学　　名】*Monachosorum henryi*

【生境分布】生于密林下沟谷中，海拔500～1600m。全省各地分布。

【药用部位】全草。

【性味功能】清热解表。用于感冒发热等。

鳞盖蕨属（*Microlepia*）

边缘鳞盖蕨

【别　　名】边缘鳞蕨，小叶山鸡尾巴，冷蕨萁

【学　　名】*Microlepia marginata*

【生境分布】生于林下或溪边，海拔300～1500m。全省各地分布。

【药用部位】全草。

【性味功能】微苦，寒。清热解毒，祛风活络。用于痈疮疖肿，风湿痹痛，跌打损伤等。

粗毛鳞盖蕨

【别　　名】鳞盖蕨，粗毛鳞蕨

【学　　名】*Microlrpia strigosa*

【生境分布】生于林下石灰岩上，海拔 800～1700m。分布于福清、晋安、连江、延平、武夷山等地。

【药用部位】全草。

【性味功能】微苦，寒。祛湿热。用于流行感冒，肝炎等。

华南鳞盖蕨

【别　　名】鳞盖蕨

【学　　名】*Microlepia hancei*

【生境分布】生于林下溪边湿地。全省各地分布。

【药用部位】全草。

【性味功能】微苦，寒。清热，利湿。用于黄疸型肝炎，流行性感冒，风湿骨痛等。

姬蕨科（Hypolepidaceae）

姬蕨属（*Hypolepis*）

姬蕨

【别　　名】冷水蕨

【学　　名】*Hypolepis punctata*

【生境分布】生于林下溪边或路旁，海拔 500m 以上。全省各地分布。

【药用部位】全草。

【性味功能】苦、辛，凉。清热解毒，收敛止血。用于烧烫伤，外伤出血等。

蚌壳蕨科（Dicksoniaceae）

金毛狗属（*Cibotium*）

金毛狗

【别　　名】金毛狗脊，狗脊，猴毛头，金猴头

【学　　名】*Cibotium barometz*

【生境分布】生于山麓沟边及林下阴处酸性土壤上。全省各地分布。

【药用部位】根茎，茸毛。

【性味功能】根茎：苦、甘，温；祛风湿，强腰壮骨；用于风湿性关节痛，腰膝酸，坐骨神经痛等。茸毛：止血；用于外伤出血等。

注：国家二级重点保护野生植物。

鳞始蕨科（Lindsaeaceae）

鳞始蕨属（*Lindsaea*）

鳞始蕨

【别　　名】陵齿蕨

【学　　名】*Lindsaea odorata*

【生境分布】生于林下阴湿处或沟边。分布于上杭、德化等地。

【药用部位】全草。

【性味功能】淡，凉。利尿，止血。用于尿闭，吐血等。

团叶鳞始蕨

【别　　名】团叶陵齿蕨，圆叶鳞始蕨

【学　　名】*Lindsaea orbiculata*

【生境分布】生于溪边林下或石上，海拔 200～1100m。全省各地分布。

【药用部位】全草。

【性味功能】苦，凉。清热解毒，止血镇痛。用于痢疾，疥疮，枪弹伤等。

双唇蕨属（*Schizoloma*）

异叶双唇蕨

【别　　名】异叶鳞始蕨

【学　　名】*Schizoloma heterophyllum*

【生境分布】生于山坡溪沟边，海拔120～600m。分布于诏安、泉港等地。

【药用部位】全草。

【性味功能】甘，微苦，温。活血止血，祛瘀定痛。用于各种内外出血症，跌打损伤，瘀滞疼痛等。

乌蕨属（*Odontosoria*）

乌蕨

【别　　名】凤尾草，土黄连，大凤尾草，乌骨金花草

【学　　名】*odontosoria chinensis*

【生境分布】生于山坡路旁或灌丛中，海拔200～1900m。全省各地分布。

【药用部位】全草。

【性味功能】苦，寒。清热，利湿，解毒。用于急性黄疸型传染性肝炎，急性细菌性痢疾，急性胃肠炎，急性支气管炎，吐血，尿血，便血，尿道炎，带下病，急性结膜炎，毒蛇咬伤等。

骨碎补科（Davalliaceae）

骨碎补属（*Davallia*）

大叶骨碎补

【别　　名】华南骨碎补

【学　　名】*Davallia divaricata*

【生境分布】生于低山沟谷林中树干上或岩石上，海拔600～700m。分布于诏安、南靖、上杭等地。

【药用部位】根茎。

【性味功能】苦，微温。散瘀止痛，强筋壮骨，益肾固精。用于跌打损伤，风湿骨痛，肾虚腰痛等。

阴石蕨属（*Humata*）

阴石蕨

【别　　名】半卧阴石蕨，裂叶阴石蕨，小蕨萁

【学　　名】*Humata repens*

【生境分布】生于溪边树干上或岩石上，海拔500～1900m。全省各地分布。

【药用部位】根茎（红毛蛇）。

【性味功能】甘、淡，平。活血止血，清热利湿，续筋接骨。用于风湿痹痛，腰肌劳损，跌打损伤，牙痛，吐血，便血，尿路感染，带下病，痈疮肿痛等。

圆盖阴石蕨

【别　　名】白毛蛇，老鼠尾

【学　　名】*Humata tyermanni*

【生境分布】生于树干或阴石上，海拔500～1760m。全省各地分布。

【药用部位】根茎（白毛蛇）。

【性味功能】淡、微苦，凉。清热解毒，祛风除湿。用于湿热黄疸，风湿痹痛，腰肌劳损，跌打损伤，肺痛，咳嗽，牙龈肿痛，毒蛇咬伤等。

肾蕨科（Nephrolepidaceae）

肾蕨属（*Nephrolepis*）

肾蕨

【别　　名】圆羊齿，狗核莲，蕨薯，麻雀蛋，蛇蛋参

【学　　名】*Nephrolepis cordifolia*

【生境分布】生于溪边、林下石缝中或树干上，海拔30～1500m。全省各地均有分布。

【药用部位】全草，块茎。

【性味功能】全草：苦、辛，平；清热利湿，消肿

解毒；用于黄疸，淋浊，骨鲠喉，痢疾，乳痈，外伤出血，毒蛇咬伤等。块茎：甘、涩，平；清热利湿，止血；用于感冒发热，淋巴结炎，咳嗽吐血，泄泻，崩漏，带下病，乳痈，痢疾，血淋，子痈等。

毛叶肾蕨

【别　　名】毛绒肾蕨

【学　　名】*Nephrolepis hirsutula*

【生境分布】生于林缘、谷地或村旁路边。分布于诏安等地。

【药用部位】全草。

【性味功能】淡，凉。消积，化痰。用于小儿消化不良等。

蕨科（Pteridiaceae）

蕨属（*Pteridium*）

蕨

【别　　名】蕨菜

【学　　名】*Pteridium aquilinum* var. *latiusculum*

【生境分布】生于林缘或荒坡灌草丛，海拔 200 ～ 800m。全省各地均有分布。

【药用部位】全草。

【性味功能】甘，寒。清热利湿，消肿解毒。用于痢疾，高血压，吐血，带下病，风湿性关节痛等。

注：幼叶民间常作为食用野菜。

凤尾蕨科（Pteridaceae）

凤尾蕨属（*Pteris*）

栗柄凤尾蕨

【别　　名】粟柄凤尾蕨

【学　　名】*Pteris plumbea*

【生境分布】生于林中或林缘路旁，海拔 200 ～ 700m。分布于南靖、明溪等地。

【药用部位】全草。

【性味功能】甘，凉。消肿止血，止痢。用于跌打损伤，痢疾，外伤出血等。

全缘凤尾蕨

【别　　名】巴墙草，蒲山剑

【学　　名】*Pteris insignis*

【生境分布】生于山谷林下、溪边阴湿岩壁或石缝中，海拔 250 ～ 800m。分布于南靖、新罗、晋安、永安等地。

【药用部位】全草。

【性味功能】微苦，凉。清热解毒，活血祛瘀。用于黄疸，痢疾，风湿痛，瘰疬，咽喉痛，跌打损伤，尿血，外伤出血等。

蜈蚣草

【别　　名】蜈蚣凤尾蕨，梳子草

【学　　名】*Pteris vittata*

【生境分布】生于路旁、桥边石缝中或石灰岩山地上。全省各地均有分布。

【药用部位】根茎，全草。

【性味功能】淡、苦，凉，有小毒。祛风除湿，舒筋活络，解毒杀虫。用于时行感冒，痢疾，风湿疼痛，跌打损伤，虫蛇咬伤，疥疮等。

井栏边草

【别　　名】井栏凤尾蕨，凤尾草，小叶凤尾草，凤尾蕨，鸡脚爪

【学　　名】*Pteris multifida*

【生境分布】生于阴湿的墙缝、井边、路旁或石灰岩上，海拔 1000m 以下。全省各地均有分布。

【药用部位】全草。

【性味功能】微苦，凉。清热利湿，凉血解毒。用于急性细菌性痢疾，急性黄疸型传染性肝炎，胃肠炎，胆囊炎，尿道炎，尿血，便血，鼻衄，咯血，蛔虫性肠梗阻，风火牙痛，咽喉肿痛，口腔炎等。

凤尾蕨

【别　　名】白龙爪, 欧洲凤尾蕨

【学　　名】*Pteris cretica*

【生境分布】生于林下或石灰岩缝中, 海拔 400m 以上。分布于延平、武夷山等地。

【药用部位】全草。

【性味功能】甘、淡, 凉。清热利湿, 活血止痛。用于跌打损伤, 瘀血腹痛, 黄疸, 乳蛾, 痢疾, 淋证, 水肿, 烧烫伤, 犬蛇咬伤等。

剑叶凤尾蕨

【别　　名】井边茜, 箭叶凤尾蕨, 凤凰尾

【学　　名】*Pteris ensiformis*

【生境分布】生于林下溪边或潮湿酸性土上, 海拔 150～1000m。全省各地分布。

【药用部位】全草。

【性味功能】淡、涩, 凉。清热利湿, 凉血止痢。用于痢疾, 疟疾, 黄疸, 淋证, 血崩, 带下病, 乳蛾, 痄腮, 湿疹, 跌打损伤等。

刺齿半边旗

【别　　名】刺齿凤尾蕨, 半凤尾蕨

【学　　名】*Pteris dispar*

【生境分布】生于山地疏林下或山坡路旁石缝中, 海拔 150～950m。全省各地分布。

【药用部位】全草。

【性味功能】苦、涩, 凉。清热解毒, 凉血祛瘀。用于痢疾, 泄泻, 痄腮, 风湿痹痛, 跌打损伤, 痈疮肿毒, 毒蛇咬伤等。

半边旗

【别　　名】甘草凤尾蕨, 半边蕨, 凤尾草

【学　　名】*Pteris semipinnata*

【生境分布】生于林下、路旁阴湿地或石上, 海拔 850m 以下。全省各地分布。

【药用部位】全草。

【性味功能】苦、微辛, 凉。清热凉血, 消肿解毒。用于急性细菌性痢疾, 急性胃肠炎, 牙痛, 痔疮出血, 毒蛇咬伤等。

条纹凤尾蕨

【别　　名】二形凤尾蕨

【学　　名】*Pteris cadieri*

【生境分布】生于溪边或林下, 海拔 200～500m。分布于南靖、晋安等地。

【药用部位】全草。

【性味功能】淡, 平。消热解毒。用于痢疾等。

溪边凤尾蕨

【别　　名】变异凤尾蕨, 中华凤尾蕨

【学　　名】*Pteris excels* var. *inaequalis*

【生境分布】生于溪边或林下湿地, 海拔 600m 以上。分布于延平、武夷山等地。

【药用部位】全草。

【性味功能】苦, 凉。清热解毒。用于淋症, 烧烫伤, 狂犬咬伤等。

傅氏凤尾蕨

【别　　名】金钗凤尾蕨, 东南亚凤尾蕨

【学　　名】*Pteris fauriei*

【生境分布】生于山坡林下路旁或溪沟石缝中, 海拔 400～700m。全省各地分布。

【药用部位】叶。

【性味功能】苦, 凉。清热利湿, 祛风定惊, 敛疮止血。用于痢疾, 泄泻, 黄疸, 小儿惊风, 外伤出血, 烧烫伤等。

西南凤尾蕨

【别　　名】三叉凤尾蕨

【学　　名】*Pteris wallichiana*

【生境分布】生林下沟谷, 海拔 800～2400m。分布于晋安、连江、沙县等地。

【药用部位】全草。

【性味功能】微苦、涩, 凉。清热止痢, 定惊, 止血。用于痢疾, 小儿惊风, 外伤出血等。

中国蕨科（Sinopteridaceae）

金粉蕨属（Onychium）

野雉尾金粉蕨

【别　　名】野鸡尾，日本金粉蕨，金粉蕨，凤凰尾

【学　　名】*Onychium japonicum*

【生境分布】生于林下溪沟边或灌丛阴处。全省各地分布。

【药用部位】全草。

【性味功能】苦，寒。清热解毒，利湿，凉血止血。用于急性黄疸型传染性肝炎，痢疾，胃肠炎，尿道炎，颈淋巴结结核，急性乳腺炎，毒蛇咬伤，高热，吐血，咯血，鼻衄，尿血，痔疮出血，疔等。

栗柄金粉蕨

【别　　名】栗柄野鸡尾

【学　　名】*Onychium japonicum* var. *lucidum*

【生境分布】生于路边林下或灌丛中。分布于永安、沙县、延平、武夷山等地。

【药用部位】全草。

【性味功能】微苦，凉。清热解毒，祛风除湿。用于感冒，胃痛，风湿痛，跌打肿痛，外伤出血，木薯、砷等中毒等。

粉背蕨属（Aleuritopteris）

银粉背蕨

【别　　名】大通经草，还阳草

【学　　名】*Aleuritopteris argrntea*

【生境分布】生于石灰岩缝中或山坡岩石上。分布于同安、长汀、连城、宁化、武夷山等地。

【药用部位】全草。

【性味功能】淡、微涩，温。活血调经，补虚止咳。用于月经不调，闭经腹痛，肺结核咳嗽，咯血等。

陕西粉背蕨

【别　　名】无银粉背蕨

【学　　名】*Aleuritopteris argentea* var. *obscura*

【生境分布】生于石灰质岩缝中，海拔 180m 以上。分布于新罗、仙游等地。

【药用部位】全草。

【性味功能】淡、微涩，温。活血散瘀，消肿解毒。用于经闭目赤，痛肿疔毒等。

多鳞粉背蕨

【别　　名】拟粉背蕨，假粉背蕨

【学　　名】*Aleuritopteris anceps*

【生境分布】生于干燥石灰岩上或墙基，海拔 1600m 以上。分布于南靖、武夷山等地。

【药用部位】全草。

【性味功能】淡、微涩，温。止咳化痰，益气健脾，舒筋活血，利湿止痛，止血。用于急慢性支气管炎，痢疾，腹痛，消化不良，吐血，便血，带下病，瘰疬，跌打损伤等。

隐囊蕨属（Notholaena）

隐囊蕨

【别　　名】中华隐囊蕨，毛芍藤，毛碎米蕨

【学　　名】*Notholaena hirsuta*

【生境分布】生于荒坡溪或沟边、石缝中，海拔 200～300m。分布于诏安、南靖、同安、武夷山等地。

【药用部位】全草。

【性味功能】微苦，凉。解毒收敛。用于痢疾等。

碎米蕨属（Cheilosoria）

薄叶碎米蕨

【别　　名】狭叶蕨

【学　　名】*Cheilosoria tenuifolia*

【生境分布】生于山坡村旁或溪沟边，海拔 50～1000m。分布于诏安、新罗、涵江、尤溪、宁化、武夷山等地。

【药用部位】全草。

【性味功能】苦，凉。活血散瘀，止痢。用于痢疾，咽喉肿痛，跌打损伤等。

毛轴碎米蕨

【别　　名】凤尾路鸡，斑鸠尾

【学　　名】*Cheilosoria chusana*

【生境分布】生于溪边或林下，海拔 120～830m。分布于连城、涵江、长乐、晋安、沙县、将乐、邵武等地。

【药用部位】全草。

【性味功能】微苦，寒。清热解毒，止血散瘀，利尿。用于肝炎，痢疾，泄泻，月经不调，咽喉痛，跌打，蛇伤，外伤出血等。

碎米蕨

【别　　名】毛轴碎米蕨

【学　　名】*Cheilosoria mysuriensis*

【生境分布】生于林下溪边或村旁墙基。全省各地分布。

【药用部位】全草。

【性味功能】微苦，凉。清热解毒。用于咽喉肿痛，痢疾，毒蛇咬伤等。

铁线蕨科（Adiantaceae）

铁线蕨属（*Adiantum*）

鞭叶铁线蕨

【别　　名】过山龙，有尾铁线蕨，有尾线蕨

【学　　名】*Adiantum caudatum*

【生境分布】生于干燥石岩上或墙基，海拔 100～1200m。分布于同安、仙游、永泰等地。

【药用部位】全草。

【性味功能】微苦、甘，平。清热解毒，利水消肿，止咳，凉血，止血，生肌。用于口腔溃疡，痢疾，吐血，血尿，疮痈等。

扇叶铁线蕨

【别　　名】铁线蕨，过坛龙

【学　　名】*Adiantum flabellulatum*

【生境分布】生于山坡路旁、草丛或疏林下，海拔 100～1100m 以下。全省各地分布。

【药用部位】全草或根（过坛龙）。

【性味功能】苦、辛，凉。清热利湿，解毒散结。用于流感发热，泄泻，痢疾，黄疸，石淋，痈肿，瘰疬，蛇虫咬伤，跌打肿痛等。

铁线蕨

【别　　名】铁丝草，肺心草，青丝还阳

【学　　名】*Adiantum capillus-veneris*

【生境分布】生于溪边、岩缝、路旁或墙基，海拔 100m 以上。全省各地分布。

【药用部位】全草（猪鬃草）。

【性味功能】淡、微苦，凉。清热解毒，利水通淋。用于感冒发热，肺热咳嗽，湿热泄泻，痢疾，淋浊，带下病，乳痈，瘰疬，疔毒，烫伤，毒蛇咬伤等。

条裂铁线蕨

【别　　名】深裂铁线蕨

【学　　名】*Adiantum capillus-veneris* f. *dissectum*

【生境分布】作为观赏植物栽培，全省各地分布。

【药用部位】全草。

【性味功能】微苦，凉。清热，利尿。用于淋浊，淋巴结结核，咳嗽等。

团羽铁线蕨

【别　　名】圆叶铁线蕨，翅柄铁线蕨

【学　　名】*Adiantum capillus-junonis*

【生境分布】生于灌木林下湿地或岩石上，海拔 300m 以上。分布于上杭、明溪等地。

【药用部位】全草。

【性味功能】微苦，凉。清热解毒，补肾止咳。用于痢疾，咳嗽，淋证，乳痈，瘰疬，疮痈，毒蛇咬伤，烧烫伤等。

裸子蕨科（Hemionitidaceae）

凤丫蕨属（*Coniogramme*）

凤丫蕨

【别　　名】凤丫草，日本凤丫蕨，散血莲

【学　　名】*Coniogramme japonica*

【生境分布】生于林下或沟谷地。全省各地分布。

【药用部位】根茎，全草。

【性味功能】甘，凉。祛风除湿，活血止痛，清热解毒。用于风湿性骨痛，瘀血腹痛，经闭，肿毒初起，跌打损伤等。

水蕨科（Parkeriaceae）

水蕨属（*Ceratopteris*）

水蕨

【别　　名】龙须菜，龙牙草，水松草，水铁树，水扁柏

【学　　名】*Ceratopteris thalictroides*

【生境分布】生于池塘、水田或水沟淤泥。全省零星分布。

【药用部位】全草。

【性味功能】甘、淡，凉。散瘀拔毒，止咳化痰，止痢，止血，消积。用于痢疾，咳嗽，淋浊，胎毒，跌打损伤等。

注：国家二级重点保护野生植物。

蹄盖蕨科（Athyriaceae）

假蹄盖蕨属（*Athyriopsis*）

假蹄盖蕨

【别　　名】日本双盖蕨，青根

【学　　名】*Athyriopsis japonica*

【生境分布】生于林下或村旁路边湿地，海拔 60～2000m。全省各地分布。

【药用部位】全草。

【性味功能】微苦、涩，凉。清热消肿。用于疮疡肿毒，乳痈，目赤肿痛等。

双盖蕨属（*Diplazium*）

单叶双盖蕨

【别　　名】箆梳剑，水剑，单叶草，石刀青，小石剑

【学　　名】*Diplazium subsinuatum*

【生境分布】生于溪边石上或密林下，海拔 200～1600m。全省各地分布。

【药用部位】全草。

【性味功能】微苦，寒。清热凉血，利尿通淋。用于肺结核，肺脓肿，咯血，尿血，尿道炎等。

羽裂叶双盖蕨

【别　　名】锡兰双盖蕨，裂叶双盖蕨

【学　　名】*Diplazium tomitaroana*

【生境分布】生于林下或溪边石上。分布于南靖、延平等地。

【药用部位】全草。

【性味功能】微苦，凉。清热凉血，利尿通淋。用于肺痨咯血，乳痈，淋证等。

双盖蕨

【别　　名】大克蕨

【学　　名】*Diplazium donianum*

【生境分布】生于溪边林下，海拔 450～800m。分布于南靖、长乐、蕉城、延平等地。

【药用部位】全草。

【性味功能】微苦，寒。清热利湿，凉血解毒。用于黄疸，妇女痛经及腰痛，外伤出血，蛇咬伤等。

短肠蕨属（*Allantodia*）

中华短肠蕨

【别　　名】华双盖蕨

【学　　名】*Allantodia chinensis*

【生境分布】生于林下沟边石缝中。分布于南靖、晋安、武夷山等地。

【药用部位】根茎。

【性味功能】微苦，凉，涩。清热祛湿，解毒，驱虫。用于黄疸，时行感冒，疮肿，肠道寄生虫等。

毛柄短肠蕨

【别　　名】膨大短肠蕨，广西短肠蕨

【学　　名】*Allantodia dilatata*

【生境分布】生于林下沟边石缝中，海拔10～800m。分布于南靖、芗城、德化、武夷山等地。

【药用部位】根茎。

【性味功能】微苦，凉，有小毒。清热解毒，除湿，驱虫。用于肝炎，时行感冒，痈肿，肠道寄生虫等。

介蕨属（*Dryoathyrium*）

华中介蕨

【别　　名】深裂介蕨，中华介蕨

【学　　名】*Dryoathyrium okuboanum*

【生境分布】生于林下溪边或谷地，海拔60～2100m。分布于武夷山等地。

【药用部位】全草。

【性味功能】淡、涩，凉。清热消肿。用于疮疖肿毒等。

介蕨

【别　　名】中华介蕨

【学　　名】*Dryoathyrium boryanum*

【生境分布】生于沟谷林下石缝边。分布于南靖等地。

【药用部位】根状茎。

【性味功能】清热消肿。用于疮疖，肿痛等。

蹄盖蕨属（*Athyrium*）

长江蹄盖蕨

【别　　名】山柏，散柏枝

【学　　名】*Athyrium iseanum*

【生境分布】生林下溪边或岩石上，海拔800～1900m。分布于新罗、德化、建阳、武夷山等地。

【药用部位】全草。

【性味功能】苦，凉。清热解毒，凉血止血。用于疮毒，衄血，痢疾，外伤出血等。

铁角蕨科（Aspleniaceae）

巢蕨属（*Neottopteris*）

狭翅巢蕨

【别　　名】斩妖剑

【学　　名】*Neottopteris antrophyoides*

【生境分布】生于林下岩石边或附生于树干上，海拔300～1300m。分布于南靖等地。

【药用部位】全草。

【性味功能】微苦，凉。清热解毒，利尿通淋，通络止痛。用于水肿，淋证，小儿惊风，风湿痛，疮疖痛肿，跌打损伤，蛇咬伤等。

巢蕨

【别　　名】雀巢蕨，鸟巢蕨

【学　　名】*Neottopteris nidus*

【生境分布】生于雨林中树干或石岩上，海拔100～1900m。晋安、思明等地有栽培。

【药用部位】全草。

【性味功能】苦，温。强壮筋骨，活血祛瘀。用于跌打损伤，骨节疼痛，阳痿等。

铁角蕨属（*Asplenium*）

厚叶铁角蕨

【别　　名】丛叶铁角蕨

【学　　名】*Asplenium griffithianum*

【生境分布】生于山谷林下或岩石旁，海拔 150～1600m。分布于南靖、武夷山等地。

【药用部位】根茎。

【性味功能】苦，凉。清热解毒，利尿通淋。用于黄疸，高热，烧烫伤等。

倒挂铁角蕨

【别　　名】常式到挂草，倒挂草

【学　　名】*Asplenium normale*

【生境分布】生于溪边石上或路旁湿地，海拔 150～800m。分布于南靖、同安、新罗、连城、德化、永泰、延平、建瓯、武夷山等地。

【药用部位】全草。

【性味功能】苦，平。清热解毒，活血散瘀，镇痛止血。用于肝炎，痢疾，外伤出血，蜈蚣咬伤等。

狭翅铁角蕨

【别　　名】莱氏铁角蕨，翅柄铁角蕨

【学　　名】*Asplenium wrightii*

【生境分布】生于山地林下溪边，海拔 300～600m。全省各地分布。

【药用部位】根状茎。

【性味功能】苦，寒。清热解毒，消肿止痛。用于疮疡肿毒，牙痛，口腔溃疡等。

铁角蕨

【别　　名】洞里仙，鹿仙草，乌骨草

【学　　名】*Asplenium trichomanes*

【生境分布】生于山坡路旁石缝中或林缘谷地，海拔 800～1100m。分布于上杭、仙游、晋安、宁化、邵武、武夷山、浦城等地。

【药用部位】全草。

【性味功能】淡，凉。清热利湿，消肿解毒。用于小儿发热，小儿疳积，带下病，月经不调，疔，疖，外伤出血，毒蛇咬伤等。

三翅铁角蕨

【别　　名】梳头七，骨牌草，铁角凤尾蕨，爬山蜈蚣

【学　　名】*Asplenium tripteropus*

【生境分布】生于山坡路旁石上，海拔 800～900m。分布于宁化、柘荣、武夷山等地。

【药用部位】全草。

【性味功能】微苦，平。清热解毒，活血化瘀，镇痛止血。用于跌打损伤，腰腿疼痛等。

虎尾铁角蕨

【别　　名】虎尾蕨，深裂铁角蕨，洞里仙，伤寒草

【学　　名】*Asplenium incisum*

【生境分布】生于山地林下石上或路旁，海拔 200～900m。全省各地分布。

【药用部位】全草（岩春草）。

【性味功能】苦、甘，凉。清热解毒，平肝镇惊，祛湿利尿，止痛。用于小儿惊风，肝炎，肺热咳嗽，胃痛，小便淋痛，毒蛇咬伤等。

胎生铁角蕨

【别　　名】铁骨莲，凤尾草，扁柄铁角蕨

【学　　名】*Asplenium indicum*

【生境分布】生于山地林下或岩石上，海拔 600m 以上。分布于武平、连城、永春、德化、明溪、武夷山等地。

【药用部位】全草。

【性味功能】淡、微涩，凉。舒筋活络，活血化瘀。用于腰腿疼痛，跌打损伤等。

假大羽铁角蕨

【别　　名】大羽铁角蕨，乌骨凤尾草，野鸡尾

【学　　名】*Asplenium pseudolaseritiifolium*

【生境分布】生于林下溪边或附生于林中树干上，海拔 650～800m。分布于南靖、新罗、长乐、晋安、永安、蕉城等地。

【药用部位】全草。

【性味功能】淡，平。祛风除湿，强腰膝。用于风

湿关节痛, 腰腿痛等。

线裂铁角蕨

【别　　名】芒头铁角蕨

【学　　名】*Asplenium coenobiale*

【生境分布】生于林下溪沟旁石岩上, 海拔 700 ～ 1800m。分布于厦门市郊等地。

【药用部位】全草。

【性味功能】苦, 凉。祛湿, 通络, 调经。用于风湿痹痛, 小儿麻痹, 月经不调等。

长叶铁角蕨

【别　　名】长生铁角蕨

【学　　名】*Asplenium prolongatum*

【生境分布】生于林下沟边或石上, 有时附生于林中树干上。全省各地分布。

【药用部位】全草 (倒生莲)。

【性味功能】辛、苦, 平。清热解毒, 消炎止血, 止咳化痰。用于咳嗽多痰, 肺痨吐血, 痢疾, 淋证, 肝炎, 小便涩痛, 乳痈, 咽喉痛, 崩漏, 衄血, 跌打骨折, 烧烫伤, 外伤出血, 蛇犬咬伤等。

北京铁角蕨

【别　　名】铁杆地柏枝, 小叶鸡尾草

【学　　名】*Asplenium pekinense*

【生境分布】生于溪边石上或谷地, 海拔 380m 以上。分布于涵江、闽侯、武夷山等地。

【药用部位】全草。

【性味功能】甘、辛, 温。止咳化痰, 利膈, 止泻, 止血。用于感冒咳嗽, 肺痨, 腹泻痢疾, 臁疮, 外伤出血等。

华中铁角蕨

【别　　名】凤尾蕨, 退血草

【学　　名】*Asplenium sarelii*

【生境分布】生于溪边或岩石上, 海拔 300m 以上。分布于武夷山等地。

【药用部位】全草 (孔雀尾)。

【性味功能】苦, 寒。清热解毒, 利湿消肿, 止咳利咽, 止血止痛。用于时行感冒, 咳嗽, 白喉, 疳积, 乳汁不通, 目赤红肿, 跌打损伤, 痈肿疔毒等。

华南铁角蕨

【学　　名】*Asplenium austrochinense*

【生境分布】生于林下石上或路旁石缝中, 海拔 400 ～ 1100m。分布于德化、晋安、永泰、武夷山等地。

【药用部位】全草。

【性味功能】甘、微苦, 平。利湿化浊, 止血。用于白浊, 前列腺炎, 肾炎, 刀伤出血等。

金星蕨科 (Thelypteridaceae)

针毛蕨属 (*Macrothelypteris*)

雅致针毛蕨

【别　　名】短毛针毛蕨, 疏毛针毛蕨

【学　　名】*Macrothelypteris oligophlebia*

【生境分布】生于林下沟边。分布于建阳、武夷山等地。

【药用部位】根茎。

【性味功能】微苦, 平。清热解毒, 止血, 消肿, 杀虫。用于烧烫伤, 外伤出血, 疖肿, 蛔虫病等。

卵果蕨属 (*Phegopteris*)

延羽卵果蕨

【别　　名】狭羽金星蕨, 短柄卵果蕨

【学　　名】*Phegopteris decursive-pinnata*

【生境分布】生于林缘湿地或路边, 海拔 100 ～ 800m。分布于德化、晋安、延平、邵武、武夷山、浦城等地。

【药用部位】根茎。

【性味功能】微苦, 平。利水消肿, 解毒敛疮。用于水肿, 腹水, 疮毒溃烂久不收口, 外伤出血等。

金星蕨属 (*Parathelypteris*)

金星蕨

【别　　名】腺毛金星蕨, 密腺金星蕨

【学　　名】*Parathelypteris glanduligera*

【生境分布】生于树林下或路旁, 海拔 50～1500m。分布于上杭、连城、德化、晋安、延平等地。

【药用部位】全草。

【性味功能】苦, 寒。清热解毒, 利尿, 止血。用于痢疾, 小便不利, 吐血, 外伤出血, 烫伤等。

中日金星蕨

【别　　名】扶桑金星蕨, 日本金星蕨

【学　　名】*Parathelypteris nipponica*

【生境分布】生于疏林下或林缘路边, 海拔 400m 以上。分布于建阳、武夷山等地。

【药用部位】叶。

【性味功能】苦, 寒。消炎止血。用于外伤止血等。

假毛蕨属 (*Pseudocylosorus*)

镰片假毛蕨

【别　　名】镰裂金星蕨, 镰形假毛蕨

【学　　名】*Pseudocyclosorus falcilobus*

【生境分布】生于山谷溪边或路旁湿地, 海拔 300～1100m。分布于德化、建阳、武夷山等地。

【药用部位】根状茎, 叶。

【性味功能】根状茎: 苦, 平; 燥湿杀虫; 用于杀虫等。叶: 苦, 凉; 清热燥湿, 生肌敛疮; 用于痢疾, 烧烫伤等。

毛蕨属 (*Cyclosorus*)

华南毛蕨

【别　　名】金星草, 密毛小毛蕨

【学　　名】*Cyclosorus parasiticus*

【生境分布】生于林下、林缘路旁或溪边, 海拔 90～1900m。全省各地分布。

【药用部位】全草。

【性味功能】辛、微苦, 平。祛风, 除湿。用于感冒, 风湿痹痛, 痢疾等。

毛蕨

【别　　名】毛轴蕨, 饭蕨

【学　　名】*Cyclosorus interruptus*

【生境分布】生于溪边, 海拔 200～380m。分布于思明、同安等地。

【药用部位】全草。

【性味功能】涩, 凉。祛风利湿, 清热利尿, 收敛止血, 驱虫。用于外伤出血, 寄生虫病, 风湿性关节炎, 湿热小便不利, 疮毒等。

渐尖毛蕨

【别　　名】尖羽毛蕨, 小毛蕨

【学　　名】*Cyclosorus acuminatus*

【生境分布】生于林下或路旁湿地。全省各地分布。

【药用部位】根茎, 全草。

【性味功能】根茎: 用于狂犬咬伤等。全草: 微苦, 平; 清热解毒, 祛风除湿, 健脾; 用于泄泻, 痢疾, 热淋, 咽喉肿痛, 风湿痹痛, 小儿疳积, 狂犬咬伤, 烧烫伤等。

齿牙毛蕨

【别　　名】野小毛蕨, 篦子舒筋草

【学　　名】*Cyclosorus dentatus*

【生境分布】生于山谷湿地或沟边石缝中, 海拔 1250m 以上。分布于东山、芗城、海沧、德化、武夷山等地。

【药用部位】根状茎。

【性味功能】微苦, 平。舒筋活络, 散瘀。用于风湿骨痛, 手足麻木, 瘰疬, 痞块, 痢疾, 跌打损伤等。

干旱毛蕨

【别　　名】凤尾草

【学　　名】*Cyclosorus aridus*

【生境分布】生于林下、溪边或田边, 海拔 150～1800m。分布于德化、永安、建阳、武夷山等地。

【药用部位】全草。

【性味功能】苦，凉。清热解毒，止痢。用于乳蛾，痢疾，狂犬咬伤，枪弹伤等。

圣蕨属（*Dictyocline*）

羽裂圣蕨

【别　　名】戟叶圣蕨，圣蕨

【学　　名】*Dictyocline wilfordii*

【生境分布】生于溪边林下或路旁阴湿地，海拔 200～850m。分布于南靖、上杭、德化、永泰、晋安、闽侯、延平等地。

【药用部位】根茎。

【性味功能】甘，温。补脾和胃。用于脾胃气虚消瘦，食饮不振，食后腹胀，大便溏薄，倦怠乏力，少气懒言，面色萎黄等。

星毛蕨属（*Ampelopteris*）

星毛蕨

【学　　名】*Ampelopteris prolifera*

【生境分布】生于溪谷林下，海拔 100～950m。分布于南靖等地。

【药用部位】全草。

【性味功能】辛，凉。清热利湿。用于胃炎，痢疾等。

注：嫩叶可作蔬菜食用。

新月蕨属（*Pronephrium*）

红色新月蕨

【别　　名】红星月蕨，红新月蕨

【学　　名】*Pronephrium lakhimpurense*

【生境分布】生于林下或沟谷溪边，海拔 300～1550m。分布于南靖、新罗、德化、永安、尤溪、周宁、武夷山、浦城等地。

【药用部位】根茎。

【性味功能】苦，寒。清热解毒，祛瘀止血。用于跌打损伤，疮疡肿毒，外伤出血等。

单叶新月蕨

【别　　名】百叶草，新月蕨

【学　　名】*Pronephrium simplex*

【生境分布】生于林下或沟边，海拔 20～1500m。分布于诏安、南靖、德化、永泰、长乐、晋安、闽侯、连江等地。

【药用部位】全草。

【性味功能】甘、微涩，凉。清热解毒，利咽消肿。用于乳蛾，疮疡肿毒，蛇咬伤等。

三羽新月蕨

【别　　名】三叉剑，蛇退步，三叶新月蕨

【学　　名】*Pronephrium triphyllum*

【生境分布】生于路旁或林下溪边，海拔 120～1600m。分布于南靖、福清、永泰、晋安、连江、沙县、蕉城等地。

【药用部位】全草。

【性味功能】苦，辛，平。消炎散瘀，止痒，解毒。用于痈疮疖肿，跌打损伤，湿疹，皮炎，毒蛇咬伤等。

乌毛蕨科（Blechnaceae）

乌毛蕨属（*Blechnum*）

乌毛蕨

【别　　名】贯众，东方乌毛蕨，乌毛蕨贯众

【学　　名】*Blechnum orientale*

【生境分布】生于山坡林下、溪边或路旁草丛中，海拔 1300m 以下。全省各地分布。

【药用部位】根茎，叶。

【性味功能】根茎：苦、甘，微寒；清热解毒，杀虫，止血；用于时行感冒，流行性乙型脑炎，流行性腮腺炎，斑疹伤寒，肠道寄生虫，衄血，吐血，血崩等。叶：用于疮疖痈肿等。

苏铁蕨属 (*Brainea*)

苏铁蕨

【别　　名】贯众，苏铁蕨贯众，烧不死

【学　　名】*Brainea insignis*

【生境分布】生于较干旱的荒坡或路旁，海拔450～1700m。分布于云霄、南靖、仙游、涵江、永泰等地。

【药用部位】根茎。

【性味功能】微涩，凉。清热解毒，活血止血，收敛止血，杀虫。用于烧烫伤，外伤出血，感冒，蛔虫病等。

注：国家二级重点保护野生植物。

崇澍蕨属 (*Chieniopteris*)

崇澍蕨

【别　　名】崇树蕨，羽裂狗脊蕨，哈氏狗脊，哈氏狗脊蕨

【学　　名】*Chieniopteris harlandii*

【生境分布】生于林下或沟谷。分布于新罗、上杭、永泰、尤溪、武夷山等地。

【药用部位】根茎。

【性味功能】微苦，凉。祛风除湿。用于风湿痹痛等。

狗脊蕨属 (*Woodwardia*)

顶芽狗脊

【别　　名】单芽狗脊蕨，顶芽狗脊蕨

【学　　名】*Woodwardia unigemmata*

【生境分布】生于林下或灌丛中，海拔450m以上。

分布于宁化等地。

【药用部位】根茎。

【性味功能】苦，凉。清热解毒，散瘀，杀虫。用于虫积腹痛，感冒，便血，血崩，痈疮肿毒等。

狗脊

【别　　名】狗脊蕨，日本狗脊蕨

【学　　名】*Woodwardia japonica*

【生境分布】生于疏林下或溪旁路边。全省各地分布。

【药用部位】根茎。

【性味功能】苦，凉。清热解毒，散瘀，杀虫。用于腰肌劳损，虫积腹痛，湿热便血，血崩，痢疾，疔疮痈肿等。

珠芽狗脊

【别　　名】胎生狗脊，台湾狗脊蕨，贯众

【学　　名】*Woodwardia orientalis* var. *formosana*

【生境分布】生于溪边或沟旁路边，海拔600m以下。全省各地分布。

【药用部位】根茎。

【性味功能】苦，寒。强腰膝，补肝肾，除风湿。用于风寒湿痹，肾虚腰痛，腹中邪热等。

东方狗脊

【别　　名】大叶狗脊，老龙骨，镰叶狗脊

【学　　名】*Woodwardia orientalis*

【生境分布】生于路旁或溪边，海拔约450m。分布于晋安、福清、延平等地。

【药用部位】根状茎。

【性味功能】甘，微温。祛风除湿，壮腰膝。用于风寒湿痹，腰腿痛，痢疾，烧烫伤，蛇咬伤等。

球子蕨科 (Onocleaceae)

荚果蕨属 (*Matteuccia*)

东方荚果蕨

【别　　名】大叶蕨

【学　　名】*Matteuccia orientalis*

【生境分布】生于林缘或灌丛中。分布于建阳、武夷山等地。

【药用部位】根状茎。

【性味功能】苦，凉。祛风，止血。用于风湿骨痛，创伤出血等。

桫椤科（Cyatheaceae）

桫椤属（*Alsophila*）

桫椤

【别　　名】刺桫椤，龙骨风，飞天蠄蟧

【学　　名】*Alsophila spinulosa*

【生境分布】生于林下沟谷、溪边或林缘湿地，海拔 260～1600m。分布于平和、南靖、新罗、仙游、涵江、泉港、福清、永泰、晋安、闽侯、闽清、连江、罗源、永安、福安等地。

【药用部位】茎。

【性味功能】苦、涩，平。驱风除湿，强筋骨，活血散瘀，清热解毒，驱虫。用于肾虚腰痛，跌打损伤，风湿骨痛，咳嗽痰喘，崩漏，蛔虫病，蛲虫病等。

注：国家二级重点保护野生植物。

粗齿桫椤

【别　　名】粗齿黑桫椤，细齿桫椤，韩氏桫椤

【学　　名】*Alsophila denticulata*

【生境分布】生于林下沟谷或溪边，海拔 150～1520m。分布于南靖、华安、新罗、德化、永安、武夷山等地。

【药用部位】髓部。

【性味功能】辛、微苦，平。祛风湿，强筋骨，清热止咳。用于跌打损伤，风湿痹痛，肺热咳嗽，肾炎，水肿，肾虚，腰痛，崩漏，虫积腹痛等；外用于癣症等。

白桫椤属（*Sphaeropteris*）

笔筒树

【别　　名】多鳞白桫椤，笔桫椤，山棕蕨

【学　　名】*Sphaeropteris lepifera*

【生境分布】生于林缘、路边或山坡向阳地段。分布于思明、平潭、福清、长乐、闽侯、霞浦等地。

【药用部位】茎干，嫩心叶。

【性味功能】茎干：甘、淡，平；清热散瘀，收敛止血，解毒消肿；用于温热疫病，血积腹痛，淤血，凝滞，血气胀痛，筋骨疼痛，跌打损伤，肺痨，便血，蛲虫等。嫩心叶：用于乳痈，痈疔疮疖，脚生头蛇等。

注：国家二级重点保护野生植物，被世界自然保护联盟组织列入国际濒危物种保护名录。

鳞毛蕨科（Dryopteridaceae）

贯众属（*Cyrtomium*）

镰羽贯众

【别　　名】镰叶贯众，小羽贯众

【学　　名】*Cyrtomium balansae*

【生境分布】生于山谷溪边或林下，海拔 80～1600m。全省各地分布。

【药用部位】根茎。

【性味功能】苦，寒。清热解毒，杀虫。用于时行感冒，肠道寄生虫等。

全缘贯众

【别　　名】凤尾草，黑狗脊

【学　　名】*Cyrttomium falcatum*

【生境分布】生于海边岩石上。分布于东山、海沧、长乐等地。

【药用部位】根茎。

【性味功能】苦、涩，寒。清热解毒，驱虫，止血。用于外伤出血，肠道寄生虫病等。

贯众

【别　　名】福氏贯众，小贯众

【学　　名】*Cyrtomium fortunei*

【生境分布】生于石灰岩缝、路边或墙缝，海拔 2400m 以下。分布于南靖、长汀、连城、德化、宁化、寿宁、延平、邵武、政和、武夷山等地。

【药用部位】根茎 (小贯众)。

【性味功能】苦, 微寒, 有小毒。清热解毒, 散瘀止血, 杀虫。用于流行性脑脊髓膜炎, 流行性感冒, 麻疹, 吐血, 蛔虫病, 钩虫病, 子宫出血, 鼻衄, 外伤出血等。

耳蕨属 (Polystichum)

戟叶耳蕨

【别　　名】三叉耳蕨, 三叶耳蕨, 蛇舌草

【学　　名】*Polystichum tripteron*

【生境分布】生于林下溪边或路旁, 海拔 400m 以上。分布于武夷山等地。

【药用部位】根状茎。

【性味功能】清热解毒, 利尿通淋。用于内热腹痛, 痢疾, 淋浊等。

小戟叶耳蕨

【别　　名】小三叶耳蕨, 小三叉耳蕨, 蛇舌草

【学　　名】*Polystichum hancockii*

【生境分布】生于林下溪边, 海拔 600～1200m。分布于建阳、武夷山等地。

【药用部位】全草。

【性味功能】苦, 凉。清热解毒。用于外伤出血, 毒蛇咬伤等。

黑磷耳蕨

【别　　名】大叶山鸡尾巴草, 黑磷大耳蕨

【学　　名】*Polystichum makinoi*

【生境分布】生于林下湿地, 海拔 600m 以上。分布于将乐、邵武、武夷山、浦城等地。

【药用部位】根茎, 嫩叶。

【性味功能】根茎: 微涩, 凉; 清热解毒, 止血, 消肿; 用于痢疾等。嫩叶: 苦, 凉; 清热解毒; 用于下肢疖肿等。

对马耳蕨

【别　　名】小叶金鸡尾巴草, 马祖耳蕨

【学　　名】*Polystichum tsus-simense*

【生境分布】生于林下石上或灌丛中, 海拔 250m 以上。分布于晋安、沙县、明溪、武夷山、浦城

等地。

【药用部位】根。

【性味功能】微苦, 凉。清热解毒。用于目赤肿痛, 痢疾, 疔疖疮毒等。

复叶耳蕨属 (Arachniodes)

美丽复叶耳蕨

【别　　名】多羽复叶耳蕨, 美丽芒蕨

【学　　名】*Arachniodes amoena*

【生境分布】生于林下或路旁阴湿地, 海拔 400～1400m。分布于南靖、上杭、长汀、延平、建阳、武夷山等地。

【药用部位】根茎, 全草。

【性味功能】根茎: 微苦, 凉; 清热解毒, 祛风止痒, 活血散瘀; 用于热泻, 风疹, 风湿关节痛, 跌打瘀肿等。全草: 用于关节痛等。

斜方复叶耳蕨

【别　　名】斜方芒蕨

【学　　名】*Arachniodes amabilis*

【生境分布】生于林下或溪边石缝中, 海拔 260～1200m。分布于南靖、德化、晋安、闽侯、延平、永安、邵武、武夷山等地。

【药用部位】根状茎。

【性味功能】微苦、涩, 凉。祛风散寒。用于关节痛, 肺痨内伤等。

注: 其变种全缘斜方复叶耳蕨 *Arachniodes rhomboidea* var. *sinica* 具有相似功效。

异羽复叶耳蕨

【别　　名】长尾复叶耳蕨

【学　　名】*Arachniodes simplicior*

【生境分布】生于林下或路旁灌丛中。分布于武夷山等地。

【药用部位】根状茎。

【性味功能】微苦、涩, 平。清热解毒。用于内热腹痛, 关节酸痛等。

刺头复叶耳蕨

【别　　名】刺芒复叶耳蕨

【学　　名】*Arachniodes aristata*

【生境分布】生于林下沟边或路旁，海拔 400～1100m。全省各地分布。

【药用部位】根茎。

【性味功能】微苦、涩，凉。清热解毒，敛疮止痛。用于痢疾，烧烫伤等。

鳞毛蕨属（*Dryopteris*）

阔鳞鳞毛蕨

【别　　名】多鳞鳞毛蕨，东南鳞毛蕨，卵鳞鳞毛蕨

【学　　名】*Dryopteris championii*

【生境分布】生于林下或灌丛中。分布于连城、长汀、同安、德化、晋安、延平、邵武、武夷山等地。

【药用部位】根茎。

【性味功能】苦，寒。清热解毒，止咳平喘。用于感冒，气喘，便血，经痛，目赤肿痛，钩虫病，烧烫伤等。

黑足鳞毛蕨

【别　　名】深裂鳞毛蕨

【学　　名】*Dryopteris fuscipes*

【生境分布】生于疏林下或灌丛中。全省各地分布。

【药用部位】根茎。

【性味功能】苦，寒。清热解毒，生肌敛疮。用于目赤肿痛，疮疡溃烂，久不收口等。

变异鳞毛蕨

【别　　名】异鳞鳞毛蕨，南海鳞毛蕨

【学　　名】*Dryopteris varia*

【生境分布】生于林下湿地或岩隙中。全省各地分布。

【药用部位】根茎。

【性味功能】微涩，凉。清热止痛。用于内热腹痛，肺痨等。

暗鳞鳞毛蕨

【别　　名】暗色鳞毛蕨，桫椤鳞毛蕨

【学　　名】*Dryopteris atrata*

【生境分布】生于林下溪边，海拔 500～2000m。分布于上杭、德化、建阳、武夷山等地。

【药用部位】根茎。

【性味功能】苦，寒。凉血止血，驱虫。用于异常子宫出血，蛔虫病等。

齿头鳞毛蕨

【别　　名】青溪鳞毛蕨

【学　　名】*Dryopteris labordei*

【生境分布】生于溪边林下。分布于德化、延平等地。

【药用部位】根状茎。

【性味功能】苦，凉。清热利湿，通经活血。用于泄泻，痢疾，痛经，外伤出血等。

三叉蕨科（Aspidiaceae）

肋毛蕨属（*Ctenitis*）

虹鳞肋毛蕨

【别　　名】肋毛蕨，亮鳞肋毛蕨

【学　　名】*Ctenitis rhodolepis*

【生境分布】生于山地林中，海拔约 500m 以上。分布于南靖等地。

【药用部位】根状茎。

【性味功能】辛，温。祛风除湿。用于风湿骨痛等。

叉蕨属（*Tectaria*）

下延叉蕨

【别　　名】下延三叉蕨，翅柄三叉蕨，沙皮蕨

【学　　名】*Tectaria decurrens*

【生境分布】生于林下溪边，海拔 500m 以下。分布于南靖等地。

【药用部位】全草。

【性味功能】苦，寒。清热解毒。用于疔疮痈毒，

痢疾等。

三叉蕨

【别　　名】鸡爪蕨，昏鸡头

【学　　名】*Tectaria subtriphylla*

【生境分布】生于林下或溪沟石上。分布于南靖、仙游、尤溪、永泰、闽侯、延平等地。

【药用部位】叶。

【性味功能】涩，平。祛风除湿，止血，解毒。用于风湿骨痛，痢疾，刀伤，毒蛇咬伤等。

地耳蕨

【别　　名】打死回阳，散血草

【学　　名】*Tectaria zeilanica*

【生境分布】生于林下或溪边石上，海拔 300 ～

1000m。分布于新罗等地。

【药用部位】全草。

【性味功能】苦，微寒。清热止血。用于痢疾，便血，淋浊，衄血等。

沙皮蕨属（*Hemigramma*）

沙皮蕨

【别　　名】下延沙皮蕨，拟叉蕨

【学　　名】*Hemigramma decurrens*

【生境分布】生于山地林中，海拔约 300m。分布于华安、芗城等地。

【药用部位】根状茎。

【性味功能】苦，寒。清热解毒。用于痢疾等。

实蕨科（Bolbitidaceae）

实蕨属（*Bolbitis*）

长叶实蕨

【别　　名】尾叶实蕨

【学　　名】*Bolbitis heteroclita*

【生境分布】生于溪边石上或林下，海拔 50 ～ 1500m。分布于华安、永泰等地。

【药用部位】全草。

【性味功能】淡，凉。清热止咳，凉血止血，收敛。用于咳嗽，吐血，痢疾，烧烫伤，跌打损伤，蛇咬伤等。

华南实蕨

【别　　名】海南实蕨

【学　　名】*Bolbitis subcordata*

【生境分布】生于林下或沟谷、溪边石上。分布于华安、长泰、南靖、新罗、连城、德化、福清、晋安、永泰等地。

【药用部位】全草。

【性味功能】涩，凉。清热解毒，凉血，止血。用于痢疾，吐血，毒蛇咬伤等。

水龙骨科（Polypodiaceae）

骨牌蕨属（*Lepidogrammitis*）

披针骨牌蕨

【别　　名】万年青，骨牌蕨

【学　　名】*Lepidogrammitis diversa*

【生境分布】生于林缘岩石上。分布于南靖、德化、连江、沙县、武夷山等地。

【药用部位】全草。

【性味功能】微苦、涩，平。清热止咳，祛风除湿，止血。用于肺热咳嗽，风湿关节痛，小儿高热，外伤出血等。

抱石莲

【别　　名】豆片草，螺厣草，鱼鳖金星，金茶匙，石瓜子

【学　　名】*Lepidogrammitis drymoglossoides*

【生境分布】附生于阴湿树干和岩石上，海拔 200～600m。全省各地分布。

【药用部位】全草。

【性味功能】甘、苦，凉。清热解毒，利水通淋，消瘀，止血凉血。用于支气管炎，咯血，吐血，便血，尿血，胆囊炎，头晕，月经过多，风湿痹痛，风疹，鼻衄，鼻炎，牙痛，淋巴结炎，疔，痈，创伤出血等。

伏石蕨属（*Lemmaphyllum*）

伏石蕨

【别　　名】山豆片草，抱树莲，螺厣草

【学　　名】*Lemmaphyllum microphyllum*

【生境分布】生于林下树干上或溪边石上。全省各地分布。

【药用部位】全草。

【性味功能】辛、微苦，凉。清肺止咳，凉血止血，清热解毒。用于肺热咳嗽，肺痈，咯血，吐血，衄血，尿血，便血，崩漏，咽喉肿痛，流行性腮腺炎，痢疾，瘰疬，痈疮肿毒，皮肤湿痒，风火牙痛，风湿骨痛等。

倒卵伏石蕨

【别　　名】倒卵叶伏石蕨，两广伏石蕨

【学　　名】*Lemmaphyllum microphyllum* var. *obovatum*

【生境分布】生于林下树干上。分布于南靖等地。

【药用部位】全草。

【性味功能】甘，微苦，凉。清热解毒，凉血止血。用于肺热咳嗽，咯血，衄血，尿血，便血等。

瓦韦属（*Lepisorus*）

庐山瓦韦

【别　　名】七星草，骨牌草

【学　　名】*Lepisorus lewisii*

【生境分布】生于山坡路旁岩壁间，海拔 500～1200m。分布于德化、闽侯、明溪、建瓯、建阳、武夷山、浦城等地。

【药用部位】根茎。

【性味功能】苦，平。清热利湿，消肿止痛。用于感冒咳嗽，泄泻，淋证，跌打损伤等。

粤瓦韦

【别　　名】小金刀，骨牌伸筋，独叶一枝生，剑丹

【学　　名】*Lepisorus obscure-venulosus*

【生境分布】生于林中或溪边岩石上，海拔 850～1200m。分布于连城、德化、建阳、武夷山等地。

【药用部位】全草，孢子。

【性味功能】全草：苦，凉；清热解毒，止血，通淋；用于咽喉痛，水肿，泄泻，吐血，小儿惊风，淋证，蛇咬伤，烧烫伤等。孢子：用于麻风病等。

鳞瓦韦

【别　　名】多鳞瓦韦

【学　　名】*Lepisorus oligolepidus*

【生境分布】生于山坡明处或岩石上，海拔 1700m 以上。分布于武夷山等地。

【药用部位】全草。

【性味功能】苦、涩，平。清热解毒，健脾利湿，止咳，止血。用于肺痨，头痛，腹痛，淋证，小儿疳积，外伤出血等。

阔叶瓦韦

【别　　名】拟瓦韦

【学　　名】*Lepisorus tosaensis*

【生境分布】生于林下湿地或溪边岩石上，海拔 650～1700m。分布于德化、延平、武夷山等地。

【药用部位】全草。

【性味功能】苦，涩，平。利尿，通淋，用于淋浊，小便淋痛等。

扭瓦韦

【别　　名】金钗，卷叶瓦韦

【学　　名】*Lepisorus contortus*

【生境分布】附生于石上或树干上，海拔 700m 以上。分布于延平、武夷山等地。

【药用部位】全草。

【性味功能】微苦，寒。清热解毒，消炎止痛。用

于跌打损伤, 烧烫伤等。

瓦韦

【别　　名】七星剑, 剑丹, 短号七仙剑

【学　　名】*Lepisorus thunbergianus*

【生境分布】生于林下、溪边石上或树干上, 海拔250～1200 m。全省各地分布。

【药用部位】全草。

【性味功能】淡, 寒。苦, 凉。清热解毒, 利尿, 止血。用于淋浊, 痢疾, 咳嗽吐血, 尿血, 牙疳, 小儿惊风, 跌打损伤, 毒蛇咬伤等。

黄瓦韦

【别　　名】瓦韦

【学　　名】*Lepisorus asterolepis*

【生境分布】生于林下岩石上, 海拔1000m以上。分布于武夷山等地。

【药用部位】全草。

【性味功能】苦, 微寒。清热解毒, 止血。用于发热咳嗽, 大便秘结, 淋证, 水肿, 疔毒痈肿, 外伤出血等。

盾蕨属 (Neolepisorus)

盾蕨

【别　　名】卵叶盾蕨, 青卷莲, 青竹标, 水石韦

【学　　名】*Neolepisorus ovatus*

【生境分布】生于林下岩石边, 海拔700～1150m。分布于新罗、上杭、连城、德化、永安、明溪、延平、建阳、武夷山、浦城等地。

【药用部位】全草。

【性味功能】苦, 凉。清热利湿, 散瘀活血, 止血。用于劳伤吐血, 血淋, 跌打损伤, 烧烫伤, 疔毒痈肿等。

石蕨属 (Pyrrosia)

石蕨

【别　　名】卷叶蕨

【学　　名】*Pyrrosia angustissima*

【生境分布】附生于阴湿石上或树干上, 海拔

800～1000m。分布于武夷山等地。

【药用部位】全草。

【性味功能】淡, 凉。活血调经, 镇惊。用于月经不调, 小儿惊风, 疝气, 跌打损伤等。

丝带蕨属 (Drymotaenium)

丝带蕨

【别　　名】木莲金

【学　　名】*Drymotaenium miyoshianum*

【生境分布】生于林缘树干上。分布于龙岩梅花山等地。

【药用部位】全草。

【性味功能】苦, 微寒。清热利湿。用于小儿惊风, 发热等。

石韦属 (Pyrrosia)

贴生石韦

【别　　名】上树咳, 抱树石韦。

【学　　名】*Pyrrosia adnascens*

【生境分布】生于林缘石上或附生于树干上。分布于南靖、华安、长泰、芗城、沙县等地。

【药用部位】叶。

【性味功能】苦, 寒。清热利湿, 散瘀解毒。用于流行性腮腺炎, 瘰疬, 小儿感冒高热, 咽喉痛, 牙痛, 跌打损伤, 蛇咬伤等。

相近石韦

【别　　名】相异石韦, 破血丹, 相似石韦, 小石韦

【学　　名】*Pyrrosia assimilis*

【生境分布】附生于林下石上或树干上, 海拔270～1200m。分布于连城、永泰、宁化、建宁、延平、武夷山等地。

【药用部位】叶。

【性味功能】苦、涩, 凉。清热, 镇惊, 利尿, 止血。用于癫痫, 小儿惊风, 淋证, 外伤出血, 肺热咳嗽等。

石韦

【别　　名】石剑, 飞刀剑, 小石剑

【学　　名】*Pyrrosia lingua*

【生境分布】生于林下树干上或溪边石上，海拔300～1300m。全省各地分布。

【药用部位】全草。

【性味功能】苦、甘，微寒。利尿通淋，清肺止咳，凉血止血。用于热淋，血淋，石淋，小便不利，淋沥涩痛，肺热咳嗽，吐血，尿血，崩漏等。

光石韦

【别　　名】光石韦，七星剑

【学　　名】*Pyrrosia calvata*

【生境分布】生于林下树干上或石上。分布于连江、同安、永安等地。

【药用部位】全草。

【性味功能】苦、微辛，微寒。清热除湿，利尿止血。用于感冒咳嗽，小便不利，石淋，闭经，吐血，外伤出血等。

庐山石韦

【别　　名】石韦，大石韦，大金刀，大叶石韦，金石韦

【学　　名】*Pyrrosia sheareri*

【生境分布】生于林下溪边树干上或岩石上，海拔800～1200m。分布于德化、永安、尤溪、明溪、武夷山、浦城等地。

【药用部位】叶（石韦）。

【性味功能】苦、甘，微寒。利尿通淋，清肺止咳，凉血止血。用于热淋，血淋，石淋，小便不利，淋沥涩痛，肺热咳嗽，吐血，尿血，崩漏等。

有柄石韦

【别　　名】石韦，打不死

【学　　名】*Pyrrosia petiolosa*

【生境分布】生于林下、林缘的岩石上或树干上，海拔250～2200m。分布于长汀等地。

【药用部位】叶。

【性味功能】苦、甘，微寒。利尿通淋，清肺止咳，凉血止血。用于热淋，血淋，石淋，小便不利，淋沥涩痛，肺热咳嗽，吐血，尿血，崩漏等。

薄唇蕨属（*Leptochilus*）

断线蕨

【别　　名】石韦，一双剑，斩蛇剑

【学　　名】*Leptochilus hemionitideus* [*Colysis hemionitidea*]

【生境分布】生于林下岩石上，海拔300～2000m。分布于南靖、上杭、永安、沙县等地。

【药用部位】叶。

【性味功能】淡、涩，凉。清热利尿，解毒。用于淋证，小便短赤，毒虫咬伤等。

胄叶线蕨

【别　　名】三枝枪

【学　　名】*Leptochilus hemitomus* [*Colysis hemitoma*]

【生境分布】生于林下阴湿地。分布于南靖、上杭、永安、沙县、延平、浦城等地。

【药用部位】全草。

【性味功能】微苦，凉。清热解毒。用于外伤感染等。

线蕨

【别　　名】椭圆线蕨，羊七莲

【学　　名】*Leptochilus elliptica* [*Colysis elliptica*]

【生境分布】生于山坡林下或溪边，海拔100～800m。全省各地分布。

【药用部位】全草。

【性味功能】微苦，凉。活血散瘀，清热利尿。用于跌打损伤，尿路感染，肺结核等。

矩圆线蕨

【别　　名】篦梳剑，水剑草，剑刀草

【学　　名】*Leptochilus henryi* [*Colysis henryi*]

【生境分布】生于林下及林缘阴湿处，海拔100～1300m。分布于建瓯等地。

【药用部位】全草。

【性味功能】甘，微寒。清热利尿，止血，通淋，接骨。用于肺痨，咯血，尿血，淋浊，急性关节痛，骨折等。

褐叶线蕨

【别　　名】莱氏线蕨, 小肺经草, 连天草

【学　　名】*Leptochilus wrightii* [*Colysis wrightii*]

【生境分布】生于溪边岩石上。分布于南靖、泉港、永泰、明溪等地。

【药用部位】全草。

【性味功能】甘, 平。行气化瘀, 祛痰镇咳。用于妇女虚弱咳嗽, 带下病等。

绿叶线蕨

【别　　名】爬山虎, 小一包针

【学　　名】*Leptochilus leveillei* [*Colysis leveillei*]

【生境分布】生于林下阴湿的树干上或岩石上, 海拔 500～1000m。分布于南靖、晋安等地。

【药用部位】全草。

【性味功能】微涩, 凉。清热利湿, 通淋。用于风湿骨痛, 跌打损伤, 淋证, 淋浊等。

宽羽线蕨

【别　　名】一包金

【学　　名】*Leptochilus ellipticus* var. *pothifolius* [*Colysis elliptica* var. *pothifolia*]

【生境分布】生于林下湿地或岩石上。分布于南靖、海沧、福清、长乐、晋安、永泰、延平、武夷山等地。

【药用部位】全草。

【性味功能】淡、微涩, 温。补虚损, 强筋骨。用于跌打损伤等。

假瘤蕨属（*Phymatopteris*）

金鸡脚假瘤蕨

【别　　名】金鸡脚, 鹅掌金星

【学　　名】*Phymatopteris hastata*

【生境分布】生于林缘或路旁阴湿地。全省各地分布。

【药用部位】全草 (金鸡脚)。

【性味功能】甘、微苦、微辛, 凉。清热解毒, 驱风镇惊, 利水通淋。用于外感热病, 肺热咳嗽, 咽喉肿痛, 小儿惊风, 痈肿疮毒, 蛇虫咬伤, 水火烫伤,

痢疾, 泄泻, 小便淋浊等。

交连假瘤蕨

【别　　名】交连假密网蕨

【学　　名】*Phymatopteris conjuncta*

【生境分布】生于林下岩石上, 海拔约 2000m。分布于武夷山黄岗山等地。

【药用部位】根茎。

【性味功能】微苦, 凉。清热解毒, 行气利湿。用于尿路感染, 尿血, 泄泻, 痢疾, 风湿痹痛, 消化不良等。

恩氏假瘤蕨

【别　　名】波缘假瘤蕨

【学　　名】*Phymatopteris engleri*

【生境分布】生于林下岩石上。分布于武夷山等地。

【药用部位】根茎。

【性味功能】苦, 凉。清热解毒, 驱风镇咳, 活血散瘀。用于感冒咳嗽, 小儿惊风, 跌打损伤等。

星蕨属（*Microsorum*）

江南星蕨

【别　　名】福氏星蕨, 龙舌草, 大七星剑, 岩七星剑, 岩海带

【学　　名】*Microsorum fortunei*

【生境分布】多生于林下溪边岩石上或树干上。全省各地分布。

【药用部位】带根茎的全草 (大叶骨牌草)。

【性味功能】甘、微苦, 凉。清热利湿, 凉血解毒。用于痢疾, 肝炎, 肾盂肾炎, 尿道炎, 肺脓肿, 支气管炎, 咯血, 吐血, 带下病, 口腔炎, 痔疮出血, 痈肿等。

羽裂星蕨

【别　　名】箭叶星蕨, 韩克星蕨

【学　　名】*Microsorum insigne*

【生境分布】生于林下岩石上, 海拔 600～800m。分布于南靖、武平等地。

【药用部位】全草。

【性味功能】苦、涩，平。清热利湿，活血散瘀，止血。用于关节疼痛，跌打损伤，外伤出血，疝气等。

鳞果星蕨属（*Lepidomicrosorum*）

鳞果星蕨

【别　　名】攀援星蕨，一枝旗

【学　　名】*Lepidomicrosorum buergerianum*

【生境分布】生于林缘树干上或附生于岩石上。全省各地分布。

【药用部位】全草。

【性味功能】微苦、涩，凉。清热利湿。用于尿路感染，小便不利，黄疸等。

节肢蕨属（*Arthromeris*）

龙头节肢蕨

【别　　名】粤节肢蕨

【学　　名】*Arthromeris lungtauensis*

【生境分布】生于林下岩缝中或树干上，海拔500～1800m。分布于南靖、上杭、武夷山等地。

【药用部位】根茎。

【性味功能】苦、涩，平。清热利湿，止痛。用于小便不利，骨折，跌打损伤等。

水龙骨属（*Polypodiodes*）

日本水龙骨

【别　　名】水龙骨，骨碎补

【学　　名】*Polypodiodes niponica*

【生境分布】生于林下树干上或岩石边，海拔550～1000m。分布于南靖、漳平、德化、仙游、沙县、永安、明溪、霞浦、寿宁、延平、建阳、政和、武夷山、浦城等地。

【药用部位】根状茎（拐金枣）。

【性味功能】苦，凉。祛风除湿，清热解毒，行气消肿，活血散瘀。用于风湿痹痛，腰痛，关节痛，跌打损伤，骨折，劳伤，秃疮，痢疾，淋浊，目赤红肿等。

槲蕨科（Drynariaceae）

槲蕨属（*Drynaria*）

槲蕨

【别　　名】骨碎补，猴姜

【学　　名】*Drynaria roosii*

【生境分布】生于树干上或岩石上，海拔100～1800m。全省各地分布。

【药用部位】根茎（骨碎补）。

【性味功能】苦，温。补肾强骨，续筋止痛。用于肾虚腰痛，耳鸣耳聋，牙齿松动，跌扑闪挫，筋骨折伤等。

崖姜蕨属（*Pseudodrynaria*）

崖姜

【别　　名】崖姜蕨，大骨碎补

【学　　名】*Pseudodrynaria coronans*

【生境分布】生于林下岩石上或树干上，海拔100～1900m。分布于南靖、蕉城等地。

【药用部位】根状茎。

【性味功能】微苦、涩，温。祛风湿，强壮筋骨，舒筋活络。用于跌打损伤，骨折，风湿关节痛等。

剑蕨科（Loxogrammaceae）

剑蕨属（*Loxogramme*）

柳叶剑蕨

【别　　名】柳叶蕨，肺筋草

【学　　名】*Loxogramme salicifolium*

【生境分布】生于树干上或岩石上，海拔 200 ～ 1200m。分布于新罗、仙游、永泰、建阳、武夷山等地。

【药用部位】全草。

【性味功能】微苦，凉。清热解毒，利尿。用于尿路感染，咽喉肿痛，胃肠炎，狂犬咬伤等。

中华剑蕨

【别　　名】狗舌头，华剑蕨

【学　　名】*Loxogramme chinensis*

【生境分布】附生于树干上或阴湿岩石上。分布于仙游、永泰、武夷山等地。

【药用部位】根状茎。

【性味功能】苦、涩，微寒。清热解毒，活血，利尿。用于劳伤，淋症，狂犬咬伤等。

舌蕨科（Elaphoglossaceae）

舌蕨属（*Elaphoglossum*）

华南舌蕨

【别　　名】舌蕨

【学　　名】*Elaphoglossum yoshinagae*

【生境分布】生于林下阴湿岩石上，海拔 370 ～ 1700m。分布于南靖、新罗、上杭、长汀、连城、仙游、德化、建阳、武夷山、浦城等地。

【药用部位】根状茎。

【性味功能】苦，凉。清热利湿。用于淋浊等。

车前蕨科（Antrophyaceae）

车前蕨属（*Antrophyum*）

长柄车前蕨

【别　　名】金钱标，车前蕨

【学　　名】*Antrophyum obovatum*

【生境分布】生于林下岩石上。分布于连城、泰宁等地。

【药用部位】根茎。

【性味功能】苦，凉。清热解毒，活血散瘀，消炎利湿。用于乳蛾，乳痈，关节痛等。

书带蕨科（Vittariaceae）

书带蕨属（*Haplopteris*）

书带蕨

【别　　名】木莲金，晒不死

【学　　名】*Haplopteris flexuosa*

【生境分布】生于树干上或岩石上，海拔 100m 以上。分布于新罗、上杭、永春、德化、蕉城、屏南、柘荣、寿宁、建阳、武夷山、浦城等地。

【药用部位】全草。

【性味功能】苦、涩，凉。清热息风，舒筋活络，补虚。用于小儿惊风，疳积，妇女干血痨，目翳，瘫痪，跌打损伤等。

平肋书带蕨

【别　　名】书带蕨

【学　　名】*Haplopteris fudzinoi*

【生境分布】生于林下岩石上或树干上，海拔

1800～2100m。分布于武夷山等地。

【药用部位】全草。

【性味功能】微苦，微温。理气活血，止痛。用于胃痛，筋骨疼痛，劳伤，小儿惊风，疳积等。

细柄书带蕨

【别　　名】回阳生，树韭菜

【学　　名】*Vittaria filipes*

【生境分布】生于林中树干上或岩石上。分布于长汀、长乐、晋安、霞浦、武夷山等地。

【药用部位】全草。

【性味功能】微涩，平。活血止痛。用于跌打损伤，筋骨痛，手足麻木等。

注：FOC 将本种并入书带蕨 *Haplopteris flexuosa* 中，鉴于功效不同，此处予以保留。

小叶书带蕨

【别　　名】矮叶书带蕨

【学　　名】*Vittaria modesta*

【生境分布】常附生于石上。分布于永泰、晋安、延平等地。

【药用部位】全草。

【性味功能】苦、涩，平。舒筋活络。用于骨折，跌打损伤等。

注：FOC 将本种并入书带蕨 *Haplopteris flexuosa* 中，鉴于功效不同，此处予以保留。

苹科（Marsileaceae）

苹属（*Marsilea*）

苹

【别　　名】蘋，田字草，水浮钱，田山芝，田夜合

【学　　名】*Marsilea quadrifolia*

【生境分布】生于水田或浅水的沟塘中，是水田的有害杂草。全省各地分布。

【药用部位】全草。

【性味功能】淡，凉。清热利湿，消肿解毒。用于肝炎，疟疾，中暑，水肿，膀胱炎，尿道炎，神经衰弱，急性结膜炎，疔，疖，痈，乳腺炎，毒蛇咬伤等。

槐叶苹科（Salviniaceae）

槐叶苹属（*Salvinia*）

槐叶苹

【别　　名】槐叶蘋，蜈蚣苹，马苹

【学　　名】*Salvinia natans*

【生境分布】生于水田、小沟边和池塘中。全省各地分布。

【药用部位】全草（蜈蚣萍）。

【性味功能】苦，平。清热解毒，消肿止痛。用于瘀血积痛，骨蒸劳热，流行性腮腺炎，风火牙痛，痈肿疔毒，痔疮，烧烫伤等。

满江红科（Azollaceae）

满江红属（*Azolla*）

满江红

【别　　名】红萍，花萍，红藻

【学　　名】*Azolla imbricata*

【生境分布】生于水田或池塘中。全省各地分布。

【药用部位】全草。

【性味功能】辛，寒。祛风除湿，发汗透疹，杀虫止痒。用于风湿疼痛，麻疹不透，胸腹痞块，带下病，荨麻疹，肛门瘙痒，烧烫伤等。

裸子植物门

(Gymnospermae)

苏铁科（Cycadaceae）

苏铁属（*Cycas*）

苏铁

【别　　名】凤尾蕉，凤尾松，铁树，大凤尾草

【学　　名】*Cycas revoluta*

【生境分布】生于暖热湿润环境。全省各地常见栽培。

【药用部位】根，叶，大孢子叶，种子。

【性味功能】根：甘、淡，平，有小毒；祛风通络，活血止血；用于风湿麻木，筋骨疼痛，跌打损伤，劳伤吐血，腰痛，带下病，口疮等。叶：甘、淡，平，有小毒；理气止痛，散瘀止血，消肿解毒；用于肝胃气滞疼痛，经闭，吐血，便血，痢疾，肿毒，外伤出血，跌打损伤等。大孢子叶：甘，平；理气祛湿，活血止血，益肾固精；用于胃痛，慢性肝炎，风湿疼痛，跌打损伤，咯血，吐血，痛经，遗精，带下等。种子：苦、涩，平，有毒；平肝降压，镇咳祛痰，收敛固涩；用于高血压病，慢性肝炎，咳嗽痰多，痢疾，遗精，带下病，跌打，刀伤等。

注：国家一级重点保护野生植物。

四川苏铁

【别　　名】草铁，凤尾铁

【学　　名】*Cycas szechuanensis*

【生境分布】生于山谷溪洞边。分布于仙游、涵江、永泰等地。

【药用部位】全草。

【性味功能】苦，凉。收敛止血，解热止痛，益肾固精，平肝降压，祛风活络。

注：国家一级重点保护野生植物。

银杏科（Ginkgoaceae）

银杏属（*Ginkgo*）

银杏

【别　　名】白果，鸭脚树，公孙树

【学　　名】*Ginkgo biloba*

【生境分布】生于村旁屋边，常种植作庭园观赏树。全省各地分布。

【药用部位】叶，种子（白果）。

【性味功能】叶：苦、甘，平；益气敛肺，化湿止泻；用于胸闷心痛，心悸怔忡，带下病，咳嗽痰喘，泻痢等。种子：微甘、苦，平，有小毒；敛肺定喘，涩精止带；用于久咳气喘，遗精，白带，小便频数等。

注：国家一级重点保护野生植物。

南洋杉科（Araucariaceae）

南洋杉属（*Araucaria*）

南洋杉

【别　　名】肯氏南洋杉，花旗杉

【学　　名】*Araucaria cunninghamii*

【生境分布】全省各地有引种作为园林树种。

【药用部位】枝叶，油脂。

【性味功能】枝叶：煎汁外洗用于皮肤过敏等。油脂：用于皮肤病，皮肤过敏等。

松科（Pinaceae）

油杉属（*Keteleeria*）

油杉

【别　　名】杜松，唐杉，水松

【学　　名】*Keteleeria fortunei*

【生境分布】生于阳坡或林缘，海拔 1000m 以下。全省各地分布。

【药用部位】根皮，叶。

【性味功能】根皮：淡，平。叶：微酸，平；消肿解毒；用于痈疽疮肿等。

江南油杉

【别　　名】油杉，松梧，杜松，海罗松

【学　　名】*Keteleeria fortunei* var. *cyclolepis*

【生境分布】生于阳坡或林缘，海拔 800m 以下。分布于闽西北山区。

【药用部位】树皮，叶。

【性味功能】根皮：淡，平；透疹，消肿，接骨等。叶：微酸，平；消肿解毒；用于深部脓肿，痈疽疮肿等。

铁杉属（*Tsuga*）

铁杉

【别　　名】南方铁杉，仙柏，铁林刺

【学　　名】*Tsuga chinensis*

【生境分布】生于林中或林缘，海拔1200m米以上。分布于上杭、武夷山等地。

【药用部位】根，叶。

【性味功能】祛风除湿。用于湿疹，风湿病等。

长苞铁杉

【别　　名】贵州杉，铁油杉

【学　　名】*Tsuga longibracteata*

【生境分布】生于林中或林缘。分布于德化、永泰、上杭、连城、尤溪、永安、宁化等地。

【药用部位】根皮。

【性味功能】用于接骨等。

雪松属（*Cedrus*）

雪松

【别　　名】喜马拉雅杉，香柏

【学　　名】*Cedrus deodara*

【生境分布】生于气候凉爽、土层深厚排水良好的酸性土山地，海拔 1300m 以上。全省各地多有引种栽培。

【药用部位】叶，树干。

【性味功能】叶：苦、涩，温；清热利湿，散瘀止血；用于痢疾，肠风便血，水肿，风湿痹痛，麻风病等。树干：祛风活络，消肿生肌，活血止血。

松属（*Pinus*）

马尾松

【别　　名】青松，山松，枞松，枞柴

【学　　名】*Pinus massoniana*

【生境分布】生于山地，海拔 1100m 以下。全省各地分布。

【药用部位】根，树皮（松树皮），节（油松节），叶（松针），花粉（松花粉），果实（松果），种子（松子仁），树脂（松香）。

【性味功能】根：辛、微苦，温；祛风，燥湿，舒筋，通络；用于风湿骨痛，风痹，跌打损伤，外伤出血，痔疮等。节：苦，温；祛风除湿，活络止痛；用于风湿关节痛，腰腿痛，骨痛，跌打肿痛等。叶：苦、涩，温；祛风活血，安神，解毒止痒；用于感冒，风湿关节痛，跌打肿痛，高血压症等；外用于冻疮，湿疹，疥癣等。树皮：苦、涩，温；收敛止血；用于筋骨损伤等；外用于疮疡初起，头癣，瘾疹烦痒，金疮出血等。果实：苦，温；用于风痹，肠燥便难，痔疮等。种子：甘，温；润肺，滑肠；用于肺燥咳嗽，慢性便秘等。花粉：燥湿，收敛，止血；用于金疮出血，皮肤湿疹等。

黑松

【别　　名】日本黑松

【学　　名】*Pinus thunbergii*

【生境分布】沿海及闽南各地均有用于造林。

【药用部位】叶（松针），花粉（松花粉）。

【性味功能】叶：苦、涩，温；祛风止痛，活血消肿，明目；用于时行感冒，风湿关节痛，跌打肿痛，夜盲等；外用于冻疮等。花粉：甘，温；祛风，益气，收湿，止血；用于胃痛，咯血，黄水疮，外伤出血等。

黄山松

【别　　名】台湾松，长穗松，台湾二叶松

【学　　名】*Pinus taiwanensis*

【生境分布】生于山地，海拔 600～2800m。全省各地分布。

【药用部位】叶（松叶）。

【性味功能】苦、涩，温。祛风活血，安神，解毒止痒；用于感冒，风湿关节痛，跌打肿痛，高血压症等；外用于冻疮，湿疹，疥癣等。

赤松

【别　　名】灰果赤松，短叶赤松

【学　　名】*Pinus densiflora*

【生境分布】福州、厦门等地园林有引种栽培，供庭园观赏。

【药用部位】叶，节（松节），花粉。

【性味功能】叶：苦、涩，温；祛风通络，活血消肿，止痛，安神；用于风湿痛，牙痛，跌打损伤，高血压症，肾虚，水肿等。节：用于风湿关节痛，骨折等。花粉：收敛，止血；外用于诸疮糜烂，创伤出血等。

白皮松

【别　　名】白果松，蟠龙松，虎皮松，白骨松，三针松

【学　　名】*Pinus bungeana*

【生境分布】福州等地园林有引种，供庭园观赏。

【药用部位】果实。

【性味功能】苦，温。镇咳，祛痰，平喘。用于咳嗽痰喘等。

金钱松属（*Pseudolarix*）

金钱松

【别　　名】金松

【学　　名】*Pseudolarix amabilis*

【生境分布】生于林缘或林中，海拔 100～1500m。分布于永安、武夷山、浦城等地。

【药用部位】根皮。

【性味功能】辛，温。有毒。杀虫，止痒。外用于手足癣，神经性皮炎，湿疹，头部疥癣等。

注：国家二级重点保护野生植物。

杉科（Taxodiaceae）

杉木属（*Cunninghamia*）

杉木

【别　　名】杉树，沙木，刺杉，广叶杉，泡彬

【学　　名】*Cunninghamia lanceolata*

【生境分布】生于山谷河岸或缓坡地带，海拔1200m以下。全省各地分布。

【药用部位】根皮，茎，茎二重皮，杉木炭，节（杉木节），树皮（杉皮），球果，种子，木屑油（杉木油），杉脂。

【性味功能】微苦、辛，微温。祛风，止痛，散瘀止血。根皮：用于淋症，疝气，痧秽，腹痛，关节痛，跌打损伤，疥癣等。茎：用于漆过敏；茎二重皮：用于跌打损伤等。杉木炭：用于外伤出血，烫火伤等。节：用于脚气，痞块，骨节疼痛，带下病，跌扑血瘀等。树皮：祛风止痛，燥湿，止血；用于水肿，脚气，金疮，漆疮，烫伤。木屑油：用于尿闭等。杉脂：用于疔疮，尿路结石等。

水松属（*Glyptostrobus*）

水松

【别　　名】水松柏

【学　　名】*Glyptostrobus pensilis*

【生境分布】生于溪河两岸及村旁池边路旁，海拔1000m以下。分布于漳平、德化、仙游、长乐、晋安、永泰、连江、尤溪等地。

【药用部位】树皮，枝，叶，果实。

【性味功能】树皮：解表止痒，收敛止痛；用于烫伤，皮肤水疱疮等。枝、叶：苦，寒；祛风除湿；用于周身骨节痛等。果实：苦，平；化气止痛；用于心胃气痛，疝气疼痛，风湿关节痛，皮炎等。

注：国家一级重点保护野生植物。

柳杉属（*Cryptomeria*）

柳杉

【别　　名】天树，宝树，长叶孔雀杉，孔雀松，沙罗树

【学　　名】*Cryptomeria fortunei*

【生境分布】生于海拔较高的山地林中或沟谷边。全省各地分布。

【药用部位】根皮，树皮，枝叶。

【性味功能】根皮、树皮：苦、涩，平；解毒，杀虫，止痒；用于癣疮，鹅掌风，烫伤等。枝叶：清热解毒；用于痈疽疮毒等。

注：日本柳杉 C. japanica 与本种近似，作用相似。

水杉属（*Metasequoia*）

水杉

【别　　名】梳子杉

【学　　名】*Metasequoia glyptostroboides*

【生境分布】全省各地多有引种栽培，用于庭园绿化。

【药用部位】叶，果实。

【性味功能】清热解毒，消炎止痛。用于痈疮肿毒，癣疮等。

注：国家一级重点保护野生植物。

柏科（Cupressaceae）

侧柏属（*Platycladus*）

侧柏

【别　　名】扁柏，柏，竹板子，香柏，黄柏

【学　　名】*Platycladus orientalis*

【生境分布】全省各地广为栽培，多作庭园观赏及行道树。

【药用部位】带叶枝梢（侧柏叶），种子（柏子仁）。

【性味功能】带叶枝梢：苦、辛，涩，微寒；凉血止血，清热利湿；用于各种出血，肾盂肾炎，慢性支气管炎，肺结核咳嗽，脑积水，带下病，百日咳，痈肿，烫伤，对口疮，带状疱疹，跌打损伤等。种

子：甘，平；养心安神，润燥通便；用于心悸，失眠，盗汗，遗精，便秘等。

注：其栽培品种千头柏 *Platycladus orientalis* 'Sieboldii' 亦供药用，苦，凉，有强壮滋补作用。

柏木属 (*Cupressus*)

柏木

【别　　名】香扁柏，垂丝柏，黄柏，扫帚柏

【学　　名】*Cupressus funebris*

【生境分布】全省各地零星分布。

【药用部位】根，树干，叶，果实，树脂。

【性味功能】根、树干：清热利湿，止血生肌。叶：苦，辛，温；生肌止血；用于外伤出血，吐血，痢疾，痔疮，烫伤等。果实：苦、涩，平；祛风解表，和中止血；用于感冒，头痛，发热烦躁，吐血等。树脂：解风热，燥湿，镇痛；用于风热头痛，带下病，外用于外伤出血等。

福建柏属 (*Fokienia*)

福建柏

【别　　名】建柏

【学　　名】*Fokienia hodginsii*

【生境分布】生于疏林中或林缘，目前各地多有零星造林。分布于华安、上杭、新罗、漳平、德化、泉港、仙游、涵江、晋安、永泰、永安等地。

【药用部位】心材。

【性味功能】苦、辛，寒。行气止痛，降逆止呕。用于脘腹疼痛，噎膈，反胃，呃逆，恶心呕吐等。

注：国家二级重点保护野生植物。

圆柏属 (*Sabina*)

高山柏

【别　　名】粉柏

【学　　名】*Sabina squamata* [*Juniperus squamata*]

【生境分布】引种栽培，供观赏。分布于连城、思明、晋安、延平、武夷山等地。

【药用部位】根（峨沉香），枝，叶。

【性味功能】苦、涩，寒。清热解毒，透疹利尿，健胃止痢。用于痈肿，小便淋痛，痢疾，水肿，炭疽等。

圆柏

【别　　名】柏，松柏，松叶柏，红心柏，珍珠柏

【学　　名】*Sabina chinensis* [*Juniperus chinensis*]

【生境分布】多作园林绿化树种，全省各地常见栽培。

【药用部位】叶（桧叶）。

【性味功能】苦、辛，温，有小毒。祛风散寒，活血消肿，祛秽除浊。用于感冒，荨麻疹，风湿关节痛，阴疽初起等。

刺柏属 (*Juniperus*)

刺柏

【别　　名】山刺柏，杉柏，山杉，矮柏木，刺松

【学　　名】*Juniperus formosana*

【生境分布】生于干燥的坡地或栽培于村旁屋边。全省各地分布。

【药用部位】根，枝，叶（山刺柏）。

【性味功能】苦，凉。清热解毒，燥湿止痒。用于麻疹高热，湿疹，癣疮等。

罗汉松科 (Podocarpaceae)

罗汉松属 (*Podocarpus*)

百日青

【别　　名】桃柏松，竹叶松，大叶竹柏松，竹柏松，紫柏

【学　　名】*Podocarpus neriifolius*

【生境分布】生于林中或林缘，海拔 400～1000m。分布于永定、新罗、德化、仙游、永泰、连江、沙县等地。

【药用部位】根皮，枝叶。

【性味功能】根皮：淡，平。用于癣疥，痢疾等。枝叶：用于骨质增生，关节肿痛等。

注：国家二级重点保护野生植物。

罗汉松

【别　　名】大叶罗汉松，土杉

【学　　名】*Podocarpus macrophyllus*

【生境分布】栽培于庭园、庙宇作观赏树。分布于永定、新罗、永安、福鼎等地。

【药用部位】根皮，叶，花托，种子。

【性味功能】根皮：甘，微温。活血，止痛，杀虫。外用于跌打损伤，疥癣。叶：淡，平。止血。用于咯血，吐血。花托、种子：甘，平。益气补中，补肾，益肺。用于心胃疼痛，血虚面色萎黄等。

注：国家二级重点保护野生植物。

短叶罗汉松

【别　　名】小叶罗汉松，短叶土杉

【学　　名】*Podocarpus macrophyllus var. maki*

【生境分布】多作庭园绿化树种。全省各地常见栽培。

【药用部位】根皮。

【性味功能】甘，微温。活血，止痛，杀虫。外用于跌打损伤，疥癣。

注：国家二级重点保护野生植物。

竹柏属（*Nageia*）

竹柏

【别　　名】大果竹柏，青柏木，竹叶图，铁甲树，山杉

【学　　名】*Nageia nagi*

【生境分布】生于林中阴湿地或溪边。全省各地分布。

【药用部位】根，树皮，叶。

【性味功能】根、树皮：淡、涩，平。祛风除湿。用于风湿痹痛等。叶：淡，平。止血，接骨，消肿。用于外伤出血，骨折等。

三尖杉科（Cephalotaxaceae）

三尖杉属（*Cephalotaxus*）

三尖杉

【别　　名】石榧，水杉树，红榧，梭罗树，藏杉

【学　　名】*Cephalotaxus fortunei*

【生境分布】生于林缘、溪边及路旁阴湿地。全省各地分布。

【药用部位】根，茎，叶，种子（血榧）。

【性味功能】根、茎、叶：甘，温，有毒。抗癌，杀虫，散肿。用于瘰疬，白血病，淋巴瘤，淋巴网状细胞瘤，食管癌，胃癌，直肠癌，肺癌等。种子：甘、涩，平。驱虫消积，润肺止咳。用于咳嗽，食积，蛔虫，钩虫病等。

粗榧

【别　　名】中华粗榧杉，竹叶粗榧，水柏子，木榧

【学　　名】*Cephalotaxus sinensis*

【生境分布】生于林中或谷地，海拔 900～1900m。分布于武夷山等地。

【药用部位】根，枝叶，种子。

【性味功能】根、枝叶：苦、涩，寒。祛风除湿，抗癌。用于淋巴瘤，白血病等。种子：甘、涩，平。润肺止咳，驱虫，消积。用于食积，咳嗽，蛔虫病，钩虫病，咳嗽等。

宽叶粗榧

【别　　名】榧树

【学　　名】*Cephalotaxus latifolia*

【生境分布】生于林下，海拔 900～1900m。分布于大田、武夷山、浦城等地。

【药用部位】根皮，枝，叶，种子。

【性味功能】根皮、枝、叶：苦、涩，寒。祛风湿，抗癌。用于淋巴瘤，白血病等。种子：甘、涩，平。润肺止咳，驱虫，消积。用于食积，咳嗽，蛔虫病，钩虫病，咳嗽等。

榧属（*Torreya*）

香榧

【别　　名】榧树，药榧，圆榧，野杉

【学　　名】*Torreya grandis*

【生境分布】生于林缘、溪边或路旁。分布于建瓯、武夷山、浦城等地。

【药用部位】根皮，花，种子。

【性味功能】根皮：甘，温。祛风险湿。用于风湿肿痛等。花：苦，平。利水，杀虫。用于水气肿满，蛔虫病等。种子：甘、涩，平。驱虫，消积，润燥。用于虫积腹痛，食积痞闷，便秘，痔疮，蛔虫病等。

注：国家二级重点保护野生植物。

长叶榧树

【别　　名】长叶榧

【学　　名】*Torreya jackii*

【生境分布】生于林缘坡地或陡削的岩石缝中。分布于泰宁等地。

【药用部位】枝叶（长叶榧）。

【性味功能】用于降压，抗肿瘤等。

注：国家二级重点保护野生植物。

红豆杉科（Taxaceae）

穗花杉属（*Amentotaxus*）

穗花杉

【别　　名】华西穗花杉，岩子柏

【学　　名】*Amentotaxus argotaenia*

【生境分布】生于林中或林缘。分布于华安、永定、永安、武夷山、浦城等地。

【药用部位】根，叶，种子。

【性味功能】根：活血，止痛，生肌。用于跌打损伤，骨折等。叶：清热解毒，祛湿止痒。用于毒蛇咬伤，湿疹等。种子：驱虫，消积。用于虫积腹痛，小儿疳积等。

注：国家二级重点保护野生植物。

红豆杉属（*Taxus*）

南方红豆杉

【别　　名】红豆杉

【学　　名】*Taxus chinensis* var. *mairei*

【生境分布】生于林中、林缘及溪谷边，海拔800m以上。全省各地分布。

【药用部位】根，茎，叶，种子（血榧）。

【性味功能】根、茎、种子：苦、甘，寒。温肾通经，利尿消肿。用于月经不调，产后瘀血，痛经，消积食，驱蛔虫。叶：用于咽喉痛等。

注：国家一级重点保护野生植物。

白豆杉属（*Pseudotaxus*）

白豆杉

【别　　名】短水松

【学　　名】*Pseudotaxus chienii*

【生境分布】生于林中、林缘及溪谷边，海拔800m以上。分布于武夷山挂墩等地。

【药用部位】枝，叶。

【性味功能】同南方红豆杉，用于提取抗癌药物紫杉醇。

注：国家二级重点保护野生植物。

买麻藤科（Gnetaceae）

买麻藤属（*Gnetum*）

买麻藤

【别　　名】大瓠藤，含水藤，买子藤，驳骨藤，大节藤

【学　　名】*Gnetum montanum*

【生境分布】生于林下，常攀援于树上。分布于南靖、新罗、福清、连江等地。

【药用部位】茎，叶。

【性味功能】苦，微温。祛风除湿，散瘀止血，化痰止咳。用于风湿痹痛，腰痛，鹤膝风，跌打损伤，溃疡病出血，慢性支气管炎等。

小叶买麻藤

【别　　名】麻骨风，大节藤，竹节藤，细叶买麻藤

【学　　名】*Gnetum parvifolium*

【生境分布】生于林下，多攀援于树上。分布于华安、新罗、永春、仙游、永泰、晋安、福清、蕉城、延平等地。

【药用部位】根，茎，叶（买麻藤）。

【性味功能】苦，微温。祛风活血，消肿止痛，化痰止咳。用于风湿性关节炎，腰肌劳损，筋骨酸软，跌打损伤，支气管炎，溃疡出血，蛇咬伤等；外用于骨折等。

被子植物门

(Angiospermae)

木麻黄科 (Casuarinaceae)

木麻黄属 (*Casuarina*)

木麻黄

【别　　名】驳骨树，短枝木麻黄，马尾树，驳骨松

【学　　名】*Casuarina equisetifolia*

【生境分布】福建东南沿海各地普遍栽培。

【药用部位】树皮，叶。

【性味功能】微苦、辛，温。祛风除湿，发汗，利尿。用于疝气，阿米巴痢疾，慢性支气管炎，感冒，小便不利等。

三白草科 (Saururaceae)

三白草属 (*Saururus*)

三白草

【别　　名】白水鸡，白花照水莲，白桔朝，白罐菜，冰糖草

【学　　名】*Saururus chinensis*

【生境分布】生于沟边、溪旁或低洼地。全省各地分布。

【药用部位】根，茎（百节藕），全草。

【性味功能】根、茎：辛、甘，寒；清热利尿，消肿解毒；用于小便淋痛，石淋，水肿，带下病；外用于疮痈，皮肤湿疹，毒蛇咬伤等。全草：苦、辛，凉；利湿清热，消肿解毒；用于风湿关节痛，坐骨神经痛，黄疸，脚气，尿道炎，肾炎，带下病，扁桃体炎，淋巴管炎，痈肿疔疮，乳腺炎等。

蕺菜属 (*Houttuynia*)

蕺菜

【别　　名】鱼腥草，折耳根，狗贴耳，猪姆耳

【学　　名】*Houttuynia cordata*

【生境分布】生于河沟边或田埂上。全省各地分布。

【药用部位】全草。

【性味功能】淡，凉。利湿清热，化痰止咳。用于肺脓肿，大叶性肺炎，疟疾，百日咳，痢疾，阑尾炎，尿道炎，小儿腹泻，中暑，感冒，扁桃体炎，胆囊炎，疮疖，顽癣，毒蛇咬伤等。

胡椒科 (Piperaceae)

草胡椒属 (*Peperomia*)

豆瓣绿

【别　　名】豆瓣草，豆瓣如意，瓜子细辛，岩豆瓣，一柱香

【学　　名】*Peperomia tetraphylla*

【生境分布】生于林下或岩石上的潮湿土壤中。分布于新罗、大田、仙游、涵江等地。

【药用部位】全草。

【性味功能】淡，寒。祛风除湿，舒筋活络，清热解毒，润肺止咳。用于劳伤咳嗽，哮喘，风湿痹痛，跌打损伤，小儿疳积等。

石蝉草

【别　　名】石瓜子，火伤叶，散血丹，大伤草，红豆瓣

【学　　名】*Peperomia blanda*

【生境分布】生于山谷、林下潮湿的石缝中或石上。分布于连江、仙游、永泰、长乐、古田、延平等地。

【药用部位】全草。

【性味功能】辛，凉。消肿止痛，散瘀止血，抗癌。用于肺热咳嗽，跌打损伤，痈疮肿毒，癌症疼痛等。

草胡椒

【别　　名】透明草

【学　　名】*Peperomia pellucida*

【生境分布】生于阴湿石缝中或路边草丛。分布于福州以南各地。

【药用部位】全草。

【性味功能】辛，凉。清热解毒，散瘀止痛。用于烧烫伤，跌打损伤，外伤出血，痈肿疮毒等。

胡椒属（*Piper*）

胡椒

【别　　名】披垒

【学　　名】*Piper nigrum*

【生境分布】福建南部地区有栽培。

【药用部位】根茎，果实（黑胡椒、白胡椒）。

【性味功能】根茎：苦，凉；温中，下气，消痰，解毒；用于寒痰食积，脘腹冷痛，反胃，呕吐清水，泄泻，冷痢，解食物毒等。果实：辛，热；温中散寒，理气止痛；用于胃腹冷痛，腹胀，食欲不振，吐呕泄泻等。

毛蒟

【别　　名】毛蒌，金钱蒌，石南藤，大节芦子，绒

毛胡椒

【学　　名】*Piper hongkongense*

【生境分布】生于山坡杂木林中。分布于南靖、华安、长泰等地。

【药用部位】全草。

【性味功能】辛，温。祛风活血，行气止痛。用于跌打损伤，脘腹疼痛，腰腿痛，关节痛等。

假蒟

【别　　名】山蒌

【学　　名】*Piper samentosum*

【生境分布】生于山谷或林下湿地。分布于南靖、思明等地。

【药用部位】全草。

【性味功能】辛，温。祛风除湿，健胃镇痛。用于风湿骨痛，腰膝无力，扭挫伤，胃脘冷痛，消化不良，腹胀等。

风藤

【别　　名】海风藤，大风藤，细叶青风藤，石楠藤，细叶青蒌藤，

【学　　名】*Piper kadsura*

【生境分布】生于山谷林下，常攀援于树上或石头上。全省各地分布。

【药用部位】藤茎。

【性味功能】辛、苦，微温。祛风湿，通经络，止痹痛。用于风湿痹痛，筋脉拘挛，屈伸不利等。

荜拔

【别　　名】鼠尾，蛤蒌

【学　　名】*Piper longum*

【生境分布】福建南部地区有栽培。

【药用部位】果穗。

【性味功能】辛，热。温中散寒，下气止痛。用于脘腹冷痛，呕吐，泄泻寒凝气滞，胸痹心痛，头痛，牙痛等。

山蒟

【别　　名】海风藤，石南藤

【学　　名】*Piper hancei*

【生境分布】攀援于树上或石头。全省各地分布。

【药用部位】全草。

【性味功能】辛,温。祛风湿,强腰膝,止咳,止痛。用于风湿痹痛,扭挫伤,风寒感冒,咳嗽,跌打损伤等。

蒌叶

【别　　名】蒌青,槟榔蒌,芦子,娄子

【学　　名】*Piper betle*

【生境分布】福建南部地区偶有栽培。

【药用部位】茎,叶,果实。

【性味功能】辛、甘,温。温中行气,祛风散寒,消肿止痛,化痰止痒。用于风寒咳嗽,胃寒痛,消化不良,腹胀,疮疖,湿疹等。

华南胡椒

【别　　名】山蒟

【学　　名】*Piper austrosinense*

【生境分布】生于密林或疏林中,攀援于树上或石上。分布于南靖、华安、长泰等地。

【药用部位】全草。

【性味功能】辛,温。通经络、祛风湿,消肿止痛。用于牙痛,跌打损伤等。

金粟兰科（Chloranthaceae）

金粟兰属（*Chloranthus*）

丝穗金粟兰

【别　　名】银线草,四对草

【学　　名】*Chloranthus fortunei*

【生境分布】生于山野阴湿地,海拔170～340m。分布于闽侯、晋安等地。

【药用部位】全草。

【性味功能】辛,温,有小毒。活血祛瘀,消肿解毒。用于闭经,风湿关节痛,荨麻疹,皮肤瘙痒,痈肿,多发性脓肿,跌打损伤,毒蛇咬伤等。

华南金粟兰

【别　　名】四叶金,四对草

【学　　名】*Chloranthus sessilifolius* var. *austro-sinensis*

【生境分布】生于山谷林下阴湿地,海拔560～1200m。分布于上杭、松溪、浦城等地。

【药用部位】全草。

【性味功能】苦,平。活血祛瘀,消肿解毒。用于胃痛,肺脓肿,闭经,产后淤血痛,产后关节痛,风湿痛,荨麻疹,背痛,多发性脓肿,跌打损伤,脱臼,毒蛇咬伤等。

金粟兰

【别　　名】珠兰,鱼子兰,珍珠兰

【学　　名】*Chloranthus spicatus*

【生境分布】多栽培于阴湿处,亦有野生,海拔150～900m。全省各地分布。

【药用部位】全草。

【性味功能】甘、辛,温。祛风湿,接筋骨。用于风湿关节痛,跌打损伤,刀伤出血等;外用于疔疮。

东南金粟兰

【别　　名】台湾金粟兰

【学　　名】*Chloranthus oldhamii*

【生境分布】生于林下阴湿地。全省各地分布。

【药用部位】全草。

【性味功能】苦,平。活血祛瘀,解毒消肿。用于经闭,瘀血肿痛,风湿痛,跌打损伤,毒蛇咬伤等。

及己

【别　　名】四叶金,四叶对,四大王,四对金,对对剪

【学　　名】*Chloranthus serratus*

【生境分布】生于山谷林缘阴湿地。全省各地分布。

【药用部位】全草。

【性味功能】苦，平，有毒。活血散瘀，祛风消肿，解毒。用于跌打损伤，痈疮肿毒，风湿痛等。

宽叶金粟兰

【别　　名】四块瓦，四大天王

【学　　名】*Chloranthus henryi*

【生境分布】生于山野林下阴湿地，海拔750～1900m。分布于连城、德化、沙县、寿宁、松溪、政和、建阳、武夷山、浦城等地。

【药用部位】根，全草。

【性味功能】辛，温。祛风除湿，活血化瘀，消肿解毒。用于风寒湿痹，月经不调，跌打损伤，风寒咳嗽，痈疮肿毒等。

草珊瑚属（*Sarcandra*）

草珊瑚

【别　　名】九节木，九节风，学士茶，接骨丹，接骨草

【学　　名】*Sarcandra glabra*

【生境分布】生于林下湿地，海拔420～1500m。全省各地分布。

【药用部位】全草（肿节风）。

【性味功能】苦、辛，平，有小毒。清热解毒，通经接骨。用于感冒，流行性乙型脑炎，肺热咳嗽，痢疾，肠痈，疮疡肿毒，风湿关节痛，跌打损伤等。

杨柳科（Salicaceae）

杨属（*Populus*）

银白杨

【别　　名】白杨树

【学　　名】*Populus alba*

【生境分布】生于湿润肥沃的沙质土壤。福州有少量栽培。

【药用部位】叶。

【性味功能】苦，寒。止咳平喘，化痰清热。用于咳嗽痰喘等。

钻天杨

【别　　名】美杨，美国白杨

【学　　名】*Populus nigra* var. *italica*

【生境分布】生于阳坡疏林中。闽西北山区栽植做行道树。

【药用部位】树皮。

【性味功能】苦，寒。凉血解毒，祛风除湿。用于风湿痛疼，脚气肿，高血压症，烧烫伤，肝炎，痢疾，感冒；外用于秃疮等。

响叶杨

【别　　名】风响树，白杨树，团叶白杨

【学　　名】*Populus adenopoda*

【生境分布】生于阳坡沟谷丛中或林缘，海拔600～1000m。分布于武夷山、浦城等地。

【药用部位】根，树皮，叶。

【性味功能】苦，凉。祛风通络，散瘀活血，止痛。用于风湿关节痛，四肢不遂，损伤肿痛等。

柳属（*Salix*）

垂柳

【别　　名】杨柳，青丝柳，水柳，垂丝柳，清明柳

【学　　名】*Salix babylonica*

【生境分布】生于或栽培于溪岸河边。全省各地分布。

【药用部位】根，茎皮，枝（柳枝），叶（柳叶），花序（柳花），果实。

【性味功能】根：苦，寒。用于风湿拘挛，筋骨疼痛，湿下带下，牙龈肿痛等。茎皮：苦，寒。祛风利湿，消肿止痛；用于黄水疮等。枝、叶：苦，寒。消肿散结，利水，解毒透疹。用于小便淋痛，黄疸，风湿痹痛，恶疮等。花序：苦，寒。散瘀止血。用于吐血，咯血等。果实：甘，凉。止血，祛湿，溃痛。

旱柳

【别　　名】河柳，江柳，立柳

【学　　名】*Salix matsudana*

【生境分布】生于阳坡疏林或灌丛中，多为栽培品种。全省各地分布。

【药用部位】根茎。

【性味功能】苦，凉。清热除湿，消肿止痛。用于风湿拘挛，筋骨疼痛，湿下带下，牙龈肿痛等。

银叶柳

【别　　名】秋华柳

【学　　名】*Salix chienii*

【生境分布】生于山涧溪河两岸，海拔 500 ～ 1000m。分布于连城、永春、德化、仙游、古田、延平、武夷山等地。

【药用部位】树皮。

【性味功能】辛、苦，寒。清热解毒，祛风止痒，止痛。用于感冒发热，咽喉肿痛，皮肤瘙痒，膀胱炎，尿道炎，跌打伤痛等。

龙爪柳

【别　　名】旱柳

【学　　名】*Salix matsudana* f. *tortusoa*

【生境分布】多为栽培，供庭院观赏。分布于鼓楼、晋安、永安等地。

【药用部位】枝，叶。

【性味功能】祛风利尿，清热止痛。

杨梅科（Myricaceae）

杨梅属（*Myrica*）

杨梅

【别　　名】珠红，树梅，珠容

【学　　名】*Myrica rubra*

【生境分布】生于阳坡疏林或灌丛中，海拔 250 ～ 1500m。全省各地分布。

【药用部位】根，茎皮，果实，果核。

【性味功能】根、茎皮：辛，温。行气活血，通关开窍，消肿解毒。用于跌打损伤，骨折，感冒，中暑发痧，流行性腮腺炎，蛀牙痛，外伤出血，烫火伤，无名肿毒等。果实：甘、酸，温。消食和胃，解毒。用于痢疾，食积腹痛，砒中毒等。果核：用于牙疳。根皮、茎皮、果实：并用于雷公藤中毒。

胡桃科（Juglandaceae）

化香树属（*Platycarya*）

化香树

【别　　名】花木香，还香树，皮杆条，山麻柳，栲蒲

【学　　名】*Platycarya strobilacea*

【生境分布】生于山坡灌丛或林缘，海拔 600 ～ 1300m。分布于晋安、沙县、霞浦、延平、武夷山、浦城等地。

【药用部位】叶，果实。

【性味功能】叶：辛，温，有毒。解毒疗疮，杀虫止痒。用于癣，湿疹，疖肿等。果实：辛，温。活血行气，止痛，杀虫止痒；用于关节痛，痈肿等。

山核桃属（*Carya*）

美国山核桃

【别　　名】薄皮山核桃，薄壳山核桃

【学　　名】*Carya illinoinensis*

【生境分布】有少量引种。分布于同安、仙游、晋安、邵武、武夷山、浦城等地。

【药用部位】果实。

【性味功能】甘，温。补肾，固精强腰，温肺定喘，润肠通便。用于肾虚喘嗽，腰痛脚弱，阳痿遗精，小便频数，石淋，大便燥结等。

黄杞属（Engelhardtia）

黄杞

【别　　名】杞树，黄久，黄果，黄榉，黄古木

【学　　名】*Engelhardtia roxburghiana*

【生境分布】生于林中或林缘，海拔 200 ～ 1500m。分布于南靖、平和等地。

【药用部位】树皮，叶。

【性味功能】树皮：微苦、辛，平。行气，化湿，导滞。用于脾胃湿滞，脘腹胀闷，泄泻等。叶：微苦，凉。清热，止痛。用于感冒发热，疝气腹痛等。

少叶黄杞

【别　　名】土厚朴，假玉桂，山榉，山龙康，黄榉

【学　　名】*Engelhardtia fenzlii*

【生境分布】生于林缘或较干燥的疏林中。全省各地分布。

【药用部位】树皮。

【性味功能】微苦、辛，平。行气，化湿，导滞。用于脾胃湿滞，脘腹胀闷，泄泻等。

枫杨属（Pterocarya）

枫杨

【别　　名】枰柳，麻柳，水麻柳，蜈蚣柳，溪麻柳

【学　　名】*Pterocarya stenoptera*

【生境分布】生于溪旁、河滩或阴湿坡地，海拔 1500m 以下。全省各地分布。

【药用部位】树皮（枫柳皮），果实（麻柳果）。

【性味功能】树皮：辛、微苦，温，有小毒。杀虫止痒，收敛燥湿，祛风止痛。用于脚癣，皮肤湿疹，荨麻疹，过敏性皮炎，疥癣，疣赘，烧伤等。

果实：苦，温；温肺止咳，解毒敛疮。

青钱柳属（Cyclocarya）

青钱柳

【别　　名】青钱柳叶

【学　　名】*Cyclocarya paliurus*

【生境分布】生于山谷林中或林缘，海拔 500m 以上。分布于平和、永春、永泰、泰宁、建宁、尤溪、武平、武夷山、浦城等地。

【药用部位】树皮，叶。

【性味功能】辛、微苦，平。清热消肿，止痛。用于顽癣等。

胡桃属（Juglans）

胡桃

【别　　名】核桃

【学　　名】*Juglans regia*

【生境分布】多为栽培。全省零星分布。

【药用部位】种仁。

【性味功能】平，甘。补肾固精，强腰，温肺定喘，润肠通便。用于肾虚喘嗽，腰痛脚弱，阳痿遗精，小便频数，石淋，大便燥结等。

胡桃楸

【别　　名】台湾野核桃

【学　　名】*Juglans mandshurica*

【生境分布】生于山坡灌丛中或林缘。分布于建瓯、武夷山、浦城等地。

【药用部位】种仁。

【性味功能】平，温。敛肺平喘，温补肾阳，润肠通便。用于肿麻咳喘，肾虚腰痛，遗精阳痿，大便秘结，乳汁缺少等。

桦木科（Betulaceae）

桤木属（Alnus）

江南桤木

【别　　名】水冬瓜

【学　　名】*Alnus trabeculosa*

【生境分布】生于林中谷地、河岸边，海拔 200 ～ 1000m。分布于上杭、永泰、泰宁、建宁、尤溪、古田、屏南、福安、寿宁、浦城等地。

【药用部位】树皮，茎枝，叶。

【性味功能】树皮、茎枝：苦，寒。清热解毒，利尿通淋。用于湿疹，荨麻疹，泄泻等。叶：清热利湿，解毒止痒，止血。

日本桤木

【别　　名】赤杨，木瓜树，水冬果

【学　　名】*Alnus japonica*

【生境分布】生于林缘或溪旁。分布于新罗、上杭、泰宁、武夷山、浦城等地。

【药用部位】树皮，嫩枝，叶。

【性味功能】苦、涩，凉。清热降火。用于鼻衄，外伤出血等。

桦木属（*Betula*）

亮叶桦

【别　　名】光皮桦

【学　　名】*Betula luminifera*

【生境分布】生于林缘和向阳坡地，海拔500m以上。分布于连城、沙县、延平、松溪、政和、武夷山等地。

【药用部位】根，树皮，叶。

【性味功能】根：甘、微辛，凉。清热利尿。用于小便淋痛，水肿等。树皮：苦，微温。除湿，消食，解毒。用于食积停滞，乳痈红肿等。叶：甘、辛，凉。清热解毒，利尿。用于疖毒，水肿等。

壳斗科（Fagaceae）

水青冈属（*Fagus*）

水青冈

【别　　名】山毛榉，榉木

【学　　名】*Fagus longipetiolata*

【生境分布】生于阴湿山地，海拔800m以上。分布于连城、泰宁、沙县、明溪、福安、柘荣、延平、建阳、武夷山、浦城等地。

【药用部位】壳斗。

【性味功能】健胃，消食，理气。用于食欲不振，消化不良等。

栗属（*Castanea*）

栗

【别　　名】栗子，板栗，大栗，高栗，建栗

【学　　名】*Castanea mollissima*

【生境分布】多为栽培，全省各地分布。

【药用部位】根（栗树根），树皮，叶（栗叶），花（栗花），总苞（栗毛球），外果皮（栗壳），内果皮（栗荴）。

【性味功能】根：甘、淡，平。用于疝气等。树皮：用于丹毒，口疮，漆疮等。叶：用于喉疮火毒，顿咳等。花：微苦、涩，微温。用于泻痢，便血，瘰疬等。总苞：用于丹毒，瘰疬，顿咳等。外果皮：甘、涩，平。用于反胃，鼻衄，便血等。内果皮：甘、涩，平。用于瘰疬，骨鲠，皮肤干燥等。

茅栗

【别　　名】野栗子，金栗，野茅栗，毛栗

【学　　名】*Castanea seguinii*

【生境分布】生于向阳山地，海拔400～2000m。分布于宁化、将乐、建瓯、建阳、武夷山、浦城等地。

【药用部位】根，树皮，总苞，种仁（茅栗仁）。

【性味功能】根、树皮、总苞：用于口疮等。外用于丹毒，疮毒等。树皮：苦，凉。用于肺炎，肺结核等。种仁：甘，温。消食化气。用于脾虚腹泻等。

锥栗

【别　　名】尖栗，箭栗，旋栗

【学　　名】*Castanea henryi*

【生境分布】生于向阳或土质疏松的山地，海拔100～1800m。分布于三元、沙县、古田、建阳、建瓯、武夷山等地。

【药用部位】叶，壳斗，种子。

【性味功能】叶、壳斗：苦、涩，平。健胃，补肾。用于湿热，泄泻等。种子：甘，平。用于肾虚，瘘弱，消瘦等。

栲属（*Castanopsis*）

苦槠

【别　　名】苦锥，苦槠槠，血槠，苦槠锥，槠栗

【学　　名】*Castanopsis sclerophylla*

【生境分布】生于低山丘，海拔1000m以下。分布于永泰、永安、三元、梅列、沙县、蕉城、延平、建阳、浦城等地。

【药用部位】树皮，种仁（槠子），叶。

【性味功能】树皮、叶：止血，敛疮。用于产妇血崩，臁疮等。种仁：甘、苦、涩，平。涩肠止泻，生津止渴。用于泄泻，痢疾，津伤口渴，伤酒等。

栲

【别　　名】丝栗树，栲树

【学　　名】*Castanopsis fargesii*

【生境分布】生于林缘或疏林中。全省各地分布。

【药用部位】总苞。

【性味功能】清热，消肿止痛。

甜槠

【别　　名】栲槠，乌橡，甜锥

【学　　名】*Castanopsis eyrei*

【生境分布】生于较干燥的林中，海拔200～1500m。全省各地分布。

【药用部位】根皮，种仁。

【性味功能】根皮：止泻；用于脾虚泄泻等。种仁：健胃燥湿等。

钩锥

【别　　名】钩栗，大叶栲，大叶槠，钩栲，大叶锥

【学　　名】*Castanopsis tibetana*

【生境分布】生于湿润的山地杂木林中，海拔1500m以下。全省各地常见。

【药用部位】果实（钩栗）

【性味功能】用于痢疾。

柯属（*Lithocarpus*）

柯

【别　　名】椆木，红椆，石栎

【学　　名】*Lithocarpus glaber*

【生境分布】生于灌丛或疏林中，海拔1500m以下。全省各地分布。

【药用部位】树皮。

【性味功能】辛，平，有小毒。利尿。用于腹水等。

木姜叶柯

【别　　名】多穗石栎，多穗柯，甜茶

【学　　名】*Lithocarpus litseifolius*

【生境分布】生于山坡林中或灌丛中。全省各地分布。德化有规模化种植。

【药用部位】根，叶，果实。

【性味功能】根：甘、涩，平。补肾益阴。用于虚损病等。叶：甘、苦，平。清热利。用于高血压症，湿热下痢，皮肤瘙痒，痈疽恶疮等。果实：和胃降逆。用于呃逆，噎膈等。

青冈属（*Cyclobalanopsis*）

青冈

【别　　名】铁槠，青冈栎，铁栎，花梢树，铁栗子

【学　　名】*Cyclobalanopsis glauca*

【生境分布】生于山地，海拔100～1200m。全省各地分布。

【药用部位】树皮，叶，种仁（槠子）。

【性味功能】树皮、叶：止血，敛疮；用于产妇血崩，臁疮等。种仁：甘、苦、涩，平；涩肠止泻，生津止渴；用于泄泻，痢疾，津伤口渴，伤酒等。

小叶青冈

【别　　名】岩青冈栎，青栲，青桐，细叶青栎，青钩

【学　　名】*Cyclobalanopsis myrsinifolia*

【生境分布】生于林中，海拔500m以上。分布于德化、永泰、大田、沙县、将乐、松溪、浦城等地。

【药用部位】皮，叶，果仁。

【性味功能】皮、叶：止血。果仁：苦、涩、平、凉；止泻痢，除恶血，止渴，消乳肿。

栎属（*Quercus*）

白栎

【别　　名】白皮栎，栎树，枥柴，金刚栎，小白栎

【学　　名】*Quercus fabri*

【生境分布】生于山地疏林或灌丛中，海拔400～1000m。分布于晋安、宁化、建宁、建瓯等地。

【药用部位】带虫瘿总苞（白栎蓓）。

【性味功能】苦、涩，平。健胃消积，理气，清火，明目。用于疝气，疳积，目赤肿痛等。

麻栎

【别　　名】橡碗树

【学　　名】*Quercus acutissima*

【生境分布】生于向阳山坡，海拔60～2200m。分布于同安、闽清、沙县等地。

【药用部位】根皮，树皮（橡木皮），果实，壳斗（橡实壳）。

【性味功能】根皮或树皮：苦，平。用于泻痢，瘰疬，恶疮等。果实：苦、涩，微温。收敛，止痢，解毒消肿。用于泻痢脱肛，痔血等。壳斗：涩，温。收敛，止血。用于泻痢脱肛，肠风下血，崩中带下等。

小叶栎

【别　　名】苍落，刺巴栎，木黄栎，树山栎

【学　　名】*Quercus chenii*

【生境分布】生于山地，海拔500m以下。分布于永安、三元、沙县、宁化、泰宁、建宁等地。

【药用部位】枝，壳斗，果，树皮，叶。

【性味功能】枝、壳斗：苦，凉。收敛，止泻。果：涩肠止泻；用于乳肿。树皮、叶：用于急性细菌性痢疾等。

栓皮栎

【别　　名】花栎木，青杠碗，软木栎

【学　　名】*Quercus variabilis*

【生境分布】生于向阳山地，海拔600～1000m。分布于永春、德化、晋安、闽清、延平、武夷山等地。

【药用部位】果实，壳斗。

【性味功能】果实、壳斗：苦、涩，平。健胃，收敛，止血痢，止咳，涩肠。用于痔疮，恶疮，痈肿，咳嗽，水泻，头癣等。

刺叶高山栎

【别　　名】铁匠树，刺叶栎

【学　　名】*Quercus spinosa*

【生境分布】生于近山顶岩缝间或沟谷地，海拔1500～1800m。分布于德化等地。

【药用部位】叶。

【性味功能】用于肝炎等。

榆科（Ulmaceae）

榆属（*Ulmus*）

榆树

【别　　名】白榆，家榆

【学　　名】*Ulmus pumila*

【生境分布】生于山坡、山谷、川地或丘陵等处，海拔1000m以上。全省各地分布。

【药用部位】树皮，根皮韧皮部（榆白皮），叶（榆叶），花（榆花），果实，种子（榆荚仁）。

【性味功能】树皮、根皮韧皮部：甘，平。利水，通淋，消肿。用于小便不通，淋浊，水肿，痈疽发背，丹毒，疥癣等。叶：利小便。用于石淋等。花：用于小儿癫痫，小便不利等。果实、种子：甘、酸，寒。清湿热，杀虫。用于带下病，小儿疳热羸瘦等。

榔榆

【别　　名】公心木，朗榆，鸡筹仔，小叶榆，桥皮榆

【学　　名】*Ulmus parvifolia*

【生境分布】生于山坡路旁、溪谷岸边、林缘或

林中间隙地，也常栽培于庭园或屋旁。全省各地分布。

【药用部位】皮，茎，叶。

【性味功能】皮：甘、微苦，寒；清热利水，消肿解毒，凉血止血；用于热淋，小便不利，疮疡肿毒，乳痈，水火烫伤，痢疾，胃肠出血，尿血，痔血，腰背酸痛，外伤出血等。茎：甘、微苦，寒；通络止痛；用于腰背酸痛等。叶：甘、微苦，寒；清热解毒，消肿止痛；用于热毒疮疡，牙痛等。

榉属（Zelkova）

榉树

【别　　名】大叶榉，鸡油树，马柳光树

【学　　名】Zelkova sehnearideriana

【生境分布】生于林缘，海拔 500～1900m。分布于南靖、新罗、德化、永泰、建宁等地。

【药用部位】树皮（榉树皮），叶（榉树叶）。

【性味功能】树皮：苦，大寒。清热，利水。用于时行头痛，热毒下痢，水肿等。叶：苦，寒。用于火烂疮，疔疮等。

注：国家二级重点保护野生植物。

光叶榉

【别　　名】榉树

【学　　名】Zelkova serrata

【生境分布】生于山坡路旁，海拔约 300m。分布于浦城等地。

【药用部位】树皮，叶。

【性味功能】苦。下水气，止热痢，安胎。用于孕妇腹痛，肿烂恶疮等。

糙叶树属（Aphananthe）

糙叶树

【别　　名】牛筋树，唐榆

【学　　名】Aphananthe aspera

【生境分布】生于较向阳的林缘或山坡路旁。全省各地分布。

【药用部位】根皮，树皮。

【性味功能】舒筋活络，止痛。用于腰部损伤酸痛等。

青檀属（Pteroceltis）

青檀

【别　　名】翼朴，檀树，摇钱树

【学　　名】Pteroceltis tatarinawii

【生境分布】生于山谷溪边或石灰岩山地疏林中，海拔 100～1500m。分布于南靖等地。

【药用部位】叶。

【性味功能】苦，凉。祛风除湿，消肿止痛。用于腰部损伤，酸痛等。

山黄麻属（Trema）

山黄麻

【别　　名】山麻木，九层麻，麻桐树，山角麻，山王麻

【学　　名】Trema orientalis

【生境分布】生于山坡灌丛或溪谷水边。全省各地分布。

【药用部位】根，叶。

【性味功能】根、叶：涩，平。散瘀，消肿，止血。用于跌打损伤，外伤出血等。

光叶山黄麻

【别　　名】尖尾斧头树，山海麻

【学　　名】Trema cannabina

【生境分布】生于疏林、林缘、山坡灌丛及路旁，海拔 100～600m。全省各地分布。

【药用部位】根皮。

【性味功能】甘、微酸，平。健脾利水，化瘀生新。用于泄泻，骨折等。

山油麻

【别　　名】椰树，硬壳椰，滑椰树

【学　　名】Trema cannabina var. dielsiana

【生境分布】生于山坡灌丛、疏林中或溪谷岸边，海拔 100～1100m。分布于南靖、长汀、永春、晋安、沙县、延平、建阳、武夷山、浦城等地。

【药用部位】根，叶。

【性味功能】根、叶：甘、微苦，微寒。解毒消肿，

止血。用于疮疖肿痛，外伤出血等。

朴属（Celtis）

朴树

【别　　名】拔树，千粒树，朴榆，桑仔，朴仔树
【学　　名】*Celtis sinensis*
【生境分布】生于山坡、林缘、村庄或路旁，也常栽培于庭园屋旁。全省各地分布。
【药用部位】根皮，树皮，叶，果实。
【性味功能】根皮、树皮：苦、辛，平。祛风透疹，消食止泻。用于麻疹透发不畅，消化不良，食积泻痢，跌打损伤等。叶：微苦，凉。清热，凉血，解毒。用于漆疮，荨麻疹等。果实：苦、涩，平。清热利咽；用于感冒，咳嗽，音哑等。

珊瑚朴

【别　　名】沙棠子
【学　　名】*Celtis julianae*
【生境分布】生于山谷中，海拔 300～1300m。分布于南靖、永春、德化、三元、梅列、泰宁、蕉城等地。
【药用部位】茎，叶。
【性味功能】茎、叶：用于咳喘等。

紫弹

【别　　名】黄果朴，牛筋树，粗壳榔，沙糖果
【学　　名】*Celtis biondii*
【生境分布】生于山谷林中、山坡路旁或村旁。全省各地分布。
【药用部位】根皮，茎枝，叶。
【性味功能】甘，寒。清热解毒，祛痰，利小便。用于小儿脑积水，腰骨酸痛，乳痈等；外用于疮毒，溃烂等。

桑科（Moraceae）

葎草属（Humulus）

葎草

【别　　名】锯叶藤子，积藤，刮皮藤，蜈蚣藤，五爪金龙
【学　　名】*Humulus scandens*
【生境分布】生于沟边、路旁、郊野荒地或住宅附近。全省各地分布。
【药用部位】全草。
【性味功能】微甘，凉。清热利湿，消肿解毒。用于痢疾，胃肠炎，中暑吐泻，肺结核，血淋，带下病，小儿疳积，痔疮出血，瘰疬，腋下疽，股阴疽，毒蛇咬伤等。

水蛇麻属（Fatoua）

水蛇麻

【别　　名】桑草
【学　　名】*Fatoua villosa*
【生境分布】生于园圃、路旁或荒地。分布于思明、翔安、仙游、涵江、福清、晋安、永泰、连城、永安、沙县、武夷山、浦城等地。
【药用部位】叶，全株。
【性味功能】叶：祛风，止痛，止咳。用于风热感冒，头痛，咳嗽等。全株：调脏气。用于刀伤，无名肿毒等。

大麻属（Cannabis）

大麻

【别　　名】山丝苗，线麻，胡麻，野麻，火麻
【学　　名】*Cannabis sativa*
【生境分布】多为栽培。全省各地零星分布。
【药用部位】根，叶，花，果实（火麻仁）。
【性味功能】根：用于崩中带下等。叶：驱蛔虫。花：通经。果实：平，甘。润燥滑肠，通便。用于血虚，津亏肠燥便秘等。

桑属（*Morus*）

桑

【别　　名】桑树，桑叶，蚕叶

【学　　名】*Morus alba*

【生境分布】多为栽培。全省各地分布。

【药用部位】根，根皮（桑白皮），枝（桑枝），叶（桑叶），果实（桑葚子），乳汁。

【性味功能】根：微苦，寒。清热泻火。用于赤眼，牙痛，肾盂肾炎，癫痫等。根皮：甘，寒。清肺行水，止咳平喘。用于咳喘，水肿腹胀等。枝：苦，平。祛风除湿。用于风湿关节痛等。叶：微苦，凉。疏风清热，凉血明目。用于感冒，赤眼，自汗，盗汗，背痛等。果实：甘、酸，平。滋肾补肝。用于血虚耳鸣，失眠，便秘等。乳汁：微涩，凉。清热解毒。用于小儿口疮等。

鸡桑

【别　　名】小叶桑，野桑，小岩桑，山桑，野刺桑

【学　　名】*Morus australis*

【生境分布】生于山坡林中，海拔 500～1000m。分布于三元、梅列、泰宁、寿宁、建阳等地。

【药用部位】根皮，叶。

【性味功能】甘、辛，寒。清热解表。用于感冒咳嗽等。

华桑

【别　　名】葫芦桑，花桑

【学　　名】*Morus cathayana*

【生境分布】生于河边或路旁，海拔 900～1300m。分布于政和、武夷山等地。

【药用部位】根皮，叶。

【性味功能】甘，寒。泻肺平喘，利水消肿，清热解表。用于肺热咳喘，面目浮肿，水肿，尿少等。

构树属（*Broussonetia*）

构树

【别　　名】楮桑，构桃、构乳树、楮树、楮实子

【学　　名】*Broussonetia papyifera*

【生境分布】生于山坡或村旁。全省各地分布。

【药用部位】根，茎皮，叶，果实（楮实），乳汁。

【性味功能】根：清热利湿。用于痢疾，痈疽初起等。茎皮：去腐生肌。叶：凉血杀虫。用于鼻衄，神经性皮炎，瘘管，癣，刀伤出血等。果实：甘，寒。滋肾益阴，清肝明目，健脾利水。用于肾虚，腰膝酸软，阳痿，目昏，目翳，水肿，尿少等。乳汁：杀虫解毒。用于蜂螫虫伤，癣等。

楮

【别　　名】小构树，小叶构，剥皮藤，杉皮藤，乳藤草

【学　　名】*Broussonetie kazinoki*

【生境分布】生于山坡路旁。分布于德化、古田、延平等地。

【药用部位】根与根皮（构皮麻），叶，树汁。

【性味功能】根：微辛，凉。清热利湿，活血止痛。用于急性黄疸型传染性肝炎，腰痛，跌打损伤等。根皮：甘、淡，平。祛风，活血，利尿。叶：淡，凉。消肿解毒。用于疔疮，创伤出血等。树汁：涩，凉。清热解毒。用于皮炎，牛皮癣等。

葡蟠

【别　　名】藤葡蟠，藤构

【学　　名】*Broussonetia kaempferi*

【生境分布】生于山坡灌丛中，常攀援于他物上，海拔 300～1000m。全省各地分布。

【药用部位】全株。

【性味功能】淡，凉。清热，止咳，利尿。用于砂淋，石淋，肺热咳嗽等。

波罗蜜属（*Artocarpus*）

波罗蜜

【别　　名】木波罗，树波罗，牛肚子果

【学　　名】*Artocarpus heterophyllus*

【生境分布】诏安、厦门植物园、仙游、福州植物园等地有引种。

【药用部位】叶，花，果肉，种仁，树液（树皮流出的汁液）。

【性味功能】叶：甘，平。用于溃疡并可外敷创伤。花、果肉：止渴除烦。种仁：补中益气。用于热盛津伤，中气不足，烦热口渴，饮食不香，面色无华，身体倦怠等。树液：散结消肿，止痛。用于疮疖红肿或疮疖红肿引起的淋巴管炎等。

白桂木

【别　　名】胭脂木，将军木

【学　　名】*Artocarpus hypargyreus*

【生境分布】生于山地路旁、林缘或疏林中，海拔160～630m。全省各地分布。

【药用部位】根，果实。

【性味功能】根：祛风除湿，活血消肿。果实：酸，平。生津止渴，止血，开胃化痰。用于热渴，咯血，吐血，衄血，咽喉痛，食欲不振等。

柘属（*Cudrania*）

柘树

【别　　名】柘，山荔枝，黄金刺，山枳壳，金蛇退壳

【学　　名】*Cudrania tricuapidata*

【生境分布】生于林缘或山地路旁，海拔500～2200m。分布于南靖、新罗、长汀、晋安、永安、将乐、古田、蕉城、延平、建阳、浦城等地。

【药用部位】根，树干内皮（柘木白皮），木材，茎叶，果实。

【性味功能】根，树干内皮：苦，平。补肾固精，凉血，舒筋。用于腰痛，遗精，咯血，跌打损伤等。木材：甘，温。用于崩中，疟疾等。茎叶：微甘，凉。用于疮疖，湿疹等。果实：苦，平。清热凉血，舒筋活络。用于跌打损伤等。

构棘

【别　　名】襄芝，千层皮，山荔枝，九重皮，穿破石

【学　　名】*Cudrania cochinchinensis*

【生境分布】生于旷野、山地路旁、灌丛或疏林中。全省各地分布。

【药用部位】根（穿破石），棘刺（奴柘刺），果实（山荔枝果）。

【性味功能】根：淡、微苦，凉。祛风通络，清热除湿，解毒消肿。用于风湿痹痛，跌打损伤，黄疸，流行性腮腺炎，肺结核，胃及十二指肠溃疡，淋浊，蛊胀，闭经，劳伤咯血，疔疮痈肿等。棘刺：苦，微温。化瘀消积。用于腹中积聚，痞块等。果实：微甘，温。理气，消食，利尿。用于疝气，食积，小便小利等。

榕属（*Ficus*）

大果榕

【别　　名】馒头果，大无花果，大木瓜，菠萝果，大石榴

【学　　名】*Ficus auriculata*

【生境分布】生于低山沟谷潮湿雨林中。厦门植物园等地有引种。

【药用部位】果实。

【性味功能】苦，凉。用于脱肛等。

水同木

【别　　名】哈氏榕

【学　　名】*Ficus fistulosa*

【生境分布】生于林缘、溪旁或山谷林中。分布于南靖、长泰、平和、新罗、洛江、惠安、泉港、安溪等地。

【药用部位】根皮，叶。

【性味功能】甘，凉。补气，润肺，活血，利尿。用于五劳七伤，跌打，小便淋痛，湿热泄泻等。

粗叶榕

【别　　名】掌叶榕，佛掌榕，山狗肾，毛桃树，山枇杷树

【学　　名】*Ficus hirta*

【生境分布】生于旷野、山地林缘、灌丛或疏林中。全省各地分布。

【药用部位】根，枝条。

【性味功能】甘、微苦，平。健脾化湿，行气通络，除痰止咳。用于风湿关节痛，胃痛，慢性支气管炎，肺结核，闭经，产后淤血痛，带下病，乳腺炎，乳汁稀少，睾丸炎，手足瘫痪，跌打损伤等。

金毛榕

【别　　名】黄毛榕，生毛大伯

【学　　名】*Ficus fulva*

【生境分布】生于山谷、溪边林中。分布于诏安、平和、南靖、华安、新罗、上杭、泉港、仙游等地。

【药用部位】根皮。

【性味功能】甘，平。健脾益气，活血祛风。用于气血虚弱，阴挺，脱肛，水肿，风湿痹痛，便溏泄泻等。

榕树

【别　　名】小叶榕，细叶榕

【学　　名】*Ficus microcarpa*

【生境分布】多栽培于村旁。全省各地分布。

【药用部位】树皮，气根（榕须），叶，树胶汁，果实。

【性味功能】树皮：用于泄泻，疥癣，痔疮等。气根：苦、涩，平；祛风清热，活血解毒；用于感冒，顿咳，麻疹不透，乳蛾，跌打损伤等。叶：淡，凉；清热利湿，活血散瘀；用于咳嗽，痢疾，泄泻等。树胶汁：用于目翳，目赤，瘰疬，牛皮癣等。果实：用于臁疮等。

菩提树

【别　　名】印度菩提树，思维树

【学　　名】*Ficus religiosa*

【生境分布】多栽培于寺庙旁。全省各地多有引种。

【药用部位】树皮汁，花，种子。

【性味功能】树皮汁：微苦，凉。收敛；用于牙痛等。花、种子：发汗解热，镇静等。

异叶榕

【别　　名】异叶天仙果

【学　　名】*Ficus heteromorpha*

【生境分布】生于林中、溪谷边、路旁或灌丛中。分布于德化、泉港、永泰、闽侯、大田、沙县、泰宁、古田、延平、建瓯、建阳、武夷山、浦城等地。

【药用部位】根，全株（奶浆木），果实（奶浆果）。

【性味功能】根、全株：微苦、涩，凉；祛风除湿，化痰止咳，活血，解毒；用于风湿痹痛，咳嗽，跌打损伤，毒蛇咬伤等。果实：甘、酸，温；下乳，补血；用于脾胃虚弱，缺乳等。

舶梨榕

【别　　名】梨果榕，梨榕，梨状牛奶子

【学　　名】*Ficus pyriformis*

【生境分布】生于山谷、溪旁、沟边。分布于诏安、平和、南靖、闽清等地。

【药用部位】茎。

【性味功能】涩，凉。清热利水，止痛。用于水肿，小便淋痛，胃痛等。

台湾榕

【别　　名】长叶牛奶树，水牛奶，狗奶木

【学　　名】*Ficus formosana*

【生境分布】生于林缘、山地路旁或疏林中。全省各地分布。

【药用部位】全株。

【性味功能】甘、微涩，平。柔肝和脾，清热利湿。用于急慢性肝炎，腰脊扭伤，水肿，小便淋痛等。

雅榕

【别　　名】榕树，万年青，小叶榕

【学　　名】*Ficus concinna*

【生境分布】生于路旁溪边或林缘，海拔 $900 \sim 1600m$。分布于南靖、连城、新罗、晋安、永安、霞浦、福安等地。

【药用部位】根，叶，果实。

【性味功能】微苦，平。祛风除湿。用于风湿关节痛，胃痛，阴挺，跌打损伤等。

变叶榕

【别　　名】斑榕，牛奶仔，奶汁柴，椿云仔，常绿天仙果

【学　　名】*Ficus variolosa*

【生境分布】生于旷野、山地、灌丛或疏林中。全省各地分布。

【药用部位】根。

【性味功能】微苦、甘，辛，微温。祛风除湿，活血止痛。用于风湿关节痛，腰痛，胃及十二指肠溃疡，中暑发痧，催乳，跌打损伤，疔疮等。

无花果

【别　　名】奶浆果，映日果，文光果

【学　　名】*Ficus carica*

【生境分布】生于山地或山谷疏林中。全省各地多有引种。

【药用部位】根，叶。

【性味功能】根：甘，平。清热解毒，散瘀消肿。用于肺热咳嗽，咽喉肿痛，痔疮，痛疽，瘰疬，筋骨疼痛等。叶：甘，微辛，平，有小毒。清湿热，解疮毒，消肿止痛。用于湿热泄泻，带下病，痔疮，痈肿疼痛，瘰疬等。

青藤公

【别　　名】尖尾榕，红毛榕

【学　　名】*Ficus langkokensis*

【生境分布】生于山地或山谷疏林中，海拔150～2000m。分布于南靖、平和、新罗、上杭、德化、永春、尤溪、延平、武夷山等地。

【药用部位】叶。

【性味功能】用于背痛，体虚怕冷，受寒咳嗽等。

竹叶榕

【别　　名】条叶榕，小号牛奶仔，小号铁牛入石

【学　　名】*Ficus stenophylla*

【生境分布】生于山坡路旁或旷野间。分布于仙游、晋安、永泰、闽侯、顺昌、光泽等地。

【药用部位】根，茎，乳汁。

【性味功能】根，茎：甘，辛，微苦，温。行气活血，祛痰止咳。用于咳嗽，胸痛，肾炎，风湿痛，乳汁稀少，跌打损伤。乳汁：辛，平。解毒消肿。用于毒蛇咬伤等。

琴叶榕

【别　　名】鸡公木，牛奶仔，牛奶柴，水榕，牛奶树

【学　　名】*Ficus pandurata*

【生境分布】生于山地路旁灌丛或疏林中。全省各地分布。

【药用部位】根，叶。

【性味功能】甘、微辛，温。祛风除湿，解毒消肿，活血通经。用于风湿痹通，黄疸，疟疾，百日咳，乳汁不通，乳痈，痛经，闭经，痈疖肿痛，跌打损伤，毒蛇咬伤等。

全缘榕

【别　　名】牛乳子，小叶牛奶子，奶汁草，水风藤，全缘琴叶榕

【学　　名】*Ficus pandurata* var. *holophylla*

【生境分布】生于山地路旁、山谷沟边或疏林中。全省各地分布。

【药用部位】根，叶。

【性味功能】根：甘、微辛，温；用于风湿关节痛，劳倦乏力，淋巴结核，消化不良，血淋，带下病，痛疽溃疡，跌打损伤等。叶：甘、微辛，温；用于乳痈，蛇伤等。

矮小天仙果

【别　　名】披针叶天仙果，大号铁牛入石，山无花果，大号牛奶仔

【学　　名】*Ficus erecta*

【生境分布】生于山地、山谷、沟边或林下。全省各地分布。

【药用部位】根（牛奶浆根），茎叶（牛奶柴），果实。

【性味功能】根：甘、微辛，温。补中益气，祛风除湿。用于风湿关节痛，劳倦乏力，脱肛，月经不调，带下病，皮肤瘙痒，骨结核，跌打损伤等。茎叶：甘、淡，温；补气健脾，祛风湿，活血通络。用于气虚乏力，四肢酸软，风湿痹痛，筋骨不利，跌打损伤，经闭，乳汁不通等。果实：润肠通便，解毒消肿。用于便秘，痔疮肿痛等。

薜荔

【别　　名】风不动，膨泡树，邱抛藤，王不留行，凉粉果

【学　　名】*Ficus pumila*

【生境分布】生于旷野或攀援于残墙、破壁或树上。全省各地分布。

【药用部位】根，茎，叶，果实，乳汁。

【性味功能】根、茎：苦、涩，平。除湿祛风，舒筋通络。用于风湿关节痛，坐骨神经痛，疟疾，劳倦乏力，子宫脱垂，闭经，产后淤血痛，睾丸炎，脱肛，跌打损伤，扭伤，冻疮等。叶：微酸，平。消肿散结。用于漆过敏，无名肿毒等。果实：甘，凉。利湿通乳。用于乳汁不足，乳糜尿，淋浊，便血等。乳汁：用于白癜风等。

白背爬藤榕

【别　　名】日本匍茎榕

【学　　名】*Ficus sarmentosa* var. *nipponica*

【生境分布】生于山坡林中或攀援于石壁上。分布于南靖、连城、德化、长乐、晋安、闽侯、永安、沙县、古田、福安、延平等地。

【药用部位】根状茎。

【性味功能】辛、甘，温。祛风湿，舒气血，消肿止痛。用于风湿关节痛，神经痛，跌打损伤，消化不良，气血亏虚等。

珍珠莲

【别　　名】大风藤，珍珠榕，冰粉树

【学　　名】*Ficus sarmentosa* var. *henryi*

【生境分布】生于山地、山谷林中。全省各地分布。

【药用部位】根，藤（珍珠莲），果实（石彭子）。

【性味功能】根、藤：微辛，平。祛风除湿，行气消肿。用于风湿关节痛，脱臼，乳痛，疮疖，癣症等。果实：甘、涩，平。消肿止痛，止血。用于睾丸偏坠，跌打损伤，内痔便血等。

石榕树

【别　　名】水榕，水牛乳树

【学　　名】*Ficus abelii*

【生境分布】生于山地、山谷林中。分布于永泰等地。

【药用部位】叶。

【性味功能】甘，凉。消肿止痛，祛腐生新。用于乳痛，刀伤等。

荨麻科（Urticaceae）

花点草属（*Nanocnide*）

花点草

【别　　名】幼油草，高墩草

【学　　名】*Nanocnide japonica*

【生境分布】生于溪旁阴湿处，海拔 100～1600m。分布于晋安、闽侯等地。

【药用部位】全草。

【性味功能】酸，温。化痰止咳，止血。用于咳嗽，咯血等。

毛花点草

【别　　名】裂叶花点草，连钱草苎麻，雪药，小九龙盘，泡泡草

【学　　名】*Nanocnide lobata*

【生境分布】生于山谷溪旁和石缝、路旁阴湿地区和草丛中，海拔 25～1400m。分布于连城、晋安、闽侯、武夷山、浦城等地。

【药用部位】全草。

【性味功能】苦、辛，凉。通经活血，清热解毒。用于肺病咳嗽，疮毒，痱疹等。

艾麻属（*Laportea*）

珠芽艾麻

【别　　名】螫麻子，零余子荨麻，野绿麻，火麻

【学　　名】*Laportea bulbifera*

【生境分布】生于山坡林下或林缘路边半阴坡湿润处，海拔 1000m 以上。分布于上杭等地。

【药用部位】全草，块根，叶。

【性味功能】全草：用于疳积等。块根：辛，温；祛风除湿，调经。用于风湿关节痛，皮肤瘙痒，月经不调等。叶：祛风除湿。用于风湿疼痛，风湿关节炎等。

冷水花属（*Pilea*）

小叶冷水花

【别　　名】小叶冷水麻，透明草

【学　　名】*Pilea microphylla*

【生境分布】生于水沟边、阴湿地，或栽于花盆中。全省各地分布。

【药用部位】全草。

【性味功能】淡、涩，凉。清热解毒。用于痈疮肿毒，无名肿毒；外用于烧烫伤等。

矮冷水花

【别　　名】苦水花，荸艾冷水花，地油子，膏油仔，蚯蚓草

【学　　名】*Pilea peploides*

【生境分布】生于山坡石缝阴湿处或长苔藓的石上，海拔200～950m。分布于南靖、上杭、德化、福清、闽侯、永安、三元、沙县、延平、将乐、古田、松溪、政和等地。

【药用部位】全草。

【性味功能】辛，凉。清热解毒，祛瘀止痛。用于跌打损伤，骨折，痈疖肿毒等。

波缘冷水花

【别　　名】岩鸡心草，石苋菜，肉质冷水花

【学　　名】*Pilea cavaleriei*

【生境分布】生于阴湿岩缝中，海拔200～1500m。分布于泰宁、永安、将乐等地。

【药用部位】全草。

【性味功能】甘、淡，凉。清热解毒，润肺止咳，消肿。用于跌打损伤，烫火伤，肺痨，哮喘，疖肿等。

透茎冷水花

【别　　名】亮杆芹，野麻，水麻叶

【学　　名】*Pilea pumila*

【生境分布】生于山地、路旁或林下沟谷湿地，海拔110～1250m。分布于新罗、上杭、连城、永安等地。

【药用部位】全草，叶。

【性味功能】全草：甘，寒。清热利尿，消肿解毒，

安胎。用于消渴，孕妇胎动，先兆流产，水肿，小便淋痛，阴挺，带下病等。叶：止血。

冷水花

【别　　名】山羊血，白山羊，长柄冷水麻

【学　　名】*Pilea notata*

【生境分布】生于山谷、溪旁或林下阴湿处，海拔300～1500m。全省各地分布。

【药用部位】全草。

【性味功能】微苦，平。破结消肿。用于疟疾，跌打损伤，外伤感染等。

三角叶冷水花

【别　　名】散血丹，铁丝草，玻璃草，油面草，三角形冷水花

【学　　名】*Pilea swinglei*

【生境分布】生于山谷溪边和石上阴湿处，海拔400～1500m。分布于福清、武夷山等地。

【药用部位】全草。

【性味功能】淡、微甘，凉。清热解毒，消肿。外用于毒蛇咬伤等。

山谷冷水花

【别　　名】苔水花，山冷水花，湿生冷水花

【学　　名】*Pilea aquarum*

【生境分布】生于的山谷湿地，海拔200～1400m。分布于南靖、尤溪、延平等地。

【药用部位】全草。

【性味功能】清热利湿，生津止渴，退黄护肝。

赤车属（*Pellionia*）

赤车

【别　　名】赤车使者，岩下青，风湿草，半边山

【学　　名】*Pellionia radicans*

【生境分布】生于林下、灌丛、溪边阴湿处，海拔200～1500m。分布于上杭、武平、新罗、连城、安溪、三元、沙县、延平等地。

【药用部位】全草。

【性味功能】辛、甘，温。祛瘀消肿，解毒止痛。用于挫伤血肿，毒蛇咬伤，牙痛，疖等。

蔓赤车

【别　　名】羊眼草, 石解骨, 毛赤车, 岩苋菜

【学　　名】*Pellionia scabra*

【生境分布】生于林下或较阴湿处, 海拔 700m 以下。分布于南靖、长汀、连城、德化、长乐、晋安、永泰、永安、周宁等地。

【药用部位】全草。

【性味功能】甘, 淡, 凉。清热解毒, 凉血散瘀。用于扭挫伤, 牙痛, 带状疱疹, 急性眼结膜水肿, 肺结核发热等。

短叶赤车

【别　　名】小叶赤车

【学　　名】*Pellionia brevifolia*

【生境分布】生于林下湿处, 海拔 350～1500m。分布于南靖、上杭、蕉城、延平、松溪、政和等地。

【药用部位】全草。

【性味功能】苦, 温。活血散瘀, 消肿止痛。用于跌打损伤, 骨折等。

藤麻属（*Procris*）

藤麻

【别　　名】金玉石, 石骨丹

【学　　名】*Procris wightiana*

【生境分布】生于林下或山谷溪边岩石阴湿处, 海拔 300m 以上。分布于南靖、涵江等地。

【药用部位】全草。

【性味功能】苦, 凉。清热解毒, 散瘀消肿。用于无名肿毒, 烧烫伤, 跌打损伤, 骨折等。

楼梯草属（*Elatostema*）

钝叶楼梯草

【学　　名】*Elatostema obtusum*

【生境分布】生于山地林下、沟边或石上, 常与苔藓同生, 海拔 500m 以上。分布于闽侯、尤溪、武夷山等地。

【药用部位】全草。

【性味功能】清热解毒, 祛瘀止痛。

青叶楼梯草

【别　　名】多序楼梯草, 大青叶, 连城大青叶, 山泽兰

【学　　名】*Elatostema macintyrei*

【生境分布】生于林下或山谷阴湿地, 海拔 600m 左右。分布于漳浦、南靖、新罗、武平、连城、福清等地。

【药用部位】根茎。

【性味功能】苦, 凉。清热解毒, 杀虫。用于肝络失和, 肺热咳嗽等。

庐山楼梯草

【别　　名】白龙骨, 软骨飞扬, 鸡血七, 接骨草

【学　　名】*Elatostema stewardii*

【生境分布】生于阴湿地, 海拔 580～1400m。分布于永泰、上杭、永安等地。

【药用部位】全草, 根, 茎叶。

【性味功能】全草: 淡, 温; 活血祛瘀, 消肿解毒, 止咳; 用于挫伤, 扭伤, 骨折, 流行性腮腺炎, 肺痨, 发热咳嗽等。根: 用于骨折等。茎叶: 用于咳嗽等。

锐齿楼梯草

【别　　名】台湾楼梯草

【学　　名】*Elatostema cyrtandrifolium*

【生境分布】生于山谷湿地, 海拔 450～1400m。分布于南靖、上杭、将乐等地。

【药用部位】全草。

【性味功能】微苦、辛, 凉。祛风湿, 散瘀肿, 解热毒。用于风湿热痹, 目赤肿痛, 黄疸, 跌打骨折等。

假楼梯草属（*Lecanthus*）

假楼梯草

【别　　名】水苋菜

【学　　名】*Lecanthus peduncularis*

【生境分布】生于山谷林下阴湿处, 海拔 1300m 以上。分布于武夷山等地。

【药用部位】全草。

【性味功能】甘, 寒。润肺止咳。用于肺结核等。

虫蚁菜属（*Chamabainia*）

微柱麻

【别　　名】虫蚁菜，红四楞麻，止血草

【学　　名】*Chamabainia cuspidata*

【生境分布】生于山地林下，海拔 1000m 以上。分布于上杭等地。

【药用部位】全草。

【性味功能】微酸、苦，平。行气止痛，止血生肌，利湿。用于刀伤，痢疾等。

苎麻属（*Boehmeria*）

序叶苎麻

【别　　名】散生苎麻，酸麻，水火麻

【学　　名】*Boehmeria clidemioides* var. *diffusa*

【生境分布】生于林中路旁阴湿处，海拔 300～1700m。分布于长汀、上杭、新罗、连城、永安、延平、武夷山等地。

【药用部位】全草。

【性味功能】辛，温。祛风解毒，止痒消肿，止血安胎，除湿。用于水肿，风湿痹痛等。

苎麻

【别　　名】野苎，野麻，白苎，山坠，活血丹

【学　　名】*Boehmeria nivea*

【生境分布】生于路旁、村旁及屋边，也常栽培，海拔 200～1700m。全省各地分布。

【药用部位】根，茎皮，叶，花。

【性味功能】根：寒，甘。清热利尿，安胎止血，解毒。用于感冒发热，麻疹高热，尿路感染，肾炎水肿，孕妇腹痛，胎动不安，先兆流产，跌打损伤，骨折，疮疡肿痛，出血性疾病等。茎皮：甘，寒。清烦热，利小便，散瘀，止血。用于瘀热、心烦，小便淋痛，血淋等。叶：甘，寒。止血凉血，散瘀。用于咯血，吐血，尿血，乳痛，创伤出血等。花：清心，利肠胃，散瘀。用于麻疹等。

悬铃叶苎麻

【别　　名】山麻，大叶苎麻，方麻，蒙自苎麻，

火麻

【学　　名】*Boehmeria tricuspis*

【生境分布】生于灌丛路旁。分布于仙游、将乐、延平、武夷山、浦城等地。

【药用部位】根或全草。

【性味功能】淡，温。祛风除湿，接骨，解表寒。

密球苎麻

【别　　名】土麻仁，野紫苏

【学　　名】*Boehmeria densiglomerata*

【生境分布】生于溪边林下湿地，海拔 250～700m。分布于南靖、永泰、永安、三元、梅列、沙县、蕉城等地。

【药用部位】根茎。

【性味功能】苦，凉。祛湿。

野线麻

【别　　名】大叶苎麻，长穗苎麻，长叶苎麻，山麻

【学　　名】*Boehmeria japonica*

【生境分布】生于路旁，海拔 300～600m。分布于南靖、新罗、连城等地。

【药用部位】叶。

【性味功能】甘，寒。清热解毒，消肿。用于疮疥等。

雾水葛属（*Pouzolzia*）

雾水葛

【别　　名】石薯，白石薯，软骨石薯，细叶贯菜子，水萝卜

【学　　名】*Pouzolzia zeylanica*

【生境分布】生于平地的草地上或田边，丘陵或低山的灌丛中或疏林中、沟边，海拔 300～800m。全省各地分布。

【药用部位】根。

【性味功能】淡，平。拔脓，消肿，解毒。用于痈疽疔疮，风毒流注，无名肿毒，乳腺炎，脚底深部脓肿等。

糯米团属（*Gonostegia*）

糯米团

【别　　名】蛤仔草，对叶藤，红石薯，硬骨石薯，竹叶贯菜

【学　　名】*Gonostegia hirta*

【生境分布】生于山坡、路旁草丛等稍阴湿处，海拔 100～1000m。全省各地分布。

【药用部位】全草。

【性味功能】甘、微苦，凉。清热凉血，消肿解毒。用于咯血，吐血，肾炎，带下病，结膜炎，乳腺炎，对口疮，蜂窝织炎，疔疮痈肿等。

紫麻属（*Oreocnide*）

紫麻

【别　　名】白水苎麻，紫苎麻，野麻，大麻条，大毛叶

【学　　名】*Oreocnide frutescens*

【生境分布】生于密林中或沟旁湿地，海拔 300～1500m。全省各地分布。

【药用部位】全株，叶，果实。

【性味功能】全株：甘，平。行气活血。用于跌打损伤，牙痛等。叶：透发麻疹，止血。果实：用于咽喉痛等。

水麻属（*Debregeasia*）

鳞片水麻

【别　　名】大血吉，野苎麻，山苎麻，山草麻，山野麻

【学　　名】*Debregeasia squamata*

【生境分布】生于林下、山谷溪边阴湿处，海拔 150～1500m。分布于南靖、长泰、华安等地。

【药用部位】全草。

【性味功能】甘、微苦，凉。止血。用于跌打损伤，刀伤出血等。

山龙眼科（Proteaceae）

银桦属（*Grevillea*）

银桦

【别　　名】绢柏，丝树，银橡树

【学　　名】*Grevillea robusta*

【生境分布】福建沿海各地多有栽培。

【药用部位】根茎，叶，树脂。

【性味功能】根茎：苦，凉。祛痰止咳，清热解毒。叶、树脂：辛、苦，温。活血散瘀，止痛。用于跌打损伤，胃脘痛等。

山龙眼属（*Helicia*）

网脉山龙眼

【别　　名】山龙眼

【学　　名】*Helicia reticulata*

【生境分布】生于山地林中或林缘，海拔 300～1500m。分布于云霄、南靖、漳平、华安、连城等地。

【药用部位】枝或叶。

【性味功能】涩，凉。止血。用于跌打刀伤出血等。

红叶树

【别　　名】小果山龙眼，羊屎果

【学　　名】*Helicia cochinchinensis*

【生境分布】生于林中或林缘，海拔 20～800m。全省各地分布。

【药用部位】根，叶，种子。

【性味功能】根、叶：苦，凉。行气活血，祛瘀止痛。用于跌打损伤，肿痛，外伤出血等。种子：外用于烧烫伤等。

铁青树科（Olacaceae）

青皮木属（Schoepfia）

华南青皮木

【别　　名】华青皮木，退骨王，香芙木，骨碎木，土续断

【学　　名】Schoepfia chinensis

【生境分布】生于疏林中。分布于政和、泰宁、浦城等地。

【药用部位】根、树枝、叶。

【性味功能】苦，凉。清热利湿，消肿止痛。用于黄疸，热淋，风湿痹痛，跌打损伤，骨折。

檀香科（Santalaceae）

百蕊草属（Thesium）

百蕊草

【别　　名】百乳草，青龙草

【学　　名】Thesium chinense

【生境分布】生于山坡路旁草丛中，寄生于多种植物的根上。全省各地分布。

【药用部位】根茎。

【性味功能】苦，凉。清热，利湿，解毒。用于风热感冒，中暑，肺痈，乳蛾，淋巴结结核，疔肿，淋证等。

寄生藤属（Dendrotrophe）

寄生藤

【别　　名】鸡骨香藤，列子，藤酸公，观音藤

【学　　名】Dendrotrophe frutescens

【生境分布】生于山地灌丛中，常攀援于树上，海拔 100～300m。全省各地分布。

【药用部位】全株。

【性味功能】微甘、苦、涩，平。疏风清热，活血止痛。用于流行性感冒，跌打损伤等。

檀梨属（Pyrularia）

檀梨

【别　　名】油葫芦

【学　　名】Pyrularia edulis

【生境分布】生于常绿阔叶林中，海拔 1200m 以上。分布于晋安、永泰、蕉城、屏南、寿宁、武夷山等地。

【药用部位】茎皮，种子。

【性味功能】茎皮：苦，凉；用于跌打损伤等。种子：用于烧烫伤等。

桑寄生科（Loranthaceae）

鞘花属（Macrosolen）

鞘花

【别　　名】枫木鞘花，杉寄生，八角鞘花寄生

【学　　名】Macrosolen cochinchinensis

【生境分布】寄生在油茶、油桐等多种植物的树上，海拔 20m 以上。分布于南靖、仙游等地。

【药用部位】带叶茎枝。

【性味功能】甘、苦，性平。祛风除湿，清热止咳，补肝肾。用于痧症，痢疾，咯血，风湿筋骨痛等。

桑寄生属（Loranthus）

椆树桑寄生

【别　　名】寄生

【学　　名】Loranthus delavayi

【生境分布】寄生于壳斗科植物的树上，海拔 200m 以上。分布于南靖、新罗、连城、泰宁、延平等地。

【药用部位】带叶茎枝。

【性味功能】苦、甘，微温。祛风湿，补肝肾，续骨。用于风湿痹证，腰膝疼痛，骨折等。

离瓣寄生属（*Helixanthera*）

离瓣寄生

【别　　名】五瓣寄生

【学　　名】*Helixanthera parasitica*

【生境分布】寄生于柿及榕属植物的树上。分布于诏安、南靖、芗城、福安等地。

【药用部位】带叶茎枝。

【性味功能】苦，甘，平。祛风湿，止咳，止痢。用于咳嗽，痢疾等。

梨果寄生属（*Scurrula*）

红花寄生

【别　　名】红花桑寄生，桑寄生，柠檬寄生，柏寄生

【学　　名】*Scurrula parasitica*

【生境分布】寄生于余甘、石榴、柚、山茶、夹竹桃、桃等植物的树上，海拔20m以上。全省各地分布。

【药用部位】全株。

【性味功能】苦，平。祛风除湿，补肝强筋，安胎下乳。用于风湿关节痛，高血压，腰痛，坐骨神经痛，胎动不安，产后乳少等。

钝果寄生属（*Taxillus*）

松柏钝果寄生

【别　　名】松寄生

【学　　名】*Taxillus matsudae*

【生境分布】寄生于马尾松、油杉等植物的树上，海拔900m以上。分布于福清等地。

【药用部位】全株。

【性味功能】辛，平。祛风除湿，行气止痛，化痰止咳，杀虫止痒。用于风湿关节痛，哮喘，肺痨，胃痛，痰湿咳嗽，疥癣瘙痒，皮肤湿疹等。

四川桑寄生

【别　　名】板栗寄生，桑上寄生

【学　　名】*Taxillus sutchuenensis*

【生境分布】寄生于壳斗科、山茶科等植物的树上，海拔500～1900m以上。分布于长汀等地。

【药用部位】全株。

【性味功能】苦、甘，平。消肿止痛，祛风湿，安胎。用于疮疖，风湿筋骨痛，胎动不安等。

广寄生

【别　　名】桑寄生，桃树寄生，寄生茶

【学　　名】*Taxillus chinensis*

【生境分布】寄生于龙眼、桑、桃等多种植物树上，海拔20～400m。分布于德化等地。

【药用部位】全株。

【性味功能】苦、甘，平。消肿止痛，祛风湿，安胎。用于疮疖，风湿筋骨痛，胎动不安等。

栗寄生属（*Korthalsella*）

栗寄生

【别　　名】螃蟹夹

【学　　名】*Korthalsella japonica*

【生境分布】寄生于油茶、木荷、狭叶赤楠、栎等植物的树上，海拔150～1700m。分布于南靖、上杭、新罗等地。

【药用部位】茎枝。

【性味功能】苦，平。祛风除湿，养血安神。用于胃病，跌打损伤。

槲寄生属（*Viscum*）

多脉槲寄生

【别　　名】柄果槲寄生，寄生茶，刀叶槲寄生

【学　　名】*Viscum multinerve*

【生境分布】寄生于柿、桂花等树上，海拔200～1200m。分布于新罗、上杭、晋安、永泰等地。

【药用部位】全株。

【性味功能】微苦，平。祛风除湿。用于跌打，骨折，腰腿痛等。

扁枝槲寄生

【别　　名】榕树寄生，麻栎寄生

【学　　名】*Viscum articulatum*

【生境分布】寄生于枫树、柿树及壳斗科植物树上，海拔 50～1200m。分布于诏安、同安、仙游、永泰、闽侯、晋安、古田、上杭、松溪等地。

【药用部位】全株。

【性味功能】微苦，平。祛风利湿，舒筋活血，止血。用于风湿关节痛，腰肢酸痛，风湿骨痛，劳伤咳嗽，痢疾，产后血气痛，鼻衄，小便淋痛等。

棱枝槲寄生

【别　　名】柿寄生，梨寄生，桑寄生

【学　　名】*Viscum diospyrosicolum*

【生境分布】寄生于柿树和壳斗科植物树上，海拔 20～1000m。分布于南靖、新罗、永定、漳平、德化、惠安、闽侯、晋安、永泰、清流、柘荣、松溪等地。

【药用部位】全株。

【性味功能】苦，平。祛风舒筋，止咳，清热，消炎。用于肺痨，吐血，风湿痛，胃痛，乳疮，小儿咳嗽等。

槲寄生

【别　　名】北寄生，桑寄生，柳寄生，黄寄生，寄生子

【学　　名】*Viscum coloratum*

【生境分布】寄生于榔榆、柳、柿、梨等树上，海拔 500～1400m。分布于福安等地。

【药用部位】茎叶。

【性味功能】甘，苦，平。祛风湿，补肝肾，强筋骨，安胎。用于风湿痹痛，腰膝酸软，胎动不安等。

马兜铃科（Aristolochiaceae）

马兜铃属（*Aristolochia*）

马兜铃

【别　　名】青木香，金狮藤，天仙藤，独行根，虾蟆藤

【学　　名】*Aristolochia debilis*

【生境分布】生于山坡、路旁灌丛中，海拔 200～1500m。全省各地分布。

【药用部位】根（青木香），茎藤（天仙藤），叶，果（马兜铃）。

【性味功能】根：辛、苦，寒。行气止痛，消肿解毒。用于中暑腹痛，胃痛，胆囊炎，高血压等。茎藤：苦，平。行气活血，消肿止痛。用于风湿痛，胸腹痛，瘰疬等。叶：苦，平。解毒消肿。果：苦，寒。清热化痰，止咳降气。用于支气管炎，咳嗽等。

管花马兜铃

【别　　名】一点血，独一味，红白药，辟蛇雷，金丝丸

【学　　名】*Aristolochia tubiflora*

【生境分布】生于的林下灌丛中，海拔 100～1700m。

全省各地分布。

【药用部位】根或全草（鼻血雷），果实（马兜铃）。

【性味功能】根或全草：辛、苦，寒。清热解毒，行气止痛。用于疮疡疔肿，毒蛇咬伤，胃脘疼痛，肠炎痢疾，腹泻，风湿关节疼痛，痛经，跌打损伤等。果实：苦，微寒。清肺降气，止咳平喘，清肠消痔。

广西马兜铃

【别　　名】南蛇藤，大叶马兜铃，广南香，萝蔔防己，大叶山总管

【学　　名】*Aristolochia kwangsiensis*

【生境分布】生于林缘灌丛中或路旁，海拔 600～1600m。分布于南靖等地。

【药用部位】块根。

【性味功能】苦，寒，有小毒。清热止痛，止血止痛。用于喉痛、腹痛、跌打、疟疾、蛇伤等。

柔叶马兜铃

【别　　名】大叶马兜铃，柔叶关不通，犁头草，金丝藤，青木香

【学　　名】*Aristolochia mollis* [*Isotrema molle*]

【生境分布】生于路旁或山坡灌丛。全省各地

常见。

【药用部位】根。

【性味功能】苦，寒。清热解毒，活血，健脾利湿。用于消化不良，止咳。

细辛属（*Asarum*）

尾花细辛

【别　　名】土细辛，马蹄香，马蹄金，仙蓣

【学　　名】*Asarum caudigerum*

【生境分布】生于林下阴湿地，海拔 350～1660m。全省各地分布。

【药用部位】全草。

【性味功能】辛、温，有小毒。祛风散寒，活血止痛，解毒消肿。用于感冒，咳嗽，头痛，牙痛，风湿关节痛，跌打损伤，颈淋巴结结核，无名肿毒，毒蛇咬伤等。

杜衡

【别　　名】蘅，马辛，江南细辛，马蹄香，马蹄细辛

【学　　名】*Asarum forbesii*

【生境分布】生于林下或沟边阴湿地，海拔 800m以下。分布于晋安、建宁、松溪、政和、武夷山、浦城等地。

【药用部位】全草，根茎及根。

【性味功能】辛，温，有小毒。祛风散寒，消痰行水，活血止痛，解毒。用于风寒感冒，痰饮喘咳，水肿，风寒湿痹，跌打损伤，头痛，齿痛，胃痛，痧气腹痛，瘰疬，肿毒，蛇咬伤等。

福建细辛

【别　　名】土里开花，薯叶细辛，马脚蹄

【学　　名】*Asarum fukienense*

【生境分布】生于林下阴湿地，海拔 300～1000m。分布于新罗、连城、永春、晋安、闽侯、延平、顺昌、邵武、松溪、政和、武夷山等地。

【药用部位】全草。

【性味功能】辛，平，有毒。祛风散寒，活血止痛，解毒消肿。用于风寒感冒，头痛，牙痛，风湿痹痛，痰饮喘咳等。

蛇菰科（Balanophoraceae）

蛇菰属（*Balanophora*）

杯茎蛇菰

【别　　名】角菌，铺地开花，葛菌，角花

【学　　名】*Balanophora subcupularis*

【生境分布】生于林下，寄生于阔叶树的根部，海拔 650m 以上。分布于南靖、永泰、仙游、永泰、连城、尤溪、屏南、周宁等地。

【药用部位】全草。

【性味功能】苦、涩，凉。清热解毒，凉血止血。用于咳嗽吐血，血崩，痔疮肿痛等。

穗花蛇菰

【别　　名】地荔枝，鹿仙草

【学　　名】*Balanophora laxiflora*

【生境分布】生于林下路旁或沟谷边，寄生于阔叶树的根上，海拔 700～1300m。分布于南靖、华安、沙县、武夷山等地。

【药用部位】全株。

【性味功能】苦、涩，凉。凉血止血，清热解毒。用于肺热咳嗽、吐血，肠风下血，血崩，风热斑疹，腰痛，小儿阴茎肿，痔疮，疔疮肿毒等。

蓼科（Polygonaceae）

蓼属（*Polygonum*）

腋花蓼

【别　　名】习见蓼，铁马齿苋

【学　　名】*Polygonum plebeium*

【生境分布】生于田野路边或荒田中，海拔 30m 以上。全省各地分布。

【药用部位】全草（小萹蓄）。

【性味功能】苦，凉。利尿通淋，清热解毒，化湿杀虫。用于热淋，石淋，黄疸，痢疾。恶疮疥癣，外阴湿痒，蛔虫病等。

萹蓄

【别　　名】多茎萹蓄，异叶萹

【学　　名】*Polygonum aviculare*

【生境分布】生于田野荒地和沟边湿地，海拔 10m 以上。分布于长乐、晋安、福安、浦城等地。

【药用部位】地上部分。

【性味功能】苦，凉。利尿通淋，杀虫，止痒。用于膀胱热淋，小便短赤，淋沥涩痛，皮肤湿疹，阴痒症，带下病等。

蓼蓝

【别　　名】大青叶，青板水辣蓼，蓝靛，蓝蓼

【学　　名】*Polygonum tinctorium*

【生境分布】南靖、晋安、松溪、政和等地有栽培，也有逸为野生。

【药用部位】叶，加工品（青黛）。

【性味功能】叶：苦，寒；清热解毒，凉血消斑；用于温病发热，发斑发疹，肺热喘咳，喉痹，流行性腮腺炎，丹毒，痈肿等。加工品（青黛）：咸，寒；清热解毒，凉血，定惊；用于温病发斑，血热吐衄，胸痛咯血，口疮，小儿惊痫等。

愉悦蓼

【别　　名】欢喜蓼，水蓼

【学　　名】*Polygonum jucundum*

【生境分布】生于山坡、草丛、路旁、沟边潮湿地，海拔 30～2000m。分布于新罗等地。

【药用部位】全草。

【性味功能】酸、苦、涩，凉。清热，消积，散癥，止泻。用于泄泻等。

荭草

【别　　名】红蓼，天蓼，东方蓼，大蓼，大叶辣蓼，丹药头

【学　　名】*Polygonum orientale*

【生境分布】生于村旁路边水湿地，海拔 30m 以上。全省各地常有少量栽培，也有逸为野生。

【药用部位】全草。

【性味功能】苦、咸，微温，有小毒。活血散瘀，利湿祛风，消肿解毒。用于风湿关节痛，疝气，水肿，丹毒，脓肿，跌打损伤等。

粘毛蓼

【别　　名】香蓼

【学　　名】*Polygonum viscosum*

【生境分布】生于田野沟边及路旁湿地，海拔 30～1900m。全省各地分布。

【药用部位】茎叶。

【性味功能】辛，平。理气除湿，健胃消食。用于胃气痛，消化不良，小儿疳积，风湿疼痛等。

毛蓼

【别　　名】冉毛蓼

【学　　名】*Polygonum barbatum*

【生境分布】生于水边湿地，海拔 20～1300m。分布于诏安、南靖、新罗、连城、同安、晋安等地。

【药用部位】全草，根，种子。

【性味功能】全草、根：辛，温，有毒；消肿散毒，拔毒生肌，通淋；用于痈肿，疽瘘，瘰疬。种子：催吐，止泻。

春蓼

【别　　名】桃叶蓼

【学　　名】*Polygonum persicaria*

【生境分布】生于田边路旁潮湿地，海拔 80～1800m。分布于晋安、永泰、建宁、延平等地。

【药用部位】全草。

【性味功能】辛、苦，温。发汗除湿，消食止泻，杀虫。用于风寒感冒，风寒湿痹，伤食泄泻，肠道寄生虫病等。

丛枝蓼

【别　　名】红辣蓼，长尾叶蓼

【学　　名】*Polygonum posumbu*

【生境分布】生于溪边、路旁阴湿处，海拔 150m 以上。全省各地分布。

【药用部位】全草。

【性味功能】辛，平。清热燥湿，健脾消疳，活血调经，解毒消肿。用于泄泻，痢疾，疳积，月经不调，湿疹，脚癣，毒蛇咬伤等。

长鬃蓼

【别　　名】假长尾叶蓼，长刚毛蓼，白辣蓼

【学　　名】*Polygonum longisetum*

【生境分布】生于山地溪边或沟旁，海拔 30m 以上。全省各地分布。

【药用部位】全草。

【性味功能】辛，温。解毒，除湿。用于肠炎，菌痢，无名肿毒，阴疽，瘰疬，毒蛇咬伤，风湿痹痛等。

酸模叶蓼

【别　　名】大马蓼，旱茵蓼，鱼蓼

【学　　名】*Polygonum lapathifolium*

【生境分布】生于田野及路旁沟边海拔 30m 以上。全省各地分布。

【药用部位】全草。

【性味功能】辛、苦，微温。解毒，除湿，活血。用于疮疡肿痛，瘰疬，腹泻，痢疾，湿疹，疳积，风湿痹痛，跌打损伤，月经不调等。

小蓼

【别　　名】柔茎蓼

【学　　名】*Polygonum kawagoeanum*

【生境分布】生于田野湿地和路旁沟边，海拔 20～

1500m。全省各地分布。

【药用部位】全草。

【性味功能】用于泄泻等。

蚕茧草

【别　　名】蚕茧蓼，蓼草，水蓼，红蓼子，长花蓼

【学　　名】*Polygonum japonicum*

【生境分布】生于水沟边或路旁草丛中，海拔 20～1700m。分布于上杭、长乐、晋安、永泰、武夷山、浦城等地。

【药用部位】全草。

【性味功能】辛，温。散瘀活血，止痢。用于腰膝酸痛，麻疹，痢疾等。

水蓼

【别　　名】辣蓼，苦蓼，马蓼

【学　　名】*Polygonum hydropiper*

【生境分布】生于水边湿地，海拔 50m 以上。全省各地分布。

【药用部位】全草。

【性味功能】辛、苦，微温。祛暑除湿，散瘀消肿，解毒杀虫。用于痢疾，急性胃肠炎，中暑腹痛，疟疾，蛇头疔，无名肿毒，跌打损伤，湿疹，癣，毒蛇咬伤等。

头状蓼

【别　　名】尼泊尔蓼，野荞麦草

【学　　名】*Polygonum nepalense*

【生境分布】生于沟边、路旁阴湿地，海拔 200m 以上。分布于平和、上杭、连城、永泰、永安、武夷山等地。

【药用部位】全草（猫儿眼睛）。

【性味功能】苦、酸，寒。清热解毒，除湿通络。用于咽喉肿痛，目赤，牙龈肿痛，赤白痢疾，风湿痹痛等。

火炭母

【别　　名】白饭藤，赤地利

【学　　名】*Polygonum chinense*

【生境分布】生于水沟边或潮湿地，海拔 30m 以

上。全省各地分布。

【药用部位】全草。

【性味功能】微酸、微涩，凉。清热解毒，利湿消滞，凉血止痒，明目退翳。用于痢疾，肠炎，消化不良，肝炎，感冒，扁桃体炎，咽喉炎，白喉，百日咳，角膜云翳，真菌性阴道炎，带下病，乳腺炎，疖肿，小儿脓疱疮，湿疹，毒蛇咬伤等。

虎杖

【别　　名】土大黄，黄三七，透骨消草，活血龙，罐菜兜

【学　　名】*Polygonum cuspidatum* [*Reynoutria japonica*]

【生境分布】生于山坡路旁及沟谷边，海拔 140～2000m。全省各地分布。

【药用部位】根及根茎。

【性味功能】微苦，微寒。祛风利湿，散瘀定痛，止咳化痰。用于关节痹痛，湿热黄疸，经闭，癥瘕，水火烫伤，跌扑损伤，痈肿疮毒，咳嗽痰多。

竹节蓼

【别　　名】扁叶蓼，扁茎竹，百足草

【学　　名】*Polygonum platycladum* [*Homocladium platycladum*]

【生境分布】原产于所罗门群岛。全省各地园林偶有栽培。

【药用部位】茎，叶。

【性味功能】甘、淡，平。行血祛瘀，生新止痒，消肿止痛。用于痈疮肿痛，跌打损伤，毒蛇及蜈蚣咬伤等。

赤胫散

【别　　名】蛇头蓼，血当归，苦荞头草

【学　　名】*Polygonum runcinatum* var. *sinense*

【生境分布】生山坡草地、山谷灌丛，海拔 800～3900 米。厦门植物园等有栽培。

【药用部位】全草。

【性味功能】酸、苦，凉。清热解毒，活血消肿。用于痢疾，胃痛，带下病，经闭等。

掌叶蓼

【别　　名】屈草，猪草，大辣蓼，九龙天子

【学　　名】*Polygonum palmatum*

【生境分布】生于林下或路边湿地，海拔 350～1500m。分布于南靖、仙游、涵江、武夷山等地。

【药用部位】叶。

【性味功能】苦、酸，凉。止血，清热。用于吐血，衄血，崩漏，赤痢，外伤出血等。

何首乌

【别　　名】野番薯，地精，多花蓼，紫乌藤，九真藤

【学　　名】*Polygonum multiflora* [*Fallopia multiflora*]

【生境分布】生于灌丛中或山谷阴湿处，海拔 200m 以上。全省各地分布。

【药用部位】块根（何首乌），茎藤（夜交藤），叶。

【性味功能】块根：苦、甘、涩，温。补肝肾，敛精气，壮筋骨，养气血，乌须发，消肿毒。用于贫血，神经衰弱，遗精，阳痿，疟疾，腰腿痛，头晕，白发，带下病，白内障等。茎藤：苦、甘、涩，温。安神，止汗，祛风，养络。用于失眠，多汗，风湿痛等。叶：微苦、涩，平。解毒消肿。用于痈肿，流行性腮腺炎等。

二歧蓼

【别　　名】大蓼，水红骨蛇

【学　　名】*Polygonum dichotomum*

【生境分布】生于水边或阴湿地，海拔 100～1000m。全省各地分布。

【药用部位】全草。

【性味功能】甘、涩，平。清热解毒。

杠板归

【别　　名】三脚龟，犁头刺，蛇咬草，蛇王藤，老虎舌，串心草

【学　　名】*Polygonum perfoliatum*

【生境分布】生于路边灌丛、沟边，海拔 80m 以上。全省各地分布。

【药用部位】全草。

【性味功能】苦、酸，凉。清热除湿，消肿解毒。用于肠炎腹泻，痢疾，血淋，肾炎水肿，流行性腮腺炎，急性扁桃体炎，百日咳，带下病，湿疹，带状疱疹，痈疽肿毒，痔疮，脱肛，毒蛇咬伤，中耳炎等。

廊茵

【别　　名】刺蓼

【学　　名】*Polygonum senticosum*

【生境分布】生于路旁草丛中、沟边或林阴下，海拔 120～1500m。全省各地分布。

【药用部位】全草。

【性味功能】酸、微辛，平。解毒消肿，利湿止痒。用于湿疹，过敏性皮炎，黄水疮，多发性脓肿，疔，疖，毒蛇咬伤等。

箭叶蓼

【别　　名】荞麦刺，倒刺林

【学　　名】*Polygonum sieboldii*

【生境分布】生于河边或山坡沟旁草地，海拔 90m 以上。分布于武夷山等地。

【药用部位】全草。

【性味功能】酸、辛，凉。清热解毒，祛风止痒，益气明目。用于肠炎，痢疾，瘰疬，带状疱疹，湿疹，皮炎，皮肤瘙痒症，疮疖肿毒，痔疮，蛇、狗咬伤等。

大箭叶蓼

【别　　名】箭叶蓼

【学　　名】*Polygonum darrisii*

【生境分布】生于山地沟边路旁潮处，海拔 300～1700m。分布于龙海、晋安等地。

【药用部位】全草。

【性味功能】酸、辛，凉。清热解毒。用于毒蛇咬伤等。

稀花蓼

【别　　名】疏花蓼

【学　　名】*Polygonum dissitiflorum*

【生境分布】生于河边湿地、山谷草丛，海拔 140～

1500m。分布于武夷山、浦城等地。

【药用部位】全草。

【性味功能】酸、苦，寒。清热解毒，利湿。用于急慢性肝炎，小便淋痛，毒蛇咬伤等。

戟叶蓼

【别　　名】水麻芍，苦荞麦，藏氏蓼

【学　　名】*Polygonum thunbergii*

【生境分布】生于山谷湿地和沟旁溪边，海拔 90m 以上。全省各地分布。

【药用部位】全草。

【性味功能】酸、微辛，平。祛风清热，活血止痛，止泻。用于风热头痛，咳嗽，痧疹，痢疾，跌打伤痛，干血痨等。

荞麦属（*Fagopyrum*）

荞麦

【别　　名】花麦，荞子

【学　　名】*Fagopyrum esculentum*

【生境分布】生荒地、路边。福建各地常种植。

【药用部位】茎叶，种子。

【性味功能】茎叶：酸，寒；降压，止血；用于噎食，痈肿等。种子：甘，凉；降气宽肠，导滞，消肿毒；用于肠胃积滞，泄泻，痈疽发背，烧烫伤等。

金荞麦

【别　　名】苦荞麦，天荞麦

【学　　名】*Fagopyrum dibotrys*

【生境分布】生于村旁路边荒地或沟岸，海拔 250m 以上。分布于晋安、泰宁、柘荣、延平、武夷山、浦城等地。

【药用部位】根茎。

【性味功能】辛、苦，凉。清热解毒，活血化瘀，健脾利湿。用于肺痈吐脓，肺热喘咳，乳蛾肿痛。

注：国家二级重点保护野生植物。

苦荞麦

【别　　名】荞叶七，苦荞头

【学　　名】*Fagopyrum tataricum*

【生境分布】生于田边、路旁、山坡、河谷，海拔

500m 以上。闽北山区偶有栽培。

【药用部位】根茎。

【性味功能】甘、苦，平。健胃顺气，除湿止痛。用于胃痛，消化不良，痢疾，劳伤，腰腿痛等。

金线草属（Antenoron）

金线草

【别　　名】大叶蓼，师父药头，大叶金纠，大叶人字草，铁菱角

【学　　名】Antenoron filiforme

【生境分布】生于山地林缘或溪沟草丛边，海拔 150m 以上。全省各地分布。

【药用部位】全草。

【性味功能】辛，微凉。疏风解表，清热利湿。用于风湿关节痛，中暑发痧，感冒，痢疾，月经不调，产后关节痛，跌打损伤，痈肿等。

短毛金线草

【别　　名】蓼子七

【学　　名】Antenoron neofiliforme

【生境分布】生于山地林缘沟边或路旁草丛中，海拔 100m 以上。分布于南靖、长汀、尤溪、延平、武夷山等地。

【药用部位】全草。

【性味功能】辛，微凉。疏风解表，清热利湿。用于风湿关节痛，中暑发痧，感冒，痢疾，月经不调，产后关节痛，跌打损伤，痈肿等。

酸模属（Rumex）

酸模

【别　　名】野菠菜，山大黄，当药

【学　　名】Rumex acetosa

【生境分布】生于路旁或山坡林缘湿地，海拔 400m

以上。分布于长乐、沙县、泰宁、武夷山、浦城等地。

【药用部位】全草。

【性味功能】酸、苦，寒。凉血，解毒，泄热通便，利尿。用于热痢，目赤，便秘，小便不通等。

齿果酸模

【别　　名】牛舌草，羊蹄，齿果羊蹄

【学　　名】Rumex dentatus

【生境分布】生沟边湿地、山坡路旁，海拔 30m 以上。沿海各地常见。

【药用部位】根及全草，叶。

【性味功能】根及全草：苦、酸，寒。清热解毒，杀虫止痒。用于乳痈，疮疡肿毒，疥癣等。叶：用于乳房红肿等。

长刺酸模

【别　　名】假菠菜，海滨酸模

【学　　名】Rumex trisetifer

【生境分布】生于水田边、沟边，海拔 30～1300m。全省各地分布。

【药用部位】全草。

【性味功能】酸、苦，寒。杀虫，清热，凉血。用于痈疮肿痛，秃疮疥癣，跌打肿痛等。

羊蹄

【别　　名】野萝卜，野菠菱，土大黄，牛舌菜，狗仔黄

【学　　名】Rumex japonicus

【生境分布】生于山野、路旁沟边或田边湿地。全省各地分布。

【药用部位】根及全草。

【性味功能】苦、辛，寒，有小毒。清热解毒，凉血止血，杀虫止痒。用于血小板减少性紫癜，衄血，慢性肝炎，大便秘结，闭经，癣，湿疹，汗斑，牙痛等。

藜科（Chenopodiaceae）

甜菜属（*Beta*）

甜菜

【别　　名】菾菜, 红菜头

【学　　名】*Beta vulgaris*

【生境分布】原产于欧洲西部和南部沿海。全省各地常见栽培。

【药用部位】根。

【性味功能】甘, 平。通经脉, 下气, 开胸膈。用于经脉不通, 气滞胸闷等。

厚皮菜

【别　　名】莙荙菜, 牛皮菜, 石菜, 杓菜, 光菜

【学　　名】*Beta vulgaris* var. *cicla*

【生境分布】全省各地零星栽培。

【药用部位】全草（莙荙菜）, 果实（莙荙子）。

【性味功能】全草：甘、苦, 寒；清热解毒, 行瘀止血；用于时行热病, 痔疮, 麻疹透发不畅, 吐血, 热毒下痢, 闭经, 淋浊, 痈肿, 跌打损伤, 蛇虫伤等。果实：清热解毒, 凉血止血；用于小儿发热, 痔瘘下血等。

藜属（*Chenopodium*）

土荆芥

【别　　名】臭草, 鹅脚草, 杀虫草, 臭荆芥

【学　　名】*Chenopodium ambrosioides*

【生境分布】生于村旁、旷野草丛中。全省各地分布。

【药用部位】全草。

【性味功能】辛、苦, 温, 有小毒。祛风行气, 除湿杀虫。用于湿疹, 疥, 癣, 钩虫病, 蛔虫病, 蛲虫病, 感冒, 痢疾, 风湿关节痛, 带下病, 产后晕血, 跌打损伤, 扭伤, 外伤出血, 毒蛇咬伤, 毒蛇螫伤等。

藜

【别　　名】灰藜, 灰菜, 灰藋

【学　　名】*Chenopodium album*

【生境分布】生于路旁、荒地及田间。全省各地分布。

【药用部位】幼嫩全草。

【性味功能】甘, 平, 有小毒。清热利湿, 透疹止痒, 杀虫。用于痢疾, 泄泻, 湿疮痒疹, 毒虫咬伤等。茎：涂疣赘黑痣, 蚀恶肉。

小藜

【别　　名】苦落藜

【学　　名】*Chenopodium serotinum*

【生境分布】生于荒地、河滩、沟谷。分布于海沧、思明、翔安、秀屿、晋安等地。

【药用部位】全草。

【性味功能】甘、苦, 凉。祛湿, 清热解毒。用于痢疾腹泻, 皮肤湿毒瘙痒等。

地肤属（*Kochia*）

地肤

【别　　名】扫帚草, 地扫子, 狗屎菜

【学　　名】*Kochia scoparia*

【生境分布】生于园圃、荒地或路边。全省各地分布。

【药用部位】茎, 叶, 果实（地肤子）。

【性味功能】茎、叶：苦, 寒。用于痢疾等。果实：甘、苦, 微寒。清热利湿, 除湿杀虫。用于皮肤湿疹, 荨麻疹, 疥, 癣, 脚气, 水肿, 淋虫, 过敏性紫癜, 风火赤眼, 外痔等。

扫帚菜

【别　　名】地麦, 落帚, 扫帚苗

【学　　名】*Kochia scoparia* f. *trichophylla*

【生境分布】福州以南各地常见栽培。

【药用部位】果实。

【性味功能】辛、苦, 寒。清热利湿, 祛风止痒。用于小便涩痛, 阴痒症, 带下病, 风疹, 湿疹, 皮肤瘙痒等。

菠菜属（*Spinacia*）

菠菜

【别　　名】波斯菜，红根菜，菠棱，菠薐，飞龙菜

【学　　名】*Spinacia oleracea*

【生境分布】原产伊朗。省内各地均有栽培，为常见蔬菜之一。

【药用部位】全草，种子。

【性味功能】全草：甘，平；养血，止血，平肝，润燥；用于衄血，便血，头痛，目眩，目赤，夜盲症，消渴引饮，便闭，痔疮等。种子：清肝明目，止咳平喘；用于风火目赤肿痛，咳喘等。

滨藜属（*Atriplex*）

海滨藜

【别　　名】海芙蓉

【学　　名】*Atriplex maximowicziana*

【生境分布】生于海滩砂地。分布于海沧、集美、同安、惠安、泉港、秀屿、福清、平潭等地。

【药用部位】全草。

【性味功能】淡，凉。利湿消肿。用于水肿等。

苋科（Amaranthaceae）

青葙属（*Celosia*）

青葙

【别　　名】牛尾莴，野鸡冠花，鸡冠花，百日红，狗尾草

【学　　名】*Celosia argentea*

【生境分布】生于田野、路旁和荒地上。全省各地分布。

【药用部位】种子（青葙子），茎叶或根（青葙），花序（青葙花）。

【性味功能】种子：苦，寒；祛风热，清肝火，明目退翳。用于目赤肿痛，眼生翳膜，视物昏花，高血压病，鼻衄皮肤风热瘙痒，疮癣等。茎叶或根：苦，寒；燥湿清热，杀虫止痒，凉血止血。用于湿热带下病，小便不利，尿浊，泄泻，阴痒，疮疥，风瘙身痒，痔疮，衄血，创伤出血等。花序：苦，凉。凉血止血，清肝除湿，明目。用于吐血，衄血，崩漏，赤痢，血淋，热淋，带下病，目赤肿痛，目生翳障等。

鸡冠花

【别　　名】鸡髻花，老来红，芦花鸡冠，笔鸡冠，小头鸡冠

【学　　名】*Celosia cristata*

【生境分布】广布于温暖地区。全省各地均有栽培。

【药用部位】茎叶或全草（鸡冠苗），花序（鸡冠花），种子（鸡冠子）。

【性味功能】茎叶或全草：甘，凉。清热凉血，解毒；用于吐血，衄血，崩漏，痔疮，痢疾，荨麻疹等。花序：甘、涩，凉；凉血止血，止带，止泻。用于诸出血症，带下病，泄泻，痢疾等。种子：甘，凉。凉血止血，清肝明目。用于便血，崩漏，赤白痢，目赤肿痛等。

杯苋属（*Cyathula*）

杯苋

【学　　名】*Cyathula prostrata*

【生境分布】生于山坡灌丛或小河边。分布于南靖、华安等地。

【药用部位】枝，叶。

【性味功能】苦、涩，微凉。消肿，止痛，拔弹，除诸毒。用于各种蛇咬伤，肝脾肿大，子弹入肉等。

苋属（*Amaranthus*）

刺苋

【别　　名】刺苋菜，刺刺草，猪母刺，野苋菜

【学　　名】*Amaranthus spinosus*

【生境分布】生于田野、荒地、屋旁和路边。全省各地分布。

【药用部位】全草。

【性味功能】甘、微苦，凉，有小毒。清热利湿，消肿解毒。用于肠炎，痢疾，白喉，甲状腺肿大，胆囊炎，胆石症，带下病，乳腺炎，流行性腮腺炎，带状疱疹，湿疹，痔疮出血，淋巴腺炎，痈疽疗疮，无名肿毒，毒蛇咬伤等。

苋

【别　　名】苋菜，红菜，旱菜，杏菜，荇菜

【学　　名】*Amaranthus tricolor*

【生境分布】原产印度，分布于亚洲南部、中亚、日本等地。全省各地普遍栽培。

【药用部位】全草（苋菜），枯茎，叶，种子。

【性味功能】全草：甘，寒；凉血解毒，止痢。用于痢疾，痔疮肿毒，牙疳等。枯茎、叶：用于蛇头疗，乳痈等。种子：平肝明目。用于风火赤眼。

皱果苋

【别　　名】野苋菜，鸟苋，假苋菜，绿苋，白苋

【学　　名】*Amaranthus viridis*

【生境分布】生于田野或路旁。全省各地分布。

【药用部位】全草，根。

【性味功能】甘、淡，寒。清热，利湿，解毒。用于痢疾，泄泻，小便赤涩，疮肿，蛇虫蜇伤，牙疳等。

凹头苋

【别　　名】野苋，光苋菜

【学　　名】*Amaranthus lividus*

【生境分布】生于田野、路旁和屋边。分布于云霄、南靖、芗城、翔安、同安、漳平、德化、晋安、闽侯、松溪、政和等地。

【药用部位】全草。

【性味功能】甘，凉。止痛，收敛，利尿，解热。用于痢疾，腹泻，疔疮肿毒，毒蛇咬伤，蜂蜇伤，小便不利，水肿等。

尾穗苋

【别　　名】红苋菜（通称），西洋谷，老枪谷

【学　　名】*Amaranthus caudatus*

【生境分布】原产热带。全省各地有栽培或逸为半野生。

【药用部位】根。

【性味功能】甘、淡，平。滋补强壮。用于头昏，四肢无力，小儿疳积等。

绿穗苋

【别　　名】西风谷

【学　　名】*Amaranthus hybridus*

【生境分布】生于田埂、沟边湿地，海拔400～1100m。分布于延平等地。

【药用部位】全草。

【性味功能】苦、辛，凉。清热解毒，利湿止痒。

血苋属（*Iresine*）

血苋

【别　　名】红苋菜，红叶苋，红洋苋

【学　　名】*Iresine herbstii*

【生境分布】原产巴西。福建省南部有栽培。

【药用部位】全草。

【性味功能】微苦，凉。清热止咳，调经止血。用于吐血，衄血，创伤出血，痢疾，痛经等。

牛膝属（*Achyranthes*）

土牛膝

【别　　名】倒扣草，粗毛牛膝，鸡骨癀粘身草，倒举草

【学　　名】*Achyranthes aspera*

【生境分布】生于路旁或荒地，海拔800m以上。全省各地分布。

【药用部位】全草。

【性味功能】苦、酸，平。活血祛瘀。用于风湿关节痛，腰腿酸痛，痢疾，尿道炎，急性肾炎，高血压，扁桃体炎，白喉，闭经，带下病，跌打损伤，痈疽肿毒等。

褐叶土牛膝

【别　　名】土牛膝

【学　　名】*Achyranthes aspera* var. *rubro-fusca*

【生境分布】生于路旁或荒地。全省各地零星分布。

【药用部位】根。

【性味功能】苦、酸，平。清热解毒，利尿。用于感冒发热，扁桃体炎，白喉，流行性腮腺炎，泌尿系结石，肾炎水肿等。

牛膝

【别　　名】牛磕膝

【学　　名】*Achyranthes bidentata*

【生境分布】生于阴湿的山地或路旁，海拔 200～1750m。全省各地分布。

【药用部位】根。

【性味功能】甘、微苦，温。行瘀活血，补肝益肾。用于风湿关节痛，腰膝酸痛，闭经，胎衣不下，产后瘀血痛，咽喉肿痛，尿血，淋巴结炎，跌打损伤，痛肿等。

柳叶牛膝

【别　　名】红牛膝，细牛膝，鸡胶节，长叶牛膝，山牛膝

【学　　名】*Achyranthes longifolia*

【生境分布】生于阴湿的山坡林下。全省各地分布。

【药用部位】根及根茎（土牛膝）。

【性味功能】甘、微苦，温。祛风行气，舒筋活血。用于风湿关节痛，荨麻疹，月经不调，扭伤，跌打损伤等。

莲子草属（*Alternanthera*）

莲子草

【别　　名】满天星，虾钳菜，节节花

【学　　名】*Alternanthera sessilis*

【生境分布】生于路旁、阳埂及水沟边。全省各地分布。

【药用部位】全草。

【性味功能】甘，寒。凉血散瘀，清热解毒，除湿通淋。用于咯血，吐血，便血，湿热黄疸，痢疾，泄泻，牙龈肿痛，咽喉肿痛，肠痈，乳痈，流行性腮腺炎，痈疽肿毒，湿疹，淋症，跌打损伤，毒蛇咬伤等。

锦绣苋

【别　　名】五色草，红节节草

【学　　名】*Alternanthera bettzickiana*

【生境分布】福建沿海各地多有栽培。

【药用部位】全草。

【性味功能】微苦，平。清热解毒，凉血止血，消积逐瘀。用于咯血，便血，跌打损伤等。

空心莲子草

【别　　名】喜旱莲子草，过江龙，空心苋

【学　　名】*Alternanthera philoxeroide*

【生境分布】多生于路旁、田边、水沟边或湿地。全省各地分布。

【药用部位】全草。

【性味功能】甘，寒。清热利水，凉血解毒。用于咯血，黄疸，淋浊，血尿，产后小便不通，带状疱疹，疔疖，毒蛇咬伤等。

千日红属（*Gomphrena*）

银花苋

【别　　名】鸡冠千日红，野千日红

【学　　名】*Gomphrena celosioides*

【生境分布】原产美洲热带地区。生于路旁草地。分布于东山等地。

【药用部位】全草（地锦苋）。

【性味功能】甘、淡，凉。清热利湿，凉血止血。用于痢疾。

千日红

【别　　名】圆仔花，火球花，百日红

【学　　名】*Gomphrena globosa*

【生境分布】多栽培于屋旁、旱地及庭园中。全省各地分布。

【药用部位】花序或全草。

【性味功能】甘、微咸，平。止咳平喘，清肝明目，解毒。用于咳嗽，哮喘，百日咳，小儿夜啼，目赤肿痛，肝热头晕，头痛，痢疾，疮疖等。

紫茉莉科（Nyctaginaceae）

叶子花属（*Bougainvillea*）

叶子花

【别　　名】三角花，九重葛

【学　　名】*Bougainvillea spectabilis*

【生境分布】原产热带美洲。全省各地多有栽培。

【药用部位】全草。

【性味功能】苦、涩，温。活血调经，化湿止带。用于血瘀经闭，月经不调，赤白带下等。

光叶子花

【别　　名】宝巾，三角梅，小叶九重葛

【学　　名】*Bougainvillea glabra*

【生境分布】原产热带美洲。全省各地多有栽培。

【药用部位】花，叶。

【性味功能】花：苦、辛，凉。消肿，活血调经，化湿止血。用于血瘀经闭，月经不调，赤白带下。叶：外用散淤消肿。

紫茉莉属（*Mirabilis*）

紫茉莉

【别　　名】胭脂花，白胭脂花，粉孩儿

【学　　名】*Mirabilis jalapa*

【生境分布】原产热带美洲。全省各地常见栽培，也常逸为野生。

【药用部位】根，叶。

【性味功能】根：甘、苦，平。利尿泻热，活血散瘀。用于淋浊，带下病，肺痨咳嗽，关节痛等。叶：甘，平。用于痈疖，疥癣，创伤等。

黄细心属（*Boerhavia*）

黄细心

【别　　名】黄寿丹，老来青

【学　　名】*Boerhavia diffusa*

【生境分布】生于旷野草地或路边，海拔130～1900m。分布于海沧、晋江、惠安、泉港、秀屿等地。

【药用部位】根。

【性味功能】苦、辛，温。活血散瘀，强筋骨，调经，消疳。用于筋骨痛，腰腿痛，月经不调，带下病，脾肾虚浮肿，小儿疳积等。

商陆科（Phytolaccaceae）

商陆属（*Phytolacca*）

商陆

【别　　名】山萝卜，土人参，章柳，见肿消，金七娘

【学　　名】*Phytolacca acinosa*

【生境分布】生于林缘、路边、林旁湿地，海拔500m以上。全省各地零星分布。

【药用部位】根。

【性味功能】辛、微苦，寒，有小毒。泻下逐水，消肿解毒。用于腹水，水肿，小便不利，肾炎，脚气，肺痈，风湿关节痛，痈肿疮毒等。

垂序商陆

【别　　名】美洲商陆，商陆

【学　　名】*Phytolacca americana*

【生境分布】生于林缘湿地或菜地等。全省各地分布。

【药用部位】根（商陆），种子，叶。

【性味功能】根：辛、微苦，寒，有小毒。泻下逐水，消肿解毒。用于腹水，水肿，小便不利，肾炎，脚气，肺痈，风湿关节痛，痈肿疮毒等。种子：利尿。叶：解热，用于脚气病等。

蕾芬属（*Rivina*）

蕾芬

【别　　名】胭脂草，数珠珊瑚
【学　　名】*Rivina humilis*
【生境分布】原产美洲热带和亚热带地区。晋安、仓山等地有引种。
【药用部位】根。
【性味功能】泻水，利尿，消肿。

番杏科（Tetragoniaceae）

粟米草属（*Mollugo*）

粟米草

【别　　名】四月飞，瓜仔草，瓜疮草
【学　　名】*Mollugo pentaphylla*
【生境分布】生于湿润旷地及田边、菜园。全省各地分布。
【药用部位】全草。
【性味功能】淡、涩，凉。清热化湿，解毒消肿。用于腹痛泄泻，痢疾，感冒咳嗽，中暑，皮肤热疹，目赤肿痛，疮疖肿毒，毒蛇咬伤，烧烫伤等。

番杏属（*Tetragonia*）

番杏

【别　　名】法国菠菜，新西兰菠菜
【学　　名】*Tetragonia tetragonioides*
【生境分布】全省沿海地区有栽培，也有逸为野生。
【药用部位】全草。
【性味功能】甘、辛，平。清热解毒，祛风消肿。用于肠炎，败血症，疔疮红肿，风热目赤，胃癌，食管癌，子宫颈癌等。

马齿苋科（Portulacaceae）

马齿苋属（*Portulaca*）

马齿苋

【别　　名】猪母菜，瓜子菜，瓠子菜，狮岳菜，酸菜
【学　　名】*Portulaca oleracea*
【生境分布】生于田间、村旁、路边。全省各地分布。
【药用部位】全草。
【性味功能】酸，寒。清热利湿，解毒消肿。用于细菌性痢疾，肠炎，阑尾炎，肺结核，便血，带下病，百日咳，流行性腮腺炎，急性扁桃体炎，疔疮疔肿，毒蛇咬伤，毒蜂蜇伤等。

大花马齿苋

【别　　名】太阳花，佛甲草，半支莲
【学　　名】*Portulaca grandiflora*
【生境分布】原产巴西。福建省多栽培作庭园花卉。
【药用部位】全草。
【性味功能】苦，寒。散瘀止痛，清热，解毒消肿。用于咽喉肿痛，烫伤，跌打损伤，疮疖肿毒等。

土人参属（*Talinum*）

土人参

【别　　名】栌兰，土洋参，假人参，参草，土高丽参
【学　　名】*Talinum paniculatum*
【生境分布】原产热带美洲。全省各地常见栽培，间或有逸为野生。
【药用部位】根、叶。
【性味功能】甘，平。补中益气，润肺生津。用于气虚乏力，体虚自汗，脾虚泄泻，肺燥咳嗽，乳汁稀少等。

落葵科（Basellaceae）

落葵属（*Basella*）

落葵

【别　　名】藤菜，木耳菜，紫葵，红鸡屎藤，胭脂菜

【学　　名】*Basella alba*

【生境分布】原产亚洲热带地区。全省沿海各地多有栽培。

【药用部位】全草，根，叶。

【性味功能】全草：甘、微酸，寒；祛风利湿，清热滑肠，消肿解毒；用于阑尾炎，咳嗽等。根：用于风湿性关节炎等。叶：用于乳腺炎，疔疮痛肿，皮肤湿疹等。

落葵薯属（*Anredera*）

落葵薯

【别　　名】土三七，藤三七，马德拉藤

【学　　名】*Anredera cordifolia*

【生境分布】原产南美热带地区。全省各地多有栽培。

【药用部位】藤及珠芽。

【性味功能】微苦，温。滋补强壮，祛风除湿，活血祛瘀，消肿止痛。用于腰膝痹痛，病后体虚，跌打损伤，骨折等。

石竹科（Caryophyllaceae）

荷莲豆草属（*Drymaria*）

荷莲豆草

【别　　名】荷莲豆菜，野雪豆，月亮草，除风草，水蓝青

【学　　名】*Drymaria cordata*

【生境分布】生于溪流水沟边、菜园或林缘的湿润地，海拔 200～1900m。全省各地分布。

【药用部位】全草。

【性味功能】苦，凉。清热利湿，清热解毒，利尿通便，活血消肿，退翳。用于急性肝炎，胃痛，疟疾，翼状胬肉，腹水，便秘；外用治骨折，疮痈，蛇咬伤等。

白鼓钉属（*Polycarpaea*）

白鼓钉

【别　　名】星色草

【学　　名】*Polycarpaea corymbosa*

【生境分布】生于滨海空旷沙质。分布于福建东南沿海各地。

【药用部位】全草。

【性味功能】甘，平。清热解毒，利尿。用于噎膈，妇人乳脉不通，毒虫蛇伤等。

多荚草属（*Polycarpon*）

多荚草

【别　　名】多荚果

【学　　名】*Polycarpaea prostratum*[*P.indicum*]

【生境分布】生于路旁田地。分布于福清等地。

【药用部位】全草。

【性味功能】清热解毒。

孩儿参属（*Pseudostellaria*）

孩儿参

【别　　名】太子参，异叶假繁缕，小孩参

【学　　名】*Pseudostellaria heterophylla*

【生境分布】柘荣、寿宁、福鼎、霞浦、福安、尤溪等地有较大面积栽培，闽侯等地偶见逸为野生。

【药用部位】块根（太子参）。

【性味功能】甘、微苦，平。益气健脾，生津润肺。

用于脾虚体倦，食欲不振，病后虚弱，气阴不足，自汗口渴，肺燥干咳。

鹅肠菜属（*Myosoton*）

鹅肠菜

【别　　名】牛繁缕，鹅肠草

【学　　名】*Myosoton aquaticum*

【生境分布】生于湿润沙质地，海拔 350m 以上。全省各地分布。

【药用部位】全草。

【性味功能】甘、酸，平。清热解毒，散瘀消肿。用于肺热喘咳，痢疾，痈疽，痔疮，牙痛，月经不调，小儿疳积等。

繁缕属（*Stellaria*）

繁缕

【别　　名】鸡肠草，鸡肠越，鹅耳伸筋，鸡儿肠

【学　　名】*Stellaria media*

【生境分布】生于田间、路旁及山坡阴湿地。全省各地分布。

【药用部位】全草。

【性味功能】微苦，凉。清热利湿，消肿解毒。用于痢疾，肠炎，慢性阑尾炎，肺痈，小便淋痛，乳腺炎，疔疮痈疖，毒蛇咬伤等。

雀舌草

【别　　名】滨繁缕，瓜子草，兰衣参，天蓬草

【学　　名】*Stellaria alsine*

【生境分布】生于溪边、农田及路旁湿润地。分布于晋安、永安、沙县、古田等地。

【药用部位】全草。

【性味功能】甘，凉。消肿解毒。用于跌打损伤，疔疮，痔漏，蛇伤等。

箐姑草

【别　　名】接筋草，石灰草，疏花繁缕，石生繁缕

【学　　名】*Stellaria vestita*

【生境分布】生于的石滩或石隙中、草坡或林下。海拔 600m 以上。分布于延平、武夷山等地。

【药用部位】全草。

【性味功能】苦、辛，凉。清热解毒，明目。用于目赤，咳嗽，齿龈肿痛等。

卷耳属（*Cerastium*）

簇生卷耳

【别　　名】卷耳草，球序卷耳

【学　　名】*Cerastium fontanum* subsp. *vulgare* [*Cerastium caespitosum*]

【生境分布】生于田间、路旁或山地沙质地，海拔 1000m 以上。分布于晋安、长乐、闽侯、连江、永安、沙县等地。

【药用部位】全草。

【性味功能】苦，凉。清热解毒，消肿止痛。用于感冒，乳痈初起，疔疽肿痛等。

球序卷耳

【别　　名】高脚鼠耳草

【学　　名】*Cerastium glomeratum*

【生境分布】生于林、路旁草地，海拔 1200m 以下。全省各地分布。

【药用部位】全草。

【性味功能】淡，凉。清热解表，降压，解毒。用于感冒发热，高血压症等；外用于乳痈等。

无心菜属（*Arenaria*）

无心菜

【别　　名】蚤缀，鹅不食草，卵叶蚤缀

【学　　名】*Arearia serpyllifolia*

【生境分布】生于田间、路旁及河边冲积地，海拔 550m 以上。分布于晋安、平潭、长乐、永泰、连江、古田、福安、周宁、武夷山、浦城等地。

【药用部位】全草。

【性味功能】苦、辛，凉。清热解毒，明目。用于目赤，咳嗽，齿龈肿痛等。

漆姑草属（*Sagina*）

漆姑草

【别　　名】瓜槌草，珍珠草，日本漆姑草，腺漆姑草

【学　　名】*Sagina japonica*

【生境分布】生于田间、路旁、河边及山地低湿沙质地，海拔 600～1900m。全省各地分布。

【药用部位】全草。

【性味功能】苦、辛，凉。凉血解毒，杀虫止痒。用于漆疮，秃疮，湿疹，丹毒，瘰疬，无名肿毒，毒蛇咬伤，鼻渊，龋齿痛，跌打内伤等。

牛漆姑属（*Spergularia*）

牛漆姑

【别　　名】拟漆姑，拟漆菇，牛漆姑草

【学　　名】*Spergularia marina*[*S.salina*]

【生境分布】生于田野或碱滩地。分布于泉港等地。

【药用部位】全草。

【性味功能】清热解毒，祛风除湿。

剪秋罗属（*Lychnis*）

剪夏罗

【别　　名】剪春罗，阔叶鲤鱼胆，金钱花，山茶田

【学　　名】*Lychnis coronaria*

【生境分布】生于林缘路旁或草丛中。分布于泰宁、建宁等地。

【药用部位】全草。

【性味功能】甘，寒。解热，消炎，镇痛，止泻。用于感冒，关节痛，泄泻等；外用于缠腰火丹等。

女娄菜属（*Melandrium*）

女娄菜

【别　　名】王不留行，桃色女娄菜，对叶草，大米罐

【学　　名】*Melandrium aprica*

【生境分布】生于山间草地及山谷较湿润处。分布于晋安、平潭、长乐、沙县、泰宁、柘荣、寿宁、延平、浦城等地。

【药用部位】全草。

【性味功能】苦、辛，平。活血调经，下乳，健脾，利湿，解毒。用于肝炎，乳蛾肿痛，疮疖肿，跌打损伤，妇女血气痛等。

蝇子草属（*Silene*）

高雪轮

【别　　名】钟石竹

【学　　名】*Silene armeria*

【生境分布】全省各地公园和庭院有栽培。

【药用部位】根。

【性味功能】清热凉血。

鹤草

【别　　名】蝇子草，蚊子草，野蚊子草

【学　　名】*Silene fortunei*

【生境分布】生于山坡、山谷及路旁草丛中。分布于晋安、平潭、闽侯、连江等地。

【药用部位】全草。

【性味功能】用于痢疾，肠炎，蝮蛇咬伤，挫伤，扭伤等。

蝇子草

【别　　名】匙叶麦瓶草，白花蝇子草，西欧蝇子草

【学　　名】*Silene gallica*

【生境分布】生于山坡、山谷及路旁草丛中。分布于晋安、连江等地。

【药用部位】全草。

【性味功能】涩、辛，凉。清热利湿，活血解毒。用于痢疾，肠炎，热淋，带下病，咽喉肿痛，劳伤发热，跌打损伤，毒蛇咬伤等。

狗筋蔓属（*Cucubalus*）

狗筋蔓

【别　　名】舒筋草，九股牛，大种鹅肠菜，小被单草

【学　　名】*Cucubalus baccifera*

【生境分布】生于林缘灌丛载溪边草地。分布于泰宁、浦城等地。

【药用部位】根。

【性味功能】甘、淡，温。接骨生肌，散瘀止痛，祛

风除湿，利尿消肿。用于骨折，跌打损伤，风湿关节痛，小儿疳积，肾炎水肿，小便淋痛，肺痨等。

石竹属（Dianthus）

石竹

【别　名】鹅毛石竹，绣竹，洛阳花，石柱花，东北石竹

【学　名】Dianthus chinensis

【生境分布】全省各地有引种栽培，供庭园观赏用。

【药用部位】地上部分。

【性味功能】苦，寒。利小便，清湿热，活血通经。用于小便不通，热淋，血淋，石淋，闭经，目赤肿痛，痈肿疮毒，湿疮瘙痒等。

瞿麦

【别　名】野麦，石柱花，十样景花，巨麦

【学　名】Dianthus superbus

【生境分布】生于山草地丛或岩石缝中，海拔400m以上。分布于长乐等地。

【药用部位】地上部分。

【性味功能】苦，寒。利小便，清湿热，活血通经。用于小便不通，热淋，血淋，石淋，闭经，目赤肿痛，痈肿疮毒，湿疮瘙痒等。

麦蓝菜属（Vaccaria）

麦蓝菜

【别　名】王不留行，麦蓝子

【学　名】Vaccaria hispanica [V.segetalis]

【生境分布】生于山地、路旁、农田、田埂及丘陵地带。闽侯、仓山等地有栽培。

【药用部位】种子（王不留行）。

【性味功能】苦，平。活血通经，下乳，消肿。用于乳汁不下，闭经，痛经，乳痈肿痛。

睡莲科（Nymphaeaceae）

莲属（Nelumbo）

莲

【别　名】菡萏，荷，莲花

【学　名】Nelumbo nucifera

【生境分布】栽培于池塘或水田中。全省各地分布。

【药用部位】根茎，叶，花，果实，胚。

【性味功能】根茎：甘，凉。利尿解暑，通络，止血。用于吐血，咯血，尿血，鼻衄，脚气水肿。根茎粉：止泻痢。用于痢疾，湿疹等。叶：微苦，平。清热解暑，宽中解郁。用于中暑烦渴，胸闷，荨麻疹等。花：微苦、甘，微温。止血，祛湿，拔脓，生肌。用于暑热，疮疡溃烂等。雄蕊：甘、涩，微温。固精益肾。用于梦遗滑精，鼻息肉等。花托：苦，微温。止血，止带。用于带下病，月经崩漏，胎衣不下等。果实：甘，平。补脾益肾，除湿，安胎。用于胎动不安，带下病，小儿遗尿等。胚：

苦，寒。燥湿，泻心火。用于中耳炎，高血压等。

萍蓬草属（Nuphar）

萍蓬草

【别　名】萍蓬莲，水面一盏灯，水萍蓬，矮萍蓬，黄金莲

【学　名】Nuphar pumilum

【生境分布】生于湖沼、河流浅水中。分布于晋安、永安、建宁、武夷山等地。

【药用部位】根状茎，茎，种子。

【性味功能】根状茎：甘，寒。退虚热，除蒸止汗，止咳，止血，祛瘀调经。用于痨热，骨蒸，盗汗，肺结核咳嗽，神经衰弱，月经不调，刀伤等。茎：消食破积，除蒸止咳。用于咳嗽，盗汗，消化不良，神经衰弱，痛经，月经不调等。种子：甘，平。健脾胃，活血调经。用于脾虚食少，月经不调等。

芡属（*Euryale*）

芡实

【别　　名】鸡头米，鸡头果，刺莲藕，假莲藕，刺莲蓬实

【学　　名】*Euryale ferox*

【生境分布】生于池沼湖塘中。分布于仙游、长乐及沿海各地。

【药用部位】种仁。

【性味功能】甘、涩，平。益肾固精，补脾止泻，祛湿止带。用于梦遗，滑精，遗尿，尿频，脾虚久泻，白浊，带下病等。

睡莲属（*Nymphaea*）

睡莲

【别　　名】瞑菜，子午莲

【学　　名】*Nymphaea tetragona*

【生境分布】野生或栽培于池沼中。全省各地池沼中常见栽培。

【药用部位】花。

【性味功能】甘、苦，平。消暑，解酒，定惊。用于中暑，醉酒烦渴，小儿惊风等。

莼属（*Brasenia*）

莼菜

【别　　名】水葵，莼，菁菜，蓴菜，水案板

【学　　名】*Brasenia schreberi*

【生境分布】生在池塘、河湖或沼泽。分布于仙游、周宁、柘荣等地。

【药用部位】全草。

【性味功能】甘，寒。清热利水，消肿解毒，止呕。用于高血压病，泻痢，胃痛，呕吐，反胃，痈疽疔肿，热疖等。

注：国家二级重点保护野生植物。

金鱼藻科（Ceratophyllaceae）

金鱼藻属（*Ceratophyllum*）

金鱼藻

【别　　名】扎毛，虾须草，细草，软草，灯笼丝

【学　　名】*Ceratophyllum demersum*

【生境分布】生于池塘、河边中，或栽培于庭园水缸中。全省各地可见。

【药用部位】全草。

【性味功能】淡，凉。凉血止血，清热利水，用于血热吐血，咯血，热淋涩痛等。

毛茛科（Ranunculaceae）

芍药属（*Paeonia*）

牡丹

【别　　名】洛阳花，谷雨花，鹿韭，富贵花

【学　　名】*Paeonia suffruticosa*

【生境分布】全省各地零星栽培。

【药用部位】根皮（牡丹皮）。

【性味功能】苦、辛，凉。清热凉血，活血散瘀。用于温毒发斑，吐血衄血，夜热早凉，骨蒸无汗，经闭，痛经，痈肿疮毒，跌扑伤痛等。

芍药

【别　　名】芍药花

【学　　名】*Paeonia lactiflora*

【生境分布】全省各地零星栽培。

【药用部位】根（白芍）。

【性味功能】苦、酸，微寒。养血调经，敛阴止汗，柔肝止痛，平抑肝阳。用于血虚萎黄，月经不调，自汗，盗汗，胁痛，腹痛，四肢挛痛，头痛眩晕等。

乌头属（*Aconitum*）

乌头

【别　　名】川乌，鹅儿花，铁花

【学　　名】*Aconitum carmichaeli*

【生境分布】生于山地草坡或灌丛中，海拔100～500m。分布于松溪、武夷山、浦城等地。

【药用部位】母根（川乌），子根（附子）。

【性味功能】母根：辛，苦，热，有大毒。祛风除湿，温经止痛。用于风寒湿痹，关节痛，心腹冷痛，寒疝作痛，麻醉止痛等。子根：辛，甘，大热，有毒。回阳救逆，补火助阳，逐风寒湿邪。用于亡阳虚脱，肢冷脉微，阳痿，宫冷，心腹冷痛，虚寒吐泻，阴寒水肿，阳虚外感，寒湿痹痛等。

赣皖乌头

【别　　名】牛虱鞭

【学　　名】*Aconitum finetianum*

【生境分布】生于山地溪边、林下，海拔约1500m。分布于武夷山等地。

【药用部位】块根。

【性味功能】辛、苦，大热，有毒。祛风湿，散寒，止痛。用于风湿痹痛，跌打损伤，肠炎，细菌性痢疾等。

翠雀属（*Delphinium*）

还亮草

【别　　名】臭芹菜，还魂草，鱼灯苏

【学　　名】*Delphinium anthriscifolium*

【生境分布】生于丘陵、低山的山坡草丛或溪边草地，海拔200～1200m。分布于晋安、福清、长乐、闽侯、永泰、沙县、古田、延平、浦城等地。

【药用部位】全草。

【性味功能】辛，温，有毒。祛风通络，理气止痛。用于风湿关节痛，半身不遂，痈，癣等。

翠雀

【别　　名】鸡爪莲，土黄连，鹦哥花，瓣根草

【学　　名】*Delphinium grandiflorum*

【生境分布】生于丘陵、低地的山坡草丛或溪边草地，海拔500m以上。分布于晋安、福清、长乐、闽侯、永泰、沙县、古田、延平、浦城等地。

【药用部位】根。

【性味功能】苦，寒，有毒。泻火止痛，杀虫。含漱用于风热牙痛等。

飞燕草属（*Consolida*）

飞燕草

【别　　名】鸽子花，百部草，鸡爪连，千鸟草

【学　　名】*Consolida ajacis*

【生境分布】原产欧洲南部和亚洲西南部。思明、永安等地有栽培。

【药用部位】种子，根。

【性味功能】种子：苦、辛，温。内服，作用类似乌头，可治喘息、水肿。根：主治腹痛。

人字果属（*Dichocarpum*）

蕨叶人字果

【别　　名】土黄连，野黄连，岩节连

【学　　名】*Dichocarpum dalzilii*

【生境分布】生于山地密林下，溪旁及沟边阴湿处，海拔750～1600m。分布于泰宁、尤溪、寿宁、延平、邵武、武夷山等地。

【药用部位】根状茎（岩节连）。

【性味功能】辛，微苦，寒。消肿解毒。用于劳伤腰痛等；外用于红肿疮毒。

耳状人字果

【别　　名】母猪草，山黄连

【学　　名】*Dichocarpum auriculatum*

【生境分布】生于山地阴湿的岩壁上，海拔650～1600m。分布于延平等地。

【药用部位】全草。

【性味功能】辛、微苦，寒。止咳化痰，消炎。用于咳嗽痰喘，虚肿等；外用于瘰疬。

小花人字果

【别　　名】人字果

【学　　名】*Dichocarpum franchetii*

【生境分布】生于山地的山沟阴湿处，海拔 1300m 以上。分布于寿宁、武夷山等地。

【药用部位】全草。

【性味功能】清热解毒。用于消化不良，目赤肿痛等。

天葵属（*Semiaquilegia*）

天葵

【别　　名】紫背天葵，老鼠屎

【学　　名】*Semiaquilegia adoxoides*

【生境分布】生于溪谷、山坡、路旁的阴湿地上，海拔 100～1050m。全省各地分布。

【药用部位】全草，块根（天葵子）。

【性味功能】全草：甘，微寒。解毒消肿，利水通淋。用于瘰疬痈肿，蛇虫咬伤，疝气，小便淋痛等。块根：甘、微苦、微辛，寒，有小毒。清热解毒，消肿散结，利水通淋；用于小儿热惊，癫痫，痈肿，疔疮，乳痈，瘰疬，皮肤痒疮，目赤肿痛，咽痛，蛇虫咬伤，热淋，砂淋等。

黄连属（*Coptis*）

短萼黄连

【别　　名】黄连，凤尾草，益丹草，小叶凤尾草，土黄连

【学　　名】*Coptis chinensis* var. *brevisepala*

【生境分布】生于山地林下阴湿地或溪谷阔叶林下，海拔 600～1600m。全省各地零星分布。

【药用部位】根茎。

【性味功能】苦，寒。泻火燥湿，解毒消肿。用于胃肠炎，痢疾，咯血，结膜炎，糜烂性口腔炎，鼻衄，蛇头疔，竹叶青咬伤，湿疹等。

注：国家二级重点保护野生植物。

唐松草属（*Thalictrum*）

尖叶唐松草

【别　　名】尖嘴唐松草，石笋还阳

【学　　名】*Thalictrum acutifolium*

【生境分布】生于山谷林缘阴湿石壁或草坡，海拔 600～1300m。分布于永泰、泰宁、寿宁、延平、武夷山等地。

【药用部位】根及根茎（大叶马尾连）。

【性味功能】苦，寒。清热，泻火，解毒。用于痢疾，腹泻，目赤肿痛，湿热黄疸等。

大叶唐松草

【别　　名】大叶马尾连

【学　　名】*Thalictrum faberi*

【生境分布】生于山地林下阴湿处，海拔 600～1300m。分布于寿宁、武夷山等地。

【药用部位】根及根茎（大叶马尾连）。

【性味功能】苦，寒。清热，泻火，解毒。用于痢疾，腹泻，目赤肿痛，湿热黄疸等。

爪哇唐松草

【别　　名】鬼见退，羊不食

【学　　名】*Thalictrum javanicum*

【生境分布】生于山地林下或沟边阴湿处，海拔 1000～1500m。分布于连城、武夷山等地。

【药用部位】全草，根。

【性味功能】全草：苦，寒。用于关节痛。根：解热；用于跌打损伤等。

华东唐松草

【别　　名】白蓬草，马尾黄连，新娘草

【学　　名】*Thalictrum fortunei*

【生境分布】生于山地林下阴湿处，海拔 1000～1500m。分布于新罗、连城等地。

【药用部位】全草。

【性味功能】苦，寒。清湿热，消肿解毒，杀虫。用于疔疮，疱疖等。

银莲花属（*Anemone*）

秋牡丹

【别　　名】白头翁，野棉花，霸王草

【学　　名】*Anemone hupenensis*

【生境分布】多生于山区寺庙附近。分布于诏安、新罗、晋安、闽侯、沙县、泰宁、福鼎、松溪、武夷

山等地。

【药用部位】根。

【性味功能】祛风解表，杀虫。用于感冒，流感，疥螨，蛔虫病等。

铁线莲属 (*Clematis*)

单叶铁线莲

【别　　名】雪里开，地雷根

【学　　名】*Clematis henryi*

【生境分布】生于山谷、溪边阴湿坡地，林下或灌丛中。分布于漳浦、上杭、永春、仙游、晋安、沙县、蕉城、福鼎、周宁、寿宁、延平、松溪、武夷山等地。

【药用部位】根。

【性味功能】苦、辛，凉。化痰镇痉，清热解毒。用于咽喉肿痛，急慢性支气管炎，小儿惊风，蛇伤等。

威灵仙

【别　　名】搜山虎，百条根，九里火，老虎须，南胶藤

【学　　名】*Clematis chinensis*

【生境分布】生于偏阴的山坡林缘或灌丛中，海拔140～700m。全省各地分布。

【药用部位】根及根茎，叶。

【性味功能】根及根茎：辛、咸，温；祛风除湿，通经活络，化结软坚；用于诸骨鲠喉，风湿关节痛，反胃食膈，产后水肿，月内风，慢性盆腔炎等。叶：用于疟疾，流行性腮腺炎，眼翳，结膜炎，角膜溃疡，乳腺炎，跌打损伤，竹叶青蛇咬伤等。

柱果铁线莲

【别　　名】柱果威灵仙，威灵仙

【学　　名】*Clematis uncinata*

【生境分布】生于山谷溪边的林缘或灌丛中，海拔1500～2000m。全省各地分布。

【药用部位】根，叶。

【性味功能】辛，温。祛风除湿，舒筋活络。根：用于风湿关节痛，牙痛，骨鲠喉等。叶：用于创伤

出血等。

毛柱铁线莲

【别　　名】过山龙，吹风藤，老虎须藤

【学　　名】*Clematis meyeniana*

【生境分布】生于山坡杂木林或旁路灌丛中，海拔600～1300m。分布于云霄、平和、南靖、新罗、永春、德化、周宁、延平、武夷山等地。

【药用部位】根，藤叶。

【性味功能】根：辛、咸，温。祛风除湿，通经活络，化结软坚。用于诸骨鲠喉，风湿关节痛，反胃食膈，产后水肿，月内风，慢性盆腔炎等。藤叶：活络止痛，破血通经。用于风寒感冒，胃痛，风湿麻木，经闭等。

锈毛铁线莲

【别　　名】毛木通，线牡丹，番莲，金包银

【学　　名】*Clematis leschenaultiana*

【生境分布】生于山坡森林或灌丛中，海拔500～1200m。分布于南靖、连城、武平、长汀、晋安、闽侯、闽清、永泰、永安、延平等地。

【药用部位】全株，叶。

【性味功能】全株：用于风湿骨痛，毒蛇咬伤，目赤肿痛，小便淋痛等。叶：用于疮毒，角膜炎。

山木通

【别　　名】雪球藤，老虎须，大叶光板力刚，黑根，冲倒山

【学　　名】*Clematis finetiana*

【生境分布】多生于山坡林缘或路旁灌丛中，海拔400～1000m。全省各地分布。

【药用部位】根，茎叶。

【性味功能】辛、苦，温。根：祛风除湿，活络止痛，解毒。用于风湿痹痛，跌打损伤，鱼骨鲠喉，走马牙疳，目生星翳等。茎叶：祛风活血，利尿通淋。用于关节肿痛，跌打损伤，小便小利，乳汁不通等。

小木通

【别　　名】川木通，皮翁铁线莲，蓑衣藤

【学　　名】*Clematis armandii*

【生境分布】生于山地林缘或灌丛中。分布于宁化、延平等地。

【药用部位】茎（川木通），叶。

【性味功能】茎：淡、苦，寒。清热利尿，通经下乳。用于水肿，淋证，小便淋痛，关节痹痛，闭经乳少等。叶：消肿毒，止痹痛。

厚叶铁线莲

【别　　名】厚叶山蓼，丝铁线莲

【学　　名】*Clematis crassifolia*

【生境分布】生于山地、溪旁、路边的密林或树林中。分布于南靖、安溪、永春、德化、延平、建阳、武夷山等地。

【药用部位】根及根状茎。

【性味功能】祛风除湿，清热定惊，消炎止痛。用于风湿骨痛，小儿惊风，咽喉肿痛等。

扬子铁线莲

【别　　名】小肥猪藤，镇平铁线莲

【学　　名】*Clematis ganpiniana*

【生境分布】生于山坡、溪旁杂木林或灌丛中。分布于泰宁、武夷山、光泽等地。

【药用部位】茎。

【性味功能】淡、苦，寒。利尿，除湿镇痛，活血通络。用于四肢麻木，风湿关节痛，小便淋痛等。

女萎

【别　　名】菊叶威灵仙，乌根仔，山苦瓜

【学　　名】*Clematis apiifolia*

【生境分布】生于山地溪边或路旁灌丛中，海拔170～1000m。分布于德化、泰宁、建阳、邵武、武夷山、浦城等地。

【药用部位】全株。

【性味功能】辛，温，有小毒。利尿通乳，祛风消肿。用于风湿关节痛，肠炎，痢疾，甲状腺肿大，乳汁稀少等。

绣球藤

【别　　名】淮木通，三角枫，柴木通

【学　　名】*Clematis montana*

【生境分布】生于山坡、溪旁林缘或灌丛中，海拔1200～1600m。分布于武夷山等地。

【药用部位】茎，叶。

【性味功能】茎：淡、苦，寒。清热利尿，通经下乳。用于水肿，淋证，小便淋痛，关节痹痛，闭经乳少等。叶：消肿毒，止痹痛。

丝铁线莲

【别　　名】棉藤，喉疳根

【学　　名】*Clematis filamentosa*

【生境分布】生于山谷溪边的密林或灌丛中，海拔500～1600m。分布于漳浦、南靖、尤溪等地。

【药用部位】叶。

【性味功能】甘，微凉。镇静，镇痛，降压。用于头痛，目赤肿痛，高血压症，四肢麻木，失眠等。

华中铁线莲

【别　　名】华叶铁线莲，中华铁线莲

【学　　名】*Clematis pseudootophora*

【生境分布】生于山谷、林缘或灌丛，海拔1000m左右。分布于闽侯、武夷山等地。

【药用部位】藤茎。

【性味功能】用于风湿关节痛，跌打损伤。

裂叶铁线莲

【别　　名】裂叶威灵仙，小裂木通

【学　　名】*Clematis parviloba*

【生境分布】生于阔叶林缘，路旁或沟边灌丛。分布于福清、蕉城等地。

【药用部位】根。

【性味功能】用于风湿骨痛。

重瓣铁线莲

【别　　名】十二时辰

【学　　名】*Clematis florida var. plena*

【生境分布】生于山坡、溪边及灌丛，喜阴湿环境。福安、霞浦等地有栽培。

【药用部位】根或全株。

【性味功能】苦、微辛，温，有小毒。祛风通络，理气止痛，消肿解毒。用于风湿关节痛，小便不利，痛经，闭经，便秘腹胀，牙龈肿痛，翳障，虫蛇咬伤，黄疸等。根（十二时辰）畲医广泛用于风湿骨痛，骨折瘀肿，跌打损伤等。

毛茛属（*Ranunculus*）

猫爪草

【别　　名】金花草，小毛茛

【学　　名】*Ranunculus ternatus*

【生境分布】生于田边、路旁潮湿地及山坡草丛中。分布于邵武、光泽等地。

【药用部位】块根。

【性味功能】辛、苦，平，有毒。消肿，散结。用于瘰疬未溃，咳嗽痰浓等。

石龙芮

【别　　名】水芹菜，黄花菜，石龙芮毛茛

【学　　名】*Ranunculus sceleratus*

【生境分布】生于沟边湿地。全省各地分布。

【药用部位】全草。

【性味功能】苦、辛，寒，有毒。清热解毒，消肿散结，止痛，截疟。用于痈疖肿毒，毒蛇咬伤，痰核瘰疬，风湿关节肿痛，牙痛，疟疾等。

毛茛

【别　　名】三脚虎，水杨梅，狗脚趾，老虎脚迹，

五虎草

【学　　名】*Ranunculus japonicus*

【生境分布】生于沟边、林缘路边等湿地，海拔2000m以下。全省各地分布。

【药用部位】全草。

【性味功能】辛，温，有毒。通经活络，散结拔毒。用于眼翳，结膜炎，疟疾，慢性支气管炎等。

扬子毛茛

【别　　名】瞌睡果子，起泡草，鹅脚板，辣子草，地胡椒

【学　　名】*Ranunculus sieboldii*

【生境分布】生于宅旁、水沟边、林边湿地，海拔1500m以下。全省各地分布。

【药用部位】全草。

【性味功能】苦，热，有毒。截疟，拔毒，消肿。外用于肿毒，疮毒，腹水，浮肿等。

禺毛茛

【别　　名】小回回蒜，自扣草

【学　　名】*Ranunculus cantoniensis*

【生境分布】生于沟旁、水田边湿地，海拔1000m以下。分布于晋安、福清、闽侯、顺昌等地。

【药用部位】全草。

【性味功能】辛，凉，有毒。解毒，消炎。用于黄疸，目翳等；外用于跌打损伤。

木通科（Lardizabalaceae）

八月瓜属（*Holboellia*）

五叶瓜藤

【别　　名】五风藤，五月瓜藤，五加藤

【学　　名】*Holboellia fargesii*

【生境分布】生于山坡林中或林缘灌丛中，海拔1000～1800m。分布于闽北山区。

【药用部位】根，茎藤，果实（八月瓜）。

【性味功能】根：用于咳嗽等。茎藤：用于胃痛，风湿痹痛，跌打损伤等。果实：苦，凉。清热利湿，活血通脉，行气止痛。用于小便短赤，淋浊，水

肿，风湿痹痛，跌打损伤，乳汁不通，疝气痛，子宫脱垂，睾丸炎等。

鹰爪枫

【别　　名】八月札，牛千斤，八月瓜，三月藤

【学　　名】*Holboeilia coriacea*

【生境分布】生于山地林中或路旁灌丛中或石岩上，海拔500～2000m。分布于武夷山、建阳等地。

【药用部位】根，茎藤，果实。

【性味功能】根：微苦，寒。祛风活血。用于风湿筋骨痛。茎藤：作木通用。果实：作预知子用。

野木瓜属（*Stauntonia*）

七叶莲

【别　　名】野木瓜，拉藤，鹅掌藤，木莲，沙引藤

【学　　名】*Stauntonia chinensis*

【生境分布】生于溪边沟谷林缘或灌丛中，海拔500～1300m。全省各地分布。

【药用部位】根或茎叶，果。

【性味功能】根或茎叶：甘，温。止痛，驱风，散瘀。用于胃痛，神经痛，风湿关节痛，牙痛，脱臼，跌打损伤等。果：酸、甘，平。敛肠益胃。用于急性胃肠炎等。

钝药野木瓜

【别　　名】倒卵叶野木瓜，短药野木瓜，牛藤，野木瓜，那藤

【学　　名】*Stauntonia leucantha*

【生境分布】生于山谷林缘或路旁灌丛，海拔500～1500m。分布于德化、延平、建瓯、武夷山等地。

【药用部位】根、藤茎。

【性味功能】微苦，寒。强心，利尿，镇静止痛。用于各种疼痛等。

尾叶那藤

【别　　名】尾叶野木瓜

【学　　名】*Stauntonia hexaphylla*

【生境分布】生于山坡路旁或沟谷林缘灌丛中。分布于永安、建瓯等地。

【药用部位】茎、叶。

【性味功能】微苦、涩，平。清热，除湿，散瘀，用于风湿痛，跌打损伤，水肿等。

木通属（*Akebia*）

木通

【别　　名】八月札，小叶木通，五叶木通，野木瓜，落霜红

【学　　名】*Akebia quinata*

【生境分布】生于向阳地或林缘灌丛中，海拔300～1500m。分布于永春、仙游、晋安、闽侯、尤溪、建宁、福安、霞浦、福鼎、寿宁、延平、建瓯、武夷山等地。

【药用部位】根，藤茎（木通），近成熟果实（预知子）。

【性味功能】根：苦，平。祛风除湿，活血行气，利尿，解毒。用于风湿痹痛，跌打损伤，经闭，疝气，睾丸肿痛，脘腹胀闷，小便不利，带下病，虫蛇咬伤等。藤茎：苦，寒。通经活络，清热利尿。用于小便短赤，淋浊，水肿，胸中烦热，咽喉疼痛，口舌生疮，风湿痹痛，乳汁不通，经闭，痛经等。近成熟果实：苦，寒。疏肝和胃，活血止痛，软坚散结，利小便。用于肝胃气滞，脘腹胁肋胀痛，饮食不消，下痢便泄，疝气疼痛，腰痛，经闭痛经，瘿瘤瘰疬，恶性肿瘤等。

三叶木通

【别　　名】甜果木通，三叶拿藤，三叶瓜藤

【学　　名】*Akebia trifoliata*

【生境分布】生于山坡林下或灌丛中，海拔250～2000m。分布于连城、泰宁、延平、建阳等地。

【药用部位】根，藤茎（木通），近成熟果实（预知子）。

【性味功能】根：苦，平。祛风除湿，活血行气，利尿，解毒。用于风湿痹痛，跌打损伤，经闭，疝气，睾丸肿痛，脘腹胀闷，小便不利，带下病，虫蛇咬伤等。藤茎：苦，寒。通经活络，清热利尿。用于小便短赤，淋浊，水肿，胸中烦热，咽喉疼痛，口舌生疮，风湿痹痛，乳汁不通，经闭，痛经等。近成熟果实：苦，寒。疏肝和胃，活血止痛，软坚散结，利小便。用于肝胃气滞，脘腹胁肋胀痛，饮食不消，下痢便泄，疝气疼痛，腰痛，经闭痛经，瘿瘤瘰疬，恶性肿瘤等。

白木通

【别　　名】拿藤，地海参

【学　　名】*Akebia trifoliata* subsp. *australis*

【生境分布】多生于山野灌丛、溪边、沟谷的疏林中近阴湿地，海拔300～2100m。分布于闽清、宁

化、武夷山、浦城等地。

【药用部位】根，藤茎，近成熟果实（预知子）。

【性味功能】根：苦，平。祛风除湿，活血行气，利尿，解毒。用于风湿痹痛，跌打损伤，经闭，疝气，睾丸肿痛，脘腹胀闷，小便不利，带下病，虫蛇咬伤等。藤茎：苦，寒。通经活络，清热利尿。用于小便短赤，淋浊，水肿，胸中烦热，咽喉疼痛，口舌生疮，风湿痹痛，乳汁不通，经闭，痛经等。近成熟果实：苦，寒。疏肝和胃，活血止痛，软坚散结，利小便。用于肝胃气滞，脘腹胁肋胀痛，饮食不消，下痢便泄，疝气疼痛，腰痛，经闭痛经，瘿瘤瘰疬，恶性肿瘤等。

大血藤属（*Sargentodoxa*）

大血藤

【别　　名】红藤，活血藤，大活血，鸡血藤

【学　　名】*Sargentodoxa cuneata*

【生境分布】多生于山谷疏林中或林缘溪旁灌丛中。全省各地分布。

【药用部位】藤茎。

【性味功能】苦，平。清热解毒，活血，祛风止痛。用于肠痈腹痛，热毒疮疡，经闭，痛经，跌扑肿痛，风湿痹痛等。

小檗科（Berberidaceae）

南天竹属（*Nandina*）

南天竹

【别　　名】观音竹，白天竹，天竹仔，天南爆天竹

【学　　名】*Nandina domestica*

【生境分布】生于溪谷，林下或灌木丛中或栽培于庭园。分布于永安、泰宁、建瓯、武夷山等地。

【药用部位】根，果实。

【性味功能】根：苦，寒。祛风除湿。用于阳黄，风湿关节痛，坐骨神经痛，咳嗽，牙痛等。果实：酸、平，有小毒。敛肺镇咳。用于百日咳等。

小檗属（*Berberis*）

庐山小檗

【别　　名】土黄柏，土连

【学　　名】*Berberis virgetorum*

【生境分布】多生于山地、山谷溪边或林缘路边灌丛中，海拔 250～1800m。分布于新罗、长汀、仙游、三元、永安、泰宁、古田、武夷山、松溪、政和等地。

【药用部位】根或茎（黄疸树）。

【性味功能】苦，寒。清热解毒，利湿，健胃。用于吐泻，口疮，目赤，肝炎，胆囊炎，痢疾，淋浊带

下病，湿疹，丹毒，无名肿毒，烧烫伤等。

华西小檗

【别　　名】黄包刺棵子，三颗针，大山黄刺

【学　　名】*Berberis silva-taroucana*

【生境分布】生于山坡林下或路旁，海拔 1600m 以上。分布于永安等地。

【药用部位】根。

【性味功能】苦，寒。清热燥湿，止痢止泻。用于湿热痢疾等。民间代黄连用。

蠔猪刺

【别　　名】三颗针，石妹刺，豪猪刺

【学　　名】*Berberis julianae*

【生境分布】生于近山顶草坡或林缘灌丛中，海拔 1500m 以下。分布于德化、泰宁、武夷山等地。

【药用部位】根或茎叶（土黄连）。

【性味功能】苦，寒。清热解毒，杀虫，止泻。用于痢疾，泄泻，风火眼痛，疮疡脓肿等；外用于跌打损伤。

十大功劳属（*Mahonia*）

十大功劳

【别　　名】细叶十大功劳，狭叶十大功劳，黄天竹，土黄柏

【学　　名】*Mahonia fortunei*

【生境分布】生于山坡沟谷林中、灌丛中、路边等，海拔 350～2000m。全省各地均有零星栽培。

【药用部位】根，茎或茎皮（功劳木），果实（功劳子）。

【性味功能】根：苦，寒。清热，燥湿，消肿，解毒。用于湿热痢疾，腹泻，黄疸，肺痨咯血，咽喉痛，目赤肿痛，疮疡，湿疹等。茎或茎皮：用于肺热咳嗽，黄疸，泄泻，痢疾，目赤肿痛，疮疡，湿疹，烫伤，肺痨咯血，骨蒸潮热，头晕耳鸣，腰膝酸软，带下等。果实：苦，凉。清虚热，补肾，燥湿。用于骨蒸潮热，腰膝酸软，头晕耳鸣，湿热腹泻，带下病，淋浊等。

阔叶十大功劳

【别　　名】土黄柏，十大功劳，黄柏，川柏，黄枸

【学　　名】*Mahonia bealei*

【生境分布】多生于山谷林下阴湿地或林缘路旁灌丛中，海拔 500～2000m。全省各地分布。

【药用部位】根，茎或茎皮（功劳木），叶。

【性味功能】根：苦，寒。清热，燥湿，消肿，解毒。用于湿热痢疾，腹泻，黄疸，肺痨咯血，咽喉痛，目赤肿痛，疮疡，湿疹等。茎或茎皮：用于肺热咳嗽，黄疸，泄泻，痢疾，目赤肿痛，疮疡，湿疹，烫伤，肺痨咯血，骨蒸潮热，头晕耳鸣，腰膝酸软，带下病等。叶：用于骨蒸潮热，头晕耳鸣，目赤等。

小果十大功劳

【别　　名】贵州十大功劳，南方十大功劳

【学　　名】*Mahonia bodinieri*

【生境分布】生于常绿阔叶林、常绿落叶阔叶混交林和针叶林下、灌木丛中、林缘或溪旁，海拔 100～1800m。分布于柘荣等地。

【药用部位】根，叶。

【性味功能】根：清热解毒，活血消肿。用于肠炎痢疾，跌打损伤等。叶：滋阴，清热，止咳化痰。用于肺痨咳嗽，骨蒸潮热等。

台湾十大功劳

【别　　名】华南十大功劳，黄刺柏，土黄柏

【学　　名】*Mahonia japonica*

【生境分布】生于林中或灌丛中，海拔 800m 以上。福建省南部零星栽培。

【药用部位】根或茎。

【性味功能】苦，寒。清热泻火，消肿解毒。用于泄泻，黄疸，肺痨，潮热，目赤，带下病，风湿关节痛，痈疽臁疮等。

淫羊藿属（*Epimedium*）

三枝九叶草

【别　　名】箭叶淫羊藿，淫羊藿，三角靶，乏力草

【学　　名】*Epimedium sagittatum*

【生境分布】多生于林下阴湿地或沟谷边岩石缝中，海拔 200m 以上。全省各地分布。

【药用部位】叶。

【性味功能】辛、甘，温。壮阳益肾，祛风胜湿。用于劳倦乏力，阳痿，风湿关节痛，神经衰弱，耳源性眩晕等。

黔岭淫羊藿

【别　　名】淫羊藿，三枝九叶草

【学　　名】*Epimedium leptorrhizum*

【生境分布】生于林下或灌丛中，海拔 600～1500m。分布于周宁、蕉城、浦城等地。

【药用部位】全草。

【性味功能】辛、甘，温。壮阳益肾，补肝肾，祛风湿。用于风湿痛、劳伤、眩晕等。

八角莲属（*Dysosma*）

八角莲

【别　　名】八角金盘，八卦莲，一粒珠，一把伞

【学　　名】*Dysosma versipellis*

【生境分布】生于山谷林下肥沃地或阴湿地，海拔 500～1500m。分布于泰宁、武夷山、浦城等地。

【药用部位】根茎（鬼臼）。

【性味功能】苦、微辛，凉，有小毒。祛风散结，清

热解毒。用于哮喘，胆囊炎，胆石症，小儿惊风，癫痫，无名肿毒，背痛溃破，蛇伤，颈淋巴结结核，瘿瘤等。

注：国家二级重点保护野生植物。

六角莲

【别　　名】八角金盘，八卦莲，一粒珠，千斤锤

【学　　名】*Dysosma pleiantha*

【生境分布】生于山谷或山坡林下阴湿地，海拔500～1500m。全省零星分布。

【药用部位】根茎。

【性味功能】苦，微辛，凉，有小毒。祛风散结，清热解毒。用于哮喘，胆囊炎，胆石症，小儿惊风，癫痫，无名肿毒，背痛溃破，蛇伤，颈淋巴结结核，瘿瘤等。

注：国家二级重点保护野生植物。

防己科（Menispermaceae）

千金藤属（*Stephania*）

金线吊乌龟

【别　　名】金线吊葫芦，倒也拱，风琴何首乌

【学　　名】*Stephania cepharantha*

【生境分布】生于阴湿山坡、路旁等处。分布于长泰、长汀、晋安、古田、霞浦、邵武、松溪、政和等地。

【药用部位】块根。

【性味功能】苦，寒。清热燥湿，消肿解毒。用于毒蛇咬伤，细菌性痢疾，痈肿，瘰疬，带状疱疹等。

粉防己

【别　　名】石蟾蜍，防己，金线吊葫芦，山乌龟，倒地拱

【学　　名】*Stephania tetrandra*

【生境分布】生于山坡、丘陵地的草丛及林缘灌丛中。分布于长泰、永定、惠安、南安、福清、永春、大田、尤溪、霞浦、寿宁、松溪、政和等地。

【药用部位】根。

【性味功能】苦、辛，凉。祛风止痛，消肿解毒。用于中暑腹痛，胃痛，水肿，血淋，风湿关节痛，痈肿疔疮，毒蛇咬伤等。

江南地不容

【别　　名】夜牵牛，金线吊乌龟

【学　　名】*Stephania excentrica*

【生境分布】多生于山坡草丛间、沟边及岩石边等阴湿地。分布于建阳、武夷山、光泽等地。

【药用部位】根。

【性味功能】苦，寒。理气止痛。用于胃痛，腹胀，腹痛，风湿痹痛，蛇咬伤等。

千金藤

【别　　名】公老鼠藤，爆竹消，野薯藤，金盆寒药，山乌龟

【学　　名】*Stephania japonica*

【生境分布】常见于山坡溪旁或路旁。分布于长泰、秀屿、平潭、福清、长乐、蕉城、霞浦等地。

【药用部位】根或茎叶。

【性味功能】苦，寒。清热解毒，利水消肿，祛风止痛。用于咽喉痛，牙痛，胃痛，小便淋痛，尿急尿痛，水肿脚气，疟疾，痢疾，风湿关节痛，疮疖痈肿等。

粪箕笃

【别　　名】防己，粉防己，汉防己，金线吊葫芦，山乌龟

【学　　名】*Stephania longa*

【生境分布】多生于村边或山地灌丛中。分布于南靖、华安、同安、海沧、翔安、惠安、泉港、仙游、晋安、福清、永泰、尤溪、蕉城等地。

【药用部位】根。

【性味功能】苦、辛，凉。祛风止痛，消肿解毒。用于中暑腹痛，胃痛，水肿，血淋，风湿关节痛，痈肿疔疮，毒蛇咬伤等。

轮环藤属（*Cyclea*）

粉叶轮环藤

【别　　名】乌皮龙，黑皮蛇，金锁匙，百解藤，金线风

【学　　名】*Cyclea hypoglauca*

【生境分布】多生于疏林地或灌丛中。分布于南靖、长泰、华安、同安、泉港、德化等地。

【药用部位】根（金锁匙、凉粉藤），茎。

【性味功能】根：苦，寒。用于风寒感冒，咽喉痛，风火牙痛，咳嗽，泄泻，痢疾，小便淋痛，风湿关节痛，疮痈肿毒，毒蛇咬伤等。茎：苦，寒。清热解毒，祛风镇痛。

轮环藤

【别　　名】百解藤，须龙藤，牵藤暗消

【学　　名】*Cyclea racemosa*

【生境分布】多生于疏林地或灌丛中。分布于南靖、长泰、德化、尤溪等地。

【药用部位】根或叶。

【性味功能】辛、苦，温。清热解毒，利尿通淋，祛风止痛。用于咽喉肿痛，白喉，热淋，石淋，牙痛，胃痛，风湿痹痛，痈肿疮毒，毒蛇咬伤等。

夜花藤属（*Hypserpa*）

夜花藤

【别　　名】夜香藤，青藤，细红藤

【学　　名】*Hypserpa nitida*

【生境分布】多生于沟谷林中或林缘。分布于南靖、华安、永春、德化、晋安、马尾、永泰、永安等地。

【药用部位】全株（夜花藤）。

【性味功能】苦，凉。凉血止血，利尿。用于咯血，吐血，便血，外伤出血等。

汉防己属（*Sinomenium*）

汉防己

【别　　名】风龙

【学　　名】*Sinomenium acutum*

【生境分布】多生于山坡林缘路旁或沟边。分布于长泰、连城、屏南、光泽、武夷山、浦城等地。

【药用部位】根。

【性味功能】辛、苦，寒。祛风，通经络，利尿。用于水肿，中风，骨节疼痛，大小便不利等症。

秤钩风属（*Diploclisia*）

秤钩风

【别　　名】湘防己

【学　　名】*Diploclisia affinis*

【生境分布】多生于林缘灌丛中或山坡路旁灌丛中。分布于永泰、闽清、永安、光泽等地。

【药用部位】藤叶。

【性味功能】苦，平。祛风除湿，活血祛瘀，利尿。用于风湿关节痛，跌打损伤，小便淋痛等。

细圆藤属（*Pericampylus*）

细圆藤

【别　　名】土藤，广藤，小广藤

【学　　名】*Pericampylus glaucus*

【生境分布】多生于密林下或路旁灌丛中。全省各地分布。

【药用部位】根，藤茎，叶。

【性味功能】根：止咳，利咽喉。用于咽喉痛，肺痨，毒蛇咬伤，疮疖等。藤茎：苦，凉。祛风镇静，解毒，止咳。用于小儿惊风，破伤风等。叶：用于无名肿毒，骨折等。

木防己属（*Cocculus*）

樟叶木防己

【别　　名】衡州乌药，木防己

【学　　名】*Cocculus laurifolius*

【生境分布】生于山地林缘或疏林下。分布于闽侯、永泰等地。

【药用部位】根（衡州乌药）、全株。

【性味功能】苦、凉。散瘀消肿，祛风止痛，消食止泻。用于风湿腰腿痛，跌打肿痛，泄泻，腹痛，头痛，疝气。

木防己

【别　　名】土防己，青藤子，老鼠藤，千斤坠，圆藤根

【学　　名】*Cocculus orbiculatus*

【生境分布】多生于山坡路旁、疏林中岩石边及村旁灌丛中。全省各地分布。

【药用部位】根。

【性味功能】苦、辛，凉。祛风止痛，消肿解毒。用于中暑腹痛，胃痛，水肿，血淋，风湿关节痛，痈肿疔疮，毒蛇咬伤等。

青牛胆属（*Tinospora*）

青牛胆

【别　　名】九牛子，山慈姑，金果榄

【学　　名】*Tinospora sagittata*

【生境分布】生于林下、林缘、竹林及草地上。分布于尤溪、大田、延平、顺昌等地。

【药用部位】块根。

【性味功能】苦、寒。清热解毒。用于急性咽喉炎，扁桃体炎，肠胃炎等。

木兰科（Magnoliaceae）

鹅掌楸属（*Liriodendron*）

鹅掌楸

【别　　名】马褂木，遮阳树，双飘树

【学　　名】*Liriodendron chinense*

【生境分布】生于山地林中或沟谷边，海拔 450～1900m。分布于德化、永泰、建宁、柘荣、屏南、政和、武夷山等地。

【药用部位】根，树皮。

【性味功能】辛，温。根：祛风湿，强筋骨。用于风湿关节痛，肌肉萎软等。树皮：祛风除湿，散寒止咳。用于风湿痹痛，风寒咳嗽等。

注：国家二级重点保护野生植物。

木兰属（*Magnolia*）

荷花玉兰

【别　　名】广玉兰，洋玉兰

【学　　名】*Magnolia grandiflora*

【生境分布】原产北美洲东南部。全省各地分布。

【药用部位】花和树皮。

【性味功能】辛，温。祛风散寒，行气止痛。用于外感风寒，鼻塞头痛，脘腹胀痛，呕吐腹泻，高血压，偏头痛。

厚朴

【别　　名】川朴，紫油厚朴，厚朴实，厚朴子，赤朴

【学　　名】*Magnolia officinalis*

【生境分布】生于温暖、湿润、土壤肥沃的坡地，海拔 300～1500m。分布于寿宁、武夷山、浦城等地。

【药用部位】根皮与树皮，花（朴花），果实。

【性味功能】皮：辛，温。温中下气，化湿行滞。用于胸腹胀痛，食积气滞，泄泻，痢疾，气逆喘咳等。花：甘、微苦，温。宽中理气，开郁化湿。用于胸脘胀闷等。果实：用于感冒咳嗽，胸闷等。

注：国家二级重点保护野生植物。

凹叶厚朴

【别　　名】八角莲，厚朴

【学　　名】*Magnolia officinalis* subsp. *biloba*

【生境分布】生于上坡疏林中或林缘伐迹地，海拔 300～1100m。分布于福建北部、西北部和中部地区，其中以北部山区的光泽、松溪、建阳、武夷山、浦城等地为多。

【药用部位】根皮与树皮（厚朴），花（朴花），果实。

【性味功能】皮：辛，温。温中下气，化湿行滞。用于胸腹胀痛，食积气滞，泄泻，痢疾，气逆喘咳等。花：甘、微苦，温。宽中理气，开郁化湿。用

于胸脘胀闷等。果实：用于感冒咳嗽，胸闷等。

*注：国家二级重点保护野生植物。

天女花

【别　　名】天女木兰，小花木兰

【学　　名】*Magnolia sieboldii*

【生境分布】生于山地矮林边，海拔 2000～2150m。仅见于武夷山黄岗山。

【药用部位】花蕾。

【性味功能】苦，寒。消肿解毒，润肺止咳。用于痈毒，肺热咳嗽，痰中带血等。

夜香木兰

【别　　名】夜合花，合欢花，夜合

【学　　名】*Magnolia coco*

【生境分布】喜生于气候温湿地区，常栽培于庭园中。福州以南零星栽培。

【药用部位】花。

【性味功能】苦，微温。理气止痛。用于肝郁气痛，带下病，咳嗽气喘，失眠，四肢浮肿，跌打损伤等。

玉兰属（*Yulania*）

玉兰

【别　　名】玉堂春，白玉兰

【学　　名】*Yulania denudata*

【生境分布】生于常绿阔叶树和落叶阔叶树混交林中，海拔 1200m 以下。全省各地常见栽培。

【药用部位】花蕾（辛夷）。

【性味功能】辛，温。散风寒，通鼻窍。用于鼻渊，风寒感冒之头痛，鼻塞，流涕等。

紫玉兰

【别　　名】望春花，木笔花，木兰花，紫花玉兰，杜春花

【学　　名】*Yulania liliiflora*

【生境分布】生于山坡林缘，海拔 300～1600m。全省各地分布。

【药用部位】树皮，花蕾（辛夷）。

【性味功能】树皮：辛，温。温中下气，化湿行滞。用于胸腹胀痛，食积气滞，泄泻，痢疾，气逆喘咳

等。花蕾：辛，温。祛风散寒，通窍。用于鼻塞，头痛，齿痛等。

黄山木兰

【别　　名】望春花

【学　　名】*Yulania cylindrica*

【生境分布】生于山地疏林中或林缘路边，海拔 500～1900m。分布于永泰、泰宁、建宁、古田、屏南、建瓯、武夷山、浦城等地。

【药用部位】花蕾。

【性味功能】苦，寒。利尿消肿，润肺止咳。用于肺热咳嗽，痰中带血，痈疮肿毒等。

木莲属（*Manglietia*）

木莲

【别　　名】山厚朴

【学　　名】*Manglietia fordiana*

【生境分布】常混生于杂木林中或林缘。全省各地常见。

【药用部位】果实（木莲果）。

【性味功能】辛，凉。止咳，通便。用于实热便秘，老人咳嗽。

含笑花属（*Michelia*）

黄兰

【别　　名】黄缅桂，黄缅花，大黄桂

【学　　名】*Michelia champaca*

【生境分布】广植于亚洲热带地区。南靖、芗城、思明、鲤城、涵江、鼓楼、仓山、晋安等地有栽培。

【药用部位】根（黄缅桂），果实（黄缅桂果）。

【性味功能】根：苦，凉。祛风除湿，清利咽喉。用于风湿骨痛，骨刺卡喉等。果实：健胃止痛。用于胃痛，消化不良等。

白兰

【别　　名】白玉兰

【学　　名】*Michelia alba*

【生境分布】分布于福建省沿海各地，多作为行道树栽培。

【药用部位】根皮，叶，花。

【性味功能】根皮：用于便秘等。叶：苦、辛，微温。芳香化湿，止咳化痰，利尿。用于小便淋痛，老年咳嗽气喘等。花：辛、苦，平。行气通窍，芳香化湿。用于气滞腹胀，带下病，鼻塞等。

含笑花

【别　　名】杏花，茶莲木，含笑

【学　　名】*Michelia figo*

【生境分布】生于阴坡杂木林中、溪谷沿岸。全省各地常见栽培。

【药用部位】叶，花。

【性味功能】叶：用于跌打损伤等。花：苦、辛，微温；化湿，行气，止咳；用于胸闷腹胀，中暑，咳嗽，前列腺炎，带下病，月经不调等。

深山含笑

【别　　名】莫夫人玉兰

【学　　名】*Michelia maudiae*

【生境分布】生于在常绿阔叶林中沟谷地或溪河边，海拔 500～1500m。全省各地分布。

【药用部位】花。

【性味功能】辛，温。清热解毒，祛风除湿。用于咽喉肿痛，黄疸，风湿关节痛等。

醉香含笑

【别　　名】火力楠

【学　　名】*Michelia macclurei*

【生境分布】生于杂木林中，海拔 500m 以下。分布于南靖等地，沿海各地均有栽培。

【药用部位】树皮或叶。

【性味功能】苦、微辛，平。清热消肿。用于跌打损伤，疮痈肿毒。

金叶含笑

【别　　名】广东白兰，野木兰

【学　　名】*Michelia foveolata*

【生境分布】生于土层深厚、阴湿的沟谷林中，海拔 200～1100m。分布于南靖、新罗、德化、三元等地。

【药用部位】树皮。

【性味功能】解毒散热。

乐昌含笑

【别　　名】景烈含笑，南子香。

【学　　名】*Michelia chapensis*

【生境分布】生于沙质壤土山地常绿阔叶林中。分布于武平等地，全省各地有零星引种。

【药用部位】树皮。

【性味功能】解毒散热。

八角属（*Illicium*）

红花八角

【别　　名】野八角，红花茴香，石莽等

【学　　名】*Illicium dunnianum*

【生境分布】生于常绿阔叶林中。分布于南靖等地。

【药用部位】根。

【性味功能】苦、辛，温，有毒。散瘀消肿，祛风湿，止痛。外用于跌打损伤，挫伤骨折，风湿疼痛。

八角

【别　　名】八角茴香，大茴香，大料，五香八角

【学　　名】*Illicium verum*

【生境分布】多生于温暖湿润的山谷中。诏安、云霄、漳浦、仙游等地有引种栽培。

【药用部位】果实。

【性味功能】辛，温。温中理气，健胃止呕。用于呕吐，腹胀，腹痛，疝气等；外用于毒蛇及蜈蚣咬伤等。

红茴香

【别　　名】八角，野八角，桂花钻，红毒茴，土八角

【学　　名】*Illicium henryi*

【生境分布】生于沟谷密林中，海拔 300m 以上。分布于南靖、三元、梅列、武夷山、建阳等地。

【药用部位】根或根皮。

【性味功能】辛，温，有毒。祛风除湿，活血止痛。用于跌打损伤，风寒湿痹，胸腹痛等。

披针叶茴香

【别　　名】狭叶茴香，木蟹柴，木蟹，红毒茴，莽草

【学　　名】*Illicium lanceolatum*

【生境分布】生于沟谷阴湿地中或林缘，海拔300～1500m。分布于南靖、德化、闽侯、闽清、三元、梅列、屏南、建阳、武夷山、浦城等地。

【药用部位】根或根皮，叶（莽草）。

【性味功能】根或根皮：苦、辛，温，有毒。祛风除湿，散瘀止痛。用于风湿痹痛，关节肌肉疼痛，腰肌劳损，跌打损伤，痈疽肿毒等。叶：辛，温，有毒。祛风止痛，消肿散结，杀虫止痒。用于皮肤麻痹，痈肿，乳痈，瘰疬，喉痹，疝瘕，疥癣，秃疮，风虫牙痛，狐臭等。

注：种子剧毒，切勿误作"八角"食用。

厚皮香八角

【别　　名】野八角

【学　　名】*Illicium ternstroemioides*

【生境分布】生于山地林中或林缘以及沟谷密林中，海拔300～1000m。分布于南靖、上杭、延平、武夷山等地。

【药用部位】根，果实。

【性味功能】根：苦、辛，温，有毒。祛风湿，活血散瘀。用于骨折，扭挫伤，风湿腰痛等。果实：辛、微苦，温，有毒。温中理气，健胃止吐。

五味子属（*Schisandra*）

翼梗五味子

【别　　名】峨眉五味子，棱枝五味子，白背五味子

【学　　名】*Schisandra henryi*

【生境分布】生于山地疏林或路旁灌丛中，海拔300～2000m。全省各地分布。

【药用部位】根及藤茎。

【性味功能】辛、涩，温。祛风除湿，行气止痛，活血止血。用于风湿痹痛，心胃气痛，痨伤吐血，闭经，月经不调，跌打损伤，金疮肿毒等。

华中五味子

【别　　名】红铃子，大血藤，活血藤，五香血藤

【学　　名】*Schisandra sphenanthera*

【生境分布】生于山地林缘或路旁灌丛中，海拔300～1000m。分布于仙游、永安、沙县、尤溪、延平、顺昌、建瓯、建阳、武夷山、浦城等地。

【药用部位】根，茎藤，果实（南五味子）。

【性味功能】根、茎藤：辛、酸，温。养血消瘀，理气化湿。果实：酸、甘，温。收敛固涩，益气生津，补肾宁心。用于久嗽虚喘，梦遗滑精，遗尿尿频，久泻不止，自汗盗汗，津伤口渴，内热消渴，心悸失眠等。

绿叶五味子

【别　　名】风沙藤

【学　　名】*Schisandra arisanensis* subsp. *viridis*

【生境分布】生于林中，山坡及山沟溪边，海拔250～1200m。分布于宁化、泰宁、建阳、武夷山等地。

【药用部位】根，藤茎。

【性味功能】辛，温。祛风活血，行气止痛。用于风湿骨痛，胃痛，疝气痛，月经不调，荨麻疹，带状疱疹等。

二色五味子

【别　　名】香苏子，北五味子

【学　　名】*Schisandra bicolor*

【生境分布】生于山坡、森林边缘，海拔700～1500m。分布于武夷山等地。

【药用部位】根，藤茎

【性味功能】根：苦、涩，温。通经活络，健脾开胃。用于劳伤脱力，四肢酸麻，胸闷，纳呆等。藤茎：苦、涩，温。通经活络，健脾开胃。用于劳伤脱力，四肢酸麻，胸闷，纳呆等。

南五味子属（*Kadsura*）

黑老虎

【别　　名】冷饭团，臭饭团，过山龙藤，绯红南五味子

【学　　名】*Kadsura coccinea*

【生境分布】生于疏林或林缘，海拔 800m 以下。分布于永定、上杭、连城、武平、屏南等地。

【药用部位】根，蔓茎。

【性味功能】辛、微苦，温。行气止痛，散瘀消肿，祛风除湿。用于胃脘痛胀，风湿关节痛等。

南五味子

【别　　名】土木香，紫金藤，牛奶藤，红木香

【学　　名】*Kadsura longipedunculata*

【生境分布】生于山坡林缘或路旁灌丛中，海拔 1500m 以下。全省各地分布。

【药用部位】根，茎，叶，果。

【性味功能】根、茎：辛、苦，温。温中行气，祛风活血。用于风湿关节痛，胃痛，中暑腹痛，睾丸炎，无名肿毒，跌打损伤等。叶：微辛，平。消肿止痛，去腐生肌。用于咳嗽，月经不调等。果：酸、甘，温。敛肺益肾。

异形南五味子

【别　　名】异味南五味子，血藤，风藤，通血香，地血香

【学　　名】*Kadsura heteroclita*

【生境分布】攀援于的深谷林间树上，海拔 900m 以下。分布于仙游、永定、泰宁等地。

【药用部位】根，藤，果实。

【性味功能】根、藤：苦、辛，温；祛风除湿，活血化瘀，行气止痛；用于风湿疼痛，胃脘痛胀，痛经，跌打损伤等。果实：辛，微温；补肾宁心，止咳祛痰；用于肾虚腰痛，失眠健忘，咳嗽等。

冷饭藤

【别　　名】饭团藤，吹风散

【学　　名】*Kadsura oblongifolia*

【生境分布】生于山坡疏林中、沟边潮湿处，海拔 250～1000m。分布于泰宁、宁化等地。

【药用部位】根，藤。

【性味功能】甘，温。祛风除湿，行气止痛。用于感冒，风湿痹痛，心胃气痛，跌打损伤等。

日本南五味子

【别　　名】红骨蛇，美男葛

【学　　名】*Kadsura japonica*

【生境分布】生于山坡林中，海拔 500m 以上。分布于安溪、永春、德化等地。

【药用部位】根，茎。

【性味功能】苦、平，寒。止渴，解热，镇痛。用于蛇咬伤等。

蜡梅科（Calycanthaceae）

蜡梅属（*Chimonanthus*）

蜡梅

【别　　名】蜡木，岩马桑，臭蜡梅，荷花蜡梅，金黄茶

【学　　名】*Chimonanthus praecox*

【生境分布】生于山坡灌丛中或水沟边。全省各地分布。

【药用部位】根，花。

【性味功能】根：辛，温，有毒。祛风止痛，理气活血，止咳平喘。用于风湿痹痛，风寒感冒，跌打损伤，脘腹疼痛，哮喘，劳伤咳嗽，疔疮肿毒等。花：辛、甘、微苦，凉，有小毒。解暑清热，理气开郁；用于暑热烦渴，头晕，胸闷脘痞，梅核气，咽喉肿痛，百日咳，小儿麻疹，烫火伤等。

山蜡梅

【别　　名】亮叶腊梅，毛山茶，岩马桑，香风茶

【学　　名】*Chimonanthus nitens*

【生境分布】生于山地疏林中或山坡路旁灌丛中，海拔 800m 以下。分布于永泰、大田、寿宁、延平、武夷山、光泽、浦城等地。

【药用部位】根。

【性味功能】微苦、辛，凉。解表祛风，清热解毒。用于预防感冒，流行性感冒，中暑，慢性支气管炎，胸闷等。

柳叶蜡梅

【别　　名】香风茶, 毛山茶, 秋蜡梅, 山蜡梅

【学　　名】*Chimonanthus salicifolius*

【生境分布】生于山地林中。分布于武夷山、浦城等地。

【药用部位】叶。

【性味功能】用于感冒, 咳嗽等。

番荔枝科（Annonaceae）

假鹰爪属（*Desmos*）

假鹰爪

【别　　名】鸡爪风, 狗牙花, 酒饼叶, 酒饼藤, 五爪龙

【学　　名】*Desmos chinensis*

【生境分布】生于丘陵山坡或荒野、林缘灌丛中、荒野、低海拔山谷旷地。分布于芗城、华安、泉港等地。

【药用部位】全株。

【性味功能】微辛, 温, 有小毒。祛风利湿, 健脾理气, 祛瘀止痛。用于风湿关节痛, 产后风痛及腹痛, 痛经, 胃痛, 泄泻, 跌打损伤等。

鹰爪花属（*Artabotrys*）

鹰爪花

【别　　名】莺爪, 五爪兰

【学　　名】*Artabotrys hexapetalus*

【生境分布】福州以南各地零星栽培。

【药用部位】根, 果实

【性味功能】根: 苦, 寒; 杀虫; 用于疟疾等。果实: 苦、涩, 凉; 清热解毒; 用于瘰疬等。

瓜馥木属（*Fissistigma*）

瓜馥木

【别　　名】毛瓜馥木

【学　　名】*Fissistigma oldhamii*

【生境分布】生于山谷、溪边或潮湿的疏林中。全省各地分布。

【药用部位】根。

【性味功能】微辛, 平。祛风除湿, 活血止痛。用于风湿痹痛, 腰痛, 胃痛, 跌打损伤等。

白叶瓜馥木

【别　　名】乌骨藤, 确络风

【学　　名】*Fissistigma glaucescens*

【生境分布】生于林中。分布于南靖、平和、永泰、三元、延平等地。

【药用部位】根。

【性味功能】辛、涩, 温。祛风湿, 通经活血, 止血。用于风湿骨痛, 跌打损伤, 月经不调等; 外用治骨折, 外伤出血等。

香港瓜馥木

【别　　名】打鼓藤, 山龙眼藤, 大酒饼子, 除骨风

【学　　名】*Fissistigma uonicum*

【生境分布】生于林中。分布于南靖、永泰、三元、梅列等地。

【药用部位】茎。

【性味功能】祛风活络, 消肿止痛。用于跌打损伤, 关节炎等。

依兰属（*Cananga*）

依兰

【别　　名】香水树, 加拿楷, 依兰香

【学　　名】*Cananga odorata*

【生境分布】厦门植物园等地有引种。

【药用部位】花。

【性味功能】花所提制的高级芳香油除作重要的化工原料外, 还可用于头痛, 目赤痛风等。

番荔枝属（*Annona*）

番荔枝

【别　　名】赖球果，佛头果，释迦果

【学　　名】*Annona squamosa*

【生境分布】原产热带美洲。厦门等地有引种栽培。

【药用部位】果实。

【性味功能】甘、酸，平。生津止渴，化滞消食。用于糖尿病，遗精，急性赤痢，恶疮肿痛等。

圆滑番荔枝

【别　　名】牛心果

【学　　名】*Annona glabra*

【生境分布】原产热带美洲。厦门等地有引种栽培。

【药用部位】叶，果实。

【性味功能】叶：消炎。用于咳嗽痰喘，慢性支气管炎等。果实：健脾胃。用于食欲不振，消化不良等。

牛心番荔枝

【别　　名】牛心果

【学　　名】*Annona reticulata*

【生境分布】原产热带美洲。厦门等地有引种栽培。

【药用部位】树皮，果实，叶，种子。

【性味功能】树皮：涩，平。收敛。果实：苦，寒。驱虫，止痢。叶：用于咳嗽痰喘。种子：用于杀虫等。

野独活属（*Miliusa*）

中华野独活

【别　　名】中华密榴木

【学　　名】*Miliusa sinensis*

【生境分布】生于山地密林中或山谷灌木林中，海拔 500～1000m。分布于武平等地。

【药用部位】根。

【性味功能】补肾健腰。用于肾虚腰痛等。

紫玉盘属（*Uvaria*）

紫玉盘

【别　　名】油椎，酒饼子，牛刀树，牛菍子，牛头罗

【学　　名】*Uvaria mirocarpa*

【生境分布】生于低山灌丛或疏林中。分布于诏安等地。

【药用部位】根（酒饼婆），叶（酒饼婆）。

【性味功能】根：苦、甘，微温。健胃行气，祛风止痛。用于消化不良，腹胀腹泻，跌打损伤，腰腿疼痛等。叶：淡、涩，平。散瘀消肿，豁痰止咳。

樟科（Lauraceae）

樟属（*Cinnamomum*）

樟

【别　　名】樟树，樟柴，水里樟，香樟

【学　　名】*Cinnamomum camphora*

【生境分布】生于山坡或沟谷中。全省各地分布。

【药用部位】根，木材，皮，叶，提取物（樟脑油，樟脑）。

【性味功能】根、木材：辛，温。温中散寒，驱风活血，杀虫止痒。用于感冒头痛，风湿骨痛，跌打损伤等。皮：用于急性胃肠炎，中暑腹痛，消化不良，胃痛，头痛，风湿关节痛，皮肤瘙痒等。叶：用于跌打损伤，阴疽，鹅掌风，秃疮，蛀牙痛等。樟脑油、樟脑：辛，热。通窍理气，止痛杀虫。用于腹痛，吐泻，疥疮，癣等。

黄樟

【别　　名】油樟，大叶樟，樟木，黄槁，樟脑树

【学　　名】*Cinnamomum parthenoxylon*

【生境分布】生于山地林中或灌丛中。分布于南靖、平和、永定、宁化等地。

【药用部位】根、树皮或叶。

【性味功能】辛、微苦，温。祛风利湿，行气止痛，消食化滞。用于风湿骨痛，泄泻，感冒，跌打损伤等。

野黄桂

【别　　名】桂皮树, 三条筋树

【学　　名】*Cinnamomum jensenianum*

【生境分布】生于山地阔叶林中, 海拔 500 ～ 1600m。分布于武夷山等地。

【药用部位】树皮, 叶。

【性味功能】辛、甘、温。行气活血, 散寒止痛。用于跌打损伤, 筋骨痛, 风湿痛等。

少花桂

【别　　名】岩桂, 香桂, 三条筋, 香叶子树

【学　　名】*Cinnamomum paucitlorus*

【生境分布】生于山地阔叶林中, 海拔约 700m。分布于永安、建阳、武夷山等地。

【药用部位】树皮。

【性味功能】辛, 温。开胃, 健脾, 散热。用于肠胃病, 腹痛等。

锡兰肉桂

【别　　名】斯里兰卡肉桂, 肉桂皮

【学　　名】*Cinnamomum zeylanicum*

【生境分布】原产斯里兰卡。同安等地有栽培。

【药用部位】树皮。

【性味功能】辛, 温。驱风健胃。用于感冒, 胃炎胃痛等。

天竺桂

【别　　名】山桂, 月桂, 大叶天竺桂, 官桂

【学　　名】*Cinnamomum japonicum*

【生境分布】生于常绿阔叶林中, 海拔 300 ～ 1000m 或以下。全省各地分布。

【药用部位】树皮和叶。

【性味功能】甘、辛, 温。温中散寒, 理气止痛。用于胃痛, 腹痛, 风湿关节痛等; 外用治跌打损伤等。

注: 叶及树皮提制的芳香油作杀菌剂。国家二级重点保护野生植物。

阴香

【别　　名】野桂, 土桂, 山桂, 紫桂, 假肉桂

【学　　名】*Cinnamomum burmannii*

【生境分布】生于山地阔叶林中, 海拔 100 ～ 1400m。分布于安溪、永春、德化、晋安、永泰、永安、福安、延平、建瓯等地。

【药用部位】树皮, 叶。

【性味功能】树皮: 辛、甘, 温。散瘀破积, 祛风行气。用于胃痛, 消化不良, 冷痢, 风湿关节痛, 跌打损伤等。叶: 辛, 温。散结消肿。用于寒结肿痛等。

华南桂

【别　　名】大叶樟, 野桂皮, 肉桂, 大叶辣樟树

【学　　名】*Cinnamomum austro-sinense*

【生境分布】生于山地阔叶林中, 海拔 630 ～ 700m。分布于上杭、武平、永春、德化、永泰、三元、永安、沙县、延平、武夷山等地。

【药用部位】树皮 (土桂皮), 果实。

【性味功能】树皮: 辛, 温。暖脾胃, 散风寒, 通血脉。用于风湿骨痛, 疥癣等。果实: 用于虚寒胃痛等。

注: 树皮作桂皮收购入药, 功效同桂皮。

肉桂

【别　　名】中国肉桂, 玉桂, 牡桂, 桂, 桂皮, 桂枝

【学　　名】*Cinnamomun cassia*

【生境分布】华安等闽南各地有栽培。

【药用部位】树皮, 枝条。

【性味功能】辛、甘, 大热。树皮: 温中补肾, 散寒止痛。用于腰膝冷痛, 虚寒胃痛, 慢性消化不良, 腹痛, 吐泻, 受寒经闭等。枝条: 发汗, 通经脉。用于外感风寒, 肩臂关节酸痛等。

香桂

【别　　名】长果桂, 细叶香桂, 细叶月桂, 上肉桂, 假桂皮

【学　　名】*Cinnamomum subavenium*

【生境分布】生于山地阔叶林中, 海拔 400 ～ 1100m。

分布于南靖、晋安、三元、宁化、延平、武夷山等地。

【药用部位】树皮，叶，果实（香桂）。

【性味功能】辛，温。温胃散寒，宽中下气。用于胸腹胀痛，胃寒气痛，寒结肿毒，痛经，风湿关节痛等；外用于跌打损伤，骨折等。

檫木属（*Sassafras*）

檫树

【别　　名】檫木，假杉木，铁柴，索树，癞柴

【学　　名】*Sassafras tzumu*

【生境分布】多散生于天然林中，海拔 150～1900m。分布于德化、闽侯、三元、大田、永安、沙县、尤溪、福安、福鼎、寿宁、延平、建阳等地。

【药用部位】根，茎。

【性味功能】甘，温。祛风除湿，舒筋活络。用于风湿性关节炎，半身不遂，跌打损伤等。

润楠属（*Machilus*）

红楠

【别　　名】山樟树，白漆柴，乌樟，钓樟

【学　　名】*Machilus thunbergii*

【生境分布】生于湿润阴坡、山谷和溪边、山地阔叶混交林上，海拔 800m 以下。分布于平和、上杭、武平、连城、德化、三元、柘荣、延平、建阳、光泽等地。

【药用部位】根皮或树皮。

【性味功能】辛、苦，温。温中顺气，舒筋活血，消肿止痛。用于呕吐腹泻，小儿吐乳，食少，扭挫伤，转筋，足肿等。

绒毛润楠

【别　　名】绒毛楠，绒毛桢楠，江南香，郎香柴，香头柴

【学　　名】*Machilus velutina*

【生境分布】生于山地阔叶林中，海拔 200～500m。分布于南靖、连城、晋安、福清、永泰、永安、沙县、蕉城、延平等地。

【药用部位】根或叶。

【性味功能】辛、微苦，温。行气活血，散结消肿。用于骨折，痈肿，外伤出血，扭伤，跌打损伤等。

黄绒润楠

【别　　名】跌打王，香胶树，香楮树

【学　　名】*Machilus grijsii*

【生境分布】生于灌丛或山地林中或林缘，海拔 200～600m。分布于南靖、同安、新罗、连城、德化、永泰、宁化、大田、沙县、延平、建瓯等地。

【药用部位】枝叶、树皮。

【性味功能】甘、微苦，凉。散瘀，止痛，消炎。用于跌打损伤，瘀肿疼痛，口腔炎，扁桃体炎等。

刨花润楠

【别　　名】美人柴，粘柴，白楠木，真楠木，刨花楠

【学　　名】*Machilus pauhoi*

【生境分布】生于低海拔土壤湿润的山谷或山坡疏林中。分布于南靖、新罗、晋安、永泰、大田、沙县、延平、邵武、光泽、武夷山等地。

【药用部位】茎（白楠木）。

【性味功能】甘、微辛，凉。清热润燥。用于烫火伤，大便秘结等。

薄叶润楠

【别　　名】大叶楠木，落叶桢楠，大叶楠，豪樟，竹叶楠

【学　　名】*Machilus leptophylla*

【生境分布】生于山谷阔叶林中，海拔 450～1200m。分布于南靖、武平、连城、德化、晋安、永泰、永安、宁化、沙县、延平、武夷山等地。

【药用部位】根、树皮。

【性味功能】辛、苦，温。活血，散结消肿，止痢。用于跌打损伤，细菌性痢疾，痈肿疮疖等。

楠属（*Phoebe*）

紫楠

【别　　名】野枇杷，山枇杷，黄心楠，金丝楠，紫金楠

【学　　名】*Phoebe sheareri*

【生境分布】生于山地阔叶林中，海拔 1000m 以下。

分布于新罗、连城、德化、宁化、建宁、屏南、松溪、延平、光泽、武夷山、浦城等地。

【药用部位】根，叶。

【性味功能】根：辛，温；祛瘀消肿；用于跌打损伤等。叶：温中理气。

楠木

【别　　名】雅楠，桢楠，紫楠，闽楠，黄楠

【学　　名】*Phoebe zhennan*

【生境分布】生于山地、沟谷常绿阔叶林中，海拔1500m以下。分布于南靖、大田、清流、延平、建阳、邵武等地。

【药用部位】木材及枝叶（楠材），树皮（楠木皮）。

【性味功能】木材及枝叶：辛，温。利水，止吐泻。用于吐泻不止，胃脘胀痛等。树皮：苦，温。暖胃和中降逆。用于霍乱吐泻转筋，胃冷吐逆，足肿等。

鳄梨属（*Persea*）

鳄梨

【别　　名】油梨，樟梨

【学　　名】*Persea americana*

【生境分布】原产热带美洲。闽南一带有引种栽培。

【药用部位】果实（油梨）。

【性味功能】生津止渴。现代研究表明其具有保护肝脏，美容，缓解糖尿病症，保护子宫健康，预防癌症以及抗氧抗衰老等作用。

月桂属（*Laurus*）

月桂

【别　　名】月桂树，桂冠树，甜月桂，月桂冠

【学　　名】*Laurus nobilis*

【生境分布】原产地中海一带。闽南一带有引种栽培。

【药用部位】根，花，果。

【性味功能】根：祛风湿，散寒。用于风湿筋骨疼痛，腰痛，肾虚牙痛等。提制的芳香油为杀菌剂。花：散寒破结，化痰止咳。用于牙痛，咳喘痰多，经闭腹痛等。果：暖胃，平肝，散寒。用于虚寒胃痛等。

新木姜子属（*Neolitsea*）

新木姜子

【别　　名】银竹叶，金叶新木姜子

【学　　名】*Neolitsea aurata*

【生境分布】生于杂木林中，海拔500～1700m。分布于南靖、平和、新罗、武平、长汀、三元、沙县、延平等地。

【药用部位】根，树皮。

【性味功能】辛，温。行气止痛，利水消肿。用于胃痛，腹痛，水肿等。

大叶新木姜子

【别　　名】鹅掌风，土玉桂，厚壳树，假玉桂，大叶新木姜

【学　　名】*Neolitsea levinei*

【生境分布】生于常绿阔叶林中，海拔300～1300m。分布于南靖、平和、连城、武平、长汀、永安等地。

【药用部位】根，果实。

【性味功能】根：辛，苦，温。用于带下病，跌打损伤，痈肿疮毒等。果实：祛风散寒；用于胃寒痛等。

锈叶新木姜子

【别　　名】辣汁树，石槁，大叶樟，白背樟，锈叶新木姜

【学　　名】*Neolitsea cambodiana*

【生境分布】生于常绿阔叶林林缘或次生灌丛中，海拔1000m以下。分布于武平、漳平、安溪、闽清、沙县、建宁、延平、建瓯、建阳、武夷山等地。

【药用部位】叶。

【性味功能】辛，凉。清热解毒，祛湿止痒。外敷用于疮疥。

浙江新木姜子

【别　　名】假桂花，红皮树，香桂

【学　　名】*Neolitsea aurata* var. *chekiangensis*

【生境分布】生于常绿阔林或疏林中，海拔500～1300m。分布于连城、三元、永安、沙县、建阳、武夷山等地。

【药用部位】根，树皮。

【性味功能】辛，温。行气止痛，利水消肿。用于胃痛，腹痛，水肿等。

鸭公树

【别　　名】青胶木，中叶樟，大香籽

【学　　名】*Neolitsea chuii*

【生境分布】生于常绿阔叶林中，海拔 500～1400m。分布于南靖、平和、新罗、上杭、武平等地。

【药用部位】种子。

【性味功能】辛，温。行气止痛，利水消肿。用于胃脘胀痛，水肿等。

木姜子属（*Litsea*）

山鸡椒

【别　　名】山苍子，臭枳柴，山樟，臭樟子，理气柴

【学　　名】*Litsea cubeba*

【生境分布】常生于采伐迹地、火烧迹地或荒灌丛中。全省各地分布。

【药用部位】根（豆豉姜），叶，果实（荜澄茄）。

【性味功能】辛，温。根：祛风散寒除湿，温中理气止痛。用于感冒头痛，心胃冷痛，腹痛吐泻，脚气，孕妇水肿，风湿痹痛，跌打损伤等。叶：用于急性乳腺炎，毒蛇咬伤，毒虫螫伤等。果实：温中散寒，行气止痛。用于胃寒呕逆，脘腹冷痛，寒疝腹痛，寒湿郁滞，小便浑浊等。

毛山鸡椒

【别　　名】山鸡椒，山苍子

【学　　名】*Litsea cubeba* var. *formosana*

【生境分布】生于山地、灌丛、疏林或路旁，海拔500m 以上。全省各地分布。

【药用部位】根，果实。

【性味功能】辛，温。根：祛风散寒除湿，温中理气止痛。用于感冒头痛，心胃冷痛，腹痛吐泻，脚气，孕妇水肿，风湿痹痛，跌打损伤等。果实：温中散寒，行气止痛。用于胃寒呕逆，脘腹冷痛，寒疝腹痛，寒湿郁滞，小便浑浊等。

木姜子

【别　　名】辣姜子，木香子，兰香树，猴香子，香桂子

【学　　名】*Litsea pungens*

【生境分布】生于常绿阔叶林中或灌丛中，海拔1500m 左右。分布于屏南、寿宁、武夷山等地。

【药用部位】果实（木姜子），叶。

【性味功能】果实：苦、辛，温。祛风行气，健脾燥湿，消食，解毒。用于胃寒腹痛，食积气滞，中暑吐泻等。叶：外用于疮疡肿毒等。

潺槁木姜子

【别　　名】潺槁树，青胶木，油槁树，胶樟，青野槁

【学　　名】*Litsea glutinosa*

【生境分布】生于山林地林缘、疏林或灌丛中，海拔500～1900m。分布于云霄、芗城、南靖、同安等地。

【药用部位】根，皮，叶。

【性味功能】辛，温。清湿热，消肿毒。用于腹泻；外敷可用于疮痈。

豺皮樟

【别　　名】过山香，山桂，山肉桂，脆脆香，白叶子

【学　　名】*Litsea rotundifolia* var. *oblongifolia*

【生境分布】生于荒山或疏林地，海拔 800m 以下。全省各地分布。

【药用部位】根。

【性味功能】辛，温。祛风除湿，行气止痛，活血通经。用于风湿性关节痛，风湿腰痛，胃痛，腹泻，水肿，痛经，跌打损伤等。

豹皮樟

【别　　名】杨子黄肉楠

【学　　名】*Litsea coreana* var. *sinensis*

【生境分布】生于常绿阔叶林或次生灌丛中，海拔900m 以下。分布于永安、建瓯、建阳、武夷山、浦城等地。

【药用部位】根，茎皮。

【性味功能】辛，温。用于胃脘胀痛，用于水肿，胃痛等。

毛豹皮樟

【别　　名】白茶，老鹰茶

【学　　名】*Litsea coreana* var. *lanuginosa*

【生境分布】生于的山谷杂木林中，海拔 300m 以上。分布于武夷山等地。

【药用部位】叶（老鹰茶）。

【性味功能】辛，温。明目，健脾胃，清热解暑。用于水肿，胃痛等。

大果木姜子

【别　　名】毛丹母，青吐木，青吐八角

【学　　名】*Litsea lancilimba*

【生境分布】生于密林中，海拔 900m 以上。分布于南靖等地。

【药用部位】种子。

【性味功能】辛，温。温阳宽胸，理气活血。用于胸痛，胸闷，腹痛，哮喘等。

黄丹木姜子

【别　　名】野枇杷木，打色眼树，毛丹，毛丹公，黄壳兰

【学　　名】*Litsea elongata*

【生境分布】生于山坡路旁、溪旁及杂木林中，海拔 500～2000m。分布于长汀、永春、德化、三元、武夷山等地。

【药用部位】根。

【性味功能】辛，苦，温。祛风除湿。用于风湿痹痛，胃痛等。

山胡椒属（*Lindera*）

黑壳楠

【别　　名】八角香，大楠木，岩柴，枇杷楠，楠木

【学　　名】*Lindera megaphylla*

【生境分布】多生于山谷、溪边较阴湿地，海拔 1600～2000m。全省各地分布。

【药用部位】根，枝，树皮。

【性味功能】辛，微苦，温。驱风除湿，消肿止痛。用于风湿麻木疼痛，咽喉肿痛等。

毛黑壳楠

【别　　名】黑壳楠，大楠木

【学　　名】*Lindera megaphylla* f. *touyunensis*

【生境分布】生于山谷、溪边或山地林中。分布于南靖、平和、上杭、新罗、德化、永泰、沙县、蕉城、延平等地。

【药用部位】根、枝、树皮。

【性味功能】辛、微苦，温。驱风除湿，消肿止痛。用于风湿麻木疼痛，咽喉肿痛等。

红果山胡椒

【别　　名】红果钓樟，詹糖香

【学　　名】*Lindera erythrocarpa*

【生境分布】生于山地林缘，海拔 1000m 以上。分布于武夷山、建阳、浦城等地。

【药用部位】根皮，枝，叶。

【性味功能】根皮：辛，温。收敛止血。外用于疔疮等。枝、叶：用于无名肿毒等。

山橿

【别　　名】大叶山橿，米珠

【学　　名】*Lindera reflexa*

【生境分布】生于山地林缘，海拔 1000m 以下。分布于长汀、宁化、建宁、武夷山、浦城等地。

【药用部位】根，根皮。

【性味功能】辛，温。理气止痛，祛风解表，杀虫，止血。用于胃痛，腹痛，风寒感冒，风疹疥癣；外用于刀伤出血等。

网叶山胡椒

【别　　名】山香果，化楠木，连杆果

【学　　名】*Lindera metcalfiana* var. *dictyophylla*

【生境分布】生于山地林中，海拔 550m 以上。分布于南靖等地。

【药用部位】果实。

【性味功能】辛，温。祛风除湿，理气止痛。用于腰膝冷寒，血吸虫病等。

山胡椒

【别　　名】牛荆条，牛筋树

【学　　名】*Lindera glauca*

【生境分布】生于丘陵灌丛或路旁。全省各地分布。

【药用部位】全株，叶。

【性味功能】辛，温。祛风活络，消肿解毒，止血，止痛。用于风湿麻木，筋骨痛，跌打损伤，寒气胃痛，风寒头痛，水肿等。叶：外用于疔疮肿毒，毒蛇咬伤，外伤出血等。

狭叶山胡椒

【别　　名】小鸡条，鸡婆子，见风消

【学　　名】*Lindera angustifolia*

【生境分布】生于山坡灌丛中或林缘。分布于连城、三元、清流、武夷山等地。

【药用部位】全株。

【性味功能】辛、微涩，温。祛风利湿，舒筋活络，解毒消肿。用于感冒，头痛，食积气滞，泄泻，风湿麻木，跌打损伤等。

香叶树

【别　　名】山叶树，假桂皮，尖叶樟

【学　　名】*Lindera communis*

【生境分布】生于丘陵和山地下部的疏林中。分布于南靖、新罗、连城、永春、安溪、德化、三元、永安、尤溪、清流、将乐、沙县、古田、福安、延平等地。

【药用部位】枝叶或茎皮。

【性味功能】涩、微辛，微寒。解毒消肿，散瘀止痛。用于跌打肿痛，外伤出血，疮痈疖肿等。

乌药

【别　　名】子孙柴，乌樟，钱柴头，钱蜞柴，矮樟

【学　　名】*Lindera aggregata*

【生境分布】生于向阳坡地、山谷或疏林灌丛中，海拔 200～1000m。分布于南靖、长汀、德化、永安、沙县、蕉城、屏南、延平等地。

【药用部位】根，叶（乌药叶）。

【性味功能】根：辛，温。行气止痛，温肾散寒。用于寒凝气滞，胸腹胀痛，气逆喘急，膀胱虚冷，遗尿尿频，疝气疼痛，经寒腹痛等。叶：温中理气，消肿止痛。用于脘腹冷痛，小便频数，风湿痹痛，跌打伤痛，烫伤等。

香粉叶

【别　　名】大叶香叶树，桂香叶

【学　　名】*Lindera pulcherrima*

【生境分布】生于山地阔叶林中，海拔 1400m。分布于平和等地。

【药用部位】树皮。

【性味功能】苦，温。清凉消食。用于消化不良等。

三桠乌药

【别　　名】三钻风，山姜，甘姜，大山胡椒

【学　　名】*Lindera obtusiloba*

【生境分布】生于山顶灌丛中，海拔 1700m。分布于武夷山等地。

【药用部位】树皮（三钻风）

【性味功能】辛，温。活血舒筋，散瘀消肿。用于跌打损伤，瘀血肿痛，疮毒等。

无根藤属（*Cassytha*）

无根藤

【别　　名】无头藤，罗网藤，无根草

【学　　名】*Cassytha filiformis*

【生境分布】生于山坡灌丛中或向阳地疏林中，藉盘状吸根攀附其他植物。全省沿海各地分布。

【药用部位】全草。

【性味功能】甘、微苦，平。清热利湿。用于传染性肝炎，痢疾，肾炎，尿道炎，梦遗滑精，阴囊肿大，糖尿病，急性胃肠炎，带下病，习惯性鼻衄等。

莲叶桐科（Hernandiaceae）

青藤属（*Illigera*）

小花青藤

【别　　名】翅果藤，黑九牛，细叶青

【学　　名】*Illigera parvifolia*

【生境分布】生于沟谷林中或林缘，通常攀援在其他植物，海拔 800m 以下。分布于南靖、华安等地。

【药用部位】根及茎。

【性味功能】微辛，温。祛风除湿，消肿止痛。用于风湿关节疼痛，肢体麻木，小儿麻痹症后遗症，跌打损伤等。

罂粟科（Papaveraceae）

血水草属（*Eomecon*）

血水草

【别　　名】水黄连，广扁线，捆仙绳，黄水芋，金腰带

【学　　名】*Eomecon chionantha*

【生境分布】生于林缘沟谷湿润地或林中阴湿地。分布于闽清、永泰、永安、沙县、蕉城、延平、建阳、武夷山、浦城等地。

【药用部位】全草。

【性味功能】苦，寒，有小毒。清热利湿，消肿解毒。用于支气管炎，结膜炎，疔疮疖肿，毒蛇咬伤，跌打损伤等。

博落回属（*Macleaya*）

博落回

【别　　名】喇叭筒，洗五角，海骨子，山大筒，地步罗

【学　　名】*Macleaya cordata*

【生境分布】多生于丘陵或山地林中、灌丛中或草丛中，也常见于路边，海拔 150～1000m。闽西北山区常见。

【药用部位】全草。

【性味功能】苦、辛，寒，有小毒。消肿杀虫。用于急性乳腺炎，蛇头疔，无名肿毒，癣，小腿溃疡，瘰疬，毒蛇咬伤等。

花菱草属（*Eschscholzia*）

花菱草

【别　　名】金英花

【学　　名】*Eschscholtzia caiifornica*

【生境分布】供庭园绿化。全省各地分布。

【药用部位】花，果实。

【性味功能】镇痛，清热。

蓟罂粟属（*Argemorte*）

蓟罂粟

【别　　名】刺罂粟，箭罂粟

【学　　名】*Argemorte mexicana*

【生境分布】原产墨西哥等地。栽培或逸生，厦门及福州园林有引种。

【药用部位】全草，根，种子。

【性味功能】全草：苦，凉。消肿利胆，祛痰，止泻。用于黄疸，水肿等。根：用于慢性皮肤病等。种子：催吐，祛痰，消炎，止痛。

罂粟属（*Papaver*）

虞美人

【别　　名】丽春花，仙女蒿

【学　　名】*Papaver rhoeas*

【生境分布】供庭园绿化。分布于福建省沿海各地。

【药用部位】全草。

【性味功能】苦、涩，凉。镇痛，镇咳，止泻。用于咳嗽，痢疾，腹痛等。

罂粟

【别　　名】鸦片花，米囊花，婴子壳

【学　　名】*Papaver somniferum*

【生境分布】原产南欧，为生产"鸦片"原料。我国许多地区有关药物研究单位有栽培。福建省曾有栽培或零星逃逸。

【药用部位】果实。

【性味功能】酸、涩，平，有毒。止痛，镇静，镇咳，止泻。用于久咳，久泻，久痢。心腹痛，筋骨痛，便血，脱肛，尿频，遗精，带下病等。果壳（罂粟壳）：酸、涩，凉，止咳敛肺，止痛，涩肠。用于久咳，久泻，心腹痛，筋骨痛等。种子（罂粟子）：甘，寒。止痢，润燥。

紫堇属（*Corydalis*）

小花黄堇

【别　　名】山黄堇

【学　　名】*Corydalis racemosa*

【生境分布】多生于路旁墙边或山地沟边及石缝间，海拔 400～1600m。全省各地分布。

【药用部位】根或全草（黄堇）。

【性味功能】苦，寒，有毒。清热利湿，解毒杀虫。用于湿热泻泄，痢疾，黄疸，目赤肿痛，聤耳流脓，疮毒，疥癣，毒蛇咬伤等。

北越紫堇

【别　　名】台湾黄堇，黄连，鸡屎草，臭草，合艺

【学　　名】*Corydalis balansae*

【生境分布】多生于沟谷边或水湿地，海拔 300m 以下。分布于晋安、连江、长乐、延平、建瓯、武夷山、浦城等地。

【药用部位】带根全草。

【性味功能】苦，凉。清热解毒。用于跌打损伤，痈疮肿毒；外用止痛等。

黄堇

【别　　名】千人耳子，鸡粪草，水黄连

【学　　名】*Corydalis pallida*

【生境分布】生于山坡丘陵地或沟边潮湿地。闽北山区零星分布。

【药用部位】全草。

【性味功能】苦、涩，寒，有毒。清热解毒，消肿，杀虫。用于热毒痈肿，化脓性中耳炎，顽癣，目赤，腹痛，痢疾，痔疮等。

紫堇

【别　　名】断肠草，蝎子草，麦草黄，闷头花

【学　　名】*Corydalis edulis*

【生境分布】常见于路边、水塘边、石缝边及林下潮湿地，海拔 400～1200m。全省各地分布。

【药用部位】全草，根。

【性味功能】全草：苦、涩，凉，有毒；消炎解毒，清热解暑；用于腹痛，中暑头痛，肺痨咯血等；外用于疮疡肿毒，毒蛇咬伤，化脓性中耳炎，刀伤等。根：用于脱肛。

尖距紫堇

【别　　名】地锦苗，苦心胆，三月烂，飞菜，红花鸡距草

【学　　名】*Corydalis sheareri*

【生境分布】多生于沟边或林边阴地，海拔 400～1600m。分布于沙县、武夷山等地。

【药用部位】带根全草。

【性味功能】苦、微辛，寒，有小毒。消肿止痛，清热解毒，活血祛瘀。用于湿热胃痛，腹痛，目赤肿痛，泄泻，积年劳伤，跌打损伤，偏瘫，痈肿疮毒，蛇虫咬伤等。

伏生紫堇

【别　　名】夏天无，落水珠

【学　　名】*Corydalis decumbens*

【生境分布】生于丘陵地或山坡草丛间或路边石缝中，海拔 80～300m。全省各地分布。

【药用部位】块茎。

【性味功能】苦、微辛。活血通络，行气止痛，祛风除湿。用于肝阳头痛，风湿痹痛，关节拘挛等。

刻叶紫堇

【别　　名】紫花鱼灯草，烫伤草，羊不吃

【学　　名】*Corydalis incisa*

【生境分布】多生于丘陵地林下、沟边、路边或多石处，海拔 1800m 以下。分布于福建省中部、东部和北部山区。

【药用部位】全草（紫花鱼灯草）。

【性味功能】苦、涩，寒，有毒。解毒杀虫。用于疮毒，疥癣，毒蛇咬伤，脱肛等。

延胡索

【别　　名】元胡，长距元胡，玄胡

【学　　名】*Corydalis yanhusuo*

【生境分布】生于丘陵草地。尤溪、光泽、浦城等地有较大面积引种栽培。

【药用部位】块茎（延胡索、元胡）。

【性味功能】辛、苦，温。活血，行气，止痛。用于胸胁脘腹疼痛，胸痹心痛，经闭痛经，产后瘀阻，跌打肿痛。

山柑科（Cleomaceae）

山柑属（*Capparis*）

独行千里

【别　　名】尖叶槌果藤，膜叶槌果藤，膜叶马槟榔，黑钓榕

【学　　名】*Capparis acutifolia*

【生境分布】生于林缘路边或林中。分布于德化、永泰、尤溪、沙县、永安、延平、建阳、武夷山、浦城等地。

【药用部位】根及叶。

【性味功能】苦、涩，微温，有小毒。活血散瘀，祛风止痛。用于跌打瘀肿，闭经，风湿痹痛，咽喉肿痛，牙痛，腹痛等。

广州山柑

【别　　名】广州槌果藤

【学　　名】*Capparis cantoniensis*

【生境分布】生于林中、山坡灌丛或林缘沟边，海拔 1000m 以下。分布于涵江、晋安、福清、长乐、连江等地。

【药用部位】根，茎叶或种子。

【性味功能】苦，寒。清热解毒，止咳，止痛。用于咽喉肿痛，肺热咳嗽，胃脘热痛，跌打伤痛，疥癣等。

鱼木属（*Crateva*）

树头菜

【别　　名】刺椿头，鹅脚木叶，鼓槌果，苦洞树，

鸡爪菜

【学　　名】*Crateva unilocularis*

【生境分布】生于林中湿润处。分布于福清、长乐等地。

【药用部位】茎，叶。

【性味功能】苦，凉。健胃，清热解毒，舒筋活络。用于肝炎，痢疾，泄泻，风湿关节痛，流行性腮腺炎，胃痛等。

白花菜属（*Cleome*）

醉蝶花

【别　　名】西洋白花菜，凤蝶草，紫龙须，蜘蛛花

【学　　名】*Cleome hassleriana*

【生境分布】原产于热带美洲。全省各地常见栽培。

【药用部位】全草，果实。

【性味功能】全草：辛、涩，平，有小毒。祛风散寒，杀虫止痒等。果实：民间试用于肝癌。

白花菜

【别　　名】羊角菜，臭腊菜，息花菜

【学　　名】*Cleome gynandra*

【生境分布】生于低海拔的村旁、路边、荒坡或田野。全省沿海各地分布。

【药用部位】全草。

【性味功能】苦、辛，温。祛风散寒，活血止痛，解毒消肿。用于风湿关节痛，跌打损伤，痔疮，带下病，疟疾，痢疾等。

黄花草

【别　　名】黄花菜, 臭点菜, 臭矢菜, 羊角草

【学　　名】*Cleome viscosa*

【生境分布】零散在荒地、路旁及田野。全省沿海各地分布。

【药用部位】全草。

【性味功能】苦、辛, 凉, 有毒。散瘀消肿, 祛腐生肌。用于皮肤溃烂, 痈肿疮毒, 跌打损伤, 腰肌劳损。种子: 用于劳伤, 小儿疳积等。

十字花科（Cruciferae）

芸苔属（*Brassica*）

白菜

【别　　名】大白菜, 黄芽菜, 卷心白

【学　　名】*Brassica rapa* var. *glabra*

【生境分布】全省各地栽培。

【药用部位】叶。

【性味功能】甘, 平。消食下气, 利肠胃, 利尿。用于食积, 淋证等; 外用于流行性腮腺炎, 漆毒等。

青菜

【别　　名】江门白菜, 小白菜, 油白菜, 小油菜, 小青菜

【学　　名】*Brassica chinensis*

【生境分布】全省各地均有栽培。

【药用部位】叶（菘菜）, 种子（菘菜子）。

【性味功能】叶: 甘, 凉。解热除烦, 生津止渴, 清肺消痰, 通利肠胃。用于肺热咳嗽, 消渴, 便秘, 食积, 丹毒, 漆疮等。种子: 甘, 平。清肺化痰, 消食醒酒。用于痰热咳嗽, 食积, 醉酒等。

芸苔

【别　　名】油菜, 芸薹

【学　　名】*Brassica campestris*

【生境分布】全省各地栽培。

【药用部位】茎、叶, 种子。

【性味功能】茎、叶: 辛, 凉。散血消肿。劳伤出血, 癌肿疮毒, 行血散瘀, 消肿散结。种子: 辛, 温。用于丹毒, 产后瘀血腹痛, 恶露不净, 痢疾, 便秘, 疖肿等。

芥菜

【别　　名】盖菜, 芥, 挂菜

【学　　名】*Brassica juncea*

【生境分布】全省各地栽培。

【药用部位】嫩茎, 叶, 种子, 陈年卤汁。

【性味功能】嫩茎、叶: 辛, 温。利肺豁痰, 消肿散结。用于寒饮咳嗽, 痰滞气逆, 胸膈满闷, 砂淋, 石淋, 牙龈肿烂, 乳痈, 痔肿, 冻疮, 漆疮等。种子: 辛, 热, 有小毒。温中散寒, 豁痰利窍, 通络消肿。用于胃痛呕吐, 心腹冷痛, 咳喘痰多, 口噤, 耳聋, 喉痹, 风湿痹痛, 肢体麻木, 妇人经闭, 痈肿, 瘰疬等。陈年卤汁: 咸, 寒。清肺利咽, 祛痰排脓。用于肺痈喘胀, 咳痰脓血腥臭, 咽喉肿痛等。

雪里蕻

【别　　名】雪菜, 春不老, 霜不老, 香青菜

【学　　名】*Brassica juncea* var. *multiceps*

【生境分布】全省各地栽培。

【药用部位】叶。

【性味功能】解毒消肿, 开胃消食, 温中利气, 明目利膈。用于疮痈肿痛, 胸膈满闷, 咳嗽痰多, 耳目失聪, 牙龈肿烂, 便秘等。

蔓菁甘蓝

【别　　名】洋大头, 芥疙瘩

【学　　名】*Brassica napus* var. *napobrassica*

【生境分布】全省各地栽培。

【药用部位】种子。

【性味功能】辛、甘、苦, 平。清湿热, 散热毒, 消食下气。用于湿热黄疸, 便秘腹胀, 热毒乳痈, 小儿头疮, 无名肿毒, 骨疽等。

甘蓝

【别　　名】玉头，芥蓝头

【学　　名】*Brassica oleracea*

【生境分布】全省各地栽培。

【药用部位】球茎，叶，种子。

【性味功能】球茎：甘、辛、微苦，凉。利水消肿。用于热毒风肿，脾虚火盛，淋浊，便血等。叶、种子：用于食积，恶疮等。

卷心菜

【别　　名】包菜，莲花白

【学　　名】*Brassica oleracea* var. *capitata*

【生境分布】全省各地栽培。

【药用部位】叶。

【性味功能】甘，平。益肾，利五脏，止痛。用于溃疡病痛等。

芥蓝

【别　　名】芥蓝菜

【学　　名】*Brassica alboglabra*

【生境分布】全省各地栽培。

【药用部位】根，茎，叶，种子。

【性味功能】根：辛，平。解毒，清咽，平喘。用于咽喉痛，气喘，风热感冒等。茎、叶：散积化痰。叶、种子：消食积，解面毒。

蔊菜属（*Rorippa*）

蔊菜

【别　　名】山芥菜，印度蔊菜，野油菜，蜷蟆菜，假挂菜子

【学　　名】*Rorippa indica*

【生境分布】生于路旁、田野及荒地湿润处，海拔230～1450m。全省各地分布。

【药用部位】全草。

【性味功能】辛、甘，平。疏风透表，消肿解毒。用于麻疹，感冒，白喉，咽喉炎，风湿性心脏病，疖肿，漆疮，疔疮，蛇伤等。

风花菜

【别　　名】球果蔊菜，圆果蔊菜，银条菜

【学　　名】*Rorippa globosa*

【生境分布】生于河岸、湿地、路旁、沟边或草丛中。分布于仙游、城厢、闽侯、福清、永泰、延平、建阳、武夷山、浦城等地。

【药用部位】全草（风花菜）。

【性味功能】清热利尿，凉血解毒。用于补肾及乳痈等。

沼生蔊菜

【别　　名】水萝卜，蔊菜，叶香

【学　　名】*Rorippa islandica*

【生境分布】生于潮湿地或近水处、溪岸、路旁、田边、山坡草地及草场。分布于泰宁等地。

【药用部位】全草。

【性味功能】辛、苦，凉。清热解毒，利水消肿。用于风热感冒，咽喉肿痛，黄疸，淋病，水肿，关节炎，痈肿，烫火伤等。

碎米荠属（*Cardamine*）

水田碎米荠

【别　　名】小水田荠，水田荠

【学　　名】*Cardamine lyrata*

【生境分布】多生于水田边、溪沟边或浅水边。分布于晋安、福清等地。

【药用部位】全草。

【性味功能】甘、微辛，平。清热凉血，明目，调经。用于痢疾，吐血，目翳目赤，月经不调等。

弹裂碎米荠

【别　　名】水菜花

【学　　名】*Cardamine impatiens*

【生境分布】多生于路旁、屋边、山坡、沟谷、水边或阴湿地，海拔150m以上。全省各地分布。

【药用部位】全草。

【性味功能】淡，平。清热利湿，利尿解毒。用于淋浊，带下病，痢疾，胃痛，疔毒等。

弯曲碎米荠

【别　　名】萝目草, 小叶地豇豆

【学　　名】*Cardamine flexuosa*

【生境分布】多生于荒地、宅旁、沟边或山野草丛中。全省各地分布。

【药用部位】全草 (白带草)。

【性味功能】甘、淡, 凉。清热利湿, 安神, 止血。用于湿热泻痢, 热淋, 带下病, 心悸, 失眠, 虚火牙痛, 小儿疳积, 吐血, 便血, 疔疮等。

碎米荠

【别　　名】硬毛碎米荠

【学　　名】*Cardamine hirsuta*

【生境分布】多生于山坡、路旁、田边, 及沟边, 海拔 1000m 以下。全省各地分布。

【药用部位】全草 (白带草)。

【性味功能】甘、淡, 凉。清热利湿, 安神, 止血。用于湿热泻痢, 热淋, 带下病, 心悸, 失眠, 虚火牙痛, 小儿疳积, 吐血, 便血, 疔疮等。

豆瓣菜属 (*Nasturtium*)

豆瓣菜

【别　　名】豆瓣菜, 永生菜, 西洋菜, 无心菜

【学　　名】*Nasturtium officinale*

【生境分布】生于水田中、水沟边、山涧、沼泽地, 栽培或野生, 海拔 800 ~ 3700m。漳州、厦门、福州等地有引种作为蔬菜。

【药用部位】全草。

【性味功能】甘、淡, 凉。清热解毒, 凉血, 止痛。用于肺热咳嗽, 小便淋痛, 皮肤瘙痒, 疔毒痈肿等。

南芥属 (*Arabis*)

匍匐南芥

【别　　名】筷子芥, 雪里开

【学　　名】*Arabis flagellosa*

【生境分布】生于阴湿林下沟边或石缝中, 海拔 100 ~ 200m。分布于晋安、连江等地。

【药用部位】全草。

【性味功能】苦, 寒。清热解毒。用于热病发热, 咽喉肿痛, 痈肿疮毒等。

桂竹香属 (*Cheirannthus*)

桂竹香

【别　　名】香紫罗兰, 黄紫罗兰

【学　　名】*Cheiranthus cheir*

【生境分布】原产欧洲南部。全省各地常见栽培。

【药用部位】花。

【性味功能】甘, 平。泻下, 通经。用于大便秘结, 月经不调, 经闭痛经等。

紫罗兰属 (*Matthiola*)

紫罗兰

【别　　名】草桂花, 四桃克, 草紫罗兰

【学　　名】*Matthiola incana*

【生境分布】原产欧洲南部。全省各地常见栽培。

【药用部位】全草。

【性味功能】清热解毒, 美白祛斑, 滋润皮肤。用于去皱淡斑, 清除口腔异味等。

荠属 (*Capsella*)

荠

【别　　名】上已菜, 荠菜, 只只菜, 荷包菜, 班心菜

【学　　名】*Capsella bursa-pastoris*

【生境分布】生于荒地、路旁、田边、宅旁或山野湿润地。全省各地分布。

【药用部位】全草, 花序, 种子。

【性味功能】全草：甘, 凉。清热解毒, 利水凉血, 明目。用于水肿证, 肝热目赤, 血热出血, 淋证, 崩漏等。花序：凉血止血, 清热利湿。用于崩漏, 尿血, 衄血, 小儿乳积, 痢疾等。种子：明目。用于目痛, 青盲, 翳障等。

独行菜属 (*Lepidium*)

北美独行菜

【别　　名】琴叶葶苈, 独行菜, 美洲独行菜, 大

叶香荠菜, 土荆芥穗

【学　　名】*Lepidium virginicum*

【生境分布】生于路旁、荒地及田野。全省各地分布。

【药用部位】全草 (大叶香荠菜)，种子 (葶苈子)。

【性味功能】全草：甘，平。驱虫消积。用于小儿虫积腹胀等。种子：辛，苦，大寒。泻肺平喘，行水消肿。用于喘咳痰多，胸胁胀满，胸腹水肿，小便淋痛等。

遏蓝菜属 （Thlaspi）

遏蓝菜

【别　　名】菥蓂, 遏蓝菜

【学　　名】*Thlaspi arvense*

【生境分布】生于在平地路旁、沟边或村落附近。分布于海沧、同安、翔安、鲤城、晋安等地。

【药用部位】全草，种子。

【性味功能】甘，平。全草：清热解毒，消肿排脓。用于痛风，腰痛等。种子：和中益气，利肝明目。用于肺热，水肿，食积。肝炎，目赤肿痛等。

萝卜属 （Raphanus）

萝卜

【别　　名】菜头, 莱菔

【学　　名】*Raphanus sativus*

【生境分布】全省各地分布。

【药用部位】根 (萝卜)，老干根 (地骷髅)，叶，种子 (莱菔子)。

【性味功能】根：辛、微甘，凉 (煮熟甘，寒)。清热解毒。用于鼻衄，咯血，便血，百日咳，流行性腮腺炎，热渴，硅肺，肠梗阻，煤气中毒，滴虫性阴道炎，疔疮肿疡等。老干根煅灰：辛、微甘，平。利水消肿等。叶：辛、苦，平。消食止痢。鲜叶预防白喉。莱菔子：辛、甘，平。下气，化痰。用于咳嗽，痰喘，食积，便秘等。

蓝花子

【别　　名】滨莱菔, 菇菜, 冬子菜

【学　　名】*Raphanus sativus* var. *raphanistroides*

【生境分布】分布于福鼎等地。

【药用部位】种子。

【性味功能】辛、甘，平。消食宽中，化痰降气。用于食积胸脘痞胀，消化不良，咳嗽痰多等。

菘蓝属 （Isatis）

菘蓝

【别　　名】大蓝, 板蓝根

【学　　名】*Isatis tinctoria*

【生境分布】海沧、晋安等地原有栽培，目前已未见。

【药用部位】根 (板蓝根)，叶 (大青叶)。

【性味功能】根：苦，寒。清热解毒，凉血利咽。用于温疫时毒，发热咽痛，温毒发斑，流行性腮腺炎，烂喉丹痧，大头瘟疫，丹毒，痈肿等。叶：苦，寒。清热解毒，凉血消斑。用于温病高热，神昏，发斑发疹，流行性腮腺炎，喉痹，丹毒，痈肿等。

辣木科（Moringaceae）

辣木属 （Moringa）

辣木

【别　　名】辣椒树

【学　　名】*Moringa oleifera*

【生境分布】常种植在村旁、园地。福州以南常见种植。

【药用部位】种子 (辣木籽)，根、树皮。

【性味功能】用于高血压、高血脂、糖尿病、痛风等。

钟萼木科（Bretschneideraceae）

钟萼木属（*Bretschneidera*）

钟萼木

【别　　名】伯乐树，山桃花

【学　　名】*Bretschneidera sinensis*

【生境分布】生于山坡林中或林缘，海拔 300～800m。分布于连城、武平、永安、沙县、泰宁、建宁、宁化、罗源、古田、延平、邵武、武夷山等地。

【药用部位】树皮（伯乐树）。

【性味功能】甘、辛，平。祛风活血。用于筋骨痛等。

注：国家二级重点保护野生植物。

茅膏菜科（Droseraceae）

茅膏菜属（*Drosera*）

茅膏菜

【别　　名】盾叶茅膏菜，石龙芽草，球子参

【学　　名】*Drosera peltata*

【生境分布】多生于湿润的山坡、草地或林缘路边，海拔 1200m 以上。全省各地分布。

【药用部位】全草。

【性味功能】甘、辛，平，有毒。祛风止痛，活血，解毒。用于风湿痹痛，跌打损伤，腰肌劳损，胃痛，感冒，咽喉肿痛，痢疾，疟疾，小儿疳积，目翳，瘰疬，湿疹，疥疮等。

长叶茅膏菜

【别　　名】捕蝇草，满露草

【学　　名】*Drosera indica*

【生境分布】多生于海滩地、旷野、水田边、路旁草丛中，海拔 600m 以下。分布于诏安、云霄、平潭等地。

【药用部位】全草。

【性味功能】辛、苦，平。祛风止痛，活血，解毒。用于风湿性关节炎、痈疮初起；外用于跌打损伤，中耳炎，瘾疹等。

锦地罗

【别　　名】一朵芙蓉花，落地金钱，夜落金钱，文钱红，金线吊芙蓉

【学　　名】*Drosera burmannii*

【生境分布】生于山坡、草地或水湿地以及路旁田边。分布于惠安、涵江等地。

【药用部位】全草。

【性味功能】微苦，平。清热祛湿，凉血解毒。用于痢疾，小儿疳积，山岚瘴毒，解诸毒等。

匙叶茅膏菜

【别　　名】匙叶毛毡苔，金雀梅，宽苞茅膏菜，小毛毡苔

【学　　名】*Drosera spathulata*

【生境分布】生于山坡草地或沟谷边，也常见于田旁路边。全省各地分布。

【药用部位】全草。

【性味功能】甘，寒。清热利湿，凉血解毒，化痰消积。用于肺热，肺痈，发热咳嗽口渴，吐血，咯血，喉癣等。

圆叶茅膏菜

【别　　名】毛毡苔，捕虫草

【学　　名】*Drosera rotundifolia*

【生境分布】多生于山坡湿地或近山顶湿草丛中以及林下沟谷岩石边，海拔 500～1900m。分布于古田、柘荣、屏南、建阳、武夷山等地。

【药用部位】全草。

【性味功能】甘，平。镇咳祛痰，止痢，祛风通络，活血止痛，解痉。用于咳喘，赤白久痢等。

景天科（Crassulaceae）

落地生根属（*Bryophyllum*）

落地生根

【别　　名】枪刀叶，打不死，叶生根，火炼丹，接骨草

【学　　名】*Bryophyllum pinnatum*

【生境分布】栽培，亦有逸生于岩石上或村旁。全省各地分布。

【药用部位】全草。

【性味功能】微酸、涩，凉。消肿，活血止痛，拔毒生肌；外用于痈肿疮毒，乳痈，丹毒，中耳炎，流行性腮腺炎，外伤出血，跌打损伤，骨折，烧烫伤等。

伽蓝菜属（*Kalanchoe*）

伽蓝菜

【别　　名】鸡爪三七，土三七，鸡脚三七

【学　　名】*Kalanchoe ceratophylla*

【生境分布】零星散生于全省沿海各地海边砂地上或岩隙间。各地多有栽培，为盆栽花卉。

【药用部位】全草。

【性味功能】甘、微苦，凉。清热消肿，散瘀止痛。用于疮疡肿毒，湿疹，毒蛇咬伤，烧烫伤，外伤出血等。

匙叶伽蓝菜

【别　　名】白背子草

【学　　名】*Kalanchoe spathulata*

【生境分布】闽南一带常有栽培。

【药用部位】全草。

【性味功能】苦、甘，寒。清热解毒。用于目赤肿痛，烧烫伤等。

棒叶落地生根

【别　　名】洋吊钟，肉吊钟，落地生根

【学　　名】*Kalanchoe delagoensis* [*Kalanchoe verticillata*]

【生境分布】原产马达加斯加。福州以南常见栽培或逸为野生。

【药用部位】茎、叶。

【性味功能】酸、凉。清热解毒。用于烧烫伤，外伤出血，疮疖肿痛。

景天属（*Sedum*）

大叶火焰草

【别　　名】荷莲豆叶景天，毛佛甲菜

【学　　名】*Sedum drymarioides*

【生境分布】生于山地岩隙中。分布于晋安、永泰、明溪、尤溪、武夷山等地。

【药用部位】全草。

【性味功能】苦，平。凉血止血，清热解毒。用于吐血，咯血，外伤出血，肺热咳嗽等。

火焰草

【别　　名】繁缕叶景天

【学　　名】*Sedum stellariaefolium*

【生境分布】生于山坡、山谷或石缝中。分布于南靖、漳平、宁化、建阳、武夷山、邵武等地。

【药用部位】全草。

【性味功能】苦、平。清热凉血，消肿解毒。用于风湿关节痛，黄疸，疟疾，肺痨，水肿。

费菜

【别　　名】景天三七，黄菜，土三七，养心草，六月淋

【学　　名】*Sedum aizoon*

【生境分布】多生于山地或岩层冲积地或岩隙间或岩石边草丛中。全省各地常见栽培。

【药用部位】全草。

【性味功能】甘、微酸，平。止血，止痛，清热解毒，散瘀消肿，通淋，利尿，安神。用于吐血，外伤出血，水肿，跌打损伤，心悸，失眠，疮疖痈肿，烫火伤，毒虫咬伤等。

珠芽景天

【别　　名】小箭草，小六儿令，零余子景天，珠芽半枝，马屎花

【学　　名】*Sedum bulbiferum*

【生境分布】生于山坡阴湿地或岩隙间，海拔1000m以下。分布于南靖、晋安、延平等地。

【药用部位】全草（珠芽半支）。

【性味功能】酸、涩，凉。清热解毒，凉血止血，截疟。用于热毒痈肿，牙龈肿痛，毒蛇咬伤，血热出血，外伤出血，疟疾等。

东南景天

【别　　名】东南佛甲草，石上瓜子菜，石板菜

【学　　名】*Sedum alfredii*

【生境分布】生于低地阴湿岩石上，海拔1400m以下。分布于福建南部沿海各地。

【药用部位】全草。

【性味功能】涩，凉。清热凉血，消肿拔毒。用于口疮，肝炎，毒蛇咬伤，烫伤等。

日本景天

【别　　名】指甲草

【学　　名】*Sedum japonicum*

【生境分布】生于山坡阴湿处及山地石缝中。分布于南靖、漳平、武夷山等地。

【药用部位】全草。

【性味功能】消肿止血，祛湿热，抗癌。

佛甲草

【别　　名】狗牙菜，金薅插，尖甲草

【学　　名】*Sedum lineare*

【生境分布】生于稍阴湿山坡草地和岩石上。分布于德化、建阳、武夷山、邵武等地。

【药用部位】全草。

【性味功能】甘、淡，寒。清热解毒，利湿，止血。用于咽喉肿痛，目赤肿痛，热毒痈肿，疔疮，丹毒，缠腰火丹，烫火伤，毒蛇咬伤，黄疸，湿热泻痢，便血，崩漏，外伤出血，扁平疣，止渴，滴眼消肿，痈肿疔毒等。

垂盆草

【别　　名】半枝莲，三叶佛甲草，扁叶佛甲草

【学　　名】*Sedum sarmentosum*

【生境分布】生于山坡阴湿岩石上，海拔1600m以下。分布于晋安、建阳、武夷山、邵武等地。

【药用部位】全草。

【性味功能】微酸，凉。清热除湿，解毒消肿。用于传染性肝炎，痢疾，肺痈，痈肿疔疮，烫伤，咽喉炎等。

凹叶景天

【别　　名】凹叶佛甲草，山马齿苋，打不死，水辣椒，石板菜

【学　　名】*Sedum emarginatum*

【生境分布】生于较阴湿的土坡岩石上或溪谷林下，海拔600～1800m。分布于永泰、泰宁、寿宁、武夷山、浦城等地。

【药用部位】全草。

【性味功能】微酸，凉。清热解毒，止血，止痛，利湿。用于痢疾，疮毒，瘰疬，肝炎，跌打损伤，吐血，衄血，崩漏，带下病；外用于痈疮疔毒，缠腰火丹等。

藓状景天

【别　　名】柳叶景天

【学　　名】*Sedum polytrichoides*

【生境分布】生于山坡石上，海拔1000m左右。分布于永泰、政和、浦城等地。

【药用部位】根。

【性味功能】清热解毒，止血。用于咯血。

四芒景天

【别　　名】四芒苞景天，四射景天，石上开花

【学　　名】*Sedum tetractinum*

【生境分布】生于溪边石上近水处。分布于泰宁、武夷山等地。

【药用部位】全草。

【性味功能】淡，平。清热凉血，补虚。用于妇女虚弱不育，痔疮出血。

八宝属（*Hylotelephium*）

紫花八宝

【别　　名】打不死，猫舌草，活血丹，石蝴蝶

【学　　名】*Hylotelephium mingjinianum*

【生境分布】生于山间溪边阴湿处，海拔700m 左右。分布于城厢、闽侯、连江、政和等地。

【药用部位】全草。

【性味功能】苦，凉。活血生肌，止血，解毒。用于挫伤，吐血，小儿惊风，胸胁痛，毒蛇咬伤，烧烫伤等。

八宝

【别　　名】景天，活血三七，豆瓣还阳

【学　　名】*Hylotelephium erythrostictum*

【生境分布】常栽培于房前屋后或路边等，偶见逸生。闽侯、武夷山等地有栽培。

【药用部位】全草。

【性味功能】苦，平。清热解毒，散瘀消肿，止血。用于咽喉痛，吐血，瘾疹；外用于疔疮肿毒，缠腰火丹，脚癣，毒蛇咬伤，烧烫伤。

瓦松属（*Orostachys*）

瓦松

【别　　名】石扣子，吊吊草，瓦花，瓦莲花

【学　　名】*Orostachys fimbriatus*

【生境分布】生于岩石上或屋顶瓦缝中。分布于南靖、泉港、仙游、涵江、寿宁等地。

【药用部位】全草。

【性味功能】酸，平。活血，止血，收敛，利湿，消肿。用于便血，吐血等；外用于疮口久不愈合。

虎耳草科（Saxifragaceae）

扯根菜属（*Penthorum*）

扯根菜

【别　　名】扯根草，赶黄草，水泽兰，水杨柳

【学　　名】*Penthorum chinense*

【生境分布】生于溪边、沟边或田边湿地，海拔900～2200m。分布于长汀、晋安等地。

【药用部位】全草。

【性味功能】甘，微温。利水除湿，消肿止痛，行气祛瘀。用于黄疸，水肿，气肿，跌打肿痛等。

黄水枝属（*Tiarella*）

黄水枝

【别　　名】防风七，紫背金钱，水前胡

【学　　名】*Tiarella polyphylla*

【生境分布】生于林下阴湿地，海拔980m 以上。分布于梅列、武夷山、浦城等地。

【药用部位】全草。

【性味功能】辛、苦，寒。化痰平喘，清热解毒，消肿止痛，活血祛瘀。用于肝炎，耳聋，咳嗽气喘，痈肿疮毒，跌打损伤等。

金腰属（*Chrysosplenium*）

大叶金腰

【别　　名】岩窝鸡，虎皮草，马耳朵草，龙舌草，大虎耳草

【学　　名】*Chrysosplenium macrophyllum*

【生境分布】生于阴湿山地林下、溪边、山谷溪涧旁石隙中及岩石上。分布于上杭、建宁、泰宁、武夷山等地。

【药用部位】全草。

【性味功能】苦、涩，寒。清热解毒，平肝，收敛生肌。用于小儿惊风，耳部疾病，臁疮，烧烫伤等。

肾萼金腰

【别　　名】青猫儿眼睛草

【学　　名】*Chrysosplenium delavayi*

【生境分布】生于阴湿山地林下、溪边、山谷溪涧旁石隙中及岩石上，海拔500m 以上。分布于德化、建宁、泰宁、武夷山等地。

【药用部位】全草。

【性味功能】甘，寒。清热解毒，生肌。用于小儿惊风，烫伤，痈疮肿毒等。

绵毛金腰

【别　　名】爬地红毛七，绵毛金腰子

【学　　名】*Chrysosplenium lanuginosum*

【生境分布】生于山谷石隙阴湿处，海拔1130～1600m。分布于建宁、宁化等地。

【药用部位】全草。

【性味功能】甘，寒。清热解毒，生肌收敛，活血通络。用于臁疮，烫火伤，劳伤，跌打损伤，黄疸等。

日本金腰

【别　　名】珠芽金腰子

【学　　名】*Chrysosplenium japonicum*

【生境分布】生于林下或山谷湿地，海拔500m左右。分布于建宁等地。

【药用部位】全草。

【性味功能】甘，寒。清热解毒，祛风解表。用于疔疮等。

岩白菜属（*Bergenia*）

岩白菜

【别　　名】岩壁菜，滇岩白菜，岩七，岩菖蒲，蓝花岩

【学　　名】*Bergenia purpurascens*

【生境分布】生于林下、灌丛、高山草甸和高山碎石隙，海拔2700m以上。思明等地庭院偶有栽培。

【药用部位】全草。

【性味功能】甘，平。清热解毒，止血调经。用于肺结核，咳嗽吐血，头晕虚弱，异常子宫出血，月经不调等。

虎耳草属（*Saxifraga*）

虎耳草

【别　　名】耳聋草，狮子草，老虎耳，猪耳草，金丝荷叶

【学　　名】*Saxifraga stolonifera*

【生境分布】生于山谷岩壁上及阴湿石缝间或盆栽，海拔400m以上。全省各地分布。

【药用部位】全草。

【性味功能】苦、酸，微寒，有小毒。清热凉血，消肿解毒。用于中耳炎，咳嗽，咯血，肺炎，肺结核，小儿急惊风，湿疹，痈肿疔疮，冻疮等。

落新妇属（*Astilbe*）

红落新妇

【别　　名】红升麻，腺萼落新妇，红花升麻

【学　　名】*Astilbe rubra*

【生境分布】生于山坡或山谷林下湿润地。分布于寿宁、建阳、武夷山等地。

【药用部位】根茎。

【性味功能】辛、苦，温。活血散瘀，祛风行气。用于风湿关节痛，跌打损伤，劳倦乏力等。

大落新妇

【别　　名】华南落新妇，朝鲜落新妇，金毛三七，水三七，华南升麻

【学　　名】*Astilbe grandis*

【生境分布】生于山坡潮湿地或山谷林下，海拔450～2000m。分布于武夷山等地。

【药用部位】根茎。

【性味功能】涩，温。活血，祛风，止痛，解毒。用于跌打损伤，关节痛，胃痛，头痛，感冒等。

梅花草属（*Parnassia*）

鸡眼梅花草

【别　　名】黄梅花草，鸡眼草，鸡梅花草

【学　　名】*Parnassia wightiana*

【生境分布】生于山谷、溪旁及林下阴湿地。分布于南靖、连城、漳平、尤溪、武夷山等地。

【药用部位】全草。

【性味功能】淡，平。清肺止咳，补虚益气，利湿，排石，解毒。用于咳嗽，咯血，砂淋，胆石症，痈疮肿毒，湿疹，跌打损伤，带下病等。

梅花草

【别　　名】鸡肫草

【学　　名】*Prnassia palustris*

【生境分布】生于沟谷林下或潮湿处，以及山顶草甸地，海拔 1200m 以上。分布于连城、宁化、武夷山等地。

【药用部位】全草。

【性味功能】苦，凉。消肿解毒，清热凉血，化痰止咳。用于黄疸，脱疽，痢疾，咽喉痛，顿咳，咳嗽痰多，疮痈肿毒等。

白耳菜

【别　　名】白折耳根，金钱灯塔草，白侧耳，海里茶，白须草

【学　　名】*Parnassia foliosa*

【生境分布】生于潮湿地、水边或山坡路旁草丛中，海拔 1100～2000m。分布于建宁、屏南、武夷山等地。

【药用部位】全草。

【性味功能】淡，温。解热利尿，清肺镇咳，止血，利湿，止泻。用于久咳咯血，痢疾，疔疮，带下病，便血等。

草绣球属（*Cardiandra*）

草绣球

【别　　名】人心药，牡丹三七，草紫阳花，岩绣球

【学　　名】*Cardiandra moellendorffii*

【生境分布】生于林下水沟旁土质肥沃而阴湿的砂壤土中，海拔 700～1500m。分布于长汀、宁化、泰宁、武夷山等地。

【药用部位】根状茎。

【性味功能】苦，微温。活血祛瘀。用于跌打损伤，痔疮出血等。

钻地风属（*Schizophragma*）

钻地风

【别　　名】桐叶藤，利筋藤，小齿钻地风，阔瓣钻地风

【学　　名】*Schizophragma integrifolium*

【生境分布】生于沟谷林下或林缘，海拔 200～2000m。分布于长汀、德化、永泰等地。

【药用部位】藤茎。

【性味功能】淡，凉。祛风活血，舒筋通络。用于风湿痹痛，四肢关节痛，丝虫病等。

粉绿钻地风

【别　　名】灰背钻地风

【学　　名】*Schizophragma integrifolium* var.*gtaucescens*

【生境分布】生于山谷密林或山坡林缘或山顶疏林下，常攀援于乔木或石壁上。分布于武夷山等地。

【药用部位】根皮。

【性味功能】淡，凉。祛风，活血，止痛。用于风湿脚气，四肢关节酸痛等。

绣球属（*Hydrangea*）

中国绣球

【别　　名】伞形绣球，江西绣球，狭瓣绣球，绿瓣绣球，土常山

【学　　名】*Hydrangea chinensis*

【生境分布】生于山谷溪边疏林或密林，或山坡、山顶灌丛或草丛中，海拔 360～2000m。全省各地分布。

【药用部位】根（华八仙花根）。

【性味功能】辛，凉，有小毒。截疟，消食。用于疟疾，腹胀等。

伞形绣球

【别　　名】土常山，蝴蝶柴，甜茶，窄瓣绣球

【学　　名】*Hydrangea angustipetala*

【生境分布】生于山坡疏林、路旁草丛及溪流两岸。全省各地常见。

【药用部位】根（土常山），叶（甜茶）。

【性味功能】辛，酸，凉。有小毒。解毒，祛痰，截疟。用于疟疾，胸腹胀满，瘰疬，肝炎；外用于癣癞。叶：用于消渴，高血压症。

【附　　注】本种在《中国植物志》和《Flora of

China》中均与中国绣球合并处理，但全株光滑无毛，花序也有较大差异，且性味功效差异较大，此处单独处理。

绣球

【别　　名】八仙花，紫绣球，粉团花，八仙绣球，雪球花

【学　　名】*Hydrangea macrophylla*

【生境分布】生于山谷溪旁或山顶疏林中，以及庭院栽培，海拔380～1700m。全省各地分布。

【药用部位】根。

【性味功能】微辛，凉，有小毒。抗疟，清热，解毒，杀虫。用于疟疾，心热惊悸，烦躁，喉痹，阴囊湿疹，疥癣等。

圆锥绣球

【别　　名】糊溲疏，水亚木，白花丹，轮叶绣球

【学　　名】*Hydrangea paniculata*

【生境分布】生于山坡灌丛路边或山谷溪边湿润地，海拔1500m以下。全省各地分布。

【药用部位】根。

【性味功能】苦、微酸，平。截疟，解毒，散瘀止血，退热，消积和中。用于咽喉痛，疟疾，皮肤溃烂，跌打损伤，外伤出血，食积不化，胸腹胀满，骨折等。

腊莲绣球

【别　　名】土常山，狗骨常山

【学　　名】*Hydrangea strigosa*

【生境分布】生于山坡路旁灌丛。分布于长汀、德化、松溪、政和、武夷山、浦城等地。

【药用部位】根。

【性味功能】辛、酸，凉，有小毒。消食积，涤痰结，解热毒，截疟退热。用于瘰疬，疟疾，疥癣等。

冠盖绣球

【别　　名】奇形绣球花，木枝挂苦藤，藤绣球

【学　　名】*Hydrangea anomala*

【生境分布】生于山地疏林中、路旁、山谷或溪边，海拔500m以上。分布于武夷山等地。

【药用部位】叶。

【性味功能】辛、酸，凉。清热，抗疟。用于疟疾，胸腹胀满等；外用于皮肤疥癣。

冠盖藤属（*Pileostegia*）

冠盖藤

【别　　名】青棉花藤，红棉花藤，猴头藤，大青叶，青棉花

【学　　名】*Pileostegia viburnoides*

【生境分布】生于林缘或溪边灌丛或沟谷岩隙间，海拔600～1000m。全省各地分布。

【药用部位】全株。

【性味功能】苦，温。补肾，接骨，活血散瘀，消肿解毒。用于肾虚腰痛，风湿关节痛，跌打损伤，骨折，流注，疮疡不收口等。

星毛冠盖藤

【别　　名】肿瘤藤，星毛青棉花

【学　　名】*Pileostegia tomentella*

【生境分布】生于杂木林下或沟谷溪边、林缘或岩隙间，海拔300～700m。分布于平和、长乐、闽清、晋安、延平、顺昌、武夷山等地。

【药用部位】根、茎。

【性味功能】苦，平。强筋壮骨。用于腰腿酸痛，跌仆闪挫，骨折等。

常山属（*Dichroa*）

常山

【别　　名】黄常山，鸡骨常山

【学　　名】*Dichroa febrifuga*

【生境分布】生于林缘、路旁、山坡灌丛或山沟溪边，海拔200～2000m。全省各地分布。

【药用部位】根，嫩枝叶。

【性味功能】根：苦、辛，寒，有小毒。截疟，退热。用于疟疾，咳嗽，胸中痰饮积聚等。嫩枝叶：苦、辛，温，有毒。祛痰，截疟。用于癥瘕积聚，疟疾等。

溲疏属（Deutzia）

川溲疏

【别　　名】鹅毛通

【学　　名】*Deutzia setchuenensis*

【生境分布】生于山地灌丛中，海拔 900～2100m。分布于永安、将乐、延平等地。

【药用部位】根，枝，叶。

【性味功能】根：辛，寒。补肝肾，止遗尿。用于腰膝酸软，小便不利，夜尿等。枝、叶：辛，寒。化食，利尿，除胃热，活血镇痛。用于小便不利，食积腹痛，跌打损伤等。

黄山溲疏

【别　　名】大叶空心付

【学　　名】*Deutzia glauca*

【生境分布】生于山地上，海拔 600～1200m。分布于长汀等地。

【药用部位】根，叶。

【性味功能】苦，寒。清热解毒，利尿，截疟，接骨。用于感冒发热，小便不利，疟疾，疥疮，骨折等。

宁波溲疏

【别　　名】空心付常山，老鼠竹，宁溲疏溲

【学　　名】*Deutzia ningpoensis*

【生境分布】生于山坡路旁灌丛、林缘、疏林下、山谷沟边及沿溪路旁，海拔 500～600m。分布于长汀、政和、武夷山、浦城等地。

【药用部位】根，叶。

【性味功能】辛，寒。退热利尿，杀虫，接骨。用于感冒发热，小便不利，疟疾，疥疮，骨折等。

山梅花属（Philadelphus）

山梅花

【别　　名】兴隆茶，鸡骨头，白毛山梅花

【学　　名】*Philadelphus incanus*

【生境分布】生于林缘灌丛中，常做庭院观赏植物，海拔 1200～1700m。思明等地有栽培。

【药用部位】根皮。

【性味功能】甘、淡，平。清热利湿。用于膀胱炎，黄疸型肝炎等。

绢毛山梅花

【别　　名】土常山，鸡骨头，小吉通，毛萼山梅花

【学　　名】*Philadelphus sericanthus*

【生境分布】生于山坡路旁或山坡灌丛中，海拔 350m 以上。分布于政和、武夷山、浦城等地。

【药用部位】根皮。

【性味功能】苦，平。活血镇痛，截疟。用于疟疾，挫伤，腰胁痛，胃痛，头痛等。

鼠刺属（Itea）

鼠刺

【别　　名】鸡骨柴，银牙莲，牛皮桐，糯米树，青皮柴

【学　　名】*Itea chinensis*

【生境分布】生于山坡杂木林中、溪边、山坡裸岩旁或林缘路边，海拔 140m 以上。分布于平和、南靖、华安、永安、建宁等地。

【药用部位】根，叶。

【性味功能】根：苦，温。祛风除湿，行气活血。用于产后关节痛，腰痛，带下病，跌打损伤等。叶：苦，温。止血。用于外伤出血等。

腺鼠刺

【别　　名】牛母树，炸莲木

【学　　名】*Itea glutinosa*

【生境分布】生于油杉、竹类混交林中。分布于上杭、永泰、永安等地。

【药用部位】根，叶。

【性味功能】根：苦，温。续筋接骨，强壮滋补，润肺止咳。叶：用于毒蛇咬伤等。

娥眉鼠刺

【别　　名】长圆叶鼠刺，糯米树，青皮柴，细叶樟，老鼠刺

【学　　名】*Itea omeiensis*

【生境分布】生于林下或林缘灌丛中。分布于南靖、新罗、长汀、德化、永泰、永安、三元、梅列、

沙县、建宁、武夷山等地。

【药用部位】根，叶。

【性味功能】根：祛风除湿；用于产后关节痛，腰痛，带下病，跌打损伤，行气活血等。叶：止血；用于外伤出血等。

茶藨子属（*Ribes*）

华茶藨

【别　　名】大蔓茶藨，簇花茶藨子，三升米

【学　　名】*Ribes fasciculatum*

【生境分布】生于山坡林下或路边灌丛。分布于延平等地。

【药用部位】根。

【性味功能】甘，平。补气升阳，养血调经。用于气血双亏证，月经不调，痛经等。

海桐花科（Pittosporaceae）

海桐花属（*Pittosporum*）

海桐

【别　　名】海桐花，山矾，七里香，宝珠香，山瑞香

【学　　名】*Pittosporum tobira*

【生境分布】生于林缘或栽培供观赏。全省各地分布。

【药用部位】根，果实。

【性味功能】根：苦，辛，温。祛风活络，散瘀止痛。用于风湿性关节炎，坐骨神经痛，骨折，骨痛，牙痛等。果实：苦，辛，温。涩肠，固精。用于梦遗滑精等。

海金子

【别　　名】崖花海桐，山石榴，崖花子，海桐树，花叶红籽树

【学　　名】*Pittosporum illicioides*

【生境分布】生于林缘或林中或沟谷岩隙间，海拔100～2200m。分布于永定、上杭、德化、晋安、永安、泰宁、屏南、延平、武夷山等地。

【药用部位】根。

【性味功能】苦、微甘，凉。清热利湿，宁心益肾。用于失眠，遗精，肝炎等。

光叶海桐

【别　　名】山栀茶，山饭树，山枝，一朵云，长果满天香

【学　　名】*Pittosporum glabratum*

【生境分布】生于山地常绿阔叶林下或林缘，海拔200～2000m。分布于诏安、平和、南靖、永定、上杭、新罗等地。

【药用部位】根（山栀根），叶，种子（广枝仁）。

【性味功能】根：甘、苦，辛，微温。祛风除湿，活血通络，止咳涩精。用于风湿痹痛，腰腿疼痛，跌打骨折，头晕失眠，虚劳咳喘等。叶：苦、辛，微温。消肿解毒，止血。用于毒蛇咬伤，痈肿，疮疖，水火烫伤，外伤出血等。种子：苦、涩，平。清热利咽，止泻。用于虚热心烦，口渴，咽痛，泄泻，痢疾等。

柄果海桐

【别　　名】山枝条，寡鸡蛋树，大果海桐

【学　　名】*Pittosporum podocarpum*

【生境分布】生于山地林中或林缘。分布于诏安、平和、上杭、新罗、武平、安溪、德化等地。

【药用部位】根，种子。

【性味功能】根：甘，苦，辛，凉。补肾益肺，祛风湿，活血通络。用于虚劳咳喘，遗精早泄，失眠，头晕，高血压症，风湿关节痛，小儿瘫痪等。种子：甘、涩，平。清热，生津止渴。用于虚热心烦，口渴咽痛，泻痢后重，倦怠乏力等。

少花海桐

【别　　名】满山香

【学　　名】*Pittosporum pauciflorum*

【生境分布】生于山坡灌丛中或裸岩边，海拔 700m 以上。分布于武平、安溪、永春等地。

【药用部位】根皮，种子。

【性味功能】根皮：甘、苦、辛，微温。祛风除湿，活血通络，消肿解毒，止痛。用于跌打损伤，风湿痹痛，胃脘痛，毒蛇咬伤等。种子（做山栀子药用）：甘、涩、平；镇静，收敛，止咳。用于泄泻，咳嗽等。

金缕梅科（Hamamelidaceae）

金缕梅属（*Hamamelis*）

金缕梅

【别　　名】木里香，牛踏果

【学　　名】*Hamamelis mollis*

【生境分布】生于山坡，溪谷，阔叶林缘或灌丛中，海拔 600～1600m。分布于建宁等地。

【药用部位】根。

【性味功能】甘，平。益气。用于劳伤乏力等。

枫香树属（*Liquidambar*）

枫香树

【别　　名】枫树，槟柴，燕叶，三角云香叶，扁树

【学　　名】*Liquidambar formosana*

【生境分布】生于山野林缘，海拔 1000m 以下。全省各地分布。

【药用部位】根，茎二重皮，叶，果实（路路通），树脂（枫香脂）。

【性味功能】根：微辛、苦，平；祛风解毒，行痹利湿；用于风湿关节痛，痈肿，乳腺炎等。茎二重皮：微辛、苦，平；健脾和胃，调气止痛，疏风除湿；用于细菌性痢疾，单纯性消化不良，烫火伤，胃肠炎，中暑腹痛，腹泻，感冒，痈肿，脚癣，股阴疽等。叶：微辛、苦，平；健脾和胃，调气止痛，疏风除湿；用于细菌性痢疾，单纯性消化不良，烫火伤，胃肠炎，中暑腹痛，腹泻，感冒，痈肿，脚癣，股阴疽等。果实：微辛、苦，平；祛风解毒，行痹利湿；用于全身痹痛，胃痛，乳汁稀少，牙痛，荨麻疹，漆疮，胎毒等。树脂：微辛、苦，平；止血止痛，消肿生肌；用于吐血，衄血，头晕，头痛，皮肤皲裂，外伤出血，痈肿疼痛等。

缺萼枫香树

【别　　名】缺萼枫香，枫树，山枫香

【学　　名】*Liquidambar acalycina*

【生境分布】生于山地和常绿树混交，海拔 1000m 以下。全省各地分布。

【药用部位】茎，叶，果实，树脂。

【性味功能】茎、叶、果实：苦，平。祛风除湿，通络活血。树脂（苏合香或其他用品）：解毒止痛，止血生肌。用于痈疽，疥疮，瘰疬，金疮，衄血等。

半枫荷属（*Semiliquidambar*）

半枫荷

【别　　名】金缕半枫荷，木荷树，小叶半枫荷

【学　　名】*Semiliquidambar cathayensis*

【生境分布】生于杂木林中，海拔 600m 以下。分布于南靖、新罗、连城、永春、德化、永泰、尤溪、泰宁、延平、松溪、武夷山等地。

【药用部位】根。

【性味功能】辛，微温。祛风除湿，舒筋活血。用于风湿痹痛，跌打损伤，瘀积肿痛，产后风瘫等。

蕈树属（*Altingia*）

蕈树

【别　　名】阿丁枫，糠娘子，枫荷，星霞树

【学　　名】*Altingia chinensis*

【生境分布】生于沟谷林中、山谷林缘路边或村落附近保育林中，海拔 1300m 以下。分布于平和、南靖、上杭、新罗、漳平、连城、永春、德化、仙游、永泰、永安、古田、蕉城、延平、顺昌、松溪、光泽、武夷山等地。

【药用部位】根。

【性味功能】苦，平。消肿止痛。用于风湿痹痛，跌打损伤，瘫痪等。木材所提取的薰香油供药用及香料用。

细柄薰树

【别　　名】细柄阿丁枫，齿叶薰树，细齿薰树

【学　　名】*Altingia gracilipes*

【生境分布】生于沟谷林中、林缘及溪河边，海拔1200m以下。全省各地分布。

【药用部位】根，树皮油脂。

【性味功能】根：苦，平。消肿止痛。用于风湿痹痛，跌打损伤，瘫痪等。树皮油脂：辛，温。芳香开窍，止痛。用于中风痰厥，胸腹冷痛等。

檵木属（*Loropetalum*）

红花檵木

【别　　名】红檵花，红桎木

【学　　名】*Loropetalum chinense* var. *rubrum*

【生境分布】全省各地栽培。

【药用部位】叶，花

【性味功能】甘、苦、涩，凉。收敛止血，清热解毒，止泻。用于咯血，呕血，崩漏，肠风便血，血痢，外伤出血，泄泻，水火烫伤等。

檵木

【别　　名】清明花，铁沙梨，铁紫，米碎柴，雪里花

【学　　名】*Loropetalum chinense*

【生境分布】生于山坡灌丛中或林缘阴湿地，海拔1500m以下。全省各地分布。

【药用部位】根，叶，花，果。

【性味功能】根：微苦，温。温中燥湿，涩精止血。用于风湿关节炎，消化不良，遗精，带下病，月经过多，血崩，痢疾等。叶：微苦，平。清暑化湿，止血凉血。用于外伤出血，中暑腹痛，感冒，腹泻，鼻衄，咳嗽，咯血，胃溃疡出血，血崩，烫火伤等。花：甘，平。清暑化湿，止血凉血。用于中暑腹痛，感冒，腹泻，鼻衄，咳嗽，咯血，胃溃疡出血，血崩，烫火伤等。果：甘，微酸，温。清暑化湿，止血凉血。用于中暑腹痛，感冒，腹泻，鼻衄，咳嗽，咯血，胃溃疡出血，血崩，烫火伤等。

蜡瓣花属（*Corylopsis*）

中华蜡瓣花

【别　　名】蜡瓣花，连核梅，连合子，华蜡瓣花

【学　　名】*Corylopsis sinensis*

【生境分布】生于山地林缘灌丛中或沟谷溪边，海拔700～1200m。分布于连城、宁化、将乐、泰宁、寿宁、延平、武夷山、浦城等地。

【药用部位】根皮。

【性味功能】甘，平。疏风和胃，宁心安神。用于外感风邪，头痛，恶心呕吐，心悸，烦躁不安等。

蚊母树属（*Distylium*）

蚊母树

【别　　名】米心树，蚊子树，蚊母

【学　　名】*Distylium racemosum*

【生境分布】生于山坡林缘沟谷地，也偶见于村旁庙后的水源涵养林中，海拔500～1150m。全省各地分布山区常见。

【药用部位】根。

【性味功能】辛、微苦，平。活血祛瘀，抗肿瘤。用于跌打损伤，水肿，手足浮肿，风湿骨节疼痛等。

杨梅叶蚊母树

【别　　名】杨梅叶蚊子树

【学　　名】*Distylium myricoides*

【生境分布】生于向阳山坡林中、林缘沟谷地以及村旁庙后水源涵养林中，海拔500～800m。分布于仙游、永泰、晋安、永安、沙县、泰宁、屏南、延平、建瓯、武夷山等地。

【药用部位】根。

【性味功能】辛、苦，平。通络，消肿。用于跌打损伤，手足浮肿等。

小叶蚊母树

【别　　名】石头棵子，窄叶蚊母树，黄杨叶蚊母树

【学　　名】*Distylium buxifolium*

【生境分布】生于溪河边或沟谷溪边低洼地。分布于上杭、漳平、德化、晋安、永泰、清流、屏南、武夷山等地。

【药用部位】果实。

【性味功能】辛、微苦，平。活血祛瘀，抗肿瘤。用于跌打损伤，水肿，手足浮肿，风湿骨节疼痛等。民间用于癥瘕痞块。

水丝梨属（*Sycopsis*）

水丝梨

【别　　名】肝心柴，华水丝梨，水丝枥

【学　　名】*Sycopsis sinensis*

【生境分布】生于山坡林中、林缘、村落水源涵养林中。分布于永安、三元等地。

【药用部位】根，茎，叶。

【性味功能】微苦、涩，平。消炎解热，止咳，止血。用于咳嗽，咯血，遗精，烦渴，鼻衄，血痢，妇女血崩等。

杜仲科（Eucommiaceae）

杜仲属（*Eucommia*）

杜仲

【别　　名】丝棉皮，棉树皮，胶树

【学　　名】*Eucommia ulmoides*

【生境分布】生于阳光充足、潮湿的环境中栽培。全省各地零星栽培。

【药用部位】树皮。

【性味功能】甘、微辛，温。补肝肾，强筋骨，安胎。用于腰膝酸痛，高血压，肾炎，胎动不安等。

悬铃木科（Platanaceae）

悬铃木属（*Platanus*）

二球悬铃木

【别　　名】法国梧桐，英国梧桐，槭叶悬铃木，法桐

【学　　名】*Platanus acerifolia*

【生境分布】生于温暖湿润环境中，栽培作行道树。福建省中部及北部生长较好，南部地区生长较差。

【药用部位】果实。

【性味功能】甘，平。解表，发汗，止血。用于血小板减少性紫癜，出血等。

蔷薇科（Rosaceae）

绣线菊属（*Spiraea*）

狭叶粉花绣线菊

【别　　名】绣线菊，渐尖叶粉花绣线菊

【学　　名】*Spiraea japonica* var. *acuminata*

【生境分布】生于山坡旷地、疏密杂林中、山谷或河沟旁，海拔 950m 以上。分布于永安、泰宁、邵武、武夷山等地。

【药用部位】全株（吹火筒）。

【性味功能】微苦，平。解毒生肌，通经，通便，利尿。用于各类创面感染，烧烫伤，小便不利，闭经等。

光叶粉花绣线菊

【别　　名】绣线菊，大绣线菊，日本绣线菊，蚂蟥梢，火烧尖

【学　　名】*Spiraea japonica* var. *fortunei*

【生境分布】生于山坡灌木丛中，海拔 700m 以上。分布于德化、沙县、将乐、泰宁、武夷山等地。

【药用部位】全株。

【性味功能】微苦，平。解毒生肌，通经，通便，利尿。用于各类创面感染，烧烫伤，小便不利，闭经等。

麻叶绣线菊

【别　　名】麻叶绣球，麻球，粤绣线菊，麻叶绣球绣线菊，石榛子

【学　　名】*Spiraea cantoniensis*

【生境分布】生于林缘灌丛或向阳山坡。分布于长乐、晋安、永安、古田、延平等地。

【药用部位】根。

【性味功能】淡，平。清热，凉血，祛瘀，消肿止痛。用于跌打损伤，疥癣等。

绣球绣线菊

【别　　名】绣球，珍珠梅，珍珠绣球，补氏绣线菊，碎米桠

【学　　名】*Spiraea blumei*

【生境分布】生于向阳山坡、杂木林中或路旁，海拔 500～2000m。分布于连江、晋安、延平等地。

【药用部位】根。

【性味功能】辛，温。行瘀化湿，调气止痛，散瘀，利湿。用于瘀血，腹胀满，带下病，跌打内伤，疮毒等。

中华绣线菊

【别　　名】铁黑汉条，华绣线菊

【学　　名】*Spiraea chinensis*

【生境分布】生于林缘灌丛或向阳山坡、水沟边，海拔 500～2000m。分布于连城、仙游、晋安、永安、泰宁、柘荣、延平、武夷山、浦城等地。

【药用部位】根。

【性味功能】苦，凉。祛风清热，明目退翳。用于咳嗽，头痛，牙痛，目赤翳障，咽喉痛等。

单瓣李叶绣线菊

【学　　名】*Spiraea prunifolia* var. *simpliciflora*

【生境分布】生于坡地或岩石上，海拔 500～1000m。分布于漳平、仙游、涵江、晋安、闽侯、永泰、永安、沙县、延平等地。

【药用部位】根。

【性味功能】苦、微辛，凉。利咽消肿。用于咽喉肿痛。

珍珠绣线菊

【别　　名】雪柳，珍珠花，喷雪花

【学　　名】*Spiraea thunbergii*

【生境分布】福州等地园林有引种。

【药用部位】根。

【性味功能】苦，凉。清热解毒，消肿。用于咽喉痛等。

地榆属（*Sanguisorba*）

地榆

【别　　名】山红枣，真珠斗，马连鞍，黄爪香，玉札

【学　　名】*Sanguisorba officinalis*

【生境分布】生于山坡草地、灌丛中、疏林下，海拔 30m 以上。分布于惠安、长乐、寿宁、浦城等地。

【药用部位】根。

【性味功能】苦，微寒。凉血止血，收敛解毒。用于子宫出血，胃出血，赤痢，肺出血，尿血，小儿湿疹，鼻衄，痔疮出血，外伤出血，烫火伤等。

李属（*Prunus*）

桃

【别　　名】桃子，密桃

【学　　名】*Prunus persica* [*Amygdalus persica*]

【生境分布】生于路边或庭院全省各地常见栽培。

【药用部位】根，茎皮，幼枝，叶，花，种子，树胶。

【性味功能】根、茎皮、幼枝：苦，平。杀虫止痒，破血止痛。用于风湿关节痛，肋间神经痛，痛经，跌打损伤等。叶：苦，平。杀虫止痒，破血止痛。用于疟疾，胆道蛔虫，湿疹，皮肤瘙痒，疔疮

疬肿，狗咬伤等。花：苦，平。逐水消肿。用于水肿或腹水等。种子：苦、甘，平。活血破瘀，润燥滑肠。用于闭经，便秘，跌打血瘀等。树胶：苦，平。和血益气。用于痢疾，糖尿病等。

李

【别　　名】山李子，嘉庆子，嘉应子，玉皇李

【学　　名】*Prunus salicina*

【生境分布】生于溪边疏林内或山坡杂木林中。全省各地分布。

【药用部位】根，根皮，果实。

【性味功能】根：苦，寒。清热降逆。用于喉痹塞，呃逆，痢疾，阴疝等。根皮：苦，寒。清热降逆。用于喉痹塞，呃逆，痢疾，阴疝等。果实：甘、酸，微温。消食解渴。用于消化不良等。

梅

【别　　名】梅子，梅花，绿萼梅，红梅

【学　　名】*Prunus mume* [*Armeniaca mume*]

【生境分布】生于路边灌丛。全省各地常见栽培。

【药用部位】根，花，果实。

【性味功能】根：微苦，平；活血祛瘀；用于瘰疬，肝肿大等。花：酸、淡，平；平肝除烦，生津止渴；用于瘰疬，唇疮，小儿胎毒等。果实：酸，温；收敛止泻，解渴，杀虫；用于痢疾，蛔虫病，胃肠炎，胬肉，息肉等。

桂樱属（*Laurocerasus*）

大叶桂樱

【别　　名】大叶野樱，黄土树，大驳骨，驳骨木，黑茶树

【学　　名】*Laurocerasus zippeliana*

【生境分布】生于山坡疏林中，海拔 600m 以上。分布于连城、永安、沙县、涵江、永泰、蕉城、延平、政和、武夷山等地。

【药用部位】叶，果实。

【性味功能】叶：甘，温。温经止痛。用于痛经，子宫痉挛等。果实：甘，温。止咳平喘。用于咳嗽，寒喘等。

刺叶桂樱

【别　　名】橉木，甜珠，刺叶稠李

【学　　名】*Laurocerasus spinulosa*

【生境分布】生于山坡及溪谷混交林内或疏林林缘，海拔 200～1400m。分布于上杭、连城、德化、仙游、永泰、永安、沙县、延平、顺昌、武夷山等地。

【药用部位】种子。

【性味功能】辛、苦、甘，平。消肿解毒，清肠泻火。用于痢疾等。

腺叶桂樱

【别　　名】腺叶野樱

【学　　名】*Laurocerasus phaeosticta*

【生境分布】生于山坡疏林中。分布于南靖、大田、三元、福清、晋安、蕉城、延平、建阳、武夷山等地。

【药用部位】种子。

【性味功能】用于闭经，疮疡肿毒，大便燥结。

樱属（*Cerasus*）

郁李

【别　　名】爵梅，秧李，赤李子

【学　　名】*Cerasus japonica*

【生境分布】生于向阳山地、山麓路旁、林缘或灌丛中，海拔100～200m。分布于上杭、新罗、连城、晋安、武夷山等地。

【药用部位】种子。

【性味功能】辛、苦、甘，平。润燥滑肠，下气，利水。用于津枯肠燥，食积气滞，腹胀便秘，水肿，脚气，小便淋痛等。

麦李

【别　　名】秧李子，秧田果，苦李

【学　　名】*Cerasus glandulosa*

【生境分布】生于山坡、沟边或灌丛中，海拔 800m以上。分布于芗城、晋安、延平等地。

【药用部位】种子。

【性味功能】辛、苦、甘，平。润燥滑肠，下气，利

水。用于津枯肠燥，食积气滞，腹胀便秘，水肿，脚气，小便淋痛等。

福建山樱花

【别　　名】钟花樱桃，菲寒樱

【学　　名】*Cerasus campanulata*

【生境分布】生于山坡疏林中，海拔 800m 以下。全省各地分布。

【药用部位】果实。

【性味功能】苦、甘，平。镇咳祛痰。

樱桃

【别　　名】莺桃，荆桃，楔桃，英桃，牛桃

【学　　名】*Cerasus pseudocerasus*

【生境分布】生于向阳山地或沟边，常栽培，海拔 300～600m。分布于武平、连城、永安、浦城等地。

【药用部位】果实，果核。

【性味功能】果实：甘，温。益气，祛风湿。用于四肢麻木，风湿性腰腿病等。果核：辛，热。发表，透疹。用于麻疹不透等。

龙芽草属（*Agrimonia*）

龙芽草

【别　　名】仙鹤草，石打穿，黄花子草，痢疾草

【学　　名】*Agrimonia pilosa*

【生境分布】生于山坡、路旁、田野较潮湿地，海拔 100m 以上。全省各地分布。

【药用部位】全草。

【性味功能】苦、涩，微温。收敛，止血，驱虫。用于鼻衄，咯血，消化道出血，伤风感冒，痢疾，急性胃肠炎，支气管哮喘，子宫出血，产后腹痛，痔疮出血，外伤出血，指头炎，腰扭伤，绦虫病，滴虫性阴道炎等。

蔷薇属（*Rosa*）

金樱子

【别　　名】大金英，大棘子，刺梨子，刺橄榄，草鞋刺

【学　　名】*Rosa laevigata*

【生境分布】生于山坡、路旁、田边灌木丛中，海拔 200～1600m。全省各地分布。

【药用部位】根，叶，花，果实。

【性味功能】根：微苦、涩，微温。益肾固摄。用于肾虚腰痛，遗精，遗尿，盗汗，脾虚腹泻等。叶：微苦，平。消肿解毒。用于急性喉炎，疔疮痈肿，烫伤等。花：甘，平。清肠泻火。用于痢疾等。果实：甘、酸，平。益肾固摄。用于腰痛，遗精，遗尿，多尿，肾炎，盗汗，久痢脱肛，腹泻，子宫脱垂，带下病等。

缫丝花

【别　　名】刺梨，刺蘼，文光果

【学　　名】*Rosa roxburghii*

【生境分布】生于向阳山坡、沟谷、路旁、灌丛中，栽培，海拔 500m 以上。分布于永安、宁化、闽侯等地。

【药用部位】根，果实。

【性味功能】根：酸、涩，平。消食健胃，收敛止泻。用于食积腹胀，痢疾，泄泻，自汗盗汗，遗精，带下病，月经过多，痔疮出血等。果实：酸、涩，平。解暑，消食。用于中暑，食滞，痢疾等。

单瓣缫丝花

【别　　名】刺石榴，野石榴，木梨

【学　　名】*Rosa roxburghii* f. *normalis*

【生境分布】生于向阳山坡、沟谷、路旁、灌丛中，海拔 500m 以上。分布于永安、宁化等地。

【药用部位】根，叶，果实。

【性味功能】根：酸、涩，平。健胃消食，止泻。用于慢性胃炎，消化不良，上吐下泻，久咳不止，黄疸，肠炎等。叶：酸、涩，平。消肿止血。用于刀伤出血，外痔等。果实：甘、酸、涩，平。解暑消食。用于食滞，痢疾等。

硕苞蔷薇

【别　　名】猴柿刺，鸡母屎屈刺，长毛针，金柿根，糖钵

【学　　名】*Rosa bracteata*

【生境分布】生于山坡、田野、路旁等向阳处，海

拔 100～300m。全省各地分布。

【药用部位】根，叶，花，果。

【性味功能】根：苦，温。补脾益肾，收敛涩精，祛风活血，消肿解毒。用于脚气，胃溃疡，盗汗，久泻，脱肛，遗精，带下病，闭经，睾丸炎，风湿关节痛等。叶：苦，温。消肿解毒。用于对口疮，烫火伤等。花：甘，平。润肺止咳。用于肺痨，久咳等。果：酸，温。补脾益肾。用于痢疾，腹泻等。

小果蔷薇

【别　　名】小金英，七姐妹，七匹叶尾尾，吊子藤，七叶朝春花

【学　　名】*Rosa cymosa*

【生境分布】生于山坡、路旁、田边、水沟边的灌木丛中，海拔 250～1300m。全省各地分布。

【药用部位】根，茎，叶，花，果。

【性味功能】根、茎：微苦、酸，平。固涩益肾。用于腹泻，胃痛，风湿关节痛，遗尿，子宫脱垂，痛经，脱肛等。叶：微苦、酸，平。消肿解毒。用于痈，疖，疔等。花：甘、酸，平。清凉解暑。用于口渴等。果：甘、酸，平。固涩益肾。用于遗精，遗尿，带下病，小儿疳积等。

百叶蔷薇

【别　　名】洋蔷薇

【学　　名】*Rosa centifolia*

【生境分布】生于山坡灌木丛中或栽培。思明、晋安等地有引种。

【药用部位】根，叶。

【性味功能】止痛收敛。

钝叶蔷薇

【别　　名】美丽蔷薇，纯叶蔷薇，子驮娘

【学　　名】*Rosa sertata*

【生境分布】生于山坡、路旁、沟边或疏林中，海拔 1390～2200m。分布于武夷山等地。

【药用部位】根。

【性味功能】辛，平。活血止痛，清热解毒。用于月经不调，风湿痹痛，疮疡肿痛等。

月季花

【别　　名】月月红，月月花，长春花

【学　　名】*Rosa chinensis*

【生境分布】生于庭院栽培供观赏。全省各地分布。

【药用部位】根，叶，花。

【性味功能】根：苦、涩，温。活血祛瘀。用于闭经，带下病，胃痛，遗精，颈淋巴结结核等。叶：微苦，平。消肿解毒。用于疔疮痈肿等。花：甘，温。活血祛瘀。用于闭经，咯血，痢疾，高血压，烫火伤等。

紫月季花

【别　　名】紫花月季，紫月季

【学　　名】*Rosa chinensis* var. *semperflorens*

【生境分布】生于庭院栽培供观赏。全省各地分布。

【药用部位】花蕾。

【性味功能】甘，温。活血调经。用于月经不调，痛经等。

香水月季

【别　　名】生胎果，大卡卡果，固公花，固公果，芳香月季

【学　　名】*Rosa odorata*

【生境分布】生于庭院栽培供观赏。全省各地分布。

【药用部位】根，花。

【性味功能】根：苦、涩，温。调和气血，止痢，止咳，定喘，消炎，杀菌。用于痢疾，咳喘，气血不调，疔疮痈肿等。花：甘、微苦，温。活血调经，消肿止痛。用于月经不调，痛经，跌打损伤等。

玫瑰

【别　　名】刺玫花，徘徊花，穿心玫瑰，笔头花

【学　　名】*Rosa rugosa*

【生境分布】全省零星栽培。

【药用部位】花蕾。

【性味功能】甘、微苦，温。理气活血。用于胸胁痛，月经不调等。

光叶蔷薇

【别　　名】维屈蔷薇

【学　　名】*Rosa wichuraiana*

【生境分布】生于山坡灌木丛中，海拔150～500m。全省偶有栽培。

【药用部位】叶。

【性味功能】活血消肿。

野蔷薇

【别　　名】多花蔷薇，蔷薇，刺花，墙靡，营实墙靡

【学　　名】*Rosa multiflora*

【生境分布】生于山坡灌木丛中。分布于霞浦、武夷山等地。

【药用部位】根，花。

【性味功能】根：苦、涩，凉。活血，通络，收敛。用于关节痛，面神经瘫痪，高血压症，偏瘫，烫伤等。花：苦、涩，寒。清暑热，化湿浊，顺气和胃。用于暑热胸闷，口渴，呕吐，不思饮食，口疮口糜等。

粉团蔷薇

【别　　名】野蔷薇，多花蔷薇，七姐妹，红刺玫

【学　　名】*Rosa multiflora* var. *cathayensis*

【生境分布】生于山坡路旁灌木丛中，海拔1300m左右。全省各地分布。

【药用部位】根，花。

【性味功能】根：苦、涩，凉。活血，通络，收敛。用于关节痛，面神经瘫痪，高血压症，偏瘫，烫伤等。花：苦、涩，寒。清暑热，化湿浊，顺气和胃。用于暑热胸闷，口渴，呕吐，不思饮食，口疮口糜等。

软条七蔷薇

【别　　名】秀蔷薇，亨氏蔷薇，湖北蔷薇

【学　　名】*Rosa henryi*

【生境分布】生于山坡灌木丛中。全省各地分布。

【药用部位】根。

【性味功能】辛、苦、涩，温。消肿止痛，祛风除湿，止血解毒，补脾固涩。用于月经过多，带下病，阴挺，遗尿，老年尿频，慢性腹泻，跌打损伤，风湿痹痛，口腔破溃，疮疖肿痛，咳嗽痰喘等。

木香花

【别　　名】七里香，木香

【学　　名】*Rosa banksiae*

【生境分布】生于溪边、路旁或山坡灌丛中，海拔500～1300m。全省各地分布。

【药用部位】根皮。

【性味功能】涩，平。收敛止痛，止血。用于久痢，便血，小儿腹泻，疮疖，外伤出血等。

棣棠花属（*Kerria*）

棣棠花

【别　　名】棣棠，地棠，蜂棠花，鸡蛋黄花，土黄条

【学　　名】*Kerria japonica*

【生境分布】生于山地林下，海拔400～1500m。分布于仙游、晋安、泰宁、建宁、延平、建阳、光泽、武夷山、浦城等地。

【药用部位】嫩枝叶，花。

【性味功能】嫩枝叶：苦、涩，平。祛风利湿，解毒。用于风湿关节痛，小儿消化不良等；外用治痈疖肿毒，荨麻疹，湿疹等。花：微苦、涩，平。止咳化痰。用于肺结核咳嗽等。

鸡麻属（*Rhodotypos*）

鸡麻

【别　　名】白棣棠，三角草，山葫芦子，双珠母

【学　　名】*Rhodotypos scandens*

【生境分布】生于山坡疏林中及山谷林下阴处，海拔100～800m。分布于思明、晋安等地。

【药用部位】根，果实。

【性味功能】甘，平。补血，益肾。用于血虚肾亏等。

路边青属（*Geum*）

柔毛路边青

【别　　名】柔毛水杨梅，日本路边青，虎掌叶，仙鹤草，吊溪草

【学　　名】*Geum japonicum* var. *Chinense*

【生境分布】生于山坡草地、田边、河边、灌丛及疏林下，海拔 200m 以上。分布于泰宁、寿宁、建阳、光泽、武夷山、浦城等地。

【药用部位】全草。

【性味功能】辛、甘，平。补脾肾，祛风湿，消痈肿。用于感冒咳嗽，肾虚头晕，腹泻，痢疾，崩漏，跌打损伤，风湿腰腿痛；外用于乳腺炎，疮毒，疔疮，小儿肺炎及慢惊风等。

悬钩子属（*Rubus*）

蓬蘽

【别　　名】刺菠，空腹妙，雅旱

【学　　名】*Rubus hirsutus*

【生境分布】生于山野路旁、溪边和疏林中，海拔 1500m。全省各地分布。

【药用部位】全草。

【性味功能】微苦，平。清热止血，祛风除湿。用于急性黄疸型传染性肝炎，风湿关节痛，小儿暑疖等。

红腺悬钩子

【别　　名】牛奶莓，马泡，红刺苔

【学　　名】*Rubus sumatranus*

【生境分布】生于山坡稀疏林下、草丛及溪谷边岩旁，海拔 2000m。全省各地分布。

【药用部位】根。

【性味功能】甘、涩，温。清热，解毒，利尿。用于产后寒热，腹痛，食欲不振等。

腺毛莓

【别　　名】红牛毛刺，红蒙子刺，腺茅莓，腺毛悬钩子

【学　　名】*Rubus adenophorus*

【生境分布】生于山坡灌木丛中，海拔 300～1400m。分布于德化、泰宁、福鼎、武夷山等地。

【药用部位】根。

【性味功能】甘、涩，温。理气，利湿，止痛，止血。用于痨肺疼痛，吐血，痢疾，疝气等。

白叶莓

【别　　名】刺泡，早谷藨，天青地白扭，白叶悬钩子

【学　　名】*Rubus innominatus*

【生境分布】生于山坡路旁、山谷溪边、林下灌丛中，海拔 400m 以上。分布于永安、沙县、将乐、泰宁、古田、延平等地。

【药用部位】根。

【性味功能】辛，温。止咳，平喘。用于小儿风寒咳逆，气喘等。

大红泡

【别　　名】大红袍

【学　　名】*Rubus eustephanus*

【生境分布】生于灌木丛中，海拔 500m 以上。分布于武夷山等地。

【药用部位】根，叶。

【性味功能】消肿，止痛，收敛。用于百日咳等。

空心泡

【别　　名】蔷薇莓，三月泡，划船泡，龙船泡，倒触伞

【学　　名】*Rubus Rosaefolius*

【生境分布】生于山坡灌木丛中或溪涧两旁。分布于南靖、晋安、三元、古田、延平、武夷山等地。

【药用部位】根。

【性味功能】辛、微苦，凉。清热解毒，活血止痛，止带，止汗，止咳，止痢。用于倒经，咳嗽痰喘，盗汗，脱肛，红白痢，小儿顿咳等。

插田泡

【别　　名】覆盆子，高丽悬钩子，倒生根

【学　　名】*Rubus coreanus*

【生境分布】生于山坡、山谷疏林下或林缘灌丛中、山麓沟边及路旁，海拔 100～1700m。全省各地分布。

【药用部位】根。

【性味功能】酸、咸，平。行气活血，补肾固精，助阳明目，缩小便。用于劳伤吐血，衄血，月经不调，跌打损伤等。

茅莓

【别　　名】红梅消，茅莓悬钩子，草杨梅子，小叶悬钩子，婆婆头

【学　　名】*Rubus parvifolius*

【生境分布】生于山坡、路旁、灌木丛中，海拔400m 以上。全省各地分布。

【药用部位】根，叶。

【性味功能】根：微苦，凉。清热解毒，祛风利湿，散结止痛。用于泌尿系结石，痢疾，糖尿病，带下病，产后腹痛，乳腺炎，风湿关节痛，颈淋巴结结核，过敏性皮炎，湿疹，汗斑，痔疮等。叶：微苦，凉。清热解毒，祛风利湿，散结止痛。用于泌尿系结石，痢疾，糖尿病，带下病，产后腹痛，乳腺炎，风湿关节痛，颈淋巴结结核，过敏性皮炎，湿疹，汗斑，痔疮等。

白花悬钩子

【别　　名】白钩簕藤，南蛇簕

【学　　名】*Rubus leucanthus*

【生境分布】生于低海拔至中海拔疏林或旷野中。分布于芗城、南靖等地。

【药用部位】根。

【性味功能】苦，微寒。清热凉血，散瘀止痛，利尿消肿。用于泄泻，赤痢，肠炎，跌打损伤，风湿骨痛等。

盾叶莓

【别　　名】大叶复盆子，黄泡，牛奶母，天青地白扭

【学　　名】*Rubus peltatus*

【生境分布】生于山坡、山脚、山沟林卜、林缘或较阴湿处，海拔 300～1500m。分布于沙县、屏南、

寿宁、武夷山、浦城等地。

【药用部位】果实。

【性味功能】涩，凉。消炎利尿，清热排石。用于小便不利，泌尿系结石等。

掌叶覆盆子

【别　　名】覆盆子（通称），华东覆盆子，馒头菠，刺葫芦

【学　　名】*Rubus chingii*

【生境分布】生于山坡疏林或灌丛中，海拔300～2000m。全省各地分布。

【药用部位】根，果实（覆盆子）。

【性味功能】根：微苦，平。清热利湿。用于丝虫病淋巴管炎，风湿关节痛，痢疾，带下病等。果实：甘、酸，温。固精益肾，助阳明目。用于遗精，阳痿，乳糜尿，小便频数，遗尿，视力减退等。

山莓

【别　　名】树莓，山抛子，牛奶泡，撒秧泡，高脚波

【学　　名】*Rubus corchorifolius*

【生境分布】生于向阳山坡、溪边、山谷、荒地和疏密灌丛中潮湿处，海拔 200～2200m。全省各地分布。

【药用部位】根，叶，果。

【性味功能】根：微苦、辛，平。祛风除湿。用于痢疾，腹泻，风湿腰痛，感冒，带下病，小儿疳积，癫痫，遗尿等。叶：微苦，平。消肿解毒。用于多发性脓肿，足底硬结疼痛，乳腺炎等。果：微甘、酸，温。涩精益肾。用于遗精等。

三花悬钩子

【别　　名】三花莓，苦悬钩子

【学　　名】*Rubus trianthus*

【生境分布】生于山坡杂木林或草丛中，也习见于路旁、溪边及山谷等处，海拔 500m 以上。分布于泰宁、寿宁、武夷山等地。

【药用部位】全株。

【性味功能】苦、涩，寒。凉血止血，活血散瘀。用于吐血，痔疮出血，跌打损伤等。

木莓

【别　　名】高脚老虎扭，斯氏悬钩子

【学　　名】*Rubus swinhoei*

【生境分布】生于山坡、溪谷的林缘灌丛中、山麓沟边及路旁，海拔 300～1500m。分布于连城、闽侯、晋安、永安、三元、沙县、泰宁、蕉城、延平、武夷山、浦城等地。

【药用部位】根。

【性味功能】苦、涩，平。凉血止血，活血调经，收敛解毒。用于牙痛，疮漏，疔肿疮肿，月经不调等。

灰白毛莓

【别　　名】灰绿悬钩子，灰莓，乌龙摆尾，倒水莲，蛇乌苞

【学　　名】*Rubus tephrodes*

【生境分布】生于山坡、路旁或灌丛中，海拔1500m。分布于仙游、古田等地。

【药用部位】根，叶。

【性味功能】酸、涩，凉。根：祛风湿，活血调经；用于风湿痹痛，月经不调等。叶：止血；用于外伤出血，痈疖疮疡等。

乌泡子

【别　　名】乌泡，乌藨子

【学　　名】*Rubus parkeri*

【生境分布】生于山地疏密林中阴湿处或溪旁及山谷岩石上，海拔 1000m 以下。分布于武夷山等地。

【药用部位】根（小乌泡根）。

【性味功能】咸，凉。行血调经。用于劳伤，吐血，月经不调，经闭，血崩等。

周毛悬钩子

【别　　名】全毛悬钩子，赤葛

【学　　名】*Rubus amphidasys*

【生境分布】生于阴山坡裸岩旁、溪谷林下、林缘、山麓树丛或竹林下，海拔 400～1600m。分布于泰宁、武夷山等地。

【药用部位】全草。

【性味功能】甘、微苦，平。活血调经，祛风除湿。用于妇女产后受风，月经不调，四肢酸麻，风湿关节痛，感冒等。

毛萼莓

【别　　名】毛萼悬钩子，紫萼悬钩子，紫萼莓

【学　　名】*Rubus chroosepalus*

【生境分布】生于山坡灌丛中或林缘，海拔300～2000m。分布于沙县、古田等地。

【药用部位】根。

【性味功能】辛，平。清热，解毒，活血祛瘀，止泻。用于跌打损伤等。

梨叶悬钩子

【别　　名】太平悬钩子，蛇泡

【学　　名】*Rubus pirifolius*

【生境分布】生于低海拔至中海拔的山地较荫蔽处。分布于南靖等地。

【药用部位】根。

【性味功能】淡、涩，凉。凉血，清肺热。用于肺热咳嗽，胸闷，咯血等。

高粱泡

【别　　名】寒扭，十月菠，冬菠

【学　　名】*Rubus lambertianus*

【生境分布】生于沟边、路旁及灌木丛中。全省各地分布。

【药用部位】根，叶。

【性味功能】根：微苦，平；祛风活血；用于风湿关节痛，疟疾，前列腺炎，痛经，产后淤血痛等。叶：微苦，平；止血，解毒，消肿；用于咯血，便血，血崩，外伤出血，毒蛇咬伤等。

太平莓

【别　　名】老虎扭，大叶莓

【学　　名】*Rubus pacificus*

【生境分布】生于山坡疏林、林缘灌丛中及山谷、溪边林荫下，海拔 300～1000m。分布于泰宁、光泽、武夷山、浦城等地。

【药用部位】全草。

【性味功能】辛、苦、酸，平。清热活血。用于产后腹痛，发热等。

黄泡

【别　　名】黄茨果，雀不钻

【学　　名】*Rubus pectinellus*

【生境分布】生于山地林中，海拔 1000m 以上。分布于武夷山等地。

【药用部位】根，叶。

【性味功能】苦、涩，凉。清热解毒。用于黄疸，水泻，黄水疮等。

锈毛莓

【别　　名】蛇包簕，大叶蛇簕，山烟筒子

【学　　名】*Rubus reflexus*

【生境分布】生于山坡、山谷灌丛或疏林中，海拔 300～1000m。分布于连城、延平、光泽、武夷山等地。

【药用部位】根，叶。

【性味功能】根：苦、涩，平。祛风湿，强筋骨。用于风湿痹痛，腰腿疼痛，跌打损伤等。叶：苦、涩，微温。止血，消炎。用于外伤出血，痈肿等。

寒莓

【别　　名】肺形草，肺痈草，大叶漂，踏地杨梅

【学　　名】*Rubus buergeri*

【生境分布】生于山坡、路旁灌木丛中或林缘路边阴湿地。分布于上杭、连城、晋安、三元、梅列、建阳、武夷山等地。

【药用部位】根，叶。

【性味功能】根：微苦，平。祛风除湿，调气和胃。用于胃溃疡，风湿关节痛，带下病，血崩，月内风，产后腹痛，小儿腹泻等。叶：微苦，平。止血凉血，清热解毒。用于肺出血，扁桃体炎，白喉，肝硬化等。

灰毛泡

【别　　名】地五泡藤，包谷泡，灰毛泡藤

【学　　名】*Rubus irenaeus*

【生境分布】生于山坡杂木林下或树荫下腐殖质较

多的地方，海拔 500～1300m。分布于晋安、沙县、泰宁、武夷山、浦城等地。

【药用部位】根。

【性味功能】咸，平。理气止痛，散毒生肌。用于气痞腹痛，口角生疮等。

粗叶悬钩子

【别　　名】大叶蛇泡、大破布刺，红毛番

【学　　名】*Rubus alceaefolius*

【生境分布】生于向阳山坡、山谷杂木林内或沼泽灌丛中以及路旁岩石间，海拔 500～2000m。分布于平和、南靖、马尾、晋安、周宁、延平、武夷山、浦城等地。

【药用部位】根，叶。

【性味功能】甘、淡，平。活血祛瘀，清热利湿。用于急慢性肝炎，痢疾，肠炎，口腔炎，外伤出血，肝脾肿大，跌打损伤，风湿骨痛等。

委陵菜属（*Potentilla*）

三叶委陵菜

【别　　名】三叶蛇子草，三张叶，三角金，一粒金，地杨梅

【学　　名】*Potentilla freyniana*

【生境分布】生于山坡路旁草地及溪边、疏林下阴湿处，海拔 300～2100m。分布于延平等地。

【药用部位】全草。

【性味功能】微苦、涩，凉。清热，止血。用于咯血，痢疾，月经过多，产后出血过多，外伤出血，跌打损伤，痈，疔，疖等。

蛇含委陵菜

【别　　名】蛇含，五爪龙，五皮风，五皮草

【学　　名】*Potentilla kleiniana*

【生境分布】生于山坡路旁草地，海拔 400m 以上。全省各地分布。

【药用部位】全草。

【性味功能】淡，凉。清热凉血，消肿解毒。用于咳嗽，百日咳，胃痛，小儿口疮，乳腺炎，流行性腮腺炎，破伤风，淋巴结结核，带状疱疹，顽癣，

背痛, 跌打损伤, 毒蛇咬伤等。

委陵菜

【别　　名】一白草, 生血丹, 扑地虎, 土防风, 山萝卜

【学　　名】*Potentilla chinensis*

【生境分布】生于向阳山坡或砂质地, 海拔 400m 以上。全省各地分布。

【药用部位】全草。

【性味功能】微辛, 平。清热利湿, 凉血止血。用于阿米巴痢疾, 咯血, 便血, 血崩, 甲状腺肿大, 关节炎, 劳倦乏力, 颈淋巴结结核等。

翻白草

【别　　名】白头翁, 郁苏参, 天青地白

【学　　名】*Potentilla discolor*

【生境分布】生于向阳山坡、路旁草丛或石缝中, 海拔100～1850m。全省各地分布, 闽南沿海常见。

【药用部位】全草。

【性味功能】甘, 平。清热凉血。用于肺脓疡, 肺炎, 支气管炎, 痢疾, 咯血, 吐血, 鼻出血, 流行性腮腺炎, 百日咳, 小儿夏季热, 创伤出血等。

莓叶委陵菜

【别　　名】雉子筵, 落地杨梅, 大蛇泡草

【学　　名】*Potentilla fragarioides*

【生境分布】生于山坡草丛中, 海拔 200m 以上。分布于寿宁、武夷山、浦城等地。

【药用部位】全草。

【性味功能】甘, 温。补益中气。用于妇女产后出血, 肺出血, 疝气等。

朝天委陵菜

【学　　名】*Potentilla supina*

【生境分布】生于田边、荒地、河岸砂地、草甸及山坡湿地, 海拔 100～2000m。分布于清流等地。

【药用部位】块根。

【性味功能】淡, 凉。滋补, 清热解毒, 收敛止血, 止咳化痰。用于感冒发热, 肠炎, 热毒泻痢, 痢疾, 血热, 各种出血等; 鲜品外用于疮毒痈肿, 蛇

虫咬伤等。

草莓属（*Fragaria*）

草莓

【别　　名】洋莓, 地莓, 地果, 红莓

【学　　名】*Fragaria ananassa*

【生境分布】原生于南美、欧洲等地。全省各地常见栽培。

【药用部位】果实。

【性味功能】甘、微酸, 凉。清凉止渴, 健胃消食。用于口渴, 食欲不振, 消化不良等。

蛇莓属（*Duchesnea*）

蛇莓

【别　　名】蛇菠, 地杨梅, 蛇蓉草, 野莓草, 三叶莓

【学　　名】*Duchesnea indica*

【生境分布】生于山坡林下、水沟边、村旁、路旁潮湿地, 海拔 1800m 以下。全省各地分布。

【药用部位】全草。

【性味功能】淡, 凉。清热凉血, 消肿解毒。用于吐血, 咯血, 咽喉肿痛, 中暑, 痢疾, 子宫内膜炎, 乳腺炎, 对口疮, 疔疮肿毒, 毒蛇咬伤等。

皱果蛇莓

【别　　名】地锦, 蛇泡, 皱果蛇梅

【学　　名】*Duchesnea chrysantha*

【生境分布】生于山坡路旁、村旁、农田周围荒地上。分布于南靖、翔安、丰泽、泰宁、延平、武夷山等地。

【药用部位】茎叶。

【性味功能】甘、苦, 寒, 有小毒。清热解毒, 消肿, 收敛止血, 凉血。用于毒蛇咬伤, 烫伤, 疔疮等。

火棘属（*Pyracantha*）

火棘

【别　　名】火把果, 救军粮, 红子刺, 救命粮

【学　　名】*Pyracantha fortuneana*

【生境分布】生于荒山灌木丛中海拔 500m 以上。

分布于龙海、晋安、延平等地。

【药用部位】根，叶，果。

【性味功能】根：甘、酸，平。活血，凉血，祛风。用于跌打损伤，风湿关节痛，腰痛，带下病，月经不调，便血等。叶：甘、酸，平。消肿止痛。用于痛，疖等。果：甘、酸，平。健脾和胃，活血止血。用于消化不良，痢疾，崩漏，带下病，产后瘀血痛等。

山楂属（*Crataegus*）

山楂

【别　　名】山里果，山里红，酸里红，山里红果，酸枣

【学　　名】*Crataegus pinnatifida*

【生境分布】生于山坡灌木林中，海拔 100～1500m。分布于晋安、柘荣、武夷山等地。

【药用部位】果实。

【性味功能】甘、温。消食健胃，行气散瘀。用于肉食积滞，胃脘胀满，泻痢腹痛，瘀血经闭，产后瘀阻，心腹刺痛，疝气疼痛，高血脂症等。

野山楂

【别　　名】小叶山楂，山梨，红果子，毛枣子

【学　　名】*Crataegus cuneata*

【生境分布】生于向阳山坡灌木林中，海拔 250～2000m。分布于长乐、晋安、沙县、将乐、泰宁、邵武、武夷山、浦城等地。

【药用部位】果实。

【性味功能】甘、苦、酸，微温。健胃消食，消瘀止痛。通用于食积，腹痛，疳积等。

花楸属（*Sorbus*）

水榆花楸

【别　　名】黄山榆，花楸，枫榆，千筋树，粘枣子

【学　　名】*Sorbus alnifolia*

【生境分布】生于疏林中，海拔 1600m 以上。分布于武夷山等地。

【药用部位】果实（水榆果）。

【性味功能】甘、苦，平。补肾。用于肾炎，关节疼痛，体虚劳倦等。

美脉花楸

【别　　名】川花楸，豆格盘，山黄果，小棠梨

【学　　名】*Sorbus caloneura*

【生境分布】生于疏林中，海拔 600m 以上。分布于武夷山等地。

【药用部位】果实。

【性味功能】甘、辛，平。消食健胃，收敛止泻。用于肠炎下痢，小儿疳积等。

石灰花楸

【别　　名】石灰树，毛栒子，翻白树

【学　　名】*Sorbus folgneri*

【生境分布】生于疏林中，海拔 600m 以上。分布于德化、泰宁、清流、武夷山、浦城等地。

【药用部位】果实。

【性味功能】苦、涩，微寒。止血。用于体虚劳倦等。

棕脉花楸

【别　　名】邓氏花楸，福建花楸，皖闽花楸

【学　　名】*Sorbus dunnii*

【生境分布】生于疏林中，海拔 1000m 以上。分布于沙县、武夷山等地。

【药用部位】茎及茎皮，果实。

【性味功能】茎及茎皮：苦，寒。清肺止咳。用于肺结核，哮喘，咳嗽等。果实：甘、苦，平。健胃补虚。用于胃炎，维生素 A、D 缺乏症等。

石楠属（*Photinia*）

椤木石楠

【别　　名】椤木，贵州石楠，梅子树，凿树，山官木

【学　　名】*Photinia bodinieri*

【生境分布】生于山坡密林中，海拔 600～1000m。分布于南靖、涵江、永安、沙县、泰宁、寿宁、建阳、武夷山等地。

【药用部位】根，叶。

【性味功能】辛、苦，平，有小毒。清热解毒。用于痈肿疮疖等。

石楠

【别　　名】凿木，石纲，千年红，扇骨木，笔树

【学　　名】*Photinia serrulata*

【生境分布】生于山坡疏林中，海拔 1000m 以上。分布于仙游、永泰、晋安、永安、沙县、泰宁、武夷山等地。

【药用部位】根。

【性味功能】辛、苦，平，有小毒。祛风除湿，舒筋通络。用于类风湿关节炎，风湿关节痛，乳腺炎等。

光叶石楠

【别　　名】扇骨木，石斑木，山官木，红檬子，光凿树

【学　　名】*Photinia glabra*

【生境分布】生于山坡疏林中，海拔 500 ~ 800m。分布于南靖、上杭、新罗、连城、德化、福清、永泰、晋安、永安、明溪、沙县、泰宁、蕉城、福鼎、延平、顺昌、建阳、光泽、武夷山等地。

【药用部位】根，叶，果实。

【性味功能】根：辛、苦，平，有小毒。祛风止痛，补肾强筋。用于风湿痹痛，腰膝酸软等。叶：苦、辛，凉。清热利尿，消肿止痛。用于小便不利，跌打损伤，头痛等。果实：酸，温。杀虫，止血，涩肠，生津，解酒。用于蛔虫腹痛，痔漏下血，久痢等。

毛叶石楠

【别　　名】鸡丁子，吉铃子，细毛扇骨木

【学　　名】*Photinia villosa*

【生境分布】生于山坡灌木丛中，海拔 800 ~ 1200m。分布于连城、福清、永泰、晋安、延平、顺昌、浦城等地。

【药用部位】根。

【性味功能】苦，平。除湿，止痢。用于呕吐，泄泻，痢疾等。

庐山石楠

【别　　名】无毛毛叶石楠

【学　　名】*Photinia villosa* var. *sinica*

【生境分布】生于山坡灌木丛中。分布于连城、福清、永泰、晋安、延平、顺昌、浦城等地。

【药用部位】根。

【性味功能】用于劳伤疲乏等。

绒毛石楠

【别　　名】鄂西石楠，茸毛石楠

【学　　名】*Photinia schneideriana*

【生境分布】生于山坡疏林中，海拔 1000 ~ 1500m。分布于晋安、永安、泰宁、福鼎、武夷山等地。

【药用部位】根皮。

【性味功能】用于内热，感冒发热等。

小叶石楠

【别　　名】牛筋木，牛李子，山红子

【学　　名】*Photinia parvifolia*

【生境分布】生于山坡灌木丛中，海拔 1000m 以下。全省各地分布。

【药用部位】根。

【性味功能】苦、涩，凉。行血活血，止痛。用于黄疸，乳痈，牙痛等。

中华石楠

【别　　名】假思桃，牛筋木，波氏石楠

【学　　名】*Photinia beauverdiana*

【生境分布】生于山坡疏林中，海拔 1000 ~ 1700m。分布于泰宁、建宁、武夷山等地。

【药用部位】根。

【性味功能】辛、苦，平。祛风止痛，行气活血，补肾强筋。用于风湿痹痛，腰膝酸软，头风头痛，跌打损伤等。

枇杷属（*Eriobotrya*）

枇杷

【别　　名】卢桔，金丸，芦枝

【学　　名】*Eriobotrya japonica*

【生境分布】生于河边、山坡杂木林中。全省各地分布。

【药用部位】叶，果肉。

【性味功能】叶：苦，平。止咳化痰，降气和胃。

用于肺热痰嗽，咯血，衄血，胃热，呕哕等。果肉：甘、酸，平。润肺止咳。用于支气管炎，痰热咳嗽等。

大花枇杷

【别　　名】山枇杷

【学　　名】*Eriobotrya cavaleriei*

【生境分布】生于河边、山坡杂木林中，海拔500～2000m。分布于平和、南靖、长泰、华安、上杭、新罗、武平、连城、德化、永安、尤溪、宁化、延平等地。

【药用部位】果实。

【性味功能】甘、酸，平。清热解毒。用于热病等。

石斑木属（*Raphiolepis*）

石斑木

【别　　名】和尚子樵，狗秆子樵，灯塔子，雷公子

【学　　名】*Rhaphiolepis indica*

【生境分布】生于向阳山坡灌木丛中，海拔150～1600m。全省各地分布。

【药用部位】根，叶。

【性味功能】根：微苦，凉。消肿解毒。用于水肿，关节炎等。叶：微苦，凉。消肿解毒。用于无名肿毒，创伤出血，烫伤，毒蛇咬伤等。

榅桲属（*Cydonia*）

榅桲

【别　　名】金苹果，木梨

【学　　名】*Cydonia oblonga*

【生境分布】生于排水良好之地均可供栽培。分布于清流等地。

【药用部位】果实。

【性味功能】酸、甘，微温。下气，消食，收敛。用于呕吐酸水，食积胸闷等。

木瓜属（*Chaenomeles*）

木瓜

【别　　名】榠樝，木李，海棠，光皮木瓜

【学　　名】*Chaenomeles sinensis*

【生境分布】生于田边地角、山坡地或房前屋后种植栽培。分布于延平等地。

【药用部位】果实。

【性味功能】酸、涩，温。和脾敛肺，平肝舒筋，清暑消毒，祛风湿。用于吐泻腹痛，风湿关节痛，腰膝酸痛等。

皱皮木瓜

【别　　名】贴梗海棠，木瓜，楙

【学　　名】*Chaenomeles speciosa*

【生境分布】生于阳光充足、土质肥沃、湿润且排水良好的地方栽培。分布于寿宁、武夷山、浦城等地。

【药用部位】果实（木瓜）。

【性味功能】酸，温。平肝舒筋，和胃化湿。用于腓肠肌痉挛，吐泻腹痛，风湿关节痛，腰膝酸痛等。

毛叶木瓜

【别　　名】木瓜海棠，木桃

【学　　名】*Chaenomeles cathayensis*

【生境分布】生于山坡、林边、道旁，海拔900m以上。分布于晋安、古田、柘荣、武夷山等地。

【药用部位】果实。

【性味功能】酸，温。平肝舒筋，和胃化湿。用于腓肠肌痉挛，吐泻腹痛，风湿关节痛，腰膝酸痛等。

日本木瓜

【别　　名】倭海棠，和木瓜，贴梗海棠，和圆子

【学　　名】*Chaenomeles japonica*

【生境分布】原产日本。全省各地常见引种栽培。

【药用部位】果实。

【性味功能】酸、涩，温。镇静，镇咳，利尿。用于霍乱，中暑，煎汤沐浴用于风湿病等。

梨属（*Pyrus*）

麻梨

【别　　名】麻梨子，黄皮梨

【学　　名】*Pyrus serrulata*

【生境分布】生于山坡疏林中，海拔 100 ～ 1500m。全省各地分布。

【药用部位】果实。

【性味功能】甘，凉。生津，润燥，清热，化痰。用于肺热咳嗽，痰热咳嗽等。

沙梨

【别　　名】麻安梨

【学　　名】*Pyrus pyrifolia*

【生境分布】生于向阳山坡灌木丛中，海拔 100 ～ 1400m。全省各地分布。

【药用部位】叶，果。

【性味功能】叶：甘、微酸，寒。祛风，止吐利。用于皮肤瘙痒，漆过敏，毒菇中毒等。果：甘、微酸，寒。生津止渴。用于肺热咳嗽，大便燥结等。

豆梨

【别　　名】山梨，野梨，狗尿梨，扣梨，山鸟梨

【学　　名】*Pyrus calleryana*

【生境分布】生于山坡疏林中，海拔 80 ～ 1800m。全省各地分布。

【药用部位】根，叶，果。

【性味功能】根：微甘，凉。清热解毒。用于咳嗽等。叶：微甘，凉。清热解毒。用于结膜炎，毒菇中毒，胃肠炎，竹叶青蛇咬伤等。果实：酸、涩，寒。止痢。用于痢疾等。

柳叶豆梨

【别　　名】豆梨柳叶变种

【学　　名】*Pyrus calleryana* var. *lanceolata*

【生境分布】生于温暖潮湿的山坡、平原或山谷杂木林中。分布于武夷山等地。

【药用部位】根皮，果皮，枝叶。

【性味功能】根皮：甘、淡，平。止咳。果皮：甘、涩，凉。清热，生津，收敛。枝叶：温中止呕。用于吐泄不止、转筋腹痛，反胃吐食等。

苹果属（*Malus*）

湖北海棠

【别　　名】野海棠，野花红，花红茶，茶海棠，小石枣

【学　　名】*Malus hupehensis*

【生境分布】生于山坡疏林中，海拔 50m 以上。分布于连城、晋安、永泰、沙县、将乐、泰宁、沙县、古田、寿宁、延平、建阳、武夷山等地。

【药用部位】果实。

【性味功能】甘、涩，平。活血，健胃。用于食滞，筋骨扭伤等。

三裂海棠

【别　　名】三叶海棠，山茶果，野黄子，山楂子

【学　　名】*Malus sieboldii*

【生境分布】生于山坡杂木林中，海拔 500 ～ 800m。分布于宁化等地。

【药用部位】果实。

【性味功能】酸，微温。消食健胃。用于饮食积滞等。

苹果

【别　　名】奈，奈子，频婆，频果，平波

【学　　名】*Malus pumila*

【生境分布】生于山坡、平原旷野以及黄土丘等处，海拔 50m 以上。闽侯、寿宁等地有栽培或逸为野生。

【药用部位】果实。

【性味功能】甘、酸，凉。益胃，生津，除烦，醒酒。用于津少口渴，脾虚泄泻，食后腹胀，饮酒过度等。

尖嘴林檎

【别　　名】麦氏海棠，锐齿亚洲海棠，台湾林檎

【学　　名】*Malus melliana*

【生境分布】生于山地混交林中或山谷沟边，海拔 700m 以上。分布于上杭、永安、将乐、泰宁、柘荣、古田、延平、顺昌、武夷山等地。

【药用部位】果实。

【性味功能】酸，微温。健脾消积。用于脾胃虚弱，食积等。

台湾林檎

【别　　名】山楂，涩梨，山仙查，台湾海棠

【学　　名】*Malus doumeri*

【生境分布】生于山地林中，海拔 1000～2000m。分布于仙游、武夷山等地。

【药用部位】果实。

【性味功能】甘、酸，微温。健脾开胃。用于脾虚所致的食积停滞，脘腹胀满，腹痛等。

小米空木属（*Stephanandra*）

华空木

【别　　名】野珠兰，凤尾米筛花，华米空木，檬子树，稀米菜

【学　　名】*Stephanandra chinensis*

【生境分布】生于向阳山坡林缘、溪边、路边灌木杂草丛中，海拔 1000～1500m。分布于泰宁、尤溪、延平、光泽、武夷山等地。

【药用部位】根。

【性味功能】苦，微寒。解毒利咽，止血调经。用于咽喉痛，血崩，月经不调等。

豆科（Leguminosae）

相思子属（*Abrus*）

毛相思子

【别　　名】蜻蜓藤，油甘藤，毛鸡骨草，金不换

【学　　名】*Abrus mollis*

【生境分布】生于山谷、路旁疏林、灌丛中，海拔 200～1700m。分布于诏安、云霄、南靖、平和、仙游等地。

【药用部位】全株。

【性味功能】甘、淡，凉。清热解毒，祛风除湿。用于急慢性肝炎，肝硬化腹水，胃痛，风湿痹痛等。

相思子

【别　　名】红豆，云南豆子，郎君子，红漆豆，相思豆

【学　　名】*Abrus precatorius*

【生境分布】生于疏林或灌木丛中。分布于漳浦、龙海等地。

【药用部位】种子。

【性味功能】辛、苦，平，有毒。清热解毒，祛痰，杀虫。用于痈疮，流行性腮腺炎，疥癣，风湿骨痛等。

金合欢属（*Acacia*）

儿茶

【别　　名】阿恤药

【学　　名】*Acacia catechu*

【生境分布】厦门植物园等有引种。

【药用部位】去皮枝、干的干燥煎膏。

【性味功能】苦、涩，微寒。活血止痛，止血生肌，收湿敛疮，清肺化痰。用于外伤出血，吐衄，便血，湿疮溃疡，牙疳口疮，下疳阴疮，痔疮肿痛等。

金合欢

【别　　名】莉毯花，鸭皂树，牛角花

【学　　名】*Acacia farneriana*

【生境分布】生于山坡、河边。龙海、芗城、思明、晋安、延平等地有零星栽培。

【药用部位】心材水煎汁液浓缩制成的干浸膏。

【性味功能】苦、涩、微寒。清热，生津，化痰，敛疮，生血。用于水泻，肠黏膜炎，口腔破溃，湿疹，咳嗽，刀伤出血。

台湾相思

【别　　名】相思树，台湾柳，相思仔

【学　　名】*Acacia confusa*

【生境分布】生于荒山坡，亦栽培为行道树。全省各地分布。

【药用部位】树皮。

【性味功能】去腐生肌。用于疮毒等。

羽叶金合欢

【别　　名】蛇藤，龙骨刺，蛇藤合欢

【学　　名】*Acacia pennata*

【生境分布】生于山坡疏林中或水旁。分布于华安、新罗、永春、涵江、永泰等地。

【药用部位】根，茎。

【性味功能】苦、辛、微甘，温。祛风湿，强筋骨，活血止痛。用于风湿痹痛，劳伤，跌打损伤等。

藤金合欢

【别　　名】南蛇藤果

【学　　名】*Acacia sinuata*

【生境分布】生于山坡疏林中或水边。分布于华安、新罗、永春、涵江等地。

【药用部位】叶。

【性味功能】甘、微苦，平。和血止痛。用于心悸失眠，健忘多梦，牙痛，筋骨痛，腰腿麻木，跌打伤痛等。

海红豆属（*Adenanthera*）

海红豆

【别　　名】孔雀豆，红豆，相思树，相思格，双栖树

【学　　名】*Adenanthera pavonlna* var. *microsperma*

【生境分布】生于山沟、溪边、林中或栽培于庭园。分布于晋安等地。

【药用部位】根，叶。

【性味功能】微苦、辛，微寒，有小毒。催吐泻下，收敛，疏风清热，燥湿止痒，润肤养颜。用于止泻等。

合萌属（*Aeschynomene*）

合萌

【别　　名】田皂角，叶顶珠，向天蜈蚣，肥猪草，拉田草

【学　　名】*Aeschynomene indica*

【生境分布】生于海边、田野、路旁。分布于东山、云霄、南靖、海沧、惠安、长乐、连江、长汀、宁化、建宁、建阳、沙县等地。

【药用部位】全草。

【性味功能】淡，凉。清热平肝，消肿解毒。用于小儿疳积，胆囊炎，乳痈，疮疖等。

合欢属（*Albizia*）

楹树

【别　　名】华楹，牛尾木

【学　　名】*Albizia chinensis*

【生境分布】生于林下、疏林河沟边。福州以南园林常有引种。

【药用部位】树皮。

【性味功能】淡，涩。固涩止泻，收敛生肌。用于泄泻，疮疡溃烂，外伤出血等。

天香藤

【别　　名】刺藤

【学　　名】*Albizia corniculate*

【生境分布】生于旷野或山地疏林中，常攀附于树上。分布于南靖、平和、鲤城等地。

【药用部位】心材。

【性味功能】甘，平。行气散瘀，止血。民间当降香用。

南洋楹

【别　　名】仁仁树，仁人木

【学　　名】*Falcataria moluccana*

【生境分布】福州以南各县市栽培行道树种。

【药用部位】树皮。

【性味功能】甘、淡，凉。固涩止泻，收敛生肌。用于吐泻，疮疡溃烂久不收口，外伤出血等。

合欢

【别　　名】夜合槐，夜关门，夜合花，合昏

【学　　名】*Albizia julibrissin*

【生境分布】生于贫瘠砂质地。分布于德化、晋安、建瓯、建阳、武夷山等地。

【药用部位】树皮，花。

【性味功能】树皮：甘，平。解郁安神，活血消肿。用于心神不安，抑郁失眠，肺痈疮肿，跌扑伤痛等。花：甘，平。解郁安神。用于心神不安，抑郁失眠等。

山槐

【别　　名】山合欢

【学　　名】Albizia kalkora

【生境分布】生于丘陵地、石灰岩、疏林中、山坡灌丛中。分布于德化、延平、泰宁、沙县、顺昌、武夷山等地。

【药用部位】根，树皮，花。

【性味功能】涩，凉。舒筋活血，止痛。用于跌打损伤，风湿关节痛等。

链荚豆属（Alysicarpus）

链荚豆

【别　　名】小豆，水咸草

【学　　名】Alysicarpus vaginalis

【生境分布】生于山坡、路旁或空旷草地。福州以南沿海各地常见。

【药用部位】全草。

【性味功能】甘、苦，平。活血通络，清热化湿，驳骨消肿。用于跌打损伤，骨折，外伤出血，疮疡溃烂久不收口等。

紫穗槐属（Amorpha）

紫穗槐

【别　　名】椒条，穗花槐

【学　　名】Amorpha fruticosa

【生境分布】栽培。分布于长乐等地。

【药用部位】叶。

【性味功能】微苦，凉。清热解毒，祛湿消肿。用于痈疮，烧烫伤，湿疹等。

两型豆属（Amphicarpaea）

两型豆

【别　　名】三籽两型豆，野毛扁豆

【学　　名】Amphicarpaea bracteata subsp. edgeworthii

【生境分布】生于湿地、林缘、疏林下或灌丛中。分布于建阳、武夷山等地。

【药用部位】块根。

【性味功能】苦，凉。消肿止痛，清热利湿。用于痈肿疮毒疼痛，头痛，骨痛，咽喉肿痛，外伤疼痛，妇人湿热带下病，阴部瘙痒等。

土圞儿属（Apios）

肉色土圞儿

【别　　名】鸡嘴儿，满塘红，山红豆花，鸭咀花，鸭嘴花

【学　　名】Apios carnea

【生境分布】生于沟边杂木林中、溪边或路旁。分布于武夷山等地。

【药用部位】块根。

【性味功能】甘、微苦，平。清热解毒，止咳祛痰。用于感冒咳嗽，咽喉肿痛，百日咳，乳痈，瘰疬，无名肿毒，毒蛇咬伤，带状疱疹等。

土圞儿

【别　　名】山红豆花，鸭咀花，鸭嘴花，龙芽木，九子羊

【学　　名】Apios fortunei

【生境分布】生于山坡灌丛中。分布于罗源、宁化、霞浦、柘荣、武夷山、浦城等地。

【药用部位】块根。

【性味功能】甘、微苦，平。清热解毒，止咳祛痰。用于感冒咳嗽，咽喉肿痛，百日咳，乳痈，瘰疬，无名肿毒，毒蛇咬伤，带状疱疹等。

落花生属（Arachis）

落花生

【别　　名】花生，土豆，涂豆，长生果，蕃豆

【学　　名】Arachis hypogaea

【生境分布】全省各地常见栽培。

【药用部位】根，叶，果荚，种子，种皮，种子油。

【性味功能】根：甘，平。祛风除湿，清热宁神。

用于关节痛等。叶：甘，平。用于失眠等。果荚：甘，平。消积行滞。用于高胆固醇血症，高血压等。种子：甘，平。润肺化痰。用于咳嗽喘促，妊娠水肿，羊水过多症，胃及十二指肠溃疡等。种皮：甘，平。凉血止血。用于血小板减少性紫癜等。种子油：甘，平。润燥滑肠。用于蛔虫性肠梗阻，胎衣不下，烫伤等。

黄芪属（Astragalus）

紫云英

【别　　名】翘摇，苕蒨

【学　　名】*Astragalus sinicus*

【生境分布】生于山坡、溪边及潮湿处，海拔400～3000m。全省各地分布。

【药用部位】全草。

【性味功能】微辛，凉。清热利湿，消肿解毒。用于黄疸型肝炎，血小板减少性紫癜病，淋病，神经病，带下病，小儿支气管炎，脓肿，外伤出血等。

羊蹄甲属（Bauhinia）

白花洋紫荆

【别　　名】白花羊蹄甲

【学　　名】*Bauhinia acuminata* var. *candida*

【生境分布】生于丛林中。福州等地园林常有引种。

【药用部位】根，树皮，叶，花。

【性味功能】根：微涩，微凉。止血，健脾。用于蛔虫病，消化不良，咯血等。树皮：苦、涩，平。健胃燥湿，消炎解毒，收敛；用于消化不良，急性胃肠炎等。叶：淡，平。用于咳嗽，便秘等。花：淡，凉。用于消化不良，急性胃肠炎等。

红花羊蹄甲

【别　　名】艳紫荆

【学　　名】*Bauhinia blakeana*

【生境分布】福州等地园林或绿化常见。

【药用部位】树根，树皮，花。

【性味功能】微苦、淡，凉。消炎解毒，止咳。用于肺炎，支气管炎，肺结核，咯血，肝炎等。

龙须藤

【别　　名】双木蟹，蝶藤，乌郎藤

【学　　名】*Bauhinia championi*

【生境分布】生于灌木丛中、林缘、山坡灌木丛中。全省各地分布。

【药用部位】根，藤，叶，种子。

【性味功能】根：甘、辛，微温。用于跌打损伤，风湿骨痛，心胃气痛等。藤：苦、辛，平。祛风除湿，活血止痛。用于风湿骨痛，跌打接骨，胃痛等。叶：退翳。种子：理气止痛，活血散瘀。用于跌打损伤，肝胃痛等。

首冠藤

【别　　名】深裂叶羊蹄甲

【学　　名】*Bauhinia corymbosa*

【生境分布】生于疏林中。分布于永泰、延平等地。

【药用部位】叶。

【性味功能】苦、涩，凉。清热利湿，解毒止痒。用于痢疾，湿疹，疥癣，痈疮肿毒等。

粉叶羊蹄甲

【别　　名】拟粉叶羊蹄甲

【学　　名】*Bauhinia glauca*

【生境分布】生于山地路旁灌丛中。分布于华安、延平、武夷山等地。

【药用部位】根（双肾藤）。

【性味功能】苦，平。清热利湿，消肿止痛。用于痢疾，子痛，阴囊湿疹等。

鄂羊蹄甲

【别　　名】湖北羊蹄甲，拟粉叶羊蹄甲，田螺虎树

【学　　名】*Bauhinia glauca* subsp. *hupehana*

【生境分布】生于山坡石隙或林缘灌丛中。分布于宁化等地。

【药用部位】根，茎叶。

【性味功能】苦、涩，平。收敛固涩，解毒除湿。用于咳嗽咯血，吐血，便血，遗尿，尿频，带下病，子宫脱垂，痢疾，痹痛，疝气，睾丸肿痛，湿疹，疮

疖肿痛等。

羊蹄甲

【别　　名】紫羊蹄甲，玲甲花

【学　　名】*Bauhinia purpurea*

【生境分布】生于山野路旁及山沟丛林中。全省各地分布。

【药用部位】根，树皮，嫩叶。

【性味功能】根：苦、涩，平；祛湿健脾，止血。树皮：用于烫伤，脓疮等。嫩叶：润肺止咳；用于咳嗽等。

藤槐属（*Bowringia*）

藤槐

【别　　名】石崖风，包金豆

【学　　名】*Bowringia callicarpa*

【生境分布】生于低海拔山谷林缘或河溪旁，常攀援于其他植物上。分布于南靖等地。

【药用部位】全草。

【性味功能】苦，寒。清热凉血。用于血热妄行所致的吐血，衄血等。

云实属（*Caesalpinia*）

刺果苏木

【别　　名】假老虎簕，华南云实

【学　　名】*Caesalpinia bonduc*

【生境分布】生于山地林中，海拔400～1500m。分布于诏安、云霄、新罗等地。

【药用部位】叶（刺果苏木），种子。

【性味功能】叶：苦，凉。祛瘀止痛，清热解毒。用于急慢性胃痛，痈疮疖肿等。种子：行气祛瘀，消肿止痛，泻火解毒。

云实

【别　　名】员实，天豆，马豆，朝天子，药王子

【学　　名】*Caesalpinia decapetala*

【生境分布】生于低山坡石灰岩旁或溪边灌丛中。分布于南靖、仙游、晋安、闽侯、永安、将乐、延平、泰宁等地。

【药用部位】种子。

【性味功能】辛，温，有小毒。解毒除湿，止咳化痰，杀虫。用于痢疾，疟疾，慢性支气管炎，小儿疳积，虫积等。

喙荚云实

【别　　名】猫爪簕，广石莲，南蛇簕

【学　　名】*Caesalpinia minax*

【生境分布】生于山坡灌丛中、田边、山沟、溪旁、路旁。分布于云霄、晋安等地。

【药用部位】全株。

【性味功能】苦，凉。清热解暑，消肿止痛，止痒。用于感冒发热，风湿关节炎等；外用于跌打损伤等。

金凤花

【别　　名】蝴蝶花

【学　　名】*Caesalpinia pulcharrima*

【生境分布】福州以南各县市有引种栽培。

【药用部位】根。

【性味功能】苦、微辛，寒。活血止痛，利湿消肿。用于跌打损伤，月经不调，疟疾等。

苏木

【别　　名】苏枋，苏方木，棕木，赤木，红柴

【学　　名】*Caesalpinia sappan*

【生境分布】生于密林、疏林或肥沃的山麓。分布于诏安、云霄等地。

【药用部位】带有树脂的心材。

【性味功能】甘、咸，平。行血祛瘀，消肿止痛。用于经闭痛经，产后瘀阻，胸腹刺痛，外伤肿痛等。

春云实

【别　　名】南蛇，乌爪

【学　　名】*Caesalpinia vernalis*

【生境分布】生于山坡灌木丛中。分布于云霄、华安等地。

【药用部位】干燥成熟的种子，根。

【性味功能】辛，温，有小毒。止咳祛痰，止痢。用于慢性支气管炎，痢疾等。

木豆属（*Cajanus*）

木豆

【别　　名】观音豆，树豆

【学　　名】*Cajanus cajan*

【生境分布】全省各地零星栽培。

【药用部位】叶，种子。

【性味功能】叶：平，淡，有小毒。解痘毒，消肿。用于小儿水痘，痈肿等。种子：甘、微酸，温。清热解毒，利水消肿，补中益气，止血止痢。用于水肿，血淋，痔血，痈疽肿毒，痢疾，脚气等。

蔓草虫豆

【别　　名】山地豆草，假地豆草，止血草

【学　　名】*Cajanus scarabaeoides*

【生境分布】生于山坡灌木丛中或草地。分布于东山、诏安、云霄、惠安、闽侯、罗源等地。

【药用部位】叶。

【性味功能】甘、辛、淡，温。解暑，利尿，止血，生肌，消肿。用于风湿腰痛，中暑发痧，伤风感冒，风寒腹痛，风湿水肿等。

刀豆属（*Canavalia*）

刀豆

【别　　名】挟剑豆，刀豆角，刀板豆

【学　　名】*Canavalia gladiata*

【生境分布】全省各地常见栽培。

【药用部位】根，果，种子。

【性味功能】根：甘，温。舒筋活络，和胃止呕；用于头痛，关节痛等。果荚（刀豆壳）：淡，平。益肾，温中，除湿。用于腰痛，呃逆，久痢，痹痛。种子：甘，温。温中，下气，止呃。用于虚寒，呃逆，呕吐。

锦鸡儿属（*Caragana*）

锦鸡儿

【别　　名】金雀仔，猪蹄花，金不换，千口针，绣花针

【学　　名】*Caragana sinica*

【生境分布】生于山坡、路旁灌木丛中或栽培。分布于晋安、长乐、武夷山等地。

【药用部位】根，花。

【性味功能】根：微甘、辛，平。补气活血，祛风利湿。用于劳倦乏力，高血压，头晕，耳鸣，风湿关节痛，跌打损伤等。花：微甘、辛，平。祛风平肝。用于头痛，眩晕等。

决明属（*Cassia*）

腊肠树

【别　　名】金急雨，金链花，黄金雨，波斯皂荚，牛角树

【学　　名】*Cassia fistuia*

【生境分布】福州以南园林常有引种。

【药用部位】果实。

【性味功能】甘，凉。润便，强筋，开通阻滞，泻泄。用于口臭，咽喉疼痛，肠道热性引起的痢疾，关节炎，通经等。

光叶决明

【别　　名】光决明，怀花米

【学　　名】*Cassia laevigata*

【生境分布】福州等地园林有引种。

【药用部位】根，叶，果。

【性味功能】苦、涩，凉。清热通便，明目。用于感冒，角膜云翳，慢性结膜炎，胃痛，便秘，牙痛，咽喉痛等。

大叶山扁豆

【别　　名】地油甘，牛旧藤，短叶决明，铁箭矮陀陀，篦子草

【学　　名】*Cassia leschenaultiana*

【生境分布】生于山坡草地、灌木丛中。分布于南靖、漳浦、晋安、福清、永安、浦城等地。

【药用部位】根，叶，种子。

【性味功能】苦，平。根：清热平肝，安神。用于痢疾，消化不良等。叶：解毒。用于痢疾等。种子：健胃，利尿，消水肿。

含羞草决明

【别　　名】山扁豆、梦草、黄瓜香

【学　　名】*Cassia mimosoides* [*Chamaecrista mimosoides*]

【生境分布】生于山野、路旁、水边。分布于平潭、霞浦、长汀、延平、建阳、浦城等地。

【药用部位】全草，根。

【性味功能】甘、微苦，平。清热解毒，利尿，通便。用于水肿，口渴，咳嗽痰多，习惯性便秘，毒蛇咬伤等。根用于痢疾等。

望江南

【别　　名】羊角豆，野扁豆，山绿豆

【学　　名】*Cassia occidentalis*

【生境分布】生于山坡草地、路旁或疏林下。分布于东山、云霄、泉港、漳平、连城、上杭、晋安、平潭、永安、大田、武夷山等地。

【药用部位】全株。

【性味功能】根：利尿。茎、叶：解毒，止痛。种子：甘，苦，平，有小毒。清肝明目，健胃润肠。用于毒蛇咬伤，高血压，头痛，目赤，口烂，便秘等。

铁刀木

【别　　名】泰国山扁豆，孟买黑檀，孟买蔷薇木，黑心树

【学　　名】*Cassia siamea*

【生境分布】仙游、晋安等地有栽培。

【药用部位】叶，果实。

【性味功能】苦，寒。活血止痛，杀虫止痒。用于跌打损伤，皮肤瘙痒，疮疡脓肿等。

黄槐决明

【别　　名】粉叶决明，黄槐

【学　　名】*Cassia surattensis* subsp. *glauca*

【生境分布】全省各地常见栽培。

【药用部位】叶。

【性味功能】苦、寒。清凉解毒，泻下导滞。用于肠燥便秘等。

决明

【别　　名】小决明，假花生

【学　　名】*Cassia tora*

【生境分布】生于山坡、河边、山脚郊野荒地或路旁草丛中。分布于南靖、晋安、平潭、长乐、三元、梅列、霞浦等地。

【药用部位】种子。

【性味功能】苦、甘、咸，微寒。清肝明目，利水通便。用于目赤肿痛，羞明泪多，青盲，雀目，头痛头晕，视物昏暗，肝硬化腹水，小便不利，习惯性便秘，肿毒，癣疾等。

紫荆属（*Cercis*）

紫荆

【别　　名】满条红，独杆紫荆，丛生紫荆

【学　　名】*Cercis chinensis*

【生境分布】为常见的栽培植物，多植于庭园、屋旁、寺街边，全省各地均有栽培。

【药用部位】树皮（紫荆皮），木部（紫荆木），花（紫荆花），果实（紫荆果）。

【性味功能】树皮：苦，平。活血通经，消肿解毒。用于风寒湿痹，经闭，血气痛，喉痹淋证，痈肿，癣疥，跌打损伤，蛇虫咬伤等。木部：苦，平。活血，通淋。用于痛经，瘀证腹痛，淋证等。花：清热凉血，祛风解毒。用于风湿筋骨痛，鼻中疳疮等。果实：用于咳嗽，孕妇心痛等。

白花紫荆

【别　　名】紫荆白花变型

【学　　名】*Cercis chinensis* f. *alba*

【生境分布】多植于庭园、屋旁、寺街边。全省各地分布。

【药用部位】树皮，花。

【性味功能】树皮：清热解毒，活血行气，消肿止痛；用于产后血气痛，疔疮肿毒，喉痹等。花：用于风湿筋骨痛等。

香槐属（*Cladrastis*）

鸡足香槐

【别　　名】小叶香槐，小花香槐

【学　　名】*Cladrastis delavayi*

【生境分布】生于林下或林缘。分布于武夷山等地。

【药用部位】果实。

【性味功能】辛，温。祛风止痛。用于关节疼痛，肠寄生虫，饮食不洁腹痛等。

香槐

【别　　名】山荆，香近豆，四季豆

【学　　名】*Cladrastis wilsonii*

【生境分布】生于杂木林中。分布于武夷山等地。

【药用部位】根，果实。

【性味功能】辛，温。祛风止痛。用于关节疼痛，肠寄生虫，饮食不洁腹痛等。

蝙蝠草属（*Christia*）

蝙蝠草

【别　　名】雷州蝴蝶草，飞锡草

【学　　名】*Christia campanulata*

【生境分布】生于草地和垃圾堆。分布于晋安、闽侯、长乐等地。

【药用部位】全草（双飞蝴蝶）。

【性味功能】甘、微辛，平。舒筋活血，调经祛瘀。用于痛经，跌打损伤，风湿骨痛，毒蛇咬伤，痈疮等。

铺地蝙蝠草

【别　　名】半边钱，蝴蝶叶，罗藟草，马蹄金，钱凿草

【学　　名】*Christia ohcordata*

【生境分布】生于旷野荒地或草地上。分布于闽南沿海。

【药用部位】全株（半边钱）。

【性味功能】苦、辛，寒。利水通淋，散瘀，解毒。用于小便淋痛，淋证，水肿，吐血，咯血，跌打损伤，疮疡，疥癣，蛇虫咬伤等。

舞草属（*Codariocalyx*）

圆叶舞草

【别　　名】团叶舞草，圆叶野百合

【学　　名】*Codariocalyx gyroides*

【生境分布】生于山坡、林缘和灌丛中。分布于漳平等地。

【药用部位】根，叶，花。

【性味功能】辛，凉。活血祛瘀，舒筋活血，利尿。用于口腔炎，肾炎，尿路感染，骨折，跌打损伤等。

舞草

【别　　名】钟萼豆

【学　　名】*Codariocalyx matorius*

【生境分布】生于山坡或沟谷灌丛。分布于永安等地。

【药用部位】全株（接骨草）。

【性味功能】微涩，平。安神，镇静，祛瘀生新，活血消肿。用于肾虚，胎动不安，跌打肿痛，骨折，小儿疳积，风湿腰痛等。

猪屎豆属（*Crotalaria*）

翅托叶猪屎豆

【别　　名】翅托叶野百合

【学　　名】*Crotalaria alata*

【生境分布】生于荒山草地，海拔100～2000m。分布于永安等地。

【药用部位】全草。

【性味功能】辛、甘，温。散结解毒。用于风湿麻痹，外伤出血，抗癌等。

响铃豆

【别　　名】黄花地丁，小响铃，马口铃

【学　　名】*Crotalaria albida*

【生境分布】生于荒地路旁及山坡疏林下。分布于云霄、南靖、长泰、华安、武平、新罗、晋安、大田、延平、武夷山等地。

【药用部位】全草。

【性味功能】苦、辛，凉。清热解毒，止咳平喘，截疟。用于尿道炎，膀胱炎，肝炎，胃肠炎，痢疾，支气管炎，肺炎，哮喘，疟疾等。

大猪屎豆

【别　　名】山豆根，野靛叶

【学　　名】*Crotalaria assamica*

【生境分布】生于山坡灌丛中、潮湿河岸边。分布于宁化等地。

【药用部位】根，茎叶（自消容），叶。

【性味功能】根、茎叶：淡，微凉。清热解毒，凉血降压，利水。用于咳嗽吐血，肿胀，牙痛，小儿头疮，白血病，恶性肿瘤等。叶：用于跌打，石淋等。

长萼猪屎豆

【别　　名】大叶毛铃，狗铃豆，长萼野百合

【学　　名】*Crotalaria calycina*

【生境分布】生于山坡草地、灌丛中或路旁。分布于海沧、晋安、长乐等地。

【药用部位】种子。

【性味功能】辛，甘。化积消疳，清热解毒，通淋利尿。用于疳积等。

中国猪屎豆

【别　　名】华百合

【学　　名】*Crotalaria chinensis*

【生境分布】生于山坡草丛中。分布于建阳等地。

【药用部位】全草。

【性味功能】苦、辛，平。清热利湿，解毒散结。用于痢疾，湿热腹泻，小便淋沥，小儿疳积，乳腺炎等。

假地蓝

【别　　名】荷猪草，黄花野百合，假地兰

【学　　名】*Crotalaria ferruginea*

【生境分布】生于山坡、路旁及灌木草丛中。分布于南靖、新罗、武平、平潭、连城、建阳、武夷山等地。

【药用部位】全草（响铃草）。

【性味功能】甘、微苦，平。益气补肾，消肿解毒。用于久咳痰血，耳鸣，耳聋，梦遗，水肿，小便涩痛，石淋，乳蛾，瘰疬，疔毒，恶疮等。

菽麻

【别　　名】印度麻，太阳麻

【学　　名】*Crotalaria juncea*

【生境分布】生于荒地路旁及山坡疏林中。福建南部地区有栽培。

【药用部位】根。

【性味功能】微苦，寒。解毒散结，消积化滞。用于尿浊，小便淋痛，尿道结石，疥癣，跌打损伤等。

长果猪屎豆

【别　　名】猪屎豆

【学　　名】*Crotalaria lanceolata*

【生境分布】生于田园路旁及荒山草地。

【药用部位】全草。

【性味功能】苦、辛，平。清热利湿，解毒散结。用于痢疾，湿热腹泻，小便淋沥，小儿疳积，乳腺炎等。

线叶猪屎豆

【别　　名】条叶猪屎豆，线叶野百合

【学　　名】*Crotalaria linifolia*

【生境分布】生于路旁、田边及空旷地。分布于平和、晋安等地。

【药用部位】根。

【性味功能】辛、微苦，平。清热解毒，理气消积。用于腹痛，毒疮，跌打损伤等。

三尖叶猪屎豆

【别　　名】猪屎豆

【学　　名】*Crotalaria micans*

【生境分布】生于路边草地或山坡草丛中。分布于闽南地区。

【药用部位】全草。

【性味功能】苦、辛，平。清热利湿，解毒散结。用于痢疾，湿热腹泻，小便淋沥，小儿疳积，乳腺炎等。

猪屎豆

【别　　名】水蓼竹，猪屎青，野黄豆

【学　　名】*Crotalaria pallida*

【生境分布】生于山边、路旁，栽培或逸为野生。分布于仙游等地。

【药用部位】全草。

【性味功能】苦、辛，平。清热利湿，解毒散结。用于痢疾，湿热腹泻，小便淋沥，小儿疳积，乳腺炎等。

紫花野百合

【别　　名】农吉利，四金铃，野百合

【学　　名】*Crotalaria sessiliflora*

【生境分布】生于山坡草丛中。分布于新罗、德化、永安、延平、建阳、武夷山、浦城等地。

【药用部位】全草。

【性味功能】微苦，平。祛风利湿。用于痢疾，遗尿，风湿关节痛等。

大托叶猪屎豆

【别　　名】野百合

【学　　名】*Crotalaria spectahilis*

【生境分布】生于田园路旁及荒山草地，海拔100～1500m。全省各地常见栽培。

【药用部位】全草。

【性味功能】辛，温。用于癥瘕积聚、气滞血瘀所致的经闭腹痛等。

多疣猪屎豆

【别　　名】大叶野百合

【学　　名】*Crotalaria verrucosa*

【生境分布】生于河边沙滩上或疏林下。分布于芗城等地。

【药用部位】叶。

【性味功能】苦，寒。消肿解毒。外用于疥疮，小儿脓疮疹等。

光萼猪屎豆

【别　　名】光萼野百合

【学　　名】*Crotalaria zanzibarica*

【生境分布】生于田园路边及荒山草地。分布于南部地区。

【药用部位】全草。

【性味功能】清热解毒，散结祛瘀。外用于疮痛，跌打损伤等。

黄檀属（*Dalbergia*）

南岭黄檀

【别　　名】水相思

【学　　名】*Dalbergia balansae*

【生境分布】生于低山丘陵、河谷、溪边疏林内及灌丛中，海拔900m以下。全省各地分布。

【药用部位】根。

【性味功能】辛，温。行气止痛，解毒消肿。用于跌打瘀痛，外伤疼痛，痈疽肿毒等。

两粤黄檀

【别　　名】两粤檀，藤春

【学　　名】*Dalbergia benthamii*

【生境分布】生于疏林或灌丛中，常攀援于树上。分布于南靖、永泰等地。

【药用部位】树干或根部心材。

【性味功能】辛，温。活血通经。用于治跌打损伤、筋骨疼痛和气滞血瘀所致月经不调等。

藤黄檀

【别　　名】丁香藤，香藤刺，大香藤，油香藤

【学　　名】*Dalbergia hancei*

【生境分布】生于山坡灌丛中、溪边岩石旁、林缘及路边。全省各地分布。

【药用部位】根，茎（红香藤），树脂。

【性味功能】根：强筋骨，宽筋，活络。茎：行气，止痛，破积。用于心胃气痛，久伤积痛，气喘，衄血等。树脂：止血。用于腹痛，心气痛等。

黄檀

【别　　名】望水檀，白檀

【学　　名】*Dalbergia hupeana*

【生境分布】生于多石山坡灌丛、溪边疏林中。全省各地分布。

【药用部位】根皮（檀根）。

【性味功能】苦、微辛，平，有小毒。清热解毒，止血消肿。用于疥疮，湿热痢疾，疔疮肿毒，跌打肿痛等。

香港黄檀

【别　　名】小叶檀，细叶黄檀

【学　　名】*Dalbergia millettii*

【生境分布】生于山谷疏林或密林中，海拔 350～800m，分布于寿宁等地。

【药用部位】叶。

【性味功能】清热解毒。

钝叶黄檀

【别　　名】紫梗树

【学　　名】*Dalbergia obtusifolia*

【生境分布】生于热带疏林草地中。东山、厦门有引种栽培。

【药用部位】木材。

【性味功能】辛，温。行气止痛。用于胸腹胀痛等。

降香檀

【别　　名】降真香，紫降香

【学　　名】*Dalbergia odorifera*

【生境分布】生于山坡疏林中或村旁旷地上。福州以南常见栽培。

【药用部位】根，心材。

【性味功能】辛，温。行瘀止血，消肿止痛。用于肝郁胁痛，脘腹疼痛，跌打损伤等。

印度黄檀

【别　　名】印度黄花梨

【学　　名】*Dalbergia sisso*

【生境分布】闽南一带有栽培。

【药用部位】心材。

【性味功能】辛，温。行气止痛，活血止血。用于肚腹胀痛，外伤出血等。

凤凰木属（*Delonix*）

凤凰木

【别　　名】金凤花，红花楹树，火树，洋楹

【学　　名】*Delonix regia*

【生境分布】闽南地区常见栽培。

【药用部位】树皮。

【性味功能】甘、淡，寒。平肝潜阳，解热。用于眩晕，心烦不宁等。

鱼藤属（*Derris*）

中南鱼藤

【别　　名】鱼藤，白药根

【学　　名】*Derris fordii*

【生境分布】生于山坡、疏林或溪边灌丛中。分布于德化、晋安、长汀、泰宁、三元、梅列、永安、沙县、延平、政和等地。

【药用部位】根，枝叶。

【性味功能】辛，温，有毒。散瘀，止痛，杀虫。用于疮毒等。

鱼藤

【别　　名】毒鱼藤

【学　　名】*Derris trifoliata*

【生境分布】生于河岸、沼池、沿海路边。分布于云霄等地。

【药用部位】根，枝叶。

【性味功能】辛，温，有毒。散瘀，止痛，杀虫。用于跌打损伤，癣症等。

山蚂蝗属（*Desmodium*）

小槐花

【别　　名】味噌草，三叶青，野豆仔，豆荚也，牛贴额

【学　　名】*Desmodium caudata*

【生境分布】生于山坡、林缘或路旁草丛中。全省各地分布。

【药用部位】全草。

【性味功能】微苦、辛，微温。祛风除湿，破积消肿。用于风湿关节痛，肾炎，黄疸，胆囊炎，胃痛，小儿疳积，淋巴结炎，丝虫病淋巴管炎，多发性脓肿，跌打损伤，神经性皮炎，毒蛇咬伤等。

大叶山蚂蝗

【别　　名】大叶山绿豆，恒河山绿豆
【学　　名】*Desmodium gangeticum*
【生境分布】生于山坡水构边、草丛、灌丛或疏林中。分布于云霄等地。
【药用部位】茎叶（红母鸡草）。
【性味功能】甘、微辛，平。止血，止痛，消瘀散肿。用于跌打损伤，阴挺，脱肛，腹痛，牛皮癣，神经性皮炎等。

假地豆

【别　　名】花生藤，野花生，山花生，山土豆，假花生
【学　　名】*Desmodium heterocarpon*
【生境分布】生于山坡路旁草丛中。全省各地分布。
【药用部位】全草。
【性味功能】甘、微苦，平。清热除湿，利尿通淋。用于淋病，尿血，糖尿病，哮喘，咳嗽，肝炎，营养性水肿，风湿关节痛，带下病等。

糙毛假地豆

【别　　名】直立假地豆
【学　　名】*Desmodium heterocarpon* var. *strigosum*
【生境分布】生于稀疏灌木丛中、山坡草地或溪边，海拔 450～900m。
【药用部位】全草，根。
【性味功能】全草：止痛，止血，生肌。用于砂淋，胃出血等。根：用于感冒发热，头痛等。

异叶山蚂蝗

【别　　名】异叶山绿豆，变叶山蚂蝗，田胡蜘蛛
【学　　名】*Desmodium heterophyllm*
【生境分布】生于山坡草地、田间杂草中。分布于南靖、海沧、永安等地。

【药用部位】全草。
【性味功能】淡，凉。清热解毒，利水通淋，散瘀消肿。用于小儿石淋，疳积，消化不良，跌打瘀肿等；外用于外伤出血，疮疡肿毒，毒蛇咬伤等。

大叶拿身草

【别　　名】羊带归，疏花山绿豆
【学　　名】*Desmodium laxiflorum*
【生境分布】生于山坡路旁、山沟、林缘灌丛中。分布于漳浦、长乐、连城、永安、沙县，延平、建阳、武夷山等地。
【药用部位】全草。
【性味功能】甘，平。活血，平肝，清热，利湿，解毒。用于跌打损伤，高血压，肝炎，肾炎水肿，膀胱结石，过敏性皮炎，梅毒等。

小叶三点金

【别　　名】小叶山绿豆，红梗夫人草
【学　　名】*Desmodium microphyllus*
【生境分布】生于山坡灌木丛中。分布于漳平、德化、连城、长汀、长乐、沙县、泰宁、延平、建阳、光泽、武夷山、浦城等地。
【药用部位】全草。
【性味功能】甘，平。清热利湿，消肿解毒。用于小儿疳积，黄疸，咳嗽，背痛，颈淋巴结结核等。

饿蚂蝗

【别　　名】多花山蚂蝗，红掌草，山黄豆
【学　　名】*Desmodium multlflorum*
【生境分布】生于山坡路旁灌丛、草丛中或林缘。分布于德化、上杭、建阳、武夷山、浦城等地。
【药用部位】全株。
【性味功能】苦，凉。补虚，活血，止痛。用于脘腹疼痛，小儿疳积，妇女血痨，腰扭伤，创伤，尿道炎，流行性腮腺炎，毒蛇咬伤等。

广东金钱草

【别　　名】广金钱草，落地金钱
【学　　名】*Desmodium styracifolium*
【生境分布】生于山坡、草地或灌丛中。分布于涵江等地。

【药用部位】地上部分（广金钱草）。

【性味功能】甘、淡，凉。清热除湿，利尿通淋。用于热淋，砂淋，石淋，小便涩痛，水肿尿少，黄疸，尿赤等。

三点金

【别　　名】三脚虎，三叶桃

【学　　名】*Desmodium triflorum*

【生境分布】生于山坡草地、干旱草地。全省各地分布。

【药用部位】全草。

【性味功能】苦、微辛，温。行气止痛，温经散寒，解毒。用于中暑腹痛，疝气痛，月经不调，痛经，产后关节痛，狂犬病等。

长柄山蚂蟥属（*Hylodesmum*）

宽卵叶长柄山蚂蟥

【别　　名】假山绿豆，宽卵叶山蚂蟥

【学　　名】*Hylodesmum podocarpum* subsp. *fallax*

【生境分布】生于林下阴湿处、沟谷路旁。分布于建阳、武夷山等地。

【药用部位】根及全草。

【性味功能】微苦，温。健脾化湿，祛风止痛，破瘀消肿。用于风热感冒，黄疸型肝炎等。

扁豆属（*Dolichos*）

扁豆

【别　　名】白扁豆

【学　　名】*Dolichos lablab*

【生境分布】闽西北各地常见栽培。

【药用部位】根茎，叶，花，果实。

【性味功能】根茎：微苦，平。祛风利湿。叶：淡，平。清热利湿。花、果实：甘，微温。清暑解毒，健脾化湿。用于中暑，痢疾，带下病等。

山黑豆属（*Dumasia*）

山黑豆

【别　　名】三籽两型豆

【学　　名】*Dumasia truncata*

【生境分布】生于林缘路旁潮湿地。分布于宁化、武夷山、浦城等地。

【药用部位】种子。

【性味功能】甘，平。补肝肾，止虚汗。用于坐骨神经痛，筋骨疼痛等。

柔毛山黑豆

【学　　名】*Dumasia villosa*

【生境分布】生于路旁、河边及空旷地。分布于安溪等地。

【药用部位】荚果。

【性味功能】清热解毒，通经消食。

野扁豆属（*Dunbaria*）

长柄野扁豆

【别　　名】山绿豆，长叶野扁豆

【学　　名】*Dunbaria podocarpa*

【生境分布】生于山坡路旁灌丛中或旷野坡上，海拔 40～800m。分布于南靖等地。

【药用部位】全草或种子。

【性味功能】甘，平。清热解毒，消肿止带。用于咽喉肿痛，乳痈，牙痛，肿毒，毒蛇咬伤，白带过多等。

圆叶野扁豆

【别　　名】鸡嘴黄，假绿豆，家豆薯，园叶野扁豆，小黄藤

【学　　名】*Dunbaria rotundifolia*

【生境分布】生于山坡灌木丛中和旷野草地上。分布于福安等地。

【药用部位】全草。

【性味功能】淡，凉。清热解毒，止血生肌。用于急性肝炎，肺热，大肠湿热等。

野扁豆

【别　　名】毛野扁豆

【学　　名】*Dunbaria villosa*

【生境分布】生于旷野或山谷路旁灌丛中。分布于南靖、平潭、浦城等地。

【药用部位】全草，种子。

【性味功能】甘，平。清热解毒，消肿止带。用于咽喉肿痛，乳痈，牙痛，肿毒，毒蛇咬伤，带下病等。

榼藤属（*Entada*）

榼藤

【别　　名】榼藤子，盖藤子，眼镜豆，过江龙
【学　　名】*Entada phaseoloides*
【生境分布】生于低山丘陵及次生林中。分布于华安、晋安、闽侯、蕉城等地。
【药用部位】根，藤茎，种仁。
【性味功能】根：微苦、涩，平。活血祛风，壮腰固肾。用于风湿关节痛，四肢麻木，跌打损伤，骨折。茎皮：催吐、泄泻。种仁（榼藤子仁）：微苦、涩，平。利湿消肿。用于黄疸，脚气，水肿。

猪仔笠属（*Eriosema*）

鸡头薯

【别　　名】山葛，毛瓣花，猪仔笠
【学　　名】*Eriosema chinense*
【生境分布】生于向阳山坡、草地及干旱山顶。分布于云霄、南安、仙游、泰宁、武夷山等地。
【药用部位】块根。
【性味功能】甘，平。清肺化痰，滋阴，消肿。用于肺热咳嗽，烦渴，赤白痢疾等。

刺桐属（*Erythrina*）

龙牙花

【别　　名】小象牙红，珊瑚树，龙芽花
【学　　名】*Erythrina corallodendron*
【生境分布】福州以南各地常见栽培。
【药用部位】树皮，花。
【性味功能】苦，平，有毒。祛风镇静，化湿杀虫。用于风湿腰膝疼痛，皮肤湿疹等。

刺桐

【别　　名】山芙蓉，空桐树，木本象牙红
【学　　名】*Erythrina variegata*
【生境分布】生于河岸边或庭园，全省各地常见栽培。

【药用部位】树皮，叶，花。
【性味功能】树皮：苦、辛，平。祛风湿，通经络，祛湿止痢，杀毒止痒。用于风湿痹痛，痢疾，牙疼，疥癣等。叶：苦，平。消积驱蛔。用于小儿疳积，蛔虫病等；花：苦、涩，凉。收敛止血。用于外伤出血等。

格木属（*Erythrophleum*）

格木

【别　　名】赤叶木
【学　　名】*Erythrophleum fordii*
【生境分布】生于疏林中。分布于诏安、云霄等地。
【药用部位】树皮。
【性味功能】辛，平，有毒。强心，益气活血。用于治疗心气不足所致的气虚血瘀之证等。
注：国家二级重点保护野生植物。

山豆根属（*Euchresta*）

山豆根

【别　　名】胡豆莲，日本山豆根，三小叶山豆根
【学　　名】*Euchresta japonica*
【生境分布】生长于山谷或山坡密林中。海拔800～1350m。分布于永安、尤溪等地。
【药用部位】根。
【性味功能】苦，寒。清热解毒，消肿止痛。用于肠炎腹泻，腹胀，腹痛，胃痛，咽喉痛，牙痛，疮疖肿毒等。
注：国家二级重点保护野生植物。

千斤拔属（*Flemingia*）

千斤拔

【别　　名】蔓性千斤拔，土黄鸡，金鸡落地老鼠尾，透地龙
【学　　名】*Flemingia prostrata*
【生境分布】生于山坡草地和灌丛中。分布于东山、云霄、新罗、海沧、惠安、金门、平潭、长乐、将乐等地。
【药用部位】根。

【性味功能】甘、微温，平。补肝肾，壮筋骨，利关节。用于风湿痹痛，水肿，跌打损伤，痈肿，乳蛾等。

大叶千斤拔

【别　　名】天根不倒，千斤红，蔓性千金拔，一条根

【学　　名】*Flemingia macrophylla*

【生境分布】生于空旷草地或灌木丛中。分布于南靖、晋安、福清、蕉城等地。

【药用部位】根。

【性味功能】甘，温。祛风活血，强腰壮骨。用于风湿骨痛等。

球穗千斤拔

【别　　名】球穗花千斤拔

【学　　名】*Flemingia strobilifera*

【生境分布】生于空旷草地、山坡草丛中。分布于平和、永安等地。

【药用部位】全株。

【性味功能】苦、甘，凉。止咳祛痰，清热除湿，补虚劳，壮筋骨。用于咳嗽，哮喘等。

乳豆属（*Galactia*）

乳豆

【别　　名】细花乳豆，台湾乳豆

【学　　名】*Galactia tenuiflora*

【生境分布】生于村边丘陵灌丛中。分布于莆田以南沿海各地。

【药用部位】全草。

【性味功能】用于跌打损伤，骨折。

皂荚属（*Gleditsia*）

山皂荚

【别　　名】日本皂荚

【学　　名】*Gleditsia japonica*

【生境分布】生于山坡林下、山地沟旁。分布于延平等地。

【药用部位】种子。

【性味功能】辛，温，有小毒。祛痰开窍。用于中风，癫痫，痰涎壅盛，痰多咳嗽等。

皂荚

【别　　名】皂荚树，刀皂，皂角，胰皂

【学　　名】*Gleditsia sinensis*

【生境分布】生于山坡疏林、村旁、路边、溪河两岸向阴处。分布于晋安、延平等地。

【药用部位】刺（皂角刺），荚果（大皂角），不育荚果（猪牙皂），种子（皂荚子）。

【性味功能】刺：辛、咸，温。搜风，化痰，托毒。用于痈肿，疮毒，胞衣不下，疮癣等。荚果：辛，温，有小毒。开窍，祛痰，解毒。用于中风口噤，喘咳痰壅，癫痫，痈疮中毒等。不育荚果：辛，温，有小毒。开窍，消痰，搜风，杀虫。用于中风口噤，风痫，痰喘，疥癣肿毒等。种子：辛，温，有小毒。搜风，祛痰，开窍。用于中风口噤，痰鸣喘咳，喉痹，疮癣肿毒等。

大豆属（*Glycine*）

大豆

【别　　名】绿心豆，黄豆，黑豆，乌豆

【学　　名】*Glycine max*

【生境分布】种植。全省各地分布。

【药用部位】根，种子及其制品。

【性味功能】甘，平。根：利湿消肿。用于水肿等。种子：补脾益肾，凉血解毒。用于脚气，疔疮，对口疮，急性淋巴管炎等。种子制品：利湿，凉血。用于水肿，紫癜病等。

野大豆

【别　　名】乌豆

【学　　名】*Glycine soja*

【生境分布】生于田边、山野或灌丛中。分布于柘荣、武夷山、浦城等地。

【药用部位】藤（野大豆藤），种子（野料豆）。

【性味功能】藤：平，淡。健脾。用于盗汗，伤筋等。种子：甘，凉。补益肝肾，祛风解毒。用于阴亏目昏，肾虚腰痛，盗汗，筋骨痛，产后风痉，小

儿疳疾等。

注：国家二级保护野生植物。

短绒野大豆

【别　　名】阔叶大豆，多毛豆，一条根

【学　　名】*Glycine tomentella*

【生境分布】生于海边山坡草地。分布于东山、海沧、惠安、泉港等地，金门有较大面积栽培。

【药用部位】根（一条根），藤，种子。

【性味功能】根：辛，温。舒筋活血，祛风去湿，解热镇痛。用于坐骨神经痛，筋骨痛，产后伤风感冒，肝肾疾病，骨折损伤，咽喉肿痛，脾胃虚弱等。藤、种子：苦、辛，平。清热利湿，解毒散结。用于痢疾，湿热腹泻，小便淋沥，小儿疳积，乳腺炎等。

注：国家二级重点保护野生植物。

烟豆

【别　　名】绿豆参

【学　　名】*Glycine tabacina*

【生境分布】生于海边岛屿的山坡或荒坡草地上。分布于莆田以南沿海各地。

【药用部位】根（一条根）。

【性味功能】辛，温。舒筋活血，祛风除湿，解热镇痛，补气补血。用于坐骨神经痛，筋骨痛，产后伤风感冒，肝肾疾病，骨折操作，咽喉肿痛，脾胃虚弱等。

注：国家二级重点保护野生植物。

肥皂荚属（*Gymnocladus*）

肥皂荚

【别　　名】肉皂荚，四月红，油皂

【学　　名】*Gymnocladus chinensis*

【生境分布】生于山坡路旁、山谷疏林中。分布于延平、建阳等地。

【药用部位】果实及种子。

【性味功能】辛，温，微毒。除顽痰，涤垢腻。用于咳嗽痰多，痢疾，肠风，便毒，头疮，疥癣等。

槐兰属（*Indigofera*）

庭藤

【别　　名】铜锣伞，泡颈亮，岩藤

【学　　名】*Indigofera decora*

【生境分布】生于山坡阴处或路旁。分布于永泰、尤溪、宁化、武夷山、浦城等地。

【药用部位】全草（铜罗伞）。

【性味功能】辛、微酸，平。通经络，散瘀积，消肿痛。用于跌打损伤，积瘀，风湿关节痛等。

华东木蓝

【别　　名】和琼木蓝，野蚕豆根

【学　　名】*Indigofera fortunei*

【生境分布】生于山坡疏林或灌丛中，海拔200～800m。分布于长汀等地。

【药用部位】根，叶。

【性味功能】苦，寒。清热解毒，消肿止痛。用于流行性乙型脑炎，咽喉肿痛，肺炎，蛇咬伤等。

硬毛木蓝

【别　　名】毛木蓝，毛槐兰

【学　　名】*Indigofera hirsuta*

【生境分布】生于山坡草地、路旁。分布于诏安、东山、漳浦、惠安等地。

【药用部位】枝叶。

【性味功能】苦、微涩，凉。解毒消肿。用于疮疥等。

马棘

【别　　名】野绿豆，野蓝枝子，狼牙草，金雀花

【学　　名】*Indigofera pseudotinctoria*

【生境分布】生于低山坡林缘、山脚丘陵灌丛、郊野溪边、沟边及路旁。分布于长汀、泰宁、武夷山等地。

【药用部位】全草，根。

【性味功能】全草：苦、涩，温。用于瘰疬，痔疮，食积，感寒咳嗽等。根：苦、涩。活血祛瘀，解毒。用于咳喘，喉蛾，疔疮，瘰疬，痔疮，跌打损伤等。

野青树

【别　　名】假蓝靛，蓝靛，小蓝青，假蓝根，靛蓝

【学　　名】*Indigofera suffruticosa*

【生境分布】生于山坡灌丛中、林缘路边。分布于南靖、泉港、尤溪、宁化、霞浦等地。

【药用部位】根，茎叶。

【性味功能】苦，凉。清热解毒，凉血，透疹。用于高热，急性咽喉炎，淋巴结炎，流行性腮腺炎，衄血，斑疹，皮肤瘙痒等。

木蓝

【别　　名】靛，蓝靛，槐蓝

【学　　名】*Indigofera tinctoria*

【生境分布】生于低海拔山地路旁、山谷疏林、空旷地、田野沟边及海滩砂地。福州曾有栽培。

【药用部位】根（大靛根），茎叶。

【性味功能】根：苦，寒。解虫毒。用于丹毒等。茎叶：苦，平。清热解毒，祛瘀止血。用于流行性乙型脑炎，流行性腮腺炎，目赤红肿，疮肿，吐血等。叶或茎加工制得粉末：咸，寒。清热解毒，凉血消斑，清肝泻火，定惊。用于温毒发斑，血热吐衄，咽痛口疮，火毒疮疡，惊风抽搐等。

鸡眼草属（*Kummerowia*）

鸡眼草

【别　　名】苍蝇翅，夜合草，小关门草，三叶草

【学　　名】*Kummerowia striata*

【生境分布】生于山坡、路旁、田边等地。全省各地分布。

【药用部位】全草。

【性味功能】甘，平。清热利湿。用于痢疾，中暑发痧，疟疾，夜盲症，淋病，肝炎，小儿疳积，疝气，蚯疽（小儿阴茎包皮炎）等。

长萼鸡眼草

【别　　名】短萼鸡眼草，掐不齐，野苜蓿草

【学　　名】*Kummerowia stipulacea*

【生境分布】生于山坡、山脚下。分布于秀屿、长乐等地。

【药用部位】全草（莲子草）。

【性味功能】辛，寒。清热解毒，活血，利尿，止泻。用于胃肠炎，痢疾，肝炎，夜盲症，泌尿系感染，跌打损伤等。

胡枝子属（*Lespedeza*）

胡枝子

【别　　名】圆叶胡枝子，野扫帚

【学　　名】*Lespedeza bicolor*

【生境分布】生于山坡灌丛中、山坡路旁。分布于连城、永安、上杭、延平、武夷山等地。

【药用部位】茎叶。

【性味功能】甘，平。润肺清热，利尿通淋。用于伤风发热，头痛，淋浊等。

中华胡枝子

【别　　名】小号野花生，假花生，三叶藤，小号一条根

【学　　名】*Lespedeza chinensis*

【生境分布】生于疏林下或林缘草丛中。全省各地分布。

【药用部位】全草，叶。

【性味功能】全草：微苦，平；祛风宣肺，清热利尿；用于哮喘，热淋，脚气，风湿关节痛等。叶：微苦，平；消肿止痛；用于乳腺炎等。

截叶铁扫帚

【别　　名】老牛筋，绢毛胡枝子，千里光，关门草，苍蝇翼

【学　　名】*Lespedeza cuneata*

【生境分布】生于山坡、路旁杂草丛中。全省各地分布。

【药用部位】全草。

【性味功能】微甘，平。平肝明目，祛痰利湿。用于夜盲，角膜溃疡，急性结膜炎，糖尿病，痢疾，传染性肝炎，慢性支气管炎，小儿疳热，疳积，单纯性消化不良，带下病，乳腺炎，风湿关节炎等。

多花胡枝子

【别　　名】白毛蒿花

【学　　名】*Lespedeza floribunda*

【生境分布】生于山坡草地或山坡丛林中。分布于云霄、永安、长乐等地。

【药用部位】全草（铁鞭草）。

【性味功能】涩，凉。消积，散瘀。用于疳积，疟疾等。

美丽胡枝子

【别　　名】马扫帚，红布沙，白蒲藤，牛姆西，羊牯草

【学　　名】*Lespedeza formosa*

【生境分布】生于山坡灌木丛中。全省各地分布。

【药用部位】根，茎，叶，花。

【性味功能】根：苦，平。排脓消肿。用于肺痈，扭伤，脱臼，骨折等。茎、叶：苦，平。用于便血，尿血，小便不利，中暑发痧，蛇伤等。花：甘，平。清热凉血，利水通淋。用于咯血，咳嗽，便血等。

铁马鞭

【别　　名】胡枝子

【学　　名】*Lespedeza pilosa*

【生境分布】生于山坡草地、山坡灌丛中或路旁。分布于平潭、泰宁、柘荣、邵武、武夷山、浦城等地。

【药用部位】带根全草。

【性味功能】苦、辛，平。益气安神，活血止痛，利尿消肿，解毒散结。用于气虚发热，失眠，痧症腹痛，风湿痹痛，水肿，瘰疬，痈疽肿毒等。

绒毛胡枝子

【别　　名】山豆花

【学　　名】*Lespedeza tomentosa*

【生境分布】生于林缘、山坡灌丛中。分布于连城、长乐、浦城等地。

【药用部位】根（小雪人参）。

【性味功能】甘，平。清热，止血，镇咳，滋补。用于虚劳，虚肿等。

细梗胡枝子

【别　　名】掐不齐，细枝胡枝子

【学　　名】*Lespedeza virgata*

【生境分布】生于山坡草丛。分布于晋安、长乐、连城等地。

【药用部位】全草（掐不齐）。

【性味功能】甘，平。清热，止血，截疟，镇咳。用于疟疾，中暑等。

银合欢属（*Leucaenna*）

银合欢

【别　　名】合欢树，灰金合欢

【学　　名】*Leucaenna leucocephala*

【生境分布】生于山坡路旁或河旁。沿海各地常见。

【药用部位】根皮，种子。

【性味功能】根皮：解郁，消肿止痛；用于心烦失眠，跌打损伤，骨折，痈肿等。种子：用于糖尿病等。

苜蓿属（*Medicago*）

天蓝苜蓿

【别　　名】野花生，紫苜蓿

【学　　名】*Medicago lupilina*

【生境分布】生于山坡草地或水边湿地。分布于东部沿海各地。

【药用部位】全草。

【性味功能】甘、微涩，平。用于黄疸型肝炎，便血，痔疮出血，白血病，坐骨神经痛，风湿骨痛，腰肌劳损等；外用于蛇咬伤等。

草木犀属（*Melilotus*）

印度草木犀

【别　　名】野苜蓿

【学　　名】*Melilotus indicus*

【生境分布】生于山沟路旁、溪旁。分布于福州以南各地。

【药用部位】全草。

【性味功能】甘，平。清热解毒，敛阴止汗。用于皮肤瘙痒，虚汗等。

草木犀

【别　　名】铁扫把，省头草，辟汗草，野苜蓿

【学　　名】*Melilotus officinalis*

【生境分布】生于山坡、河岸、路旁、砂质草地及林缘。分布于晋安、平潭等地。

【药用部位】全草。

【性味功能】苦，凉。清热解毒，消炎，用于四肢脓水等。

崖豆藤属（*Millettia*）

绿花崖豆藤

【别　　名】硬骨藤

【学　　名】*Millettia championi*

【生境分布】生于山坡灌丛中或林中。分布于云霄、平和等地。

【药用部位】根。

【性味功能】苦，凉。凉血散瘀，祛风消肿。用于跌打损伤，风湿关节痛，面神经麻痹等。

香花崖豆藤

【别　　名】鸡血藤（通称），山鸡血藤

【学　　名】*Millettia cinerea*

【生境分布】生于山坡疏林或灌木丛中。全省各地分布。

【药用部位】根，茎藤。

【性味功能】微苦，微温。补血行气，通经活络。用于贫血，血小板减少症，风湿关节痛，闭经，月经不调，带下病，跌打损伤等。

异果崖豆藤

【别　　名】山鸡血藤

【学　　名】*Millettia dielsiana* var. *herterocarpa*

【生境分布】生于山坡灌丛中、密林或山沟水边。分布于泰宁、武夷山等地。

【药用部位】根及藤茎。

【性味功能】辛，温。补血行血。用于月经不调，月经量少伴有头晕眼花、心悸怔忡、面色委黄等。

亮叶崖豆藤

【别　　名】香花岩豆藤，香花崖豆藤，丰城鸡血藤，过山龙

【学　　名】*Millettia nitida*

【生境分布】生于林下或灌木丛中。分布于南安、延平、光泽、武夷山等地。

【药用部位】藤茎。

【性味功能】苦，温。用于气血两亏，肺虚劳热，阳痿遗精，白浊带腥，月经不调，疮疡肿毒等。

丰城崖豆藤

【别　　名】丰城鸡血藤

【学　　名】*Millettia nitida* var. *hirsutissima*

【生境分布】生于山坡林下或灌丛中。分布于德化、沙县、武夷山等地。

【药用部位】茎，种子。

【性味功能】茎：行血通经。种子：甘，微温，有小毒。杀虫，止痛，解毒。用于骨痛，食物中毒，腹痛，吐泻，蛲虫病等。

峨眉崖豆藤

【别　　名】山鸡血藤

【学　　名】*Millettia nitida* var. *minor*

【生境分布】生于疏林下与灌丛中。分布于平和、长汀等地。

【药用部位】藤茎。

【性味功能】活血行经。

厚果崖豆藤

【别　　名】苦檀子，冲天子

【学　　名】*Millettia pachycarpa*

【生境分布】生于山间灌丛中、疏林中。分布于新罗、永春、德化、永泰、永安、上杭、长乐、延平、霞浦等地。

【药用部位】根，叶，种子。

【性味功能】苦，辛，温，有毒。活血，消肿，祛风杀虫。根：用于跌打损伤，骨折，疥癣疮等。叶：用于皮肤麻木，癣疥，脓肿等。种子：用于癣疥疮癞等。

印度崖豆

【别　　名】美花鸡血藤，柜柳，老秧叶，疏叶崖豆藤

【学　　名】*Millettia pulchra*

【生境分布】生于山坡灌丛中、疏林下。分布于东山、海沧等地。

【药用部位】根，叶。

【性味功能】根：甘、辛，平。散瘀，消肿，止痛，宁神。用于跌打肿痛等。叶：清热解毒，散瘀消肿。外用于疮疡肿痛，跌打损伤等。

华南小叶崖豆

【别　　名】中华崖豆藤，狭叶岩豆树

【学　　名】*Millettia pulchra* var. *chinensis*

【生境分布】生于山坡灌丛中。分布于同安等地。

【药用部位】叶。

【性味功能】杀虫。

网络崖豆藤

【别　　名】昆明鸡血藤

【学　　名】*Callerya reticulata*

【生境分布】生于灌木丛中或疏林下。全省各地分布。

【药用部位】根，藤。

【性味功能】根：镇静；用于狂躁型精神分裂症等。藤：苦，温；养血祛风，通经活络；用于腰膝酸痛麻木，遗精，月经不调，跌打损伤等。

美丽崖豆藤

【别　　名】牛大力藤，山莲藕

【学　　名】*Callerya speciosa*

【生境分布】生于灌丛、疏林和旷野，海拔 1500m 以下。分布于浦城等地。

【药用部位】根，藤。

【性味功能】甘，寒。根：通经活络，补虚润肺，健脾。藤：润肺滋肾，清热止咳。

含羞草属（*Mimosa*）

无刺含羞草

【别　　名】无刺巴西含羞草

【学　　名】*Mimosa invisa* var. *inermis*

【生境分布】闽南一带有栽培或逸为野生。

【药用部位】全草。

【性味功能】安神镇定，止痛，收敛。

含羞草

【别　　名】知羞草

【学　　名】*Mimosa pudica*

【生境分布】闽南地区常见栽培，偶有逸为野生。

【药用部位】全草。

【性味功能】甘、涩，凉。宁心安神，清热解毒。用于吐泻，失眠，小儿疳积，目赤肿痛，深部脓肿，带状疱疹等。

油麻藤属（*Mucuna*）

白花油麻藤

【别　　名】白花黎豆，大兰布麻，血藤，白花牛马藤

【学　　名】*Mucuna birdwoodiana*

【生境分布】生于林下、山沟边。分布于南靖、平和、新罗、延平、福安、武夷山等地。

【药用部位】藤茎。

【性味功能】苦、甘，平。通经络，强筋骨，补血。用于贫血，粒细胞减少症，腰腿痛等。

黎豆

【别　　名】狗爪豆，虎爪豆，猫爪豆，龙爪豆

【学　　名】*Mucuna pruriens* var. *utilis*

【生境分布】全省各地多有栽培。

【药用部位】种子。

【性味功能】甘、微苦，温，有小毒。温中益气。用于腰脊酸痛等。

闽油麻藤

【别　　名】闽黎豆

【学　　名】*Mucuna cyclocarpa*

【生境分布】生于林缘、攀援在树上或灌丛中。分布于连城、宁化、武夷山等地。

【药用部位】根及藤茎。

【性味功能】甘、微苦，温，有小毒。益气，生津。用于消渴等。

常春油麻藤

【别　　名】长春黧豆，常春黎豆，禾雀花过山龙，油麻血藤，牛肠藤

【学　　名】*Mucuna sempervirens*

【生境分布】生于林下、山沟边。全省各地分布。

【药用部位】根及藤茎。

【性味功能】苦，温。活血补血，通经活络，祛风除湿。用于跌打损伤，风湿疼痛，麻木，痛经，经闭等。

红豆属（*Ormosia*）

厚荚红豆

【别　　名】长荚红豆

【学　　名】*Ormosia elliptica*

【生境分布】生于路旁、山坡林下或溪流旁。分布于德化、永安、浦城等地。

【药用部位】种子。

【性味功能】苦，平，有小毒。理气，通经。用于产后恶露冲心，癥瘕结气，带下病，眼疾等。

注：国家二级重点保护野生植物。

花榈木

【别　　名】花梨木，牛屎柴，三钱三

【学　　名】*Ormosia henryi*

【生境分布】生于山坡、溪谷旁杂木林中。分布于连城、仙游、三元、梅列、沙县、尤溪、永安、霞浦等地。

【药用部位】根，叶。

【性味功能】苦，辛，平，有毒。活血破瘀。用于腰肌劳损，咳嗽咯血，骨折，跌打损伤，烫伤等。

注：国家二级重点保护野生植物。

红豆树

【别　　名】鄂西红豆树，花榈木，黑樟，乌樟丝，番红木

【学　　名】*Ormosia hosiei*

【生境分布】生于丘陵地带、散生于天然杂木林中及村庄沟河边沿，海拔 500m 以下。分布于永安、涵江、武夷山、浦城等地。

【药用部位】种子。

【性味功能】苦，平，有小毒。理气，通经。用于产后恶露冲心，癥瘕结气，带下病，眼疾等。

注：国家二级重点保护野生植物。

韧荚红豆

【学　　名】*Ormosia indurata*

【生境分布】生于杂木林中。分布于华安、德化、永泰、三元等地。

【药用部位】种子。

【性味功能】苦，平，有小毒。理气，通经。用于产后恶露冲心，癥瘕结气，带下病，眼疾等。

注：国家二级重点保护野生植物。

绒毛小叶红豆

【别　　名】毛小叶红豆

【学　　名】*Ormosia microphylla* var. *tomentosa*

【生境分布】生于山谷、山坡、路边杂木林内，海拔 500～700m。分布于新罗、德化、永安等地。

【药用部位】种子。

【性味功能】苦，平，有小毒。理气，通经。用于产后恶露冲心，癥瘕结气，带下病，眼疾等。

注：国家一级重点保护野生植物。

软荚红豆

【别　　名】相思子

【学　　名】*Ormosia semicastrata*

【生境分布】生于山坡疏林下。分布于永泰等地。

【药用部位】种子。

【性味功能】苦，平，有小毒。理气，通经。用于产后恶露冲心，癥瘕结气，带下病，眼疾等。

注：国家二级重点保护野生植物。

木荚红豆

【别　　名】姜黄树，白果木

【学　　名】*Ormosia xylocarpa*

【生境分布】生于山地、路旁、林下。分布于上杭、

闽清、泰宁、建瓯等地。

【药用部位】种子。

【性味功能】苦，平，有小毒。理气，通经。用于产后恶露冲心，癥瘕结气，带下病，眼疾等。

注：国家二级重点保护野生植物。

豆薯属（*Pachyrhizus*）

豆薯

【别　　名】地瓜，凉薯

【学　　名】*Pachyrhizus erosus*

【生境分布】全省各地零星栽培。

【药用部位】块根（地瓜），种子（地瓜子）。

【性味功能】块根：甘，平。清暑，生津，降压。用于热病口渴，中暑，高血压症等。种子：有毒。用于疥癣，痈肿等。外用于头虱等。

菜豆属（*Phaseolus*）

棉豆

【别　　名】金甲豆，香豆，雪豆

【学　　名】*Phaseolus lunatus*

【生境分布】全省各地常见栽培。

【药用部位】种子。

【性味功能】补血，消肿。用于血虚，胸腹疼痛，跌打肿痛，水肿等。

菜豆

【别　　名】四季豆，芸扁豆，豆角

【学　　名】*Phaseolus vulgaris*

【生境分布】全省各地常见栽培。

【药用部位】种子（白饭豆）。

【性味功能】甘、淡，平。滋养，利尿消肿。用于水肿，脚气等。

排钱树属（*Phyllodium*）

毛排钱树

【别　　名】连里尾树

【学　　名】*Phyllodium elegans*

【生境分布】生于平原、丘陵荒地或山坡草地、疏林或灌丛中，海拔40～1100m。分布于南靖、平和、新罗、连城等地。

【药用部位】根，叶。

【性味功能】涩，平。清热利湿，活血祛瘀。用于感冒，痢疾，肝脾肿大，跌打瘀肿等。

排钱树

【别　　名】排钱草，钱串子，燕子尾

【学　　名】*Phyllodium pulchellum*

【生境分布】生于灌丛中、林缘或疏林内。分布于秀屿等地。

【药用部位】全草。

【性味功能】淡、苦，平。疏风解表，活血散瘀。用于感冒，风湿痹痛，水肿，喉风，牙痛，跌打损伤等。

猴耳环属（*Pithecellobium*）

猴耳环

【别　　名】婆劈树，鸡心树

【学　　名】*Pithecellobium clypearia* [*Abarema clypearia*]

【生境分布】生于林中、山坡平坦处、路旁及河边。分布于南靖、仙游、晋安等地。

【药用部位】树皮。

【性味功能】苦、涩，寒。清热解毒，凉血消肿，止泻。用于上呼吸道感染，急性咽喉炎，急性扁桃体炎，急性胃肠炎等。

牛蹄豆

【别　　名】金龟树

【学　　名】*Pithecellobium dulce*

【生境分布】生于林中、路边、山坡。分布于同安等地。

【药用部位】树皮，叶。

【性味功能】树皮：辛，温，有毒。清热收敛，止泻。用于痢疾，感冒，糖尿病，月经不调等。叶：消炎，消肿。

亮叶猴耳环

【别　　名】亮叶围涎树，环钩树

【学　　名】*Pithecellobium lucida* [*Abarema lucida*]

【生境分布】生于山坡疏林、林缘灌木丛中。全省各地分布。

【药用部位】全株（尿桶弓）。

【性味功能】寒，凉。凉血，消炎生肌。用于风湿痛，跌打损伤，烫伤等。

豌豆属（*Pisum*）

豌豆

【别　　名】寒豆儿

【学　　名】*Pisum sativum*

【生境分布】全省各地常见栽培。

【药用部位】种子。

【性味功能】甘，平。和中下气，利小便，解疮毒。用于霍乱转筋，脚气，痈肿等。

水黄皮属（*Pongamia*）

水黄皮

【别　　名】水流豆，野豆

【学　　名】*Pongamia pinnata*

【生境分布】生于水边及潮汐能达到地方。分布于同安等地。

【药用部位】全株。

【性味功能】苦，大寒，有小毒。凉疗癫，敛血，祛风除湿，解毒杀虫。用于疥癣，脓疮，风湿等。

四棱豆属（*Psophocarpus*）

四棱豆

【别　　名】翼豆，果阿豆，尼拉豆，皇帝豆，香龙豆

【学　　名】*Psophocarpus tetragonolobus*

【生境分布】福州以南各地有栽培。

【药用部位】叶片，豆荚，种子及块根。

【性味功能】淡，平。用于冠心病，动脉硬化，脑血管硬化，不孕，习惯性流产，口腔炎症，泌尿系统炎症，眼疾等。

补骨脂属（*Psoralea*）

补骨脂

【别　　名】破故纸

【学　　名】*Psoralea corylifalia*

【生境分布】栽培，闽侯等地有逸为野生。

【药用部位】成熟种子。

【性味功能】苦、辛，大温。补肾壮阳，固精缩尿，温脾止泻。用于肾阳不足，阳痿遗精，遗尿尿频，腰膝冷痛，肾虚作喘，五更泄泻等；外用治白癜风，斑秃。

紫檀属（*Pterocarpus*）

紫檀

【别　　名】红木

【学　　名】*Pterocarpus indicus*

【生境分布】福州以南各地常有栽培。

【药用部位】心材。

【性味功能】咸，平。消肿，止血，定痛。用于肿毒，金疮出血等。

注：国家二级重点保护野生植物。

老虎刺属（*Pterolobium*）

老虎刺

【别　　名】刺檀香，刺郎果，黑奶奶果

【学　　名】*Pterolobium punctatum*

【生境分布】生于山坡林中或路旁。分布于连城、沙县、永安、延平等地。

【药用部位】根。

【性味功能】苦、辛，温。清热解毒，祛风除湿，消肿止痛。用于风湿痹痛，跌打损伤，牙痛，疮疖等。

葛属（*Pueraria*）

越南葛

【别　　名】葛，越南葛藤

【学　　名】*Pueraria montana*

【生境分布】生于林缘、路边灌丛或疏林中。分布

于南靖、延平、武夷山等地。

【药用部位】根（苦葛根）。

【性味功能】辛、苦，平。清热，透疹，生津止渴。用于麻疹不透，吐血，消渴，口腔破溃。花（苦葛花）：用于痔疮，酒精中毒。

野葛

【别　　名】葛藤，葛条，葛麻姆

【学　　名】*Pueraria lobata*

【生境分布】生于山坡、低丘疏林、林缘、山脚沟边、路边及荒地草丛中。全省各地常见。

【药用部位】根（葛根）。

【性味功能】甘、辛、凉。解肌退热，生津止渴，透疹，升阳止泻，通经活络，解酒毒。用于外感发热头痛，项背强痛，口渴，消渴，麻疹不透，热痢，泄泻，眩晕头痛，中风偏瘫，胸痹心痛，酒毒伤中。花（葛花）：甘，平，解酒，醒脾。用于伤酒烦渴，不思饮食，吐逆吐酸。

甘葛藤

【别　　名】甜葛，甘葛，粉葛根

【学　　名】*Pueraria thomsonii*

【生境分布】将乐、延平等地有栽培。

【药用部位】根（粉葛）。

【性味功能】甘、辛、凉。解肌退热，生津止渴，透疹，升阳止泻，通经活络，解酒毒。用于外感发热头痛，项背强痛，口渴，消渴，麻疹不透，热痢，泄泻，眩晕头痛，中风偏瘫，胸痹心痛，酒毒伤中。

三裂叶野葛

【别　　名】三裂叶葛，假菜豆，葛麻

【学　　名】*Pueraria phaseoloides*

【生境分布】生于山坡、低丘疏林、林缘、山脚沟边、荒地、路旁灌草丛中。分布于诏安、云霄、漳浦、南靖、平和、闽侯等地。

【药用部位】根、花。

【性味功能】甘、辛，平。解肌退热，生津止渴，透发麻疹，解毒。用于感冒发热，麻疹不透，痢疾等。

密子豆属（*Pycnospora*）

密子豆

【别　　名】假番豆草，假地豆

【学　　名】*Pycnospora lutescens*

【生境分布】生于山边及屋边草地。分布于同安、泉港、福清、马尾、连城等地。

【药用部位】全草（假地豆）。

【性味功能】淡，凉。消肿解毒，清热利水。用于小便癃闭，白浊，砂淋，水肿。

鹿藿属（*Rhynchosia*）

菱叶鹿藿

【别　　名】鹿藿

【学　　名】*Rhynchosia dielsii*

【生境分布】生于山坡杂水林下。分布于武平、罗源、寿宁、沙县、建瓯、武夷山等地。

【药用部位】全草。

【性味功能】苦，平。利尿消肿，解毒杀虫。用于头痛，腰疼腹痛，产褥热，瘰疬，痈肿，流注等。

鹿藿

【别　　名】乌眼睛豆

【学　　名】*Rhynchosia volubilis*

【生境分布】生于山坡、山脚路边草丛中。全省各地分布。

【药用部位】全草。

【性味功能】苦，平。利尿消肿，解毒杀虫。用于头痛，腰疼腹痛，产褥热，瘰疬，痈肿，流注等。

刺槐属（*Robinia*）

刺槐

【别　　名】洋槐

【学　　名】*Robinia pseudoacacia*

【生境分布】福州森林公园等有引种。

【药用部位】根，花（刺槐花）。

【性味功能】根：苦，微寒。凉血止血，舒筋活络。用于便血，吐血，咯血，血崩，劳伤乏力，风湿骨折，跌打损伤等。花：止血。用于大肠下血，咯血，妇女红崩，吐血等。

无忧花属（Saraca）

垂枝无忧花

【别　　名】火焰花，无忧花

【学　　名】*Saraca declinata*

【生境分布】厦门植物园有引种。

【药用部位】树皮。

【性味功能】用于风湿，月经过多等。

田菁属（Sesbania）

田菁

【别　　名】野豇豆，咸青

【学　　名】*Sesbania cannabina*

【生境分布】生于田间、路旁、海边或湿地。福州以南各地常见。

【药用部位】根（向天蜈蚣），叶。

【性味功能】根：用于胸膜炎，关节扭伤，关节痛，带下病等。叶：用于尿血，毒蛇咬伤等。

大花田菁

【别　　名】蝴蝶草，铁马豆，黄花马豆，小红藤，三叶红藤

【学　　名】*sesbania grandiflora*

【生境分布】厦门等地有引种栽培。

【药用部位】皮。

【性味功能】甘、涩，寒。收湿敛疮。用于湿疮湿疹，溃疡多脓，创口久不愈等。

坡油甘属（Smithia）

坡油甘

【别　　名】水老虎，水百足，田基豆，施氏豆

【学　　名】*Smithia sensitiva*

【生境分布】生于水沟边草地、山坡低湿地。分布于南靖、新罗、武平、永春、永安、连城等地。

【药用部位】全株。

【性味功能】用于肝炎，肺痨，肾虚，咯血，衄血，目赤肿痛，乳痈，烧烫伤，跌打损伤等。

苦参属（Sophora）

白刺花

【别　　名】百花刺，苦刺枝，苦刺花

【学　　名】*Sophora davidii*

【生境分布】生于河谷沙丘和山坡路边的灌木丛中。分布于武平等地。

【药用部位】根，果实，花，叶。

【性味功能】根：苦，凉；清热解毒，利湿消肿，凉血止血；用于喉炎，肺炎，痢疾，膀胱炎，水肿，衄血，血尿，便血等。果实：苦，凉；理气消积；用于消化不良，胃痛，腹痛等。花：苦，寒；清热解暑；用于暑热烦渴等。叶：苦，凉；凉血，解毒，杀虫；用于衄血，便血，疔疮肿毒，疥癣，烫伤等。

苦参

【别　　名】地槐，苦骨，牛参，山豆根，大号蜈蚣草

【学　　名】*Sophora flavescens*

【生境分布】生于沙土山地和山坡阴湿地的灌木丛中，或见栽培。全省各地零星分布。

【药用部位】根，叶。

【性味功能】苦，寒。清热利湿，祛风杀虫。用于痢疾，肠热下血，胃肠炎，黄疸，高血压，阴道滴虫病，湿疹，麻风，皮癣，耳道炎，烫伤，跌打损伤等。

槐

【别　　名】槐花树

【学　　名】*Sophora japonica*

【生境分布】生于道旁，全省各地常见栽培。

【药用部位】全株。

【性味功能】根：用于痔疮，喉痹，蛔虫病等。枝：苦，平；用于崩漏，带下病，心痛，目赤，痔疮，疔疮等。根皮，树皮的内层皮：祛风除湿，消肿止痛；用于风邪，身体强直，肌肤不仁，热病口疮，牙疳，喉痹，肠风下血，疽，痔，烂疮，阴痒症，烫伤等。叶：苦，平；用于惊痫，壮热，肠风，溲血，痔

疮，疥癣，湿疹，疔肿等。树胶：苦，寒；用于破伤风等。花蕾：苦，微寒；凉血止血，清肝泻火；用于便血，痔血，血痢，崩漏，吐血，衄血，肝热目赤，头痛眩晕等。花：苦，微寒；凉血止血，清肝泻火；用于便血，痔血，血痢，崩漏，吐血，衄血，肝热目赤，头痛眩晕等。荚果：苦，寒；清肠，止血；用于肠热便血，痔肿出血，肝热头痛，眩晕目赤等。

葫芦茶属（*Tadehagi*）

葫芦茶

【别　　名】咸虾茶，百劳活

【学　　名】*Tadehagi triquetrum*

【生境分布】生于向阳山坡疏林下、路边及丘陵地带空旷地。福州以南各地常见。

【药用部位】全株。

【性味功能】微苦、涩，凉。清热解毒，消积利湿。用于肝炎，咳嗽痰喘，咽喉痛，痢疾，吐泻，感冒，小儿疳积，妊娠呕吐等。

注：其同属植物蔓茎葫芦茶 *Tadehagi pseudotriquetrum* 亦作葫芦茶药用。

酸豆属（*Tamarindus*）

酸豆

【别　　名】罗望子，酸梅，木罕，酸果，麻夯

【学　　名】*Tamarindus indica*

【生境分布】厦门等地有栽培。

【药用部位】果实。

【性味功能】甘、酸，凉。清暑热，化积滞。用于暑热食欲不振，妊娠呕吐，小儿疳积等。

灰毛豆属（*Tephrosia*）

灰毛豆

【别　　名】野蓝靛，野青树，假靛青，山青，灰叶

【学　　名】*Tephrosia purpurea*

【生境分布】生于山坡或旷野。分布于闽南地区。

【药用部位】根，茎，叶。

【性味功能】微苦，平，有毒。解表，健脾燥湿，行气止痛。用于风热感冒，消化不良，胃热胀疼痛等。

白灰毛豆

【别　　名】山毛豆，白花灰叶豆，灰叶豆，短萼灰叶

【学　　名】*Tephrosia candida*

【生境分布】生于山谷或潮湿处。闽南一带常见栽培。

【药用部位】叶。

【性味功能】用于毒鱼，杀虫等。

车轴草属（*Trifolium*）

白车轴草

【别　　名】三叶草，白三叶

【学　　名】*Trifolium repens*

【生境分布】常见于种植，并在湿润草地、河岸、路边呈半自生状态。全省各地分布。

【药用部位】全草（三消草）。

【性味功能】微甘，平。清热凉血，宁心。用于癫痫，痔疮出血等。

狸尾豆属（*Uraria*）

猫尾草

【别　　名】兔尾草，土狗尾，牛春花，猫尾射，虎尾轮

【学　　名】*Uraria crinita*

【生境分布】生于山沟路旁草丛中。分布于东山、南靖、华安、上杭、惠安、德化、永春、晋安、永泰、尤溪、沙县、延平等地。

【药用部位】根（虎尾轮），全草。

【性味功能】甘、微苦，平。清热，解毒，止血，消痈。用于咳嗽，肺痈，吐血，咯血，尿血，脱肛，阴挺，肿毒等。

野豌豆属（*Vicia*）

蚕豆

【别　　名】罗汉豆，南豆

【学　　名】*Vicia faba*

【生境分布】全省各地常见栽培。

【药用部位】茎，叶，花，豆荚，种子。

【性味功能】茎：止血，止泻；用于各种内出血，水泻，烫伤等。叶：微甘，温；用于肺痨咯血，消化道出血，外疮出血，臁疮等。花：甘，平；凉血，止血；用于咯血，鼻衄，血痢，带下病，高血压症等。豆荚：利尿渗湿；用于水肿，脚气，小便淋痛，天疱疮，黄水疮等。种子：甘，平；健脾，利湿；用于食膈，水肿等。

小巢菜

【别　　名】野蚕豆，漂摇草，野豌豆，雀野豌豆，小野麻豌

【学　　名】*Vicia hirsuta*

【生境分布】生于山坡草地、岩石、路旁、灌木丛中。全省各地分布。

【药用部位】全草。

【性味功能】辛、甘，平。清热利湿，调经止血。用于鼻出血，疟疾，黄疸，小便不利，带下病，月经不调等。

牯岭野豌豆

【别　　名】红花豆，山录豆，山蚕豆

【学　　名】*Vicia kulingiana*

【生境分布】生于山谷竹林、湿地及草丛或砂地，海拔 200 ～ 1200m。分布于武夷山、浦城等地。

【药用部位】全草。

【性味功能】辛，微寒。清热解毒，止咳，消食化积。用于疮毒，瘰疬，毒蛇咬伤，寒咳，小儿食积等。

救荒野豌豆

【别　　名】大巢菜，野豌豆，雀雀豆，野毛豆，马豆

【学　　名】*Vicia sativa*

【生境分布】生于荒山、田边草丛及林中。全省各地分布。

【药用部位】全草。

【性味功能】甘、辛，温。补肾调经，祛痰止咳，利水止血。用于肾虚腰痛，遗精，月经不调，鼻衄，咳嗽痰多，疮疡肿毒等。

四籽野豌豆

【学　　名】*Vicia tetrasperma*

【生境分布】生于山谷、草地阳坡，海拔 50 ～ 1950m。分布于武平、闽侯、平潭等地。

【药用部位】全草。

【性味功能】甘，凉。活血消肿，定眩。用于疔疮，痈疽，发背，痔疮，明目，头晕耳鸣等。

豇豆属（*Vigna*）

赤豆

【别　　名】杜赤豆

【学　　名】*Vigna angularis*

【生境分布】闽东、闽北常见栽培。

【药用部位】种子（赤小豆）。

【性味功能】甘、酸，平。利水消肿，解毒排脓。用于水肿胀满，脚气浮肿，黄疸尿赤，风湿热痹，痈肿疮毒，肠痈腹痛等。

贼小豆

【别　　名】山绿豆

【学　　名】*Vigna minima*

【生境分布】生于山坡草丛中、溪边及堤岸边。分布于仙游、宁化、永泰、武夷山、浦城等地。

【药用部位】种子。

【性味功能】甘、苦，凉。清湿热，利尿，消肿，行气，止痛。用于水肿、痈肿等。

绿豆

【别　　名】青小豆，菉豆，植豆

【学　　名】*Vigna radiata*

【生境分布】全省各地常见栽培。

【药用部位】叶，花，种子，种皮（绿豆衣），发芽的种子（绿豆芽）。

【性味功能】叶：苦，寒。用于吐泻，斑疹，疔疮，疥癣等。花：解酒毒。种子：甘，凉。清热解毒，消暑利水。用于暑热烦渴，水肿，泄泻，丹毒，痈肿，解热药毒等。种皮：甘、寒。清热解毒，消暑止渴，利尿消肿。用于暑热烦渴，肿胀，痈肿热

毒，药物中毒等。发芽的种子：甘，寒。用于酒毒，热毒等。

赤小豆

【别　　名】赤豆、红小豆、亦豆

【学　　名】*Vigna umbeuata*

【生境分布】全省各地常见栽培。

【药用部位】种子。

【性味功能】甘、酸，平。利水消肿，解毒排脓。用于水肿，小便不利，疮痈等。

豇豆

【别　　名】菜豆，豆角

【学　　名】*Vigna unguiculata*

【生境分布】全省各地常见栽培。

【药用部位】果荚（菜豆壳）。

【性味功能】甘，平。和脾利水。用于肾炎，胆囊炎，带状疱疹等。

短豇豆

【别　　名】眉豆，饭豇豆

【学　　名】*Vigna unguiculata* subsp. *cylndrica*

【生境分布】全省各地常见栽培。

【药用部位】种子（白豆）。

【性味功能】甘、咸，平。调中益气，健脾益肾。用于脾肾虚损，水肿等。

野豇豆

【别　　名】山米豆

【学　　名】*Vigna vexillata*

【生境分布】生于山坡草丛中。分布于延平、建阳、武夷山等地。

【药用部位】根。

【性味功能】苦，寒。泻火，利咽喉。用于牙痛，口腔炎，咽喉肿痛等。

紫藤属（*Wisteria*）

紫藤

【别　　名】藤花，藤萝树

【学　　名】*Wisteria sinensis*

【生境分布】生于沟谷林缘或林缘溪边。全省各地常见栽培。

【药用部位】根，种子。

【性味功能】甘，温，有小毒。根：祛风通络。用于痛风，关节痛等。种子：止痛，杀虫。用于蛲虫病等。

丁葵草属（*Zornia*）

丁葵草

【别　　名】二叶丁葵草，过路蜈蚣，一条根，人字草

【学　　名】*Zornia diphylla*

【生境分布】生于稍干旱的野地上。沿海各地常见分布。

【药用部位】全草。

【性味功能】甘，凉。清热解表，凉血解毒，除湿利尿。用于风热感冒，咽痛，目赤，乳痈，疮疡肿毒，毒蛇咬伤，黄疸，泄泻，痢疾，小儿疳积等。

酢浆草科（Oxalidaceae）

阳桃属（*Averrhoa*）

阳桃

【别　　名】五敛子，五棱果，杨桃，洋桃

【学　　名】*Averrhoa carambola*

【生境分布】生于村旁及庭院栽培。全省各地均有分布，闽南地区广泛栽培。

【药用部位】根，叶，花，果。

【性味功能】根：酸、甘，微凉。祛风止痛。用于关节痛，慢性头痛等。叶：酸、涩，凉。清热解毒。用于风热感冒，痈疽肿毒，蜘蛛咬伤等。花：酸、甘，微凉。截疟。用于疟疾等。果：甘、酸，微凉。止渴化痰，软坚消积。用于咳嗽，疟母，解肉食中毒等。

酢浆草属（*Oxalis*）

酢浆草

【别　　名】咸酸草, 酸芝草, 甜细花, 沙节波, 隔夜合

【学　　名】*Oxalis corniculata*

【生境分布】生于路旁、村边、田野、旷野、山坡等地。全省各地分布。

【药用部位】全草。

【性味功能】咸、酸, 凉。清热解毒, 消肿除烦。用于咽喉炎, 扁桃体炎, 白喉, 口腔炎, 齿龈炎, 尿道感染, 肠道蛔虫病, 小儿夜啼, 产褥热, 产后腹痛, 痔疮, 脱肛, 湿疹, 癣, 脚癣, 带状疱疹, 无名肿毒, 乳腺炎初起, 砷中毒, 烫伤, 跌打损伤等。

山酢浆草

【别　　名】三块瓦, 大酸溜溜, 酸酢浆草

【学　　名】*Oxalis griffithii*

【生境分布】生于密林、灌丛和沟谷等阴湿处。分布于武夷山等地。

【药用部位】全草。

【性味功能】酸, 微辛, 平。活血化瘀, 清热解毒。用于小便淋涩, 带下病, 痔痛, 脱肛, 烫伤, 蛇蝎咬伤, 跌打损伤, 无名肿毒, 疥癣等。

红花酢浆草

【别　　名】关节酢浆草, 铜锤草, 大号酸甜草

【学　　名】*Oxalis corymbosa*

【生境分布】生于低山坡、山麓旷野阴湿处。分布于福建省南部。

【药用部位】全草。

【性味功能】酸、甘、咸, 平。清热解毒。用于肾盂肾炎, 扁桃体炎, 胆囊炎, 失眠, 尿路结石, 糖尿病, 小儿夏季热, 月经不调, 咽喉肿痛, 烫伤, 蛇头疔等。

牻牛儿苗科（Geraniaceae）

老鹳草属（*Geranium*）

野老鹳草

【别　　名】老鹳草, 两支蜡烛一支香

【学　　名】*Geranium carolinianum*

【生境分布】生于低山坡、旷野、山麓、田园及水沟旁。分布于晋安、泰宁、延平等地。

【药用部位】全草。

【性味功能】苦、微辛, 平。祛风利湿, 舒筋活络, 收敛止泻。用于风寒湿痹, 跌打损伤等。

老鹳草

【别　　名】五叶草, 五齿耙, 破铜钱

【学　　名】*Geranium wilfordii*

【生境分布】生于山坡路旁草地, 海拔1800m以下。分布于寿宁、建阳、松溪、武夷山、浦城等地。

【药用部位】全草。

【性味功能】苦、微辛, 平。祛风通络。用于风湿痹痛, 肢体麻木等。

天竺葵属（*Pelargonium*）

天竺葵

【别　　名】洋绣球, 石腊红, 木海棠

【学　　名】*Pelargonium hortorum*

【生境分布】生于有充足的阳光之地。全省各地有栽培。

【药用部位】花。

【性味功能】苦、涩, 凉。清热解毒。用于中耳炎等。

香叶天竺葵

【别　　名】摸摸香, 香叶草, 香叶石腊红

【学　　名】*Pelargonium graveolens*

【生境分布】原产南非。闽南一带有栽培。

【药用部位】全草。

【性味功能】辛, 温。祛风除湿, 行气止痛, 消炎镇静, 止血。用于风湿痹痛, 疝气, 阴囊湿疹, 疥癣等。

旱金莲科（Tropaeolaceae）

旱金莲属（*Tropaeolum*）

旱金莲

【别　　名】大红鸟，旱莲花，吐血丹，金莲花

【学　　名】*Tropaeolum majus*

【生境分布】原产南美洲，为盆栽观赏花卉。全省各地分布。

【药用部位】全草。

【性味功能】辛、酸，凉。清热解毒，凉血止血。用于目赤红痛，痈疖肿痛，跌打损伤，咯血等。

亚麻科（Linaceae）

亚麻属（*Linum*）

亚麻

【别　　名】鸦麻，胡麻，壁虱胡麻，山西胡麻

【学　　名】*Linum usitatissimum*

【生境分布】原产地中海地区。福州、厦门等地园林有引种栽培。

【药用部位】种子。

【性味功能】甘，微温。补益肝肾，养血祛风，润燥。用于大风疮癣等。

石海椒属（*Reinwardtia*）

石海椒

【别　　名】黄亚麻，小王不留行，白骨树，迎春柳，黄花香草

【学　　名】*Reinwardtia indica*

【生境分布】生于林下、山坡灌丛、路旁或沟坡潮湿处。厦门市区偶有栽培。

【药用部位】嫩枝。

【性味功能】甘，寒。清热利尿。用于小便不利，肾炎，黄疸型肝炎等。

古柯科（Erythroxylaceae）

古柯属（*Erythroxylum*）

东方古柯

【别　　名】细叶接骨木，滇缅古柯，古柯，假古柯

【学　　名】*Erythroxylum sinense*

【生境分布】生于山脊的次生林中或山谷林缘，海拔230～2200m。分布于上杭、德化、晋安、闽侯、永泰、沙县、将乐、蕉城、寿宁、延平、邵武、建阳、武夷山等地。

【药用部位】叶。

【性味功能】微苦、涩，温。提神，麻醉。用于疲劳，咳嗽痰喘，骨折，疟疾等。

蒺藜科（Zygophyllaceae）

蒺藜属（*Tribulus*）

蒺藜

【别　　名】白蒺藜，名茨

【学　　名】*Tribulus terrestris*

【生境分布】生于海滨砂地、荒地或路旁。分布于东山、诏安、晋江、泉港、平潭、福清、长乐、晋安等地。

【药用部位】果实。

【性味功能】苦、辛，温，有小毒。祛风止痒，平肝宣肺，通络散结。用于皮肤瘙痒，头痛，肺脓肿，风火赤眼，咽喉肿痛，乳汁稀少，痈，疽等。

芸香科（Rutaceae）

石椒草属（*Boenninghausenia*）

臭节草

【别　　名】臭草，松风草

【学　　名】*Boenninghausenia albiflora*

【生境分布】生于石灰岩山地的林下及灌木丛中，海拔 700～1000m。分布于建宁、泰宁、延平、武夷山、浦城等地。

【药用部位】全草。

【性味功能】辛、微苦，凉。清热解表，舒筋活血。用于感冒，咽喉炎，支气管炎，咯血，鼻衄，疟疾，腰痛，跌打损伤，烫伤，痈，疽等。

芸香属（*Ruta*）

芸香

【别　　名】七里香，芸香草，小香茅草，猴仔草，臭草

【学　　名】*Ruta graveolens*

【生境分布】原产欧洲南部。全省零星栽培。

【药用部位】全草。

【性味功能】辛、微苦，平。驱风行气，通经活络，解痉开窍。用于惊风，小便不利，腹胀，带下病，月经不调，跌打损伤，湿疹等。

花椒属（*Zanthoxylum*）

竹叶花椒

【别　　名】大号鸟不踏，鱼椒子，花椒，川椒

【学　　名】*Zanthoxylum armatum*

【生境分布】生于山坡偏阴的灌木丛中。全省各地分布。

【药用部位】根，叶，果实。

【性味功能】根：辛、微苦，温，有小毒。温中散寒，祛风活血。用于风湿关节痛，腰痛，跌打损伤，闭经等。叶：辛、微苦，温。杀虫解毒。用于乳痈，皮肤瘙痒等。果实：苦、辛，温。散寒止痛，杀虫解毒。用于牙痛，疟疾，胆道蛔虫病，肾盂肾炎等。

毛竹叶花椒

【别　　名】毛山花椒，竹叶花椒

【学　　名】*Zanthoxylum armatum* var. *ferrugineum*

【生境分布】生于山坡灌木丛中或林缘。分布于芗城、沙县等地。

【药用部位】果实。

【性味功能】辛，温。温中止痛，杀虫止痒。用于脘腹冷痛，呕吐泄泻，虫积腹痛，蛔虫病，湿疹瘙痒等。

柄果花椒

【别　　名】山胡椒，总管皮，满山香，麻口皮子药

【学　　名】*Zanthoxylum podocarpum*

【生境分布】生于平地、低丘陵或略高的山地疏或密林下，喜阳光，耐干旱。分布于泰宁等地。

【药用部位】根，果实，种子。

【性味功能】根：辛，温。祛风湿，止痛。用于胃寒腹痛，牙痛，风寒痹痛等。果实：辛，温，有小毒。温中止痛，驱虫健胃。用于胃痛，腹痛，蛔虫病，湿疹，皮肤瘙痒，龋齿痛等。种子：苦、辛，凉。利尿消肿。用于水肿，腹水等。

野花椒

【别　　名】大花椒，红花椒，野川椒，黄总管，小叶飞天蜈蚣

【学　　名】*Zanthoxylum simulans*

【生境分布】生于灌木丛中。全省各地分布。

【药用部位】根皮，茎皮，叶，果实。

【性味功能】根皮、茎皮：辛，温。祛风除湿，散寒止痛，解毒。用于风寒湿痹，筋骨麻木，脘腹冷痛，吐泻，牙痛，皮肤疮疡，毒蛇咬伤等。叶：辛，温。祛风除湿，活血通经。用于风寒湿痹，闭经，跌打损伤，阴疽，皮肤瘙痒等。果实：辛，温，有小毒。温中止痛，杀虫止痒。用于脾胃虚寒，脘腹冷痛，呕吐，泄泻，蛔虫腹痛，湿疹，皮肤瘙痒，阴痒，龋齿疼痛等。

花椒

【别　　名】檓, 大椒, 秦椒, 蜀椒

【学　　名】*Zanthoxylum bungeanum*

【生境分布】生于平原或山地, 海拔 1500m。全省各地零星栽培。

【药用部位】果实, 种子。

【性味功能】果实: 辛, 温。温中止痛, 杀虫止痒。用于脘腹冷痛, 呕吐泄泻, 虫积腹痛, 蛔虫病, 湿疹瘙痒等。种子: 苦、辛, 寒。行水消肿。用于胸腹胀满, 小便淋痛等。

花椒簕

【别　　名】通墙虎, 山花椒, 见血飞, 乌口簕藤, 花椒藤

【学　　名】*Zanthoxylum scandens*

【生境分布】生于山坡灌木丛或疏林下, 海拔 1500m 以下。全省各地分布。

【药用部位】全株。

【性味功能】辛, 温。活血, 散瘀, 止痛。用于气滞血瘀所致之痛经等。

两面针

【别　　名】光叶花椒, 鸟不踏, 鸟不宿, 猫公刺, 山胡椒

【学　　名】*Zanthoxylum nitidum*

【生境分布】生于山坡灌丛中、路旁及屋旁地边, 海拔 800m 以下。全省各地分布。

【药用部位】全株。

【性味功能】苦、辛, 温, 有小毒。温中理气, 祛风行血, 散结止痛。用于胃痛 (胃及十二指肠溃疡), 中暑腹痛, 疝痛, 扁桃体炎, 风湿关节痛, 跌打肿痛, 腰肌劳损, 淋巴结结核, 乳腺炎, 闭经, 无名肿毒, 对口疮, 股阴疽, 牙痛, 毒蛇咬伤等。

毛两面针

【别　　名】两面针

【学　　名】*Zanthoxylum nitidum* f. *fastuosum*

【生境分布】生于山坡灌丛中、路旁及屋旁地边, 海拔 800m 以下。分布于东山、平和、南靖、华安、海沧、永春、仙游等地。

【药用部位】全株。

【性味功能】苦、辛, 温, 有小毒。温中理气, 祛风行血, 散结止痛。用于胃痛 (胃及十二指肠溃疡), 中暑腹痛, 疝痛, 扁桃体炎, 风湿关节痛, 跌打肿痛, 腰肌劳损, 淋巴结结核, 乳腺炎, 闭经, 无名肿毒, 对口疮, 股阴疽, 牙痛, 毒蛇咬伤等。

簕欓花椒

【别　　名】刺欓, 鸟不宿, 鸟不踏, 鹰不泊, 飞天蜈蚣

【学　　名】*Zanthoxylum avicennae*

【生境分布】生于路旁、溪边、丘陵等灌木丛中。分布于东山、平和、南靖、华安、永春、仙游、长乐、马尾、晋安等地。

【药用部位】根, 叶, 果。

【性味功能】根: 辛、苦, 微温, 有小毒。祛风除湿, 行气活血, 消肿止痛。用于带下病, 胃痛, 腹痛, 感冒, 肝炎, 风湿关节痛, 腰痛, 阑尾炎, 小儿腹胀等。叶: 辛, 微温。祛风除湿, 行气活血, 消肿止痛。用于带下病, 胃痛, 腹痛, 感冒, 肝炎, 风湿关节痛, 腰痛, 阑尾炎, 小儿腹胀等。果: 辛、苦, 微温。祛风除湿, 行气活血, 消肿止痛。用于带下病, 胃痛, 腹痛, 感冒, 肝炎, 风湿关节痛, 腰痛, 阑尾炎, 小儿腹胀等。

椿叶花椒

【别　　名】樗叶花椒

【学　　名】*Zanthoxylum ailanthoides*

【生境分布】生于山坡林下等地。全省各地分布。

【药用部位】根, 树皮 (浙桐皮), 叶, 果实。

【性味功能】根: 苦、辛, 平, 有小毒。祛风除湿, 活血散瘀, 利水消肿。用于风湿痹痛, 腹痛腹泻, 小便不利, 外伤出血, 跌打损伤, 毒蛇咬伤等。树皮: 辛、微苦, 平, 有小毒。祛风除湿, 通络止痛, 利小便。用于风寒湿痹, 腰膝疼痛, 跌打损伤, 腹痛腹泻, 小便不利, 齿痛, 湿疹, 疥癣等。叶: 苦、辛, 平。解毒, 止血。用于毒蛇咬伤, 外伤出血等。果实: 辛、苦, 温。温中, 燥湿, 健

脾，杀虫。用于脘腹冷痛，食少，泄泻，久痢，虫积等。

大叶臭花椒

【别　　名】驱风通，雷公木，刺椿木

【学　　名】*Zanthoxylum myriacanthum*

【生境分布】生于坡地疏或密林中，海拔200～1500m。全省各地分布。

【药用部位】根，叶。

【性味功能】根：辛、苦，微温。祛风除湿，消肿止痛。用于风湿痹痛，跌打损伤，骨折，疮疖，痈疽，湿疹等。叶：辛、苦。祛风除湿，活血散瘀，消肿止痛。用于多类痛症等。

青花椒

【别　　名】野椒，天椒，崖椒，青椒，香椒子

【学　　名】*Zanthoxylum schinifolium*

【生境分布】生于山地疏林、灌木丛或岩石旁等地，海拔800m。分布于泰宁、延平等地。

【药用部位】果实。

【性味功能】辛、温，有小毒。芳香健胃，温中散寒，除湿止痛，杀虫解毒，止痒解腥。用于除各种肉类的腥气，促进唾液分泌，增加食欲，使血管扩张，从而起到降低血压的作用等。服花椒水能去除寄生虫。

岭南花椒

【别　　名】皮子药，山胡椒，总管皮，满山香，搜山虎

【学　　名】*Zanthoxylum austrosinense*

【生境分布】生于坡地疏林或灌木丛中，海拔300～900m。分布于柘荣、永泰、永安、武夷山等地。

【药用部位】根。

【性味功能】辛，温，有小毒。祛风解毒，散瘀消肿，行气止痛。用于感冒咳嗽，顿咳，心胃气痛，跌打损伤，风湿痹痛，骨折，龋齿痛，毒蛇咬伤等。

臭常山属（Orixa）

臭常山

【别　　名】臭山羊，大素药，白胡椒，拔马瘟，和常山

【学　　名】*Orixa japonica*

【生境分布】生于疏林中，海拔800m左右。分布于延平等地。

【药用部位】根。

【性味功能】苦、辛，凉，有小毒。截疟，涌吐痰涎，舒筋活络。用于风热感冒，咳嗽，咽喉痛，牙痛，胃痛，风湿关节痛，痢疾，无名肿毒等。

吴茱萸属（Evodia）

吴茱萸

【别　　名】辣子，刷子，茶辣，储油子

【学　　名】*Evodia ruticarpam* [*Tetradium ruticarpum*]

【生境分布】生于旷野疏林中或灌木丛中，海拔1500m。全省各地分布。

【药用部位】果实。

【性味功能】辛、苦，温，有小毒。温中散寒，开郁止痛。用于头痛，胃及腹冷痛，高血压，坐骨神经痛，腰痛，漆疮，脂溢性脱发，风火牙痛，溃疡性口腔炎等。

三叉苦

【别　　名】三桠苦，三叶仔，肺炎草，三叉虎

【学　　名】*Evodia lepta*

【生境分布】生山坡疏林或灌木丛中。全省各地分布。

【药用部位】根，叶。

【性味功能】根：苦，微寒。祛痰止咳，清热利湿，消肿解毒。用于肺脓肿，肺炎，支气管炎，胃痛，急性黄疸型传染性肝炎，脑炎，小儿夏季热，流行性腮腺炎，中耳炎，咽喉炎，断肠草中毒，风湿关节痛，坐骨神经痛，跌打损伤，腰腿痛，荨麻疹，湿疹，疖肿，烫伤，防治流行性感冒等。叶：苦，寒。清热解毒，祛风除湿。用于咽喉痛，疟疾，黄

疸, 风湿骨痛, 湿疹, 疮疡等。

华南吴萸

【别　　名】枪椿, 大树椒

【学　　名】*Evodia austrosineuse* [*Tetradium austrosinense*]

【生境分布】生山坡疏林中, 海拔 200～1800m。分布于南靖、永春、延平等地。

【药用部位】果实。

【性味功能】辛, 温。温中散寒, 行气止痛。用于胃痛, 头痛等。

楝叶吴萸

【别　　名】假装辣, 臭吴萸, 楝叶吴茱萸

【学　　名】*Evodia glabrifolium* [*Tetradium glabrifolium*]

【生境分布】生于疏林中。分布于龙海、南靖、同安、永春、仙游、永泰、延平等地。

【药用部位】果实。

【性味功能】辛, 温。温中散寒, 理气止痛。用于胃痛, 头痛, 心腹气痛。

臭辣吴萸

【别　　名】臭辣树

【学　　名】*Evodia fargesii*

【生境分布】生于山坡、山谷溪边等地。分布于泰宁、延平、武夷山等地。

【药用部位】果实（臭辣树）

【性味功能】辛、苦, 温, 有小毒。温中散寒, 下气止痛。用于胃痛, 泄泻腹痛。

飞龙掌血属（*Toddalia*）

飞龙掌血

【别　　名】散血丹, 铜皮铁骨, 翻皮铁骨, 鸟不踏

【学　　名】*Toddalia asiatica*

【生境分布】生于山坡疏林中及林缘灌丛中, 海拔 2000m。全省各地分布。

【药用部位】根, 茎。

【性味功能】辛, 微温。祛风除湿, 活血止痛。用于慢性痢疾, 风湿关节痛, 肋间神经痛, 跌打损伤等。

黄柏属（*Phellodendron*）

黄柏

【别　　名】黄檗

【学　　名】*Phellodendron amurense*

【生境分布】生于山地杂木林中或山谷溪流附近。诏安、武平等地有栽培。

【药用部位】树皮。

【性味功能】苦, 寒。清热燥湿, 泻火除蒸, 解毒疗疮。用于湿热泻痢, 黄疸, 带下病, 热淋, 脚气, 痿躄, 骨蒸劳热, 盗汗, 遗精, 疮疡肿毒, 湿疹瘙痒等。

注: 国家二级重点保护野生植物。

秃叶黄皮树

【别　　名】秃叶黄檗

【学　　名】*Phellodendron chinense* var. *glabriusculum*

【生境分布】生于疏林中, 海拔 1800m。分布于武夷山等地。

【药用部位】树皮。

【性味功能】苦, 寒。清热燥湿, 泻火除蒸, 解毒疗疮。用于湿热泻痢, 黄疸, 带下病, 热淋, 脚气, 痿躄, 骨蒸劳热, 盗汗, 遗精, 疮疡肿毒, 湿疹瘙痒等。

注: 国家二级重点保护野生植物。

山油柑属（*Acronychia*）

山油柑

【别　　名】降真香, 山柑, 石苓舅, 砂糖木

【学　　名】*Acronychia pedunculata*

【生境分布】生常绿阔叶林中, 海拔 900m。分布于漳浦、华安、同安等地。

【药用部位】根（沙塘木）, 果实（山油柑）。

【性味功能】根: 甘, 平。行气活血, 健脾止咳。用于感冒咳嗽, 胃痛, 疝气痛, 食欲不振, 消化不良, 腹痛, 刀伤出血, 跌打肿痛等。果实: 甘, 平。芳香, 健胃, 助消化, 平喘。用于风湿痛, 感冒咳嗽等。

茵芋属 (*Skimmia*)

茵芋

【别　　名】黄山桂, 山桂花, 深红茵芋

【学　　名】*Skimmia reevesiana*

【生境分布】生于山坡疏林下或林缘灌木丛中, 海拔 1200m 以上。全省各地零星分布。

【药用部位】叶。

【性味功能】辛、苦、温, 有毒。祛风除湿。用于风湿痹痛, 四肢挛急, 两足软弱等。

山小橘属 (*Glycosmis*)

山小橘

【别　　名】山油柑, 小花山小橘

【学　　名】*Glycosmis parviflora*

【生境分布】生于林缘路边灌丛、林中、路边阴地, 山坡灌丛。福建中部、南部习见。

【药用部位】根。

【性味功能】微辛、苦, 平。祛风解表, 化痰, 消积, 散瘀。用于感冒咳嗽, 胃脘胀痛, 消化不良, 疝气痛, 跌打瘀痛, 风湿关节痛, 毒蛇咬伤, 冻疮等。

黄皮属 (*Clausena*)

黄皮

【别　　名】黄段, 黄弹, 黄冒

【学　　名】*Clausena lansium*

【生境分布】生于果园、村旁等地栽培。全省沿海各地零星栽培。

【药用部位】根, 叶, 果实, 果核。

【性味功能】根: 辛、苦, 温。健胃化气。用于胃及十二指肠溃疡等。叶: 辛、苦, 温。健胃化气。用于疟疾, 伤风感冒, 痰湿咳喘等。果实: 甘、酸, 微温。顺气消食。用于消积。果核: 用于疝气, 蜈蚣咬伤等。

酒饼簕 (*Atalantia*)

酒饼簕

【别　　名】山柑仔, 乌柑, 东风橘, 狗橘、山橘簕

【学　　名】*Atalantia buxifolia*

【生境分布】生于离海岸不远的平地、缓坡及低丘陵的灌木丛中。福建省南部地区有栽培。

【药用部位】根。

【性味功能】辛、苦, 温。祛风散寒, 化痰止咳, 行气止痛。用于支气管炎, 风寒咳嗽, 感冒发热, 风湿关节炎, 慢性胃炎, 胃溃疡, 跌打肿痛等。

九里香属 (*Murraya*)

九里香

【别　　名】千里香, 七里香, 过山香, 石桂树

【学　　名】*Murraya exotica*

【生境分布】生于离海岸不远的平地、缓坡、小丘的灌木丛中。分布于福建省中部、南部。

【药用部位】叶。

【性味功能】辛、微苦, 温。行气止痛, 活血散瘀。用于胃痛, 风湿痹痛等; 外用可治牙痛, 跌扑肿痛, 虫蛇咬伤等。

枳属 (*Poncirus*)

枳

【别　　名】枸桔, 枳壳, 鹅眼枳实, 臭山桔

【学　　名】*Poncirus trifoliata*

【生境分布】生于路旁、房前屋后, 有用做绿篱。全省各地分布。

【药用部位】果实。

【性味功能】苦、酸, 微寒。破气化痰, 消积除痞。用于食积痰滞, 胸腹胀满, 胃下垂, 痞块, 脱肛, 子宫脱垂, 产后水肿等。

金桔属 (*Fortunella*)

山柑

【别　　名】山金橘, 海南槌果藤, 山橘

【学　　名】*Fortunella hindsii*

【生境分布】生于疏林中或旷野灌丛中, 海拔 600m 以下。全省各地分布。

【药用部位】果实, 叶。

【性味功能】果实: 辛、酸、甘, 温。行气宽中, 止

咳化痰。用于胃气痛，食积胀满，疝气，风寒咳嗽，冷哮等。叶：辛，温。宣肺，止咳，散瘀消肿。用于感冒咳嗽，百日咳，跌打损伤等。

金柑

【别　　名】四季桔，圆金柑

【学　　名】*Fortunella japonica*

【生境分布】生于山地常绿阔叶林中，多做盆栽，海拔 600～1000m。全省各地分布。

【药用部位】根，叶，果实，果实蒸馏液，种子。

【性味功能】根：酸、苦，温。行气止痛，化气。用于产后腹痛，子宫下垂，瘰疬初起等。叶：辛、苦，微寒。舒肝解郁，理气散结。用于噎膈，瘰疬，乳房结块，乳腺炎等。果实：辛、甘，温。理气解郁，消食化痰，醒酒；用于胸闷郁结，脘腹痞胀，食滞纳呆，咳嗽痰多，伤酒口渴等。果实蒸馏液：甘、辛、微苦，温。舒肝理气，化痰和中。用于气滞胃痛，食积呕吐，咳嗽痰多等。种子：酸、辛，平。化痰散结，理气止痛。用于喉痹，瘰疬结核，疝气，睾丸肿痛，乳房结块，乳腺炎等。

注：有学者将金豆 *Fortunella venosa* 并入本种，功效相近。

金桔

【别　　名】金枣，金橘，牛奶金柑，罗浮，枣橘

【学　　名】*Fortunella margarita*

【生境分布】生于山地常绿阔叶林中。分布于云霄等地。

【药用部位】根，叶，果实，果实蒸馏液（金橘露），种子。

【性味功能】根：酸、苦，温。行气止痛，化气。用于产后腹痛，子宫下垂，瘰疬初起等。叶：辛、苦，微寒。舒肝解郁，理气散结。用于噎膈，瘰疬，乳房结块，乳腺炎等。果实：辛、甘，温。理气解郁，消食化痰，醒酒。用于胸闷郁结，脘腹痞胀，食滞纳呆，咳嗽痰多，伤酒口渴等。果实蒸馏液：甘、辛、微苦，温。舒肝理气，化痰和中。用于气滞胃痛，食积呕吐，咳嗽痰多等。种子：酸、辛，平。化痰散结，理气止痛。用于喉痹，瘰疬结核，疝气，睾丸肿痛，乳房结块，乳腺炎等。

柑橘属（*Citrus*）

香橼

【别　　名】枸橼，香圆柑，蜜罗柑，香杨

【学　　名】*Citrus medica*

【生境分布】生于山坡灌木丛中，海拔 350～1750m。全省各地分布，有少量栽培。

【药用部位】根，叶，果实。

【性味功能】根：辛、苦、微酸，温。理气宽胸，化痰止咳。用于睾丸肿痛，脾肿大等。叶：辛、苦，平。宽胸化气，消肿止痛。用于初生儿腹胀，脓肿等。果实：辛、苦、微酸，温。理气宽胸，化痰止咳。用于胸腹胀满，气逆，呕吐，咳嗽等。

佛手

【别　　名】佛手柑，佛手香橼，五指柑，福寿柑

【学　　名】*Citrus medica* var. *sarcodactylis*

【生境分布】生于温暖湿润、阳光充足的环境中，海拔 300～700m。全省各地少量栽培。

【药用部位】根，叶，果实。

【性味功能】根：辛、苦，平。理气宽胸，化痰消胀。用于脾肿大，十二指肠溃疡，癫痫等。叶：辛、苦，平。理气宽胸，化痰消胀。用于脾肿大，十二指肠溃疡，癫痫等。果实：辛、苦、酸。理气宽胸，化痰消胀。用于胸腹胀痛，神经性胃痛，呕吐，喘咳等。

柚

【别　　名】抛，文旦，程树，皮山柚，土柚

【学　　名】*Citrus maxima*

【生境分布】全省各地常见栽培，以平和、南靖、仙游等地为多。

【药用部位】根，叶，果肉，果皮。

【性味功能】根：苦、辛，微温。化气，降逆，止痛。用于胃痛，旧伤痛等。叶：辛、苦，平。调气降逆，解毒消肿。用于胃痛，痢疾，砒中毒，中耳炎，乳腺炎等。果肉：甘、酸，微温。破积散气，止咳定喘。果皮：辛、苦，温。理气降逆，燥湿化痰。用于胸闷，腹胀，肾炎，妊娠呕吐等。通用于

支气管炎, 哮喘等。

柠檬

【别　　名】洋柠檬, 黎檬子, 宜母果, 柠果, 宜檬

【学　　名】*Citrus limon*

【生境分布】生于热带、亚热带地区, 尤以地中海沿岸各国和澳大利亚栽培较多。全省各地零星栽培。

【药用部位】根, 果实。

【性味功能】根: 辛、苦, 温。行气止痛, 止咳平喘。用于胃痛, 疝气痛, 咳嗽等。果实: 酸、甘, 平。化痰止咳, 生津健胃。用于咳嗽, 顿咳, 食欲不振, 维生素 C 缺乏症, 中暑烦渴等。

柑橘

【别　　名】柑, 桔, 黄橘

【学　　名】*Citrus reticulata*

【生境分布】全省各地, 广泛栽培。

【药用部位】成熟果实。

【性味功能】甘、酸, 平。润肺生津, 理气和胃。用于消渴, 呕逆, 胸膈结气等。

橙

【别　　名】甜橙, 广柑, 橙子, 黄果

【学　　名】*Citrus sinensis*

【生境分布】生于温暖、土地肥沃、透水透气性好的地区。全省各地常见栽培。

【药用部位】叶, 果实, 果皮。

【性味功能】叶: 辛、苦, 平。散瘀止痛。用于疮疡肿痛等。果实: 辛、甘、微苦, 微温。疏肝理气, 散结通乳, 解酒。用于肝气郁滞所致胁肋疼痛, 脘腹胀满, 产妇乳汁不通, 乳房结块肿痛, 醉酒等。果皮: 辛、苦, 温。行气健脾, 降逆化痰。用于脾胃气滞之脘腹胀满, 恶心呕吐, 食欲不振, 痰壅气逆之咳嗽痰多, 胸膈满闷, 梅核气等。

酸橙

【别　　名】皮头橙, 枳实, 枳

【学　　名】*Citrus aurantium*

【生境分布】生于温暖湿润、雨量充沛、阳光充足的环境中。全省零星分布。

【药用部位】未成熟果实。

【性味功能】苦、辛、酸, 凉。理气宽中, 行滞消胀。用于胸肋气滞, 胃脘痛, 食积不化, 痰饮内停, 脱肛, 阴挺等。

苦木科（Simarubaceae）

臭椿属（*Ailanthus*）

臭椿

【别　　名】樗, 婆子树, 七叶金, 水椿, 木椿

【学　　名】*Ailanthus altissima*

【生境分布】生于山野林缘或栽培于路旁, 海拔 100～2000m。全省各地分布。

【药用部位】根皮与茎皮 (樗白皮), 叶 (樗叶), 果实 (凤眼草)。

【性味功能】根皮与茎皮: 苦、涩, 寒。清热燥湿, 涩肠, 止血, 止带, 杀虫。用于泄泻, 痢疾, 便血, 崩漏, 痔疮出血, 带下病, 蛔虫症, 疮癣等。叶: 苦, 凉。清热燥湿, 杀虫。用于湿热带下病, 泄泻, 痢疾, 湿疹, 疮疥, 疖肿等。果实: 苦、涩, 凉。清热燥湿, 止痢, 止血。用于痢疾, 白浊, 带下病, 便血, 尿血, 崩漏等。

鸦胆子属（*Brucea*）

鸦胆子

【别　　名】苦参子, 羊屎兰, 老鸦胆, 鸦蛋子

【学　　名】*Brucea javanica*

【生境分布】生于村边路旁、山坡灌丛中。福建省南部、中部沿海地区习见。

【药用部位】果实。

【性味功能】苦, 寒, 有小毒。清热解毒, 截疟, 止痢, 腐蚀赘疣。用于痢疾, 疟疾, 赘疣, 鸡眼等。

苦木属（*Picrasma*）

苦木

【别　　名】苦树，苦檀，苦皮树，熊胆树

【学　　名】*Picrasma quassioides*

【生境分布】生于山坡、山谷或溪旁潮湿处。全省各地分布。

【药用部位】根，茎皮。

【性味功能】根：苦，寒。清热燥湿，解毒，杀虫。用于痢疾，吐泻，胆道感染，蛔虫病，疮疡，疥癣，湿疹，烧烫伤等。茎皮：苦，寒。清热燥湿，解毒杀虫。用于细菌性痢疾，胃肠炎，胆道感染，蛔虫病，疥癣，疔，疖，湿疹，烧伤等。

橄榄科（Burseraceae）

橄榄属（*Canarium*）

橄榄

【别　　名】青果，黄榄，白榄

【学　　名】*Canarium album*

【生境分布】生于沟谷和山坡杂木林中或栽培于庭园、村旁，海拔 1300m 以下。全省各地多有栽培，南部地区尚有少量野生。

【药用部位】根，叶，果实。

【性味功能】根：微苦，平。祛风湿，舒筋。用于风湿关节痛，哮喘等。叶：辛、甘，平。清热解毒。用于漆疮等。果实：辛、甘、微酸，平。清热解毒，生津止渴，盐制品消食降气。用于防治白喉，咽喉肿痛，羊癫疯，痢疾，河鲀鱼中毒，鱼骨鲠喉等。

楝科（Meliaceae）

香椿属（*Toona*）

香椿

【别　　名】椿根，白椿根

【学　　名】*Toona sinensis*

【生境分布】生于林缘或栽培于屋旁、路边、山坡。全省零星分布或栽培。

【药用部位】树皮及根皮的内层皮（椿白皮），叶（椿叶），果实（香椿子）。

【性味功能】树皮及根皮的内层皮：苦、涩，凉。除热，燥湿，涩肠，止血，杀虫。用于痢疾，泄泻，小便淋痛，便血，血崩，带下病，风湿腰腿痛等。叶：苦，平。消炎，解毒，杀虫。用于痔疮，痢疾等。果实：辛，苦，温。祛风，散寒，止痛。用于泄泻，痢疾，胃痛等。

红椿

【别　　名】紫椿，红楝子

【学　　名】*Toona ciliata*

【生境分布】生于低海拔沟谷林中或山坡疏林中。分布于邵武等地。

【药用部位】根皮。

【性味功能】苦，凉。除热燥湿，涩肠，止血，杀虫。用于久泻，久痢，肠风便血，崩漏，带下病，遗精，白浊，疳积，蛔虫病，疮癣等。

注：国家二级重点保护野生植物。

楝属（*Melia*）

楝

【别　　名】苦楝，楝枣，苦心子，楝柴

【学　　名】*Melia azedarach*

【生境分布】生于低海拔旷野、路旁或疏林中。全省各地多见栽培。

【药用部位】根或茎二重皮，叶，果实。

【性味功能】根或茎二重皮：苦，寒，有小毒。杀虫。用于蛔虫病，蛲虫病，钩虫病，湿疹，秃疮等。叶：苦，寒，有小毒。消肿拔脓。用于癣，疔肿，皮炎等。果实：苦，寒，有小毒。除湿，止痛。用于腹痛，疝气，痢疾，癣等。

川楝

【别　　名】川楝子，金铃子，楝

【学　　名】*Melia toosendan*

【生境分布】生于土壤湿润、肥沃的杂木林和疏林内。福建省沿海各地多有栽培。

【药用部位】果实。

【性味功能】苦，寒，有小毒。泻火，止痛，杀虫。用于胃痛，虫积腹痛，疝痛，痛经等。

米仔兰属（*Aglaia*）

米仔兰

【别　　名】树兰，碎米兰，珠兰

【学　　名】*Aglaia odorata*

【生境分布】生于低海拔的山坡灌木丛中。全省零星分布。

【药用部位】枝，叶，花。

【性味功能】枝：辛，微温。活血行瘀，消肿止痛。用于跌打损伤，风湿关节痛等。叶：辛，微温。活血行瘀，消肿止痛。用于跌打损伤，风湿关节痛，肿毒等。花：甘，辛，平。宽胸解郁，疏风解表。用于感冒，胸闷等。

麻楝属（*Chukrasia*）

麻楝

【别　　名】阴麻树，白皮香椿，白椿

【学　　名】*Chukrasia tabularis*

【生境分布】生于山地杂木林或疏林中，海拔380～1530m。全省各地有栽培。

【药用部位】树皮。

【性味功能】苦，寒。退热，祛风，止痒。用于感冒发热，皮肤瘙痒等。

金虎尾科（Malpighiaceae）

风筝果属（*Hiptage*）

风筝果

【别　　名】风车藤，狗角藤，猿尾藤，风车果。

【学　　名】*Hiptage benghalensis*

【生境分布】多生于向阳山坡岩隙灌丛或林缘，通常海拔300m以下。分布于南靖、泉港、闽侯、永泰等地。

【药用部位】老茎。

【性味功能】辛，温。温肾益气。用于滑精，遗精，体弱虚汗。

远志科（Polygalaceae）

远志属（*Polygala*）

华南远志

【别　　名】节节花，金不换

【学　　名】*Polygala chinensis*

【生境分布】生于山坡草地、路旁、山谷杂木林中或溪岸边，海拔650m以下。全省各地分布。

【药用部位】全草。

【性味功能】甘，平。止咳，消积，活血，散瘀。用于咳嗽胸痛，咽喉痛，肺痨，顿咳，小儿疳积，黄疸，痢疾，小儿麻痹后遗症，目赤，痈疽疔肿，跌打损伤等。

黄花倒水莲

【别　　名】假黄花远志，黄花金盔，倒吊黄，观音坠，观音串

【学　　名】*Polygala fallax*

【生境分布】生于坑沟边或林阴下。分布于闽西、闽北等地。

【药用部位】全草。

【性味功能】甘、微苦，平。补脾益肾，滋阴降火。用于劳倦乏力，风湿关节痛，肾亏多尿，阳痿，急

性黄疸型传染性肝炎，慢性肾炎，肺结核潮热，子宫脱垂，月经不调，产后腰痛，带下病，小儿疳积，遗尿等。

香港远志

【别　　名】金锁匙

【学　　名】*Polygala hongkongensis*

【生境分布】生于山谷林下。分布于宁化、沙县等地。

【药用部位】全草。

【性味功能】苦、微辛，温。活血，化痰，解毒。用于跌打损伤，咳嗽，附骨疽，失眠，毒蛇咬伤等。

狭叶香港远志

【别　　名】狭叶远志

【学　　名】*Polygala hongkongensis* var. *stenophylla*

【生境分布】生于林下、山坡草地或路旁，海拔200～2000m。全省各地分布。

【药用部位】全草。

【性味功能】苦、辛，温。益智安神，散瘀，化痰，退肿。用于失眠，跌打损伤，咳喘，附骨疽，痈肿，毒蛇咬伤等。

瓜子金

【别　　名】土远志，铁钓竿，铁甲草，金锁匙，扭伤草

【学　　名】*Polygala japonica*

【生境分布】生于山坡、田埂、路旁或向阳草丛中。全省各地分布。

【药用部位】全草。

【性味功能】微甘、辛，微温。祛痰宁神，消肿止痛。用于扁桃体炎，急性咽炎，伤风咳嗽，疟疾，神经衰弱，心悸，健忘，小儿疳积，惊风，麻疹不透，月经不调，乳腺炎初起，湿疹，痈肿初起，跌打损伤，蛇咬伤等。

大叶金牛

【别　　名】天青地紫，一包花，红背兰

【学　　名】*Polygala latouchei*

【生境分布】生于林下、林缘或山坡路旁，海拔

650m。分布于南靖、平和、上杭、连城、永安、泰宁、屏南、延平、建阳、武夷山等地。

【药用部位】全草。

【性味功能】苦，微温。解毒疗疮，散瘀。用于咳嗽，咯血，小儿疳积，失眠，跌打损伤，毒蛇咬伤等。

小花远志

【别　　名】细牛草，七寸金，辰沙草，金牛草，金不换

【学　　名】*Polygala polifolia*

【生境分布】生于山坡旷地、路旁或村落田边。分布于东山、南靖、长汀、永安、宁化等地。

【药用部位】全草。

【性味功能】甘、苦，平。祛痰止咳，活血散瘀，清热解毒。用于肺痨，咯血，尿血，便血，顿咳，肝炎，月经不调，跌打损伤，毒蛇咬伤，小儿麻痹症后遗症等。

齿果草属（*Salomonia*）

齿果草

【别　　名】萝荙，细黄药，一碗泡，斩蛇剑，过山龙

【学　　名】*Salomonia cantoniensis*

【生境分布】生于林缘旷野或山坡草地上，海拔200～650m。分布于南靖、平和、连城、永安、延平、建宁、沙县等地。

【药用部位】全草（吹云草）。

【性味功能】辛，平。解毒，消肿，散瘀，镇痛。用于肾炎水肿，风湿关节痛，血崩，痈疮肿毒，毒蛇咬伤，跌打损伤，骨折等。

椭圆叶齿果草

【别　　名】睫毛莎萝荙，睫毛齿果草，缘毛齿果草

【学　　名】*Salomonia ciliata*

【生境分布】生于旷野草地上或田边路旁湿润处。分布于南靖、永安、三元、延平等地。

【药用部位】全草。

【性味功能】微辛，平。散瘀消肿。用于痈疮肿毒，毒蛇咬伤等。

大戟科（Euphorbiaceae）

铁苋菜属（*Acalypha*）

铁苋菜

【别　　名】野麻草，玉碗拌珍珠，山黄麻草，叶里存珠，人苋

【学　　名】*Acalypha australis*

【生境分布】生于荒地、路旁、田边、旷野等草丛中。全省各地分布。

【药用部位】全草。

【性味功能】淡，平。清热利湿，消肿解毒。用于痢疾，肠炎，小儿疳积，瘘管，皮肤湿疹等。

红穗铁苋菜

【别　　名】狗尾红

【学　　名】*Acalypha hispida*

【生境分布】闽南一带常见栽培于庭园或花盆中。

【药用部位】叶，花。

【性味功能】苦、涩。清热解毒，利湿，收敛止血。叶：用于溃疡病等。花：用于泄泻等。

红桑

【别　　名】红叶铁苋，红叶桑

【学　　名】*Acalypha wilkesiana*

【生境分布】福州以南各地常见栽培。

【药用部位】叶。

【性味功能】微苦，凉。清热，凉血，止血。用于紫癜，牙龈出血，再生障碍性贫血，咳嗽，血小板降低，暑热等。

注：其栽培品种金边红桑 *Acalypha wilkesiana* 'Marginata' 亦作红桑药用。

石栗属（*Aleurites*）

石栗

【别　　名】铁桐，铁果，水火树，烛果树

【学　　名】*Aleurites moluccana*

【生境分布】福州以南有栽培。

【药用部位】叶，种子（烛果树）。

【性味功能】甘、微苦，寒，有小毒。清热，通经止血。叶：用于经闭，外伤出血等。种子：用于痈疮肿毒等。

山麻杆属（*Alchornea*）

红背山麻杆

【别　　名】红背叶

【学　　名】*Alchornea trewcoides*

【生境分布】生于村落附近路旁或灌丛中。分布于诏安、南靖、平和、新罗、连城等地。

【药用部位】根，叶。

【性味功能】甘，凉。清热利湿，散瘀止血。用于痢疾，小便涩痛，石淋，血崩，带下病，风疹，疥疮，脚癣，龋齿，外伤出血，腰腿痛等。

五月茶属（*Antidesma*）

黄毛五月茶

【别　　名】唛毅怀，木味水

【学　　名】*Antidesma forclii*

【生境分布】生于常绿阔叶林中。分布于南靖、新罗、仙游、福清、永泰、长乐、晋安、蕉城等地。

【药用部位】叶。

【性味功能】清热解毒。外用于痈疮肿毒。

日本五月茶

【别　　名】禾串果，酸叶子，细五月茶，酸味子

【学　　名】*Antidesma japonicum*

【生境分布】生于杂木林中。全省各地分布。

【药用部位】全株，叶。

【性味功能】全株：祛风湿。叶：用于胃脘痛，痈疮肿毒，吐血等。

小叶五月茶

【别　　名】小杨柳

【学　　名】*Antidesma venosum*

【生境分布】生于河旁砾石灌丛或草丛中。分布于宁化等地。

【药用部位】根。

【性味功能】辛、涩，温。收敛止泻，生津止渴，行气活血。用于小儿麻疹，水痘等。

秋枫属（*Bischofia*）

秋枫

【别　　名】茄冬，加冬，过冬梨

【学　　名】*Bischofia javanica*

【生境分布】生于村旁、岸边。全省各地分布。

【药用部位】根，叶。

【性味功能】微苦、涩，平。解毒化结。用于痈疽疮疡，食膈反胃，传染性肝炎，疳积，喉炎，牙龈出血等。

重阳木

【别　　名】乌杨、茄冬

【学　　名】*Bischofia polycarpa*

【生境分布】生于村旁、岸边。全省各地分布。

【药用部位】根，树皮，叶。

【性味功能】辛、涩，凉。行气活血，消肿解毒。用于风湿骨痛，黄疸，咽喉肿痛，痈疮肿毒等。

黑面神属（*Breynia*）

黑面神

【别　　名】山桂花，山树兰，打打树，漆生草，猴写字

【学　　名】*Breynia fruticosa*

【生境分布】生于山坡、路旁灌木丛中。闽南一带常见分布。

【药用部位】根，叶。

【性味功能】微苦，寒。清热解毒，散瘀消肿，收敛止痒。根：用于扁桃体炎，咽喉炎，腹痛，泌尿系结石，白浊，跌打损伤等。叶：用于湿疹，漆过敏，蛇伤，带状疱疹等。

喙果黑面神

【别　　名】黑面神，小叶黑面神

【学　　名】*Breynia rostrata*

【生境分布】生于山路、灌草丛中。分布于晋安、闽侯、永泰、长乐等地。

【药用部位】根，叶。

【性味功能】苦、涩，凉。清热解毒，止血止痛。用于感冒发热，乳蛾，咽喉痛，吐泻，痢疾，崩漏，带下病，痛经等；外用于外伤出血，疮疖，湿疹，皮肤瘙痒，烧伤等。

土蜜树属（*Bridelia*）

禾串树

【别　　名】大叶逼迫子，禾串土蜜树，刺杜密

【学　　名】*Bridelia balansae*

【生境分布】生于密林中。分布于南靖、永泰、闽侯、蕉城、福安等地。

【药用部位】叶。

【性味功能】化痰止咳。用于支气管炎等。

土密树

【别　　名】土知母，补脑根

【学　　名】*Bridelia tomentosa*

【生境分布】生于山坡、灌丛中。分布于南靖、长泰、漳浦、芗城、泉港、霞浦等地。

【药用部位】根皮，茎，叶。

【性味功能】淡、微苦，平。安神，调经，清热解毒。根皮：用于肾虚，月经不调等。茎、叶：用于狂犬咬伤等。鲜叶：用于疔疮肿毒等。

巴豆属（*Croton*）

银叶巴豆

【别　　名】叶下白

【学　　名】*Croton cascarilloides*

【生境分布】生于山坡石缝中。分布于海沧、涵江等地。

【药用部位】根。

【性味功能】涩，凉。祛风，壮筋骨。用于风湿骨痛，瘰疬，咽喉痛等。

鸡骨香

【别　　名】土沉香

【学　　名】*Croton crassifolius*

【生境分布】生于山坡灌草丛中或旷野荒地上。分

布于诏安、东山、同安、惠安等地。

【药用部位】根。

【性味功能】苦、辛，温。行气止痛，祛风消肿。用于胃痛，胃肠气胀，黄疸，贫血，疝气，风湿痹痛，跌打损伤等。

巴豆

【别　　名】巴菽，刚子，老阳子

【学　　名】*Croton tiglium*

【生境分布】生于杂木林中或栽培。分布于南靖、惠安、仙游、涵江、永泰、蕉城、尤溪等地。

【药用部位】种子，种子炮制加工品（巴豆霜），叶，根，种皮，巴豆油。

【性味功能】种子、种子加工品：辛，热。峻下冷积，逐水退肿，祛痰利咽。用于寒积便秘，腹水，喉痹痰阻等。种皮、根、叶：辛，温。祛风活血，杀虫解毒。用于疟疾，跌打损伤等。叶、根、种皮、巴豆油：辛，热，有大毒。泻寒积，通关窍，逐痰，行水，杀虫。用于冷积凝滞，胸腹胀满急痛，血瘕，痰癖，泻痢，水肿等。外用于喉风，喉痹，恶疮疥癣等。

假奓包叶属（*Discocleidion*）

假奓包叶

【别　　名】艾桐，小泡叶，毛丹麻杆，老虎麻

【学　　名】*Discocleidion rufescens*

【生境分布】生于林中或山坡灌丛中，海拔250～1000m。分布于闽侯等地。

【药用部位】根皮。

【性味功能】清热解毒，泄水消积。用于水肿、食积和毒疮等。

黄桐属（*Endospermum*）

黄桐

【别　　名】黄虫树

【学　　名】*Endospermum chinense*

【生境分布】生于杂木林中、山谷边。分布于南靖等地。

【药用部位】树皮，叶。

【性味功能】辛，热，有大毒。祛瘀生新，消肿镇痛，舒筋活络。用于疟疾，骨折，跌打损伤，风寒湿痹，关节疼痛等。

大戟属（*Euphorbia*）

火殃簕

【别　　名】臭松，苔哥刺，龙骨刺，金刚纂

【学　　名】*Euphorbia antiquorum*

【生境分布】福州以南各地零星栽培。

【药用部位】茎，叶，花蕊，乳汁。

【性味功能】茎：苦，寒，有毒；消肿，通便，杀虫；用于膨胀，急性吐泻，肿毒，疔癫等。叶：苦，寒，有毒；清热化滞，解毒行瘀；用于热滞泄泻，痧秽吐泻，转筋，疔疮，跌打积瘀等。花蕊：解毒消肿；用于膨胀等。乳汁：苦，寒，有毒；泻下，逐水，止痒。

猩猩草

【别　　名】叶上花，草一品红，象花

【学　　名】*Euphorbia cyathophora*

【生境分布】闽南一带有栽培或逸为野生。

【药用部位】全草。

【性味功能】苦，涩，寒，有毒。调经，止血，止咳，接骨，消肿。用于月经过多，跌打损伤，骨折，咳嗽等。

乳浆大戟

【别　　名】猫眼草，烂疤眼，华北大戟

【学　　名】*Euphorbia esula*

【生境分布】生于山坡旁或灌丛下。分布于长乐、福安等地。

【药用部位】全草（猫眼草）。

【性味功能】苦，凉，有毒。利尿消肿，拔毒止痒。用于四肢浮肿，小便淋痛不利，疟疾；外用于瘰疬，疮癣瘙痒等。

泽漆

【别　　名】乳浆草，五凤草

【学　　名】*Euphorbia helioscopia*

【生境分布】生于荒地、路旁及湿地。全省各地

分布。

【药用部位】全草。

【性味功能】辛、苦，凉，有毒。逐水消肿，祛痰，散瘀，解毒，杀虫。用于水肿，痰饮喘咳，痢疾，癥瘕痞块等；外用于瘰疬，癣疮等。

飞扬草

【别　　名】大号乳仔草，节节花，金花草，大飞扬

【学　　名】*Euphorbia hirta*

【生境分布】生于路旁、菜园、荒地、山坡草丛中。全省各地分布。

【药用部位】全草。

【性味功能】微苦，寒。清热利湿，消肿解毒。用于痢疾，胃肠炎，乳汁稀少，血尿，湿疹，脓疱疹，瘙痒性皮炎，麦粒肿等。

地锦

【别　　名】辅地红，花被单，蜈蚣草，仙桃草，铺地锦

【学　　名】*Euphorbia humifusa*

【生境分布】生于山坡荒地或农田中。全省各地分布。

【药用部位】全草。

【性味功能】苦、辛，平。清热解毒，活血，止血，利湿，通乳。用于痢疾，泄泻，咯血，吐血，便血，崩漏，外伤出血，湿热黄疸，乳汁不通，痈肿疔疮，跌打肿痛等。

斑地锦

【别　　名】血筋草

【学　　名】*Euphorbia maculata*

【生境分布】生于平原或低山坡的路旁。全省各地分布。

【药用部位】全草。

【性味功能】辛，平。止血，清湿热，通乳。用于黄疸，泄泻，疳积，血痢，尿血，血崩，外伤出血，乳汁不多等。

通奶草

【别　　名】小飞扬，千根草

【学　　名】*Eupharbia hypericifolia*

【生境分布】生于路旁或海边砂地。分布于东山、漳浦、芗城、海沧、霞浦等地。

【药用部位】全草。

【性味功能】辛、微苦，平。清热解毒，散血止血，利水，通奶。用于水肿，乳汁不通，泄泻，痢疾，皮炎，湿疹，脓疱疮，烧烫伤等。

大狼毒

【别　　名】岩大戟，台湾大戟，毛狼毒大戟，宾岛大戟

【学　　名】*Euphorbia jolkinii*

【生境分布】生于草地、山坡、灌丛和疏林内，海拔200m以上。分布于福鼎等地。

【药用部位】根。

【性味功能】辛、苦，温，有毒。泻下逐水，外用止血，止痒。用于水肿，肝硬化腹水；外用治创伤出血，淋巴结结核，跌打瘀血肿痛，皮肤瘙痒，癣疥等。

小叶地锦

【别　　名】小叶遍地金，闽南大戟

【学　　名】*Euphorbia heyneana*

【生境分布】生于路旁半阳性或阳性地。分布于龙海、新罗、惠安、晋安、平潭等地。

【药用部位】全草。

【性味功能】苦，寒，有大毒。泻水消肿，散结，祛痰，通利大小便。用于重症水肿，胸水，腹水，积聚痞块等。

银边翠

【别　　名】高山积雪

【学　　名】*Euphorbia marginata*

【生境分布】福州以南各地有栽培。

【药用部位】全草。

【性味功能】苦、辛，微寒。拔毒消肿。用于月经不调，无名肿毒，跌打损伤等。

铁海棠

【别　　名】麒麟花，玉麒麟，刺花，有刺日日有，

刺仔花

【学　　名】*Euphorbia milii*

【生境分布】全省各地常见栽培。

【药用部位】茎，叶。

【性味功能】甘、辛，平，有毒。化瘀消肿，排脓解毒。用于疮肿，烫火伤等。

大戟

【别　　名】京大戟

【学　　名】*Euphorbia pekinensis*

【生境分布】生于山坡、路旁、荒地、草丛、林缘及疏林下。分布于闽侯、长乐、建宁、尤溪、建瓯等地。

【药用部位】根。

【性味功能】苦、辛，寒，有毒。利尿，止泻，通经。用于水肿喘包，水病肿满，水肿腹大，牙痛等。

南欧大戟

【别　　名】荸艾大戟

【学　　名】*Euphorbia peplus*

【生境分布】生于路旁及屋旁树荫下。沿海各地较常见。

【药用部位】全草，乳汁（癣草）。

【性味功能】苦，寒，有毒。杀虫，解毒。外用于癣疮等。

匍匐大戟

【别　　名】铺地草

【学　　名】*Euphorbia prostrata*

【生境分布】生于路旁、屋旁或荒地草丛中。分布于秀屿等地。

【药用部位】全草。

【性味功能】淡，凉。清热解毒，凉血，消肿。用于痢疾，吐泄等；外用于口疮，乳痈，疔疖等。

一品红

【别　　名】猩猩木，老来娇

【学　　名】*Euphorbia pulcherrima*

【生境分布】全省各地常见栽培。

【药用部位】全株。

【性味功能】苦、涩，凉，有小毒。调经止血，接骨，消肿。用于月经过多，跌打损伤，外伤出血，骨折等。

霸王鞭

【别　　名】刺金刚，霸王草

【学　　名】*Euphorbia neriifolia*

【生境分布】福州以南各地有栽培。

【药用部位】全株，乳汁。

【性味功能】苦、涩，平，有毒。祛风，消炎，解毒。用于疮毒、皮癣等。

千根草

【别　　名】小飞扬，小乳汁草

【学　　名】*Euphorbia thymifolia*

【生境分布】生于路旁、屋旁草丛中，多见于砂质土。分布于秀屿、平潭等地。

【药用部位】全草（小飞扬草）。

【性味功能】微酸，涩，凉。清热利湿，收敛止痒。用于疟疾，痢疾，泄泻，湿疹，乳痈，痔疮等。

绿玉树

【别　　名】绿珊瑚，青珊瑚，光棍树

【学　　名】*Euphorbia tirucalli*

【生境分布】福州以南各地零星栽培。

【药用部位】全草。

【性味功能】辛、微酸，凉，有小毒。催乳，杀虫。用于缺乳，癣疾等。

海漆属（*Excoecaria*）

海漆

【别　　名】水贼仔

【学　　名】*Excoecaria agallocha*

【生境分布】生于滨海潮湿处至浅泥滩中。分布于东山、云霄、惠安等地。

【药用部位】树汁，木材。

【性味功能】止咳，通便，消肿解毒。用于肺热咳嗽，便秘，皮肤溃疡，手足肿毒等。

红背桂花

【别　　名】红背桂，叶背红，金琐玉

【学　　名】*Excoecaria cochinchinensis*

【生境分布】生于山谷林下、庭园。全省各地常见栽培。

【药用部位】全株。

【性味功能】辛、微苦，平，有小毒。通经活络，止痛。用于麻疹，流行性腮腺炎，乳蛾，心肾绞痛，腰肌劳损等。

白饭树属（*Flueggea*）

一叶萩

【别　　名】叶底珠，山嵩树，狗梢条，白几木

【学　　名】*Flueggea suffruticosa*

【生境分布】生于阳光充足的山坡灌木丛中或山边路旁。分布于永定、涵江、晋安、福清、长乐等地。

【药用部位】根，叶。

【性味功能】辛、苦，温，有毒。活血舒筋，健脾益肾。用于面神经麻痹，小儿麻痹后遗症，眩晕，耳聋，肾虚，嗜睡症，阳痿等。

白饭树

【别　　名】金柑藤，密花叶底株，白倍子

【学　　名】*Flueggea virosa*

【生境分布】生于疏林中或山坡路旁。分布于东山、南靖、华安、涵江、晋安等地。

【药用部位】树皮。

【性味功能】苦、涩，凉。清热解毒，消肿止痛，止痒止血。用于风湿痹痛，湿疹瘙痒。外用于湿疹，脓疱疮，过敏性皮炎，疮疖，烧烫伤等。

算盘子属（*Glochidion*）

毛果算盘子

【别　　名】漆大姑，生毛漆，痒树棵，毛七公

【学　　名】*Glochidion eriocarpum*

【生境分布】生于山坡、山谷向阳处灌丛中。全省各地分布。

【药用部位】根，叶。

【性味功能】根：苦、涩，平；清热利湿，解毒止痒；用于泄泻，痢疾等。叶：用于生漆过敏，水田皮炎，皮肤瘙痒，瘾疹，湿疹，剥脱性皮炎等。

厚叶算盘子

【别　　名】丹药良，赤血仔，大云药

【学　　名】*Glochidion hirsutum*

【生境分布】生于山谷边或山坡路旁。分布于漳浦、长泰、华安、芗城等地。

【药用部位】根，叶。

【性味功能】涩、微甘，平。收敛固脱，祛风消肿。用于风湿骨痛，跌打肿痛，脱肛，阴挺，带下病，泄泻，肝炎等。

艾胶算盘子

【别　　名】艾胶树，大叶算盘子

【学　　名】*Glochidion lanceolarium*

【生境分布】生于丘陵山坡林缘湿润处。分布于南靖等地。

【药用部位】茎，叶。

【性味功能】苦，凉。消炎，散瘀。用于口疮，牙龈肿痛等。

算盘子

【别　　名】山馒头，山金瓜，山桔子，八楞桔，八瓣桔

【学　　名】*Glochidion puberum*

【生境分布】生于山坡灌木丛或疏林中。全省各地分布。

【药用部位】根，茎，叶。

【性味功能】微苦，凉，有小毒。祛瘀活血，消肿解毒。用于痢疾，肠炎，风湿关节痛，传染性肝炎，咽喉肿痛，淋浊，带下病，血崩，断肠草中毒，瘰疬，毒蛇咬伤，多发性脓肿，疖肿，漆过敏，湿疹等。

白背算盘子

【别　　名】算盘子

【学　　名】*Glochidion wrightii*

【生境分布】生于山谷周围疏林中或路旁灌丛。分布于南靖、芗城等地。

【药用部位】根，叶。

【性味功能】苦，凉。清热祛湿，收敛止痛解毒。用于痢疾，湿疹，小儿麻疹等。

香港算盘子

【别　　名】金龟树

【学　　名】*Glochidion zeylanicum*

【生境分布】生于山谷、路旁、溪边等湿润地。分布于诏安、平和、华安、同安、长乐等地。

【药用部位】根，树皮。

【性味功能】苦，寒。根：止咳平喘；用于咳嗽，肝炎等。树皮：止血；用于腹痛，鼻衄等。

橡胶树属（*Hevea*）

橡胶树

【别　　名】万年青树，赤木，茄冬，加冬

【学　　名】*Hevea brasiliensis*

【生境分布】闽南一带偶有栽培。

【药用部位】根，叶。

【性味功能】祛风消肿。用于风湿骨痛，痢疾等。

麻疯树属（*Jatropha*）

麻疯树

【别　　名】芙蓉树，羔桐，臭油桐，小桐子，亮桐

【学　　名】*Jatropha curcas*

【生境分布】栽培或野生于村边、路旁。分布于东山、思明等地。

【药用部位】叶，树皮。

【性味功能】苦、涩，凉，有毒。散瘀消肿，止血，止痒。用于跌打肿痛，创伤出血，皮肤瘙痒，麻风，瘌痢头，慢性溃疡，关节挫伤，阴道滴虫，湿疹，脚癣等。

佛肚树

【别　　名】瓶子树

【学　　名】*Jatropha podagrica*

【生境分布】福州以南各地有栽培。

【药用部位】全株。

【性味功能】苦、甘，寒。清热解毒，消肿止痛。

用于毒蛇咬伤等。

野桐属（*Mallotus*）

白背叶

【别　　名】白叶野桐，木梗天青地白，白毛树，白面虎，狗屎团

【学　　名】*Mallotus apelta*

【生境分布】生于山坡灌木丛中。全省各地分布。

【药用部位】根，茎，叶。

【性味功能】苦，平。根、茎：清热平肝。用于肝炎，胃痛，风湿关节痛，流行性腮腺炎，带下病，产后风，结膜炎，目翳，跌打损伤等。叶：解毒，止血。用于蜂窝织炎，外伤出血，湿疹等。

野桐

【别　　名】巴巴树

【学　　名】*Mallotus japonicus*

【生境分布】生于林缘、疏林或灌丛中。分布于泰宁、罗源、建阳、武夷山等地。

【药用部位】根。

【性味功能】苦，涩。清热平肝，收敛止血。用于慢性肝炎，脾肿大，带下病，化脓性中耳炎，刀伤出血等。

白楸

【别　　名】力树，黄背桐，白叶子

【学　　名】*Mallotus paniculatus*

【生境分布】生于山地灌丛中或林缘。分布于南靖、永春等地。

【药用部位】根，茎。

【性味功能】甘、涩，平。清热解毒，生肌排脓。用于痢疾，阴挺，中耳炎等。

杠香藤

【别　　名】倒挂藤，木贼枫藤，万刺藤，犁头枫

【学　　名】*Mallotus repandus* var. *chrysoearpus*

【生境分布】生于山路旁或山坡石缝。全省各地分布。

【药用部位】根，茎叶（山龙眼）。

【性味功能】微辛，温。祛风活络，舒筋止痛。用于毒蛇咬伤，风湿痹痛，慢性溃疡等。

粗糠柴

【别　　名】红果果，香桂树

【学　　名】*Mallotus philippensis*

【生境分布】生于杂木林汇总或林缘。分布于永春、德化、晋安、永泰、连江、福安、延平、光泽、武夷山、浦城等地。

【药用部位】根。

【性味功能】苦、微涩，凉。清热利湿。用于急慢性痢疾，咽喉肿痛等。

木薯属（*Manihot*）

木薯

【别　　名】树薯，改伞

【学　　名】*Manihot esculenta*

【生境分布】全省各地常见栽培。

【药用部位】叶，淀粉（木薯粉）。

【性味功能】叶：用于疮癣，痈疮肿毒等。淀粉：甘，寒。清热解毒，凉血。用于水肿等。

红雀珊瑚属（*Pedilanthus*）

红雀珊瑚

【别　　名】扭曲草，拖鞋花，青竹标，百足草，红雀掌

【学　　名】*Pedilanthus tithymaloides*

【生境分布】闽南一带常见栽培。

【药用部位】全草。

【性味功能】酸、微涩，寒，有小毒。清热解毒，散瘀消肿，止血生肌。用于跌打损伤，骨折，外伤出血，疖肿疮疡，目赤等。

叶下珠属（*Phyllanthus*）

苦味叶下珠

【别　　名】珠子草，美洲叶下珠，珍珠草

【学　　名】*Phyllanthus amarus*

【生境分布】生于山坡路旁或旷野草地。分布于海沧、同安、泉港等地。

【药用部位】全草。

【性味功能】淡，微寒。清热，利湿，化痰，解毒。用于黄疸，泄泻，痢疾，热淋，石淋，水肿，痰咳，目赤肿痛，毒蛇咬伤等。

珠子草

【别　　名】叶下珠，小返魂，霸贝草

【学　　名】*Phyllanthus niruri*

【生境分布】生于山坡、路旁或旷野草地。分布于诏安、同安、大田等地。

【药用部位】全草。

【性味功能】止咳祛痰，消积。用于痰咳，小儿疳积，目赤。根：用于黄疸。

叶下珠

【别　　名】夜合草，柑子草，小礼草，乌鸦草，乳疳草

【学　　名】*Phyllanthus urinaria*

【生境分布】生于路旁、荒地、田边、园地等草丛湿地。全省各地分布。

【药用部位】全草。

【性味功能】微苦、甘，凉。清热平肝，解毒消肿。用于急性结膜炎，夜盲症，小儿疳积，肝炎，痢疾，肠炎腹泻，竹叶青毒蛇咬伤等。

蜜甘草

【别　　名】蜜柑草

【学　　名】*Phyllanthus ussuriensis*

【生境分布】生于丘陵山坡或路旁。全省各地分布。

【药用部位】全草。

【性味功能】苦，寒。清热利湿，清肝明目。用于黄疸，痢疾，泄泻，水肿，淋病，小儿疳积，目赤肿痛，痔疮，毒蛇咬伤等。

余甘子

【别　　名】油柑，滇橄榄，望果

【学　　名】*Phyllanthus emblica*

【生境分布】生于疏林下或山坡向阳处。分布于诏安、云霄、漳浦、龙文、南靖、南安、永春、惠安、泉港、涵江、连江等地。

【药用部位】根（油柑根），树皮（油柑木皮），树枝的虫瘿，叶（油柑叶），果实。

【性味功能】根：辛，寒，有毒。消食，利水，化痰，杀虫。用于高血压症，胃痛，泄泻，瘰疬等。树皮：甘、酸，寒。杀菌祛腐，止血。用于口疮，疔疮，痔疮，阴囊湿疹，外伤出血等。树枝的虫瘿：用于胃痛，疝气，遗精，小儿疳积，牙痛等。叶：辛，平。祛湿利尿。用于水肿，皮肤湿疹等。果实：甘、微涩，凉。清热利咽，润肺止咳。用于感冒发热，咽喉痛，咳嗽，口干烦渴，耳痛，维生素 C 缺乏症等。

落萼叶下珠

【别　　名】红五眼，弯曲叶下珠

【学　　名】*Phyllanthus flexuosus*

【生境分布】生于杂木林林缘或溪边润湿地。分布于南靖、平和、德化、永安、泰宁、建瓯、光泽、武夷山、浦城等地。

【药用部位】全株。

【性味功能】用于过敏性皮炎，小儿夜啼等。

青灰叶下珠

【别　　名】彩叶槐，叶下珠

【学　　名】*Phyrllanthus glaucus*

【生境分布】生于山坡疏林中或林缘。分布于长汀、延平、建阳、武夷山、浦城等地。

【药用部位】根。

【性味功能】辛、甘，温。祛风湿、消积。用于风湿关节痛，小儿疳积等。

小果叶下珠

【别　　名】龙眼睛，通城虎，山丘豆，飞檫木

【学　　名】*Phyllanthus reticulatus*

【生境分布】生于丘陵山坡或路旁、山沟边。分布于诏安、漳浦、芗城等地。

【药用部位】根、叶。

【性味功能】淡、涩，平，有小毒。祛风活血，散瘀消肿。用于跌打，乳疮，风湿等。

无毛小果叶下珠

【别　　名】无毛龙眼睛，红鱼眼

【学　　名】*Phyllanthus reticulatus* var. *glaher*

【生境分布】生于丘陵山坡或路旁。分布于诏安等地。

【药用部位】全株。

【性味功能】涩，平，有小毒。祛风活血，散瘀消肿。用于风湿骨痛，跌打损伤等。

越南叶下珠

【别　　名】狗脚迹，乌蝇叶

【学　　名】*Phyllanthus cochinchinensis*

【生境分布】生于山坡草丛中。分布于诏安、平和、南靖等地。

【药用部位】全株（树乌蝇羽）。

【性味功能】甘、淡、微涩，凉。消热解毒，消肿止痛。用于腹泻下痢，五淋白浊，小儿积热，小儿烂头疮，皮肤湿毒，疥疮。

蓖麻属（*Ricinus*）

蓖麻

【别　　名】杜蓖，牛篦子

【学　　名】*Ricinus communis*

【生境分布】栽培，现多逸为野生。全省各地分布。

【药用部位】根，茎，叶，种子。

【性味功能】根：淡、微辛，平。祛风活血。用于风湿疼痛，跌打瘀痛等。茎、叶：苦、微辛，平，有小毒。祛风散肿。用于脚气，风湿痹痛，疥癣瘙痒等。种子：甘、辛，平，有小毒。润肠通便，消肿排脓。用于痈疽肿毒，烫伤，水肿胀满，大便燥结等。

乌桕属（*Sapium*）

山乌桕

【别　　名】山柳乌桕，红乌桕，野腊子

【学　　名】*Sapium discolor*

【生境分布】生于杂木林中。全省各地分布。

【药用部位】根，茎皮，叶。

【性味功能】苦，寒，有小毒。根、茎皮：泻下逐

水，除湿消肿。用于肾炎水肿，肝硬化腹水，大小便不通，白浊，痔疮，咽服用于跌打损伤，过敏性皮炎，湿疹，带状疱疹，毒蛇咬伤，乳痈等。叶：散瘀消肿，祛风止痒。

白木乌桕

【别　　名】野蓖麻，白乳木

【学　　名】*Sapium japonicum*

【生境分布】生于山坡或林地。分布于宁化、将乐、建宁、建阳、光泽、武夷山等地。

【药用部位】根，叶，种子。

【性味功能】根、叶：微苦，寒，有小毒。散瘀消肿，利尿，通便。用于腰部劳损酸痛，二便不通等。种子：缓泻剂。

乌桕

【别　　名】木蜡树，蜡烛树，蜡子树，木梓，柏柴

【学　　名】*Sapium sebiferum*

【生境分布】野生或栽培于山坡、路旁或河岸上。全省各地分布。

【药用部位】根，枝，叶，种子。

【性味功能】根、枝、叶：苦，辛，微温，有毒。攻下逐水，破结消肿。根：用于水肿，腹水，大便秘结，传染性肝炎，瘰疬，痈肿疔毒，毒蛇咬伤，砒霜中毒，跌打损伤等。枝、叶：用于疔疮疖肿，脚癣，湿疹，毒蛇咬伤等。种子：苦、微辛、甘、凉，有毒；杀虫止痒，拔毒散肿；用于脚癣等。

守宫木属（*Sauropus*）

守宫木

【别　　名】同序守宫木，树仔菜，越南菜

【学　　名】*Sauropus androgynus*

【生境分布】厦门植物园等有引种。

【药用部位】根。

【性味功能】甘、淡，凉。清热解毒。用于痢疾便血，腹痛经久不愈，淋巴结炎，疥疮等。

龙脷叶

【别　　名】龙舌叶，龙味叶

【学　　名】*Sauropus spatuaefalius*

【生境分布】栽培于药圃、公园、村边及屋旁。厦门等地有引种。

【药用部位】叶，花（龙脷花）。

【性味功能】叶：甘、淡，平。清热化痰，润肺通便。用于肺燥咳嗽，失音，咽喉痛，哮喘，咯血，大便秘结等。花：止血；用于咯血等。

油桐属（*Vernicia*）

油桐

【别　　名】三年桐，桐子树，光桐，洋桐

【学　　名】*Vernicia fordii*

【生境分布】生长林缘、路旁。全省各地分布。

【药用部位】根，树皮，叶，种子油。

【性味功能】根、树皮、叶：甘、微辛，寒，有毒。拔脓生肌，消肿解毒。用于胃痛，黄疸等。种子油：甘、微辛，寒，有毒。拔脓生肌，消肿解毒。用于烫伤，皲裂，疔疮，臁疮，冻疮等。

木油桐

【别　　名】木油树，千年桐，山桐，皱桐

【学　　名】*Vernicia montana*

【生境分布】生于疏林中，海拔 1300m 以下。全省各地分布。

【药用部位】根，树皮，叶，种子油。

【性味功能】根、树皮、叶：甘、微辛，寒，有毒。拔脓生肌，消肿解毒。用于胃痛，黄疸等。种子油：甘、微辛，寒，有毒。拔脓生肌，消肿解毒。用于烫伤，皲裂，疔疮，臁疮，冻疮等。

交让木科（Daphniphyllaceae）

交让木属（*Daphniphyllum*）

牛耳枫

【别　　名】猪肚果，猪仔木，假鸦胆子，南岭虎皮楠

【学　　名】*Daphniphyllum calycinum*

【生境分布】生于稀疏杂木林中或灌丛中。分布于仙游等地。

【药用部位】根，叶，果实。

【性味功能】根、叶：辛、苦，凉。消热解毒，活血舒筋。用于感冒发热，乳蛾，风湿关节痛，跌打肿痛，骨折，毒蛇咬伤，疮疡肿毒等。果实：用于慢性痢疾等。

交让木

【别　　名】画眉珠，虎皮楠，山黄树，豆腐头，枸邑子

【学　　名】*Daphniphyllum macropodum*

【生境分布】生于杂木林中、路旁。分布于建阳、光泽、武夷山等地。

【药用部位】叶，种子。

【性味功能】苦，凉。消肿拔毒，杀虫。用于疮疖肿毒等。

虎皮楠

【别　　名】南宁虎皮楠

【学　　名】*Daphniphyllum oldhami*

【生境分布】生于杂木林中较稀疏地或林缘，海拔1000m 以下。分布于沙县等地。

【药用部位】根，叶。

【性味功能】苦、涩，凉。清热解毒，活血散瘀。用于感冒发热，乳蛾，脾脏肿大，毒蛇咬伤，骨折等。

水马齿科（Callitrichaceae）

水马齿属（*Callitriche*）

水马齿

【别　　名】沼生水马齿

【学　　名】*Callitriche palustris*

【生境分布】生于溪流、沼泽、水田沟旁及林中湿地。全省各地较常见。

【药用部位】全草。

【性味功能】清热，解毒，利湿消肿。用于目赤肿痛，水肿，小便淋痛；外用于烧伤。

黄杨科（Buxaceae）

黄杨属（*Buxus*）

匙叶黄杨

【别　　名】千年矮，万年青，黄杨木

【学　　名】*Buuxus harlandii*

【生境分布】生于山沟水边灌丛中，海拔1300～2000m。分布于泰宁等地。

【药用部位】根，叶。

【性味功能】苦、辛，半。祛风除湿，行气活血止痛。用于风湿关节痛，痢疾，胃痛，疝痛，腹胀，牙痛，跌打损伤，疮痈肿毒等。

雀舌黄杨

【别　　名】匙叶黄杨，黄杨木，小叶黄杨，千年矮，细叶黄杨

【学　　名】*Buxus bodinieri*

【生境分布】生于溪流两旁。分布于闽江流域，福州以南较常见。

【药用部位】根（黄杨木），嫩枝叶。

【性味功能】苦、甘，凉。清热解毒，化痰止咳，祛风，止血。根：民间用于吐血等。嫩枝叶：用于目赤肿痛，痈疮肿毒，风湿骨痛，咯血，声哑，狂犬咬伤，妇女难产等。

注：FOC 将本种并入匙叶黄杨 Buxus harlandii 中，鉴于功效不同，此处予以保留。

黄杨

【别　　名】黄杨木，千年矮

【学　　名】*Buxus microphylla* subsp. *sinica*

【生境分布】全省各地常见栽培，有逸为野生。

【药用部位】根，茎，叶，果实。

【性味功能】根：苦、辛，平；祛风除湿，行气活血；用于筋骨痛，目赤肿痛，吐血等。茎：苦，平；祛风除湿，理气止痛；用于风湿痛，胸腹气胀，牙痛，疝痛，跌打损伤等。叶：用于难产，暑疖等。果实：用于中暑，面上生疖等。

尖叶黄杨

【别　　名】长叶黄杨

【学　　名】*Buxus microphylla*

【生境分布】生于山谷中或林下，海拔 300～1500m。分布于泰宁、连城、建阳、松溪、武夷山等地。

【药用部位】茎枝。

【性味功能】苦，平。祛风除湿，理气止痛。用于风火牙痛，风湿痹痛，胸腹气痛，疝气痛，跌打损伤等。

小叶黄杨

【别　　名】珍珠黄杨

【学　　名】*Buxus sinica* var. *parvifolia*

【生境分布】生于矮林中，海拔 1900～2100m。分布于武夷山黄岗山等地。

【药用部位】根。

【性味功能】苦、辛，平。祛风除湿，行气活血。用于筋骨痛，目赤肿痛，吐血等。

野扇花属（*Sarcococca*）

长叶柄野扇花

【别　　名】千年青，柑子风

【学　　名】*Sarcococca longipetiolata*

【生境分布】生于山谷、溪边、林下，海拔 350～800m。分布于宁化等地。

【药用部位】全株。

【性味功能】苦、涩，寒。散瘀止血，拔毒生肌。用于跌打损伤，刀伤出血，无名肿毒等。

东方野扇花

【别　　名】三两根，大风消，土丹皮

【学　　名】*Sarcococca orientalis*

【生境分布】生于密林下或山坡灌丛中，海拔 300m。分布于泰宁、清流、武夷山等地。

【药用部位】根（大风消）。

【性味功能】辛，温。活血舒筋，祛风消肿。用于跌打损伤，老伤发痛，水肿等。

注：FOC 将本种并入长叶柄野扇花 Sarcococca longipetiolata 中，鉴于功效不同，此处予以保留。

板凳果属（*Pachysandra*）

多毛板凳果

【别　　名】宿柱三角咪，板凳果

【学　　名】*Pachysandra axillaris* var. stylosa

【生境分布】生于密林下或林缘路边，海拔 700～1100m。分布于泰宁、建阳、武夷山等地。

【药用部位】根状茎，全草（三角咪）。

【性味功能】苦、辛，温，有毒。祛风湿，活血止痛。用于风湿痛，劳伤腰痛，跌打损伤，腹痛等。

漆树科（Anacardiaceae）

腰果属（Anacardium）

腰果

【别　　名】鸡腰果，槚如树

【学　　名】*Anacardium occidentale*

【生境分布】诏安等地有栽培。

【药用部位】树皮（鸡腰果皮），果壳（腰果壳）。

【性味功能】淡，平，有毒。截疟，杀虫。用于疟疾，癣疾等。

南酸枣属（Choerospondias）

南酸枣

【别　　名】酸枣树，鱼岭树，山枣子，流鼻枣，五眼果

【学　　名】*Choerospondias axillaria*

【生境分布】生于山谷林中或村旁。全省各地分布。

【药用部位】树皮，果核。

【性味功能】甘、酸，平。收敛，去腐。用于烫伤，痢疾，胃下垂，带下病，阴囊湿疹，疮疡溃烂，跌打损伤等。

人面子属（Dracontomelon）

人面子

【别　　名】人面树，银莲果

【学　　名】*Dracontomelon duperreanum*

【生境分布】栽培于林中，海拔 300m 以下。福州以南有栽培。

【药用部位】果实（人面果），叶。

【性味功能】果实：酸，凉。健脾消食，生津止渴。用于消化不良，食欲不振，热病口渴。叶：煎水外洗烂疮，压疮等。

杧果属（Mangifera）

杧果

【别　　名】马蒙，抹猛果，莽果

【学　　名】*Mangifera indica*

【生境分布】生于山野疏林中或岩缝间。全省各地栽培。

【药用部位】果实，果核（杧果核），叶（杧果叶），树皮。

【性味功能】果实：甘、酸，凉。止咳，益胃，活血通经。用于咳嗽，晕船，呕吐，坏血病，经闭等。果核：酸、涩，平。行气，消滞。用于疝气，子痈，食滞等。叶：酸、甘，凉。清热止咳，健胃消滞。用于咳嗽，消化不良等。外用于湿疹瘙痒。树皮：用于暑热，腹股沟肿痛等。

黄连木属（Pistacia）

黄连木

【别　　名】小叶漆，山漆仔

【学　　名】*Pistacia chinensis*

【生境分布】生于岩石多露头的山地林中、石灰岩山地的岩隙间，海拔 800m 以下。

【药用部位】树皮，叶。

【性味功能】苦，寒，有小毒。清热解暑。用于痢疾，皮肤瘙痒，湿疹，外伤出血，预防中暑等。

盐肤木属（Rhus）

盐肤木

【别　　名】浦连盐，猴盐柴，五倍子树，老鼠盐，土地公盐

【学　　名】*Rhus chinensis*

【生境分布】生于路旁、山坡灌木丛中。全省各地分布。

【药用部位】根，根皮，茎，叶，花，果实，虫瘿（五倍子）。

【性味功能】根、茎：微苦、酸，微温。化痰定喘，调中益气。根：用于慢性支气管炎，冠心病，劳倦乏力，风湿关节痛，坐骨神经痛，腰肌劳损，扭伤，跌打损伤等。根皮：用于食欲不振，小儿疳积，产后子宫收缩不良等。叶：微苦，微温。消肿解毒。用于皮肤过敏，湿疹，皮炎，癞疽，对口疮等。花、

果实：咸、微酸，平。敛肺固肠，滋肾涩精，止血，止汗。花、果实、虫瘿：用于肺虚咳嗽，盗汗，遗精，小腿溃疡，久泻脱肛，外伤出血等。

漆属（*Toxicodendron*）

野漆树

【别　　名】野漆，漆树

【学　　名】*Toxicodendron succedaneum*

【生境分布】生于山地灌丛、林缘或林中，海拔1500m以下。全省各地分布。

【药用部位】根，树皮，叶，果实。

【性味功能】苦、涩，平，有小毒。平喘解毒，散痰消肿，止痛止血。用于哮喘，急慢性肝炎，胃痛，跌打损伤等；外用于骨折，创伤出血等。

木蜡树

【别　　名】野漆树，野毛漆，七月倍，山漆树，漆柴

【学　　名】*Toxicodendron sylvestre*

【生境分布】生于山地林中、林缘或山坡灌丛路边，海拔1500m以下。全省各地分布。

【药用部位】根，叶。

【性味功能】根：苦、涩，温，有小毒。祛瘀，止痛，止血。用于风湿腰痛，跌打损伤，刀伤出血，毒蛇咬伤等。叶：辛、温，有小毒。祛瘀消肿，杀虫，解毒。用于跌打损伤，创伤出血，钩虫病，疥癣，疮毒，毒蛇咬伤等。

毛漆树

【别　　名】刺果漆，毛果漆

【学　　名】*Toxlcodendron trichocarpum*

【生境分布】生于山地密林边或灌丛，海拔1500m以上。分布于武夷山等地。

【药用部位】根，叶，树皮，果实。

【性味功能】苦、涩，平，有小毒。平喘解毒，散痰消肿，止痛止血。用于哮喘，急慢性肝炎，胃痛，跌打损伤等；外用于骨折，创伤出血等。

漆

【别　　名】小漆树

【学　　名】*Toxicodendron vernicifluum*

【生境分布】生于海拔1500m以下的山地灌丛、林缘或林中。全省各地分布。

【药用部位】根，叶（小漆树）。

【性味功能】苦、辛，温。祛风，除湿，消肿止痛。用于风湿痛等。

冬青科（Aquifoliaceae）

冬青属（*Ilex*）

满树星

【别　　名】鼠李冬青，天星木，白杆根，青心木

【学　　名】*Ilex aculeolata*

【生境分布】生于疏林中。分布于寿宁、延平、光泽、武夷山等地。

【药用部位】根皮。

【性味功能】微苦，甘，凉。清热解毒，止咳化痰。用于感冒咳嗽，烧烫伤，牙痛等。

棱枝冬青

【别　　名】山绿茶

【学　　名】*Ilex angulata*

【生境分布】生于林中或林缘。分布于宁化等地。

【药用部位】叶（山绿茶）。

【性味功能】清热解毒，降脂浊，消肿，通经活络。用于高血压症，血脂增高，口疮，疖肿，咽喉痛，附件炎等。

秤星树

【别　　名】梅叶冬青，岗梅，红军草，万点金，称星柴

【学　　名】*Ilex asprella*

【生境分布】生于山坡灌木丛中。全省各地分布。

【药用部位】根（岗梅根），茎，叶。

【性味功能】微苦、甘，凉。清热解毒，消肿止痛。用于感冒，肺痈，急性扁桃体炎，咽喉炎，淋浊，

风火牙痛，瘰疬，痈疽疮肿，过敏性皮炎，疔疮，痔疮出血，蛇伤，跌打损伤等。

冬青

【别　　名】冻青，冬青木，万年枝，大叶冬青，红冬青

【学　　名】*Ilex chinensis*

【生境分布】生于山坡疏林中、灌丛或路旁稍向阳处。全省各地分布。

【药用部位】叶（四季青），果实（冬青子）。

【性味功能】叶：苦、涩，寒。凉血止血。用于烧烫伤，溃疡久不愈合，脱疽，咳嗽，小便淋痛，痢疾，外伤出血，冻疮，皮肤皲裂等。果实：甘、苦，凉。祛风，补虚。用于风湿痹痛，痔疮等。

枸骨

【别　　名】功劳叶，圣诞树，老虎刺，鸟不宿，八角刺

【学　　名】*Ilex cornuta*

【生境分布】生于山坡、谷地、溪边杂木林或灌丛中。全省各地零星栽培。

【药用部位】根，叶，果实。

【性味功能】根：苦，寒。补肝肾，清风热。用于风湿关节痛，腰肌劳损，头痛，牙痛，黄疸等。叶：苦，凉。补肝肾，养气血，祛风湿。用于肺痨潮热，咳嗽咯血，头晕耳鸣，腰酸脚软，白癜风等。果实：滋阴，益精，活络。用于阴虚身热，淋浊，崩漏，带下病，筋骨痛，带下病等。

黄毛冬青

【别　　名】苦莲奴

【学　　名】*Ilex dasyphylla*

【生境分布】生于常绿阔叶林中，海拔约 300m。分布于南靖、龙海、漳平、连城、上杭、宁化、沙县、尤溪、延平等地。

【药用部位】根。

【性味功能】苦，寒。清热解毒。用于无名肿毒等。

榕叶冬青

【别　　名】台湾糊樗，仿腊树，野香雪

【学　　名】*Ilex ficoidea*

【生境分布】生于山地林中、林缘及村旁路边，海拔 500m 以下。分布于南靖、新罗、德化、闽侯、大田、泰宁、柘荣、福鼎、建阳、沙县、武夷山等地。

【药用部位】根。

【性味功能】解毒，消肿止痛。用于肝炎，跌打损伤等。

光叶细刺枸骨

【别　　名】无毛短梗冬青

【学　　名】*Ilex hylonoma* var. *glabra*

【生境分布】生于丘陵、山地杂木林中。分布于永安、沙县等地。

【药用部位】叶。

【性味功能】用于跌打损伤等。

广东冬青

【别　　名】瑞丽冬青

【学　　名】*Ilex kwangtungensis*

【生境分布】生于山坡林中或灌丛中。分布于南靖、平和、武平、连城、永安、上杭、三元、沙县、福安、延平等地。

【药用部位】根，叶。

【性味功能】清热解毒，消肿止痛。

大叶冬青

【别　　名】宽叶冬青

【学　　名】*Ilex latifolia*

【生境分布】生于密林或疏林中、山谷溪边。分布于仙游等地。

【药用部位】叶（苦丁茶）。

【性味功能】苦、甘，寒。清热解毒，清头目，除烦渴，止泻。用于头痛，齿痛，目赤，热病烦渴，痢疾等。

大果冬青

【别　　名】青刺香

【学　　名】*Ilex macrocarpa*

【生境分布】生于山地林中，海拔 400m 以上。

【药用部位】根，枝，叶。

【性味功能】苦，寒。清热解毒，消肿止痒，祛瘀。用于遗精，月经不调，崩漏等。

小果冬青

【别　　名】毛细果冬青

【学　　名】*Ilex micrococca*

【生境分布】生于常绿阔叶林中或路旁稍阴处，海拔 850～1100m。分布于仙游等地。

【药用部位】根，叶。

【性味功能】清热解毒，消肿止痛。用于感冒发热，咽喉肿痛等。

具柄冬青

【别　　名】长梗冬青，刻脉冬青

【学　　名】*Ilex pedunculosa*

【生境分布】生于常绿阔叶林中或林缘。分布于华安、德化、三元、明溪、沙县、古田、延平、武夷山等地。

【药用部位】树皮（一口血）。

【性味功能】苦，凉。活血止血，清热解毒。用于痢疾，痔疮出血，外伤出血等。

猫儿刺

【别　　名】老鼠刺，狗骨头，裴氏冬青

【学　　名】*Ilex pernyi*

【生境分布】生于灌丛中，海拔 1900～2100m。分布于武夷山等地。

【药用部位】根（老鼠刺）。

【性味功能】苦，寒。清热解毒，润肺止咳。用于带下病，遗精，头痛，牙痛，耳鸣，中耳炎，目赤等。

毛冬青

【别　　名】猫秋子草，毛雌子，毛菜，大青，矮梯

【学　　名】*Ilex pubescens*

【生境分布】生于山坡、沟谷灌木丛中。全省各地分布。

【药用部位】根，茎，叶。

【性味功能】根、茎：苦，涩，寒；清热解毒，活血通络；用于风热感冒，肺热喘咳，咽痛，乳蛾，牙龈肿痛，胸痹心痛，中风偏瘫，血栓闭塞性脉管炎，丹毒，烧烫伤，痈疽，中心性视网膜炎等。叶：苦，涩，凉；清热凉血，解毒消肿；用于烫伤，外伤出血，痈肿疔疮，走马牙疳等。

铁冬青

【别　　名】白银香，冬青，白银树，山熊胆

【学　　名】*Ilex rotunda*

【生境分布】生于山坡疏林中。分布于诏安、南靖、德化、秀屿、晋安、福清、蕉城、建阳、武夷山、浦城等地。

【药用部位】树皮，根皮（救必应），叶。

【性味功能】苦，寒。清热利湿，消肿止痛，祛风解暑。用于急性胃肠炎，胃痛，中暑腹痛，痢疾，腹泻，胆囊炎，胰腺炎，肾炎，感冒发热，风湿关节痛，阴道滴虫病，烫伤，毒蛇咬伤，疖肿，无名肿痛，跌打损伤，关节扭伤等。

落霜红

【别　　名】无毛落霜红，硬毛冬青，满天星

【学　　名】*Ilex serrata*

【生境分布】生于山坡林缘，灌木丛中，海拔 700m 左右，分布于延平等地。

【药用部位】根皮，叶。

【性味功能】甘、苦，凉。清热解毒，凉血止血。用于烧烫伤，创伤出血，疮疖溃疡，肺痈。

香冬青

【别　　名】甜冬青

【学　　名】*Ilex suaveolens*

【生境分布】生于常绿阔叶林中。分布于德化、新罗、上杭、泰宁、武夷山等地。

【药用部位】根，叶。

【性味功能】清热解毒，消炎。用于劳伤身痛，水火烫伤等。

三花冬青

【别　　名】茶果冬青

【学　　名】*Ilex triflora*

【生境分布】生于山坡林缘或灌丛中。全省各地分布。

【药用部位】根（小冬青），叶。

【性味功能】甘、微辛，凉。凉血解毒，祛腐生新。根：用于关节痛等。叶：用于烧烫伤，创伤出血等。

罗浮冬青

【别　　名】厚叶冬青

【学　　名】*Ilex tutcheri*

【生境分布】生于常绿阔叶林下或灌丛，海拔200～800m。分布于南靖、德化、明溪、建宁、永泰、蕉城、古田、延平、建阳、武夷山等地。

【药用部位】根。

【性味功能】苦，涩，寒。清热解毒，活血通络。用于风热感冒，肺热喘咳，咽痛，乳蛾，牙龈肿痛，胸痹心痛，中风偏瘫，血栓闭塞性脉管炎，丹毒，烧烫伤，痈疽，中心性视网膜炎等。

绿冬青

【别　　名】亮叶冬青

【学　　名】*Ilex viridis*

【生境分布】生于常绿阔叶林下或灌丛中。分布于仙游等地。

【药用部位】根，叶。

【性味功能】根：甘、微辛，凉；祛风除湿，活血通络；用于风湿痹痛等。叶：甘、微辛，凉；凉血解毒；用于烧烫伤，外伤出血等。

尾叶冬青

【别　　名】威氏冬青，江南冬青

【学　　名】*Ilex wilsonii*

【生境分布】生于山地林中或林缘沟谷地，海拔800～1300m。分布于福鼎、武夷山、浦城等地。

【药用部位】根，叶。

【性味功能】清热解毒，消肿止痛。用于烧烫伤等。

卫矛科（Celastraceae）

南蛇藤属（*Celastrus*）

苦皮藤

【别　　名】苦树皮，马断肠，老虎麻

【学　　名】*Celastrus angulatus*

【生境分布】生于灌丛中。分布于武夷山等地。

【药用部位】根，根皮（吊干麻），茎皮。

【性味功能】根：辛、苦，凉，有小毒；清热解毒，消肿，杀虫，透疹，调经，舒筋活络；用于风湿痛，劳伤。根皮、茎皮：用于秃疮，黄水疮，头虱，跌打损伤等。

大芽南蛇藤

【别　　名】穿山龙，哥兰叶

【学　　名】*Celastrus gemmatus*

【生境分布】生于山坡路旁、溪谷岸边。分布于德化、永安、沙县等地。

【药用部位】根，茎，叶（霜红藤）。

【性味功能】苦、辛，温。祛风湿，行气血，壮筋骨，消痈毒。用于风温关节痛，坐骨神经痛，胃痛，疝气，闭经，产后子宫收缩痛，产后淤血痛，荨麻疹，湿疹，带状疱疹，骨髓炎，痈肿，疔疮，跌打损伤，骨折等。

圆叶南蛇藤

【别　　名】大叶南蛇藤，过山枫

【学　　名】*Celastrus kusanoi*

【生境分布】生于林中。分布于德化、上杭等地。

【药用部位】根（称星蛇）。

【性味功能】微甘，平。宣肺化痰，止咳，解毒。用于咽喉痛，肺痨，跌打损伤，骨折等。

独子藤

【别　　名】独籽藤，岩风，单籽南蛇藤

【学　　名】*Celastrus monospermrrs*

【生境分布】生于常绿阔叶林下。分布于南靖、平和、永春等地。

【药用部位】种子。

【性味功能】用于催吐等。

窄叶南蛇藤

【别　　名】过山枫

【学　　名】*Celastrus oblanceifolius*

【生境分布】生于山坡林缘或灌丛中。分布于上杭、长汀、永泰、沙县、宁化、武夷山、光泽等地。

【药用部位】根（南蛇藤根），茎（南蛇藤），叶（南蛇藤叶）。

【性味功能】根：微辛，温。祛风除湿，行气散血，消肿解毒。用于跌打损伤，风湿痹痛，痧症，呕吐，腹痛，经闭，缠腰火丹，肿毒，毒蛇咬伤等。茎：微辛，温。祛风湿，活血脉。用于筋骨痛，四肢麻木，小儿惊风，痧症，痢疾。叶：用于湿疹，痈疖，毒蛇咬伤等。

南蛇藤

【别　　名】蔓性落霜红，南蛇风，黄藤，地南蛇

【学　　名】*Celastrus orbiculatus*

【生境分布】生于丘陵、山沟及山坡灌丛中。全省各地分布。

【药用部位】根，茎，叶。

【性味功能】根：微辛，温。祛风除湿，行气散血，消肿解毒。用于跌打损伤，风湿痹痛，痧症，呕吐，腹痛，经闭，缠腰火丹，肿毒，毒蛇咬伤等。茎：微辛，温。祛风湿，活血脉。用于筋骨痛，四肢麻木，小儿惊风，痧症，痢疾等。叶：用于湿疹，痈疖，毒蛇咬伤等。

灯油藤

【别　　名】滇南蛇藤，打油果，红果藤，小黄果

【学　　名】*Celastrus paniculatus*

【生境分布】生于山地林或村旁灌丛中，海拔 500m 以下。分布于德化、长汀、沙县等地。

【药用部位】种子。

【性味功能】苦，寒。缓泻，催吐，提神，祛风湿，止痹痛。用于风湿痹痛等。

短梗南蛇藤

【别　　名】黄绳儿，丛花南蛇藤

【学　　名】*Celastrus rosthornianus*

【生境分布】生于灌丛中。分布于上杭等地。

【药用部位】根，根皮（黄绳儿）。

【性味功能】根：苦，凉。清热解毒，消肿。用于筋骨痛，扭伤，胃痛，经闭，月经不调，牙痛，失眠，无名肿毒等。根皮：苦，凉。清热解毒，消肿；用于蛇咬伤，肿毒等。

皱果南蛇藤

【别　　名】青江藤

【学　　名】*Celastrus tonkinensis*

【生境分布】生于山地林下。分布于南靖、长泰、芗城、龙海、海沧、漳平、秀屿、长乐、闽侯、晋安、永泰、蕉城等地。

【药用部位】根，根皮，叶。

【性味功能】根：通经，利尿。根皮：用于毒蛇咬伤，肿毒等。叶：清热解毒。

卫矛属（*Euonymus*）

卫矛

【别　　名】鬼箭羽，四棱树，八方树

【学　　名】*Euonymus alatus*

【生境分布】生于山坡、沟地边沿。分布于浦城等地。

【药用部位】根，带翅的茎及叶。

【性味功能】苦，寒。破血通经，杀虫。用于跌打损伤，瘀血停滞，局部作痛，妇女月经不调，产后瘀滞腹痛，风湿痹痛，虫积腹痛等；外用于皮炎，痈肿疮疡等。

刺果卫矛

【别　　名】硬筋藤，扣子花，藤杜仲，刺果藤杜仲

【学　　名】*Euonymus acanthocarpus*

【生境分布】生于丛林、山谷、溪边阴湿处。分布于宁化、武夷山等地。

【药用部位】藤，茎皮（藤杜仲）。

【性味功能】辛，温。祛风除湿，止痛，止血。用于崩漏，风湿痛，外伤出血，跌打骨折等。

肉花卫矛

【别　　名】四棱子, 野杜仲, 土杜仲

【学　　名】*Euonymus carnosus*

【生境分布】生于山坡、林缘。分布于泰宁、建宁、武夷山等地。

【药用部位】根 (痰药)。

【性味功能】微苦、涩, 平。软坚散结, 祛风除湿, 通经活络。用于瘰疬, 跌打腰痛, 风湿痛, 经闭, 痛经等。

百齿卫矛

【别　　名】地青干

【学　　名】*Euanymus centidens*

【生境分布】生于林中。分布于长汀、连城、延平、顺昌、浦城等地。

【药用部位】根, 茎皮, 果实。

【性味功能】甘, 温。活血化瘀, 强筋壮骨。用于腰膝痛, 跌打损伤, 月经不调, 气喘等。

棘刺卫矛

【别　　名】无柄卫矛

【学　　名】*Euonymus echinatus*

【生境分布】生于山坡灌丛中。分布于长汀、永安、晋安、延平、武夷山等地。

【药用部位】全株。

【性味功能】微苦, 平。祛风湿, 强筋骨。用于风湿痹痛, 劳伤等; 外用于骨折等。

鸦椿卫矛

【别　　名】雅椿卫矛, 土杜仲

【学　　名】*Euonymus euscaphis*

【生境分布】生于山坡密林或山坡路旁。分布于上杭、永安、大田、尤溪、古田、寿宁等地。

【药用部位】根, 根皮。

【性味功能】甘、微苦, 微温。活血通络, 祛风除湿, 解表散寒。用于脱疽, 风湿关节痛, 腰疼, 跌打损伤等。

扶芳藤

【别　　名】白墙络, 白对叶肾, 爬行卫矛, 软筋藤, 惊风草

【学　　名】*Euonymus fortunei*

【生境分布】生于林缘、匍匐于水边岩壁、攀援于树上。全省各地分布。

【药用部位】茎, 叶。

【性味功能】苦、甘, 温。散瘀止血, 舒筋活络。用于腰肌劳损, 风湿痹痛, 咯血, 慢性泄泻, 血崩, 月经不调, 跌打损伤, 骨折, 创伤出血等。

西南卫矛

【别　　名】桃叶卫矛

【学　　名】*Euonymus hamiltonianus*

【生境分布】生于山地林中, 海拔 1000m 以下。分布于武夷山等地。

【药用部位】根, 根皮, 果实 (桃叶卫矛)。

【性味功能】微甘, 微温。活血, 止血, 祛风除湿。用于鼻衄, 脱疽, 风湿痛, 跌打损伤, 漆疮等。

常春卫矛

【别　　名】长春卫矛, 常绿卫矛

【学　　名】*Euonymus hederaceus*

【生境分布】生于阴湿灌丛。分布于南靖、连城、上杭、晋安、连江、泰宁、延平、沙县、武夷山等地。

【药用部位】茎, 叶。

【性味功能】苦、甘, 温。散瘀止血, 舒筋活络。用于鼻衄, 脱疽, 风湿痛, 跌打损伤, 漆疮等。

注: FOC 将本种并入扶芳藤 *Euonymus fortunei* 中, 鉴于功效不同, 此处予以保留。

冬青卫矛

【别　　名】大叶黄杨, 调经草, 四季青

【学　　名】*Euonymus japonicus*

【生境分布】全省各地常见栽培。

【药用部位】根。

【性味功能】苦、辛, 温。调经止痛。用于月经不调, 痛经, 跌打损伤, 骨折, 小便淋痛等。

胶东卫矛

【别　　名】胶州卫矛

【学　　名】*Euonymus kiautschovicus*

【生境分布】生于山坡草丛中。分布于武夷山等地。

【药用部位】茎，叶。

【性味功能】苦、甘，温。散瘀止血，舒筋活络。用于鼻衄，脱疽，风湿痛，跌打损伤，漆疮等。

注：FOC将本种并入扶芳藤 *Euonymus fortunei* 中，鉴于功效不同，此处予以保留。

疏花卫矛

【别　　名】丝棉木，土杜仲，木牛七，四季青，万年青

【学　　名】*Euonymus laxiflorus*

【生境分布】生于杂木林中。分布于南靖、新罗、连城、永安、晋安、永泰等地。

【药用部位】根，树皮（山杜仲）。

【性味功能】甘、辛，微温。祛风湿，益肾气，健腰膝，活血解毒，利水。用于风湿痹痛，腰膝酸软，跌打骨折，疮疡肿毒，慢性肝炎，慢性肾炎，水肿等。

白杜

【别　　名】丝棉树，白桃树，南仲根

【学　　名】*Euonymus maackii*

【生境分布】生于旷野路边、山坡、林缘。分布于同安等地。

【药用部位】全株（丝棉树），枝叶，果实。

【性味功能】全株：苦、涩，寒，有小毒。祛风湿，活血，止血。用于脱疽，风湿关节痛，腰痛，痔疮等。枝叶：熏洗漆疮。果实：用于失眠，肾虚等。

大果卫矛

【别　　名】黄桷

【学　　名】*Euonymus myrianthus*

【生境分布】生于丛林中。分布于将乐、武夷山、浦城等地。

【药用部位】根，茎。

【性味功能】甘、微苦，平。补肾活血，健脾利湿。用于肾虚腰痛，产后恶露不净，带下病，潮热等。

中华卫矛

【别　　名】杜仲藤

【学　　名】*Euonymus nitidus*

【生境分布】生于山坡林中。分布于诏安、南靖、平和、晋安等地。

【药用部位】全株（杜仲藤）。

【性味功能】微辛、涩，平。舒筋活络，强筋壮骨。用于风湿腿痛，跌打损伤，高血压症等。

矩叶卫矛

【别　　名】长圆叶卫矛，白鸡腌，鸡血蓝

【学　　名】*Euonymus oblongifolius*

【生境分布】生于林边、溪边潮湿处。分布于宁化、永安、蕉城等地。

【药用部位】根，果实。

【性味功能】有小毒。止血，泻热。用于鼻衄，跌打损伤等。

注：FOC将本种并入中华卫矛 *Euonymus nitidus* 中，鉴于功效不同，此处予以保留。

假卫矛属（*Microtropis*）

福建假卫矛

【别　　名】福建赛卫矛

【学　　名】*Microtropis fokienensis*

【生境分布】生于林中或路旁。分布于南靖、福清、延平、武夷山等地。

【药用部位】枝，叶。

【性味功能】消肿散瘀，接骨。

雷公藤属（*Tripterygium*）

昆明山海棠

【别　　名】白背雷公藤，火把花，黄藤根，胖关藤，大莽子

【学　　名】*Tripterygium hypoglaucum*

【生境分布】生于山地灌丛中。分布于仙游、顺昌、武夷山等地。

【药用部位】全株（掉毛草），根，根皮（云南紫金皮）。

【性味功能】苦、涩，温，有大毒。祛风除湿，活血散瘀，续筋接骨。根：用于风湿关节痛，骨痨，瘰疬等。根皮：用于痈疮红肿，跌打损伤等。

注：FOC将本种并入雷公藤 *Tripterygium wilfordii* 中，鉴于功效不同，此处予以保留。

雷公藤

【别　　名】菜虫药, 山砒霜

【学　　名】*Tripterygium wilfordii*

【生境分布】生于向阳山坡灌木丛中。分布于泰宁、建宁、宁化、大田、尤溪、延平、顺昌、武夷山等地。

【药用部位】根木质部。

【性味功能】辛、微苦, 温, 有大毒。祛风活络, 破瘀镇痛。用于类风湿关节炎, 风湿性关节炎, 坐骨神经痛, 末梢神经炎, 麻风, 骨髓炎, 手指瘰疬等。

美登木属（*Gymnosporia*）

变叶裸实

【别　　名】变叶美登木, 绣花针, 细叶裸实

【学　　名】*Gymnosporia diversifolia* [*Maytenus diversifolius*]

【生境分布】生于山坡、平地及海岸。分布于漳浦、海沧、泉港等地。

【药用部位】全株。

【性味功能】抗癌。含有抗癌活性成分美登新类物质。

省沽油科（Staphyleaceae）

野鸦椿属（*Euscaphis*）

野鸦椿

【别　　名】鸡翎花, 鸡翎子, 野翎花, 鸡肫柴, 鸡肾树

【学　　名】*Euscaphis japonica*

【生境分布】生于杂木林中。分布于德化、上杭、长汀、连城、罗源、永泰、尤溪、宁化、建宁、古田、福安、霞浦、寿宁、延平、沙县、政和、武夷山、浦城等地。

【药用部位】根, 果 (鸡翎花)。

【性味功能】根: 微苦、甘, 平。祛风, 利湿。用于风湿腰痛, 胃痛, 产后风等。果: 辛, 温。解毒, 行气, 镇痛。用于头痛, 眩晕, 感冒, 荨麻疹, 漆过敏, 疝气等。

圆齿野鸦椿

【别　　名】福建野鸦椿, 腋毛野鸦椿

【学　　名】*Euscaphis konishii*

【生境分布】生于低海拔至中海拔山谷、林缘或疏林中。分布于南靖、平和、新罗、德化、上杭、长汀、永安、永春、晋安、永泰、尤溪、梅列、延平、沙县、顺昌等地。

【药用部位】花。

【性味功能】镇痛。用于头痛, 眩晕等。

注: FOC 将本种并入野鸦椿 *Euscaphis japonica* 中, 鉴于功效不同, 此处予以保留。

省沽油属（*Staphylea*）

省沽油

【别　　名】水条

【学　　名】*Staphylea bumalda*

【生境分布】生于山地路旁或丛林中。分布于长汀等地。

【药用部位】根, 果实。

【性味功能】根: 辛, 平。活血化瘀。用于妇女产后恶露不净等。果实: 甘, 平。润肺止咳。用于咳嗽等。

瘿椒树属（*Tapiscia*）

瘿椒树

【别　　名】泡花, 皮巴风, 银雀树

【学　　名】*Tapiscia sinensis*

【生境分布】生于山地林中或林缘路旁。分布于武夷山等地。

【药用部位】根, 果实。

【性味功能】解表, 清热, 祛湿。

山香圆属（*Turpinia*）

锐尖山香圆

【别　　名】锐齿山香圆，山香圆，五寸铁，尖树，黄柿

【学　　名】*Turpinia arguta*

【生境分布】生于杂木林中。全省各地分布。

【药用部位】根，叶。

【性味功能】苦，寒。活血止痛，解毒消肿。用于跌打损伤，脾脏肿大，乳蛾，疮疖肿毒等。

茶茱萸科（Icacinaceae）

定心藤属（*Mappianthus*）

定心藤

【别　　名】甜果藤，麦撒花藤，铜钻，藤蛇总管

【学　　名】*Mappianthus iodioides*

【生境分布】生于疏林边、沟谷林中或林缘灌丛中，海拔1000m以下。分布于新罗、漳平、永定、上杭、仙游、晋安、福清、罗源、梅列、蕉城、寿宁、尤溪等地。

【药用部位】根，老藤。

【性味功能】苦、涩，凉。祛风活络，除湿消肿。用于毒蛇咬伤，黄疸等。

槭树科（Aceraceae）

槭属（*Acer*）

三角槭

【别　　名】三角枫

【学　　名】*Acer buergerianum*

【生境分布】生于常绿阔叶林中。分布于永安、晋安等地。

【药用部位】根，根皮，茎皮。

【性味功能】根：用于风湿关节痛等。根皮、茎皮：清热解毒，消暑。

樟叶槭

【别　　名】桂叶槭

【学　　名】*Acer coriaceifolia*

【生境分布】生于常绿阔叶林中或混交林中，海拔1000m以下。分布于南靖、仙游、永泰、宁化、武夷山等地。

【药用部位】根。

【性味功能】苦，微温。祛风除湿，止痛温中。用于风湿痹痛，脾胃虚寒，哕逆呕吐等。

青榨槭

【别　　名】青虾蟆，大卫槭

【学　　名】*Acer davidii*

【生境分布】生于常绿阔叶林中、林缘或沟谷地。全省各地分布。

【药用部位】根，树皮，枝，叶，花。

【性味功能】根、树皮：甘，苦，平。祛风除湿，散瘀止痛，消食健脾。用于风湿痹痛，肢体麻木，关节不利，跌打瘀痛，泄泻，痢疾，小儿消化不良等。枝、叶：清热解毒，行气止痛。用于背疮，腹痛，风湿关节痛等。花：用于目赤，小儿消化不良等。

建始槭

【别　　名】亨利槭，亨利槭树，亨氏槭

【学　　名】*Acer henryi*

【生境分布】生于路旁林缘或溪谷边。分布于泰宁、武夷山等地。

【药用部位】根。

【性味功能】辛，微苦，平。接骨，利关节，止痛。用于腰肌扭伤，风湿骨痛等。

飞蛾槭

【别　　名】飞蛾树

【学　　名】*Acer oblongum*

【生境分布】生于常绿阔叶林中，海拔1000m以上。

分布于建阳、武夷山等地。

【药用部位】根皮。

【性味功能】辛、苦，寒。祛风除湿，解毒散瘀，消肿止痛。用于劳伤身痛，关节肿痛，皮肤瘙痒，疮疖已溃等。

五裂槭

【别　　名】鸡爪槭

【学　　名】*Acer oliverianum*

【生境分布】生于常绿阔叶林林缘、疏林中或混交林中。分布于仙游等地。

【药用部位】枝，叶。

【性味功能】辛、苦，凉。清热解毒，理气止痛。用于腹痛，背疽，痈疮等。

鸡爪槭

【别　　名】鸡爪枫

【学　　名】*Acer palmatum*

【生境分布】福州以南有栽培。

【药用部位】枝叶。

【性味功能】辛、微苦，平。止痛，解毒。用于腹痛等；外用于背疽，痈疮等。

小鸡爪槭

【别　　名】鸡爪槭，细叶鸡爪槭

【学　　名】*Acer palmatum* var. *thunbergii*

【生境分布】闽南一带零星栽培。

【药用部位】枝叶（鸡爪槭）。

【性味功能】辛、微苦，平。止痛，解毒。用于腹痛等；外用于背疽，痈疮等。

中华槭

【别　　名】华槭，华槭树，角树，丫角树

【学　　名】*Acer sinense*

【生境分布】生于常绿阔叶林或混变林中。分布于建阳、光泽、武夷山等地。

【药用部位】根。

【性味功能】苦，温。接骨，利关节，止疼痛。用于风湿关节痛，骨折等。

七叶树科（Hippocastanaceae）

七叶树属（*Aesculus*）

天师栗

【别　　名】娑罗果，娑罗子，猴板栗

【学　　名】*Aesculus chinensis* var. *wilsonii*

【生境分布】福州以南偶见栽培。

【药用部位】种子（娑罗子）。

【性味功能】甘，温。理气宽中，和胃止痛。用于肝胃气痛，脘腹胀满，经前腹痛，乳胀，疳积虫痛，痢疾等。

无患子科（Sapindaceae）

倒地铃属（*Cardiospermum*）

倒地铃

【别　　名】风船葛，金丝苦楝藤，野苦瓜，包袱草

【学　　名】*Cardlospermum halicacabum*

【生境分布】生于田野、灌丛、路边和林缘。分布于东山、南靖、泉港、涵江、建瓯等地。

【药用部位】全株。

【性味功能】苦、微辛，凉。清热利水，凉血解毒。用于黄疸，淋病，疔疮，脓疱疮，疥疮，蛇咬伤等。

龙眼属（*Dimocarpus*）

龙眼

【别　　名】圆眼，桂圆，羊眼果树

【学　　名】*Dimocarpus longan*

【生境分布】全省各地常见栽培，福州以南较多。

【药用部位】根，果皮，果肉（桂圆干）。

【性味功能】根：苦、涩，平。清热利湿，化浊蠲痹。用于丝虫病，乳糜尿症，带下病等。果皮：甘，温。祛风，解毒，敛疮，生肌。用于流行性感冒，肠炎等。果肉：甘，温。补心脾，益气血，安心神。用于体虚，健忘症，心悸，眼花，失眠等。

车桑子属（*Dodonaea*）

车桑子

【别　　名】坡柳，明油子

【学　　名】*Dodonaea viscosa*

【生境分布】常生于干旱的山坡上及海边沙土上。分布于中部、南部及沿海各地。

【药用部位】叶。

【性味功能】淡，平。清热渗湿，消肿解毒。用于小便淋沥，癃闭，肩部漫肿，疮痒疔疖，会阴部肿毒，烫烧伤等。

栾树属（*Koelreuteria*）

复羽叶栾树

【别　　名】泡花树，花楸树，灯笼树，风吹果

【学　　名】*Koelreuteria bipinnata*

【生境分布】全省各地常见栽培。

【药用部位】根，花。

【性味功能】消肿，止痛，活血，驱蛔。用于风热咳嗽，止咳等。

全缘叶栾树

【别　　名】山膀胱，黄山栾树

【学　　名】*Koelreuteria bipinnata* var. *integrifoliola*

【生境分布】全省各地常见栽培。

【药用部位】根，花。

【性味功能】微苦、辛。消肿，止痛，活血，驱蛔。清肝明目，清热止咳。用于风热咳嗽等。

栾树

【别　　名】黑叶树，木栏牙，木栾

【学　　名】*Koelreuteria paniculata*

【生境分布】生于山坡杂木林、灌丛中，或栽培，海拔 400～1000m。全省各地分布。

【药用部位】根皮。

【性味功能】苦，寒。清肝明目。用于目痛泪出，目肿赤烂等。

荔枝属（*Litchi*）

荔枝

【别　　名】离枝

【学　　名】*Litchi chinensis*

【生境分布】福建南部地区有大面积栽培。

【药用部位】种子。

【性味功能】甘、涩，温。散寒，理气，止痛。用于胃气冷痛，疝气痛，子痛，妇人腹中血气刺痛等。

无患子属（*Sapindus*）

无患子

【别　　名】龙眼肥猪，肥猪，肥子皂

【学　　名】*Sapindus saponaria*

【生境分布】生于山坡疏林或栽培于村旁等地。全省各地分布。

【药用部位】鲜根，树皮的韧皮，嫩枝叶，果肉，种子，种仁。

【性味功能】根：苦，凉。清热解毒，行气止痛。用于风热感冒，咳嗽哮喘，胃痛，尿浊，带下病，乳蛾等。树皮的韧皮：用于白喉，疥癞，疳疮等。嫩枝叶：用于顿咳等；外用于蛇咬伤。果肉：微苦，平，有小毒。清热化痰，行气消积。用于喉痹，心胃气痛，虫积，食积腹痛，毒蛇咬伤，无名肿毒等。种子：苦、微辛，寒，有小毒。清热祛痰，消积杀虫。用于白喉，咽喉肿痛，乳蛾，咳嗽，顿咳，食滞虫积等。外用于阴道滴虫。种仁：辛，平。消积辟恶。用于疳积，蛔虫病，腹中气胀，口臭等。

清风藤科（Sabiaceae）

泡花树属（*Meliosma*）

垂枝泡花树

【别　　名】红糯米稀

【学　　名】*Meliosma cuneifolia*

【生境分布】生于杂木林或灌木丛中，海拔800m以上。分布于泰宁、浦城等地。

【药用部位】树皮、叶。

【性味功能】止血，活血，止痛，清热，解毒。用于热毒肿痛，淤血疼痛，出血。

香皮树

【别　　名】花木香，香花树

【学　　名】*Meliosma fardii*

【生境分布】生于林中。分布于南靖、永春等地。

【药用部位】树皮，叶。

【性味功能】苦、甘，平。滑肠通便。用于便秘等。

多花泡花树

【别　　名】山东泡花树，青风树

【学　　名】*Meiiosma myriantha*

【生境分布】生于路旁灌丛中、林中或山坡路旁溪边，海拔700～1200m。分布于泰宁、建阳、武夷山等地。

【药用部位】根皮。

【性味功能】辛、苦，凉。利水，解毒。用于水肿，小便淋痛，热毒肿痛等。

笔罗子

【别　　名】白荷，笔实子

【学　　名】*Meliosma rigida*

【生境分布】生于山坡、林中、林缘或溪边。全省各地分布。

【药用部位】根皮（灵寿茨），果实。

【性味功能】根皮：甘、微辛，平。清热解毒，利水镇痛。用于无名肿毒，毒蛇咬伤，膨胀水肿等。果实：苦，平。解表，止咳。用于感冒，咳嗽等。

山橉叶泡花树

【别　　名】罗壳木

【学　　名】*Meliosma thorelii*

【生境分布】生于林间，海拔200～1000m。分布于南靖、华安、芗城、仙游、福清、永泰等地。

【药用部位】根，枝，叶。

【性味功能】祛风除湿，消肿止痛。用于风湿骨痛，跌打劳伤，腰膝疼痛等。

清风藤属（*Sabia*）

灰背清风藤

【别　　名】白背清风藤，腰痛灵，风藤，叶上果

【学　　名】*Sabia discolor*

【生境分布】生于灌木丛中、林中或林缘，海拔400～900m。分布于南靖、新罗、上杭、连城、长汀、古田、福鼎、延平、沙县、武夷山等地。

【药用部位】根，枝。

【性味功能】甘、苦，平。祛风除湿，止痛。用于风湿骨痛，跌打损伤等。

簇花清风藤

【别　　名】旋花清风藤

【学　　名】*Sabia fasciculata*

【生境分布】生于杂木林中、灌丛中，海拔1000m以下。分布于南靖、长乐等地。

【药用部位】全株（小发散）。

【性味功能】甘、微涩，温。祛风除湿，散瘀消肿。用于产后恶露不尽，肾炎水肿，跌打损伤，风湿骨痛等。

清风藤

【别　　名】寻风藤，一刺两口，青风藤，香风藤，钻石风

【学　　名】*Sabia japonica*

【生境分布】生于林中、林缘或路旁灌丛中，海拔200～1800m。全省各地分布。

【药用部位】根，茎藤，叶。

【性味功能】苦、辛，温。祛风利湿，活血解毒。用于风湿痹痛，鹤膝风，水肿，脚气，跌打肿痛，骨折，深部脓肿，骨髓炎，化脓性关节炎，脊柱炎，疮疡肿毒，皮肤瘙痒等。

柠檬清风藤

【别　　名】柠檬叶清风藤

【学　　名】*Sabia limoniacea*

【生境分布】生于林中、林缘、山坡或路旁灌丛中，海拔 300～1000m。分布于华安、长泰、永泰等地。

【药用部位】全株。

【性味功能】舒筋活络，祛风除湿。用于风湿痹病，产后瘀血等。

鄂西清风藤

【别　　名】陕西清风藤

【学　　名】*Sabia ritchieae* subsp. *ritchieae*

【生境分布】生于林中、山坡灌丛中，海拔 500～

1100m。分布于延平、建阳、沙县、武夷山等地。

【药用部位】根，茎，叶。

【性味功能】根：微辛，温。祛风除湿，行气散血，消肿解毒。用于跌打损伤，风湿痹痛，痧症，呕吐，腹痛，经闭，缠腰火丹，肿毒，毒蛇咬伤等。茎：微辛，温。祛风湿，活血脉。用于筋骨痛，四肢麻木，小儿惊风，痧症，痢疾等。叶：用于湿疹，痈疖，毒蛇咬伤等。

尖叶清风藤

【别　　名】尖尾清风藤，毛枝清风藤

【学　　名】*Sabia swinhoei*

【生境分布】生于林中、林缘、山坡或路旁灌丛中，海拔 300～700m。全省各地分布。

【药用部位】全株。

【性味功能】除风湿，止痹痛，活血化瘀，舒筋活络。用于风湿关节痛，筋骨不利等。

凤仙花科（Balsaminaceae）

凤仙花属（*Impatiens*）

凤仙花

【别　　名】指甲花，急性子，金凤花，透骨草，凤仙

【学　　名】*Impatiens balsamina*

【生境分布】栽培，间或有逸为野生。分布于南靖、连城、仙游、建阳、浦城等地。

【药用部位】根，茎（凤仙透骨草），花，种子（急性子）。

【性味功能】根：苦、辛，平。活血止痛，利湿消肿。用于跌打肿痛，风湿骨痛，带下病，水肿等。茎：苦、辛，温，有小毒。祛风湿，活血止痛，解毒。用于风湿痹痛，跌打肿痛，闭经，痛经，痈肿，丹毒，鹅掌风，蛇虫咬伤等。花：辛、微苦，温，有小毒。祛风除湿，活血止痛，解毒杀虫。用于风湿肢体痿废，腰胁疼痛，妇女经闭腹痛，产后瘀血未尽，跌打损伤，骨折，痈疽疮毒，毒蛇咬伤，带下病，鹅掌风，灰指甲等。种子：甘、苦，微温。行

瘀降气，软坚散结。用于经闭，痛经，产难，产后胞衣不下，噎膈，痞块，骨鲠，龋齿，疮疡肿毒等。

睫毛萼凤仙花

【别　　名】睫萼凤仙花，睫毛凤仙花，睫毛萼凤仙

【学　　名】*Impatiens blepharosepala*

【生境分布】多生于山谷路旁草丛或林缘沟谷地。分布于晋安、连江、建阳、武夷山、光泽等地。

【药用部位】根。

【性味功能】用于贫血，外伤出血。

华凤仙

【别　　名】水边指甲花

【学　　名】*Impatiens chinensis*

【生境分布】生于湿地草灌丛中或沟谷路边。分布于南靖、连城、仙游、建阳、浦城等地。

【药用部位】全草（水凤仙）。

【性味功能】苦、辛，平。清热解毒，活血散瘀，拔脓消痈。用于小儿肺炎，咽喉肿痛，热痢，蛇头

疗，痈疮肿毒，肺结核等。

鸭跖草状凤仙花

【别　　名】类鸭跖草凤仙花

【学　　名】*Impatiens commelinoides*

【生境分布】生于路旁沟边阴湿地或林下沟边草丛中。分布德化、永安、连城、泰宁、延平、建阳、沙县、武夷山等地。

【药用部位】全草。

【性味功能】辛、苦，温，有小毒。祛风，活血，消肿，止痛。用于风湿关节痛，屈伸不利等；外用于疮疡肿毒，跌打损伤，瘀血肿痛，瘰疬等。

蓝花凤仙花

【别　　名】兰花凤仙花

【学　　名】*Impatiens cyanantha*

【生境分布】生于林下、沟边、路旁等阴湿环境。分布于武夷山等地。

【药用部位】全草。

【性味功能】活血化瘀，解毒消肿。用于舒筋活络，跌打肿痛及蛇咬伤等。

牯岭凤仙花

【别　　名】野凤仙，黄凤仙花

【学　　名】*Impatiens davidii*

【生境分布】生于路旁沟边草灌丛中或林下沟谷阴湿地。分布于泰宁、邵武、武夷山、浦城等地。

【药用部位】全草或茎。

【性味功能】辛，温。消积，止痛。用于小儿疳积，腹痛，牙龈溃烂等。

黄金凤

【别　　名】水指甲

【学　　名】*Impatiens siculifer*

【生境分布】生于溪边路旁阴湿地或草丛、林下沟各地。分布于建阳、光泽、武夷山、浦城等地。

【药用部位】根，全草，种子。

【性味功能】苦，微寒。祛瘀消肿，清热解毒，活血止痛。用于跌打损伤，风湿麻木，劳伤，风湿骨痛，痈肿，烧烫伤等。

管茎凤仙花

【别　　名】管茎凤仙，管花凤仙花

【学　　名】*Impatiens tubulosa*

【生境分布】生于林下或沟边阴湿处。分布于南靖、闽侯、永泰、宁化、尤溪、浦城等地。

【药用部位】地上部分，花，种子。

【性味功能】地上部分：抗菌，止血。花：抑制表皮癣菌。种子：煎剂兴奋子宫。

鼠李科（Rhamnaceae）

勾儿茶属（*Berchemia*）

多花勾儿茶

【别　　名】黄鳝藤，铰子藤，老鼠屎藤，山黄芪，大号铁包金

【学　　名】*Berchemia floribunda*

【生境分布】生于山坡、沟谷、林缘、林下或灌丛中，海拔 1500m 以下。全省各地分布。

【药用部位】根及老茎。

【性味功能】甘，微温。补脾益气，活络疏筋，排脓生肌。用于骨结核，慢性骨髓炎，劳倦乏力，风湿关节痛，肝硬化，血小板减少症，胃痛，小儿疳积，带下病，月经不调，产后腹痛，跌打损伤，天

蛇疔溃烂等。

大叶勾儿茶

【别　　名】胡氏勾儿茶

【学　　名】*Berchemia huana*

【生境分布】生于近山顶荒坡草丛路旁、攀援于其他树上，海拔 1500～1700m。分布于泰宁等地。

【药用部位】根，茎，叶。

【性味功能】微涩，温。祛风利湿，活血止痛，解毒。用于风湿关节痛，黄疸，胃脘痛，脾胃虚弱，食欲不振，小儿疳积，痛经等；外用于跌打损伤，目赤，多发性疖肿等。

牯岭勾儿茶

【别　　名】勾儿茶

【学　　名】*Berchemia kulingensis*

【生境分布】生于山坡沟谷林中、林缘或沟谷灌丛中。分布于泰宁、武夷山等地。

【药用部位】根，藤茎（紫青藤）。

【性味功能】微涩，温。祛风利湿，活血止痛。用于风湿关节痹痛，小儿疳积，骨髓炎，湿疹，经闭等。

铁包金

【别　　名】老鼠耳，米拉藤，小叶黄鳝藤

【学　　名】*Berchemia lineata*

【生境分布】生于沿海低山、丘陵的山野路边或灌丛中或开旷地。全省沿海各地常见。

【药用部位】根。

【性味功能】微苦、涩，平。固肾益气，化瘀止血，镇咳止痛。用于风毒流注，肺痨，消渴，胃痛，子痈，遗精，风湿关节痛，腰膝酸痛，跌打损伤，瘰疬，瘾疹，痈疽肿毒，风火牙痛等。

光枝勾儿茶

【别　　名】多叶勾儿茶，光叶勾儿茶

【学　　名】*Berchemia polyphylla* var. *leioclada*

【生境分布】生于山坡、沟边灌丛或林缘。福建省南部沿海山坡偶见。

【药用部位】叶，果实。

【性味功能】甘、淡，平。清热利湿。用于目赤，痢疾，黄疸，热淋，崩漏，带下病等。

咀签属（*Gouania*）

毛咀签

【别　　名】爪哇下果藤

【学　　名】*Gouania javanica*

【生境分布】生于山地疏林中或溪沟边，攀援于大灌木或树上，海拔 800m。分布于连城等地。

【药用部位】叶。

【性味功能】苦、涩，凉。清热解毒，收敛止血。外用于刀伤，骨折，溃疡，肿痛等。

枳椇属（*Hovenia*）

枳椇

【别　　名】拐枣，鸡爪牙树，金果梨枸，南枳椇，鸡爪梨

【学　　名】*Hovenia acerba*

【生境分布】生于向阳山坡疏林中或林缘、山谷、沟谷边、路边、村前屋后也有栽培。闽西北山区常见。

【药用部位】根，树皮，树干流出的汁液，叶，带花序轴的果序，种子（枳椇子）。

【性味功能】根：甘、涩，温。祛风活络，止血，解酒。用于风湿筋骨痛，劳伤咳嗽，咯血，小儿惊风，醉酒等。树皮：甘，温。活血，舒筋，消食，疗痔。用于筋脉拘挛，食积，痔疮等。树干流出的汁液：甘，平。辟秽除臭。用于狐臭等。叶：甘，凉。清热解毒，除烦止渴。用于风热感冒，醉酒烦渴，呕吐，大便秘结。果序：民间制"拐枣酒"，用于风湿痛等。种子：甘，平。除烦止渴，解酒毒，利二便。用于醉酒，烦热，口渴，呕吐，二便不利等。

马甲子属（*Paliurus*）

铜钱树

【别　　名】鸟不宿，钱串树，金钱树。

【学　　名】*Paliurus hemsleyanus*

【生境分布】福州等地有引种栽培。

【药用部位】根（金钱木根）。

【性味功能】苦、涩，寒。祛风湿，止痹痛，解毒。用于劳伤乏力，跌打损伤，痢疾等。

硬毛马甲子

【别　　名】长梗铜钱树，钩交刺

【学　　名】*Paliurus hirsutus*

【生境分布】生于山坡或平原路边、池塘边，海拔 800m 以下。分布于建阳、浦城等地。

【药用部位】全株。

【性味功能】解毒消肿。

马甲子

【别　　名】雄虎刺，簕子，铁篱笆，铜钱树，马鞍树

【学　　名】*Paliurus ramosissimus*

【生境分布】生于山地、平原或栽培，海拔 2000m 以下。分布于南靖、连城、永安、仙游、晋安、长乐、延平、建阳等地。

【药用部位】根。

【性味功能】苦，平。祛风湿，散瘀血，解毒。用于风湿，劳伤痹痛，无名肿毒，狂犬咬伤等。

猫乳属（*Rhamnella*）

猫乳

【别　　名】长叶绿柴、山黄、糯米牙

【学　　名】*Rhamnella franguloides*

【生境分布】生于山坡、路旁或林中，海拔 1100 米以下。分布于武夷山、浦城等地。

【药用部位】果实或根（鼠矢枣）。

【性味功能】苦、平。补脾益肾，疗疮。用于体质虚弱，劳伤乏力，疥疮。

鼠李属（*Rhamnus*）

山绿柴

【别　　名】圆叶鼠李

【学　　名】*Rhamnus brachypoda*

【生境分布】生于山坡路旁灌丛或沟各疏林中，海拔 300～1500m。分布于南靖、上杭、永泰、古田、武夷山等地。

【药用部位】根。

【性味功能】外用于牙痛等。

长叶冻绿

【别　　名】龙泥根，鹿梨草，绿柴，石冻只，六厘柴

【学　　名】*Rhamnus crenata*

【生境分布】生于山地疏林中、林缘、山坡灌丛或山顶草丛中，海拔 2000m 以下。全省各地分布。

【药用部位】根。

【性味功能】苦，微寒。清热凉血，解毒杀虫。用于紫癜，肺痈，荨麻疹，湿疹，疥疮，跌打损伤等。

薄叶鼠李

【别　　名】绛梨木根

【学　　名】*Rhamnus leptophylla*

【生境分布】生于山坡路旁灌丛、疏林中或林缘，海拔 1000m 以下。分布于新罗、连城、永安、晋安、福清、长乐、永泰等地。

【药用部位】根，叶（绛梨木叶），果实（绛梨木子）。

【性味功能】根：苦，寒。消食，行水，祛瘀。用于食积饱胀，水肿，经闭等。叶：用于食积饱胀。果实：苦，寒，有毒。消食，行水，通便。用于食积饱胀，水肿，便秘等。

尼泊尔鼠李

【别　　名】纤序鼠李，染布叶

【学　　名】*Rhamnus napalensis*

【生境分布】生于水下的疏林中、林下或沟谷林缘灌丛中，海拔 1200m。分布于新罗、上杭、连城、永安、沙县、延平、建阳、武夷山等地。

【药用部位】根，叶。

【性味功能】涩、微甘，平。根：祛风除湿；用于风湿痹痛。叶：用于湿疹，癣等。

冻绿

【别　　名】鹿蹄根，红冻，黑狗丹，山李子，绿子

【学　　名】*Rhamnus utilis*

【生境分布】生于山地、丘陵、山坡灌丛路旁或疏林中，海拔 1200m 以下。分布于德化、上杭、将乐、晋安、福清、长乐、古田、建阳等地。

【药用部位】根，根皮，树皮，种子。

【性味功能】根、根皮、树皮：苦，寒。清热凉血，解毒。用于疥疮，湿疹，痧胀腹痛，跌打损伤等。种子：用于食积腹胀等。

山鼠李

【别　　名】庐山鼠李，冻绿

【学　　名】*Rhamnus wilsonii*

【生境分布】生于山坡路旁、沟边灌丛或林下，海

拔 500～1200m。分布于上杭、泰宁、建宁、武夷山、浦城等地。

【药用部位】根皮。

【性味功能】苦，寒。清热解毒，杀虫。用于传染性肝炎，疥癣等。

雀梅藤属（*Sageretia*）

钩刺雀梅藤

【别　　名】猴栗，岩猴藤，大胖药

【学　　名】*Sageretia hamosa*

【生境分布】生于山坡灌丛路边或山谷、山地、沟涧的疏林中，海拔 950m 以下。分布于新罗、连城、永安、沙县、建瓯、建阳、武夷山、光泽等地。

【药用部位】根，果实。

【性味功能】根：苦，平。祛风湿，活血祛瘀。果实：苦，寒，有毒。用于疮疡等。

亮叶雀梅藤

【别　　名】钩状雀梅藤，钩刺雀梅藤

【学　　名】*Sageretia lucida*

【生境分布】生于山谷疏林中，海拔 300～800m。分布于仙游、明溪、宁化等地。

【药用部位】叶，果实。

【性味功能】甘、涩、温。补益气血，舒筋活络。用于气血亏损，腰腿痛，风湿骨痛，四肢麻木，贫血，月经不调，跌打损伤等。

刺藤子

【别　　名】穗花雀梅藤

【学　　名】*Sageretia melliana*

【生境分布】生于山坡路旁灌丛或沟谷疏林中，位于海拔 200～500m。分布于南靖等地。

【药用部位】根。

【性味功能】用于跌打损伤，风湿痹痛等。

雀梅藤

【别　　名】对结木，瘤毒藤，对节刺

【学　　名】*Sageretia thea*

【生境分布】生于山坡灌丛路边、溪沟边、山地疏林中或林缘，海拔 1500m 以下。全省各地分布。

【药用部位】根二层皮，嫩枝，叶。

【性味功能】根二层皮：甘，淡。行气化痰。用于哮喘，水肿，胃痛，鹤漆风等。嫩枝、叶：酸，凉。消肿止痛。用于烫火伤，疖，疥疮，漆过敏等。

毛叶雀梅藤

【别　　名】绒毛雀梅藤

【学　　名】*Sageretia thea* var. *tomentasa*

【生境分布】生于山坡灌丛路边、溪沟边、山坡疏林中或林缘，海拔 1500m 以下。全省各地分布。

【药用部位】全株，根。

【性味功能】全株：外用于跌打损伤等。根：用于肝炎，伤寒等。

翼核果属（*Ventilago*）

翼核果

【别　　名】血风根，青筋藤，穿破石

【学　　名】*Ventilago leiocarpa*

【生境分布】生于山地疏林中、沟谷林边、山坡路旁灌丛中，海拔 800m 以下。分布于云霄、华安、长泰、南靖、新罗、仙游等地。

【药用部位】根。

【性味功能】苦，温。养血祛风，舒筋活络。用于气血亏损，月经不调，风湿痹痛，四肢麻木，跌打损伤等。

枣属（*Zizyphus*）

枣

【别　　名】红枣，大枣，白枣，枣树，枣子

【学　　名】*Zizyphus jujuba*

【生境分布】种于山区村前屋后丘陵地。全省各地分布。

【药用部位】根，茎，果。

【性味功能】根、茎：甘，平。平肝解郁。用于癫痫，心胃气痛，乳糜尿，童痨，带下病，风疹等。果：甘，微温。补中健脾。用于脾胃虚弱，紫斑，夜尿，走马牙疳，久疮溃疡等。

无刺枣

【别　　名】枣树, 枣子, 红枣

【学　　名】*Zizyphus jujuba* var. *inermis*

【生境分布】栽培, 种于山区村前屋后丘陵地。全省各地分布。

【药用部位】根, 茎, 果。

【性味功能】根、茎：甘, 平。平肝解郁。用于癫痫, 心胃气痛, 乳糜尿, 童痨, 带下病, 风疹等。果：甘, 微温。补中健脾。用于脾胃虚弱, 紫斑, 夜尿, 走马牙疳, 久疮溃疡等。

酸枣

【别　　名】棘, 酸枣树, 角针, 硬枣, 山枣树

【学　　名】*Ziziphus jujuba* var. *spinosa*

【生境分布】生于向阳或干燥山坡、山谷的沟边, 海拔 1000m 以下。全省各地零星栽培。

【药用部位】根皮, 棘刺 (棘针), 叶 (棘叶), 花 (棘刺花), 种仁 (酸枣仁)。

【性味功能】根皮：涩, 温。涩精止血。用于便血, 高血压症, 头晕头痛, 遗精, 带下病, 烧烫伤等。棘刺：辛, 寒。消肿, 溃脓, 止痛。用于痈肿有脓, 心腹痛, 尿血, 喉痹等。叶：用于臁疮等。花：苦, 平。用于金疮, 视物昏花等。种仁：甘、酸, 平。补肝, 宁心, 敛汗, 生津。用于虚烦不眠, 惊悸怔忡, 虚汗, 失眠健忘等。

滇刺枣

【别　　名】酸枣, 缅枣

【学　　名】*Zizyphus mauritiana*

【生境分布】栽培。

【药用部位】树皮。

【性味功能】涩、微苦, 平。解毒生肌。用于烧烫伤等。

葡萄科（Vitaceae）

蛇葡萄属（*Ampelopsis*）

广东蛇葡萄

【别　　名】虾须藤, 粤蛇葡萄

【学　　名】*Ampelopsis cantoniensis*

【生境分布】生于坡灌木丛或疏林中。全省各地分布。

【药用部位】根, 藤。

【性味功能】辛, 微温。疏风解表。用于感冒, 疮疖痈肿等。

三裂蛇葡萄

【别　　名】见肿消, 五爪金, 五爪龙, 破石珠, 赤木通

【学　　名】*Ampelopsis delayayana*

【生境分布】生于低山灌丛或林缘。全省各地分布。

【药用部位】根皮 (金刚散)。

【性味功能】辛, 平。消肿止痛, 舒筋活血, 止血。用于外伤出血, 骨折, 跌打损伤, 风湿关节痛等。

显齿蛇葡萄

【别　　名】藤茶, 大齿牛果藤, 大齿蛇葡萄

【学　　名】*Ampelopsis grossedentata*

【生境分布】生于山坡灌丛、林缘或沟谷溪边。全省各地分布。

【药用部位】全株 (甜茶藤)。

【性味功能】甘、淡, 凉。清热解毒。用于黄疸, 风热感冒, 咽喉肿痛, 痈疖等。

光叶蛇葡萄

【别　　名】粉藤, 大葡萄, 大本山葡萄

【学　　名】*Ampelopsis glandulosa* var. *hancei*

【生境分布】生于山坡灌丛中或林中。全省各地分布。

【药用部位】根及根皮。

【性味功能】苦, 凉。清热利湿, 解毒消肿。用于湿热黄疸, 肠炎, 痢疾, 无名肿毒, 跌打损伤等。

异叶蛇葡萄

【别　　名】光叶蛇葡萄

【学　　名】*Ampelopsis glandulosa* var. *heterophylla*

【生境分布】生于山坡灌丛中。分布于永春、永安、晋安、泰宁、延平等地。

【药用部位】根皮。

【性味功能】甘、苦，凉，有小毒。抗菌消炎，清热消肿，收敛止痛。用于风湿关节痛，呕吐，泄泻，溃疡病等；外用于疮疡肿毒，外伤出血，烧烫伤等。

牯岭蛇葡萄

【别　　名】铁骨扇

【学　　名】*Ampelopsis glandulosa* var. *kulingensis*

【生境分布】生于山坡疏林中、石岩上或灌丛中。全省各地分布。

【药用部位】根，茎。

【性味功能】利尿，消肿，止血。用于无名肿毒，慢性肾炎等。

葎叶蛇葡萄

【别　　名】小接骨丹，活血丹，葎叶山葡萄

【学　　名】*Ampelopsis humulifolia*

【生境分布】生于低山坡或沟谷。分布于晋安、平潭、上杭、泰宁、尤溪等地。

【药用部位】根皮（七角白蔹）。

【性味功能】辛，热。活血散瘀，解毒，生肌长骨，祛风除湿。用于跌打损伤，骨折，疮疖肿痛，风湿关节痛等。

白蔹

【别　　名】鹅抱蛋，猫儿卵，箭猪腰

【学　　名】*Ampelopsis japonica*

【生境分布】生于山坡林下。分布于漳浦、晋安等地。

【药用部位】块根。

【性味功能】苦，平。清热解毒，消肿止痛。用于咳嗽痰喘，带下病，痔漏等；外用于疮疖肿毒，瘰

病，跌打损伤，烧烫伤等。

大叶蛇葡萄

【别　　名】藤茶，大叶牛果藤

【学　　名】*Ampelopsis megalophylla*

【生境分布】生于山坡灌丛中或杂木林下。分布于三元、延平等地。

【药用部位】根，叶。

【性味功能】酸、涩，平。清热利湿，活血化瘀。用于痢疾，泄泻，小便淋痛等。

蛇葡萄

【别　　名】蛇白蔹，假葡萄，山葡萄，见毒消

【学　　名】*Ampelopsis sinica*

【生境分布】生于山坡灌丛中。分布于新罗、连城、晋安、福清、长乐、连江、泰宁、浦城等地。

【药用部位】根，藤。

【性味功能】苦，平。清热解毒，祛风活络，止痛，止血。用于风湿关节痛，呕吐，泄泻，溃疡等；外用于跌打损伤，疮疡肿毒，外伤出血，烧烫伤等。

乌蔹莓属（*Cayratia*）

大叶乌蔹莓

【别　　名】少果乌蔹莓

【学　　名】*Cayratia albifolia*

【生境分布】生于林下、溪流旁或山坡灌丛。分布于德化、福清、永泰、泰宁、武夷山、浦城等地。

【药用部位】根，叶（大母猪藤）。

【性味功能】微苦，平。祛风除湿，通络止痛。用于风湿痹痛，牙痛，无名肿毒等。

脱毛乌蔹莓

【别　　名】樱叶乌蔹莓

【学　　名】*Cayratia albifolia* var. *glabra*

【生境分布】生于山坡灌丛中。分布于连江、三元、沙县、光泽、武夷山等地。

【药用部位】根，叶。

【性味功能】微苦，平。祛风除湿，通络止痛。用于风湿痹痛，牙痛，无名肿毒等。

角花乌蔹莓

【别　　名】九龙根，九牛子

【学　　名】*Cayratia corniculata*

【生境分布】生于山坡灌丛或山谷林中。分布于南靖、长泰、德化、永安、闽清、闽侯、晋安、三元、延平等地。

【药用部位】块根（九牛薯）。

【性味功能】甘，平。润肺，止咳，化痰，止血。用于肺痨，咳嗽，血崩等。

乌蔹莓

【别　　名】五爪龙，五叶藤

【学　　名】*Cayratia japonica*

【生境分布】生于山坡、路旁、旷野草丛中。全省各地分布。

【药用部位】全草或根。

【性味功能】辛、苦，凉，有小毒。清热解毒，消肿止痛。用于咽喉肿痛，痈肿疔毒，带状疱疹，尿血，急性胃肠炎，肾炎，淋巴结炎，乳腺炎，带下病，关节痛，跌打损伤，毒蛇咬伤等。

白粉藤属（*Cissus*）

苦郎藤

【别　　名】毛叶白粉藤

【学　　名】*Ciisus assamica*

【生境分布】生于溪边路旁灌丛中、林缘或密林中。分布于南靖、新罗、上杭、连城、长汀、永安、延平、建阳、光泽、武夷山等地。

【药用部位】根（风叶藤）。

【性味功能】淡、微涩，平。拔毒消肿，散瘀止痛。用于跌打损伤，扭伤，风湿关节痛，骨折，痈疮肿毒等。

翅茎白粉藤

【别　　名】五俭藤，山坡瓜藤，拦河藤。

【学　　名】*Cissus hexangularis*

【生境分布】生于溪边林中，海拔 400m 以下。

【药用部位】藤（六方藤）。

【性味功能】微苦，凉。祛风通络，散瘀活血。用于风湿关节痛，腰肌劳损，跌打损伤等。

翼茎白粉藤

【别　　名】舒筋藤，四方钻，万戈藤，戟叶白粉藤

【学　　名】*Cissus pteroclada*

【生境分布】生于山谷林中。分布于南靖、长泰、漳浦、同安、上杭等地。

【药用部位】藤（四方藤）。

【性味功能】微酸、涩，平。祛风湿，舒筋络。用于风湿痹痛，腰肌劳损，筋脉拘急等。

白粉藤

【别　　名】粉藤，白牵牛

【学　　名】*Cissus repens*

【生境分布】生于山沟边灌丛中。分布于诏安、南靖、平和、长泰、漳浦、海沧等地。

【药用部位】根，全株。

【性味功能】根：淡、微辛，凉。清热解毒，消肿止痛，强壮，补血。用于咽喉痛，疔疮，蛇咬伤。全株：苦，寒。拔毒消肿。用于痰火瘰疬，水肿，痢疾等；外用于蛇伤等。

地锦属（*Parthenocissus*）

异叶地锦

【别　　名】异叶爬山虎，青藤，猴仙丹，爬山虎，捆仙藤

【学　　名】*Parthenocissus dalzielii*

【生境分布】生于山地林中、攀附他物上。全省各地分布。

【药用部位】全草。

【性味功能】甘、微酸，平。祛风除湿，散结消肿。用于胃痛，风湿痛，手颤动无力，小儿舌疮，痈肿，疮毒，湿疹等。

绿叶地锦

【别　　名】绿爬山虎，亮绿爬山虎，绿叶爬山虎，青龙藤

【学　　名】*Parthenocissus laetivirens*

【生境分布】生于山坡路旁、溪边灌丛中攀援于他物上。分布于南靖、连城、将乐、建宁、沙县、光泽、武夷山等地。

【药用部位】藤（大绿藤）。

【性味功能】辛，温。舒筋活络，消肿散瘀，接骨。用于跌打损伤，骨折，风湿关节痛，腰肌劳损等。

三叶地锦

【别　　名】大血藤，三角风，三爪金龙

【学　　名】*Parthenocissus semicordata*

【生境分布】生于山坡，攀援于岩石或墙上。全省各地分布。

【药用部位】全草。

【性味功能】辛，温。祛风除湿，散瘀止痛。用于跌打损伤，骨折，风湿等。

地锦

【别　　名】爬树龙，过山龙，青竹标，老蛇藤，大青龙

【学　　名】*Parthenocissus tricuspidata*

【生境分布】攀援于岩石、大树或墙壁上。分布于思明、海沧、上杭、晋安、延平、建瓯等地。

【药用部位】根，茎。

【性味功能】苦，寒。活血祛瘀，止痛，止血，接骨消肿，清热解毒，镇咳。用于跌打损伤，骨折，蛇咬伤，痈疮疔肿，顿咳，咽喉肿痛，风湿腰腿痛等。

崖爬藤属（*Tetrastigma*）

三叶崖爬藤

【别　　名】三叶青，石老鼠，金线吊虾蟆

【学　　名】*Tetrastigma hemsleyanum*

【生境分布】生于溪谷、林下等草丛或石缝中。全省各地分布。

【药用部位】块根。

【性味功能】微甘，凉。清热解毒。用于毒蛇咬伤，疮疡肿毒，小儿高热惊厥，黄疸，流行性脑脊髓膜炎，哮喘，百日咳，急慢性肾炎，角膜炎等。

无毛崖爬藤

【别　　名】光叶崖爬藤，钝叶崖爬藤

【学　　名】*Tetrastigma obtectum* var. *glabrum*

【生境分布】生于山路水沟旁灌丛中，攀援于他物上。分布于连江、永泰、延平等地。

【药用部位】根，全草（九节莲）。

【性味功能】辛、酸，温，有小毒。活血解毒，祛风除湿。用于头痛，身痛，风湿麻木，游走性痛，疮毒等。

扁担藤

【别　　名】扁藤，铁带藤，过江扁龙，扁骨风，腰带藤

【学　　名】*Tetrastigma planicaule*

【生境分布】生于山谷密林中，攀附于大树上。分布于南靖、漳浦、芗城、平潭、永泰、蕉城等地。

【药用部位】全株。

【性味功能】辛、涩，温。祛风除湿，舒筋活络。用于风湿骨痛，腰肌劳损，跌打损伤，半身不遂等。

葡萄属（*Vitis*）

山葡萄

【别　　名】山藤藤

【学　　名】*Vitis amurensis*

【生境分布】攀援于其他树上。分布于延平等地。

【药用部位】根，茎，果实。

【性味功能】根、茎：酸，凉。祛风，止痛。用于外伤痛，风湿骨痛，胃痛，腹痛，头痛，术后痛等。果实：酸，凉。清热利尿。用于烦热口渴，膀胱湿热等。

小果野葡萄

【别　　名】小葡萄

【学　　名】*Vitis balanseana*

【生境分布】生于疏林中或山坡灌丛中。分布于泰宁、武夷山、浦城等地。

【药用部位】茎，叶。

【性味功能】涩，平。舒筋活血，清热解毒。用于风湿瘫痪，劳伤，赤痢，疮疡肿毒等。

蘡薁

【别　　名】山葡萄，野葡萄，小平布藤，野桑叶，山苦瓜

【学　　名】*Vitis bryoniifolia*

【生境分布】生于山坡灌木丛中或林缘。全省各地分布。

【药用部位】根，叶，果实。

【性味功能】根：微甘、辛，平。通经络，祛风湿。用于肝炎，风湿性关节痛，水肿，咳嗽，荨麻疹，乳腺炎，颈淋巴结结核，痈疽肿毒等。叶：酸，平。凉血止血，消肿解毒。用于崩漏，湿疹，项痈，臁疮等。果实：甘、酸，平。生津止渴。用于暑月伤津口干等。

东南葡萄

【学　　名】*Vitis chunganensis*

【生境分布】生于山坡路旁灌丛、疏林或密林中。分布于长汀、永安、宁化、古田、建阳、邵武、武夷山等地。

【药用部位】根，茎。

【性味功能】甘、涩，平。祛风除湿。用于风湿痛等。

闽赣葡萄

【别　　名】钟氏葡萄

【学　　名】*Vitis chungii*

【生境分布】生于山坡路旁灌丛、疏林或沟谷中。全省各地分布。

【药用部位】全株（红扁藤）。

【性味功能】甘、涩，平。消肿拔毒。用于疮痈疖肿等。

刺葡萄

【别　　名】山葡萄

【学　　名】*Vitis davidii*

【生境分布】生于山坡灌丛中。分布于连城、三元、梅列、蕉城、寿宁、延平、武夷山等地。

【药用部位】根。

【性味功能】甘，平。祛风湿，利小便。用于关节痛，跌打损伤等。

葛藟葡萄

【别　　名】藟，千岁藤，乌蚌子，野葡萄，乌鞍藤

【学　　名】*Vitis flexuosa*

【生境分布】生于山坡灌丛或林缘。分布于诏安、南靖、长泰、芗城、德化、连城、福州、三元、延平、建瓯、邵武、光泽、武夷山等地。

【药用部位】根，藤汁，果实。

【性味功能】根：甘，平。滋补气血，续筋骨，长肌肉。用于关节酸痛，跌打损伤等。藤汁：甘，平。补五脏，续筋骨，益气，止渴。用于五脏虚弱，筋骨痛，气虚，干渴等。果实：甘，平。润肺止咳，清热凉血，消食。用于咳嗽，吐血，积食等。

毛葡萄

【别　　名】绒毛葡萄，五角叶葡萄，野葡萄

【学　　名】*Vitis heyneana*

【生境分布】生于山坡、溪边灌丛中或林缘。分布于南靖、永安、晋安、三元、泰宁、沙县、建瓯等地。

【药用部位】根，茎，叶。

【性味功能】用于风湿，筋骨疼痛，骨折等。

小叶葡萄

【别　　名】葡萄

【学　　名】*Vitis sinocinerea*

【生境分布】生于山坡路旁灌丛。分布于芗城、海沧、连城、长乐、闽侯、晋安、永泰、永安、将乐、建阳等地。

【药用部位】根，全株。

【性味功能】甘、苦，寒。清热解毒，消肿止痛，活血祛瘀。用于疮疡肿毒，跌打损伤等。

葡萄

【别　　名】甜葡萄，酸葡萄，草龙珠

【学　　名】*Vitis vinifera*

【生境分布】福建省南部各县市偶有栽培。

【药用部位】根，茎藤，叶，果。

【性味功能】根：酸，平。祛湿利水。用于风湿性关节炎，坐骨神经痛，骨折等。茎藤：酸，平。用于天疱疮等。叶：酸，平。用于血崩，腹痛等。果：甘、酸，平。除烦止渴，益气生津。果干：甘，微温；补血安胎。

网脉葡萄

【别　　名】威氏葡萄,川鄂葡萄

【学　　名】*Vitis wilsonae*

【生境分布】生于杂木林。分布于延平、建宁、武夷山等地。

【药用部位】根。

【性味功能】酸、苦,寒。清热解毒,疗疮。用于骨髓炎,骨关节酸痛,痈疽疔疮等。

俞藤属（*Yua*）

大果俞藤

【别　　名】东南爬山虎

【学　　名】*Yua austro-orientalis*

【生境分布】生于山坡林中。分布于晋安、屏南、大田、尤溪等地。

【药用部位】全株。

【性味功能】酸,平。祛风通络,散瘀消肿。用于风湿关节炎等。

俞藤

【别　　名】粉叶爬山虎

【学　　名】*Yua thomsonii*

【生境分布】生于路旁、攀附于岩壁上或树干上。分布于屏南、光泽等地。

【药用部位】根,藤茎。

【性味功能】辛、甘,平。祛风除湿,解毒消肿。用于风湿痛,带下病,无名肿痛等。

杜英科（Elaeocarpaceae）

杜英属（*Elaeocarpus*）

中华杜英

【别　　名】桃榅,羊屎乌,小冬桃,老采红,高山望

【学　　名】*Elaeocarpus chinensis*

【生境分布】生于疏林中。全省各地分布。

【药用部位】根(高山望),叶,花。

【性味功能】根:辛,温。散瘀消肿。用于跌打瘀肿,风湿痛等。叶、花:用于胃痛,遗精,带下病等。

杜英

【别　　名】假杨梅,梅擦饭,青果,野橄榄,胆八树

【学　　名】*Elaeocarpus decipiens*

【生境分布】生于疏林中。全省各地分布。

【药用部位】根。

【性味功能】苦、辛,寒。清热解毒,活血,行瘀,续骨。用于跌打瘀肿,骨折,风湿痹痛等。

注:FOC将本种并入山杜英*Elaeocarpus sylvestris*中,鉴于功效不同,此处予以保留。

山杜英

【别　　名】杜英,羊屎树,胆八树,杜莺

【学　　名】*Elaeocarpus sylvestris*

【生境分布】生于疏林中。全省各地分布。

【药用部位】根。

【性味功能】辛,湿。散瘀消肿。用于跌打瘀肿,风湿疼痛。

猴欢喜属（*Sloanea*）

薄果猴欢喜

【别　　名】北碚猴欢喜

【学　　名】*Sloanea leptocarpa*

【生境分布】生于密林中。全省各地分布。

【药用部位】根。

【性味功能】消肿止痛,祛风除湿。用于骨折,跌打损伤,风寒感冒,皮肤瘙痒等。

猴欢喜

【别　　名】狗欢喜,猴板栗,破木,树猬,山板栗

【学　　名】*Sloanea sinensis*

【生境分布】生于疏林中。全省各地分布。

【药用部位】根。

【性味功能】健脾和胃,祛风,益肾。用于食欲不振,风湿痛,腰膝酸软等。

椴树科（Tiliaceae）

田麻属（*Corchoropsis*）

田麻

【别　　名】黄花喉草，白喉草，毛果田麻

【学　　名】*Corchoropsis crenata*

【生境分布】生于山坡、荒地、林下、水边的湿处。全省各地分布。

【药用部位】全草。

【性味功能】苦，寒。清热解毒。用于扁桃体炎，白喉等。

黄麻属（*Corchorus*）

甜麻

【别　　名】假黄麻，针筒草

【学　　名】*Corchorus aestuans*

【生境分布】栽培或逸为野生。全省各地分布。

【药用部位】全草（野黄麻）。

【性味功能】辛、甘，温。祛风除湿，舒筋活络。用于风湿痛，跌打损伤等。

黄麻

【别　　名】火麻，苦麻叶

【学　　名】*Corchorus capsularis*

【生境分布】涵江等地有栽培。

【药用部位】根，叶，种子。

【性味功能】根：苦，温。利尿。用于石淋，泄泻，痢疾等。叶：苦，温。理气止血，排脓生肌。用于腹痛，痢疾，血崩，疮痈等。种子：热，有毒。用于咳嗽，血崩等。

扁担杆属（*Grewia*）

扁担杆

【别　　名】铁扁担，茶干子

【学　　名】*Grewia biloba*

【生境分布】生于山坡灌木丛中。全省各地分布。

【药用部位】根，枝，叶。

【性味功能】甘、苦，温。健脾养血，祛风湿，消

痞。根：用于疮疡肿毒等。枝、叶：用于小儿疳积，消化不良，崩漏，带下病，阴挺，脱肛等。

小花扁担杆

【别　　名】扁担木，孩儿拳头，小叶扁担杆

【学　　名】*Grewia biloba var. parviflora*

【生境分布】生于山坡灌丛。全省各地常见。

【药用部位】枝，叶。

【性味功能】辛、甘，温。祛风除湿，理气消痞。用于风湿关节痛，脘腹胀满，胸痞，小儿疳积，崩漏，带下病，脱肛。

破布叶属（*Microcos*）

破布叶

【别　　名】麻布叶，破布木

【学　　名】*Microcos paniculata*

【生境分布】生于山坡疏林、山谷溪边，海拔 300～1900m。分布于思明、惠安、仙游、晋安等地。

【药用部位】叶（布渣叶）。

【性味功能】淡、微酸，平。清热解毒，止泻。用于感冒，消化不良，泄泻，黄疸，蜈蚣咬伤等。

椴树属（*Tilia*）

椴树

【别　　名】千层皮，青科榔，大椴树，大叶椴，椴

【学　　名】*Tilia tuan*

【生境分布】生于密林中。分布于泰宁、武夷山、浦城等地。

【药用部位】根。

【性味功能】辛，温。祛风除湿，活血镇痛。用于风湿麻木，跌打损伤等。

刺蒴麻属（*Triumfetta*）

单毛刺蒴麻

【别　　名】野卷单，粘人草，小刺蒴麻

【学　　名】*Triumfetta annua*

【生境分布】生于山坡路旁或为田间杂草。全省各地分布。

【药用部位】根。

【性味功能】祛风，活血，镇痛。用于痈疖红肿，刀伤出血等。

刺蒴麻

【别　　名】梗麻，毛葱根

【学　　名】*Triumfetta rhomboidea*

【生境分布】生于山坡灌木丛中。全省各地分布。

【药用部位】全株。

【性味功能】辛，温。消风散毒，用于毒疮，肾结石等。

毛刺蒴麻

【别　　名】粘马头，红花虱母头

【学　　名】*Triumfetta tomentosa*

【生境分布】生于山坡疏林或灌丛中。福州以南常见分布。

【药用部位】全草。

【性味功能】用于风湿痛，乳房肿块。

锦葵科（Malvaceae）

秋葵属（*Abelmoschus*）

长毛黄葵

【别　　名】山芙蓉，野棉花，黄花马宁

【学　　名】*Abelmoschus crinitus*

【生境分布】栽培。分布于三元等地。

【药用部位】根，叶（黄茄花）。

【性味功能】淡，平。补脾，化瘀，通经，消食。用于胸腹胀满，消化不良，烧烫伤等。

咖啡黄葵

【别　　名】咖啡葵，木丝瓜，秋葵，羊角豆，羊角茄

【学　　名】*Abelmoschus esculentus*

【生境分布】全省各地常见栽培。

【药用部位】全株，根，树皮，种子。

【性味功能】甘，寒。全株：清热解毒，润燥滑肠。根：止咳。树皮：通经。用于月经不调等。种子：催乳。用于乳汁不足等。

黄蜀葵

【别　　名】棉花葵，假阳桃，黄花莲，鸡爪莲，荞面花

【学　　名】*Abelmoschus manihot*

【生境分布】生于山坡、山谷、路旁，海拔 1000m 以下。全省各地分布。

【药用部位】根，茎，茎皮，叶，花，种子。

【性味功能】根：甘、苦，寒。利水，散瘀，解毒。用于水肿，淋证，乳汁不通等；外用于痈肿，流行性腮腺炎，骨折等。茎、茎皮：甘、滑，寒。活血，除邪热。用于产褥热等；外用于烫伤等。叶：甘，寒，滑。解毒托疮，排脓生肌。外用于痈疽疔疮，流行性腮腺炎，烫伤，（研末敷）刀伤出血等。花：甘，寒，滑。通淋，消肿，解毒。用于砂淋；外用于痈疽肿毒，（浸油涂）烫伤，小儿秃疮，（烧存性研末用于）小儿口疮等。种子：甘，寒。健胃润肠，利水，通乳，消肿。用于消化不良，不思饮食，二便不利，水肿，淋证，乳汁不通，痈肿，跌打损伤等。

黄葵

【别　　名】野油麻，野棉花，芙蓉麻

【学　　名】*Abelmoschus moschatus*

【生境分布】生于林缘、灌丛中或平原空旷地。全省各地分布。

【药用部位】根，叶，花。

【性味功能】微甘，凉。清热利湿，拔毒排脓。用于高热不退，肺热咳嗽，产后乳汁不通，大便秘结，痢疾，石淋等；外用于痈疮肿毒，瘰疬，骨折，烧烫伤等。

箭叶秋葵

【别　　名】红花参，箭叶黄葵，剑叶秋葵

【学　　名】*Abelmoschus sagittifolius*

【生境分布】生于荒坡草地，路边灌丛中。仙游、闽清、尤溪等地有零星种植。

【药用部位】全株（五指山参）

【性味功能】甘，凉。清热解毒，滑肠润燥。根：用于风湿痛。种子：用于便秘，水肿，乳汁缺少，耳聋。

苘麻属（*Abutilon*）

泡果苘

【别　　名】倒地磨盘草，含羞仙人趴，灯笼草

【学　　名】*Abutilon crispa* [*Herissantia crispa*]

【生境分布】生于沿海砂地或草丛中。分布于东山、惠安、石狮、涵江等地。

【药用部位】全草。

【性味功能】淡、微涩，寒。解毒消肿。用于疮毒肿痛，蜈蚣咬伤等。

磨盘草

【别　　名】磨子树，磨谷子，磨龙子

【学　　名】*Abutilon indicum*

【生境分布】生于路旁、村旁的空旷地。分布于沿海各地。

【药用部位】根，全草。

【性味功能】甘、淡，凉。疏风清热，化痰止咳，消肿解毒。用于感冒，发热，咳嗽，泄泻，中耳炎，耳聋，咽炎，流行性腮腺炎，尿路感染，疮痈肿毒，跌打损伤等。

金铃花

【别　　名】灯笼花，金棒花

【学　　名】*Abutilon striatum*

【生境分布】沿海各地常见栽培。

【药用部位】叶，花。

【性味功能】辛，寒。活血祛瘀，舒筋通络。用于跌打损伤等。

苘麻

【别　　名】椿麻，塘麻，孔麻

【学　　名】*Abutilon theophrasti*

【生境分布】生于低海拔的路旁荒地及田野间。分

布于秀屿、长乐、晋安、连江、永泰、延平、建宁、武夷山等地。

【药用部位】全草，叶，根，种子。

【性味功能】苦，平。全草、叶：解毒，祛风。用于痈疽疮毒，痢疾，中耳炎，耳鸣，耳聋，关节酸痛等。根：用于小便淋痛，痢疾等。种子：苦，平。清热利湿，解毒，退翳。用于角膜云翳，痢疾，痈肿等。

蜀葵属（*Althaea*）

药蜀葵

【别　　名】药用蜀葵

【学　　名】*Althaea officinalis*

【生境分布】生于宅旁、田边、原野。厦门、福州植物园有引种栽培。

【药用部位】根，全株。

【性味功能】甘，温。解表散寒，利尿消肿，止咳。用于外感风寒，痰咳，小便淋痛，疔疮肿毒等。

蜀葵

【别　　名】淑气花，一丈红，麻杆花，棋盘花，栽秧花

【学　　名】*Althaea rosea*

【生境分布】全省各地常见栽培。

【药用部位】根，茎叶，花，种子。

【性味功能】根：甘，寒。清热凉血，利尿排脓。用于小便淋痛，尿血，吐血，血崩，带下病，肠痈等；外用疮肿，丹毒等。茎叶：甘，微寒。用于热毒下痢，淋证，金疮，火疮等。花：甘，寒。活血润燥，通利二便。用于痢疾，吐血，血崩，带下病，二便不利，疟疾，小儿风疹等；外用于痈肿疮疡。种子：甘，寒。利水通淋，滑肠，催生。用于水肿，淋证，二便不通等。

棉属（*Gossypium*）

海岛棉

【别　　名】光籽棉，木棉，离核木棉

【学　　名】*Gossypium barbadense*

【生境分布】全省零星栽培。

【药用部位】根，种子。

【性味功能】根：辛，温；补虚，平喘，调经；用于体虚咳嗽，疝气，崩漏，子宫脱垂。种子：甘，温；止血；用于吐血，下血，血崩，金疮出血等。

草棉

【别　　名】阿拉伯棉，小棉

【学　　名】*Gossypium herbaceum*

【生境分布】涵江、福安等地有栽培。

【药用部位】根，根皮（棉花根），种子（棉籽）。

【性味功能】根、根皮：甘，温。补虚，止咳，平喘。用于体虚咳喘，肢体浮肿，乳糜尿，月经不调，阴挺，胃下垂等。种子：辛，热，有毒。补肝肾，强腰膝，暖胃止痛，止血，催乳，避孕。用于腰膝无力，遗尿，胃脘作痛，便血，崩漏，带下病，痔漏，脱肛，乳汁缺少，睾丸偏坠，手足皲裂等。

陆地棉

【别　　名】高地棉，大陆棉，美棉，美洲棉，棉花

【学　　名】*Gossypium hirsutum*

【生境分布】全省零星栽培。

【药用部位】根，根皮，种子。

【性味功能】根、根皮：甘，温。补虚，止咳，平喘。用于体虚咳喘，肢体浮肿，乳糜尿，月经不调，阴挺，胃下垂等。种子：辛，热，有毒。补肝肾，强腰膝，暖胃止痛，止血，催乳，避孕。用于腰膝无力，遗尿，胃脘作痛，便血，崩漏，带下病，痔漏，脱肛，乳汁缺少，睾丸偏坠，手足皲裂等。

木槿属（*Hibiscus*）

木芙蓉

【别　　名】芙蓉，秋芙蓉，霜降花

【学　　名】*Hibiscus mutabilis*

【生境分布】全省各地常见栽培。

【药用部位】根，茎，茎皮，叶，花。

【性味功能】根、茎、叶：微苦、辛，凉。消肿解毒。用于痈疽疔疖，乳腺炎，无名肿毒，烫火伤，带状疱疹，脓疱疮，各种外科炎症，肾盂肾炎等。茎皮：微苦、辛，凉。用于脚癣，慢性毛囊炎等。

花：微苦、辛，凉。清热凉血。用于咳嗽，肺痈，带下病，月经过多等。

注：其变型重瓣木芙蓉 *Hibiscus mutabilis* f. *plenus* 亦作木芙蓉药用。

朱槿

【别　　名】状元红，扶桑，佛桑，大红花，桑槿

【学　　名】*Hibiscus rosa-sinensis*

【生境分布】生于山地疏林中。全省各地常见栽培。

【药用部位】根，叶，花。

【性味功能】根：清热解毒，止咳，利尿，调经；用于流行性腮腺炎，目赤，咳嗽，小便淋痛，带下病，白浊，月经不调，经闭，血崩等。叶：平；清热解毒；外用于痈疮肿毒，汗斑等。花：甘，寒；清肺，化痰，凉血，解毒；用于肺热咳嗽，咯血，衄血，痢血，赤白浊，月经不调，疔疮痈肿，乳痈等。

重瓣朱槿

【别　　名】重瓣扶桑

【学　　名】*Hibiscus rosa-sinensis* var. *rubro-plenus*

【生境分布】全省各地常见栽培。

【药用部位】根皮，叶，花。

【性味功能】根皮：涩，平；调经，止咳；用于月经不调，支气管炎等。叶、花：甘，寒；清热解毒，利尿消肿；用于疔疮肿毒，白喉等。

玫瑰茄

【别　　名】红金梅，红梅果，山茄子

【学　　名】*Hibiscus sabdariffa*

【生境分布】全省各地多有栽培。

【药用部位】花萼。

【性味功能】酸，凉。清热解渴，敛肺止咳。用于高血压症，咳嗽，中暑，酒醉等。

吊灯扶桑

【别　　名】裂瓣朱槿，风铃佛桑花，五凤花，吐丝红，吊灯花

【学　　名】*Hibiscus schizopetalus*

【生境分布】沿海各地常见栽培。

【药用部位】全株。

【性味功能】酸，平。清热解毒。用于骨折，跌打损伤，体癣，疮疥等。

木槿

【别　　名】朝开暮落花，白布篱，肉花，白饭花

【学　　名】*Hibiscus syriacus*

【生境分布】全省各地常见栽培。分布。

【药用部位】全株。

【性味功能】甘，微寒。清热利湿，凉血止血。用于咯血，咳嗽，痢疾，黄疸，急淋，肾炎，带下病，顽癣，疔疮，带状疱疹等。

黄槿

【别　　名】桐花，海麻

【学　　名】*Hibiscus tiliaceus*

【生境分布】连江以南沿海各地常见栽培。

【药用部位】树皮，叶，花。

【性味功能】甘，淡，凉。清热解毒，散瘀消肿。用于木薯中毒，疮疖肿痛等。

野西瓜苗

【别　　名】小秋葵，香铃草，灯笼花，黑芝麻，火炮草

【学　　名】*Hibiscus trionum*

【生境分布】生于荒地、山坡或路旁。分布于海沧、福鼎等地。

【药用部位】根或全草。

【性味功能】甘，寒。清热，祛湿，止咳。用于风热咳嗽，风湿痛，烧烫伤等。

锦葵属（*Malva*）

锦葵

【别　　名】小钱花，棋盘花，淑气花，小白淑气花

【学　　名】*Malva cathayensis*

【生境分布】全省各地常见栽培。

【药用部位】茎，叶，花。

【性味功能】咸，寒。清热利湿，理气通便。用于大便不畅，脐腹痛，瘰疬，带下病等。

圆叶锦葵

【别　　名】野锦葵，金爬齿，托盘果

【学　　名】*Malva pusilla*

【生境分布】生于山坡草地或路旁。闽南一带有栽培。

【药用部位】根。

【性味功能】甘，温。益气止汗，利尿，通乳，托毒排脓。用于贫血，自汗，肺痨咳嗽，崩漏，脱肛，阴挺，水肿，尿血，乳汁缺少，疮疡溃后久不愈合等。

野葵

【别　　名】棋盘菜，巴巴叶，棋盘叶，冬苋菜，芪葵叶

【学　　名】*Malva verticillata*

【生境分布】生于村边、路旁或河岸山谷中。分布于晋安、泰宁、霞浦等地。

【药用部位】根，嫩苗，叶，种子（冬葵子）。

【性味功能】根：甘，辛，寒。清热解毒，利窍，通淋。用于消渴，淋证，二便不利，乳汁少，带下病，虫螫伤等。嫩苗、叶：甘，寒。清热，行水，滑肠。用于肺热咳嗽，热毒下痢，黄疸，二便不通，丹毒，金疮等。种子：甘，寒。利水，滑肠，下乳。用于二便不通，淋证，水肿，乳汁不行，乳房肿痛等。

中华野葵

【别　　名】天葵，乳痈药

【学　　名】*Malva verticillata* var. *rafiqii*

【生境分布】生于山坡、路旁及村庄附近的荒地。全省各地分布。

【药用部位】茎，叶（菟葵）。

【性味功能】甘，寒。解毒止痛，利尿通淋。用于尿闭，水肿，痈疽疔疮等。

赛葵属（*Malvastrum*）

赛葵

【别　　名】黄花草，黄花棉，黄花猛，黄花如意，假葵

【学　　名】*Malvastrum coromandelianum*

【生境分布】生于山坡、旷地及路旁，海拔 1000m 以下。全省各地分布。

【药用部位】全草，叶（黄花棉）。

【性味功能】微甘，凉。清热利湿，祛瘀消肿。用于感冒，泄泻，痢疾，黄疸，风湿关节痛等；外用于跌打损伤，疔疮痈肿等。

黄花稔属（Sida）

黄花稔

【别　　名】扫把麻

【学　　名】*Sida acuta*

【生境分布】生于河岸两旁、村落附近的旷地及田园中。分布于沿海各地。

【药用部位】全株。

【性味功能】甘、淡，凉。清热利湿，排脓止痛。用于感冒发热，乳蛾，痢疾，砂淋，石淋，黄疸，疟疾，腹痛等；外用于痈疖疔疮。

桤叶黄花稔

【别　　名】地马桩，地膏药，牛筋麻

【学　　名】*Sida ainifolia*

【生境分布】生于山坡、疏林下、村旁及路边空旷地，海拔 800m 以下。全省各地分布。

【药用部位】根，叶（脓见愁）。

【性味功能】微酸、涩，凉。清热拔毒。根：用于久痢，疟疾，黄疸等。叶：用于疮疖，蜂螫伤等。

小叶黄花稔

【别　　名】小叶小柴胡，黄花母

【学　　名】*Side alnifolia* var. *microphylla*

【生境分布】生于山坡向阳处及村落的空旷地，海拔 200m 以下。分布于沿海各地。

【药用部位】全株。

【性味功能】甘、淡，凉。清热利湿，排脓止痛。用于感冒发热，乳蛾，痢疾，砂淋，石淋，黄疸，疟疾，腹痛等；外用于痈疖疔疮。

长梗黄花稔

【别　　名】长柄黄花稔

【学　　名】*Sida cordata*

【生境分布】生于低海拔的山坡及路边草地。分布于海沧、秀屿、涵江等地。

【药用部位】全株，叶。

【性味功能】利尿，清热解毒。用于水肿，小便淋痛，咽喉痛，感冒发热，泄泻，疮疖等。

心叶黄花稔

【别　　名】大花黄花稔

【学　　名】*Sida cordifolia*

【生境分布】生于山坡灌丛、路边及村庄的空旷地，海拔 350m 以下。分布于沿海各地。

【药用部位】根，叶（黄花仔）。

【性味功能】甘、微辛，平。活血行气，清热解毒。用于肝炎，痢疾，腰肌劳损，乏力，脓肿等。

粘毛黄花稔

【别　　名】黏毛黄花稔

【学　　名】*Sida mysorensis*

【生境分布】生于山坡林缘草坡或路边草丛间，海拔 200m 以下。分布于闽南沿海县市。

【药用部位】根，叶。

【性味功能】甘、微辛，平。活血行气，清热解毒。用于肝炎，痢疾，腰肌劳损，乏力，脓肿等。

白背黄花稔

【别　　名】黄花母雾，亚母头

【学　　名】*Sida rhombifolia*

【生境分布】生于山坡、路旁、河岸溪边及村庄附近的旷地，海拔 300m 以下。分布于福建西南部、中部及福州以南沿海等地。

【药用部位】全株（黄花母），根（黄花母根）。

【性味功能】全株：甘、辛，凉。清热利湿，活血排脓。用于时行感冒，乳蛾，痢疾，泄泻，黄疸，痔血，吐血，痈疖疔疮等。根：微甘、涩，凉。清热利湿，益气排脓。用于感冒，哮喘，泻痢，黄疸，疮痈气虚，难溃或溃后排脓不清，新肌不生等。

梵天花属（Urena）

地桃花

【别　　名】肖梵天花，八卦拦路虎，田芙蓉，大号犬脚迹，山棋象

【学　　名】*Urena lobata*

【生境分布】生于向阳的山坡、空地、路旁。全省各地分布。

【药用部位】全株。

【性味功能】甘，微温。祛风利湿，行气活血。用于风湿关节痛，痢疾，胃痛，疟疾，劳倦乏力，带下病，乳腺炎，新旧伤痛，骨折，毒蛇咬伤等。

中华地桃花

【别　　名】糙脉梵天花

【学　　名】*Urena lobata var. chinensis*

【生境分布】多生于低海拔的山坡灌丛或沟谷的路边。分布于连城、大田、永安、武夷山等地。

【药用部位】全株。

【性味功能】用于痢疾，疮疖。

粗叶地桃花

【别　　名】消风草，狗扯尾，田芙蓉

【学　　名】*Urena lobata var. glauca*

【生境分布】生于山坡灌丛或路边草地。全省各地常见。

【药用部位】全株。

【性味功能】辛，微温。行气活血，祛风解毒。用于跌打损伤，风湿痛，痢疾，刀伤出血，吐血。

梵天花

【别　　名】犬脚迹，虱麻头，拦路虎，粘花衣，山槿花

【学　　名】*Urena procumbens*

【生境分布】生于山坡、空地、路旁。全省各地分布。

【药用部位】根，叶，花。

【性味功能】微甘，温。行气活血，祛风除湿。根：用于风湿关节痛，劳倦乏力，肝炎，痛经，跌打损伤，狂犬咬伤等。叶：用于带状疱疹，毒蛇咬伤等。花：用于荨麻疹等。

木棉科（Bombacaceae）

木棉属（Bombax）

木棉

【别　　名】红棉，英雄树，攀枝花

【学　　名】*Bombax ceiba*

【生境分布】福州以南常见栽培。

【药用部位】花，树皮。

【性味功能】花：辛、苦，凉。清热除湿；用于菌痢，肠炎，胃痛等；可供蔬食。根皮：微苦，凉；祛风湿，理跌打。

梧桐科（Sterculiaceae）

刺果藤属（Byttneria）

刺果藤

【别　　名】大胶藤，大滑藤

【学　　名】*Byttneria grandifolia*

【生境分布】生于山地、疏林中、山坡沟、谷溪旁的岩隙间。分布于云霄、龙海、华安、南靖等地。

【药用部位】根。

【性味功能】涩、微苦，微温。祛风湿，壮筋骨。用于产后筋骨痛，风湿骨痛，腰肌劳损等。

梧桐属（Firmiana）

梧桐

【别　　名】榇，梧，青梧，桐麻，凤眼果

【学　　名】*Firmiana simplex*

【生境分布】生于山坡路边或林缘，海拔 800m 以下。全省各地分布。

【药用部位】根，茎皮，叶，果实。

【性味功能】根、茎皮、叶：苦，微寒。根：用于风湿关节痛，腹泻，水肿，伤食，疳积，热淋，癫痫头，肿毒，烫伤等。茎皮：用于蛔虫腹痛，脱肛，内痔等。叶：用于头风痛，痈疮，乳腺炎等。果实：甘，平。清热，解毒，利湿。用于习惯性便秘，口疮等。

山芝麻属（*Helicteres*）

山芝麻

【别　　名】山油麻，山野麻子，野油麻，山黄麻，地黄根

【学　　名】*Helicteres angustifolia*

【生境分布】生于低海拔的山坡、丘陵地、山地草坡或草灌木丛中。分布于沿海各地。

【药用部位】根，茎，叶，果实。

【性味功能】根、茎：苦，寒。叶、果实：微甘，寒。清热泻火，消肿解毒。用于颈淋巴结结核，肺结核，关节炎，感冒，胃肠炎，扁桃体炎，支气管炎，睾丸炎，肾炎，痢疾，乳腺炎，带下病，骨髓炎，牙痛，牙根脓肿，痔疮，痈疽肿毒，毒蛇咬伤等。

马松子属（*Melochia*）

马松子

【别　　名】野路葵

【学　　名】*Melochia corchorifolia*

【生境分布】生于田野、村旁屋边或低山丘陵地灌草丛中。全省各地分布。

【药用部位】茎，叶。

【性味功能】淡，平。清热利湿，止痒。用于急性黄疸型肝炎，皮肤痒疹等。

翅子树属（*Pterospermum*）

翅子树

【别　　名】窄叶半枫荷

【学　　名】*Pterosgpermum acerifolium*

【生境分布】厦门植物园有引种。

【药用部位】树皮。

【性味功能】甘、淡，微温。祛风除湿，活血通络。用于风湿痹痛，腰肌劳损，手足酸麻无力，跌打损伤等。

翻白叶树

【别　　名】半枫荷，异叶翅子木

【学　　名】*Pterospermum heterophyllum*

【生境分布】生于山地林中或山坡林缘路旁及河谷地，海拔 500m 以下。分布于南靖、华安、漳平、仙游、晋安、福清、永泰、连江、福安等地。

【药用部位】根（半枫荷）。

【性味功能】甘、淡，微温。祛风除湿，活血通络。用于风湿痹痛，腰肌劳损，手足酸麻无力，跌打损伤等。

苹婆属（*Sterculia*）

苹婆

【别　　名】凤眼果，七姐果

【学　　名】*Sterculia monosperma*

【生境分布】生于山坡路旁较荫蔽而排水良好的肥沃地。分布于南部沿海。

【药用部位】果荚（凤眼果壳），种子（凤眼果）。

【性味功能】果荚：平，淡。用于中耳炎，血痢，疝气；外用于痔疮等。种子：甘，温。温胃，杀虫。用于虫积腹痛，翻胃吐食，疝痛等。

蛇婆子属（*Waltheria*）

蛇婆子

【别　　名】和他草，仙人抛网

【学　　名】*Waltheria indica*

【生境分布】生于山野向阳草坡路边或村旁屋后。分布于沿海各地。

【药用部位】根，茎。

【性味功能】辛、微甘，平。祛湿，解毒。用于带下病，疮疖，乳痈等。

午时花属（*Pentapetes*）

午时花

【别　　名】夜落金线

【学　　名】*Pentapetes phoenicea*

【生境分布】永安、沙县及福州等地有引种栽培。

【药用部位】全株。

【性味功能】淡、微辛，平。清热解毒，消肿。外用于痈肿疮毒等。

五桠果科（Dilleniaceae）

五桠果属（*Dillenia*）

五桠果

【别　　名】第伦桃，桠果木

【学　　名】*Dillenia indica*

【生境分布】生于山谷溪旁水湿地带。厦门、福州等地园林有引种。

【药用部位】根，树皮，果实。

【性味功能】酸、涩，平。收敛解毒。用于疟疾等。

锡叶藤属（*Tetracera*）

锡叶藤

【别　　名】涩沙藤，糙米藤

【学　　名】*Tetracera sarmentosa*

【生境分布】生于低海拔山地的疏林中或路旁灌丛中。分布于云霄等地。

【药用部位】根，茎叶。

【性味功能】酸、涩，平。收敛止泻，消肿止痛。用于泄泻，便血，肝脾肿大，阴挺，带下病，风湿关节痛等。

猕猴桃科（Actinidiaceae）

猕猴桃属（*Actinidia*）

软枣猕猴桃

【别　　名】圆枣子，洋桃

【学　　名】*Actinidia arguta*

【生境分布】生于山谷杂木林或山顶矮林，海拔1600～2100m。分布于泰宁、武夷山等地。

【药用部位】根，茎皮，果实（小羊桃）。

【性味功能】酸、涩，平。清热解毒，利湿，补虚益损。用于吐血，慢性肝炎，月经不调，风湿关节痛等。

异色猕猴桃

【别　　名】二色猕猴桃

【学　　名】*Actinidia callosa* var. *discolor*

【生境分布】生于山谷林缘、山坡路旁及灌丛中，海拔350～1300m。全省各地分布。

【药用部位】茎，叶，果实。

【性味功能】利尿通淋，祛风除湿，止痢。用于石淋，痢疾，风湿痹痛等。

京梨猕猴桃

【别　　名】秤花藤

【学　　名】*Actinidia callosa* var. *henryi*

【生境分布】生于山谷、林缘、山坡灌丛中，海拔400～1700m。分布于泰宁、建宁、屏南、建阳、光泽、武夷山、浦城等地。

【药用部位】根皮（水梨藤）。

【性味功能】涩，凉。清热，消肿。用于全身肿胀，背痈红肿，肠痈腹痛等。

毛叶硬齿猕猴桃

【别　　名】秤砣梨

【学　　名】*Actinidia callosa* var. *trigillosa*

【生境分布】生于山谷林缘或溪边，海拔750～1300m。分布于光泽、武夷山等地。

【药用部位】果实。

【性味功能】用于肿瘤等。

中华猕猴桃

【别　　名】猕猴桃

【学　　名】*Actinidia chinensis*

【生境分布】生于山谷林缘或山坡灌丛中，海拔500～1400m。分布于将乐、泰宁、建宁、屏南、松溪、政和、建瓯、建阳、光泽、武夷山、浦城等地。

【药用部位】根皮（羊桃根皮），果实（猕猴桃）。

【性味功能】根皮：酸、微甘，凉，有小毒。清热解毒，活血消肿。用于风湿关节痛，跌打损伤，丝虫病，肝炎，痢疾，瘰疬，痈肿，癌症等。果实：酸、甘，寒。解热，通淋，止渴。用于消化不良，食欲不振，呕吐，烧烫伤等。

毛花猕猴桃

【别　　名】毛花杨桃，白藤梨，白洋桃，毛冬瓜，白毛桃

【学　　名】*Actinidia eriantha*

【生境分布】生于山谷、溪边及林缘灌木丛中。全省各地分布。

【药用部位】根，根皮，叶。

【性味功能】根：淡、微辛，寒；清热利湿，化痰宣肺；用于胃癌，乳腺癌，食管癌，腹股沟淋巴结炎，疮疖，皮炎等。根皮：用于跌打损伤等。叶：微苦、辛，寒；消肿解毒，止血祛瘀；用于痈疽肿毒，乳痈，跌打损伤，骨折，刀伤，冻疮溃破等。

黄毛猕猴桃

【别　　名】棕毛猕猴桃，绵毛猕猴桃

【学　　名】*Actinidia fulvicoma*

【生境分布】生于山谷林缘、山坡灌丛中或路边，海拔200～500m。分布于南靖、平和、永定、大田等地。

【药用部位】根皮，果实。

【性味功能】根皮：酸、微甘，凉，有小毒。清热解毒，活血消肿。用于风湿关节痛，跌打损伤，丝虫病，肝炎，痢疾，瘰疬，痈肿，癌症等。果实：酸、甘，寒。解热，通淋，止渴。用于消化不良，食欲不振，呕吐，烧烫伤等。

长叶猕猴桃

【别　　名】长叶羊桃

【学　　名】*Actinldia hemsleyana*

【生境分布】生于山地林缘或山坡灌丛中，海拔500～1500m。全省各地分布。

【药用部位】果实。

【性味功能】甘、酸，凉。清热解毒，除湿。

小叶猕猴桃

【别　　名】狭叶猕猴桃

【学　　名】*Actinidia lanceolata*

【生境分布】生于山谷林缘、河边、路旁及山坡灌丛中，海拔200～600m。全省各地分布。

【药用部位】根。

【性味功能】甘、微酸、涩，凉。行血，补精。用于筋骨酸痛，精血不足等。

阔叶猕猴桃

【别　　名】多花猕猴桃

【学　　名】*Actinidia latifolia* var. *latifolia*

【生境分布】生于山坡灌丛中或林缘。分布于罗源以南沿海，延平以南、以西各地。

【药用部位】茎，叶（红蒂蛇）。

【性味功能】淡、涩，平。清热解毒，除湿，消肿止痛。用于咽喉痛，泄泻等；外用于痈疮痛等。

黑蕊猕猴桃

【别　　名】圆果猕猴桃，黑蕊羊桃

【学　　名】*Actinidia melanandra*

【生境分布】生于山坡路旁及山谷杂木林中，海拔1500m左右。分布于建宁、建阳、武夷山等地。

【药用部位】根皮，果实。

【性味功能】根皮：酸、微甘，凉，有小毒。清热解毒，活血消肿。用于风湿关节痛，跌打损伤，丝虫病，肝炎，痢疾，瘰疬，痈肿，癌症等。果实：酸、甘，寒。解热，通淋，止渴。用于消化不良，食欲不振，呕吐，烧烫伤等。

葛枣猕猴桃

【别　　名】木天蓼，马枣子

【学　　名】*Actinidia polygama*

【生境分布】生于山谷杂木林林缘或路边，海拔1000m左右。分布于浦城等地。

【药用部位】根（木天蓼根），枝叶（木天蓼），果实（木天蓼子）。

【性味功能】根：辛，温。祛风散寒，杀虫止痛。用于寒痹腰痛，风虫牙痛等。枝叶：苦、辛，温，有小毒。祛除风湿，温经止痛，消癥瘕。用于中风半身不遂，风寒湿痹，腰疼，疝痛，癥瘕积聚，气痢，白癜风等。果实：苦、辛，温。祛风通络，活血行气，散寒止痛。用于中风口眼歪斜，痃癖腹痛，腰痛，疝气等。

清风藤猕猴桃

【学　　名】*Actinidia sabiaefolla*

【生境分布】生于山地山麓或山顶的疏林中，海拔1000m以上。分布于延平、建阳、光泽、武夷山等地。

【药用部位】根皮，果实。

【性味功能】根皮：酸、微甘，凉，有小毒。清热解毒，活血消肿。用于风湿关节痛，跌打损伤，丝

虫病，肝炎，痢疾，瘰疬，痈肿，癌症等。果实：酸、甘，寒。解热，通淋，止渴。用于消化不良，食欲不振，呕吐，烧烫伤等。

安息香猕猴桃

【学　　名】*Actinidia styracifolia*

【生境分布】生于山谷林缘、河边及山坡灌丛中，海拔400～800m。分布于新罗、泰宁、屏南、延平、武夷山、浦城等地。

【药用部位】根，果实。

【性味功能】清热解毒，消肿。

对萼猕猴桃

【别　　名】猫气藤，沙梨藤，糯米饭藤

【学　　名】*Actinidia valvata*

【生境分布】生于溪边、山谷丛林中，海拔200～800m。分布于建宁、屏南、寿宁等地。

【药用部位】根（猫人参）。

【性味功能】苦、涩，凉。清热解毒。用于痈疖脓肿，带下病，麻风病等。

山茶科（Theaceae）

杨桐属（*Adinandra*）

尖叶川杨桐

【别　　名】湖南红淡

【学　　名】*Adinandra bockiana* var. *acutifolia*

【生境分布】生于山坡路旁灌丛中、林中、林缘或沟谷溪边阴处，海拔250～1500m。全省各地分布。

【药用部位】根。

【性味功能】辛，微温。祛风解表，散寒理气。用于风寒感冒，头痛，胃痛等。

大萼杨桐

【别　　名】大萼两广黄瑞木，大萼红淡，大萼黄瑞木

【学　　名】*Adinandra bockiana* var. *macrosepala*

【生境分布】生于山坡林下或路边灌丛。全省各地常见。

【药用部位】根、叶。

【性味功能】活血祛瘀，止痛，止泻。

杨桐

【别　　名】黄瑞木，毛药红淡，乌珠子，狗骨子，瓜子金钗

【学　　名】*Adinandra millettii*

【生境分布】生于山地路旁灌丛或山地阳坡沟谷疏林中，海拔1500m以下。全省各地分布。

【药用部位】根，叶。

【性味功能】苦，凉。凉血止血，消肿解毒。用于传染性肝炎，鼻衄，尿血，流行性腮腺炎，疖肿，毒蛇咬伤等。

茶梨属（*Anneslea*）

茶梨

【别　　名】胖婆茶，红楣，香叶树，猪头果，安纳士

【学　　名】*Anneslea fragrans*

【生境分布】生于山坡树林中或林缘路边稍明润地，海拔 800m 以下。分布于南靖、华安、新罗、上杭、漳平、德化、仙游、大田等地。

【药用部位】根，树皮，叶（红香树）。

【性味功能】微苦、涩，凉。消食健胃，舒肝退热。用于消化不良，泄泻，肝炎，湿疹，吐泻，骨折等。

山茶属（*Camellia*）

长尾毛蕊茶

【别　　名】尾叶山茶

【学　　名】*Camellia caudata*

【生境分布】生于山谷密林或疏林中，海拔 300～1200m。分布于南部地区。

【药用部位】茎，叶，花，种子。

【性味功能】茎、叶、花：活血止血，祛腐生新。用于心悸怔忡，风火喉痛，跌打损伤等。种子：甘、微苦、涩，凉。清骨热，退高热，生津止渴。用于热病，高热等。

浙江红山茶

【别　　名】红花油茶

【学　　名】*Camellia chekiangoleosa*

【生境分布】生于山地林中、沟谷地水边或疏林中。分布于泰宁、古田、屏南、柘荣、寿宁、建阳、建瓯、邵武、光泽、武夷山、浦城等地。

【药用部位】叶，花。

【性味功能】叶：止痢；用于泻痢等。花：用于外伤出血等。

金花茶

【别　　名】多瓣山茶

【学　　名】*Camellia petelotii*

【生境分布】生于林下及灌木丛中。漳平、永春等地有引种栽培。

【药用部位】叶（金花茶）。

【性味功能】清热生津，止痢。用于痢疾。

尖连蕊茶

【别　　名】尖叶山茶，火烟子

【学　　名】*Camellia cuspidata*

【生境分布】生于山坡灌丛或林缘沟谷边，海拔 300～1500m。分布于永安、泰宁、闽清、屏南、建瓯、建阳、武夷山、浦城等地。

【药用部位】根。

【性味功能】甘，温。健脾消食，补虚。用于脾虚食少，病后体弱等。

毛柄连蕊茶

【别　　名】连蕊茶，毛花连蕊茶

【学　　名】*Camellia fraterna*

【生境分布】生于山坡山谷疏林中、溪谷两旁林缘、山麓水沟边，海拔 150～500m。全省各地分布。

【药用部位】根，叶，花。

【性味功能】苦，凉。消肿，活血，清热解毒。用于痈肿溃烂，跌打损伤等。

山茶

【别　　名】白茶花，红花茶，红花梨，茶莉茶，茶花

【学　　名】*Camellia japonica*

【生境分布】全省各地栽培。

【药用部位】根，花。

【性味功能】根：苦，平；消肿止痛；用于跌打损伤等。花：微苦，凉；凉血，止血；用于咯血，鼻出血，胃出血，肠风下血，痔疮出血，子宫出血，烫火伤等。

油茶

【别　　名】桃茶，楂木

【学　　名】*Camellia oleifera*

【生境分布】栽培于山坡。全省各地分布。

【药用部位】根，叶，油，种子。

【性味功能】根：苦，微温。调胃理气。用于胃痛，水肿，牙痛，烫伤等。叶：微苦，平。收敛止血。用于鼻衄等。油：甘，平。润肠。用于腹痛，绞肠痧，蛔虫性肠梗阻，肺结核，滞产等。种子：苦、甘，平，有毒。行气，润肠，杀虫。用于气滞腹痛，肠燥便秘，蛔虫，钩虫，疥癣瘙痒等。

茶

【别　　名】茶叶

【学　　名】*Camellia sinensis*

【生境分布】种植于多云雾山顶、山间或荒山荒地，海拔 2000m 以下。全省各地分布。

【药用部位】根，叶，花。

【性味功能】根：苦，凉。清热解毒，强心利尿。用于带状疱疹，漆过敏，牙痛，心律不齐，冠心病等。叶：苦、甘，凉。提神醒脑，消食利水。用于痢疾，急性肠炎，中暑，消化不良，感冒等。花：淡，凉。清肺利肝。用于高血压等。

普洱茶

【别　　名】野茶树，普雨茶

【学　　名】*Camellia sinensis* var. *assamica*

【生境分布】生于杂林下。分布于南靖、武平、上杭等地。

【药用部位】叶。

【性味功能】苦、涩，寒。消肉食，逐风痰，泄热解毒，生津止渴。用于痧气腹痛，霍乱，痢疾等。

注：国家二级重点保护野生植物。

毛枝连蕊茶

【学　　名】*Camellia trichoclada*

【生境分布】生于山坡林中、林缘路边或灌丛中，海拔 200～800m。分布于闽侯、永泰、福安、霞浦等地。

【药用部位】花蕾。

【性味功能】苦，温。解毒。

红淡比属（*Cleyera*）

红淡比

【别　　名】杨桐，茶条，茶叶条子，大茶木，红淡

【学　　名】*Cleyera japonica*

【生境分布】生于山地、山谷林中、林缘或溪沟边，海拔 1200m 以下。分布于武夷山等地。

【药用部位】花。

【性味功能】凉血，止血，消肿。

柃木属（*Eurya*）

尖萼毛柃

【别　　名】苦白腊，尖叶柃木

【学　　名】*Eurya acutisepala*

【生境分布】生于灌丛林下。分布于新罗、永定、上杭、连城、永安、德化等地。

【药用部位】叶，果实。

【性味功能】祛风除湿，活血祛瘀。用于风湿痛，跌打损伤等。

翅柃

【学　　名】*Eurya alata*

【生境分布】生于溪边沟谷边湿处或林下路边，海拔 300～1400m。分布于永定、上杭、新罗、连城、永安、惠安、德化、福清、泰宁、屏南、古田、霞浦、武夷山等。

【药用部位】根皮。

【性味功能】咸，平。理气活血，消瘀止痛。用于跌打损伤，肿痛等。

短柱柃

【别　　名】过冬青，碎米树寄生，甜茶，短柱柃木，缺柱柃

【学　　名】*Eurya brevistyla*

【生境分布】生于沟谷林中、山顶密林下湿润地、林缘路边灌丛中，海拔 800～1800m。分布于永安、罗源、泰宁、武夷山、浦城等地。

【药用部位】叶。

【性味功能】用于烧烫伤等。

米碎花

【别　　名】矮婆茶，岗茶，米碎柃木，虾辣眼

【学　　名】*Eurya chinensis*

【生境分布】生于荒山草地、林旁、河边、灌丛中。分布于南靖、新罗、上杭、连城、惠安、晋安、福清、永泰等地。

【药用部位】全株。

【性味功能】淡、微苦、甘，凉。除湿敛疮，清热解毒。用于脓疮等。

二列叶柃

【别　　名】二列柃，二列毛柃

【学　　名】*Eurya distichophylla*

【生境分布】生于山谷、林下、水边，海拔 480～

1500m。分布于南靖、新罗、永定等地。

【药用部位】全株（山禾串）。

【性味功能】甘、微涩，凉。清热解毒，止痛。用于乳蛾，咽喉痛，口疮，咳嗽，烧烫伤等。

岗柃

【别　　名】蚂蚁木，米碎木

【学　　名】*Eurya groffii*

【生境分布】生于山坡路旁林中、林缘或灌丛中。全省各地分布。

【药用部位】根，叶。

【性味功能】微苦，平。消肿止痛，镇咳祛痰。用于肺痨，咳嗽，跌打损伤等。

微毛柃

【别　　名】昂头树，黄命树，微毛柃木，微药柃，线叶柃

【学　　名】*Eurya hebeclados*

【生境分布】生于沟谷林中、林缘或山坡路旁灌丛、较干燥的阳坡灌丛中。全省各地分布。

【药用部位】全株。

【性味功能】辛，平。祛风，消肿，解毒，止血。用于风湿关节炎，肝炎，无名肿毒，烫伤，跌打损伤，外伤出血，蛇咬伤等。

柃木

【别　　名】海岸柃，日本柃，油木，油叶茶

【学　　名】*Eurya japonica*

【生境分布】生于山坡阴湿处。全省各地分布。

【药用部位】枝，叶，果实。

【性味功能】苦、涩，平。祛风除湿，消肿止血。用于风湿关节痛，臌胀，外伤出血，发热口干等。

细枝柃

【别　　名】短尾叶柃，罗蒌柃，细鱼蜡树，细枝柃木，黑水果木

【学　　名】*Eurya loquaiana*

【生境分布】生于山地、沟谷的林中或林缘、阴湿的路旁灌丛中。全省各地分布。

【药用部位】茎，叶。

【性味功能】微辛、微苦，平。祛风通络，活血止痛。用于风湿痹痛，跌打损伤等。

黑柃

【学　　名】*Eurya macartneyi*

【生境分布】生干山坡或沟谷的密林中，海拔150～1000m。分布于武夷山等北部山区。

【药用部位】茎，叶。

【性味功能】清热解毒。

格药柃

【别　　名】刺柃，硬壳紫

【学　　名】*Eurya muricata*

【生境分布】生于山地林中、林缘或路旁灌丛中。全省各地分布。

【药用部位】茎，叶，果实。

【性味功能】祛风除湿，消肿止血。

细齿叶柃

【别　　名】白茶条，光叶柃木，亮叶柃，细齿柃木，硬叶柃

【学　　名】*Eurya nitida*

【生境分布】生于山地林中、林缘或山坡路旁灌丛中。全省各地分布。

【药用部位】全株。

【性味功能】苦、涩，平。祛风除湿，解毒敛疮，止血。用于风湿痹痛，泄泻，无名肿毒，疮疡溃烂，外伤出血等。

窄基红褐柃

【别　　名】硬叶柃

【学　　名】*Eurya rubiginosa* var. *attenuata*

【生境分布】生于山地林中、林缘、山坡路旁或沟谷边灌丛中。全省各地分布。

【药用部位】叶，果实。

【性味功能】苦、涩，平。祛风除湿，消肿止血。

单耳柃

【别　　名】羊耳柃

【学　　名】*Eurya weissiae*

【生境分布】生于山林中。分布于上杭、连城、德

化、永安、泰宁、建宁等地。

【药用部位】茎，叶。

【性味功能】清热解毒，消肿。

大头茶属（Gordonia）

大头茶

【别　　名】花东青，大山皮

【学　　名】Gordonia axillaris

【生境分布】生于山谷、溪边、林缘，海拔 500m 以上。分布于诏安等地。

【药用部位】茎皮。

【性味功能】辛，温。活络止痛。用于风湿腰痛，跌打损伤等。

木荷属（Schima）

木荷

【别　　名】果材，果槁，荷木，荷树，横柴

【学　　名】Schima superba

【生境分布】生于山坡灌丛或疏林、密林中。全省各地分布。

【药用部位】根皮（木荷皮）。

【性味功能】辛，温，有毒。利水消肿，催吐。外用于痈疮肿毒等。

紫茎属（Stewartia）

紫茎

【别　　名】马骝光

【学　　名】Stewartia sinensis

【生境分布】生于山地林中，林缘或沟各地，海拔 1500m。分布于武夷山等地。

【药用部位】根皮，茎皮，果实（紫茎皮）。

【性味功能】苦、辛，凉。舒筋活络，解暑。用于跌打损伤，风湿麻木等。

厚皮香属（Ternstroemia）

厚皮香

【别　　名】秤杆木，水红树，药王树，野瑞香，珠木树

【学　　名】Ternstroemia gymnanthera

【生境分布】生于山地林中、林缘路边、山顶疏林、荒山荒地灌丛中，海拔 1500m 以下。分布于武夷山等地。

【药用部位】叶，花，果实。

【性味功能】苦，凉，有小毒。清热解毒，消痈肿。用于痈疮肿毒，乳痈，消化不良等。

厚叶厚皮香

【别　　名】华南厚皮香，广东厚皮香

【学　　名】Temstfoemia kwangtungensis

【生境分布】生于山地、山顶林中、沟谷溪边、路旁灌丛中，海拔 750～1700m。分布于德化、惠安、罗源、泰宁、将乐、建阳、建瓯、武夷山、浦城、屏南、松溪等地。

【药用部位】根。

【性味功能】苦，寒。清热解毒。用于牙痛，痈疔等。

尖萼厚皮香

【别　　名】光萼厚皮香

【学　　名】Ternstroamia luteoflora

【生境分布】生于山谷琉林中、林缘路边或灌丛中，海拔 400～1300m。分布于南靖、永定、武平、长汀、新罗、连城等地。

【药用部位】根，叶。

【性味功能】甘、涩，凉。清热解毒，舒筋活络，消肿止痛，止泻。用于疮毒肿痛，跌打伤肿，泄泻等。

藤黄科（Guttiferae）

红厚壳属（*Calophyllum*）

薄叶红厚壳

【别　　名】薄叶胡桐，小果海棠木，横经席，独筋猪尾，跌打将军

【学　　名】*Calophyllum membranaceum*

【生境分布】生于山地的疏林或密林中，海拔600～1000m。分布于诏安等地。

【药用部位】根，叶。

【性味功能】根、叶：微苦，平。祛风湿，壮筋骨，活血止痛。用于风湿关节痛，腰腿痛，跌打损伤，黄疸型肝炎，月经不调，痛经等。叶：外用于外伤出血等。

黄牛木属（*Cratoxylum*）

黄牛木

【别　　名】黄牛茶，雀笼木，黄芽木，狗芽木

【学　　名】*Cratoxylum cochinchinense*

【生境分布】生于丘陵地林中或灌丛中。分布于延平等地。

【药用部位】根，树皮，嫩叶。

【性味功能】甘、微苦，凉。清热解毒，化湿消滞，祛瘀消肿。用于感冒，肚痛腹泻，急性黄疸型肝炎，跌打损伤，痈疮肿毒等。

山竹子属（*Garcinia*）

木竹子

【别　　名】山桔子，山枇杷，多花山竹子

【学　　名】*Garcinia multiflora*

【生境分布】生于山野林中。全省各地分布。

【药用部位】茎二重皮，果实。

【性味功能】茎二重皮：苦、涩，凉；果实：酸，凉，有小毒。消炎止痛，收敛生肌。用于肠炎，小儿消化不良，胃及十二指肠溃疡，胃出血，口腔炎，风火牙痛，烫火伤，臁疮，湿疹，蛇伤溃疡等。

岭南山竹子

【别　　名】水竹果，酸桐木，黄牙桔，竹节果

【学　　名】*Garcinia oblongifolia*

【生境分布】生长于平地、丘陵、沟谷密林或疏林中，海拔200～800m。分布于诏安、平和等地。

【药用部位】茎二重皮。

【性味功能】甘、涩，凉，有小毒。消炎止痛，收敛生肌。用于烧伤，烫伤和湿疹等。

金丝桃属（*Hypericum*）

黄海棠

【别　　名】湖南连翘，翘连翘

【学　　名】*Hypericum ascyron*

【生境分布】生于山野、路旁草丛、灌木丛或竹林中。分布于长乐、寿宁、浦城等地。

【药用部位】全草（红旱莲）。

【性味功能】苦，寒。平肝凉血，清热解毒。用于吐血，咯血，鼻衄，子宫出血，肝炎，头痛，疟疾，胃痛，外伤出血，跌打损伤，烧烫伤，湿疹，黄水疮等。

赶山鞭

【别　　名】小茶叶，小金钟，小金丝桃，小叶牛心菜

【学　　名】*Hypericum attenuatum*

【生境分布】生于田野、半湿草地、草原、山坡草地、石砾地、草丛、林内及林缘等处，海拔1100m以下。分布于建宁等地。

【药用部位】全草。

【性味功能】苦，平。止血，镇痛，通乳。用于咯血，吐血，子宫出血，风湿关节痛，神经痛，跌打损伤，乳汁缺乏，乳腺炎；外用治创伤出血，痈疖肿毒等。

挺茎遍地金

【别　　名】对对草，挺茎金丝桃

【学　　名】*Hypericum elodeoides*

【生境分布】生于山坡草地、林缘、路边，海拔

福建省中药资源名录

500～1750m。全省各地分布。

【药用部位】全草。

【性味功能】苦，平。活血调经。用于月经不调等。

小连翘

【别　　名】排草，排香草

【学　　名】*Hypericum erectum*

【生境分布】生于山坡、草地、林缘、路边。分布于邵武、光泽、武夷山、浦城等地。

【药用部位】全草（小对叶草）。

【性味功能】苦，平。止血，消肿，解毒。用于吐血，咯血，衄血，便血，外伤出血，风湿关节痛，神经痛，疔疮肿毒，跌打扭伤，肿毒，月经不调等。

地耳草

【别　　名】田基黄，肝炎草，观音草，黄花草，小连翘

【学　　名】*Hypericum japonicum*

【生境分布】生于山地草丛中、林缘、路边、田间、空旷草地，海拔2000m以下。全省各地分布。

【药用部位】全草（田基黄）。

【性味功能】甘、微苦，凉。清热利湿，解毒，散瘀消肿，止痛。用于湿热黄疸，泄泻，痢疾，肠痈，肺痈，痈疖肿毒，乳蛾，口疮，目赤肿痛，毒蛇咬伤，跌打损伤等。

金丝桃

【别　　名】金线莲，照月莲，五心花，夜来花树

【学　　名】*Hypericum monogynum*

【生境分布】生于山坡、林缘，海拔700～1500m。分布于连城、永安、延平等地。

【药用部位】根，果实。

【性味功能】根：甘，温；祛风湿，止咳嗽，清热解毒；用于风湿腰痛，肝炎，疖肿，毒蛇咬伤等。果实：用于肺痨，顿咳等。

金丝梅

【别　　名】芒种花，云南连翘

【学　　名】*Hypericum patulum*

【生境分布】生于山野林下或灌木丛中。分布于新罗、泰宁、延平、建阳、武夷山等地。

【药用部位】全草，果。

【性味功能】微苦、辛，寒。清热解毒，凉血止血。全草：用于感冒，咳嗽，痢疾，肝炎，淋浊，扁桃体炎，牙痛，黄水疮等。根：用于便血，劳倦乏力，缺乳等。果：用于血崩，鼻衄等。

元宝草

【别　　名】对月莲，合掌草，对莲草，穿心草，叶抱枝

【学　　名】*Hypericum sampsonii*

【生境分布】生于山坡潮湿处。分布于永安、晋安、福清、永泰、连江、罗源、延平、建阳、建瓯、沙县、武夷山等地。

【药用部位】全草。

【性味功能】辛、苦，平。通经活络，消肿解毒。用于衄血，吐血，风湿关节痛，坐骨神经痛，月经不调，乳腺炎，牙痛，疔疮痈肿，指头炎，丹毒，毒蛇咬伤，跌打损伤等。

密腺小连翘

【别　　名】小叶连翘，大叶防风，元宝草

【学　　名】*Hypericum seniavinii*

【生境分布】生于山地、林缘、路边，海拔400～2000m。分布于上杭、建瓯、建阳、松溪、武夷山、浦城等地。

【药用部位】全草。

【性味功能】苦，平。调经活血，解毒消肿通乳。用于疔疮肿毒，月经不调，吐血，衄血，子宫出血，跌打损伤，创伤出血，乳汁不通等。

柽柳科（Tamaricaceae）

柽柳属（*Tamarix*）

柽柳

【别　　名】三春柳，西湖杨，观音柳

【学　　名】*Tamarix chinensis*

【生境分布】沿海各县有栽培。

【药用部位】嫩枝，叶（西河柳），花。

【性味功能】甘、辛，平。散风解表，透疹。用于感冒，麻疹不透，风湿关节痛，小便淋痛，风疹等；外用于风疹瘙痒。

红木科（Bixaceae）

红木属（*Bixa*）

红木

【别　　名】胭脂木

【学　　名】*Bixa orellana*

【生境分布】福州以南各县市零星种植。

【药用部位】种子。

【性味功能】收敛，退热，截疟，解毒。用于发热，疟疾，咽痛，黄疸，痢疾，丹毒，毒蛇咬伤，疮疡等。

堇菜科（Violaceae）

堇菜属（*Viola*）

如意草

【别　　名】堇菜，孤茎堇菜

【学　　名】*Viola arcuata*

【生境分布】生于山坡草丛、田野、屋边或沟谷溪边及林缘湿地。全省各地分布。

【药用部位】全草。

【性味功能】微苦，凉。清热解毒，散瘀，止咳。用于疔肿，无名肿毒，肺热咳嗽，目赤，毒蛇咬伤，刀伤等。

戟叶堇菜

【别　　名】尼泊尔堇菜，箭叶堇菜

【学　　名】*Viola betonicifolia*

【生境分布】生于草地、山坡、旷野、田边、村前屋后沟边或湿润地。全省各地分布。

【药用部位】全草（犁头草）。

【性味功能】苦，微寒。清热解毒，祛瘀消肿。用于肠痛，淋浊，疔疮肿毒，刀伤出血，烧烫伤等。

南山堇菜

【别　　名】胡堇草，胡堇菜，细芹叶堇，蜈蚣草，泥鳅草

【学　　名】*Viola chaerophylloides*

【生境分布】生于山地阔叶林下或林缘、溪谷阴湿处、阳坡灌丛及草坡，海拔1600m以下。分布于寿宁等地。

【药用部位】全草

【性味功能】辛，寒。清热止咳，解毒散瘀。用于风热咳嗽，疮痈肿毒，跌打肿痛，外伤出血，蛇伤等。

深圆齿堇菜

【别　　名】马蹄草，浅圆齿堇菜

【学　　名】*Viola davidii*

【生境分布】生于山地沟谷边石岩地、溪河边草丛中湿润地或疏林下阴湿地，海拔300～1200m。全省各地分布。

【药用部位】全草。

【性味功能】苦，寒。清热解毒，散瘀消肿。用于风火眼肿，跌打损伤，无名肿毒，刀伤，毒蛇咬

伤等。

七星莲

【别　　名】天荠菜，蔓茎堇菜，白花地丁，白菜仔，菜瓜香

【学　　名】*Viola diffusa*

【生境分布】生于田野路边、旷地、山坡路旁、疏林湿地处。全省各地分布。

【药用部位】全草（地白草）。

【性味功能】微苦，凉。清热解毒。用于肝炎，胸膜炎，结膜炎，毒蛇咬伤，疔，痛等。

紫花堇菜

【别　　名】紫花高茎堇菜，曲角堇

【学　　名】*Viola grypoceras*

【生境分布】生于山坡林下、河边、路旁湿地及草丛中，海拔 800m 以下。全省各地分布。

【药用部位】全草（地黄瓜）。

【性味功能】微苦，凉。清热解毒，凉血，止血，化瘀。用于咽喉肿痛，疔疮肿毒，败血症，湿热黄疸，目赤，便血，刀伤出血，跌打损伤等。

长萼堇菜

【别　　名】地丁草，犁头草，玉如意，紫花地丁，地丁

【学　　名】*Viola inconspicua*

【生境分布】生于田边、溪边、村前屋后湿润地、山地林缘路旁。全省各地分布。

【药用部位】全草（铧尖草）。

【性味功能】苦、辛，寒。清热解毒，凉血消肿，利湿化瘀。用于疔疮痈肿，咽喉肿痛，乳痛，湿热黄疸，目赤，目翳，肠痈下血，跌打损伤，外伤出血，妇女产后瘀血腹痛，蛇虫咬伤等。

紫花地丁

【别　　名】辽堇菜，野堇菜，光瓣堇菜

【学　　名】*Viola philippica*

【生境分布】生于山坡草丛、旷野荒地、田边湿地、水沟边或山坡路旁湿润地。全省各地分布。

【药用部位】全草。

【性味功能】苦、辛，寒。清热解毒，凉血消肿，散瘀。用于目赤，咽喉痛，黄疸，流行性腮腺炎，蛇咬伤，烧烫伤，疔疮痈肿等。

柔毛堇菜

【别　　名】密毛堇菜，密毛蔓堇菜

【学　　名】*Viola fargesii*

【生境分布】生于田野路旁稍湿润地或沟谷边草坡。全省各地分布。

【药用部位】全草。

【性味功能】辛、苦，寒。清热解毒，祛瘀生新。用于骨折，跌打伤痛，无名肿毒等。

庐山堇菜

【别　　名】黑虎草，拟蔓地草，搜山虎，庐山堇，史氏堇

【学　　名】*Viola stewardiana*

【生境分布】生于山坡路旁、河边砂地或林下湿润的岩石缝中，海拔 300～1000m。分布于泰宁、光泽、建阳、武夷山等地。

【药用部位】全草。

【性味功能】苦、辛，寒。清热解毒，凉血消肿，散瘀。用于目赤，咽喉痛，黄疸，流行性腮腺炎，蛇咬伤，烧烫伤，疔疮痈肿等。

江西堇菜

【别　　名】福建堇菜，鼓山堇菜

【学　　名】*Viola kosanensis*

【生境分布】生于山地林缘、林中、沟谷溪边阴湿地，海拔 500～1000m。全省各地分布。

【药用部位】全草。

【性味功能】清热解毒，消肿排脓。用于脓肿，丹毒，目赤肿痛等。

三角叶堇菜

【别　　名】扣子兰，犁头草，蔓地草，蔓地犁，蔓地堇

【学　　名】*Viola triangulifolia*

【生境分布】生于疏林、灌丛或溪旁草坡。分布于武夷山等地。

【药用部位】全草。

【性味功能】微苦，寒。清热利湿，解毒。用于目赤，毒蛇咬伤等。

三色堇

【别　　名】蝴蝶花，鬼花脸，三色堇菜，鬼脸花，猫儿脸

【学　　名】*Viola tricolor*

【生境分布】全省各地栽培。

【药用部位】全草。

【性味功能】苦，寒。清热解毒，散瘀，止咳，利尿。用于咳嗽，小儿瘰疬，无名肿毒等。

萱

【别　　名】鸡心七

【学　　名】*Viola vaginata*

【生境分布】生于林缘旷地或灌丛中、溪旁及草坡等处。分布于长乐、沙县、武夷山、浦城等地。

【药用部位】全草。

【性味功能】微甘，寒。清热解毒，温经通络，活血止血，接骨。用于跌打损伤，咯血等；外用治乳腺炎，刀伤，开发性骨折，疔疮肿毒等。

大风子科（Flacourtiaceae）

脚骨脆属（*Casearia*）

球花脚骨脆

【别　　名】扁鱼腩，熊胆树皮，嘉赐树

【学　　名】*Casearia glomerata*

【生境分布】生于疏林灌木丛中。分布于福建中部、南部各地。

【药用部位】根，树皮，叶。

【性味功能】根、叶：消肿止痛，驳骨；用于风湿骨痛，跌打损伤等。树皮：用于腹痛，痢疾等。

山桐子属（*Idesia*）

山桐子

【别　　名】椅树，水冬瓜子

【学　　名】*Idesia polycarpa*

【生境分布】生于密林中。全省各地分布。

【药用部位】叶，种子油。

【性味功能】叶：辛、甘，寒。清热凉血，散瘀消肿。用于骨折，烧烫伤，外伤出血，吐血等。种子油：杀虫。用于疥癣等。

莉冬属（*Scolopia*）

莉柊

【别　　名】红苗勒

【学　　名】*Scolopia chinensis*

【生境分布】生于疏林中。全省各地分布。

【药用部位】全株。

【性味功能】苦，平。活血祛瘀，解毒疗疮。用于跌打损伤，瘀血肿痛，疔疮痈肿等。

广东莉柊

【别　　名】广东箣柊

【学　　名】*Scolopia saeva*

【生境分布】生于疏林中。分布于福建中部、南部等地。

【药用部位】全株。

【性味功能】苦，平。活血祛瘀，解毒疗疮。用于跌打损伤，瘀血肿痛，疔疮痈肿等。

柞木属（*Xylosma*）

柞木

【别　　名】凿子树，葫芦刺，鼠木，刺柞，凿树

【学　　名】*Xylosma congestum*

【生境分布】生于疏林及灌木丛中。分布于宁化等地。

【药用部位】根，树皮，枝，叶。

【性味功能】根：苦，平。解毒，利湿，散瘀，催产。用于黄疸，痢疾，水肿，肺结核咯血，瘰疬，跌打肿痛，难产，死胎不下等。树皮：苦，酸，微

寒。清热利湿，催产。用于湿热黄疸，痢疾，瘰疬，梅疮溃烂，鼠瘘，难产，死胎不下等。枝：苦，平。催产。用于难产，胎死腹中等。叶：苦、涩、寒。清热燥湿，解毒，散瘀消肿。用于婴幼儿泄泻，痢疾，痈疖肿毒，跌打骨折，扭伤脱臼，死胎不下等。

南岭柞木

【别　　名】紫柄冬青，柞木

【学　　名】*Xylosma controversum*

【生境分布】生于低海拔常绿阔叶林中和林缘。分布于平和等地。

【药用部位】根，叶。

【性味功能】辛、甘，寒。清热凉血，散瘀消肿。用于骨折，烧烫伤，外伤出血，吐血等。

长叶柞木

【别　　名】铁破簕，簕柞树

【学　　名】*Xylosma longifolium*

【生境分布】生于疏林及灌木丛中。全省各地分布。

【药用部位】根皮，茎皮，叶。

【性味功能】苦、涩，寒。清热利湿，散瘀止血，消肿止痛。根皮、茎皮：用于黄疸，水肿，死胎不下等。根、叶：用于跌打损伤，骨折，脱臼，肿痛，外伤出血等。

西番莲科（Passifloraceae）

西番莲属（*Passiflora*）

鸡蛋果

【别　　名】洋石榴，西番果

【学　　名】*Passiflora edulis*

【生境分布】全省各地常见大面积栽培。

【药用部位】果实。

【性味功能】甘、酸，平。清肺润燥，安神止痛，和血止痢。用于咳嗽，咽干，声嘶，大便秘结，失眠，痛经，关节痛，痢疾等。

广东西番莲

【别　　名】散痛草

【学　　名】*Passiflora kwangtungensis*

【生境分布】生于河边灌丛中。分布于连城、上杭、清流等地。

【药用部位】全草。

【性味功能】解毒，除湿。用于痈疮肿毒，湿疹等。

大果西番莲

【别　　名】日本瓜，大转心莲，大西番莲

【学　　名】*Passiflora quadrangularis*

【生境分布】云霄、漳浦等地有栽培。

【药用部位】果实。

【性味功能】甘、酸，平。清肺润燥，和血止痢。用于咳嗽咽干，声嘶，大便秘结等。

西番莲

【别　　名】西洋鞠，转心莲，时计草

【学　　名】*Passiflora caerulea*

【生境分布】原产南美洲。闽南一带有栽培，偶有逸生。

【药用部位】全草、根、果实（转心莲）。

【性味功能】苦，温。祛风除湿，活血止痛。用于风湿痹痛，疝气痛，痛经；外用于骨折。

龙珠果

【别　　名】香花果，野仙桃，龙须果，假苦瓜

【学　　名】*Passiflora foetida*

【生境分布】原产西印度群岛。闽南一带有栽培或逸生。

【药用部位】全草（龙珠果）。

【性味功能】甘、酸，平。清热凉血，润燥化痰。用于外伤性眼角膜炎，目赤，疖肿，烧烫伤，肺痨咳嗽。

细柱西番莲

【别　　名】三角叶西番莲，南美西番莲

【学　　名】*Passiflora suberosa*

【生境分布】原产南美北部。云南西双版纳有栽培。厦门植物园有引种, 东山、云霄等地有逸生。

【药用部位】全草。

【性味功能】祛风除湿, 活血上痛。

旌节花科 (Stachyuraceae)

旌节花属 (*Stachyurus*)

中国旌节花

【别　　名】通草, 小通草, 山通草, 水凉子, 小通藤

【学　　名】*Stachyurus chinensis*

【生境分布】生于山坡、林缘、路旁的灌木丛中。分布于福建西北山区。

【药用部位】茎髓。

【性味功能】甘、淡, 凉。清热, 利水, 通乳。用于热病烦渴, 小便黄赤, 尿少或尿闭, 急性膀胱炎, 肾炎, 水肿, 小便不利, 乳汁不通等。

番木瓜科 (Caricaceae)

番木瓜属 (*Carica*)

番木瓜

【别　　名】木瓜, 树冬瓜, 番瓜

【学　　名】*Carica papaya*

【生境分布】原产美洲热带。全省各地常见栽培, 闽南一带较多。

【药用部位】果实 (番木瓜)。

【性味功能】甘, 平。消食, 驱虫, 消肿解毒, 通乳, 降压。用于消化不良, 绦虫病, 蛲虫病, 痈疖肿毒, 跌打肿痛, 湿疹, 蜈蚣咬伤, 溃疡病, 产妇乳少, 痢疾, 高血压症, 二便不畅。根、叶、花: 用于骨折, 肿毒溃烂。

秋海棠科 (Begonicaeae)

秋海棠属 (*Begonia*)

周裂秋海棠

【别　　名】石酸苔, 红八角莲

【学　　名】*Begonia circumlobata*

【生境分布】生于常绿阔叶林下阴湿处、石缝中。分布于永安、建阳、光泽、武夷山等地。

【药用部位】带根茎全草。

【性味功能】酸, 微寒。散瘀消肿, 消炎止咳。用于跌打损伤, 骨折, 中耳炎, 咳嗽等。

槭叶秋海棠

【别　　名】一口血, 水八角

【学　　名】*Begonia digyna*

【生境分布】生于常绿阔叶林下阴湿岩石上。分布于宁化、建阳、光泽、武夷山等地。

【药用部位】全草。

【性味功能】酸, 平。清热解毒, 祛风活血。用于劳伤吐血, 跌打损伤等。

紫背天葵

【别　　名】红天葵

【学　　名】*Begonia fimbristipula*

【生境分布】生于山地上, 海拔 600 ～ 800m。分布于南靖、晋安、泰宁、延平、武夷山等地。

【药用部位】块茎及全草 (散血子)。

【性味功能】甘、淡, 凉。清热凉血, 止咳化痰, 散瘀消肿。用于暑热高热, 肺热咳嗽, 咯血, 跌打损伤, 血瘀疼痛, 疮毒, 疥癣, 烧烫伤等。

秋海棠

【别　　名】穿盘药, 歪嘴莲

【学　　名】*Begonia grandis*

【生境分布】生于路旁、河边、林下、山坡灌草丛阴湿处。福州、厦门等地园林有引种。

【药用部位】全草。

【性味功能】酸、微苦、涩，凉。活血祛瘀。用于咽喉炎，无名肿毒等。

中华秋海棠

【别　　名】珠芽秋海棠

【学　　名】*Begonia grandis* subsp. *sinensis*

【生境分布】生于山坡或路旁灌草丛阴湿地。分布于宁化、大田、尤溪、武夷山等地。

【药用部位】块茎（红白二丸）。

【性味功能】苦、涩、酸，寒。活血散瘀，清热，止痛，止血。用于跌打损伤，吐血，咯血，崩漏，带下病，内痔，筋骨痛，毒蛇咬伤等。

粗喙秋海棠

【别　　名】鬼边榜，半边风，山蚂蝗，红莲

【学　　名】*Begonia longifolia*

【生境分布】生于林下岩石上或疏林下草丛阴湿处。分布于南靖、龙海、新罗、德化、仙游、晋安、永泰、连江、沙县等地。

【药用部位】全草（肉半边莲）。

【性味功能】酸、涩，凉。解毒，消肿止痛。用于温热病下血，咽喉肿毒，疮肿疥癣，蛇咬伤等。

竹节秋海棠

【别　　名】秋海棠，斑叶竹节秋海棠

【学　　名】*Begonia maculata*

【生境分布】全省各地零星栽培。

【药用部位】全草。

【性味功能】用于咽喉肿痛，半身不遂，水便淋痛，水肿，毒蛇咬伤。

裂叶秋海棠

【别　　名】红八角莲，岩红

【学　　名】*Begonia palmata*

【生境分布】生于林下湿地或水沟边，海拔750m以下。分布于南靖、龙海、新罗、永泰、明溪、泰宁、宁化、大田、三元、武夷山等地。

【药用部位】全草（红孩儿）。

【性味功能】酸，凉。清热解毒，化瘀消肿。用于跌打损伤，吐血，感冒，咳嗽，蛇咬伤，瘰疬等。

掌裂叶秋海棠

【别　　名】一点血

【学　　名】*Begonia pedatifida*

【生境分布】生于林荫下。分布于宁化、明溪、尤溪、沙县等地。

【药用部位】根状茎及全草（水八角）。

【性味功能】酸、涩，寒。清热凉血，止痛止血。用于风湿关节痛，跌打损伤，水肿，尿血，蛇咬伤，痢疾等。

四季海棠

【别　　名】蚬肉秋海棠，四季秋海棠

【学　　名】*Begonia semperflorens*

【生境分布】全省各地常见栽培，有时逸为野生。

【药用部位】全草。

【性味功能】酸，凉。清热解毒，散结消肿。用于疮疖等。

仙人掌科（Cactaceae）

仙人球属（*Echinopsis*）

仙人球

【别　　名】刺球，雪球，仙人拳，薄荷包掌

【学　　名】*Echinopsis multiplex*

【生境分布】多植于庭院、窗台或温室。全省各地常见栽培。

【药用部位】全株。

【性味功能】甘，平。清肺止咳，消肿解毒。用于肺热咳嗽，痔疮；外用于蛇虫咬伤，烧烫伤。

红尾令箭属（*Disocactus*）

令箭荷花

【别　　名】荷花令箭，五彩令箭，红孔雀

【学　　名】*Disocactus ackermannii*

【生境分布】原产墨西哥。福州以南各地作为观赏植物零星种植。

【药用部位】全株。

【性味功能】用于精神病。

鼠尾掌

【别　　名】仙人鞭，仙人条

【学　　名】*Disocactus flagelliformis*

【生境分布】福州以南各地零星栽培作观赏植物。

【药用部位】茎（仙人鞭）。

【性味功能】辛、苦、涩，凉。理气消痞，清热解毒。用于疳腮，泄泻，乳痈，蛇咬伤。

蟹爪兰属（*Schlumbergera*）

蟹爪兰

【别　　名】锦上添花，蟹足霸王鞭

【学　　名】*Schlumbergera truncata*

【生境分布】全省各地常见作为观赏植物种植。

【药用部位】全株。

【性味功能】清热解毒，消肿。外用于疮疡肿毒，疔疖，疳腮。

昙花属（*Epiphyllum*）

昙花

【别　　名】琼花，风花，叶下莲，金钩莲

【学　　名】*Epiphyllum oxypetalum*

【生境分布】全省各地常见栽培。

【药用部位】茎，花。

【性味功能】茎：酸、咸，凉。清热解毒。用于咽喉痛，疥疖等。花：淡，平。清肺，止咳，化痰。用于肺痨，咳嗽，咯血，高血压症，崩漏等。

量天尺属（*Hylocereus*）

量天尺

【别　　名】三角火旺，七星剑花，霸王鞭，剑花

【学　　名】*Hylocereus undatus*

【生境分布】村旁或逸生于干燥林缘树干上或岩石上。福州以南零星分布或栽培。

【药用部位】茎，花。

【性味功能】茎：甘、淡，凉。舒筋活络，解毒。外用于骨折，流行性腮腺炎，疮肿等。花（剑花）：甘、淡，微凉。清热润肺，止咳。用于肺痨，咳嗽，瘰疬等。

仙人掌属（*Opuntia*）

仙人掌

【别　　名】刺巴掌，麒麟花，佛刺手

【学　　名】*Opuntia stricta* var. *dillenii*

【生境分布】生于干旱岩石上、干山坡灌丛中。分布于南部沿海县市。

【药用部位】根，茎。

【性味功能】苦，凉。清热凉血，散瘀消肿。用于头痛，胃痛，吐血，流行性腮腺炎，乳腺炎，颈淋巴结结核，烫伤，鹅掌风，脚底深部脓肿等。

梨果仙人掌

【别　　名】少刺仙人掌，印度无花果

【学　　名】*Opuntia ficus-indica*

【生境分布】生于滨海干旱岩石上或山坡灌丛中。分布于东山、长乐等地。

【药用部位】根，茎。

【性味功能】苦，寒。清肺止咳，凉血解毒。用于肺热咳嗽，肺痨咯血，痢疾，痔血，乳痈，流行性腮腺炎，痈疮肿毒，烫火伤，秃疮疥癣，蛇虫咬伤等。

木麒麟属（*Pereskia*）

木麒麟

【别　　名】叶仙人掌，虎刺

【学　　名】*Pereskia aculeata*

【生境分布】原产美洲热带。福建省南部地区有栽培。

【药用部位】叶。

瑞香科（Thymelaeaceae）

沉香属（*Aquilaria*）

土沉香

【别　　名】海南沉香，岭南沉香，白木香，莞香，六麻树

【学　　名】*Aquilaria sinensis*

【生境分布】福州以南常见栽培。

【药用部位】心材（沉香）。

【性味功能】辛、苦，微温。降气调中，暖肾止痛。用于胸膛疼痛，胸闷，呕吐呃逆，腹鸣泄泻，气逆喘促等。

注：国家二级重点保护野生植物。

瑞香属（*Daphne*）

芫花

【别　　名】南芫花，芫花条，药鱼草，闷头花，老鼠花

【学　　名】*Daphne genkwa*

【生境分布】生于山地灌丛或疏林边。全省各地分布。

【药用部位】根，花蕾，全草。

【性味功能】根：辛、苦，温，有毒。用于咳逆上气，喉鸣喘，咽肿短气，鬼疟，疝瘕，痈肿等。花蕾：用于心腹胀满，去水气，利五脏寒痰等。全草：用于通利血脉，用于恶疮风痹湿，一切毒风，四肢挛急，不能行步，能泻水肿胀满等。

瑞香

【别　　名】睡香，蓬莱紫，风流树，露甲

【学　　名】*Daphne odora*

【生境分布】全省各地零星栽培于庭园。

【药用部位】根，叶，花。

【性味功能】根：辛、甘，平。解毒，活血止痛。用于咽喉肿痛，胃脘痛，跌打损伤，毒蛇咬伤等。

【性味功能】用于跌打损伤，各种内外伤等。民间用来治疗妇科疾病。

叶：辛，平。解毒，消肿止痛。用于疮疡，乳痈，痛风等。花：甘、辛，平。活血止痛，解毒散结。用于头痛，牙痛，咽喉肿痛，风湿痛，乳痈，乳房肿硬，风湿疼痛等。

毛瑞香

【别　　名】山瑞香，野梦花，白花瑞香，豹皮香，野水蒀花

【学　　名】*Daphne odora* var. *atrocaulis*

【生境分布】生于沟谷林下或林缘边灌丛中，海拔1500m以下。全省各地分布。

【药用部位】茎皮与根（铁牛皮）。

【性味功能】辛、苦，温，有毒。祛风除湿，活血止痛，解毒。用于风湿痹痛，劳伤腰痛，跌打损伤，咽喉肿痛，牙痛，疮毒等。

白瑞香

【别　　名】蒙花枝，开花矮陀陀，纸用瑞香

【学　　名】*Daphne papyracea*

【生境分布】生于沟谷林下或林缘边阴湿地，海拔500～1500m。全省各地分布。

【药用部位】根皮，茎皮，花，果实（软树皮）。

【性味功能】甘、辛，微温，有毒。祛风除湿，活血调经，止痛。用于跌打损伤，大便下血，各种内脏出血，痛经等。

长柱瑞香

【别　　名】白地菊，一叶一枝花

【学　　名】*Daphne championii*

【生境分布】生于山坡草丛或灌丛中，海拔300～800m。分布于南靖、华安、永春、德化等地。

【药用部位】根皮，茎。

【性味功能】淡，温，有小毒。祛风除湿，消疳散积，解毒消肿。用于腰痛，痈疮肿毒，跌打损伤，

小儿疳积等。

结香属（*Edgeworthia*）

结香

【别　　名】黄瑞香，雪球花，密蒙花，倒头菊，盘菊花

【学　　名】*Edgeworthia chrysantha*

【生境分布】全省各地零星栽培。

【药用部位】皮（梦花根），花蕾（梦花）。

【性味功能】皮：辛，平。祛风活络，滋养肝肾。用于风湿痹痛，跌打损伤，梦遗，早泄，白浊，虚淋，血崩，带下病等。花蕾：甘，平。滋养肝肾，明目消翳。用于夜盲，翳障，目赤流泪，羞明怕光，小儿疳眼，头痛，失音，夜梦遗精等。

荛花属（*Wikstroemia*）

了哥王

【别　　名】南岭荛花，地锦根，地锦皮，别南根，山铺银

【学　　名】*Wikstroemia indica*

【生境分布】生于山坡路旁灌木、田边、旷野等地，海拔 1500m 以下。全省各地分布。

【药用部位】全草。

【性味功能】甘、辛，微温，有毒。破结散瘀，通经逐水，消肿止痛。用于腹水，淋巴结结核，跌打损伤，痈疽疔肿，肾炎，闭经，乳腺炎，骨折等。

北江荛花

【别　　名】山棉皮

【学　　名】*Wikstroemia monnula*

【生境分布】生于山坡路旁、沟谷边的灌丛中、稍阴湿地或田野、路边灌草丛中，海拔 500～1300m。全省各地分布。

【药用部位】根。

【性味功能】甘、辛，微温，有小毒。散结散瘀，清热消肿，通经逐水。用于风湿痹痛等。

细轴荛花

【别　　名】野发麻，野棉花

【学　　名】*Wikstroemia nutans*

【生境分布】生于山地林中、林缘或灌丛中，海拔 500～1000m。分布于南靖、永安等地。

【药用部位】根，茎皮，花。

【性味功能】辛，温。消坚破瘀，止血，镇痛。用于瘰疬初起，跌打损伤等。

白花荛花

【别　　名】荛花

【学　　名】*Wikstroemia trichotoma*

【生境分布】生于山地林缘灌草丛中或疏林下，海拔 300～800m。全省各地分布。

【药用部位】根皮，花。

【性味功能】根：消坚破瘀，止血，镇痛。花：破积，逐饮。

胡颓子科（Elaeagnaceae）

胡颓子属（*Elaeagnus*）

毛木半夏

【学　　名】*Elaeagnus courtoisii*

【生境分布】生于山坡灌丛中。分布于浦城等地。

【药用部位】根。

【性味功能】平喘，活血，止痢。用于哮喘，痢疾，跌打损伤等。

巴东胡颓子

【别　　名】铜色叶胡颓子

【学　　名】*Elaeagnus difficilis*

【生境分布】生于山坡灌丛中。分布于周宁、建阳、武夷山等地。

【药用部位】根（盐匏藤）。

【性味功能】酸、微甘，温。温下焦，祛寒湿，收敛止泻。用于小便失禁，外感风寒等。

蔓胡颓子

【别　　名】藤胡颓子, 抱君子, 桂香柳

【学　　名】*Elaeagnus glabra*

【生境分布】生于山坡灌丛或林缘。全省各地分布。

【药用部位】根, 叶, 果实。

【性味功能】根: 辛、微涩, 凉。清热利湿, 通淋止血, 散瘀止痛; 用于痢疾, 腹泻, 黄疸型肝炎, 热淋, 石淋, 胃痛, 吐血, 痔血, 血崩, 风湿痹痛, 跌打肿痛等。叶: 辛、微涩, 平。止咳平喘。用于咳嗽气喘等。果实: 酸, 平。收敛止泻, 止痢。用于肠炎, 腹泻, 痢疾等。

宜昌胡颓子

【别　　名】串串子, 三月黄, 羊奶奶

【学　　名】*Elaeagnus henryi*

【生境分布】生于杂木林下。分布于长泰、仙游、永安、将乐、泰宁、延平、建阳、光泽等地。

【药用部位】茎叶 (红鸡踢香)。

【性味功能】苦、涩, 凉。驳骨消积, 清热利湿, 消肿止痛, 止咳止血。用于痢疾, 痔血, 血崩, 吐血, 咳喘, 骨髓炎, 消化不良等。

木半夏

【别　　名】羊不来, 莓粒团, 牛脱, 羊奶子, 四月子

【学　　名】*Elaeagnus multiflora*

【生境分布】生于低山坡灌丛中。分布于宁化等地。

【药用部位】根, 根皮, 果实。

【性味功能】根、根皮: 平; 活血行气; 用于虚损, 恶疮疥癣。果实: 酸、涩, 温; 活血行气, 平喘止咳, 收敛止痢; 用于哮喘, 痢疾, 跌打损伤, 痔疮等。

福建胡颓子

【别　　名】锅底刺, 宜梧

【学　　名】*Elaeagnus oldhami*

【生境分布】生于山坡或山路旁灌丛中。分布于沿海各地。

【药用部位】全株, 果实。

【性味功能】酸、涩, 平。祛风理湿, 下气定喘, 固肾。用于疲倦乏力, 泄泻, 胃痛, 消化不良, 风湿关节痛, 哮喘久咳, 肾亏腰痛, 盗汗, 遗精, 带下病, 跌打损伤等。

胡颓子

【别　　名】野枣子, 阳青子

【学　　名】*Elaeagnus pungens*

【生境分布】生于山坡路旁灌丛中。分布于漳浦、永春、德化、同安、永泰、屏南、周宁、武夷山等地。

【药用部位】根, 叶, 果实。

【性味功能】根: 酸, 平。祛风利湿, 消积利咽, 止咳止血。用于传染性肝炎, 小儿疳积, 风湿关节痛, 咯血, 吐血, 便血, 崩漏, 带下病, 跌打损伤等。叶: 微苦、酸, 平。止咳平喘。用于咳嗽, 哮喘等。果实: 酸、涩, 平。消食止痢。用于泄泻, 痢疾, 食欲不振等。

千屈菜科 (Lythraceae)

水苋菜属 (*Ammannia*)

耳基水苋

【别　　名】耳叶苋菜, 水旱莲

【学　　名】*Ammannia auriculata*

【生境分布】生于湿地和水田中。福州以南各地常见。

【药用部位】全草。

【性味功能】甘、淡, 平。健脾利湿, 行气散瘀。用于脾虚厌食, 胸膈满闷, 急慢性膀胱炎, 妇女带下病, 跌打瘀肿作痛等。

水苋菜

【别　　名】细叶水苋, 浆果水苋

【学　　名】*Ammannia baccifera*

【生境分布】生于潮湿地或水田中。全省各地分布。

【药用部位】地上部分（千屈菜）。

【性味功能】苦、涩，凉。消瘀止血，接骨。用于内伤吐血，劳伤痛，外伤出血，跌打损伤，骨折，蛇咬伤等。

紫薇属（*Lagerstroemia*）

紫薇

【别　　名】入惊儿树，百日红，满堂红，痒痒树

【学　　名】*Lagerstroemia indica*

【生境分布】全省各地常见栽培。

【药用部位】根，树皮。

【性味功能】微苦，平。活血止血，解毒消肿。用于咯血，吐血，便血，肝炎等。

大花紫薇

【别　　名】大叶紫薇

【学　　名】*Lagerstroemia speciosa*

【生境分布】全省各地常见栽培。

【药用部位】根，树皮，叶，种子。

【性味功能】根：敛疮，解毒，凉血止血。用于痈疮肿毒等。树皮、叶：敛疮，解毒，凉血止血。作泻药等。种子：敛疮，解毒，凉血止血。用于麻醉等。

南紫薇

【别　　名】九芎，九荆，假山背

【学　　名】*Lagerstroemia subcostata*

【生境分布】生于林缘或溪边湿润肥沃处。分布于长汀、三元、建阳、武夷山等地。

【药用部位】根，花。

【性味功能】根：用于疟疾等。花：败毒，散瘀。

散沫花属（*Lawsonia*）

散沫花

【别　　名】指甲花，番桂，柴指甲

【学　　名】*Lawsonia inermis*

【生境分布】栽培于庭院。泉港、仙游、涵江、福清、连江等地有零星栽培。

【药用部位】树皮，叶（指甲花叶）。

【性味功能】树皮：收敛，清热，止血。用于黄疸等。叶：苦，凉。清热解毒。用于外伤出血，疮疡等。

千屈菜属（*Lythrum*）

千屈菜

【别　　名】大关门草

【学　　名】*Lythrum salicaria*

【生境分布】生于水旁湿地。全省各地常见栽培。

【药用部位】地上部分。

【性味功能】苦，寒。清热解毒，凉血止血。用于肠炎，便血，血崩，高热，月经不调，腹泻，外伤出血等。

节节菜属（*Rotalaro*）

节节菜

【别　　名】节节草，水马兰，碌耳草

【学　　名】*Rotala indica*

【生境分布】生于稻田或湿地。全省各地分布。

【药用部位】全草。

【性味功能】甘、淡，凉。清热解毒，健脾利湿，消肿。用于肺热咳嗽，痢疾，黄疸，小便淋痛等；外用于痈疖肿等。

薄瓣节节菜

【别　　名】薄鳞节节菜

【学　　名】*Rotala rosea*

【生境分布】生于湿地、田野或水田中。全省各地分布。

【药用部位】全草。

【性味功能】甘、淡，凉。清热解毒，健脾利湿，消肿。用于肺热咳嗽，痢疾，黄疸，小便淋痛等；外用于痈疖肿毒，湿疹等。

圆叶节节菜

【别　　名】千虾菜，假桑子，水水花，水苋菜，水马桑

【学　　名】*Rotala rotundifolia*

【生境分布】生于水田或潮湿处。全省各地分布。

【药用部位】全草。

【性味功能】甘、淡，凉。清热解毒，健脾利湿，消

肿。用于肺热咳嗽，痢疾，黄疸，小便淋痛等；外用于痈疖肿毒等。

安石榴科（Punicaceae）

安石榴属（Punica）

石榴

【别　　名】安石榴

【学　　名】*Punica granatum*

【生境分布】生于庭院、路旁，全省各地常见栽培。

【药用部位】根皮，茎皮，花，果皮。

【性味功能】根皮、茎皮、果皮：酸、涩，温。杀虫，固涩，收敛。用于蛔虫病，蛲虫病，滴虫病，便血，脱肛等。花：甘、微辛，平。清热止血。用于吐血，痢疾，带下病等。

红树科（Rhizophoraceae）

秋茄树属（Kandelia）

秋茄树

【别　　名】茄藤树，水笔仔，红榄，硬柴

【学　　名】*Kandelia candel*

【生境分布】生于淤泥海滩上。分布于沿海各地。

【药用部位】树皮。

【性味功能】苦、涩，平。止血敛伤。用于外伤出血，水火烫伤等。

木榄属（Bruguiera）

木榄

【别　　名】包罗剪定，鸡爪浪，剪定，大头榄

【学　　名】*Bruguiera gymnorrhiza*

【生境分布】生于污泥海滩上。分布于云霄、漳

浦、惠安等地。

【药用部位】果，胚轴。

【性味功能】涩，平。收敛止泻。用于腹泻，脾虚，肾虚等。

竹节树属（Carallia）

竹节树

【别　　名】鹅肾木，竹球，气管木，山竹公，山竹梨

【学　　名】*Carallia brachiata*

【生境分布】生于低海拔的灌丛或杂木林中。分布于平和等地。

【药用部位】树皮，果实。

【性味功能】树皮：用于疟疾等。果实：解毒敛疮；用于溃疡等。

蓝果树科（Nyssaceae）

喜树属（Camptotheca）

喜树

【别　　名】旱莲，水桐树，天梓树，水栗子，土八角

【学　　名】*Camptotheca acuminata*

【生境分布】生于较为阴湿的山谷，也有作为行道树栽培。野生者主要分布于沙县等地。

【药用部位】根，树皮，枝，果。

【性味功能】苦，寒，有小毒。消癥，清热，杀毒。用于癌症，白血病，银屑病等。

蓝果树属（*Nyssa*）

蓝果树

【别　　名】紫树，枙萨木

【学　　名】*Nyssa sinensis*

【生境分布】生于山谷或溪边潮湿混交林中，海拔300～1700m。全省各地分布。

【药用部位】根。

【性味功能】苦，寒，有小毒。消癥，清热，杀毒。用于癌症，白血病，银屑病等。

八角枫科（Alangiaceae）

八角枫属（*Alangium*）

八角枫

【别　　名】八角金盘，木八角，五角枫，八角王，鹅脚板

【学　　名】*Alangium chinense*

【生境分布】生于丛林中或林边，海拔1000～2500m。分布于永泰、寿宁、延平、建瓯等地。

【药用部位】根，叶，花。

【性味功能】根：辛、苦，微温，有小毒；祛风除湿，舒筋活络，散瘀止痛；用于风湿痹痛，四肢麻木，跌打损伤等。叶：苦、辛，平，有小毒；化瘀接骨，解毒杀虫；用于跌打瘀肿，骨折，疮肿，乳痛，乳头皲裂，漆疮，疥癣，外伤出血等。花：辛，平，有小毒；散风，理气，止痛；用于头风头痛，胸腹胀痛等。

瓜木

【别　　名】悬叶瓜木，八角枫，猪耳桐，山茱萸，八筋条

【学　　名】*Alangium platanifolium*

【生境分布】生于次生灌丛中或林缘。分布于梅列、延平、建瓯、浦城等地。

【药用部位】根，叶，花。

【性味功能】根：辛、苦，微温，有小毒。祛风除湿，舒筋活络，散瘀止痛。用于风湿痹痛，四肢麻木，跌打损伤等。叶：苦、辛，平，有小毒。化瘀接骨，解毒杀虫。用于跌打瘀肿，骨折，疮肿，乳痛，乳头皲裂，漆疮，疥癣，外伤出血等。花：辛，平，有小毒。散风，理气，止痛。用于头风头痛，胸腹胀痛等。

使君子科（Combretaceae）

风车子属（*Combretum*）

风车子

【别　　名】使君子藤，水番桃，清凉树，华车风子

【学　　名】*Combretum alfredii*

【生境分布】闽南一带常有引种栽培。

【药用部位】根，叶。

【性味功能】根：甘、淡、微苦，平。清热利胆。用于黄疸等。叶：甘、淡、微苦，平。健胃，驱虫。用于蛔虫病，鞭虫病等。

使君子属（*Quisqualis*）

使君子

【别　　名】留求子，史君子，五棱子，索子果，冬均子

【学　　名】*Quisqualis indica*

【生境分布】分布于林缘或灌丛。分布于仙游、涵江、邵武等地，现全省多有栽培供观赏。

【药用部位】根，叶，成熟果实。

【性味功能】根：辛、苦，平。杀虫健脾，降逆止咳。用于虫积，痢疾，呃逆，咳嗽等。叶：辛，平。理气健脾，杀虫解毒。用于脘腹胀满，小儿疳积，

虫积，疮疖溃疡等。果实：甘，温，有小毒。杀虫，消积，健脾。用于虫积腹痛，小儿疳积，乳食停滞，腹胀，泻痢等。

诃子属（*Terminalia*）

榄仁树

【别　　名】山枇杷树

【学　　名】*Terminalia catappa*

【生境分布】闽南一带常有引种栽培。

【药用部位】树皮，嫩叶汁，种子。

【性味功能】树皮：苦，凉。收敛。用于解毒止瘀，

化痰止咳，痢疾，痰热咳嗽，疮疡等。嫩叶汁：用于疝痛，头痛，发热，风湿关节炎等。种子：苦、涩，凉。清热解毒。用于咽喉肿痛，痢疾，肿毒等。

诃子

【别　　名】诃黎勒，诃黎，随风子

【学　　名】*Terminalia chebula*

【生境分布】厦门植物园等有引种栽培。

【药用部位】未成熟的果实（藏青果）。

【性味功能】苦、微甘、涩，凉。清热生津，利咽解毒。用于咽喉痛，咽喉干燥等。

桃金娘科（Myrtaceae）

岗松属（*Baeckea*）

岗松

【别　　名】石松草，铁扫把，扫把枝，羊脷叶

【学　　名】*Baeckea frutescens*

【生境分布】生于干旱的低丘、荒山草灌丛中。分布于龙文、上杭、长汀、同安、南安等地。

【药用部位】全株，根，叶。

【性味功能】辛、苦、涩，凉。祛风除湿，解毒，利尿，止痛，止痒。全株：外用于湿疹，天疱疮，脚癣等。根：用于感冒高热，黄疸，胃痛，风湿关节痛，脚气痛，小便淋等。叶：用于毒蛇咬伤，烧烫伤等。

红千层属（*Callistemon*）

红千层

【别　　名】串钱柳

【学　　名】*Callistemon rigidus*

【生境分布】全省各地常见栽培。

【药用部位】小枝，叶。

【性味功能】辛，平。祛风，化痰，消肿。用于感冒，咳喘，风湿痹痛，湿疹，跌打肿痛等。

桉属（*Eucalyptus*）

赤桉

【别　　名】香桉

【学　　名】*Eucalyptus camaldulensis*

【生境分布】全省各地低海拔地区栽培。

【药用部位】枝叶，果实。

【性味功能】枝叶：辛、苦，温。清热解毒，防腐止痒。果实：用于小儿疳积等。

柠檬桉

【别　　名】香桉

【学　　名】*Eucalyptus citriodora*

【生境分布】全省各地低海拔地区常见栽培。

【药用部位】叶。

【性味功能】苦，温。消肿散毒。外用于疮疖，皮肤诸病，风湿痛等。

窿缘桉

【别　　名】细叶桉

【学　　名】*Eucalyptus exserta*

【生境分布】全省各地低海拔地区常见栽培。

【药用部位】叶。

【性味功能】辛、苦，温。祛风除湿，防腐。用于风湿，皮肤病等。

蓝桉

【别　　名】洋草果，一口钟，八草果

【学　　名】*Eucalyptus globulus*

【生境分布】原产澳大利亚。厦门植物园、安溪、晋安、延平等地有引种。

【药用部位】叶、果实。

【性味功能】用于健胃、止神经痛、风湿及扭伤，也用于上呼吸道感染，急慢性肾盂肾炎等。

桉

【别　　名】桉树，油加利，蚊仔树，大叶桉

【学　　名】*Eucalyptus robusta*

【生境分布】全省各地低海拔地区常见引种栽培。

【药用部位】叶。

【性味功能】辛、苦，微温。驱风解毒，去腐生新。用于痢疾，疟疾，肺结核，疮疡溃烂，创口感染，头疮，过敏性皮炎，湿疹，臁疮，脚癣，汤火伤，化脓性中耳炎，沙眼，角膜炎，结膜炎等。

柳叶桉

【学　　名】*Eucalyptus saligna*

【生境分布】生于潮湿、土层深厚、排水良好的缓坡地上。晋安、邵武等地有引种。

【药用部位】叶，果实。

【性味功能】清热消炎。用于发热等。

细叶桉

【别　　名】圆角桉，褐桉树，小叶按，柳叶桉

【学　　名】*Eucalyptus tereticornis*

【生境分布】原产澳大利亚。全省各地较多种植。

【药用部位】叶。

【性味功能】微辛、微苦，平。疏风解热，防腐止痒。预防流行性感冒，流行性脑脊髓膜炎。用于咽喉痛，肺炎，急慢性肾盂肾炎，泄泻，痢疾，丝虫病；外用于烧烫伤，痈疽疔肿，丹毒，水田皮炎，皮肤湿疹，脚癣，皮肤消毒。

白千层属（*Melaleuca*）

溪畔白千层

【别　　名】千层金，黄金香柳

【学　　名】*Melaleuca bracteata*

【生境分布】原产新西兰、荷兰等地。全省有引种栽培。

【药用部位】小枝，叶。

【性味功能】舒筋活络，镇静安神。用于缓解疲劳及改善睡眠等，多为香熏或沐浴用。

白千层

【别　　名】玉树，千层皮

【学　　名】*Melaleuca leucadendron*

【生境分布】全省各地常见栽培。

【药用部位】小枝，叶。

【性味功能】小枝：淡，平；安神镇静；用于失眠等。叶：辛、涩，温；解表，祛风止痛；用于感冒发热，风湿关节痛，神经痛，泄泻腹痛等；外用于过敏性皮炎，湿疹等。

番石榴属（*Psidium*）

番石榴

【别　　名】鸡矢果，拔子，花稔，广东石榴，交桃

【学　　名】*Psidium guajava*

【生境分布】全省各地常见栽培，闽南一带较多。

【药用部位】叶，果实。

【性味功能】甘、涩，平。收敛止泻，止血。用于泄泻，痢疾，小儿消化不良等。鲜叶：外用于跌打损伤，外伤出血，臁疮久不收口等。

桃金娘属（*Rhodomyrtus*）

桃金娘

【别　　名】山蒁，多莲，当梨根，仲尼，当泥

【学　　名】*Rhodomyrtus tomentosa*

【生境分布】生于丘陵灌丛中、荒山草地中。全省各地分布。

【药用部位】全株。

【性味功能】甘、涩，平。养血止血，涩肠固精。用

于血虚体弱, 吐血, 鼻衄, 劳伤咯血, 便血, 崩漏, 遗精, 带下病, 痢疾, 脱肛, 烫伤, 外伤出血等。

蒲桃属 (*Syzygium*)

华南蒲桃

【别　　名】华南赤楠, 华南假黄杨

【学　　名】*Syzygium austrosinense*

【生境分布】生于常绿阔叶林中。分布于三元、延平、建瓯、武夷山等地。

【药用部位】全株。

【性味功能】收敛。用于泻痢。

赤楠

【别　　名】山乌株, 瓜子木, 假黄杨, 米仔树, 小叶蒲桃

【学　　名】*Syzygium buxifolium*

【生境分布】生于低山疏林或灌丛。全省各地分布。

【药用部位】根或根皮, 叶 (金牛子)。

【性味功能】甘, 平。清热解毒, 利水平喘。根、根皮: 用于浮肿, 哮喘, 烧烫伤等。叶: 用于瘰疬, 疔疮, 漆疮, 烧烫伤等。

轮叶蒲桃

【别　　名】小叶赤楠, 三叶赤楠, 山乌珠, 构铃子

【学　　名】*Syzygium grijsii*

【生境分布】生于山坡灌丛或灌草丛中, 海拔1500m 以下。全省各地分布。

【药用部位】根, 枝叶。

【性味功能】根: 辛、微苦, 温。散风祛寒, 活血止痛。用于风寒感冒, 头痛, 风湿痹痛, 跌打肿痛等。枝叶: 苦、微涩, 平。解毒敛疮, 止汗。用于烫伤, 盗汗等。

蒲桃

【别　　名】香果, 风鼓, 檐木, 水桃树, 水石榴

【学　　名】*Syzygium jambos*

【生境分布】福州以南各县市常见栽培, 有逸为野生。

【药用部位】根皮, 果实。

【性味功能】甘、涩, 平。凉血收敛。用于泄泻, 痢疾, 刀伤出血等。

水翁蒲桃

【别　　名】水翁, 水榕, 水香

【学　　名】*Syzygium nervosum*

【生境分布】生于水边。福州以南常见引种栽培。

【药用部位】花蕾、根、树皮、叶。

【性味功能】苦, 寒。清暑解毒, 祛湿消滞, 止痒。花蕾: 用于感冒发热, 痢疾, 吐泻, 消化不良。根: 用于黄疸。树皮: 外用于烧伤, 麻风, 皮肤瘙痒, 脚癣。叶: 外用于乳痈。

洋蒲桃

【别　　名】天桃, 莲雾, 琏雾, 爪哇蒲桃

【学　　名】*Syzygium samarangense*

【生境分布】福州以南常有引种栽培。

【药用部位】果实。

【性味功能】甘, 平。润肺, 止咳, 除痰, 凉血收敛, 利尿, 宁心安神。用于肺燥咳嗽, 呃逆不止, 痔疮出血, 胃腹胀满, 肠炎痢疾, 糖尿病等。

野牡丹科 (Melastomataceae)

柏拉木属 (*Blastus*)

线萼金花树

【别　　名】叶下红, 黄金梢

【学　　名】*Blastus apricus*

【生境分布】生于山坡疏、密林下或林缘。分布于三元、永安、武夷山等地。

【药用部位】全株。

【性味功能】甘, 平。利水消肿, 调经。用于水肿, 跌打损伤, 疮疖, 月经不调等。

柏拉木

【别　　名】黄金梢, 山甜娘, 崩疮药

【学　　名】*Blastus cochinchinensis*

【生境分布】生于林下、山谷阴湿处。分布于南靖、平和、新罗、永春、晋安、永泰、延平等地。

【药用部位】全株,根(山崩砂)。

【性味功能】全株:拔毒生肌。用于疮疖等。根:涩、微酸,平。收敛,止血,消肿解毒。用于产后流血不止,月经过多,泄泻,跌打损伤,外伤出血,疮疡溃烂等。

金花树

【别　　名】巨萼柏拉木

【学　　名】*Blastus dunnianus*

【生境分布】生于林下。分布于新罗等地。

【药用部位】全株,叶。

【性味功能】辛,温。祛风除湿,活血止血。用于风湿痹痛,外伤出血等。

野海棠属（*Bredia*）

秀丽野海棠

【别　　名】活血丹,高脚山茄,金石榴,活血藤

【学　　名】*Bredia amoena*

【生境分布】生于密林下。分布于连城、寿宁、政和、武夷山、浦城等地。

【药用部位】全株。

【性味功能】苦,平。祛风利湿,活血调经。用于风湿痹痛,月经不调,带下病,疝气,手脚浮肿,流火,跌打损伤,毒蛇咬伤等。

注:FOC将本种并入过路惊*Bredia quadrangularis*中,鉴于功效不同,此处予以保留。

过路惊

【别　　名】野海棠

【学　　名】*Bredia quadrangularis*

【生境分布】生于山坡密林下或山路旁阴湿灌丛中。分布于泰宁、延平、邵武、光泽、武夷山、浦城等地。

【药用部位】全株。

【性味功能】苦,微寒。息风定惊。用于小儿惊风,夜啼等。

鸭脚茶

【别　　名】中华野海棠

【学　　名】*Bredia sinensis*

【生境分布】生于林下或山沟边灌草丛中。全省各地分布。

【药用部位】全株,叶,根(高脚落山茋根)。

【性味功能】全株、叶:辛,平。发表。用于感冒等。根:辛、微苦,平。祛风止痛,止泻。用于头痛,腰痛,疟疾,小儿腹泻等。

异药花属（*Fordiophyton*）

肥肉草

【别　　名】异药花,臭骨草,峨眉异药花

【学　　名】*Fordiophyton fordii*

【生境分布】生于密林下或山沟边阴湿处。分布于南靖、平和、德化、上杭、连城、长汀、闽侯、永安、泰宁、延平、沙县、建阳、邵武、武夷山、浦城等地。

【药用部位】全株。

【性味功能】甘、涩,平。清热利湿,祛瘀消肿。用于痢疾,泄泻,吐血,痔血等。

野牡丹属（*Melastoma*）

野牡丹

【别　　名】多花野牡丹

【学　　名】*Melastoma candidum*

【生境分布】生于旷野山坡或山路旁灌丛中。全省各地分布。

【药用部位】根,叶。

【性味功能】根:甘、酸、涩,平。清热利湿,消肿止痛,散瘀止血。用于消化不良,泄泻,痢疾,肝炎,衄血,便血,脱疽。叶:用于跌打损伤,外伤出血。

多花野牡丹

【别　　名】老鼠丁根,酒瓶果,炸腰果,水石榴,爆肚叶

【学　　名】*Melastoma malabathricum*

【生境分布】生于林下。全省各地分布。

【药用部位】根，叶。

【性味功能】苦、涩，凉。清热利湿，化瘀止血。用于消化不良，收敛止血，散瘀消肿，肝炎肠炎，腹泻痢疾等。

注：FOC 将本种并入野牡丹 Melastoma malabathricum 中，鉴于功效不同，此处予以保留。

地菍

【别　　名】小号地茄，小号埔淡，杜茄，土地榆，紫茄子

【学　　名】Melastoma dodecandrum

【生境分布】生于山坡路旁矮草丛中。全省各地分布。

【药用部位】全草，叶。

【性味功能】全草：微甘，平。清热凉血，消肿解毒。用于风湿痛，疝气，肾炎，肾盂肾炎，细菌性痢疾，慢性扁桃体炎，喉炎，小儿脱肛，疳积，胎动不安，带下病，血崩，外伤出血，便血，内外痔，预防流行性脑脊髓膜炎等。叶：用于牙疳，肺脓肿，痈疽疔疮等。

细叶野牡丹

【别　　名】山石榴，铺地莲

【学　　名】Melastoma intermedium

【生境分布】生于山坡路旁灌草丛中。分布于南靖、晋安、闽侯、连江等地。

【药用部位】全株。

【性味功能】解毒，止痢。用于痢疾，口腔破溃等；外用于毒蛇咬伤。

展毛野牡丹

【别　　名】老虎杆，肖野牡丹，白暴牙狼

【学　　名】Melastoma normale

【生境分布】生于山坡路旁灌丛中或疏林下。分布于涵江等地。

【药用部位】根，叶（野牡丹）。

【性味功能】甘、酸、涩，平。清热利湿，消肿止痛，散瘀止血。根：用于消化不良，泄泻，痢疾，肝炎，衄血，便血等。叶：用于跌打损伤，外伤出血等。

毛菍

【别　　名】甜娘，开口枣，雉头叶，鸡头木，大红英

【学　　名】Melastoma sanguineum

【生境分布】生于山路旁、沟边和湿润的灌草丛中。分布于诏安、平和、长泰、华安等地。

【药用部位】根，叶。

【性味功能】根：收敛止血，消食止痢。用于水泻便血，妇女血崩，止血止痛等。叶：拔毒生肌，止血。用于刀伤跌打，接骨，疮疖，毛虫毒等。

谷木属（Memecylon）

谷木

【别　　名】角木，子楝树，子棱木，壳木

【学　　名】Memecylon ligustrifolium

【生境分布】生于密林下。分布于南靖、平和、长泰、漳平、福清等地。

【药用部位】枝，叶。

【性味功能】苦、微辛，平。活血祛瘀，止血。用于跌打损伤，腰背痛等。

金锦香属（Osbeckia）

金锦香

【别　　名】金石榴，金香炉，竹叶地丁

【学　　名】Osbeckia chinensis

【生境分布】生于山坡、田埂湿地。全省各地分布。

【药用部位】全草，根。

【性味功能】微甘、涩，平。清热利湿，消肿解毒。用于痢疾，胃肠炎，阑尾炎，支气管哮喘，咯血，淋巴结结核，带下病，小儿疳积，惊风，痔疮，脱肛，疖肿等。

假朝天罐

【别　　名】蛊蛊花，天香炉，冲天罐，倒提壶

【学　　名】Osbeckia crinita

【生境分布】生于向阳山坡、草地、田埂或矮灌丛中。分布于泰宁、尤溪等地。

【药用部位】根、果实。

【性味功能】甘、涩，平。清热利湿，止咳调经。

用于吐泻，痢疾，消化不良，咳嗽，吐血，月经不调，带下病。

朝天罐

【别　　名】星毛金锦香，高脚红缸，罐子草

【学　　名】*Osbeckia opipara*

【生境分布】生于山坡灌丛中或林缘。全省各地分布。

【药用部位】根（倒罐子根），枝叶（罐子草）。

【性味功能】根：甘、微苦，平。止血，解毒。用于咯血，痢疾，咽喉痛等。枝叶：苦、甘，平。清热利湿，止血调经。用于湿热泻痢，淋痛，久咳，劳嗽，咯血，月经不调，带下病等。

锦香草属（*Phyllagathis*）

锦香草

【别　　名】熊巴掌，熊巴耳，铺地毡

【学　　名】*Phyllagathis cavaleriei*

【生境分布】生于林下阴湿处。分布于德化、罗源、永安、浦城等地。

【药用部位】全株（熊巴掌）。

【性味功能】辛、苦，寒。清热解毒，利湿消肿。用于痢疾、痔疮，小儿阴囊肿大，带下病，月经不调，崩漏等。

短毛熊巴掌

【别　　名】野虎耳草，猪婆耳，豆角消

【学　　名】*Phyllagathis cavaleriei* var. *tankahkeei*

【生境分布】生于林下阴湿处。全省各地分布。

【药用部位】全草。

【性味功能】苦，寒。清热燥湿，解毒消肿。用于湿热泻痢，带下病，阴囊肿大，中耳炎，月经不调，崩漏等。

叶底红

【别　　名】叶下红，大毛蛇，血还魂，假紫苏

【学　　名】*Phyllagathis fordii*

【生境分布】生于林下阴湿处。分布于平和、武平、新罗、连城、德化、仙游、永泰、永安、三元、梅列、沙县、古田、延平、建瓯、顺昌等地。

【药用部位】全株（野海棠）。

【性味功能】甘、酸，温。益肾调经，补血活血。用于吐血，经闭，跌打损伤，小儿疳积等；外用于烧烫伤，疥疮等。

肉穗草属（*Sarcopyramis*）

楮头红

【别　　名】肉穗草，风柜斗草

【学　　名】*Sarcopyramis nepalensis*

【生境分布】生于林下阴湿处。全省各地分布。

【药用部位】全株。

【性味功能】凉，酸。清肺热，祛肝火，用于风湿痹痛，耳鸣，耳聋，目雾羞明等。

东方肉穗草

【别　　名】风鼓斗草

【学　　名】*Sarcopyramis bodinieri* var. *delicata*

【生境分布】生于林下阴湿处。全省各地分布。

【药用部位】全草。

【性味功能】清热解毒，清肝泻火。用于热毒血痢，暑湿泄泻，肺热咳嗽，目赤肿痛，吐血，疔疮肿毒，外伤红肿，毒蛇咬伤等。

蜂斗草属（*Sonerila*）

蜂斗草

【别　　名】尖尾疼，喉痧药，四大天王，桑勒草

【学　　名】*Sonerila cantonensis*

【生境分布】生于林下阴湿处。分布于南靖等地。

【药用部位】全草。

【性味功能】苦，平。清热解毒。用于痢疾，产后流血不止等；外用于创伤，蛇伤等。

溪边桑勒草

【别　　名】溪边地胆

【学　　名】*Sonerila maculata*

【生境分布】生于林下阴湿处或林缘湿地。分布于南靖、平和、新罗、漳平、上杭、连城、仙游等地。

【药用部位】全株。

【性味功能】酸、凉，拔毒生肌。外用于枪弹伤等。

菱科（Hydrocaryaceae）

菱属（*Trapa*）

乌菱

【别　　名】菱，红菱，菱角，水菱角，风菱

【学　　名】*Trapa bicornis*

【生境分布】生于湖泊或浅水池塘中。分布于南部沿海。

【药用部位】全株，果柄、果壳。

【性味功能】全株：甘、涩，平；健胃止痢，抗癌；用于胃溃疡，痢疾，食管癌，乳腺癌，宫颈癌等。果柄：外用于皮肤多发性疣赘。果壳（烧灰）：外用于黄水疮，痔疮等。

菱

【别　　名】菱角，二角菱

【学　　名】*Trapa bispinosa*

【生境分布】生于池沼、湖泊的浅水中。分布于东南部及南部沿海。

【药用部位】果实。

【性味功能】甘，凉。健脾益胃，除烦目渴，解毒。用于脾虚泄泻，暑热烦渴，饮酒过度，痢疾等。

注：FOC 将菱 *Trapa bispinosa* 与乌菱 *Trapa bicornis* 合并为欧菱 *Trapa natans*，特志于此。

四角刻叶菱

【别　　名】刺菱，野菱

【学　　名】*Trapa incisa*

【生境分布】生于浅水湖泊或池塘中。分布于南部及东南部沿海。

【药用部位】果实。

【性味功能】甘，凉。健脾益胃，除烦止渴，解毒。用于脾虚泄泻，暑热烦渴，饮酒过度，痢疾等。

注：国家二级重点保护野生植物。

细果野菱

【别　　名】小果菱

【学　　名】*Trapa maximowiczii*

【生境分布】生于浅水湖泊或池塘中。分布于东南沿海及西南部。

【药用部位】根，果实。

【性味功能】根：微苦，凉；利水通淋；用于小便淋痛等。果实：甘，平；补脾健胃，生津止渴，解毒消肿；用于脾胃虚弱，泄泻，痢疾，暑热烦渴，饮酒过度，疮肿等。

注：FOC 将本种并入四角刻叶菱 *Trapa incisa* 中，鉴于功效不同，此处予以保留。

柳叶菜科（Onagraceae）

露珠草属（*Circaea*）

高山露珠草

【别　　名】深山露珠草

【学　　名】*Circaea alpina*

【生境分布】生于山地的疏林下，海拔约 1750m。分布于武夷山黄岗山等地。

【药用部位】全草。

【性味功能】辛、苦，凉。清热解毒，拔脓生肌。用于脓肿，瘰疬，黄癣，湿疣等。

露珠草

【别　　名】牛泷草，夜麻光，心叶露珠草

【学　　名】*Circaea cordata*

【生境分布】生于山坡山谷阴湿地、疏林下、灌丛或林缘。分布于建阳、光泽、武夷山等地。

【药用部位】全草（牛泷草）。

【性味功能】辛，凉，有小毒。清热解毒，生肌。用于疥疮，脓疮，刀伤等。

谷蓼

【别　　名】台湾露珠草

【学　　名】*Circaea erubescens*

【生境分布】生于常绿阔叶林下或山谷阴湿处。分布于武夷山等地。

【药用部位】全株。

【性味功能】辛，凉。清热解毒，化瘀止血。用于无名肿毒疮疔，刀伤出血，疥癣等。

南方露珠草

【别　　名】柔毛露珠草

【学　　名】*Circaea mollis*

【生境分布】生于山谷林下阴湿地草丛中。分布于建宁、宁化、泰宁、尤溪、武夷山、浦城等地。

【药用部位】全草或根。

【性味功能】辛、苦，平。祛风除湿，活血消肿，清热解毒。用于风湿痹痛，跌打瘀肿，乳痈，瘰疬，疮肿，无名肿毒，毒蛇咬伤等。

柳叶菜属（*Epilobium*）

光滑柳叶菜

【别　　名】岩生柳叶菜，水串草

【学　　名】*Epilobium amurense* subsp. *cephalostigma*

【生境分布】生于近山顶路旁较潮湿地，海拔1550m以上。分布于泰宁等地。

【药用部位】全草（虾筌草）。

【性味功能】苦，平。疏风清热，除湿消肿。用于伤风声哑，咽喉肿痛，月经过多，水肿等。

柳叶菜

【别　　名】钝叶柳叶菜，西柳叶菜

【学　　名】*Epilobium hirsutum*

【生境分布】生于村落附近山坡路旁。分布于连城、浦城等地。

【药用部位】全草。

【性味功能】苦、淡，寒。清热解毒，利湿止泻，消食理气，活血接骨。用于湿热泻痢，食积，脘腹胀痛，牙痛，月经不调，经闭，带下病，跌打骨折，疮肿，烫火伤，疥疮等。

长籽柳叶菜

【别　　名】日本柳叶菜

【学　　名】*Epilobium pyrricholophum*

【生境分布】生于村落附近山坡路旁，海拔约300m以上。全省各地分布。

【药用部位】全草（心胆草）。

【性味功能】苦、辛，凉。清热利湿，止血安胎，解毒消肿。用于痢疾，吐血，咯血，便血，月经过多，胎动不安，痈疮疖肿，烫伤，跌打伤肿，外伤出血等。

丁香蓼属（*Ludwigia*）

水龙

【别　　名】过江藤，过塘蛇，鱼鳔草，玉钗草，草里银钗

【学　　名】*Ludwigia adscendens*

【生境分布】生于水田、浅水池塘或沟渠中。分布于南靖、仙游、长乐、晋安、尤溪等地。

【药用部位】全草（过塘蛇）。

【性味功能】甘，寒。清热利尿，消肿解毒。用于暑热烦渴，咽喉肿痛，痢疾，热淋，膏淋，带状疱疮，痈疽疔疮，毒蛇咬伤等。

丁香蓼

【别　　名】水丁香，水冬瓜，水麻油，山金石榴，白根草

【学　　名】*Ludwigia epilobiloides*

【生境分布】生于旷野、水沟边及村落附近草地。全省各地分布。

【药用部位】全草。

【性味功能】微苦，凉。清热利湿，消肿解毒。用于急性肾炎，淋病，肝炎，急性喉炎，痢疾，带下病，痈肿，狂犬咬伤等。

草龙

【别　　名】毛草龙，扫锅草，水龙，水秧草，草里金钗，水丁香

【学　　名】*Ludwigia hyssopifolia*

【生境分布】生于田边或旷野湿地。分布于龙海、建阳、武夷山等地。

【药用部位】根，全草。

【性味功能】淡，凉。清热解毒，祛腐生肌。根：用于臌胀，疟疾，乳痈等。全草：用于水肿，带下病，痔疮，无名肿毒，咽喉肿痛，口疮，天疱疮，发热等。

毛草龙

【别　　名】锁匙筒，草龙，水秧草，水丁香，水灯香

【学　　名】*Ludwigia octovalvis*

【生境分布】生于田边湿地或旷野潮湿地。全省各地分布。

【药用部位】全草。

【性味功能】淡，凉。疏风凉血，利尿。用于感冒咳嗽，喉痛，喉蛾，口疮，疖肿，脚气，水肿，慢性肾炎，高血压，痢疾，牙痛，刀伤等。

卵叶丁香蓼

【别　　名】卵叶水丁香

【学　　名】*Ludwigia ovalis*

【生境分布】生于旷野湿润草地。分布于沙县、永安、泰宁等地。

【药用部位】全草。

【性味功能】微苦，凉。清热利湿，消肿解毒。用于急性肾炎，淋病，肝炎，急性喉炎，痢疾，带下病，痈肿，狂犬咬伤等。

细花丁香蓼

【别　　名】小花水丁香

【学　　名】*Ludwigia perennis*

【生境分布】生于旷野湿地。全省各地分布。

【药用部位】全草。

【性味功能】微苦，凉。清热利湿，消肿解毒。用于急性肾炎，淋病，肝炎，急性喉炎，痢疾，带下病，痈肿，狂犬咬伤等。

月见草属（*Oenothera*）

月见草

【别　　名】待霄草，夜来香，山芝麻

【学　　名】*Oenothera biennis*

【生境分布】全省各地零星栽培。

【药用部位】根，种子油。

【性味功能】根：甘，温；祛风湿，强筋骨；用于风湿筋骨痛等。种子油：用于高胆固醇，高血脂引起的冠状动脉梗死，硬化及脑血栓，消渴，肥胖病，风湿关节痛等。

待霄草

【别　　名】山芝麻，香月见草，白头公，野芝麻，假油麻

【学　　名】*Oenothera stricta*

【生境分布】思明、永安等地有栽培。

【药用部位】根，种子油。

【性味功能】根：辛，凉。解表散寒，祛风止痛，用于咽痛，外感发热等。种子油：苦、微辛、微甘，平。活血通络，息风平肝，消肿敛疮。用于胸痹心痛，中风偏瘫，虚风内动，小儿多动，风湿痹痛，腹痛泄泻等。

小二仙草科（Haloragaceae）

小二仙草属（*Haloragis*）

黄花小二仙草

【别　　名】黄花船板草，石崩

【学　　名】*Haloragis chinensis* [*Gonocarpus chinensis*]

【生境分布】生于山坡、路旁、草丛中及阴湿处。全省各地分布。

【药用部位】全草。

【性味功能】辛，平。活血消肿，止咳平喘。用于跌打骨折，哮喘，咳嗽等。

小二仙草

【别　　名】小杉刺藦，米子草，流民草

【学　　名】*Haloragis micrantha*

【生境分布】生于山坡疏林下湿地。全省各地分布。

【药用部位】全草。

【性味功能】苦，凉。疏风解热，镇咳平喘，活血祛瘀。用于感冒，肝炎，胃痛，乳腺炎，痈，疖，扭伤，毒蛇咬伤等。

狐尾藻属（*Myriophyllum*）

穗状狐尾藻

【别　　名】泥茜，草茜，杂草，（造字），轮叶狐尾藻

【学　　名】*Myriophyllum spicatum*

【生境分布】生于池塘、沟渠中。全省各地常见。

【药用部位】全草。

【性味功能】清热解毒。用于痢疾。

五加科（Araliaceae）

五加属（*Acanthopanax*）

五加

【别　　名】五加皮，五花眉，白芦刺，强脚根，五加簕

【学　　名】*Acanthopanax gracilistylus* [*Eleutherococcus gracilistylus*]

【生境分布】生于灌丛、林缘、山坡路旁和村落附近，海拔200～1000m。分布于上杭、长汀、将乐、泰宁、建宁、寿宁、武夷山等地。

【药用部位】根，茎皮（五加皮）。

【性味功能】辛、苦，温。祛风除湿，强壮筋骨。用于风湿关节痛，半身不遂，脚气，劳伤乏力，胃溃疡，腹痛，疝气，水肿，闭经，跌打损伤，骨折等。

藤五加

【别　　名】白根五加

【学　　名】*Acanthopanax leucorrhizus* [*Eleutherococcus leucorrhizus*]

【生境分布】生于丛林中或林缘，海拔1000m以上。分布于武夷山等地。

【药用部位】茎皮，根皮。

【性味功能】辛、微苦，温。祛风湿，通经络，强筋骨。用于风湿痹痛，拘挛麻木，腰膝酸软，半身不遂，跌打损伤，水肿，皮肤湿痒，阴囊湿肿等。

刚毛五加

【别　　名】雷五加

【学　　名】*Acanthopanax leucorrhizus* var. *scaberulus* [*Eleutherococcus leucorrhizus* var. *scaberulus*]

【生境分布】生于林中或灌丛林中，海拔1000～2150m。分布于大田、武夷山等地。

【药用部位】根皮。

【性味功能】辛、微苦，温。祛风除湿，活血止痛。用于风湿痹痛，腰膝酸软，劳伤，骨折，脚气病等。

白簕

【别　　名】三加，白簕花，簕钩菜

【学　　名】*Acanthopanax trifoliatus* [*Eleutherococcus trifoliatus*]

【生境分布】生于山坡路旁、林缘、灌丛及村落附近。全省各地分布。

【药用部位】根，根皮。

【性味功能】苦、辛，凉。清热解毒，祛风除湿，活血舒筋。用于感冒发热，咽痛，头痛，咳嗽胸痛，胃脘疼痛，泄泻，痢疾，胁痛，黄疸，石淋，带下病，风湿痹痛，腰腿酸痛，筋骨拘挛麻木，跌打骨折，流行性腮腺炎，乳痈，疮疡肿毒，蛇虫咬伤等。

刚毛白簕

【别　　名】毛三叶五加

【学　　名】*Acanthopanax trifoliatus* var. *setosus* [*Eleutherococcus trifoliatus*]

【生境分布】生于林荫下或林缘湿润地，海拔500～1300m。分布于南靖、永安、武夷山、光泽等地。

【药用部位】根，根皮。

【性味功能】苦、辛，凉。清热解毒，祛风除湿，活血舒筋。用于感冒发热，咽痛，头痛，咳嗽胸痛，胃脘疼痛，泄泻，痢疾，胁痛，黄疸，石淋，带下病，风湿痹痛，腰腿酸痛，筋骨拘挛麻木，跌打骨折，流行性腮腺炎，乳痈，疮疡肿毒，蛇虫咬伤等。

注：台湾用本变种作白簕的原料。

吴茱萸五加

【别　　名】吴茱萸叶五加, 萸叶五加

【学　　名】*Acanthopanax evodiaefolius*
[*Gamblea ciliata* var. *evodiifolia*]

【生境分布】生于阔叶林中, 海拔 1000m 左右。分布于浦城等地。

【药用部位】根皮 (吴茱萸五加皮)。

【性味功能】辛, 温。祛风除湿, 解毒消痛, 清热泻火, 理气化痰。用于风湿痹痛、心气痛, 痨咳, 吐血, 哮喘等。

楤木属 (*Aralia*)

楤木

【别　　名】老虎刺, 鸟不宿, 鸟不踏

【学　　名】*Aralia chinensis*

【生境分布】生于林中、灌丛或林缘路旁, 海拔 1500m 以下。分布于南靖、长泰、新罗、福清、晋安、永安、沙县、古田、建瓯、武夷山等地。

【药用部位】根, 茎皮, 叶。

【性味功能】苦、微辛, 平。祛风除湿, 行气活络。用于急性肾炎, 胃及十二指肠溃疡, 急性胆道感染, 咽喉炎, 糖尿病, 遗精, 睾丸炎, 产后风, 闭经, 带下病, 风湿关节痛, 跌打损伤, 脱臼, 骨折, 淋巴结肿, 背痛, 带状疱疹, 无名肿痛等。

食用土当归

【别　　名】土归, 食用楤木, 心叶九眼独活

【学　　名】*Aralia cordata*

【生境分布】生于林荫下或山坡草丛中, 海拔 800～1600m。分布于武夷山等地。

【药用部位】根状茎 (九眼独活)。

【性味功能】辛、苦, 温。祛风燥湿, 活血止痛, 消肿。用于风湿腰腿痛, 腰肌劳损等。

头序楤木

【别　　名】毛叶楤木, 雷公种, 牛尾木

【学　　名】*Aralia dasyphylla*

【生境分布】生于林缘、路旁或山坡灌丛。海拔 1000m 以下。分布于长汀、连城、沙县、福清、晋

安、闽侯、光泽等地。

【药用部位】根皮。

【性味功能】辛, 温。祛风除湿, 杀虫。用于风湿痛, 带下病, 阴痒。

黄毛楤木

【别　　名】鸟不企

【学　　名】*Aralia decaisneana*

【生境分布】生于向阳山坡或疏林中, 海拔 1000m 以下。全省各地分布。

【药用部位】根皮。

【性味功能】甘、微苦, 平。祛风除湿, 散瘀消肿。用于风湿腰痛, 肝炎, 肾炎水肿等。

棘茎楤木

【别　　名】楤木

【学　　名】*Aralia echinocaulis*

【生境分布】生于林中、沟边湿地。全省各地分布。

【药用部位】根皮 (红楤木)。

【性味功能】微苦, 温。祛风除湿, 行气活血, 解毒消肿。用于跌打损伤, 骨折, 痈疽, 风湿痹痛, 胃痛等。

长刺楤木

【别　　名】刺叶楤木

【学　　名】*Aralia spinifolia*

【生境分布】生于荒山、荒地或林缘, 海拔 1000m 以下。分布于南靖、长泰、新罗、永春、德化、福清、闽侯、永安、三元、沙县、延平、武夷山等地。

【药用部位】根, 树皮。

【性味功能】苦、平。祛风除湿, 利水消肿, 散瘀。用于风湿痹痛, 吐血, 崩漏, 跌打损伤等。

树参属 (*Dendropanax*)

树参

【别　　名】鸭脚风, 荷枫梨, 半枫荷

【学　　名】*Dendropanax dentiger*

【生境分布】生于常绿阔叶林或灌丛中, 海拔 2100m 以下。全省各地分布。

【药用部位】根，叶。

【性味功能】甘，平。祛风除湿，活血舒筋。用于风湿痛，半身不遂，产后风痛，穿掌疽，跌打损伤等。

变叶树参

【别　　名】三层楼，短梗树参

【学　　名】*Dendropanax proteus*

【生境分布】生于山谷溪边较阴湿密林中、向阳山坡路旁，海拔 400～600m。分布于南靖、平和、仙游、新罗、连城、永安等地。

【药用部位】根，树皮（半枫荷）。

【性味功能】甘，温。舒筋活络，祛风除湿。用于痹证，腰腿痛，半身不遂，跌打损伤等。

八角金盘属（*Fatsia*）

八角金盘

【别　　名】手树，金刚纂

【学　　名】*Fatsia japonica*

【生境分布】全省各地常作为绿化观赏栽培。

【药用部位】叶，根皮。

【性味功能】辛，苦。化痰止咳，散风除湿，化瘀止痛。用于咳嗽痰多，风湿痹痛，痛风，跌打损伤等。

常春藤属（*Hedera*）

常春藤

【别　　名】中华常春藤，梨头腰，三角耙

【学　　名】*Hedera sinensis*

【生境分布】生于林缘树上、林下路旁、岩石或房屋墙壁上，海拔 1000m 以下。全省各地分布。

【药用部位】全草。

【性味功能】苦、辛，温。祛风解热，活血消肿。用于风湿关节痛，坐骨神经痛，骨髓炎，月内风，毒蛇咬伤，痈疽肿毒，荨麻疹，湿疹等。

洋常春藤

【别　　名】长春藤，欧常春藤，三角风，西洋常春藤

【学　　名】*Hedera helix*

【生境分布】原产欧洲。福州以南多见栽培。

【药用部位】茎、叶。

【性味功能】苦、辛，温。祛风利湿，活血消肿。用于风湿骨痛，腰痛，跌打损伤，目赤，肾炎水肿，经闭；外用于痈疖肿毒，瘰疬，湿疹。

幌伞枫属（*Heteropanax*）

短梗幌伞枫

【别　　名】短梗罗汉伞

【学　　名】*Heteropanax brevipedicellatus*

【生境分布】生于森林中和林缘、路旁荫蔽处。分布于南靖、华安、新罗、上杭、漳平、连城、闽侯、沙县、延平、建瓯等地。

【药用部位】根，树皮。

【性味功能】苦，凉。活血，消肿，止痛。用于烧伤，脓疱疮，急性热病等。

大参属（*Macropanax*）

短梗大参

【别　　名】七叶风，节梗大参，王爪金

【学　　名】*Macropanax rosthornii*

【生境分布】生于林中、灌丛和林缘旁，海拔 500～1300m。分布于沙县、建宁、建瓯、建阳、武夷山等地。

【药用部位】根，叶（七角枫）。

【性味功能】甘，平。祛风除湿，化瘀生新。用于风湿痛，骨折等。

梁王茶属（*Nothopanax*）

异叶梁王茶

【别　　名】梁王茶，大卫梁王茶

【学　　名】*Nothopanax davidii*

【生境分布】生于疏林或阳性灌木林中、林缘、路边和岩石山上，海拔 800～1800m。分布于泰宁等地。

【药用部位】根皮，茎皮，叶。

【性味功能】苦、微辛，凉。祛风除湿，活血止痛。用于风湿痹痛，劳伤腰痛，跌打损伤，骨折，月经

不调等。

掌叶梁王茶

【别　　名】羊毛金刚，白鸡骨头树，金刚树

【学　　名】*Nothopanax delavayi*

【生境分布】生于山坡林中或灌丛中。分布于宁化等地。

【药用部位】全株（良旺茶）。

【性味功能】甘、微苦，凉。清热解毒，活血舒筋。用于咽喉肿痛，目赤，消化不良，风湿腰腿痛等；外用于骨折，跌打损伤等。

人参属（*Panax*）

三七

【别　　名】田七，参三七，金不换，山漆

【学　　名】*Panax notoginseng*

【生境分布】种植于林下或山坡荫棚下，海拔400～1000m。南靖、长泰、连城、永春、周宁、柘荣、霞浦、福鼎等地有栽培。

【药用部位】根状茎。

【性味功能】甘、微苦，温。散瘀止血，消肿定痛。用于咯血，吐血，衄血，便血，崩漏，外伤出血，胸腹刺痛，跌扑肿痛等。

大叶三七

【别　　名】竹节参，竹节三七，土参，甜七，竹根七

【学　　名】*Panax pseudo-ginseng* var. *japonicus*

【生境分布】生于林下或山顶岩隙灌丛中，海拔1800～2100m。分布于建宁金铙山及武夷山黄岗山等地。

【药用部位】根状茎。

【性味功能】甘、微苦，温。滋补强壮，活血散瘀，止痛，止咳化痰。用于病后虚弱，咳嗽多痰，肺结核咯血，劳伤吐血，衄血，经闭，产后瘀血腹痛，寒湿痹痛，跌打损伤，痈肿，外伤出血等。

鹅掌柴属（*Schefflera*）

穗序鹅掌柴

【别　　名】大五加皮，假通脱木，大加皮，绒毛鸭脚木，野巴戟

【学　　名】*Schefflera delavayi*

【生境分布】生于山谷溪边常绿阔叶林中、阴湿林缘或疏林中，海拔600～1500m。分布于新罗、长汀、连城、永安等地。

【药用部位】根，茎。

【性味功能】苦、涩，微寒。活血化瘀，消肿止痛，祛风通络，补肝肾，强筋骨。用于骨折，扭挫痛，腰肌劳损，风湿关节痛，肾虚腰痛，跌打损伤等。

鹅掌柴

【别　　名】公母树，鸭母树，五指通，伞托树，鸭脚板

【学　　名】*Schefflera heptaphylla*

【生境分布】生于林中、林缘、阳坡上，海拔800m以下。全省各地分布。

【药用部位】根，根皮，叶（鸭脚木）。

【性味功能】苦，凉。清热解毒，止痒，散瘀消肿。根、根皮：用于感冒发热，咽喉肿痛，风湿骨痛，跌打损伤等。叶：外用于过敏性皮炎，湿疹等。

广西鹅掌柴

【别　　名】广西鸭脚木，七叶莲，七加风

【学　　名】*Schefflera leucantha*

【生境分布】全省各地常见栽培。

【药用部位】根，茎，叶。

【性味功能】甘，温。温经止痛，活血消肿。用于三叉神经痛，坐骨神经痛，神经性头痛，经前腹痛，风湿痛，风湿性心脏病、水肿，骨折等。

星毛鸭脚木

【别　　名】七加皮，鸭麻木，通脱木，星毛鹅掌柴

【学　　名】*Schefflera minutistellata*

【生境分布】生于山地林中，海拔300～500m。分布于南靖等地。

【药用部位】根皮, 茎, 叶。

【性味功能】甘、苦, 温。祛风除湿, 利水消肿, 活血止痛。用于风湿关节痛, 跌打损伤, 胃痛等。

通脱木属 (*Tetrapanax*)

通脱木

【别　　名】大通草, 花草, 通草, 天麻子, 白龙须

【学　　名】*Tetrapanax papyrifer*

【生境分布】生于低山坡及沟谷两岸。分布于长汀、晋安、武夷山等地, 全省有零星引种。

【药用部位】茎髓 (通草)。

【性味功能】甘、淡, 微寒。清热利尿, 通乳。用于水肿, 小便淋痛, 尿急, 乳汁较少或不下等。

伞形科 (Umbelliferae)

当归属 (*Angelica*)

杭白芷

【别　　名】白芷, 川白芷

【学　　名】*Angelica dahurica*

【生境分布】生于稀林下灌草丛间。分布于建阳、武夷山、光泽等地。

【药用部位】根。

【性味功能】辛, 温。祛风, 散寒, 燥湿, 消肿, 排脓, 止痛。用于感冒头痛, 眉棱骨痛, 鼻渊, 牙痛, 带下病, 疮疡肿痛等。

紫花前胡

【别　　名】前胡, 土当归, 野当归, 独活, 鸭脚前胡

【学　　名】*Angelica decursivum*

【生境分布】生于山地疏林下或灌丛草地。全省各地分布。

【药用部位】根。

【性味功能】苦、辛, 凉。清热, 散风, 降气, 化痰。用于风热咳嗽痰多, 痰热喘满, 咳痰黄稠等。

福参

【别　　名】福参当归

【学　　名】*Angelica morii*

【生境分布】生于山坡草地及林缘。分布于仙游、闽侯、永泰、晋安、闽清、武夷山、浦城等地。

【药用部位】根 (建参)。

【性味功能】辛、甘, 温。补中, 益气。用于脾虚泄泻, 虚寒咳嗽, 蛇咬伤等。

台湾独活

【别　　名】野当归, 大本山芹菜

【学　　名】*Angelica dahurica* var. *formosana*

【生境分布】生于林下、林缘、溪旁、灌丛及山谷草地。分布于泰宁、建宁、尤溪、闽侯、柘荣等地。

【药用部位】根。

【性味功能】辛、甘, 温。祛风散寒, 补中益气。用于风寒感冒, 虚寒咳嗽。

明日叶

【别　　名】明日草, 八丈草, 咸草, 神仙草

【学　　名】*Angelica keiskei*

【生境分布】生于林下、林缘及山谷草地。尤溪有引种栽培。

【药用部位】地上部分。

【性味功能】甘, 温。清热, 利尿, 强壮, 催乳。具有抑制中枢神经、降血压、调节内分泌、强化胰脏、净化血液、促进胰岛素分泌、去除多余的胆固醇、缓和风湿症疼痛、减轻肝脏负担等等作用。用于高血压, 动脉硬化, 肝硬化, 心悸等。

芹属 (*Apium*)

旱芹

【别　　名】芹菜

【学　　名】*Apium graveolens*

【生境分布】全省各地常见栽培。

【药用部位】带根全草。

【性味功能】甘、辛、微苦, 凉。平肝, 清热, 祛风, 利水, 止血, 解毒。用于肝阳眩晕, 风热头痛,

咳嗽，黄疸，小便淋痛，尿血，崩漏，带下病，疮疡肿毒等。

柴胡属（*Bupleurum*）

北柴胡

【别　　名】地熏，山菜，菇草，柴草

【学　　名】*Bupleurum chinense*

【生境分布】生于向阳山坡路边、岸旁或草丛边。分布于诏安、东山等地。

【药用部位】根。

【性味功能】苦，平。发表祛风，清肝利胆，清心火。用于感冒头痛，虚劳骨蒸，痛经，月经不调，肝气不舒，黄疸等。

红柴胡

【别　　名】狭叶柴胡，南柴胡

【学　　名】*Bupleurum scarzanerifolium*

【生境分布】生于山坡地灌丛草坡中或路旁草地。分布于诏安、东山、漳浦、惠安等地。

【药用部位】根。

【性味功能】苦，平。解热退热，疏肝解郁，升阳。用于感冒发热，寒热往来，疟疾，胸胁胀痛，月经不调等。

积雪草属（*Centella*）

积雪草

【别　　名】乞食碗，蚌壳草，车田草，老豺碗，老鸦碗

【学　　名】*Centella asiatica*

【生境分布】生于阴湿草地或水田、水沟边。全省各地分布。

【药用部位】全草。

【性味功能】辛，微苦，平。清热解毒，利水消肿，行气活血。用于跌打损伤，感冒，黄疸，中暑腹痛，急性胃肠炎，痢疾，泌尿系感染，泌尿系结石，钩吻草中毒，农药中毒，咽喉肿痛，中耳炎，扁桃体炎，急性结膜炎，流行性腮腺炎，乳腺炎，淋巴结炎，痈疽疔疮，毒蛇咬伤等。

细叶芹属（*Chaerophyllum*）

细叶芹

【别　　名】香叶芹

【学　　名】*Chaerophyllum villosum*

【生境分布】生于山坡草地或种于花园内。全省各地分布。

【药用部位】根状茎。

【性味功能】甘，温。祛风除湿，通利关节。用于关节疼痛，黏膜炎等。

毒芹属（*Cicuta*）

毒芹

【别　　名】走马芹，野胡萝卜，芹叶钩吻

【学　　名】*Cicuta virosa*

【生境分布】生于竹林下。分布于仙游、武夷山等地。

【药用部位】根状茎。

【性味功能】辛、甘，温，有大毒。拔毒，散瘀。外用于附骨疽等。

蛇床属（*Cnidium*）

蛇床

【别　　名】蛇床子，野胡萝卜

【学　　名】*Cnidium monnnieri*

【生境分布】生于田边、路旁、草地及河边湿地。分布于福清、长乐、晋安、闽侯等地。

【药用部位】果实（蛇床子）。

【性味功能】辛、苦，温，有小毒。温肾壮阳，燥湿，祛风杀虫。用于阳痿，胞宫虚冷，寒湿带下病，湿痹腰痛；外用于外阴湿疹，妇女阴痒等。

芫荽属（*Coriandrum*）

芫荽

【别　　名】香菜

【学　　名】*Coriandrum sativum*

【生境分布】全省各地栽培。

【药用部位】带根全草（胡荽），茎梗，果实（胡

荽子）。

【性味功能】全草：辛，温。发表透疹，消食开胃，止痛解毒。用于风寒感冒，麻疹，痘疹透发不畅，食积，脘腹胀痛，呕恶，头痛，牙痛，脱肛，丹参，疮肿初起，蛇伤等。茎梗：辛，温。宽中健胃，透疹。用于胸脘胀闷，消化不良，麻疹不透等。果实：辛，酸，平。健胃消积，理气止痛，透疹解毒。用于食积，食欲不振，胸膈满闷，脘腹胀痛，呕恶反胃，泻痢，肠风便血，脱肛，疝气，麻疹，痘疹不透，秃疮，头痛，牙痛，耳痈等。

鸭儿芹属（*Cryptotaenia*）

鸭儿芹

【别　　名】三叶芹，鹅脚根

【学　　名】*Cryptotaenia japonica*

【生境分布】生于林下阴湿处、路旁溪边草丛中。分布于南靖、武平、永安、尤溪、大田、顺昌、泰宁、霞浦、延平、建阳、光泽、武夷山、浦城等地。

【药用部位】全草，根，果实。

【性味功能】全草：辛、苦，平。消炎清热，解毒，活血消肿。用于肺热咳喘，肺痈，淋证，疝气，风火牙痛，痈疽疔肿，缠腰火丹，皮肤瘙痒等。根：辛，温。发表散寒，止咳化痰。用于风寒感冒，呛咳，跌打损伤等。果实：辛，温。消积顺气。用于消化不良等。

胡萝卜属（*Daucus*）

野胡萝卜

【别　　名】北鹤虱，鹤虱，鹤虱草，南鹤虱，山萝卜

【学　　名】*Daucus carota*

【生境分布】生于田边、路旁、荒野草地。分布于宁化、福清等地。

【药用部位】果实（南鹤虱）。

【性味功能】辛，平，有小毒。杀虫消积。用于蛔虫病，蛲虫病，虫积腹痛，小儿疳积等。

胡萝卜

【别　　名】丁香萝卜，红萝卜

【学　　名】*Daucus carota* var. *sativa*

【生境分布】全省各地常见栽培。

【药用部位】根，果实。

【性味功能】根：甘，平。健胃，化滞。用于消化不良，咳嗽，久痢等。果实：用于久痢，咳喘，时痢等。

刺芹属（*Eryngium*）

刺芹

【别　　名】刺芫荽，野芫荽，大芫荽

【学　　名】*Eryngium foetidum*

【生境分布】仙游、闽侯等地有引种栽培，或逸为野生。

【药用部位】全草。

【性味功能】辛，温。疏风清热，行气消肿，健胃，止痛。用于感冒，胸脘痛，泄泻，消化不良；外用于蛇咬伤，跌打损伤。

茴香属（*Foeniculum*）

茴香

【别　　名】小茴香，谷香

【学　　名】*Foeniculum vulgare*

【生境分布】全省各地零星栽培。

【药用部位】果实（小茴香），根。

【性味功能】辛，温。驱风行气，祛湿散寒，健胃温脾。用于睾丸肿痛，鞘膜积液，哮喘，胃痛，腰痛，腹痛等。

珊瑚菜属（*Glehnia*）

珊瑚菜

【别　　名】辽沙参，海沙参，莱阳参，北沙参

【学　　名】*Glehnia littoralis*

【生境分布】生于海滨砂地。分布于诏安、漳浦、惠安、秀屿、平潭、福清、连江等地。

【药用部位】根及根茎。

【性味功能】甘、微苦，凉。养阴清肺，益胃生津。用于肺热燥咳，劳嗽痰血，热病津伤口渴等。

注：国家二级重点保护野生植物。

天胡荽属（*Hydrocotyle*）

红马蹄草

【别　　名】马蹄香

【学　　名】*Hydrocotyle nepatensis*

【生境分布】生于路旁肥沃地或阴湿地。分布于浦城等地。

【药用部位】全草。

【性味功能】苦，寒。清热利湿，化瘀止血，解毒。用于感冒，咳嗽，痰中带血，痢疾，泄泻，痛经，月经不调，跌打伤肿，外伤出血，痈疮肿毒等。

天胡荽

【别　　名】遍地锦，铺地锦，蔡达草，地钱草，鹅不食草

【学　　名】*Hydrocotyle sibthorpioides*

【生境分布】生于路旁、阴湿地及林下草地。全省各地分布。

【药用部位】全草。

【性味功能】辛、微苦，凉。清热解毒。用于高热惊厥，痢疾，传染性肝炎，胆囊炎，急性肾炎，尿路感染，结石，百日咳，咽喉炎，扁桃体炎，口腔炎，鼻炎，荨麻疹，牙疳初起，赤眼，蛇头疔，带状疱疹，无名肿痛，毒蛇咬伤，跌打损伤等。

破铜钱

【别　　名】满天星，小叶铜钱草，天星草

【学　　名】*Hydrocotyle sibthorpioides* var. *batrachium*

【生境分布】生于路旁、湿地、草地、山地。全省各地分布。

【药用部位】全草。

【性味功能】苦、甘、辛，凉。清热利湿，祛痰止咳。用于黄疸，膨胀，胆结石，小便淋痛，感冒咳嗽，乳蛾，目翳等。

肾叶天胡荽

【别　　名】透骨草，水雷公根，冰大海，山灯盏，鱼藤草

【学　　名】*Hydrocotyle wilfordii*

【生境分布】生于较阴湿的山谷、路边灌丛草丛地、沟边、田埂。全省各地分布。

【药用部位】全草。

【性味功能】苦，微寒。清热利湿，排石，镇痛，解毒。用于小便淋痛，胃脘痛等。

藁本属（*Ligusticum*）

川芎

【别　　名】山鞠穷，芎䓖，胡䓖，雀脑芎，京芎

【学　　名】*Ligusticum chuanxiong*

【生境分布】仙游、福清等地有栽培。

【药用部位】块茎。

【性味功能】辛，微苦，温。祛风止痛，活血行气。用于风寒感冒，头晕、头痛，月经不调，经闭，痛经，癥瘕腹痛，胸胁刺痛，风湿痹痛，跌打肿痛等。

藁本

【别　　名】香藁本

【学　　名】*Ligusticum sinense*

【生境分布】生于山地草丛中。分布于泰宁、松溪、政和、浦城等地。

【药用部位】根与根状茎。

【性味功能】辛，温。祛风，除湿，散寒，止痛。用于风寒感冒，疼痛，风湿痹痛；外用于疥癣，神经性皮炎等。

白苞芹属（*Nothosmyrnium*）

白包芹

【别　　名】紫茎芹，白毛芹，毛芹菜

【学　　名】*Nothosmyrnium japonicum*

【生境分布】生于山坡林下阴湿草丛或杂木林下。分布于建阳、光泽、武夷山等地。

【药用部位】根状茎。

【性味功能】辛、苦，温。镇痉，止痛。用于风寒感冒，头痛，筋骨痛。

水芹属（*Oenanthe*）

短幅水芹

【别　　名】少花水芹

【学　　名】*Oenanthe benghalensis*

【生境分布】生于沟边湿地、草丛地。全省各地分布。

【药用部位】全草。

【性味功能】辛，凉。平肝，解表，透疹。用于高血压症，失眠，麻疹初起等。

线叶水芹

【别　　名】西南水芹，野芹菜，臭蒿，胡萝卜七

【学　　名】*Oenanthe linearis*

【生境分布】生于林下阴湿处、水沟边的草丛地。全省各地分布。

【药用部位】全草。

【性味功能】辛，苦。疏风清热，止痛，降压。用于风热感冒，咳嗽，麻疹，胃痛，高血压等。

水芹

【别　　名】水芹菜，独骨羌活，长生草

【学　　名】*Oenanthe javanica*

【生境分布】生于山坡路旁较阴湿草丛地或水沟、田边沟旁湿地。全省各地分布。

【药用部位】全草。

【性味功能】微苦、辛，凉。清热凉血。用于骨髓炎，痔疮等。

卵叶水芹

【别　　名】水川芎

【学　　名】*Oenanthe javanica* subsp. *rosthornii*

【生境分布】生于林下水沟边草地或湿地草丛。分布于建阳、邵武、武夷山、光泽等地。

【药用部位】全草。

【性味功能】淡，凉。补气益血，止血，利尿。用于气虚血亏，头目眩晕，水肿，外伤出血等。

中华水芹

【别　　名】油芹

【学　　名】*Oenanthe sinensis*

【生境分布】生于水池沟边草地或湿地草丛中。分布于延平、建阳、武夷山、光泽等地。

【药用部位】全草。

【性味功能】辛，凉。清热解毒，利尿消肿，止血，降压。用于咽喉肿痛，风热咳嗽，肾炎水肿，高血压症等。

注：FOC 将本种并入线叶水芹 *Oenanthe linearis* 中，鉴于功效不同，此处予以保留。

山芹属（*Ostericum*）

隔山香

【别　　名】山白芷，蛇见愁，三脚虎，柠檬香碱草，柠檬香咸草

【学　　名】*Ostericum citriodorum*

【生境分布】生于山坡林下或灌丛草丛中。全省各地分布。

【药用部位】根。

【性味功能】辛，温。行气活血，解毒消肿。用于毒蛇咬伤，项痛，乳腺炎，毛囊炎，慢性支气管炎等。

大齿山芹

【别　　名】鸡爪子芹，大齿芹

【学　　名】*Ostericum grosseserratum*

【生境分布】生于山坡草地、林下、林缘以及路旁灌草丛中。分布于南安、闽侯、长乐、永泰、蕉城、建阳、周宁、政和、光泽等地。

【药用部位】根。

【性味功能】辛、微甘，温。补中益气，温脾散寒。用于脾胃虚寒，虚寒咳嗽，泄泻，脾胃虚寒，咳嗽等。

前胡属（*Peucedanum*）

滨海前胡

【别　　名】日本前胡

【学　　名】*Peucedanum japonicum*

【生境分布】生于近海岸边砂土、石缝。分布于沿海各地。

【药用部位】根。

【性味功能】辛，寒，有毒。消热利湿，坚骨益髓，消肿散结。用于小便淋痛，高热抽搐，红肿热痛，无名肿毒等。

前胡

【别　　名】白花前胡，罗鬼菜，水前胡，山芫荽，山独活

【学　　名】*Peucedanum praeruptorum*

【生境分布】生于山坡草地。分布于新罗、宁化、泰宁、永安、沙县、明溪、霞浦、寿宁、建阳、武夷山、邵武、光泽、浦城等地。

【药用部位】根。

【性味功能】苦、辛，凉。散风清热，降气化痰。用于风热咳嗽痰多，痰热喘满，咳痰黄稠等。

茴芹属（*Pimpinella*）

异叶茴芹

【别　　名】苦爹菜，金锁匙，八月白

【学　　名】*Pimpinella diversifolia*

【生境分布】生于山坡阴湿的草丛中。分布于霞浦、寿宁、柘荣、屏南、古田、武夷山、浦城等地。

【药用部位】全草（鹅掌板）。

【性味功能】辛、甘，平。利咽健胃，化浊消积。用于咽喉炎，扁桃体炎，腹泻，小儿疳积等。

变豆菜属（*Sanicula*）

变豆菜

【别　　名】白梗芹，鸡爪芹，犬脚菜，山芹菜，鸭脚板

【学　　名】*Sanicula chinensis*

【生境分布】生于山坡林下、路旁溪边。分布于宁化、尤溪、泰宁、延平、建阳、光泽、武夷山、浦城等地。

【药用部位】全草。

【性味功能】甘、辛，凉。清热解毒，杀虫。用于痈肿疮毒，蛔虫病等。

薄片变豆菜

【别　　名】散血草，野芹菜，鹅掌脚草，肺经草，三叶山芹菜

【学　　名】*Sanicula lamelligera*

【生境分布】生于山坡林下、沟谷、溪边、河岸砂质土壤、林下灌草丛以及路旁。分布于永泰、泰宁等地。

【药用部位】全草（大肺经草）。

【性味功能】甘、辛，温。散寒止咳，活血通经。用于风寒咳嗽，月经不调，经闭，腰痛，顿咳等。

直刺变豆菜

【别　　名】直刺山芹菜，小紫花菜，水芹菜，水虎掌草

【学　　名】*Sanicula orthacantha*

【生境分布】生于山坡林下、路旁溪边。全省各地分布。

【药用部位】全草（黑鹅脚板）。

【性味功能】苦，凉。清热解毒。用于麻疹后热未尽，耳热瘙痒，跌打损伤等。

东俄芹属（*Tongoloa*）

牯岭东俄芹

【别　　名】史氏东俄芹，牯岭东谷芹

【学　　名】*Tongoloa stewardii*

【生境分布】生于山谷湿地、路边或草丛，分布于泰宁等地。

【药用部位】根。

【性味功能】理气止痛，民间作川芎入药。

窃衣属（*Torilis*）

小窃衣

【别　　名】破子草，小叶芹，大叶山胡萝卜，假芹菜，鹤虱

【学　　名】*Torilis japonica*

【生境分布】生于山坡、路旁、溪河边。全省各地分布。

【药用部位】果实（窃衣）。

【性味功能】苦、辛，微温，有小毒。活血消肿，收敛，杀虫。用于痈疮溃烂久不收口，久泻，蛔虫病等。

窃衣

【别　　名】鹤虱，水防风，紫花窃衣，臭花娘，破

子草

【学　　名】*Torilis scabra*

【生境分布】生于山坡、路旁、荒地。全省各地分布。

【药用部位】果实。

【性味功能】苦、辛，微温，有小毒。活血消肿，收敛，杀虫。用于痈疮溃烂久不收口，久泻，蛔虫病等。

山茱萸科（Cornaceae）

桃叶珊瑚属（*Aucuba*）

桃叶珊瑚

【别　　名】软叶罗伞

【学　　名】*Aucuba chinensis*

【生境分布】生于密林中阴湿处。全省各地分布。

【药用部位】根，叶。

【性味功能】苦、辛，温。祛风除湿，活血化瘀。用于跌打损伤，骨折，风湿痹痛，烧烫伤，痔疮等。

灯台树属（*Bothrocaryum*）

灯台树

【别　　名】瑞木，乌牙树，鸡肚皮，六角树，伞柄树

【学　　名】*Bothrocaryyum controversa*

【生境分布】生于疏林中。全省各地分布。

【药用部位】果实。

【性味功能】苦，凉。清热利湿，止血，驱蛔。用于蛔积，肝炎等。

山茱萸属（*Cornus*）

山茱萸

【别　　名】萸肉，山萸肉，药枣

【学　　名】*Cornus officinalis*

【生境分布】生于阴湿山坡、林缘、林内，海拔400～1500m。寿宁、延平等地有少量种植。

【药用部位】果肉。

【性味功能】酸、涩，微温。补肝益肾，涩精固脱。用于头晕目眩，耳聋，自汗，腰膝酸软，阳痿，遗精，尿频等。

四照花属（*Dendrobenthamia*）

尖叶四照花

【别　　名】狭叶四照花

【学　　名】*Bendrobenthamia angustata* var. *mollis*

【生境分布】生于林中、谷地、河边。全省各地分布。

【药用部位】花，叶（野荔枝），果实（野荔枝果）。

【性味功能】花、叶：涩、苦，平。清热解毒，收敛止血。用于痢疾，外伤止血，骨折等。果实：苦、甘，凉。清热利湿，驱蛔，止血。用于湿热黄疸，蛔虫病，外伤出血等。

香港四照花

【别　　名】秀丽四照花

【学　　名】*Bendrobenthamia hongkongensis*

【生境分布】生于山坡常绿阔叶林中。分布于德化、沙县、宁化、蕉城、武夷山等地。

【药用部位】全株，叶，果。

【性味功能】全株：用于风湿痛等。叶：苦、涩，凉。清热解毒，止血。果实：甘、苦，温。驱蛔。

青荚叶属（*Helwingia*）

中华青荚叶

【别　　名】叶长花，叶上花，月亮公公树，叶藏花

【学　　名】*Helwingia chinensis*

【生境分布】生于密林下灌木丛中。分布于泰宁等地。

【药用部位】茎，叶，果实。

【性味功能】茎、叶：苦，凉。清热利湿，消肿止痛。用于痢疾，便血，胃痛，烫伤，疮疖痈肿，刀伤，蛇咬伤等。果实：用于胃痛等。

青荚叶

【别　　名】叶上花, 叶上珠, 大叶通, 转竺

【学　　名】*Helwingia japonica*

【生境分布】生于山坡密林下阴湿处或灌木丛中。全省各地分布。

【药用部位】叶, 果实。

【性味功能】叶: 苦, 凉。清热利湿, 消肿止痛。用于痢疾, 便血, 胃痛, 烫伤, 疮疖痈肿, 刀伤, 蛇咬伤等。果实: 用于胃痛等。

梾木属 （ *Swida* ）

梾木

【别　　名】椋子, 冬青果, 光皮树, 椋子木

【学　　名】*Swida macrophylla*

【生境分布】生于山谷森林中。全省各地零星分布。

【药用部位】树皮 (丁榔皮)。

【性味功能】苦, 平。祛风止痛, 舒筋活络。用于风湿筋骨痛, 腰腿痛, 肢体瘫痪等。

小梾木

【别　　名】乌金草, 酸皮条

【学　　名】*Swida paucinervis*

【生境分布】生于溪边域河岸上。全省各地零星分布。

【药用部位】全株。

【性味功能】微酸、涩, 凉。解表清热, 止痛。用于感冒头痛, 风湿关节痛等。

毛梾

【别　　名】车梁木, 椋子木, 油树, 小六谷

【学　　名】*Swida walteri*

【生境分布】生于疏林中。分布于福建省中部、北部等地。

【药用部位】枝, 叶 (癞树叶)。

【性味功能】微苦、凉。清热解毒, 止痒。用于漆疮等。

桤叶树科 （Clethraceae）

桤叶树属 （ *Clethra* ）

云南桤叶树

【别　　名】江南山柳, 贵定桤叶树

【学　　名】*Clethra delavayi*

【生境分布】生于山地或近山顶的密林中或林缘灌丛中, 海拔 800m 以上。分布于德化、永泰、永安、古田、屏南、延平、邵武、建阳、武夷山等地。

【药用部位】叶。

【性味功能】外用于皮肤瘙痒等。

髭脉桤叶树

【别　　名】华东山柳, 华东桤叶树

【学　　名】*Clethra barbinervis*

【生境分布】生于近山顶密林或林缘灌丛中, 海拔 1200 ～ 1900m。分布于武夷山等地。

【药用部位】根 (山柳)。

【性味功能】清热解毒。用于疖毒痈肿。

鹿蹄草科 （Pyrolaceae）

水晶兰属 （ *Monotropa* ）

水晶兰

【别　　名】水兰花

【学　　名】*Monotropa uniflora*

【生境分布】生于山坡林下阴湿地或林缘沟边灌丛湿地, 海拔 1000 ～ 1600m。分布于武夷山等地。

【药用部位】全草。

【性味功能】微咸, 平。补虚止咳。用于肺虚咳嗽等。

松下兰

【别　　名】土花, 地花, 毛花松下兰

【学　　名】*Monotropa hypopitys*

【生境分布】生于山地密林下阴湿地, 海拔 500 ~ 1000m。分布于永安、武夷山等地。

【药用部位】根, 全草。

【性味功能】根: 利尿; 用于小便不利等。全草: 苦, 平; 镇咳, 补虚; 用于痉挛性咳嗽, 支气管炎及虚弱证等。

假沙晶兰属 (*Monotropastrum*)

球果假沙晶兰

【别　　名】假水晶兰, 球果假水晶兰, 大果假水晶兰

【学　　名】*Monotropastrum humile*

【生境分布】生于山地阔叶林或针阔混交林下阴湿地, 海拔 800 ~ 1500m。分布于宁化、明溪、闽侯、浦城等地。

【药用部位】全草。

【性味功能】润肺止咳, 清热。

鹿蹄草属 (*Pyrola*)

鹿蹄草

【别　　名】鹿衔草, 河北鹿蹄草, 美花鹿蹄草, 川北鹿蹄草, 罗汉茶

【学　　名】*Pyrola calliantha*

【生境分布】生于山地密林下阴湿处, 海拔 500 ~ 1900m。全省零星分布。

【药用部位】全草 (鹿衔草)。

【性味功能】甘、苦, 温。祛风湿, 强筋骨, 止血。用于风湿痹痛, 腰膝无力, 月经过多, 久咳劳嗽等。

长叶鹿蹄草

【别　　名】鹿衔草

【学　　名】*Pyrola elegantula*

【生境分布】生于山地密林下阴湿地。分布于宁化、泰宁等地。

【药用部位】全草。

【性味功能】甘、苦, 温。祛风湿, 强筋骨, 止血。用于风湿痹痛, 腰膝无力, 月经过多, 久咳劳嗽等。

杜鹃花科 (*Ericaceae*)

吊钟花属 (*Enkianthus*)

灯笼树

【别　　名】灯笼花, 吊钟花, 钓鱼钩树

【学　　名】*Enkianthus chinensis*

【生境分布】生于山顶灌丛或沟谷林缘, 海拔 1200m 以上。分布于平和、德化、永安、泰宁、宁化、建瓯、武夷山、浦城等地。

【药用部位】花。

【性味功能】清热止血, 调经。用于外感发热, 咽喉肿痛, 痈肿疔毒等。

齿缘吊钟花

【别　　名】齿叶吊钟花, 白吊钟

【学　　名】*Enkianthus serrulatus*

【生境分布】生于山顶杂木林或灌丛中, 海拔 1200m 以上。分布于泰宁、建阳等地。

【药用部位】根。

【性味功能】祛风除湿, 活血。

白珠树属 (*Gaultheria*)

白珠树

【别　　名】牛头药

【学　　名】*Gaultheria leucocarpa* var. *cumingiana*

【生境分布】生于林缘沟谷地或林缘灌丛中, 海拔 600 ~ 1200m。分布于上杭、连城、德化、大田、永安、屏南等地。

【药用部位】全株。

【性味功能】辛，温。祛风除湿，舒筋活络，活血止痛。用于风湿性关节炎，跌打损伤，胃寒疼痛，风寒感冒等。

珍珠花属（*Lyonia*）

珍珠花

【别　　名】南烛

【学　　名】*Lyonia ovalifolia*

【生境分布】生于山地疏林中或林缘路旁灌丛阳光充足地，海拔 200m 以上。分布于上杭、永定、武夷山、浦城等地。

【药用部位】枝叶，果实。

【性味功能】枝叶：涩、微酸，温，有毒。外用于皮肤疮毒，麻风等。果实：甘，温，有毒。活血，祛瘀，止痛。外用于跌打损伤，闭合性骨折等。

小果珍珠花

【别　　名】小果南烛，南烛，毛米饭花，野乌饭子，小果米饭花

【学　　名】*Lyonia ovalifolia* var. *elliptica*

【生境分布】生于阳坡疏林或林缘灌丛中、较干旱的阳坡地。全省各地分布。

【药用部位】枝叶，根，果实（缫木）。

【性味功能】甘，温，有毒。祛风解毒，强壮滋补。用于脾虚腹泻，跌打损伤，全身酸麻，刀伤等。

狭叶珍珠花

【别　　名】狭叶南烛，剑叶南烛，披针叶珍珠花，锐叶南烛，狭叶缫木

【学　　名】*Lyonia ovalifolia* var. *lanceolata*

【生境分布】生于阳坡疏林或灌丛中，海拔 200～1000m。分布于宁化等地。

【药用部位】枝叶，果实。

【性味功能】枝叶：涩、微酸，温，有毒。外用于皮肤疮毒，麻风等。果实：甘，温，有毒。活血，祛瘀，止痛。外用于跌打损伤，闭合性骨折等。

马醉木属（*Pieris*）

美丽马醉木

【别　　名】细梅树，炮仗花

【学　　名】*Pieris formosa*

【生境分布】生于山地林中或林缘路边，海拔 1000～1300m。分布于永安、霞浦、延平等地。

【药用部位】全株。

【性味功能】苦，凉，有大毒。杀虫。用于疥疮等。

马醉木

【别　　名】日本马醉木，泡泡花，红蜡烛树

【学　　名】*Pieris japonica*

【生境分布】生于山池或沟谷林中、林缘或路旁灌丛，海拔 700～1750m。分布于宁化、德化、永安、泰宁、屏南、寿宁、延平、邵武、光泽、武夷山等地。

【药用部位】叶。

【性味功能】苦，凉，有大毒。杀虫。用于疥疮等。

杜鹃属（*Rhododendron*）

腺萼马银花

【别　　名】石壁杜鹃

【学　　名】*Rhododendron bachii*

【生境分布】生于山地密林中或林缘阴湿地，海拔 500m 以上。分布于南靖、连城、德化、永泰、延平、武夷山等地。

【药用部位】根，叶。

【性味功能】根：用于咳嗽，遗精，带下病，痢疾等。叶：理气，止咳；用于咳嗽，哮喘等。

刺毛杜鹃

【别　　名】香槟杜鹃，太平杜鹃

【学　　名】*Rhododendron championae*

【生境分布】生于沟谷林中或林缘灌丛阴湿地，海拔 600～1300m。全省各地分布。

【药用部位】根，枝。

【性味功能】涩，温。祛风解表，活血止痛。用于咳嗽等。

丁香杜鹃

【别　　名】华丽杜鹃

【学　　名】*Rhododendron farrerae*

【生境分布】生于山坡灌丛向阳地或疏林阳光充足地，海拔 500m 以下。全省各地分布。

【药用部位】全株。

【性味功能】苦、微酸、微涩，平。疏风，止咳。用于支气管炎，咳嗽等。

云锦杜鹃

【别　　名】白杜鹃花，大映山红

【学　　名】*Rhododendron fortunei*

【生境分布】生于山顶疏密林中，海拔 600m 以上。分布于德化、仙游、寿宁、永安、建阳、武夷山等地。

【药用部位】根，叶，花。

【性味功能】苦、涩，寒。清热解毒，生肌敛疮。用于痈疽疮疡，关节红肿疼痛，咽喉肿疼，丹毒，水火烫伤创口久不收，溃疡不愈等。

鹿角杜鹃

【别　　名】麂角花，大叶羊角

【学　　名】*Rhododendron latoucheae*

【生境分布】生于山地或沟谷林中、林缘、石山上、疏林中，海拔 700m 以上。全省各地分布。

【药用部位】根，花。

【性味功能】甘、酸，温。疏风行气，止咳祛痰，活血化瘀。根：用于风湿骨痛，肺痈。花：用于血崩，湿疹，痈疖疮毒。

岭南杜鹃

【别　　名】珍珠花，紫花杜鹃

【学　　名】*Rhododendron mariae*

【生境分布】生于沟谷、溪河边林中或林缘灌丛中，海拔 400～600m。分布于福建西南部至中部山区。

【药用部位】枝，叶，花，芽。

【性味功能】微苦，辛，微温。祛痰止咳，消肿止痛。用于慢性支气管炎等。

满山红

【别　　名】杜鹃花

【学　　名】*Rhododendron mariesii*

【生境分布】生于山地丘陵灌丛中或林缘路边向阳处，海拔 400～800m。全省各地分布。

【药用部位】叶。

【性味功能】酸、辛，平。活血调经，止痛，消肿，止血，平喘止咳，祛风利湿。

羊踯躅

【别　　名】黄喇叭花，一杯倒，三钱三

【学　　名】*Rhododendron molle*

【生境分布】生于山坡灌丛向阳地或近山顶灌草丛中，海拔 300～1000m。分布于新罗、漳平、永安、晋安、闽侯、大田、古田、周宁、建瓯、武夷山等地。

【药用部位】全株。

【性味功能】根：辛，温，有毒。祛风，止咳，散瘀止痛，杀虫。用于风湿痹痛，跌打损伤，神经痛，咳嗽痰喘等；外用于肛门瘘管，杀灭钉螺等。茎、叶：用于杀蝇蛆、孑孓、钉螺等。花：辛，温，有大毒。祛风除湿，舒筋活血，镇痛止痛。用于风湿顽痹，骨折痛，牙痛，皮肤顽癣等。果实：苦，温，有大毒。除痹止痛，定喘止泻。用于跌打损伤，风湿关节痛等。

毛棉杜鹃花

【别　　名】丝线吊芙蓉，白花木

【学　　名】*Rhododendron moulmainense*

【生境分布】生于山地林中或林缘稍湿润地，海拔 500～800m。分布于德化等地。

【药用部位】根皮，茎皮，叶。

【性味功能】根皮、茎皮：微苦，平。利水，活血。用于内伤水肿等。叶：用于肺结核等。

白花杜鹃

【别　　名】白花映山红

【学　　名】*Rhododendron mucronatum*

【生境分布】生于灌丛中或广泛栽培于庭园。分布于宁化等地。

【药用部位】全株（白花映山红）。

【性味功能】辛、甘，温。止咳，固精，活血，散瘀。用于吐血，咳嗽，遗精，带下病，血崩，跌打损伤等。

马银花

【别　　名】清明花，石羊木，卵叶杜鹃

【学　　名】*Rhododendron ovatum*

【生境分布】生于山坡林中或沟谷林缘边灌丛中，海拔 800m 以下。全省各地分布。

【药用部位】根。

【性味功能】苦，平，有毒。清湿热，解疮毒。用于湿热带下病，痈肿，疔疮等。

毛果杜鹃

【别　　名】福建杜鹃，孙礼文杜鹃，照山白

【学　　名】*Rhododendron seniavinii*

【生境分布】生于山坡灌丛中或林缘路边，海拔 200 ～ 700m。分布于永安、沙县、延平、将乐、古田、建瓯、武夷山等地。

【药用部位】叶（满山白）。

【性味功能】辛，凉。祛痰，止咳，平喘，消炎。用于咳嗽痰喘等。

杜鹃

【别　　名】满山红，映山红，清明花，春子花，羊角花

【学　　名】*Rhododendron simsii*

【生境分布】生于山地灌丛或林缘路边以及疏林下。全省各地分布。

【药用部位】根，叶，花。

【性味功能】根：酸、微涩，温。和血止血，消肿止痛。用于月经不调，吐血，衄血，便血，脘腹疼痛等。叶、花：微甘、酸，温，有小毒。疏风行气，止咳祛痰，活血散瘀。用于吐血，风湿痹痛，痈疖疮毒等。

越桔属（*Vaccinium*）

南烛

【别　　名】乌饭树，米饭树、乌饭叶，饭筒树，乌饭子

【学　　名】*Vaccinium bracteatum*

【生境分布】生于山坡灌丛、山地或沟谷溪边林缘及林中，海拔 300m 以上。全省各地分布。

【药用部位】根。

【性味功能】甘、酸，微温。收敛，止痛。用于牙痛，脱肛，结核病潮热等。

小叶南烛

【别　　名】小叶乌饭树

【学　　名】*Vaccinium bracteatum* var. *chinensis*

【生境分布】生于沿海、山地灌丛中，海拔 200 ～ 1300m。全省各地分布。

【药用部位】叶，果实。

【性味功能】叶：益精气，强盘骨，明目，止泄，散瘀，消肿，止痛。果实：酸、甘，平。益肾固精，强盘明目。用于久泄梦遗，久痢久泻，赤白带下等。

短尾越橘

【别　　名】小叶乌饭树

【学　　名】*Vaccinium carlesii*

【生境分布】生于山地或山坡向阳灌丛中，海拔 1500m 以下。全省各地分布。

【药用部位】全株。

【性味功能】甘、酸，温。清热解毒，止血，固精。

黄背越橘

【别　　名】黄背越桔，糯米柴，大树萝卜，鼠刺叶乌饭树

【学　　名】*Vaccinium iteophyllum*

【生境分布】生于山地疏林中或林缘路旁沟谷地或灌丛中，海拔 300 ～ 1500m。全省各地分布。

【药用部位】根，枝叶。

【性味功能】根：散瘀止痛，利尿消肿。用于肝炎，病后体虚，跌打，风湿，胃痛等；外敷用于无名肿毒，外伤出血等。枝叶：用于疮毒等。

扁枝越橘

【别　　名】山小檗, 深红越桔

【学　　名】*Vaccinium japonicum* var. *sinicum*

【生境分布】生于近山顶林中或山地林缘灌丛湿润地, 海拔 900 ～ 1900m。分布于上杭、德化、永安、泰宁、屏南、寿宁、建瓯、武夷山、浦城等地。

【药用部位】嫩叶。

【性味功能】祛风止痛, 消肿。用于外感发热, 咽喉肿痛、痈肿疔毒。

江南越橘

【别　　名】米饭花, 江南越桔, 夏菠, 乌饭树

【学　　名】*Vaccinium mandarinorum* var. *manda-rinorum*

【生境分布】生于山谷或山地林中, 也常见于林缘沟谷地路边, 海拔 200 ～ 1500m。全省各地分布。

【药用部位】果实。

【性味功能】甘, 平。消肿。用于全身浮肿等。

刺毛越橘

【别　　名】刺毛越桔

【学　　名】*Vaccinium trichocladum*

【生境分布】生于山坡疏林、林缘或沟谷路旁灌丛中, 海拔 400 ～ 700m。全省各地分布。

【药用部位】果实。

【性味功能】消食化积。

紫金牛科（Myrsinaceae）

紫金牛属（*Ardisia*）

少年红

【别　　名】念珠藤叶紫金牛

【学　　名】*Ardisia alyxiaefolia*

【生境分布】生于沟谷林中或林缘路边阴湿地, 海拔 600 ～ 1200m。分布于上杭、连城、永安、德化、闽侯、闽清、建阳、武夷山、浦城等地。

【药用部位】全株。

【性味功能】苦、辛, 平。止咳平喘, 活血散瘀。用于咳喘痰多, 跌打损伤等。

九管血

【别　　名】血党, 血虎, 短茎紫金牛

【学　　名】*Ardisia brevicaulis*

【生境分布】生于密林下阴湿地, 海拔 1200m 以下。全省各地分布。

【药用部位】根。

【性味功能】苦、涩, 寒。清热利咽, 活血消肿。用于咽喉肿痛, 痈, 风湿关节痛, 跌打损伤, 毒蛇咬伤等。

小紫金牛

【别　　名】石狮子, 华紫金牛, 小凉伞, 入骨风, 产后草

【学　　名】*Ardisia chinensis*

【生境分布】生于沟谷林下溪边阴湿地, 海拔 800m 以下。分布于南靖、华安、新罗、永安等地。

【药用部位】全株。

【性味功能】苦, 平。活血止血, 散瘀止痛, 清热利湿。用于肺痨咯血, 咯血, 吐血, 痛经, 闭经, 跌打损伤, 黄疸, 小便淋痛等。

硃砂根

【别　　名】铁雨伞, 珍珠凉伞, 高脚凉伞子, 走马胎, 朱砂根

【学　　名】*Ardisia crenata*

【生境分布】生于山地或沟谷林下阴湿地, 海拔 1500m 以下。全省各地分布。

【药用部位】根, 叶。

【性味功能】微甘、辛, 平。清热祛湿, 活血行瘀。用于咽喉肿痛, 风湿关节痛, 咯血, 黄疸, 痢疾, 肾炎, 丝虫病淋巴管炎, 乳腺炎, 睾丸炎, 痔疮, 骨折, 跌打损伤, 风火牙痛等。

红凉伞

【别　　名】铁凉伞

【学　　名】*Ardisia crenata* var. *bicolor*

【生境分布】生于山地或沟谷林下阴湿地，海拔1500m以下。全省各地分布。

【药用部位】根，叶。

【性味功能】微甘、辛，平。清热祛湿，活血行瘀。用于咽喉肿痛，风湿关节痛，咯血，黄疸，痢疾，肾炎，丝虫病淋巴管炎，乳腺炎，睾丸炎，痔疮，骨折，跌打损伤，风火牙痛等。

百两金

【别　　名】珍珠伞

【学　　名】*Ardisia crispa*

【生境分布】生于山地或沟谷林下阴湿地，海拔1000m以下。全省各地分布。

【药用部位】根，叶。

【性味功能】苦、辛，凉。清热，祛痰，祛风，利湿，活血，止痛。用于咽喉肿痛，肺热咳嗽，咳痰不畅，湿热黄疸，水肿，痢疾，白浊，风湿骨痛，子痛等。

郎伞木

【别　　名】美丽紫金牛

【学　　名】*Ardisia elegans*

【生境分布】生于山谷、山坡林下、林缘溪旁阴湿地，海拔1200m以下。全省各地分布。

【药用部位】全株

【性味功能】苦、辛，凉。清热解毒，活血止痛。用于咽喉肿痛，风湿痹痛，跌打损伤等。

灰色紫金牛

【别　　名】细罗伞

【学　　名】*Ardisia fordii*

【生境分布】生于山坡林下及沟谷溪旁阴湿地，海拔800m以下。分布于南靖、漳浦等地。

【药用部位】全株。

【性味功能】活血消肿。用于跌打损伤等。

走马胎

【别　　名】马胎，山猪药，走马风

【学　　名】*Ardisia gigantifolia*

【生境分布】生于山坡林下阴湿地，海拔500～800m。分布于南靖、永定、上杭、新罗等地。

【药用部位】根状茎，叶。

【性味功能】根状茎：辛，温。祛风除湿，强筋壮骨，活血祛瘀。用于风湿筋骨痛，跌打损伤，产后血瘀等。叶：淡，寒。祛腐，生肌，消炎。用于痈疽发背，溃疡等。

大罗伞树

【别　　名】朗伞木，红斑紫金牛

【学　　名】*Ardisia hanceana*

【生境分布】生于林缘沟谷地或路旁，海拔500m以下。分布于华安、长泰、新罗、仙游、沙县、永安、建瓯、浦城等地。

【药用部位】根。

【性味功能】辛、苦，平。祛风湿，解毒。用于跌打损伤，风湿痹痛，经闭等。

紫金牛

【别　　名】矮脚樟茶

【学　　名】*Ardisia japonica*

【生境分布】生于山地林下阴湿地，海拔800m以下。分布于梅列、永安、蕉城、柘荣、延平、建瓯、建阳、武夷山、浦城等地。

【药用部位】全株。

【性味功能】苦，平。镇咳，祛痰，活血，利尿，清热解毒。用于支气管炎，小儿肺炎，肺结核，肝炎，痢疾，尿路感染，通经，跌打损伤，风湿筋骨痛等。

山血丹

【别　　名】沿海紫金牛

【学　　名】*Ardisia lindleyana*

【生境分布】生于山坡、沟谷林下阴湿地或林缘水边，海拔1000m以下。全省各地分布。

【药用部位】根，全株（血党）。

【性味功能】苦、辛，平。祛风湿，活血调经，消肿止痛。用于风湿痹痛，痛经，经闭，跌打损伤，咽喉肿痛，无名肿痛等。

心叶紫金牛

【别　　名】红云草, 走马风

【学　　名】*Ardisia maclurei*

【生境分布】生于沟谷林下阴湿地或溪河边, 海拔 600m 以下。分布于南靖、上杭、永春、德化、沙县、永安、武夷山等地。

【药用部位】全株 (红云草)。

【性味功能】苦, 凉。止血, 清热解毒。用于吐血, 便血, 疮疖。

虎舌红

【别　　名】红地毡, 红八爪

【学　　名】*Ardisia mamillata*

【生境分布】生于山地或沟谷林下阴湿地, 海拔 300～1500m。全省各地分布。

【药用部位】全草。

【性味功能】苦、微辛, 凉。清热利湿, 活血止血, 去腐生肌。用于风湿跌打, 外伤出血, 小儿疳积, 月经不调, 肺结核咯血, 肝炎, 胆囊炎等。

莲座紫金牛

【别　　名】落地紫金牛

【学　　名】*Ardisia primulaefolla*

【生境分布】生于沟谷林下阴湿地, 海拔 1000m 以下。全省各地分布。

【药用部位】全草。

【性味功能】微苦、辛, 凉。补血, 止咳, 通络。用于劳伤咳嗽, 风湿跌打等。

九节龙

【别　　名】矮茶子, 轮叶紫金牛, 地茶, 猴接骨, 蛇药

【学　　名】*Ardisia pusilla*

【生境分布】生于山坡林下或沟谷石岩下阴湿地, 海拔 300～800m。全省各地分布。

【药用部位】全株 (毛青杠)。

【性味功能】苦、辛, 温。活血通络, 消肿止痛。用于跌打损伤, 风湿筋骨痛, 腰痛, 月经不调等。

罗伞树

【学　　名】*Ardisia quinquegona*

【生境分布】生于山林中或林下溪边阴湿地, 海拔 1000m 以下。全省各地分布。

【药用部位】茎叶或根。

【性味功能】苦、辛, 凉。清热解毒, 散瘀止痛。用于咽喉肿痛, 疮疖痈肿, 跌打损伤, 风湿痹痛等。

多枝紫金牛

【别　　名】树杞, 东南紫金牛, 东方紫金牛

【学　　名】*Ardisia sieboldii*

【生境分布】生于沿海山地疏林中或沟谷林下稍阴处。分布于福建东南沿海各地。

【药用部位】根。

【性味功能】消炎止痛。

酸藤子属 (*Embelia*)

酸藤子

【别　　名】信筒子, 甜酸叶, 酸果藤

【学　　名】*Embelia laeta*

【生境分布】生于山坡疏、密林下、疏林缘及开阔的草坡、灌丛中。全省各地分布。

【药用部位】根及枝叶 (酸藤木), 果实 (酸藤果)。

【性味功能】根及枝叶: 酸, 凉。用于咽喉肿痛, 齿龈出血, 跌打瘀血, 痔疮等。果实: 酸、甘, 平。强壮补血。用于胃酸缺乏, 食欲不振等。

当归藤

【别　　名】小花酸藤子

【学　　名】*Embelia parviflora*

【生境分布】生于山地林中、林缘或林缘灌丛中, 海拔 600m 以下。全省各地分布。

【药用部位】根及茎 (了哥利)。

【性味功能】辛, 微温。活血通经, 补肾强腰。用于月经不调, 闭经, 贫血, 跌打损伤, 骨折等。

白花酸藤果

【别　　名】白花酸藤子, 马桂郎

【学　　名】*Embelia ribes*

【生境分布】生于山地林缘或灌丛中，海拔 300～500m。分布于长泰、南靖、惠安、泉港、仙游等地。

【药用部位】根，枝叶。

【性味功能】辛、酸，平。活血调经，清热利湿，消肿解毒。用于急性肠胃炎，赤白痢，外伤出血，蛇咬伤等。

平叶酸藤子

【别　　名】长叶酸藤子，吊罗果，没归息

【学　　名】*Embelia undulata*

【生境分布】生于山地林中、林缘或路旁灌丛中，海拔 300～1000m。分布于南靖、新罗、晋安、永泰、永安、蕉城、延平等地。

【药用部位】全株（大叶酸藤），果实。

【性味功能】全株：酸、涩，平。祛风利湿，消肿散瘀。用于水肿，泄泻，跌打瘀肿等。果实：驱蛔虫。

密齿酸藤子

【别　　名】网脉酸藤子，多脉酸藤子

【学　　名】*Embelia vestita* [*Embelia rudis*]

【生境分布】生于山坡林中、林缘或灌丛中，海拔 200～1200m。全省各地分布。

【药用部位】根，全株，果实。

【性味功能】根、全株：清凉解毒，滋阴补肾。用于经闭，月经不调，风湿痛等。果实：酸、甘，平。杀虫消积。用于虫积等。

杜茎山属（*Maesa*）

杜茎山

【别　　名】白茅茶，杜桓山，金砂根，踏天桥，接骨钻

【学　　名】*Maesa japonica*

【生境分布】生于山地林中或林缘沟谷路边，海拔 1000m 以下。全省各地分布。

【药用部位】全株。

【性味功能】苦，寒。祛风邪，解疫毒，消肿胀。用于热性传染病，寒热发歇不定，身疼，烦躁，口渴，水肿，跌打肿痛，外伤出血等。

金珠柳

【别　　名】野兰，普洱茶，观音茶，杜宏山

【学　　名】*Maesa montana*

【生境分布】生于山谷林间疏林下、林缘灌丛路边，海拔 800m 以下。分布于福清、长乐、永泰、蕉城、沙县等地。

【药用部位】根，叶。

【性味功能】苦，凉。消炎，止泻。用于痢疾等。

鲫鱼胆

【别　　名】冷饭果

【学　　名】*Maesa perlarius*

【生境分布】生于低丘林下路边，海拔 300m 以下。分布于诏安、南靖、华安、仙游、晋安等地。

【药用部位】全株。

【性味功能】苦，平。消肿，去腐，生肌，接骨。用于跌打刀伤，疔疮，肺病等。

软弱杜茎山

【别　　名】薄叶空心花，假茶叶，鲫鱼胆，轻茎杜茎山，软枝杜茎山

【学　　名】*Maesa tenera*

【生境分布】生于山坡路旁灌丛或旷地，海拔 300m 以下。全省各地分布。

【药用部位】全株。

【性味功能】苦，寒。祛风邪，解疫毒，消肿胀。用于热性传染病，寒热发歇不定，身疼，烦躁，口渴，水肿，跌打肿痛，外伤出血等。

铁仔属（*Myrsine*）

针齿铁仔

【别　　名】齿叶铁仔

【学　　名】*Myrsine semiserrata*

【生境分布】生于山坡疏、密林内、路旁、沟边、石灰岩山坡等阳处，海拔 500m 以上。分布于连城等地。

【药用部位】果实。

【性味功能】苦、酸，平。驱虫。用于绦虫病等。

光叶铁仔

【别　　名】蔓竹杞，匍匐铁仔

【学　　名】*Myrsine stolonifera*

【生境分布】生于山坡林下、林缘路旁、沟谷阴湿地，海拔 300～1000m。分布于平和、连城、上杭、德化、仙游、永泰、永安、建阳、武夷山、浦城等地。

【药用部位】根或全株。

【性味功能】苦、涩，微平。清热利湿，收敛止血。用于风湿痹痛，牙痛，胃痛等。

密花树属（*Rapanea*）

密花树

【别　　名】狗骨头，打铁树，大明橘，大明立花

【学　　名】*Rapanea seguinii*

【生境分布】生于山地林中、林缘或沟谷地路边灌丛中，海拔 1200m 以下。全省各地分布。

【药用部位】叶或根皮。

【性味功能】淡，寒。清热利湿，凉血解毒。用于乳痈，疮疖，疹，膀胱结石等。

报春花科（Primulaceae）

琉璃繁缕属（*Anagallis*）

琉璃繁缕

【别　　名】龙吐珠，海绿，火金姑

【学　　名】*Anagallis arvensis*

【生境分布】生于路边、旷地、海边砂地或岩隙中。全省沿海各地常见。

【药用部位】全草（四念癀）

【性味功能】酸、涩，平。用于毒蛇及狂犬咬伤，疮疡，鹤膝风。

珍珠菜属（*Lysimachia*）

广西过路黄

【别　　名】广西排草

【学　　名】*Lysimachia alfredii*

【生境分布】生于山谷溪边、林下路边。全省各地分布。

【药用部位】全草。

【性味功能】苦、辛，凉。祛风燥湿，活血止血。用于黄疸，尿道结石，淋证等。

泽珍珠菜

【别　　名】灵疾草，小硼砂，泽星宿菜

【学　　名】*Lysimachia candida*

【生境分布】生于水边、湿地草丛中或水田边。全省各地分布。

【药用部位】全草（单条草）。

【性味功能】辛，凉，有毒。解热，凉血，活血。用于痈疮肿毒，跌打伤痛等。

细梗香草

【别　　名】排草，香草，毛柄珍珠菜

【学　　名】*Lysimachia capillipes*

【生境分布】生于林缘路边或稍阴湿地。分布于南靖、平和、上杭、德化、仙游、闽侯等地。

【药用部位】全草（排香草）。

【性味功能】甘，平。祛风，止咳，调经。用于感冒，咳喘，风湿痛，月经不调，肾虚等。

过路黄

【别　　名】四川金钱草，对座草，大金钱草，金钱草，黄花过路草

【学　　名】*Lysimachia christinae*

【生境分布】生于林缘、山坡灌丛路旁或阴湿处。分布于三元、泰宁、武夷山、浦城等地。

【药用部位】全草（金钱草）。

【性味功能】甘、淡，平。清热消肿，利尿排石。用于肝炎，水肿，胆囊炎，肾炎，结石症，肾结石，膀胱结石，疟疾，乳腺炎，疔，痈等。

矮桃

【别　　名】狼尾草，红丝毛，红根草，矮脚荷，散

血草

【学　　名】*Lysimachia clethroides*

【生境分布】生于路边或荒坡草丛中。分布于建阳、武夷山等地。

【药用部位】根或全草。

【性味功能】辛、涩，平。活血调经，利水消肿。用于月经不调，带下病，小儿疳积，水肿，痢疾，跌打损伤，咽喉痛，乳痈，石淋，胆囊炎等。

临时救

【别　　名】聚花过路黄，聚花排草，簇花过路黄

【学　　名】*Lysimachia congestiflora*

【生境分布】生于溪边、田埂或林缘灌丛中。全省各地分布。

【药用部位】全草（风寒草）。

【性味功能】甘、辛，微温。祛风散寒。用于感冒咳嗽，头痛身痛，泄泻，小儿疳积，蛇咬伤等。

延叶珍珠菜

【别　　名】散血草，延叶排草

【学　　名】*Lysimachia decurrens*

【生境分布】生于山坡、溪边、疏林下。分布于福清、梅列、古田、延平等地。

【药用部位】叶。

【性味功能】苦、辛，平。消肿止痛。用于月经不调，跌打损伤，疔毒等。

星宿菜

【别　　名】红根草，田柯，红根仔，矮荷子，地芥菜

【学　　名】*Lysimachia fortunei*

【生境分布】生于山坡路边、田埂、田边湿地、沟谷林下、路旁阴湿地。全省各地分布。

【药用部位】全草。

【性味功能】微苦，凉。清热止痛，活血调经。用于感冒，痢疾，血淋，急性肾炎，风湿关节痛，百日咳，痛经，闭经，乳腺炎，甲状腺肿瘤，丝虫病淋巴管炎，颈淋巴结结核，毒蛇及蜈蚣咬伤，跌打损伤，结膜炎等。

福建过路黄

【别　　名】福建排草

【学　　名】*Lysimachia fukienensis*

【生境分布】生于山地、路边草丛中或林缘路边。全省各地分布。

【药用部位】全草。

【性味功能】辛、微酸，凉。疏风止咳，清热解毒。用于感冒咳嗽，头痛目赤，咽喉肿痛等。

点腺过路黄

【别　　名】少花排草，女儿红，露天过路黄

【学　　名】*Lysimachia hemsleyana*

【生境分布】生于林下路边或山坡路旁，海拔350～1000m。分布于寿宁、延平、武夷山、浦城等地。

【药用部位】全草。

【性味功能】微苦，凉。清热利湿，通经。用于肝炎，肾盂肾炎，膀胱炎，闭经等。

黑腺珍珠菜

【别　　名】满天星

【学　　名】*Lysimachia heterogenea*

【生境分布】生于田埂、水边、湿地或草丛中。分布于武平、罗源、寿宁、蕉城、泰宁、建宁、武夷山、浦城等地。

【药用部位】全草。

【性味功能】苦、酸，平。行气破血，消肿解毒。用于经闭，跌打损伤等。

小茄

【学　　名】*Lysimachia japonica*

【生境分布】生于林下阴湿处或溪边草地、田埂。分布于武夷山等地。

【药用部位】全草。

【性味功能】甘、淡，平。清热消肿，利尿排石。用于肝炎，水肿，胆囊炎，肾炎，结石症，肾结石，膀胱结石，疟疾，乳腺炎，疔，痈等。

轮叶过路黄

【别　　名】见血住，轮叶排草

【学　　名】*Lysimachia klattiana*

【生境分布】生于山坡、路边及荒地。分布于宁化、浦城等地。

【药用部位】带根全草（黄开口）。

【性味功能】微酸、涩，凉。降血压，止血，解蛇毒。用于高血压症，肺痨咯血等；外用于毒蛇咬伤，外伤出血等。

长梗过路黄

【别　　名】长梗排草，长梗珍珠菜

【学　　名】*Lysimachia longipes*

【生境分布】生于低山坡、山谷、溪沟边及林下阴湿草丛中。分布于宁化、浦城等地。

【药用部位】全草。

【性味功能】甘，平。息风定惊，收敛止血。用于小儿惊风，肺痨咯血，刀伤出血等。

滨海珍珠菜

【别　　名】滨海珍珠草，滨排草

【学　　名】*Lysimachia mauritiana*

【生境分布】生于海边岩石缝或沙滩上。分布于秀屿、福清、平潭、长乐、连江、罗源、蕉城等地。

【药用部位】全株。

【性味功能】辛、涩，平。活血，调经。用于月经不调，带下病，跌打损伤等；外用于蛇咬伤等。

落地梅

【别　　名】重楼排草，四块瓦，四叶黄，四儿风

【学　　名】*Lysimachia paridiformis*

【生境分布】生于山谷林下湿润处，海拔1400m。分布于宁化等地。

【药用部位】全草。

【性味功能】辛、苦，温。祛风除湿，活血止痛，止咳，解毒。用于风湿疼痛，脘腹疼痛，咳嗽，跌打损伤，疖肿疔疮，毒蛇咬伤等。

巴东过路黄

【别　　名】铺地黄

【学　　名】*Lysimachia patungensis*

【生境分布】生于山谷溪边及疏林下。分布于梅列、泰宁、福安、建阳、武夷山、浦城等地。

【药用部位】全草。

【性味功能】辛，温。祛风除湿，活血止痛。用于风寒咳嗽，风湿痹痛，跌打损伤等。

疏头过路黄

【别　　名】疏花过路黄

【学　　名】*Lysimachia pseudohenryi*

【生境分布】生于山谷林缘或林下阴湿地。分布于上杭、德化、泰宁等地。

【药用部位】全草。

【性味功能】用于黄疸，痢疾，无名肿毒，跌打损伤。

显苞过路黄

【学　　名】*Lysimachia rubiginosa*

【生境分布】生于林下或林缘阴湿地。分布于武夷山、浦城等地。

【药用部位】全草。

【性味功能】祛风，清热，化痰。用于黄疸，水肿，胆结石，跌打损伤等。

报春花属（*Primula*）

报春花

【别　　名】小种樱草，七重楼

【学　　名】*Primula malacoides*

【生境分布】福州等地有零星栽培。

【药用部位】全草。

【性味功能】辛、甘，凉。清热解毒。用于肺热咳嗽，咽喉红肿，口舌糜烂，牙龈肿痛，肝火目赤，痈肿疮疖等。

假婆婆纳属（*Stimpsonia*）

假婆婆纳

【别　　名】施丁草，小白喇叭

【学　　名】*Stimpsonia chamaedryoides*

【生境分布】生于山坡灌丛路边、田边、林缘或沟谷边。全省各地分布。

【药用部位】全草。

【性味功能】苦，寒。清热解毒，活血，消肿止痛。

用于疮疡肿毒, 毒蛇咬伤等。

白花丹科（Plumbaginaceae）

补血草属（*Limonium*）

补血草

【别　　名】中华补血草, 海赤芍

【学　　名】*Limonium sinense*

【生境分布】生于近海边的砂地、沙滩、海滩地以及盐碱地。分布于沿海各县市。

【药用部位】叶。

【性味功能】甘, 平。祛湿, 清热, 止血。用于痔疮下血, 脱肛, 月经过多, 带下病等。

白花丹属（*Plumbago*）

白花丹

【别　　名】乌面马, 一见消, 照药, 白皂药

【学　　名】*Plumbago zeylanica*

【生境分布】生于村庄附近旷地、草丛中、村落旁疏林下稍干燥处。分布于沿海各县市。

【药用部位】根及全草。

【性味功能】辛、苦、涩, 温。祛风, 散瘀, 解毒, 杀虫。用于风湿关节痛, 血瘀经闭, 跌打损伤, 肿毒恶疮, 疥癣等。

紫花丹

【别　　名】紫花藤, 谢三娘

【学　　名】*Plumbago indica*

【生境分布】生于向阳湿润而土质松软的丘陵、山坡。闽南一带有栽培。

【药用部位】花及全草(紫雪花)。

【性味功能】辛, 温。破血, 止痛, 调经。用于经闭, 经期腹痛, 湿癣, 溃疡。

山榄科（Sapotaceae）

金叶树属（*Chrysophyllum*）

金叶树

【别　　名】大横纹

【学　　名】*Chrysophyllum lanceolatum* var. *Stellatocarpon*

【生境分布】生长于杂木林中。分布于华安等地。

【药用部位】根, 叶。

【性味功能】活血去瘀, 消肿止痛。用于跌打瘀肿, 风湿关节痛, 骨折, 脱臼等。

橄榄属（*Pouteria*）

蛋黄果

【别　　名】狮头果, 仙桃, 鸡蛋果

【学　　名】*Pouteria campechiana*

【生境分布】原产南美洲, 闽南一带有栽培。

【药用部位】果实。

【性味功能】消食化痰, 活血补肾, 镇静止痛。

山榄属（*Planchonella*）

狭叶山榄

【别　　名】牛母乳根, 牛乳树, 狗麻乳树, 牛奶仔, 牛奶柴

【学　　名】*Planchonella clemensii*

【生境分布】芗城、思明等地有零星引种栽培。

【药用部位】根。

【性味功能】甘, 温。行气活血, 舒筋活络。用于月经不调, 乳汁不通, 跌打损伤, 腰腿疼痛等；外用于乳腺炎等。

铁线子属（*Manilkara*）

人心果

【别　　名】长寿果, 人参果, 牛心梨

【学　　名】*Manilkara zapota*

【生境分布】原产美洲热带, 福州以南有零星栽培。

【药用部位】树皮。

【性味功能】用于胃痛, 泄泻, 乳蛾。果实：用于胃脘痛。

柿科（Ebenaceae）

柿属（*Diospyros*）

乌柿

【别　　名】丁香柿，山柿子，长柄柿

【学　　名】*Diospyros cathayensis*

【生境分布】生于山坡林缘或山谷林中。分布于延平等地。

【药用部位】根（黑塔子），叶。

【性味功能】苦、涩，凉。清热除湿。用于痔疮，肠风下血，风火牙痛，肺热咳嗽。叶：外用于疖肿，烧烫伤。

福州柿

【别　　名】乌柿

【学　　名】*Diospyros cathayensis* var. *foochowensis* [*Diospyros cathayensis*]

【生境分布】生于石山林中。分布于福州乌山和鼓山等地。

【药用部位】根，叶。

【性味功能】根：苦、涩，凉。清热凉血，利水消肿，除湿。用于肺热咳嗽，咯吐脓血，肠风下血，血淋，石淋等。叶：苦，寒。解毒。用于疮疹，烧伤等。

注：FOC 将其并入乌柿 *Diospyros cathayensis*。

乌材

【别　　名】乌面马，一见消，照药，白皂药

【学　　名】*Diospyros eriantha*

【生境分布】生于阔叶林或灌丛中。分布于云霄、南靖、平和等地。

【药用部位】根皮，果实。

【性味功能】用于风湿，疝气，心气痛等。

粉叶柿

【别　　名】毛梨壳，鸡粪柿，浙江柿

【学　　名】*Diospyros glaucifolia* [*Diospyros japonica*]

【生境分布】生于常绿落叶阔叶混交林或灌丛中。分布于武平、连城、永安、泰宁、光泽、武夷山

等地。

【药用部位】叶，带宿萼果实。

【性味功能】叶：苦、涩，温。温中下气。用于肠鸣有声等。果实：消渴，祛湿热。用于便溏不爽等。

注：FOC 将其并入山柿 *Diospyros japonica*。

柿

【别　　名】镇头迦

【学　　名】*Diospyros kaki*

【生境分布】全省各地栽培。

【药用部位】根，树皮，叶，花，果实，宿存花萼，果皮，柿饼（去果皮晒干），柿漆（未成熟果实加工制成胶状液），柿霜（果实制成柿饼时外表产生白色粉霜）。

【性味功能】根：涩，平。凉血止血。用于血崩，血痢，下血等。树皮：用于下血，汤火烫伤等。叶：苦，寒。降压，止血。用于高血压症，咳喘，肺气肿，各种内出血等。花：外用于痘疮破烂。果实：甘、涩，寒。清热，润肺，止渴。用于热渴，咳嗽，吐血，口疮等。宿存花萼：苦、涩，平。降逆下气。用于呃逆等。果皮：外用于疔疮，无名肿毒等。柿饼：甘、涩，寒。润肺，涩肠，止血。用于吐血，血淋，肠风，痔漏，痢疾等。柿漆：涩、苦，凉。用于高血压病等。柿霜：甘，凉。清热，润燥，化痰。用于肺热燥咳，咽干喉痛，口舌生疮，吐血，消渴等。

野柿

【别　　名】油柿

【学　　名】*Diospyros kaki* var. *silvestris*

【生境分布】生于山野疏林或灌丛中。全省零星分布。

【药用部位】根，叶，宿萼。

【性味功能】苦、涩，平。开窍辟恶，行气活血，祛痰，清热凉血，润肠。用于食物中毒，腹泻，痢疾，汤火烫伤等。

君迁子

【别　　名】软枣，黑枣，牛奶柿

【学　　名】*Diospyros lotus*

【生境分布】生于杂木林中。分布于长汀、建宁等地。

【药用部位】果实。

【性味功能】甘、涩，凉。止渴，除痰，清热，解毒，健胃。用于消渴等。

罗浮柿

【别　　名】山柿，山椑柿，牛古柿，乌蛇木，山红柿

【学　　名】*Diospyros morrisiana*

【生境分布】生于山地常绿阔叶林或灌丛中，海拔1500m以下。全省各地分布。

【药用部位】树皮，叶，果实（野柿花）。

【性味功能】苦、涩，凉。解毒，收敛。用于食物中毒，泄泻，痢疾等；外用于烧烫伤等。

油柿

【别　　名】漆柿，油绿柿，乌椑，方柿

【学　　名】*Diospyros oleifera*

【生境分布】生于丘陵阔叶林中，海拔1000m以下。分布于长汀、泰宁、永安、沙县、屏南、延平、建瓯、邵武、武夷山等地。

【药用部位】果蒂。

【性味功能】苦、涩，平。降气止呕。用于呃逆等。

老鸦柿

【别　　名】野山柿，苦李，拳李，黑柿子

【学　　名】*Diospyros rhombifolia*

【生境分布】生于山坡灌丛或林缘。分布于惠安、晋安、永泰、罗源、三元、梅列、柘荣等地。

【药用部位】根或枝。

【性味功能】苦、涩，平。活血利肝。用于肝硬化，黄疸，骨痨，跌打损伤等。

山矾科（Symplocaceae）

山矾属（*Symplocos*）

薄叶山矾

【别　　名】薄叶冬青

【学　　名】*Symplocos anomala*

【生境分布】生于山地杂木林中或灌木丛。全省各地分布。

【药用部位】果实。

【性味功能】清热解毒，平肝泻火。用于黄疸，疮痈肿毒，痢疾，跌打损伤等。

华山矾

【别　　名】土常山，华灰木，草蜂窝

【学　　名】*Symplocos chinensis*

【生境分布】生于丘陵、山坡灌丛、林缘路边或杂木林中，海拔1000m以下。全省各地常见。

【药用部位】根，枝，叶。

【性味功能】根：微苦，温。祛痰，止血，理气止痛。用于疟疾，水肿。枝、叶（华山矾）：苦，凉，有小毒。清热利湿，止血生肌。用于痢疾，泄泻，创伤出血，水火烫伤，溃疡。

越南山矾

【别　　名】火灰树

【学　　名】*Symplocos cochinchinensis*

【生境分布】生于沟谷林中阴湿地或溪河边林缘路旁，海拔1000m以下。分布于南靖、上杭、连城、新罗、福清、永泰、延平等地。

【药用部位】根，花蕾。

【性味功能】根：化痰止咳。用于咳嗽等。花蕾：清热舒肝，解郁。用于肝气郁滞，心烦等。

密花山矾

【别　　名】蜜花山矾

【学　　名】*Symplocos congesta*

【生境分布】生于山地林中、沟谷地林中或林缘，海拔500m以上。全省各地分布。

【药用部位】根。

【性味功能】酸、微苦，平。消肿止痛。用于跌打损伤等。

美山矾

【别　　名】美丽山矾，小泉氏灰木

【学　　名】*Symplocos decora*

【生境分布】生于杂木林中或山谷边，海拔 600m 左右。分布于武夷山等地。

【药用部位】叶。

【性味功能】清热解毒。

羊舌树

【别　　名】粉叶山矾

【学　　名】*Symplocos glauca*

【生境分布】生于山地林间或林缘路旁灌丛中，海拔 1300m 以下。分布于宁化、涵江等地。

【药用部位】叶，树皮。

【性味功能】苦、涩，平。清热解毒，利胆行水，消积杀虫。用于食积气胀，小儿疳积，肝炎，蛔虫病等；外用于烧烫伤，外伤出血等。

光叶山矾

【别　　名】披针叶山矾

【学　　名】*Symplocos lancifolia*

【生境分布】生于山坡或沟谷林中、林缘阴湿地、溪河边灌丛中，海拔 1500m 以下。全省各地分布。

【药用部位】全株（刀灰树），根。

【性味功能】全株：甘，平。和肝健脾，止血生肌。用于外伤出血，吐血，咯血，疳积，目赤红肿等。根：用于跌打损伤等。

黄牛奶树

【别　　名】泡花子，苦山矾

【学　　名】*Symplocos laurina*

【生境分布】生于山地林中、林缘溪边或山坡石岩间，海拔 200～1300m。全省各地分布。

【药用部位】树皮（泡花子）。

【性味功能】苦、涩，凉。散寒清热。用于伤风头昏，热邪口燥，感冒身热等。

叶萼山矾

【别　　名】茶条果

【学　　名】*Symplocos phyllocalyx*

【生境分布】生于山地林中，海拔 800～1950m。分布于泰宁、武夷山等地。

【药用部位】叶。

【性味功能】清热解毒。用于疮毒，水火烫伤等。

注：FOC 将本种并入光亮山矾 *Symplocos lucida* 中，鉴于功效不同，此处予以保留。

四川山矾

【别　　名】波缘山矾，波叶灰木

【学　　名】*Symplocos setchuensis*

【生境分布】生于山地灌丛、山坡林缘岩隙间、疏林地，海拔 1800m 以下。全省各地分布。

【药用部位】根，茎，叶。

【性味功能】苦，寒。行水，定喘，清热解毒。用于水湿胀满，咳嗽喘逆，火眼，疮癣等。

注：FOC 将本种并入光亮山矾 *Symplocos lucida* 中，鉴于功效不同，此处予以保留。

白檀

【别　　名】叉子树，狗屎米，猪婆柴，江黄仔，华山矾

【学　　名】*Symplocos paniculata*

【生境分布】生于丘陵、山地灌丛、林缘路边、疏林下，海拔 800m 以上。全省各地分布。

【药用部位】根，叶。

【性味功能】甘、苦，凉。根：解表，退热，解毒。用于感冒，疟疾，痢疾，肠炎，腰腿痛，毒蛇咬伤等。叶：止血。用于创伤出血等。

南岭山矾

【学　　名】*Symplocos pendula* var. *hirtistylis*

【生境分布】生于溪边、路旁、石山或山坡阔叶林中。分布于宁化、仙游等地。

【药用部位】叶。

【性味功能】辛、苦，平。清热利湿，理气化痰。用于肺热咳嗽，热淋，小便涩痛，胃脘不舒等。

老鼠矢

【别　　名】老鼠刺，毛灰树

【学　　名】*Symplocos stellaris*

【生境分布】生于山坡林缘、林中、林缘路边、疏林中，海拔 1200m 以下。全省各地分布。

【药用部位】根（小药木），叶。

【性味功能】活血，止血。用于跌打损伤，内伤出血等。

山矾

【别　　名】郑花，柘花，春桂，七里香，山桂花

【学　　名】*Sympolcos sumuntia*

【生境分布】生于山坡灌丛、山地林缘路边、疏林中。全省各地分布。

【药用部位】根，叶，花。

【性味功能】根：苦、辛，平。清热利湿，凉血止血，祛风止痛。用于黄疸，泄泻，痢疾，血崩，风火牙痛，头痛，风湿痹痛等。叶：酸、涩、微甘，平。清热解毒，收敛止血。用于久痢，风火赤眼，扁桃体炎，中耳炎，咯血，便血，鹅口疮等。花：苦、辛，平。化痰解郁，生津止渴。用于咳嗽胸闷，小儿消渴等。

微毛山矾

【别　　名】月橘叶灰木，土常山

【学　　名】*Symplocos wikstroemiifolia*

【生境分布】生于山地林中、疏林中或沟谷林缘，海拔 400～1200m。分布于南靖、上杭、连城、新罗、漳平、三元、古田、延平、建瓯、武夷山等地。

【药用部位】根，叶。

【性味功能】苦、涩，凉。解表祛湿，解毒，除烦，止血。用于热病烦渴等。

安息香科（Styracaceae）

赤杨叶属（*Alniphyllum*）

赤杨叶

【别　　名】拟赤杨

【学　　名】*Alniphyllum forutnei*

【生境分布】生于林中或林缘沟谷地，海拔 300～1400m。全省各地分布。

【药用部位】根和叶（豆渣树）。

【性味功能】辛，微温。祛风除温，利水消肿。用于风湿痹痛，水肿，小便不利等。

陀螺果属（*Melliodendron*）

陀螺果

【别　　名】水冬瓜，冬瓜木，鸦头梨

【学　　名】*Melliodendron xylocarpum*

【生境分布】生于山地疏林中及林缘，海拔 400～1200m。分布于上杭、尤溪、延平等地。

【药用部位】根、叶。

【性味功能】淡，微涩，平。收敛，清热，杀虫。用于子宫脱垂，疝气，滑肠，小儿头疮，无名肿毒，痢疾等。

白辛树属（*Pterostyrax*）

小叶白辛树

【别　　名】白辛树

【学　　名】*Pterostyrax corymbosus*

【生境分布】生于密林中或林缘路边，海拔 400～1100m。分布于仙游、泰宁、尤溪、延平、建瓯、建阳、光泽、武夷山、浦城等地。

【药用部位】花。

【性味功能】开胃解暑。

安息香属（*Styrax*）

赛山梅

【别　　名】油榨果，白扣子，白山龙

【学　　名】*Styrax confusus*

【生境分布】生于山谷疏林或灌丛中，海拔 100～1000m。全省各地分布。

【药用部位】叶，果实。

【性味功能】辛，温。祛风除湿。用于风湿痹痛等。

垂珠花

【别　　名】白花树，小叶硬田螺

【学　　名】*Styrax dasyanthus*

【生境分布】生于疏林中或林缘路边，海拔 100～1500m。全省各地分布。

【药用部位】叶（白克马叶）。

【性味功能】苦、甘，微寒。润肺，生津，止咳。用于肺燥咳嗽，干咳无痰，口燥咽干等。

白花龙

【别　　名】梦童子，响铃子，白龙条，扫酒树

【学　　名】*Styrax faberi*

【生境分布】生于低山区及丘陵地灌丛中，海拔100～600m。全省各地分布。

【药用部位】根，叶，果实。

【性味功能】根：用于胃脘痛等。叶：用于外伤出血，风湿痹痛，跌打损伤等。果实：用于感冒发热等。

野茉莉

【别　　名】野花楛，茉莉苞，木香柴，野白果树，脆果子树

【学　　名】*Styrax japonicus*

【生境分布】生于疏林中、路旁及溪边，海拔400～1900m。全省各地分布。

【药用部位】叶或果实（候风藤）。

【性味功能】辛、苦，温，有小毒。祛风除温，舒筋通络。用于风湿痹痛，瘫痪等。

芬芳安息香

【别　　名】郁香野茉莉，极香野茉莉，白木

【学　　名】*Styrax odoratissimus*

【生境分布】生于山坡疏林或灌丛中，海拔400~1000m。分布于长汀、连城、三元、永安、沙县、晋安、古田、延平、建瓯、建阳、武夷山、光泽等地。

【药用部位】叶。

【性味功能】微苦，微温。祛风除湿，理气止痛，润肺止咳。

栓叶安息香

【别　　名】红皮树，叶下白，稠树，赤皮

【学　　名】*Styrax suberifolia*

【生境分布】生于山地、丘陵地常绿阔叶林中。全省各地分布。

【药用部位】根，叶。

【性味功能】辛，微温。祛风除湿，理气止痛。用于风湿关节痛，胃气痛等。

越南安息香

【别　　名】泰国安息香，白花木，白脉安息香，牛奶树

【学　　名】*Styrax tonkinensis*

【生境分布】生于阔叶林或灌丛中，海拔100～1000m。分布于诏安、三元、永安、延平、光泽等地。

【药用部位】树脂（安息香）。

【性味功能】辛、苦，平。开窍，清神，行气，活血，止痛。用于中风痰厥，气郁暴厥，中恶昏迷，心腹疼痛，产后血晕，小儿惊风等。

木犀科（Oleaceae）

流苏树属（*Chionanthus*）

流苏树

【别　　名】牛筋条，白花茶，炭栗树

【学　　名】*Chionanthus retusus*

【生境分布】生于山地路旁灌丛中或林缘，海拔500～1000m。分布于上杭、连城、晋安、长乐、永安、宁化、建宁、泰宁、武夷山、浦城等地。

【药用部位】根，叶，果实。

【性味功能】根：用于疮疡等。叶：苦，平。消暑止泻。用于中暑等。果实：强壮，兴奋，益脑，健胃，活血。用于手足麻木等。

连翘属（*Forsythia*）

金钟花

【别　　名】长叶连翘，狭叶连翘

【学　　名】*Forsythia viridissima*

【生境分布】栽培。分布于福安、柘荣、寿宁、延平、浦城等地。

【药用部位】果实。

【性味功能】苦，温。清热解毒，祛湿，泻火。用于感冒发热，目赤肿痛等。

梣属（*Fraxinus*）

白蜡树

【别　　名】梣，鸡糠树

【学　　名】*Fraxinus chinensis*

【生境分布】生于阔叶林中。分布于南靖、延平、建阳、武夷山等地。

【药用部位】树皮（秦皮），叶。

【性味功能】树皮：苦、涩，寒。清热燥湿，收敛，明目。用于热痢，泄泻，带下病，目赤肿痛，目生翳膜等。叶：辛，温。调经，止血，生肌。

尖叶白蜡树

【别　　名】尾叶梣

【学　　名】*Fraxinus chinensis* var. *acuminata*

【生境分布】生于阔叶林中。分布于德化等地。

【药用部位】树皮。

【性味功能】苦，寒。清热燥湿，清肝明目。用于肠炎痢疾，带下病，月经不调，疟疾，慢性支气管炎，目赤肿痛，急性结膜炎等；外用于牛皮癣等。

注：FOC 将本种并入白蜡树 *Fraxinus chinensis* 中，鉴于功效不同，此处予以保留。

大叶白蜡树

【别　　名】大叶梣，花曲柳

【学　　名】*Fraxinus chinensis* var. *shynchophylla*

【生境分布】生于山地林中。分布于永安等地。

【药用部位】树皮，叶。

【性味功能】树皮：苦、涩，寒。清热燥湿，收敛，明目。用于热痢，泄泻，带下病，目赤肿痛，目生翳膜等。叶：辛，温。调经，止血，生肌。

注：FOC 将本种并入苦枥木 *Fraxinus insularis* 中，鉴于功效不同，此处予以保留。

光蜡树

【别　　名】白鸡油，光叶白蜡，光叶蜡树，斑皮白蜡

【学　　名】*Fraxinus griffithii*

【生境分布】生于山地疏林中。分布于永安、延平等地。

【药用部位】树皮，叶。

【性味功能】树皮：苦、涩，寒。清热燥湿，收敛，明目。用于热痢，泄泻，带下病，目赤肿痛，目生翳膜等。叶：辛，温。调经，止血，生肌。

苦枥木

【别　　名】白蜡树

【学　　名】*Fraxinus insularis*

【生境分布】生于阔叶林中。分布于永安、延平、建瓯等地。

【药用部位】树皮，枝叶。

【性味功能】树皮：清热燥湿。枝叶：外用于风湿痹痛等。

素馨属（*Jasminum*）

清香藤

【别　　名】川滇茉莉，北清香藤，光清香藤

【学　　名】*Jasminum lanceolarium*

【生境分布】生于林缘或灌丛中。全省各地分布。

【药用部位】根，枝条（破骨风）。

【性味功能】苦，温。祛风除湿，活血止痛。用于风湿腰腿痛，跌打损伤，腰痛等。

野迎春

【别　　名】金腰带，金梅花，云南黄素馨

【学　　名】*Jasminum mesnyi*

【生境分布】全省各地常见栽培。

【药用部位】全株。

【性味功能】苦、平，凉。清热解毒。用于肿毒，跌打损伤，发汗等。

迎春花

【别　　名】金腰带

【学　　名】*Jasminum nudiflorum*

【生境分布】生于灌丛或岩石缝中。全省各地常见栽培。

【药用部位】叶，花。

【性味功能】叶：苦、涩，平。活血解毒，消肿止痛。用于肿毒恶疮，跌打损伤，创伤出血等。花：苦，平。发汗，解热利尿。用于发热头痛，小便涩痛等。

茉莉花

【别　　名】茉莉，香魂

【学　　名】*Jasminum sambac*

【生境分布】全省各地常见栽培，闽侯、永泰等地面积较大。

【药用部位】根，叶，花。

【性味功能】根：苦，温，有毒。麻醉，止痛。用于跌损筋骨，龋齿，头痛，失眠等。叶：辛，凉。清热解表。用于外感发热，腹胀腹泻等。花：辛、甘，温。理气，开郁，辟秽，和中。用于下痢腹痛，目赤红肿，疮毒等。

华素馨

【别　　名】金银花

【学　　名】*Jasminum sinense*

【生境分布】生于林缘或路边。全省各地分布。

【药用部位】全株。

【性味功能】苦，涩。消炎，止痛，活血，接骨。用于外伤出血，烧烫伤等。

女贞属（*Ligustrum*）

蜡子树

【别　　名】小白蜡，刺女贞，尖叶女贞

【学　　名】*Ligustrum leucanthum*

【生境分布】生于灌丛或阔叶林中。分布于上杭、永安、武夷山等地。

【药用部位】树皮、叶。

【性味功能】清热泻火，除湿。

女贞

【别　　名】桢木，女贞木，冬青，蜡树，刀伤药

【学　　名】*Ligustrum lucidum*

【生境分布】生于常绿阔叶林中。全省各地分布。

【药用部位】茎皮，叶，果实（女贞子）。

【性味功能】茎皮、叶：微苦，凉。清热解毒。茎皮：用于咳嗽，汤火伤等。叶：用于口腔炎，风火赤眼等。果实：甘、苦，平。养阴滋肾。用于虚热，头晕目眩，耳鸣，腰膝酸楚无力等。

小叶女贞

【别　　名】蜡树，小白蜡条，白蜡条

【学　　名】*Ligustrum quihoui*

【生境分布】生于山坡或河边灌丛中。分布于宁化、仙游、尤溪、柘荣、武夷山、浦城等地。

【药用部位】树皮（水白蜡树皮），叶（水白蜡）。

【性味功能】树皮：用于烫伤等。叶：苦，凉。清热祛暑，解毒消肿。用于伤暑发热，风火牙痛，咽喉肿痛，口舌生疮，痈肿疮毒，水火烫伤等。

小蜡

【别　　名】亮叶小蜡，光叶小蜡，小白蜡，指甲花，山指甲

【学　　名】*Ligustrum sinense*

【生境分布】生于溪河边灌丛或林缘。全省各地分布。

【药用部位】叶。

【性味功能】辛，热，有小毒。消肿止痛。用于甲沟炎，白癜风等。

多毛小蜡

【别　　名】多毛小蜡树，小华蜡树

【学　　名】*Ligustrum sinense* var. *coryanum*

【生境分布】生于石灰山季雨林中。分布于泰宁等地。

【药用部位】树皮、叶。

【性味功能】苦涩寒。清热解毒，消肿止痛。用于跌打肿痛，疮疡肿毒，黄疸，烧烫伤，产后会阴水肿。

光萼小蜡

【别　　名】苦丁茶，苦味散

【学　　名】*Ligustrum sinense* var. *myrianthum*

【生境分布】生于阔叶林中。分布于南靖、永安、建宁等地。

【药用部位】叶。

【性味功能】清热解毒，消肿止痛。用于咽喉痛，口腔破溃，疮疖，跌打损伤等。

亮叶小蜡

【别　　名】光叶小蜡，光叶水蜡树
【学　　名】*Ligustrum sinense* var.*nitidum*
【生境分布】生于阔叶林中。分布于漳平等地。
【药用部位】树皮、叶（水白蜡）。
【性味功能】淡、微苦，平。清热，降火。用于吐血牙痛，口疮，咽喉痛，黄水疮。

木犀属（*Osmanthus*）

木犀

【别　　名】九里香，岩桂，桂花，举木，山木犀
【学　　名】*Osmanthus fragrans*
【生境分布】全省各地常见栽培。
【药用部位】根。
【性味功能】辛，温。健脾益肾，舒筋活络。根：用于胃下垂，胃及十二指肠溃疡，遗精；根二层

皮：用于腰扭伤，失音等。

厚边木犀

【别　　名】月桂，边缘木犀
【学　　名】*Osmanthus marginatus*
【生境分布】生于阔叶林中。分布于建宁、武夷山等地。
【药用部位】花。
【性味功能】辛、微苦，平。化痰止咳，活血，止痛。用于喘咳痰多，妇女经闭腹痛，龋齿牙痛等。

牛矢果

【别　　名】大果木犀，羊屎木
【学　　名】*Osmanthus matsumuranus*
【生境分布】生于阔叶林中。分布于长汀、建宁、屏南、建阳、武夷山等地。
【药用部位】树皮，叶（羊屎木）。
【性味功能】苦，寒。散脓血。用于痈疮发背等。

马钱科（Loganiaceae）

醉鱼草属（*Buddleja*）

白背枫

【别　　名】白鱼鲗，杨波叶，溪桃，山苦桃，驳骨丹
【学　　名】*Buddleja asiatica*
【生境分布】生于山坡灌丛或村旁路边溪河边。全省各地分布。
【药用部位】根，叶，果实。
【性味功能】苦、微辛，微温，有小毒。驱风化湿，行气活血。根：用于腹胀，风湿关节痛，风湿性心脏病，跌打损伤等。叶：用于感冒，痢疾，痛疽等。果实：用于小儿疳积等。

醉鱼草

【别　　名】鱼泡菜，毒鱼藤，鱼白子花
【学　　名】*Buddleja lindleyana*
【生境分布】生于山坡路旁或溪边灌丛。全省各地分布。
【药用部位】根，叶，花。

【性味功能】根：辛，温。叶、花：微苦、辛，温，有毒。祛风散寒，化痰止咳，破气行瘀，杀虫攻毒。用于慢性支气管炎，疟疾，风湿关节痛，丝虫病淋巴管炎，钩虫病，蛔虫病，小儿疳积，口角炎，甲沟炎，跌打损伤，创伤出血，阴疽疔毒等。

灰莉属（*Fagraea*）

灰莉

【别　　名】非洲茉莉，灰莉木，华灰莉
【学　　名】*Fagraea ceilaniea*
【生境分布】福州以南各地常见栽培。
【药用部位】叶
【性味功能】外用于伤口溃烂。

蓬莱葛属（*Gardneria*）

蓬莱葛

【别　　名】多花蓬莱葛
【学　　名】*Gardneria multiflora*

【生境分布】生于山地路旁、疏林中。分布于仙游、永泰、武夷山、光泽等地。

【药用部位】根，种子。

【性味功能】苦、辛，温。祛风活血。用于关节痛，创伤出血等。

钩吻属（*Gelsemium*）

钩吻

【别　　名】胡蔓藤，断肠草

【学　　名】*Gelsemium elegans*

【生境分布】生于灌丛林中或山地路边。全省各地分布常见。永定、顺昌等地有栽培。

【药用部位】全株，根（大茶药根）。

【性味功能】全株：辛、苦，温，有剧毒。祛风、攻毒，消肿，止痛。用于疥癞，湿疹，瘰疬，痈肿，疔疮，跌打损伤，风湿痹痛，神经痛等。根：苦，寒，有剧毒。消肿，止痛，接骨。用于疔疮肿毒，跌打损伤，骨折等。

注：误食中毒后，饮羊血200～300ml可解毒。

尖帽草属（*Mitrasacme*）

水田白

【别　　名】小姬苗，姬苗，裸茎姬苗，田字草

【学　　名】*Mitrasacme pygmaea*

【生境分布】生于路边、山坡向阳处。分布于惠安、泉港、寿宁、武夷山等地。

【药用部位】全草。

【性味功能】用于小儿疳积，小儿惊风。

马钱属（*Strychnos*）

牛眼马钱

【别　　名】牛眼珠，狭花马钱，勾梗树，车前树

【学　　名】*Strychnos angustiflora*

【生境分布】生于山地灌木林中。分布于诏安、云霄、南靖等地。

【药用部位】种子（牛眼珠）。

【性味功能】苦，寒，有大毒。通络，消肿，止痛。用于风湿关节痛，手足麻木，半身不遂等；外用于痈疽肿毒，跌打损伤等。

龙胆科（Gentianaceae）

穿心草属（*Canscora*）

罗星草

【别　　名】假须药草，糖果草，青叶胆，四方香草，白花田草

【学　　名】*Canscora andrographioides*

【生境分布】生于山谷、田地中、林下，海拔200～1400m。分布于宁化等地。

【药用部位】全草。

【性味功能】苦，寒。清热消肿，散瘀止痛，接骨。用于急性胆囊炎，急性肠炎，急性扁桃体炎等；外用治跌打，骨折，关节肿痛等。

百金花属（*Centaurium*）

百金花

【别　　名】麦氏埃蕾，东北埃蕾

【学　　名】*Centaurium pulchellum* var. *Altaicum*

【生境分布】生于潮湿的田野、草地、水边、沙滩地，特别在海边最多，海拔50～200m。分布于泉港、福鼎等地。

【药用部位】全草。

【性味功能】苦，寒。清热，退黄，利胆。用于肝热，胆热，黄疸，头痛，发热，扁桃体炎等。

蔓龙胆属（*Crawfurdia*）

福建蔓龙胆

【别　　名】蝴蝶草，接筋草，蔓龙胆

【学　　名】*Crawfurdia pricei*

【生境分布】生于山坡草地、山谷灌丛或密林中，海拔 400m 以上。分布于华安、武平、新罗等地。

【药用部位】全草。

【性味功能】清热解毒。

龙胆属（*Gentiana*）

五岭龙胆

【别　　名】簇花龙胆，仙花，九头牛，倒地莲，地罗汉

【学　　名】*Gentiana davidii*

【生境分布】生于林下路边或山顶草地较阴湿处，海拔 400m 以上。分布于福建东部、北部至西部。

【药用部位】带花全草（落地荷花）。

【性味功能】苦，寒。清热燥湿，解毒消肿。用于痢疾，咽喉肿痛，高血压，小儿惊风，疝气，闭经，乳汁不通，疔，痈，疖等。

华南龙胆

【别　　名】紫花地丁

【学　　名】*Gentiana loureirii*

【生境分布】生于丘陵或山坡草地中。分布于闽侯、福安、周宁、古田、霞浦、寿宁、延平等地。

【药用部位】全草（龙胆地丁）。

【性味功能】苦、辛，寒。清热利湿，解毒消痈。用于咽喉肿痛，肠痈，带下病，尿血等；外用于疮疡肿毒，瘰疬等。

流苏龙胆

【学　　名】*Gentiana panthaica*

【生境分布】生于山坡草地、灌丛中、林下、林缘及路旁，海拔 1500m 以上。分布于德化等地。

【药用部位】全草。

【性味功能】清热燥湿，清肝泻火。用于湿热黄疸，胆囊炎，食欲不振，目赤，尿路感染，带状疱疹，甲状腺功能亢进等。

龙胆

【别　　名】观音草，苦根仔，还魂草，扇柏

【学　　名】*Gentiana scabra*

【生境分布】生于山谷林缘或山顶草丛中，海拔

750～1800m。分布于霞浦、柘荣、屏南、寿宁、松溪、政和、建瓯、建阳、武夷山、浦城等地。

【药用部位】全草。

【性味功能】苦，寒。泻肝胆实火，祛下焦湿热。用于肝炎，胆道感染，咽喉炎，膀胱炎，尿道炎，高血压，结膜炎，阴囊肿痛，小儿急惊风，湿疹，带状疱疹，毒蛇咬伤等。

笔龙胆

【别　　名】绍氏龙胆，路边红，爪米草，二郎箭，小儿血参

【学　　名】*Gentiana zollingeri*

【生境分布】生于草甸、灌丛中、林下，海拔 500～1650m。分布于武夷山等地。

【药用部位】带根全草。

【性味功能】苦，寒。活血止痛，健脾消食。用于跌打损伤，消化不良等。

匙叶草属（*Latouchea*）

匙叶草

【别　　名】红客妈叶，红虾蟆叶

【学　　名】*Latouchea fokiensis*

【生境分布】生于山谷杂木林中湿润处，海拔 1000m 以上。分布于永安、建阳、武夷山等地。

【药用部位】全草。

【性味功能】苦、辛，寒。活血祛瘀，清热，止咳。用于腹内出血瘀积，痞块，劳伤咳嗽等。

莕菜属（*Nymphoides*）

水皮莲

【别　　名】银莲花，龙骨瓣莕菜

【学　　名】*Nymphoides cristata*

【生境分布】生于淡水池塘中。分布于平潭等地。

【药用部位】全草。

【性味功能】甘，寒。清热，利尿，消肿，解毒。用于寒热，热淋，痈肿，火丹等。

金银莲花

【别　　名】白花莕菜，印度莕菜

【学　　名】*Nymphoides indica*

【生境分布】生于淡水池塘中。全省各地分布。

【药用部位】全草。

【性味功能】甘、微苦，寒。清热利尿，消肿解毒。

莕菜

【别　　名】水铜钱，莲叶莕菜

【学　　名】*Nymphoides peltatum*

【生境分布】生于池塘或不甚流动的河溪中。全省各地零星分布。

【药用部位】全草。

【性味功能】甘，寒。清热，利尿，消肿，解毒。用于寒热，热淋，痈肿，火丹等。

獐牙菜属（*Swertia*）

美丽獐牙菜

【别　　名】土疸药，肝炎草，粤北獐牙菜

【学　　名】*Swertia angustifolia* var. *pulchella*

【生境分布】生于荒山草丛中，海拔 1000m 左右。分布于连城、沙县、武夷山等地。

【药用部位】全草（青叶胆）。

【性味功能】苦，寒。清热解毒，舒肝健胃。用于黄疸，咽喉痛，乳蛾，淋证，小便涩痛，时行感冒，感冒，疟疾等。

獐牙菜

【别　　名】双点獐牙菜

【学　　名】*Swertia bimaculata*

【生境分布】生于杂木林中及山谷林缘或沟边，海拔 250m 以上。分布于屏南、寿宁、建阳、武夷山、浦城等地。

【药用部位】全草（大苦草）。

【性味功能】苦，寒。清热解毒，舒肝利胆。用于急慢性肝炎，胆囊炎，淋证，肠胃痛，感冒发热，时行感冒，咽喉痛，牙痛等。

北方獐牙菜

【别　　名】当药，水黄莲，肝炎草

【学　　名】*Swertia diluta*

【生境分布】生于山坡草地或林下，海拔 500~1500m。分布于霞浦、政和、松溪等地。

【药用部位】全草（獐牙菜）。

【性味功能】清热健胃利湿。用于消化不良，胃脘痛胀，黄疸，目赤，牙痛，口疮。

浙江獐牙菜

【别　　名】江浙獐牙菜

【学　　名】*Swertia hickinii*

【生境分布】生于山坡草地或田边。分布于柘荣、寿宁、浦城等地。

【药用部位】全草。

【性味功能】苦，寒。清热，利湿，解毒。

双蝴蝶属（*Tripterospermum*）

双蝴蝶

【别　　名】中国双蝴蝶，肺形草，黄金线，胡地莲

【学　　名】*Tripterospermum chinense*

【生境分布】生于竹林、杂木林中或山谷林缘、沟边阴湿处，海拔 500m 以上。分布于上杭、德化、霞浦、屏南、建瓯、建阳、光泽、武夷山、浦城等地。

【药用部位】幼嫩全草（肺形草）。

【性味功能】辛、甘、苦，寒。清肺止咳，凉血止血，利尿解毒。用于肺热咳嗽，肺痨咯血，肺痈，肾炎，乳痈，疮痈疔肿，创伤出血，毒蛇咬伤等。

香港双蝴蝶

【别　　名】双蝴蝶

【学　　名】*Tripterospermum nienkui*

【生境分布】生于山谷密林中或山坡路旁疏林中、竹林下等。全省各地分布。

【药用部位】全草（黄金线）。

【性味功能】甘、辛，寒。清热解毒，止咳，止血。用于肺热咳嗽，咯血，肺痈，小便淋涩，乳痈，疔疮疖肿，外伤出血等。

夹竹桃科（Apocynaceae）

黄蝉属（*Allemanda*）

黄蝉

【别　　名】黄兰蝉

【学　　名】*Allemanda neriifolia*

【生境分布】全省各地常见栽培。

【药用部位】全株。

【性味功能】苦，寒，有毒。消坚化软，破瘀积，下水肿，杀虫。用于热积水肿，血水肿，皮肤瘙痒，疥癣等。

鸡骨常山属（*Alstonia*）

糖胶树

【别　　名】面条树，盆架子，鸭脚木，盆架树

【学　　名】*Alstonia scholaris*

【生境分布】福州以南常作为行道树种植。

【药用部位】嫩枝，树皮，叶（灯台树）。

【性味功能】淡，平，有毒。清热解毒止痛化咳止痰，止血。用于咳嗽痰喘，感冒顿咳，胃痛，泄泻，疟疾，风湿；外用于外伤、溃疡出血，跌打损伤，骨折，痈疮红肿。

链珠藤属（*Alyxia*）

链珠藤

【别　　名】阿利藤，瓜子藤，过山香，香藤，七里香

【学　　名】*Alyxia sinensis*

【生境分布】生于山坡灌丛中或杂木林缘或路边，海拔 1000m 以下。全省各地分布。

【药用部位】全株（瓜子藤）。

【性味功能】微苦，辛，温，有小毒。祛风行气，燥湿健脾，通经活络。用于风湿关节痛，腰痛，湿脚气，泄泻，闭经，产后风，跌打损伤等。

鳝藤属（*Anodendron*）

鳝藤

【别　　名】铁骨藤

【学　　名】*Anodendron affine*

【生境分布】生于山地疏林及丘陵山坡灌丛中，海拔 800m 以下。全省各地分布。

【药用部位】茎。

【性味功能】微苦、辛，温，有小毒。祛风行气，燥湿健脾，通经络，解毒。用于风湿关节痛，消化不良等。

罗布麻属（*Apocynum*）

罗布麻

【别　　名】牛茶，茶叶花，红麻，野麻

【学　　名】*Apocynum venetum*

【生境分布】生于盐碱荒地、沙漠边缘及河流两岸。厦门植物园等有引种。

【药用部位】全草，叶，乳汁。

【性味功能】全草：甘、苦，凉，有小毒。清火，降压，强心，利尿。用于心脏病，高血压症，肾虚，肝炎腹胀，水肿等。叶：甘、苦，凉。平肝安神，清热利水。用于肝阳眩晕，心悸失眠，浮肿尿少，高血压症，肾虚，水肿等。乳汁：用于愈合伤口等。

清明花属（*Beaumontia*）

清明花

【别　　名】大花清明花，炮弹果，藤杜仲

【学　　名】*Beaumontia grandifiora*

【生境分布】生于山地疏林中。芗城、龙文、晋安等地有栽培。

【药用部位】根，叶（炮弹果）。

【性味功能】辛，温。祛风湿，散瘀活血，接骨。用于风湿关节痛，腰腿痛，跌打损伤，腰肌劳损，骨折。

长春花属（*Catharanthus*）

长春花

【别　　名】雁来红，日日草，日日新

【学　　名】*Catharanthus roseus*

【生境分布】全省各地常见栽培。

【药用部位】全株。

【性味功能】微苦、凉，有毒。抗癌，降血压。用于急性淋巴细胞性白血病，淋巴瘤，肺癌，绒毛膜癌，子宫癌，巨滤泡性淋巴瘤，高血压症等。

鹿角藤属（*Chonemorpha*）

大叶鹿角藤

【学　　名】*Chonemorpha fragrans*

【生境分布】厦门植物园等有引种。

【药用部位】根，茎。

【性味功能】用于风湿骨痛等。

花皮胶藤属（*Ecdysanthera*）

酸叶胶藤

【别　　名】厚皮藤，红背酸藤，黑风藤，风藤，酸叶藤

【学　　名】*Ecdysanthera rosea*

【生境分布】生于杂木林缘、山谷灌丛中及溪边湿润处，海拔 800m 以下。全省各地分布。

【药用部位】全株。

【性味功能】酸、微涩，凉。利尿，消肿，止痛。用于咽喉肿痛，口腔破溃，牙龈炎，水肿，泄泻，风湿骨痛，跌打瘀肿，疔疮，蛇咬伤等。

花皮胶藤

【别　　名】花杜仲藤，眼角蓝，刺耳蓝，喉崩癞，花喉崩

【学　　名】*Ecdysanthera utilis*

【生境分布】生于山谷杂木林中，海拔 300m 左右。分布于南靖等地。

【药用部位】茎皮。

【性味功能】苦，平。祛风活血，强筋骨，健腰膝。用于风湿痹痛，腰膝痿软，四肢无力等。

腰骨藤属（*Ichnocarpus*）

腰骨藤

【别　　名】羊角藤，勾临链，犁固公藤

【学　　名】*Ichnocarpus frutescens*

【生境分布】生于低海拔时疏林及山坡灌丛中。分布于泉港、晋安、福清等地。

【药用部位】种子，叶。

【性味功能】种子：苦，平；祛风除湿，补肾，壮阳，止痛；用于腰骨风湿痛等。叶：用于小儿消化不良等。

少花腰骨藤

【别　　名】红杜仲

【学　　名】*Ichnocarpus jacquetii*

【生境分布】生于杂木林中，常攀援于大树上，海拔 400m 左右。分布于南靖等地。

【药用部位】树皮。

【性味功能】苦、微辛，微温，有小毒。舒筋活血。用于筋骨痛，风湿痹痛等。

蕊木属（*Kopsia*）

蕊木

【别　　名】云南蕊木，假乌榄树，柯蒲木

【学　　名】*Kopsia arborea*[*Kopsia officinalis*]

【生境分布】生于山地疏林中或路旁。芗城等地有栽培。

【药用部位】叶，果实，树皮。

【性味功能】苦，辛，凉，有毒。止痛，舒筋活络解毒。用于咽喉肿痛，乳蛾，风湿骨痛，四肢麻木。树皮：消肿。用于水肿。

山橙属（*Melodinus*）

尖山橙

【别　　名】驳筋树，青竹藤，竹藤

【学　　名】*Melodinus fusiformis*

【生境分布】生于山地疏林中或山坡路旁、山谷水沟边。闽南一带有种植。

【药用部位】全株（尖山橙）

【性味功能】活血，祛风，补肺，通乳。用于风湿痹痛，风湿性心脏病，跌打损伤。果实：有毒。行气，止痛。

山橙

【别　　名】马骝藤，马骝子，猴子果

【学　　名】*Melodinus suaveolens*

【生境分布】生于丘陵、山谷，攀援树上或石壁上。诏安、云霄等地有栽培。

【药用部位】果实（山橙）。

【性味功能】苦，凉，有小毒。行气止痛，清热利尿，消积化痰。用于消化不良，小儿疳积，子痈，疝气，腹痛，咳嗽痰多，皮肤热毒，湿癣疥癞，瘰疬。

夹竹桃属（*Nerium*）

夹竹桃

【别　　名】红花夹竹桃

【学　　名】*Nerium indicum*

【生境分布】全省各地常见栽培。

【药用部位】全株，叶。

【性味功能】全株：有毒。强心，利尿，发汗，祛痰，散瘀，止痛，解毒，透疹。用于哮喘，羊癫痫，心力衰竭，杀蝇，灭孑孓等。叶：辛、苦、涩、温，有毒。强心利尿，祛痰杀虫。用于心力衰竭，癫痫等；外用于甲沟炎，斑秃，杀蝇等。

白花夹竹桃

【别　　名】指甲桃

【学　　名】*Nerium indicum* 'Paihua'

【生境分布】全省各地零星栽培。

【药用部位】根皮。

【性味功能】辛，温，有毒。强心，杀虫。用于心力衰竭，癫痫等；外用于甲沟炎，斑秃等。

鸡蛋花属（*Plumeria*）

鸡蛋花

【别　　名】蛋黄花

【学　　名】*Plumeria rubra* 'Acutifolia'

【生境分布】福州以南常见栽培

【药用部位】花（鸡蛋花），树皮。

【性味功能】花：甘，凉。清热解暑，利湿，润肺止咳。用于肺热咳喘，肝炎，消化不良，咳嗽痰喘，小儿疳积，痢疾，感冒发热，肺虚咳嗽，贫血，预防中暑。树皮：用于痢疾，感冒高热，哮喘。

帘子藤属（*Pottsia*）

大花帘子藤

【别　　名】乳汁藤

【学　　名】*Pottsia grandiflora*

【生境分布】生于杂木林中或林缘，海拔 500 ～ 1100m。分布于上杭等地。

【药用部位】茎。

【性味功能】祛风活络，化痰，止血。用于腰骨酸痛，贫血，妇女产后虚弱等。

帘子藤

【别　　名】花拐藤，黄心泥藤，菜豆藤，长角胶藤

【学　　名】*Pottsia laxiflora*

【生境分布】生于杂木林中及山谷林缘，海拔 1200m 以下。分布于南靖、平和、华安、新罗、仙游、永泰、延平等地。

【药用部位】根，茎，乳汁。

【性味功能】苦、辛，微温。活络行血，祛风除湿。用于腰腿酸痛，贫血，风湿，跌打损伤，痈疽，经闭等。

萝芙木属（*Rauvolfia*）

四叶萝芙木

【别　　名】异叶萝芙木

【学　　名】*Rauvolfia tetraphylla*

【生境分布】原产南美洲。厦门植物园等地有引种。

【药用部位】树汁（四叶萝芙木），根。

【性味功能】树汁：催吐，泻下，祛痰，利尿，消肿。根（四叶萝芙木根）：降压。用于高血压症。

萝芙木

【别　　名】野辣椒，鱼胆木，羊屎果

【学　　名】*Rauvolfia verticillata*

【生境分布】福州森林公园等地有引种。

【药用部位】根（萝芙木）。

【性味功能】苦，寒。有小毒。镇静降压，活血止痛，清热解毒。用于高血压症，头痛，眩晕，失眠，高热不退，胆囊炎，黄疸；外用于跌打损伤，毒蛇咬伤，疮疥。

药用萝芙木

【别　　名】奎宁树，大叶萝芙木

【学　　名】*Rauvolfia verticillata var.officinalis*

【生境分布】生于山地沟谷潮湿地方。诏安等地有引种栽培。

【药用部位】全株。

【性味功能】清热解毒，止痛祛风，降压。用于高血压症，感冒头痛，骨痛，胃痛，腹痛，咳嗽，伤寒，疟疾，蛇咬伤。

催吐萝芙木

【别　　名】萝芙木

【学　　名】*Rauvolfia vomitoria*

【生境分布】原产非洲。闽南一带有零星栽培。

【药用部位】根（催吐萝芙木），茎皮，乳汁。

【性味功能】根：降压。用于高血压症；可提制呕吐、泻下药物。茎皮：清热解毒。用于高热，消化不良，疥癣。乳汁：用于腹痛，泻下。

羊角拗属（*Strophanthus*）

羊角拗

【别　　名】羊角藤，羊角树，牛角藤，断肠草

【学　　名】*Strophanthus divaricatus*

【生境分布】生于丘陵山地疏林中、山坡灌丛及河岸、道路旁，海拔600m以下。分布于福建东南沿海及中部至西部各地。

【药用部位】根，茎叶，种子（羊角扭）。

【性味功能】根、茎叶：苦，寒，有毒。祛风湿，通经络，解疮毒，杀虫。用于风湿痹痛，小儿麻痹后遗症，跌打损伤，痈疮，疥癣等。种子：苦，寒，有毒。强心，消肿，止痛，止痒，杀虫。用于风湿关节痛，小儿麻痹后遗症，皮癣，腱鞘炎，骨折，多发性疖肿等。

狗牙花属（*Tabernaemontana*）

狗牙花

【别　　名】狗颠木，狮子花，单瓣狗牙花，白狗牙

【学　　名】*Tabernaemontana divaricata*

【生境分布】福州以南常见栽培。

【药用部位】根（狗牙花），叶，花。

【性味功能】根：酸，凉。清热解毒。用于咽喉肿痛，头痛，骨折。叶、花：酸，凉。清热解毒，利水消肿，降压。用于高血压症，疮疥，目赤肿痛，头痛，疮疥，蛇咬伤。

黄花夹竹桃属（*Thevetia*）

黄花夹竹桃

【别　　名】番仔桃，黄花状元竹，柳木子，酒杯花

【学　　名】*Thevetia peruviana*

【生境分布】全省村边路旁常见栽培。

【药用部位】叶，种子。

【性味功能】叶：苦，温，有毒。强心，解毒，消肿。用于蛇头疔等。种子：辛，苦，温，有大毒。强心，利尿，消肿。用于心力衰竭，阵发性室上性心动过速，阵发性心房纤颤等。

络石属（*Trachelospermum*）

紫花络石

【别　　名】杜仲藤，藤杜仲，车藤，络石藤，牛角藤

【学　　名】*Trachelospermum axillare*

【生境分布】生于沟谷林缘、杂木林中的路旁或溪边，海拔300~1200m。分布于仙游、永安、沙县、屏南、延平、建阳、光泽、武夷山、浦城等地。

【药用部位】全株。

【性味功能】辛，微苦，温，有毒。解表发汗，通经活络，止痛。用于感冒，风湿，跌打损伤，痰喘咳嗽，肺痨等。

细梗络石

【别　　名】爬山虎，络石藤，湖北络石

【学　　名】*Trachelospermum asiaticum*

【生境分布】生于山地杂木林路边或山谷林缘。分布于上杭、德化、连城、梅列、将乐、泰宁、延平等地。

【药用部位】全株。

【性味功能】辛、微苦，温。解毒，祛风活血，通络止痛。用于感冒，风湿痹痛，关节痛，跌打损伤，痈肿等。

络石

【别　　名】合掌藤，牛乳子，风不动，钳壁龙，酸树芭

【学　　名】*Trachelospermum jasminoides*

【生境分布】生于山坡灌丛、旷野路边、溪河两岸及杂木林中或林缘。全省各地分布。

【药用部位】全草。

【性味功能】苦，微寒。祛风通络，活血止痛。用于风湿关节痛，咽喉肿痛，痈，疽，跌打损伤等。

石血

【别　　名】爬山虎，茉莉藤，悬石，九庆藤，铁栏杆

【学　　名】*Trachelospermum jasminoides* var. *heterophyllum*

【生境分布】生于林下、路边、村旁或溪边。分布于安溪、福清、长乐、晋安、连江、永安、三元、梅列、沙县、建瓯等地。

【药用部位】全株。

【性味功能】苦、微涩，温。祛风止痛，通经络，利关节。用于风湿骨痛，腰膝酸痛，肾虚泄泻，跌打损伤等。

注：FOC 将本种并入络石 *Trachelospermum jasminoides* 中，鉴于功效不同，此处予以保留。

倒吊笔属（*Wrightia*）

倒吊笔

【别　　名】章表根，墨柱根，细姑木，乳酱树，苦杨

【学　　名】*Wrightia pubescens*

【生境分布】生于低海拔热带雨林中或干燥山麓疏林中。《福建植物志》载福州有栽培，目前未见。

【药用部位】根（倒吊笔），叶。

【性味功能】根：甘，平。祛风利湿，消肿生肌，化痰散结。用于瘰疬，风湿关节痛，腰腿痛，咳嗽痰喘，黄疸，肝硬化腹水，带下病。叶（倒吊笔叶）：甘，凉。用于感冒发热，急性炎症感染。

萝藦科（Asclepiadaceae）

马利筋属（*Asclepias*）

马利筋

【别　　名】莲生桂子花，金凤花，金银花台

【学　　名】*Asclepias curassavica*

【生境分布】原产美洲。福州以南常见栽培。

【药用部位】根，全草。

【性味功能】根：辛，平，有毒。止血，杀虫，解毒，消痞。全草（莲生桂子花）：苦，寒，有毒。清热解毒，活血止血。用于乳蛾，肺热咳嗽，痰喘，小便淋痛，崩漏，带下病，外伤出血。

秦岭藤属（*Biondia*）

青龙藤

【别　　名】藤叶细辛，捆仙绳

【学　　名】*Biondia henryi*

【生境分布】生于灌木丛中。分布于永安、泰宁、武夷山等地。

【药用部位】带根全草（捆仙丝）。

【性味功能】淡，温。活血舒筋，理气祛风。用于跌打损伤，下肢冷痛麻木，风湿手足麻木，牙痛等。

牛角瓜属（*Calotropis*）

牛角瓜

【别　　名】羊浸树

【学　　名】*Calotropis gigantea*

【生境分布】漳浦、思明、福清等地有栽培。

【药用部位】全草，茎皮，叶。

【性味功能】全草：酸，平。清热解毒。用于无名肿毒，骨折等。茎皮：用于体癣，疥疮。叶：淡、涩，平。祛痰定喘。用于顿咳，咳嗽痰喘等。

鹅绒藤属（*Cynanchum*）

白薇

【别　　名】直立白薇，三百根，百荡草，苦胆草，双角果

【学　　名】*Cynanchum atratum*

【生境分布】生于河边、草地、旱地、荒山坡及疏林下。全省各地零星分布。

【药用部位】根及部分根茎。

【性味功能】苦、咸，寒。清热益阴，利尿通淋，解毒疗疮。用于温热病发热，身热斑疹，潮热骨蒸，肺热咳嗽，产后虚烦，热淋，血淋，咽喉肿痛，疮痈肿毒，毒蛇咬伤等。

牛皮消

【别　　名】飞来鹤，耳叶牛皮消，老牛冻

【学　　名】*Cynanchum auriculatum*

【生境分布】生于山坡灌木丛中。全省各地分布。

【药用部位】块根（白首乌）。

【性味功能】甘、微苦，平。补肝肾，强筋骨，益精血，健脾消食，解毒疗疮。用于腰膝酸痛，阳痿遗精，头晕耳鸣，心悸失眠，食欲不振，小儿疳积，产后乳汁稀少，疮痈肿痛，毒蛇咬伤等。

刺瓜

【别　　名】山苦瓜

【学　　名】*Cynanchum corymbosum*

【生境分布】生于灌丛中潮湿处。全省各地零星分布。

【药用部位】全草，果实。

【性味功能】甘、淡，平。催乳，解毒。用于神经衰弱，肺结核，慢性胃炎，尿血，闭经，乳汁不足等。

山白前

【别　　名】老君须

【学　　名】*Cynanchum fordii*

【生境分布】生于疏林灌木丛中。分布于南靖等地。

【药用部位】根。

【性味功能】辛、苦，凉。清热，消肿、生肌，止痛，除虚咳。用于咳嗽，痈疮等。

白前

【别　　名】溪瓢羹，消结草，合掌消，乌梗仔

【学　　名】*Cynanchum glaucescens*

【生境分布】生于河边、路旁及山坡地。全省各地零星分布。

【药用部位】根及根茎。

【性味功能】甘、微辛，温。行气消积，健脾祛痰。用于跌打损伤，胃痛，胸胁痛，脾肿大，蛔虫病，小儿疳积等。

毛白前

【别　　名】龙胆白前，百地牛，毛白薇

【学　　名】*Cynanchum mooreanum*

【生境分布】生于丘陵山地灌木丛中。全省各地分布。

【药用部位】根。

【性味功能】苦，平。清热解毒，行气健脾，活血通经。用于肠结核等。

徐长卿

【别　　名】小对叶草，观音竹，了刁竹，逍遥竹，天竹根

【学　　名】*Cynanchum paniculatum*

【生境分布】生于林缘湿草地或水沟边。全省零星分布。

【药用部位】根。

【性味功能】辛、微苦，温。理气止痛，祛风化湿，

祛瘀通经。用于伤风，风湿关节痛，腰痛，心胃气痛，中暑腹痛，肝硬化腹水，痛经，跌打损伤，带状疱疹，荨麻疹，湿疹，毒蛇及狂犬咬伤等。

柳叶白前

【别　　名】草白前，鹅管白前，鹅白前，土白前，酒叶草

【学　　名】*Cynanchum stauntonii*

【生境分布】生于山谷湿地、水沟边或潮湿灌丛草地。全省各地分布。

【药用部位】根及根茎（鹅管白前）。

【性味功能】辛、甘，平。化痰，止咳，平喘。用于感冒咳嗽，支气管炎，咳喘痰多等。

眼树莲属（*Dischidia*）

小叶眼树莲

【别　　名】上别木

【学　　名】*Dischidia nummularia*

【生境分布】生于密林中或山谷阴湿处。分布于福建南部等地。

【药用部位】叶。

【性味功能】甘，寒。清热凉血，养阴生津。用于出血证，消渴，阴虚等。

南山藤属（*Dregea*）

南山藤

【别　　名】假夜来香，苦菜藤，牛角藤

【学　　名】*Dregea volubilis*

【生境分布】生于山地林中，常攀援于大树上。福州以南有栽培，偶见逸生。

【药用部位】全株。

【性味功能】苦、辛，凉。清热，解毒，止吐。用于感冒，咳嗽痰喘，妊娠呕吐，食管癌，胃癌，疟疾。

钉头果属（*Gomphocarpus*）

钉头果

【别　　名】气球果，河豚果，风船唐棉

【学　　名】*Gomphocarpus fruticosus*

【生境分布】栽培。分布于南靖等地。

【药用部位】全株，茎，叶，乳汁。

【性味功能】全株：用于小儿肠胃病等。茎：作催嚏剂。叶：用于肺痨等。乳汁：作灌肠剂。

匙羹藤属（*Gymnema*）

匙羹藤

【别　　名】武靴藤，金刚藤，蛇天角，饭杓藤

【学　　名】*Gymnema sylvestre*

【生境分布】生于山坡灌木丛中。分布于沿海各地。

【药用部位】根（武靴藤），嫩枝叶。

【性味功能】根：苦，平。消肿解毒，清热凉血。用于多发性脓肿，深部脓肿，乳痈，痈疮肿毒等。嫩枝叶：苦，平。止痛，生肌，消肿。用于枪弹伤，杀虫等。

醉魂藤属（*Heterostemma*）

醉魂藤

【别　　名】台湾醉魂藤

【学　　名】*Heterostemma alatum*

【生境分布】生于山坡路旁灌木丛中。分布于南靖、平和、华安、永泰等地。

【药用部位】全株。

【性味功能】辛，平。除湿，解毒，截疟。用于风湿脚气，疟疾等。

球兰属（*Hoya*）

球兰

【别　　名】玉蝶梅，玉叠梅

【学　　名】*Hoya carnosa*

【生境分布】生于山地林中，常攀援于树上或岩石上。海拔 260~1200m。全省各地零星分布，偶见种植。

【药用部位】全株。

【性味功能】苦、平。清热化痰，消肿止痛。用于肺热咳嗽，痈肿，瘰疬，产妇缺乳，关节痛，子痈。

牛奶菜属（Marsdenia）

牛奶菜

【别　　名】南风藤，三百银

【学　　名】*Marsdenia sinensis*

【生境分布】生于密林中。全省零星分布。

【药用部位】根及全株。

【性味功能】甘，温。舒筋活络，行气止痛，健胃利肠。用于腰肌扭伤，风湿关节痛，跌打损伤等。

蓝叶藤

【别　　名】绒毛芙蓉兰，球花牛奶菜，老鸦嘴，绒毛蓝果藤

【学　　名】*Marsdenia tinctoria*

【生境分布】生于潮湿杂木林中，海拔 400～1000m。分布于闽侯、永泰、连江等地。

【药用部位】茎皮，果实。

【性味功能】茎皮：辛、苦，温。除湿，消肿。用于风湿骨痛，肝肿大。果实：辛、苦，温。疏肝和胃。用于七情内伤，肝气郁结，横逆犯胃，胃失和降，气机阻滞，胃脘胀满，攻冲作痛，连及两胁，食少纳呆，嗳气吞酸，苔薄脉弦，心绞痛等。

杜仲藤属（Parabarium）

杜仲藤

【别　　名】红杜仲，藤杜仲，土杜仲，白杜仲，软羌藤

【学　　名】*Parabarium micrantha*

【生境分布】生于山谷、疏林或密林、灌木丛、水旁等地方，海拔 300～800m。分布于南靖、永泰等地。

【药用部位】全株。

【性味功能】苦、微辛，微温，有小毒。祛风湿，强筋骨。用于风湿痹痛，腰膝酸软，跌打损伤等。

黑鳗藤属（Stephanotis）

黑鳗藤

【别　　名】白地牛，华千金藤，史惠藤，博如藤

【学　　名】*Stephanotis mucronata*

【生境分布】生于密林中。全省零星分布。

【药用部位】茎。

【性味功能】微苦，温。补肾益气，调经。用于腰肌扭伤，风湿关节痛，跌打损伤等。

夜来香属（Telosma）

夜来香

【别　　名】夜香花，夜兰香

【学　　名】*Telosma cordata*

【生境分布】全省各地零星栽培。

【药用部位】叶，花，果实。

【性味功能】甘、淡，平。清肝，明目，祛翳，拔毒生肌。用于目赤红肿，角膜生翳；外用于疮疖脓肿等。

娃儿藤属（Tylophora）

光叶娃儿藤

【别　　名】土细辛，哮喘草，婆婆针线包，山辣子，娃儿藤

【学　　名】*Tylophora brownii*

【生境分布】生于沟谷雨林、常绿阔叶林缘、杂木林中或灌丛中。分布于平潭等地。

【药用部位】根及根状茎（三十六荡）。

【性味功能】辛，温，有小毒。祛风湿，化痰止咳，散瘀止痛，解蛇毒。用于咳喘痰多，风湿痹痛、跌打肿痛，毒蛇咬伤。

七层楼

【别　　名】小尾伸根，老君须，双飞蝴蝶

【学　　名】*Tylophora floribunda*

【生境分布】生于山坡灌木丛中。全省各地分布。

【药用部位】根。

【性味功能】辛，温，有小毒。祛风化痰，活血止痛，解毒消肿。用于小儿惊风，风湿痹痛，咳喘痰多，白喉，跌打损伤，骨折，毒蛇咬伤，痈肿疮疖，赤眼，口腔炎，肝脾肿大等。

人参娃儿藤

【别　　名】土人参, 土牛七, 山豆根

【学　　名】*Tylophora kerrii*

【生境分布】生于山谷灌木丛下。分布于南靖等地。

【药用部位】根。

【性味功能】辛、微苦, 平。清肝明目, 行气止痛。用于牙痛, 胃脘痛, 肝硬化腹水, 癌症, 毒蛇咬伤, 跌打损伤, 风湿痹痛等。

通天连

【别　　名】信宜娃儿藤

【学　　名】*Tylophora koi*

【生境分布】生于山坡灌木丛中。分布于福建中部、南部等地。

【药用部位】全株。

【性味功能】苦, 凉。解毒, 消肿。用于感冒, 跌打损伤, 毒蛇咬伤, 疮疖痈肿等。

旋花科（Convolvulaceae）

心萼薯属（*Aniseia*）

心萼薯

【别　　名】满山香, 黑面藤, 毛牵牛

【学　　名】*Aniseia biflora*

【生境分布】生于山坡、路旁灌丛中。全省各地分布。

【药用部位】全草, 种子。

【性味功能】全草: 甘、微苦, 平。清热解毒, 消疳祛积。用于感冒, 蛇咬伤, 小儿疳积等。种子: 用于跌打损伤, 蛇咬伤等。

打碗花属（*Calystegia*）

打碗花

【别　　名】土灯心, 肾叶天剑

【学　　名】*Calystegia hederacea*

【生境分布】生于田野、路旁草丛等潮湿处。分布于福清等地。

【药用部位】全草（面根藤）, 根茎。

【性味功能】全草: 甘、微苦, 平。健脾, 利湿, 调经。用于脾胃虚弱, 消化不良, 小儿吐乳, 疳积, 带下病, 五淋, 月经不调等。根茎: 甘、淡, 平。滋阴润肺, 清心祛痰。用于风湿性关节炎, 咳嗽, 咯血, 口渴, 小便不利等。

旋花

【别　　名】篱打碗花, 肫肠草, 兔儿苗, 狗儿秧, 天剑草

【学　　名】*Calystegia sepium*

【生境分布】生于山坡路旁灌丛中。分布于上杭、永安、宁化、泰宁、延平、武夷山、浦城等地。

【药用部位】根, 茎叶, 花。

【性味功能】根: 甘、微苦, 温。益气补虚, 续筋接骨, 解毒, 杀虫。用于劳损, 金疮, 丹毒, 蛔虫病等。茎叶: 甘、微苦, 平。清热解毒。用于丹毒等。花: 甘, 温。益气, 养颜, 涩精。用于面皯, 遗精, 遗尿等。

肾叶打碗花

【别　　名】扶子苗, 滨旋花

【学　　名】*Calystegia soldanella*

【生境分布】生于海岸沙滩上。分布于沿海各县市。

【药用部位】全草（滨旋花）。

【性味功能】微苦, 温。祛风利湿, 化痰止咳。用于咳嗽, 肾炎水肿, 风湿关节痛等。

菟丝子属（*Cuscuta*）

南方菟丝子

【别　　名】女萝, 金线藤, 飞扬藤

【学　　名】*Cuscuta australis*

【生境分布】生于路旁、田边。全省各地分布。

【药用部位】种子。

【性味功能】甘、辛, 平。滋补肝肾, 固精缩尿, 安胎, 明目, 止泻。用于肾虚腰痛, 阳痿遗精, 尿频, 宫冷不孕, 目暗便溏之肾阴阳虚证等。

菟丝子

【别　　名】龙须子，山麻子，黄丝藤，无叶藤，雷真子

【学　　名】*Cuscuta chinensis*

【生境分布】生于山坡、路旁、田边或海边沙丘。全省各地零星分布。

【药用部位】全草（菟丝），种子。

【性味功能】全草：甘、辛，平。清热凉血，利水解毒。用于吐血，衄血，便血，血崩，淋浊，带下病，痢疾，黄疸，痈疽，疔疮，热毒痱疹等。种子：甘，温。滋补肝肾，固精缩尿，安胎，明目，止泻。用于阳痿遗精，尿有余沥，遗尿，尿频，腰膝酸软，目昏耳鸣，肾虚胎漏，胎动不安，脾肾虚泻等；外用于白癜风等。

金灯藤

【别　　名】日本菟丝子

【学　　名】*Cuscuta japonica*

【生境分布】生于公路旁灌草丛中。分布于长汀、连城、晋安、闽侯、永泰、蕉城、光泽、武夷山、浦城等地。

【药用部位】全草，种子。

【性味功能】全草：甘、辛，平。清热凉血，利水解毒。用于吐血，衄血，便血，血崩，淋浊，带下病，痢疾，黄疸，痈疽，疔疮，热毒痱疹等。种子：甘，温。滋补肝肾，固精缩尿，安胎，明目，止泻。用于阳痿遗精，尿有余沥，遗尿，尿频，腰膝酸软，目昏耳鸣，肾虚胎漏，胎动不安，脾肾虚泻等；外用于白癜风等。

马蹄金属（*Dichondra*）

马蹄金

【别　　名】黄疸草，小金钱草

【学　　名】*Dichondra micrantha*

【生境分布】生于山坡草地、路旁或田边阴湿处。全省各地分布。

【药用部位】全草。

【性味功能】苦、辛，凉。清热利湿，解毒。用于黄疸，痢疾，砂淋，白浊，水肿，疔疮肿毒，跌打损伤，毒蛇咬伤等。

飞蛾藤属（*Dinetus*）

飞蛾藤

【别　　名】白花藤，翼萼藤，马郎花

【学　　名】*Dinetus racemosus*

【生境分布】生于林下或灌丛。分布于武夷山等地。

【药用部位】全株。

【性味功能】辛，温。破血，行气，消积。用于感冒，食积不消，跌打损伤。

土丁桂属（*Evolvulus*）

土丁桂

【别　　名】银丝草，毛辣花，白鸽草，毛将军，烟油花

【学　　名】*Evolvulus alsinoides*

【生境分布】生于干燥山坡、矿地或路旁。分布于诏安、东山、漳浦、新罗、长汀、海沧、同安、晋江、惠安、泉港、秀屿、涵江、平潭、长乐、晋安、永泰、永安、建阳等地。

【药用部位】全草。

【性味功能】苦、涩，平。止咳平喘，清热利湿，散瘀止痛。用于咳嗽痰喘，黄疸，胃痛，消化不良，痢疾，泄泻，淋证，带下病，跌打损伤，腰腿痛等。

银丝草

【别　　名】白头妹

【学　　名】*Evolvulus alsinoides* var. *decumbens*

【生境分布】生于干燥山坡上。分布于永泰、永安、浦城及沿海各地。

【药用部位】全草。

【性味功能】甘、微苦，凉。散瘀止痛，清湿热。用于小儿结肠炎，消化不良，带下病，支气管哮喘，咳嗽，跌打损伤等。

番薯属（*Ipomoea*）

月光花

【别　　名】嫦娥奔月

【学　　名】*Ipomoea alba*[*Calonyction aculeatum*]

【生境分布】原产美洲。闽南一带常有栽培。

【药用部位】全株，种子。

【性味功能】全株：用于蛇咬伤。种子：用于跌打肿痛，骨折。

蕹菜

【别　　名】空心菜

【学　　名】*Ipomoea aquatica*

【生境分布】全省各地常见栽培。

【药用部位】根，茎叶。

【性味功能】根：淡，平；健脾利湿；用于妇女带下病，虚淋等。茎叶：甘，寒；凉血清热，利湿解毒；用于鼻衄，便血，尿血，便秘，淋浊，痔疮，痈肿，折伤，蛇虫咬伤等。

番薯

【别　　名】甘薯，白薯，红薯

【学　　名】*Ipomoea batatas*

【生境分布】全省各地常见栽培。

【药用部位】块根。

【性味功能】甘，平。补中和血，益气生津，宽肠胃，通便秘。用于脾虚水肿，便泄，疮疡肿毒，大便秘结等。

五爪金龙

【别　　名】五爪龙，点帝菠，鼓吹花

【学　　名】*Ipomoea cairica*

【生境分布】生于平地或山地路旁向阳处灌草丛中。分布于沿海各地。

【药用部位】全草。

【性味功能】辛、苦，平，有小毒。解毒，散结，消肿。用于蜂窝织炎，尿血，虫积，跌打损伤等。

七爪龙

【别　　名】藤商陆，千斤藤，五爪薯，野牵牛，苦瓜藤

【学　　名】*Ipomoea mauritiana*

【生境分布】生于沟边、路旁。分布于诏安、云霄等地。

【药用部位】块根，叶（藤商陆）。

【性味功能】苦，寒，有毒。清热解表，逐水消肿。用于二便不利，水肿腹胀，瘰疬，痰饮，乳痈，疮疡肿毒等。

厚藤

【别　　名】鲎藤，马鞍藤，马蹄草，二叶红薯，沙藤

【学　　名】*Ipomoea pescaprae*

【生境分布】生于海滨沙滩上。分布于沿海各地。

【药用部位】全株或根。

【性味功能】辛、苦，微寒。祛风除湿，消痈散结。用于风湿痹痛，痈疽，肿毒，疔疮，痔漏，乳腺炎，急性胃炎，丝虫病引起的橡皮腿，风火牙痛，关节风湿痛，流火，湿疹等。

假厚藤

【别　　名】白马鞍藤，海滩牵牛

【学　　名】*Ipomoea imperati*

【生境分布】生于海滨沙滩上。分布于东山、惠安、秀屿、平潭等地。

【药用部位】全株。

【性味功能】祛风通络，化痰止咳。用于下消，赤白带、神经痛。

鱼黄草属（*Merremia*）

篱拦网

【别　　名】鱼黄草，犁头网，篱网藤，蛤仔藤

【学　　名】*Merremia hederacea*

【生境分布】生于河边、海堤旁灌草丛中。全省各地分布。

【药用部位】全草，种子。

【性味功能】全草：甘、淡，凉。清热解毒，利咽喉。用于感冒，咽喉炎，痰火，尿血，急性结膜炎

等。外用于疮疥。种子：研末吹喉用于扁桃体炎等。

山猪菜

【别　　名】小薯藤，野薯藤，土瓜藤，假红薯，假番薯

【学　　名】*Merremia umbellata* subsp. *orientalis*

【生境分布】生于山路旁灌草丛中。分布于诏安、云霄、漳浦、南靖、长泰等地。

【药用部位】全草，根。

【性味功能】全草：用于乳汁不下等。根：用于敷疮毒，肾炎水肿，风湿关节痛等。

牵牛属（*Pharbitis*）

牵牛

【别　　名】裂叶牵牛，鼓子花

【学　　名】*Pharbitis nil*

【生境分布】生于村旁路边。全省各地分布。

【药用部位】全草，种子。

【性味功能】全草：辛，热，有小毒。逐水消饮，通经杀虫。用于水肿，脚气，腹胀，虫积，大便秘结，痔疮，风火赤眼，痛，疽等。种子：苦，寒，有毒。泻水通便，消痰涤饮，杀虫攻积。用于水肿胀满，二便不通，痰饮积聚，气逆喘咳，虫积腹痛，蛔虫病，绦虫病等。

圆叶牵牛

【别　　名】紫花牵牛

【学　　名】*Ipomoea purpurea*

【生境分布】生于路旁或绿篱间。全省各地分布。

【药用部位】种子。

【性味功能】苦，寒，有毒。泻水通便，消痰涤饮，杀虫攻积。用于水肿胀满，二便不通，痰饮积聚，气逆喘咳，虫积腹痛，蛔虫病，绦虫病等。

飞蛾藤属（*Dinetus*）

飞蛾藤

【别　　名】打米花，小元宝，马郎花，六甲

【学　　名】*Dinetus racemosa*

【生境分布】生于林下。分布于武夷山等地。

【药用部位】全株。

【性味功能】辛，温。破血，行气，消积。用于感冒，食积不消，跌打损伤等。

茑萝属（*Quamoclit*）

茑萝松

【别　　名】茑萝，金丝线，五角星，金凤毛，锦屏封

【学　　名】*Quamoclit quamoclit*

【生境分布】栽培或逸为野生。全省各地分布。

【药用部位】全草（金凤毛），根。

【性味功能】甘，寒。清热解毒，凉血止血。用于耳疔，痔漏，蛇咬伤。

地旋花属（*Xenostegia*）

地旋花

【别　　名】尖萼鱼黄草，凉粉草，过腰蛇，尖萼山猪菜

【学　　名】*Xenostegia tridentata* [*Merremia tridentate subsp. hastata*]

【生境分布】生于海拔 140~260m 的旷野砂地、路旁及疏林中。全省各地分布。

【药用部位】全草。

【性味功能】外用于关节痛。

紫草科（Boraginaceae）

斑种草属（*Bothriospermum*）

柔弱斑种草

【别　　名】细茎斑种草

【学　　名】*Bothriospermum zeylanicum*

【生境分布】田间杂草。全省各地分布。

【药用部位】全草。

【性味功能】微苦、涩，平，有小毒。止咳，止血。用于咳嗽，吐血等。

基及树属（*Carmona*）

基及树

【别　　名】福建茶，猫仔树，福建树，银星树

【学　　名】*Carmona microphyll*

【生境分布】生于旷野灌丛及山坡灌丛中。全省各地常见栽培。

【药用部位】全株。

【性味功能】用于咯血，便血。

破布木属（*Cordia*）

破布木

【别　　名】青桐木，破布子

【学　　名】*Cordia dichotoma*

【生境分布】生于山坡疏林及山谷溪边。全省中、南部常见。

【药用部位】根（青桐翠木），果实。

【性味功能】根：微甘，平。行气止痛，化痰止咳。用于胃脘胀痛。果实：用于咳嗽。

琉璃草属（*Cynoglossum*）

小花琉璃草

【别　　名】鹤虱，小花倒提壶

【学　　名】*Cynoglossum lanceolatum*

【生境分布】生于丘陵、山坡草地及路边，海拔300～2800m。全省各地分布。

【药用部位】全草（牙痛草）。

【性味功能】苦，寒。清热解毒，利尿消肿，活血。用于急性肾炎，牙周炎，痈疮肿毒，月经不调，毒蛇咬伤等。

琉璃草

【别　　名】三角叶冷水花，散血丹，铁丝草，玻璃草

【学　　名】*Cynoglossum furcatum*

【生境分布】生于山地田野或路旁湿润地。全省零星分布。

【药用部位】全草。

【性味功能】淡、微甘，凉。清热解毒，消肿。外用于毒蛇（竹叶青）咬伤等。

厚壳树属（*Ehretia*）

厚壳树

【别　　名】大岗茶，松杨，见风乌

【学　　名】*Ehretia acuminata*

【生境分布】生于丘陵、平原疏林、山坡灌丛及山谷密林，海拔100～1700m。全省各地分布。

【药用部位】枝，心材，叶。

【性味功能】枝：苦，平。收敛止泻。用于泄泻等。心材：甘、咸，平。破瘀生新，止痛生肌。用于跌打损伤，肿痛，骨折，痈疮红肿等。叶（厚壳树）：甘，微苦，平。清热解暑，祛腐生肌。用于感冒，偏头痛等。

长花厚壳树

【别　　名】菜叶树，旧刀痕，鸡肉树

【学　　名】*Ehretia longiflora*

【生境分布】生于山地疏林中。分布于南靖等地。

【药用部位】根。

【性味功能】用于产后腹痛。

粗糠树

【别　　名】毛叶厚壳树，野枇杷，粗糠柴，糠桐

【学　　名】*Ehretia macrophylla*

【生境分布】生于山坡疏林及土质肥沃的山脚阴湿

处。全省各地常见。

【药用部位】枝、叶、果实。

【性味功能】清热解毒，消食健胃。用于食积腹胀，小儿消化不良。

天芥菜属（*Heliotropium*）

大尾摇

【别　　名】臭柠檬

【学　　名】*Heliotropium indicum*

【生境分布】生于丘陵、路边、河沿及空旷之荒草地，海拔 5～650m。分布于福建中部、南部等地。

【药用部位】根及全草。

【性味功能】苦，平。清热，利尿，消肿，解毒，排脓止痛。用于脓胸，咽喉痛，咳嗽，咳脓痰，石淋，小儿急惊，口腔糜烂，痈肿，子痈等。

紫草属（*Lithospermum*）

田紫草

【别　　名】麦家公

【学　　名】*Lithospermum arvense*

【生境分布】生于丘陵、低山草坡或田边。分布于连江等地。

【药用部位】果实（地仙桃）。

【性味功能】甘、辛，温。温中健胃，消肿止痛。用于胃胀反酸，胃寒疼痛，吐血，跌打损伤，骨折等。

紫草

【别　　名】紫血

【学　　名】*Lithospermum erythrorhizon*

【生境分布】生于山坡草丛中。分布于泰宁等地。

【药用部位】根。

【性味功能】甘、咸，寒。清热凉血，解毒透疹。用于疹痘未发，斑疹未透，猩红热，疮疡等。

聚合草属（*Symphytum*）

聚合草

【别　　名】紫根草，爱国草，肥羊草，友益草

【学　　名】*Symphytum officinale*

【生境分布】原产苏联欧洲部分及高加索。生山林地带。分布于长泰、漳浦、华安、同安等地。

【药用部位】根。

【性味功能】辛、苦，凉。清热解毒，祛风止痛。用于热结气滞，脘腹疼痛，风湿痹痛，跌打损伤等。

盾果草属（*Thyrocarpus*）

盾果草

【别　　名】森氏盾果草，盾形草，野生地，猫条干

【学　　名】*Thyocarpus sampsonii*

【生境分布】田间杂草。全省各地分布。

【药用部位】全草。

【性味功能】苦，凉。清热，解毒，消肿。用于痈肿，疔疮，咽喉疼痛，泄泻，痢疾等。

附地菜属（*Trigonotis*）

附地菜

【别　　名】伏地菜，鸡肠，地胡椒

【学　　名】*Trigonotis peduncularis*

【生境分布】田间杂草。全省各地分布。

【药用部位】全草。

【性味功能】苦、辛，平。行气止痛，解毒消肿。用于胃痛吐酸，痢疾，热毒痈肿，手脚麻木等。

马鞭草科（Verbenaceae）

海榄雌属（*Avicennia*）

海榄雌

【别　　名】咸水矮让木，白骨壤，海榄钱

【学　　名】*Avicennia marina*

【生境分布】生于海边和盐沼地带，通常是组成海岸红树林的植物种类之一。分布于惠安以南沿海。

【药用部位】果实

【性味功能】用于痢疾。

马鞭草属（*Verbena*）

马鞭草

【别　　名】铁马鞭，蜻蜓饭，狗咬草，铁扫帚，苦荆芥

【学　　名】*Verbena officinalis*

【生境分布】生于路边、山坡、林缘草地，海拔1500m以下。全省各地分布。

【药用部位】全草。

【性味功能】苦，温。祛风行湿，破瘀活血。用于疟疾，痢疾，感冒，中暑，肝炎，胆囊炎，急性肾炎，麻疹不透，流行性腮腺炎，闭经，痛经，产后瘀血痛，崩漏，痈疽初起，跌打损伤，狂犬咬伤等。

马缨丹属（*Lantana*）

马缨丹

【别　　名】五色梅，五色花，五彩花，红花刺，婆姐花

【学　　名】*Lantana camara*

【生境分布】生于山野路旁、空旷地或路旁灌丛中，海拔500m以下。全省各地分布。

【药用部位】根，叶或嫩枝叶，花。

【性味功能】根：苦，寒。清热泻火，解毒散结。用于感冒发热，伤暑头痛，胃火牙痛，咽喉炎，流行性腮腺炎，风湿痹痛，瘰疬痰核等。叶或嫩枝叶：辛，苦，凉，有毒。清热解毒，祛风止痒。用于痈肿毒疮，湿疹，疥癣，皮炎，跌打损伤等。花：苦、微甘，凉，有毒。清热，止血。用于肺痨咯血，腹痛吐泻，湿疹，阴痒等。

过江藤属（*Phyla*）

过江藤

【别　　名】水龙，过塘蛇，鱼鳔草，玉钗草

【学　　名】*Phyla nodiflora*

【生境分布】生于河边、海边、堤岸等湿地处，海拔500m以下。分布于惠安、泉港、福清、马尾、晋安、闽侯、平潭等地。

【药用部位】全草。

【性味功能】微苦、辛，平。清热解毒，散瘀消肿。用于痢疾，急性扁桃体炎，咳嗽咯血，跌打损伤等；外用治痈疽疔毒，带状疱疹，慢性湿疹等。

假连翘属（*Duranta*）

假连翘

【别　　名】番仔刺，花墙刺，莲荞，篱笆树，洋刺

【学　　名】*Duranta repens*

【生境分布】全省各地常见栽培。

【药用部位】叶，果实。

【性味功能】叶：甘、微辛，温，有小毒。化瘀消肿。用于治痈肿初起，重底（脚底挫伤瘀血或脓肿）等。果实：甘、微辛，温，有小毒。活血止痛，截疟。用于疟疾，跌打伤痛等。

紫珠属（*Callicarpa*）

裸花紫珠

【别　　名】老蟹眼，珠子草

【学　　名】*Callicarpa nudiflora*

【生境分布】生于山坡灌丛。分布于仙游等地。

【药用部位】全株。

【性味功能】辛、苦，平。散瘀消肿，止血止痛，消炎。用于风湿骨痛，跌打肿痛，内伤出血。

枇杷叶紫珠

【别　　名】黄紫珠，山枇杷，野枇杷，大号紫珠，佬蟹目

【学　　名】*Callicarpa kochiana*

【生境分布】生于山坡或谷底灌丛中或林缘，海拔100～1000m。全省各地分布。

【药用部位】根或茎、叶（牛舌癀）。

【性味功能】苦、涩，凉。清热，收敛，止血。用于咳嗽，头痛，外伤出血等。

全缘叶紫珠

【别　　名】全缘紫珠，生毛将军

【学　　名】*Callicarpa integerrima*

【生境分布】生于丘陵、山坡或谷地灌丛、疏林地，海拔200～700m。分布于新罗、漳平、连城、永安

延平等地。

【药用部位】叶（紫珠叶）。

【性味功能】苦、涩，凉。收敛止血，清热解毒。用于内外伤出血，痈疽疮毒，毒蛇咬伤，烫伤等。

长柄紫珠

【学　　名】*Callicarpa longipes*

【生境分布】生于山坡灌丛、稀疏常绿阔叶林或针阔叶混交林内，海拔 300～500m。分布于上杭、漳平、长汀、三元、梅列、永安、延平、建瓯、建阳等地。

【药用部位】叶。

【性味功能】苦、辛，温。祛风，除湿，活血，止血。用于风湿痛，风寒咳嗽，吐血等。

红紫珠

【别　　名】小红米果，空壳树，复生药

【学　　名】*Callicarpa rubella*

【生境分布】生于山坡疏林或灌丛中，海拔 400～1600m。全省各地分布。

【药用部位】根（对节树根），叶及嫩枝。

【性味功能】根：辛、微苦，平；凉血止血，祛风止痛；用于吐血，尿血，偏头风，风湿痹痛等。叶及嫩枝：微苦，凉；凉血止血，解毒消肿；用于衄血，吐血，咯血，痔血，跌打损伤，外伤出血，痈肿疮毒等。

钝齿红紫珠

【别　　名】沙药草

【学　　名】*Callicarpa rubella* f. *crenata*

【生境分布】生于疏林中，海拔 100～1650m。分布于云霄等地。

【药用部位】根，叶。

【性味功能】清热，止血，消肿，止痛。用于肝炎，痢疾，外伤出血，跌打损伤等。

紫珠

【别　　名】珍珠枫，珍珠风，爆竹紫，大叶鸦鹊饭，白木姜

【学　　名】*Callicarpa bodinieri*

【生境分布】生于疏林、林缘及灌丛中，海拔 200～1300m。分布于南靖、三元、永安、建阳、邵武、武夷山等地。

【药用部位】根，茎叶（珍珠枫）。

【性味功能】辛，平。活血通经，祛风除湿，收敛止血。用于月经不调，虚劳，带下病，产后血气痛，外伤出血，风寒感冒等；外用于蛇咬伤，丹毒等。

杜虹花

【别　　名】紫珠，贼仔草

【学　　名】*Callicarpa formosana*

【生境分布】多生于丘陵、平原、山坡路旁、灌丛地、疏林边或溪边，海拔 800m 以下。全省各地分布。

【药用部位】根及茎，叶。

【性味功能】苦、涩，平。止血，散瘀，消肿。用于鼻衄，咯血，紫癜，消化道出血，扁桃体炎，瘰疬，甲状腺肿大，外伤出血，烧伤等。

老鸦糊

【别　　名】紫珠，米筛子，鱼胆，鸡米树，小米团花

【学　　名】*Callicarpa giraldii*

【生境分布】生于路旁灌丛或疏林中，海拔 200～1300m。分布于三元、建阳、光泽等地。

【药用部位】全株。

【性味功能】苦、辛，凉。祛风除湿，散瘀解毒。用于风湿痛，跌打损伤，外伤出血，尿血等。

尖尾枫

【别　　名】鸭屎樵，风草，牛舌癀

【学　　名】*Callicarpa longissima*

【生境分布】生于山坡路旁荒野、谷地、村庄附近灌丛中，海拔 1200m 以下。全省各地分布。

【药用部位】根，茎叶。

【性味功能】根：辛、微苦，温。祛风，活血，止痛。用于风湿痹痛，跌打瘀肿，龋齿痛等。茎叶：辛、微苦，温。祛风散寒，散瘀止血，解毒消肿。用于风寒咳嗽，寒积腹痛，风湿痹痛，跌打损伤，内外伤出血，无名肿毒等。

白棠子树

【别　　名】珍珠风，小紫珠，贼子草，大叶毛将军，毛毛茶

【学　　名】*Callicarpa dichotoma*

【生境分布】生于山坡路旁灌丛中，海拔 800m 以下。分布于南靖、新罗、连城、长汀、晋安、永安、沙县、宁化、建瓯、武夷山、浦城等地。

【药用部位】根及茎，叶。

【性味功能】微苦、涩，平。收敛，止血，镇痛，消炎，解毒。用于外伤出血，消化道出血，肺结核咯血，鼻衄，异常子宫出血，风湿性关节炎等。

华紫珠

【别　　名】止血草，创伤草，鱼显子

【学　　名】*Callicarpa cathayana*

【生境分布】生于山坡谷地、溪旁灌丛中，海拔 1200m 以下。分布于南靖、长泰、泰宁、寿宁、武夷山等地。

【药用部位】根、叶。

【性味功能】苦、涩，凉。清热，凉血，止血。用于各种出血，痈疽肿毒等。

广东紫珠

【别　　名】小叶紫珠菜，金刀菜

【学　　名】*Callicarpa kwangtungensis*

【生境分布】生于山坡路旁、疏林地或灌丛中，海拔 300～600m。分布于南靖、新罗、上杭等地。

【药用部位】根及茎，叶。

【性味功能】酸、涩，温。止痛止血。用于胸痛，吐血，偏头痛，胃痛，外伤出血等。

短柄紫珠

【别　　名】红米碎木

【学　　名】*Callicarpa brevipes*

【生境分布】生于山坡疏林下，海拔 900～1500m。分布于上杭、泰宁、尤溪等地。

【药用部位】根，叶。

【性味功能】苦，温。祛风除湿，化痰止咳。用于风湿关节痛，咳嗽痰喘等。

大叶紫珠

【别　　名】赶风紫，贼子叶，白骨风，羊耳朵

【学　　名】*Callicarpa macrophylla*

【生境分布】生于疏林下和灌丛中，海拔 100～2000m。全省各地分布。

【药用部位】根，叶。

【性味功能】辛、苦，平。散瘀止血，消肿止痛。用于暑痧热症，烦热口渴，消化道出血，咯血，衄血，跌打肿痛，外伤出血等。

柚木属（*Tectona*）

柚木

【别　　名】脂树，紫油木

【学　　名】*Tectona grandis*

【生境分布】多为栽培。思明、晋安等地有引种栽培。

【药用部位】花，种子，茎，叶。

【性味功能】花、种子：利尿。用于小便不利等。茎、叶：降逆止呕吐，抗过敏。用于呕吐，过敏性皮炎等。

豆腐柴属（*Premna*）

豆腐柴

【别　　名】腐婢，六月冻，臭茶，土常山，乌炭子树

【学　　名】*Premna microphylla*

【生境分布】生于山坡林缘或林下，海拔 1600m 以下。全省各地分布。

【药用部位】根。

【性味功能】苦、微辛，凉。清热解毒。用于疟疾，急性肝炎，吐血，衄血，便血，痢疾，中暑，扁桃体炎，中耳炎，白翳，牙痛，创伤出血，痈肿疔疮，毒蛇咬伤等。

狐臭柴

【别　　名】木臭牡丹，土常山，跌打王，长柄臭黄荆

【学　　名】*Premna puberula*

【生境分布】生于山坡路边丛林中。分布于永泰、

永安、延平等地。

【药用部位】根，叶，茎，皮。

【性味功能】根、叶：辛、微甘、平。清热利湿，调经解毒。用于月经不调，风湿关节痛，水肿。茎、皮：用于牙痛。

石梓属（Gmelina）

石梓

【学　　名】*Gmelina chinensis*

【生境分布】生于山坡林地，海拔 500～1200m。分布于永安、沙县、尤溪、将乐、延平等地。

【药用部位】根。

【性味功能】甘、微辛、苦，微温，有小毒。活血祛瘀，祛湿止痛。用于风湿痛，经闭等。

假马鞭属（Stachytarpheta）

假马鞭

【别　　名】玉龙鞭，倒团蛇，假败酱

【学　　名】*Stachytarpheta jamaicensis*

【生境分布】原产中南美洲。闽南一带零星种植。

【药用部位】全草（玉龙鞭）。

【性味功能】微苦，寒。清热解毒，利水通淋。用于淋证，风湿筋骨痛，咽喉痛，目赤红肿；外用于痈疖肿毒。

牡荆属（Vitex）

蔓荆

【别　　名】白叶，水稔子，三叶蔓荆，官底，碗底

【学　　名】*Vitex trifolia*

【生境分布】生于平原、村落附近。分布于东山、秀屿、长乐、平潭等地。

【药用部位】根（牡荆根），茎（牡荆茎），茎汁（牡荆沥），果实（蔓荆子）。

【性味功能】根：苦、辛，温。用于感冒，头痛，疟疾，风湿关节痛等。茎：用于感冒，风湿，喉痹，疮肿，牙痛等。茎汁：甘，平。除风热，化痰涎，

通经络，行气血。用于中风口噤，痰热惊痫，头晕目眩，喉痹，热痢，火眼等。果实：辛、苦，微寒。疏散风热，清利头目。用于风热感冒头痛，齿龈肿痛，目赤多泪，目暗不明，头晕目眩等。

单叶蔓荆

【别　　名】白背蔓荆，白背木耳，白背杨，白布荆

【学　　名】*Vitex rotundifolia*

【生境分布】生于海边沙滩地。常见分布于福州以南沿海各地。

【药用部位】枝或枝叶，果实。

【性味功能】枝或枝叶：辛、苦，微寒。消肿止痛。用于刀伤止血，跌打损伤，风湿疼痛等。果实：辛、苦，微寒。疏散风热，清利头目。用于风热感冒头痛，齿龈肿痛，目赤多泪，目暗不明，头晕目眩等。

山牡荆

【别　　名】薄姜木，乌甜

【学　　名】*Vitex quinata*

【生境分布】生于山坡、丘陵常绿阔叶林中，海拔180～1200m。全省各地分布。

【药用部位】根皮，叶。

【性味功能】根皮：苦、辛，平。宣肺排脓。用于肺脓肿等。叶：苦、辛，凉。清热解表，止血凉血。用于鼻衄，咳嗽，感冒等。

黄荆

【别　　名】埔姜

【学　　名】*Vitex negundo*

【生境分布】生于山坡路旁村落附近灌木丛中。全省各地分布。

【药用部位】全株，果实。

【性味功能】全株：苦，平。清热止咳，化痰截疟。用于咳嗽痰喘，疟疾，肝炎等。果实：辛、苦，温。祛风，除痰，行气，止痛。用于感冒，咳嗽，哮喘，风痹，疟疾，胃痛，疝气，痔疮等。

牡荆

【别　　名】铺香，午时草，蚊香草，洋公柴

【学　　名】*Vitex negundo* var. *cannabifolia*

【生境分布】生于低山向阳的灌木丛中。全省各地分布。

【药用部位】全株，叶油（牡荆油）。

【性味功能】全株：辛、微苦，微温。疏风解暑，调气和胃。用于风湿关节痛等。叶油：祛痰，止咳平喘。用于咳嗽痰喘等。

大青属（*Clerodendrum*）

苦郎树

【别　　名】海常山，见水生，苦蓝盘，许树，假茉莉

【学　　名】*Clerodendrum inerme*

【生境分布】生于沙滩地和潮汐能到达之处。分布于东山、漳浦、龙海、惠安、泉港、秀屿、晋安等地。

【药用部位】根，叶。

【性味功能】苦，寒，有小毒。祛风除湿，活血散瘀。用于风湿骨痛，跌打损伤，腰腿痛，疟疾，胃痛，肝脾肿大，肝炎，外伤出血等。

白花灯笼

【别　　名】红花大青，鬼灯笼，苦灯笼，鬼把火，灯笼草

【学　　名】*Clerodendrum fortunatum*

【生境分布】生于丘陵、山坡、路旁灌丛地，海拔1000m以下。分布于南靖、华安、芗城、新罗、安溪、德化、仙游、永泰、尤溪、大田等地。

【药用部位】全株。

【性味功能】微苦，凉。清热解毒，止咳定痛，利咽。用于感冒发热，咽喉痛，咳嗽痰喘，肺痨潮热，胃痛，疝痛，跌打损伤，疔疮等。

赪桐

【别　　名】朱桐，大叶红花倒水莲，贞桐花，状元红

【学　　名】*Clerodendrum japonicum*

【生境分布】生于丘陵、山谷、溪边、林缘、灌丛或栽培于庭园中。全省各地分布。

【药用部位】根，叶。

【性味功能】微甘、淡，凉。祛风利湿，散瘀消肿，解毒排脓。用于风湿骨痛，腰肌劳损，跌打损伤等。

海州常山

【别　　名】海通，臭梧桐，桐木树，朴瓜根，线桐树

【学　　名】*Clerodendrum trichotomum*

【生境分布】生于山坡路旁灌丛地，海拔1000m以下。分布于南靖、华安、长泰、平和等地。

【药用部位】根，叶，全草。

【性味功能】根：微苦，平。祛风除湿，平肝和胃。用于风湿性关节炎，高血压，痢疾，疟疾等。叶：微辛，凉。解毒拔脓。用于鹅掌风，痔疮，疥疮汗斑等。全草：苦、辛，微温。用于风湿关节痛，高血压，疟疾，胃痛，痢疾等。

海通

【别　　名】白灯笼，满大青

【学　　名】*Clerodendrum mandarinorum*

【生境分布】生于溪边、路旁或丛林中，海拔250m以上。分布于德化、武夷山、浦城等地。

【药用部位】枝，叶。

【性味功能】苦、辛，平。祛风通络。用于半身不遂，小儿麻痹后遗症等。

灰毛大青

【别　　名】六灯笼，狮子球，人瘦木，毛赪桐

【学　　名】*Clerodendrum canescens*

【生境分布】生于山坡路旁灌丛或疏林中，海拔220～880m。分布于南靖、华安、晋安、梅列、三元、永安等地。

【药用部位】根（大青木）。

【性味功能】淡，凉。养阴清热，宣肺祛痰，镇痛退热，凉血止痛。用于感冒高热，肺痨，痢疾，带下病，风湿痛，痛经等；外用于乳疮等。

尖齿臭茉莉

【别　　名】臭牡丹，白日红，臭芙蓉，臭梧桐

【学　　名】*Clerodendrum philippinum* var. *simplex*

【生境分布】生于山坡路旁灌丛或疏林地，也常有栽培或逸生。全省各地分布。

【药用部位】根，叶。

【性味功能】根：苦、辛，微温。祛风湿，强筋骨，活血消肿。用于风湿痹痛，脚气水肿，跌打扭伤，血瘀肿痛，痔疮脱肛，慢性骨髓炎等。叶：苦，平。解毒，降压。用于痈肿疮毒，疥癣，湿疹瘙痒，高血压病等。

臭牡丹

【别　　名】臭八宝，臭梧桐，矮桐子，大红花，臭芙蓉

【学　　名】*Clerodendrum bungei*

【生境分布】生于山坡、路旁、林缘、沟旁、灌丛地阴湿处，海拔1500m以下。分布于南靖、连城、永泰、晋安、永安、沙县、浦城等地。

【药用部位】根，叶。

【性味功能】苦、辛，平。祛风除湿，解表散瘀。用于风湿关节痛，跌打损伤，高血压症，头晕头痛等。

大青

【别　　名】山地骨皮，山尾花，山靛，臭婆根

【学　　名】*Clerodendrum cyrtophyllum*

【生境分布】生于丘陵、山坡林缘、路旁、溪谷旁、平原灌丛地，海拔1700m以下。全省各地分布。

【药用部位】根，叶。

【性味功能】根：微苦，平。清热解毒，祛风除湿。用于咽喉炎，感冒，偏头痛，风湿关节痛，肋间神经痛，肝炎，睾丸炎，痔疮出血，风火牙痛等。叶：微苦，平。清热解毒，祛风除湿。用于流行性腮腺炎，血淋，外伤出血，毒蛇咬伤，疔疮疖肿等。

莸属（*Caryopteris*）

兰香草

【别　　名】山薄荷，石黄精，婆绒花，九层塔

【学　　名】*Caryopteris incana*

【生境分布】生于较干旱的山坡荒草地、路旁。全省各地分布。

【药用部位】根皮，叶。

【性味功能】根皮：苦、辛，平；宣肺排脓，止咳定喘，镇静退热；用于咳嗽痰喘，气促，小儿发热烦躁不安。叶：苦、辛，凉；清热解表，凉血；用于感冒，咳嗽，百日咳等。

单花莸

【别　　名】莸，野苋草，半枝莲

【学　　名】*Caryopteris nepetaefolia*

【生境分布】生于阴湿山坡路旁。分布于屏南、武夷山等地。

【药用部位】全株（荆芥叶莸）。

【性味功能】甘，凉。祛暑解表，利尿解毒。用于中暑，感冒，淋证，带下病，外伤出血等。

唇形科（Labiatae）

地笋属（*Lycopus*）

硬毛地笋

【别　　名】泽兰，野生地，土生地，地瓜儿苗，地瓜儿

【学　　名】*Lycopus lucidus* var. *hirtus*

【生境分布】生于山坡草地、路旁和宅旁的潮湿处。全省各地零星栽培。

【药用部位】根茎（地笋），地上部分（泽兰）。

【性味功能】根茎：甘、辛，平。化瘀止血，益气利水。用于衄血，吐血，产后腹痛，黄疸，水肿，带下病，气虚乏力等。地上部分：苦、辛，微温。活血化瘀，行水消肿，解毒消痈。用于妇女经闭，痛经，产后瘀滞腹痛，身面浮肿，跌打损伤，痈肿疮毒等。

石荠苧属（*Mosla*）

石香薷

【别　　名】香薷草, 细叶香薷, 蓼刀竹, 青香薷, 香薷

【学　　名】*Mosla chinensis*

【生境分布】生于路边灌丛中、湿地、山顶草丛中或岩石上, 海拔 1400m 以下。全省各地分布。

【药用部位】全草。

【性味功能】辛, 微温。发汗解表, 和中利湿。用于感冒头痛, 中暑, 风疹, 肠炎, 痢疾, 肾炎, 水肿, 湿疹, 蛇虫咬伤等。

小鱼仙草

【别　　名】四方草, 石荠苧, 痱子草, 热痱草, 土荆芥。

【学　　名】*Mosla dianthera*

【生境分布】生于山坡、路旁、灌丛中或水边。全省各地分布。

【药用部位】全草（大叶香薷）。

【性味功能】辛, 温。祛风发表, 利湿止痒。用于感冒头痛, 乳蛾, 中暑, 溃疡病, 痢疾等; 外用于湿疹, 痱子, 皮肤瘙痒, 疮疖, 蜈蚣咬伤等。

石荠苧

【别　　名】斑点荠苧, 蜻蜓花, 野棉花, 土荆芥, 痱子草

【学　　名】*Mosla scabra*

【生境分布】生于山坡、路旁或灌丛中, 海拔 50 ～ 1150m。全省各地分布。

【药用部位】全草。

【性味功能】辛, 微温。疏风解表, 清暑除湿, 解毒止痒。用于感冒, 支气管炎, 中暑, 肾炎水肿, 皮肤瘙痒, 痈, 疽等。

鼠尾草属（*Salvia*）

红根草

【别　　名】红根子, 小丹参, 红地胆, 黄埔鼠尾

【学　　名】*Salvia prionitis*

【生境分布】生于山坡、路边或向阳处草丛中。分布于长汀、连城、建宁等地。

【药用部位】全草。

【性味功能】微苦, 凉。清热解毒, 抗菌消炎。用于乳蛾, 咽喉痛, 咳嗽痰喘, 泄泻, 痢疾等。

南丹参

【别　　名】土丹参, 七里麻, 七里蕉, 丹参, 紫根

【学　　名】*Salvia bowleyana*

【生境分布】生于山坡、路旁、林下和水边, 海拔 30 ～ 960m。分布于晋安、永泰、闽侯、连江、将乐、泰宁、古田、延平、顺昌、武夷山、浦城等地。

【药用部位】根。

【性味功能】苦, 微寒。活血祛瘀, 调经止痛。用于胸痹绞痛, 心烦, 心悸, 脘腹疼痛, 月经不调, 痛经, 经闭, 产后瘀滞腹痛, 崩漏, 肝脾肿大, 关节痛, 疝气痛等。

血盆草

【别　　名】破罗子, 反背红, 朱砂草, 红肺筋, 红五匹

【学　　名】*Salvia cavaleriei* var. *simplicifolia*

【生境分布】生于山坡林下、草丛中、路旁或湿地, 海拔 460m 以上。全省各地分布。

【药用部位】全草（朱砂草）。

【性味功能】微苦, 平。清热, 止血, 解毒。用于吐血, 咯血, 痢疾, 结核性脓肿, 血崩, 痈, 疽, 疔, 伤口感染等。

华鼠尾草

【别　　名】石打穿, 紫参, 小丹参, 野沙参, 活血草

【学　　名】*Salvia chinensis*

【生境分布】生于林下阴湿处或草地, 海拔 120 ～ 500m。分布于云霄、连城、惠安、仙游、福清、长乐、泰宁、建宁等地。

【药用部位】全草（石见穿）。

【性味功能】苦, 辛, 平。清热解毒, 活血, 理气止痛。用于急慢性肝炎, 脘胁胀痛, 湿热带下病, 乳痈, 噎膈, 痰喘, 疖肿等。

鼠尾草

【别　　名】秋丹参，霸王鞭，消炎草

【学　　名】*Salvia japonica*

【生境分布】生于山坡、路旁、水沟边、林下阴湿处，海拔 220～1100m。全省各地分布。

【药用部位】根。

【性味功能】苦、辛，平。清热解毒，活血祛瘀，消肿，止血。用于跌打损伤，风湿骨痛，水肿，带下病，痛经，产后流血过多，癥瘕，肝炎，丝虫病，面神经麻痹，神经痛，乳痛，疔肿等。

关公须

【别　　名】根下红，小活血，落地红，江西鼠尾

【学　　名】*Salvia kiangsiensis*

【生境分布】生于林下、山谷及路旁。分布于泰宁等地。

【药用部位】全草，根，叶。

【性味功能】全草或根：苦、辛，凉；活血凉血，消肿散结，止血止痛；用于吐血，便血，衄血，陈旧性腰痛，感冒发热等。叶：用于外伤出血等。

丹参

【别　　名】血参，紫丹参，活血根，赤参

【学　　名】*Salvia miltiorrhiza*

【生境分布】生于山坡、林下草丛、灌丛及溪谷旁或栽培，海拔 120～1300m。全省偶有栽培。

【药用部位】根及根状茎。

【性味功能】苦，凉。祛瘀止痛，活血通经，清心除烦。用于月经不调，经闭，痛经，癥瘕积聚，胸腹刺痛，热痹疼痛，疮疡肿痛，心烦不眠，肝脾肿大，心绞痛等。

荔枝草

【别　　名】膨胀草，过冬青，土犀角，关公须

【学　　名】*Salvia plebeia*

【生境分布】生于山坡、路旁、草地、田野或水沟边，海拔至 2800m。全省各地分布。

【药用部位】全草。

【性味功能】苦，凉。清热利水，消肿解毒。用于咽喉肿痛，口腔炎，咳嗽，高血压，尿道炎，痔疮，疔，疖等

地埂鼠尾草

【别　　名】山宇止，田芹菜，白补药，花茎状丹参

【学　　名】*Salvia scapiformis*

【生境分布】生于山谷、林下或水沟边。分布于永安、沙县、泰宁、延平、顺昌、邵武、光泽、武夷山等地。

【药用部位】全草（白补药），根。

【性味功能】全草：辛，平。强筋壮骨，补虚益损。用于肺痨，虚弱干瘦，头晕目眩等。根：活血调经，止痛。用于月经不调，带下病，痛经等。

佛光草

【别　　名】乌痧草，湖广草，盐咳草，小退火草，蔓茎鼠尾

【学　　名】*Salvia substolonifera*

【生境分布】生于山坡、路旁、山沟或林下，海拔 40～950m。分布于晋安、沙县、延平等地。

【药用部位】全草（走茎丹参）。

【性味功能】微苦、辛，平。清热利湿，平喘止咳，调经止血。用于风湿，咳嗽痰多，气喘，吐血，带下病，尿频，腰痛，痧症等。

朱唇

【别　　名】小红花

【学　　名】*Salvia coccinea*

【生境分布】原产美洲。福州以南常见栽培。

【药用部位】全草（小红花）。

【性味功能】辛、微苦、涩，凉。凉血，止血，清热利湿。用于血崩，高热，腹痛。

一串红

【别　　名】炮仔花，西洋红

【学　　名】*Salvia splendens*

【生境分布】原产巴西。全省各地常见栽培。

【药用部位】全草。

【性味功能】消肿，解毒，凉血。用于蛇伤。

水蜡烛属（*Dysophylla*）

水虎尾

【别　　名】边氏水珍珠菜，水老虎，水箭草

【学　　名】*Dysophylla stellata*

【生境分布】生于水沟旁湿地或水田中，海拔至1500m。分布于海沧、连城、福清、浦城等地。

【药用部位】全草。

【性味功能】辛，平，有小毒。行气止痛，散血毒，散瘀消肿。用于毒蛇咬伤，疮痈肿毒，湿疹，跌打瘀肿，皮肤红肿等。

水蜡烛

【学　　名】*Dysophylla yatabeana*

【生境分布】生于水池中、水田埂或湿润空旷地。分布于建阳等地。

【药用部位】全草。

【性味功能】杀虫止痒。灭虱。

刺蕊草属（*Pogostemon*）

珍珠菜

【别　　名】毛水珍珠菜，毛射草，狗尾草，老鼠尾

【学　　名】*Pogostemon auricularius*

【生境分布】生于疏林下湿润处或溪边潮湿处。分布于云霄、平和、南靖、永定、新罗、长汀、沙县等地。

【药用部位】全草。

【性味功能】辛、微苦，平。清热祛湿，解毒消肿。用于感冒，水肿，小儿胎毒，毒蛇咬伤等。

广藿香

【别　　名】藿香，枝香，刺蕊草

【学　　名】*Pogostemon cablin*

【生境分布】龙海、厦门市郊有少量栽培。

【药用部位】地上部分（广藿香）。

【性味功能】辛，微温。芳香化浊，开胃止呕，发表解暑。用于湿浊中阻，脘痞呕吐，暑湿倦怠，胸闷不舒，寒湿闭暑，腹痛吐泻，鼻渊头痛。也可预防流行性感冒，亦为芳香健胃，解热镇吐剂；外用于手足癣。

薄荷属（*Mentha*）

薄荷

【别　　名】野薄荷，见肿消，水薄荷，古尔蒂，蕃荷菜

【学　　名】*Mentha haplocalyx*

【生境分布】生于山坡草地或路边湿地等处。全省各地零星栽培。

【药用部位】全草，挥发油（薄荷油），鲜茎或叶的蒸馏液（薄荷露）。

【性味功能】全草：辛，凉。疏风解表，利咽辟秽。用于上呼吸道感染，咽喉肿痛，头痛，麻疹不透，消化不良，腹泻，腹胀，鼻炎，结膜炎，皮肤瘙痒等。挥发油：芳香，调味及祛风药。用于皮肤或黏膜产生清凉感以减轻疼痛。鲜茎或叶的蒸馏液：辛，凉。和中，发汗，解热，宣滞，凉膈，清头目。用于头痛，热嗽，皮肤瘾疹等。

留兰香

【别　　名】绿薄荷，香花菜，青薄荷

【学　　名】*Mentha spicata*

【生境分布】原产南欧、加那利群岛、马德拉群岛等。闽南一带常见栽培。

【药用部位】全草（留兰香）。

【性味功能】辛、甘，微温。祛风散寒，止咳，消肿解毒。用于感冒，咳嗽，胃痛，腹胀，神经性头痛；外用于跌打肿痛，目赤红痛，小儿疮疖。

肾茶属（*Clerodendranthus*）

肾茶

【别　　名】猫须草，猫须公

【学　　名】*Clerodendranthus spicatus*

【生境分布】生于林下或草地，多为栽培。云霄、海沧、晋安、延平等地有少量栽培。

【药用部位】全草（猫须草）。

【性味功能】微苦、甘，平。清热利水，排石通淋。用于肾炎，膀胱炎，尿道结石，胆囊炎，胆石症等。

锥花属（Gomphostemma）

中华锥花

【别　　名】棒红花，山继香，老虎耳，棒丝花，白腊锁

【学　　名】*Gomphostemma chinense*

【生境分布】生于山谷湿地密林中或生于林下，海拔 460～650m。分布于南靖、上杭、武平、新罗、永泰、闽侯、永安、尤溪、延平等地。

【药用部位】全草，叶。

【性味功能】全草：苦，凉。益气补虚，补血，舒筋活络，祛风湿。用于肾虚，肝炎，祛瘀，消肿，止血等。叶：苦，平。化瘀疗伤。用于心火上炎所致口疮及咽喉肿痛，刀伤出血等。

毛药花属（Bostrychanthera）

毛药花

【别　　名】垂花铃子香，环药花

【学　　名】*Bostrychanthera deflexa*

【生境分布】生于山沟或林下水边，海拔 500～1120m。分布于长汀、连城、德化、沙县、泰宁、蕉城、柘荣、寿宁、延平、顺昌、建阳、武夷山、浦城等地。

【药用部位】全草。

【性味功能】辛、苦，凉。清热解毒，活血止痛，发表止汗。用于感冒，泄泻，风湿骨痛，毒蛇咬伤等。

夏枯草属（Prunella）

夏枯草

【别　　名】棒锤草，大头花，蜂窝草，灯笼头草，铁色草

【学　　名】*Prunella vulgaris*

【生境分布】生于荒坡、草地或溪边等处，海拔可达 3000m。全省各地分布。

【药用部位】带花的果穗，全草制成的煎膏（夏枯草膏）。

【性味功能】带花的果穗：微辛、苦，寒。清火明目，散结消肿。用于高血压，眩晕，偏头痛，流行性腮腺炎，颈淋巴结结核，甲状腺肿大，肾小球肾炎，带下病，喉炎，乳腺炎，毒蛇咬伤，牙痛，急性结膜炎等。全草制成的煎膏：甜，微涩。清火，明目，散结，消肿。用于头痛眩晕，瘰疬，瘿瘤，乳痛肿痛，乳腺增生症，高血压症等。

黄芩属（Scutellaria）

黄芩

【别　　名】山茶根、黄芩茶、黄金条根

【学　　名】*Scutellaria baicalensis*

【生境分布】古田等地有少量栽培。

【药用部位】根（黄芩）、果实。

【性味功能】根：苦，寒。清热燥湿，泻火解毒，止血，安胎。用于湿温、暑温胸闷呕恶，湿热痞满，泻痢，黄疸，肺热咳嗽，高热烦渴，血热吐衄，痈肿疮毒，胎动不安。果实（黄芩子）：用于肠癖脓血。

半枝莲

【别　　名】狭叶韩信草

【学　　名】*Scutellaria barbata*

【生境分布】生于水田边、溪边、湿润草地或旷地上。全省各地分布。

【药用部位】全草。

【性味功能】微苦，凉。清热解毒，凉血消肿。用于痢疾，吐血，血淋，肝炎，肺结核，淋巴结炎，癌肿，胃痛，风湿关节痛，小儿高热，带下病，乳腺炎，蛇头疔，颈淋巴结结核，角膜炎，疮疡肿毒，跌打损伤，狂犬及毒蛇咬伤等。

异色黄芩

【别　　名】土黄芩，挖耳草，一支蒿，夜行草，熊胆草

【学　　名】*Scutellaria discolor*

【生境分布】生于山坡、溪边或路旁，海拔 20～1800m。分布于永定、南靖等地。

【药用部位】全草（紫背黄芩）。

【性味功能】苦，寒。解表退热，消炎解毒。用于

感冒高热，咽喉肿痛，痈毒疔疮，中耳炎，肺痨，跌打损伤等。

韩信草

【别　　名】耳挖草, 向天盏, 虎咬癀

【学　　名】*Scutellaria indica*

【生境分布】生于疏林中、路旁或草地上，海拔1500m以下。全省各地分布。

【药用部位】全草（向天盏）。

【性味功能】微苦、辛，凉。清热解毒。用于支气管炎，咽喉肿痛，肺炎，肺脓肿，吐血，咯血，肝炎，肠炎，肾炎，肾盂肾炎，白浊，带下病，产后风瘫，鹅口疮，痈疽肿毒，跌打损伤，鱼骨鲠喉，毒蛇咬伤等。

缩茎韩信草

【别　　名】金耳挖, 天田盏, 小金疮草

【学　　名】*Scutellaria indica* var. *subacaulis*

【生境分布】生于山坡路旁、草地或石缝中，海拔1500m以下。分布于上杭、新罗、泰宁、延平、顺昌、光泽等地。

【药用部位】全草。

【性味功能】清热解毒，消肿止痛。用于跌打肿痛，疮疡肿毒等。

紫茎京黄芩

【别　　名】紫黄芩, 紫茎黄芩, 紫京黄芩

【学　　名】*Scutellaria pekinensis* var. *purpureicaulis*

【生境分布】生于石坡、潮湿谷地或林下。分布于浦城等地。

【药用部位】全草。

【性味功能】清热解毒。用于跌打损伤。

钝叶黄芩

【学　　名】*Scutellaria obtusifolia*

【生境分布】生于森林、灌木丛中或水田旁边湿处，海拔420～1400m。分布于永春等地。

【药用部位】全草。

【性味功能】苦、微辛，寒。清热燥湿、解表退热。用于腹泻、痢疾、呕吐、外感风热证等。

红茎黄芩

【别　　名】多子草

【学　　名】*Scutellaria yunnanensis*

【生境分布】生于山地林下或山谷沟边，海拔900～1200m。分布于新罗等地。

【药用部位】全草。

【性味功能】散寒，清火，退热，明目。用于目热，生翳，发热等。

广防风属（*Epimeredi*）

广防风

【别　　名】野薄荷, 稀莶草, 猪麻苏

【学　　名】*Epimeredi indica*

【生境分布】全省大部分地区有栽培，海拔40m以上。全省各地分布。

【药用部位】全草。

【性味功能】辛、苦，凉。祛风除湿，清热解毒。用于感冒，湿热痹痛，高血压，口眼歪斜，急慢性肾炎，小便不利，湿疹，痈肿，毒蛇咬伤等。

紫苏属（*Perilla*）

紫苏

【别　　名】白苏, 赤苏, 花苏

【学　　名】*Perilla frutescens*

【生境分布】全省各地常见栽培。

【药用部位】根及近根的老茎，茎，叶（或带嫩枝），果实，宿萼。

【性味功能】根及近根的老茎：辛，温。除风散寒，祛痰降气。用于咳逆上气，胸膈痰饮，头晕身痛及鼻塞流涕等；外用于洗疮。茎：辛，温。理气宽中，止痛，安胎；用于胸膈痞闷，胃脘疼痛，嗳气呕吐，胎动不安等。叶（或带嫩枝）：辛，温。解表散寒，行气和胃。用于风寒感冒，咳嗽呕恶，妊娠呕吐，鱼蟹中毒等。果实：辛，温。降气消痰，平喘，润肠。用于痰壅气逆，咳嗽气喘，肠燥便秘等。宿萼：用于血虚感冒等。

野苏

【别　　名】臭苏, 野苏叶, 犬屎苏

【学　　名】*Perilla frutescens* var. *acuta*

【生境分布】生于山坡路旁, 村边荒地或住宅附近。全省各地分布。

【药用部位】全草。

【性味功能】辛, 温。散寒解表, 理气消胀。代紫苏入药。

风轮菜属（*Clinopodium*）

风轮菜

【别　　名】瘦风轮, 节节草, 苦地胆, 熊胆草, 九层塔

【学　　名】*Clinopodium chinense*

【生境分布】生于山坡、草丛、路边、沟边、灌丛或林下, 海拔 1000m 以下。全省各地分布。

【药用部位】全草。

【性味功能】辛、苦, 凉。清热解毒, 疏风消肿。用于白喉, 咽喉肿痛, 小儿支气管炎, 痢疾, 腹泻, 乳腺炎, 痈疽疔肿, 跌打肿痛, 毒蛇咬伤等。

邻近风轮菜

【别　　名】光风轮菜, 节节花, 剪刀草, 回文草, 四季草

【学　　名】*Clinopodium confine*

【生境分布】生于水沟边或山坡草地, 海拔 500m 以下。分布于永春、晋安、建宁、泰宁、古田、延平、武夷山等地。

【药用部位】全草（剪刀草）。

【性味功能】苦、辛, 凉。清热解毒, 止血。用于痈疖, 乳痈, 无名肿毒, 刀伤, 瘾疹, 过敏性皮炎等。

细风轮菜

【别　　名】瘦风轮, 剪刀草, 塔花, 野香草, 野薄荷

【学　　名】*Clinopodium gracile*

【生境分布】生于山坡草地、灌丛、林缘、沟边、路旁或田野。全省各地分布。

【药用部位】全草。

【性味功能】辛、苦, 凉。清热解毒, 消肿止痛。用于白喉, 咽喉肿痛, 泄泻, 痢疾, 乳痈, 感冒, 产后咳嗽, 雷公藤中毒等; 外用于过敏性皮炎等。

蜜蜂花属（*Melissa*）

蜜蜂花

【别　　名】水风轮, 红活美, 鼻血草, 滇荆芥, 土荆芥

【学　　名】*Melissa axillaris*

【生境分布】生于路旁、山地、山坡、谷地向阳草丛或灌丛中, 海拔 600m 以上。全省各地分布。

【药用部位】全草（鼻血草）。

【性味功能】苦、涩, 平。清热解毒。用于风湿麻木, 麻风, 吐血, 鼻衄, 痢疾等。

益母草属（*Leonurus*）

益母草

【别　　名】益母蒿, 益母艾, 坤草, 茺蔚, 四楞子棵。

【学　　名】*Leonurus japonicus*

【生境分布】生于房前屋后或路边。全省各地分布。

【药用部位】地上部分, 幼株（童子益母草）, 花, 果实（茺蔚子）。

【性味功能】地上部分: 苦、辛, 凉, 有小毒。活血调经, 祛瘀生新。用于月经不调, 经闭, 产后瘀血痛, 高血压, 肾炎, 关节炎, 疝痛, 湿疹, 丹毒, 跌打损伤等。幼株: 补血, 祛瘀生新。用于疮疡肿毒, 跌打损伤等。花: 微苦, 甘。利水行血。用于肿毒疮疡, 妇人胎产诸病等, 民间用作妇女补血剂。果实: 辛、苦, 微温。活血调经, 明目, 利尿。用于月经不调, 痛经, 结膜炎, 夜盲症, 泪囊炎, 眼翳等。

注: 其变种白花益母草 Var. *albiflorus* 等同药用, 分布区域相同。

小野芝麻属（*Galeobdolon*）

小野芝麻

【别　　名】假野芝麻，地绵绵，蜘蛛草

【学　　名】*Galeobdolon chinense*

【生境分布】生于疏林下，海拔 50～300m。分布于海沧、晋安、永泰、沙县、延平等地。

【药用部位】块根（地绵绵）。

【性味功能】止血。用于外伤出血等。

绣球防风属（*Leucas*）

白绒草

【别　　名】万毒虎、北风草、白花仔、糖鸡草、白茶匙、灯笼草

【学　　名】*Leucas mollissima*

【生境分布】生于路旁草地或溪边阴湿地。分布于连江等地。

【药用部位】全草。

【性味功能】甘，平。清热解毒，利咽止咳。用于咳嗽，咽喉肿痛，慢性肾盂肾炎，关节痛，痢疾，遗精，前列腺炎，乳腺炎，带下病，蛀牙痛，痔疮，稻田性皮炎，痛，疽等。

疏毛白绒草

【别　　名】万毒虎、引生草、皱面草、节节香、野芝麻

【学　　名】*Leucas mollissima* var. *chinensis*

【生境分布】生于路边、河边的向阳干燥处。分布于泉港、惠安、涵江、平潭等地。

【药用部位】全草。

【性味功能】微辛、苦，平。清肺止咳，解毒明目。驱寒发表。用于肺热咳嗽，感冒发热，支气管炎，百日咳，乳腺炎等；外用于疮疖，疮毒等。

野芝麻属（*Lamium*）

宝盖草

【别　　名】珍珠莲，接骨草，莲台夏枯草

【学　　名】*Lamium amplexicaule*

【生境分布】生于路旁、林缘、沼泽、草地、宅旁等或为田间杂草。分布于东山、诏安、漳浦、晋安、闽侯等地。

【药用部位】全草。

【性味功能】辛、苦，平。清热利湿，活血祛风，消肿解毒。用于黄疸，高血压症，筋骨疼痛，面神经麻痹，四肢麻木，半身不遂，跌打损伤，骨折，瘰疬，黄水疮等。

野芝麻

【别　　名】山麦胡，地蚕

【学　　名】*Lamium barbatum*

【生境分布】生于山坡林下、水沟边或水边草地。分布于泰宁、浦城等地。

【药用部位】全草，花。

【性味功能】全草：辛、淡，凉。清热解毒，理血安胎。用于散瘀，消积，调经，利湿，跌打损伤，小儿疳积，习惯性流产，带下病，痛经，月经不调，肾炎，膀胱炎等。花：辛、淡，凉。清热解毒，理血安胎，调经，利湿。用于月经不调，带下病，宫颈炎，小便不利等。

假糙苏属（*Paraphlomis*）

白花假糙苏

【别　　名】四轮麻

【学　　名】*Paraphlomis albiflora*

【生境分布】生于林下或谷地林下潮湿处，海拔100～800m。分布于建阳、武夷山等地。

【药用部位】全草。

【性味功能】用于感冒，咳嗽，咽喉痛等。

纤细假糙苏

【别　　名】野木姜花

【学　　名】*Paraphlomis gracilis*

【生境分布】生于湿山沟或密林下，海拔 600～810m。分布于大田、武夷山等地。

【药用部位】全草。

【性味功能】辛，温。解表，润肺止咳，补血调经。用于风寒表证，感冒咳嗽，痨咳，月经不调等。

假糙苏

【别　　名】皱叶假糙苏

【学　　名】*Paraphlomis javanica*
【生境分布】生于林下阴处，海拔 320m 以上。分布于武平、南靖、大田、尤溪等地。
【药用部位】全草。
【性味功能】甘，平。清肝，发表，滋阴润燥，润肺止咳，补血调经。用于感冒发热，劳伤，月经不调，水肿，骨鲠喉等。

藿香属（*Agastache*）

藿香

【别　　名】土藿香，排香草，绿薄荷
【学　　名】*Agastache rugosa*
【生境分布】生于山坡或路旁，现多栽培。全省各地常见栽培。
【药用部位】全草，地上部分（川藿香）。
【性味功能】辛，微温。化湿辟秽，和中止呕。用于中暑，感冒，消化不良，急性胃肠炎，鼻窦炎，手足癣等。

水苏属（*Stachys*）

水苏

【别　　名】宽叶水苏，元宝草，芝麻草，水鸡苏，鸡苏
【学　　名】*Stachys japonica*
【生境分布】生于水沟旁、林下湿地，海拔在 230m 以下。全省各地分布。
【药用部位】全草，根。
【性味功能】全草：辛，平。疏风理气，止血消炎。用于感冒，痧症，肺痿，肺痈，头晕目眩，口臭，咽喉痛，痢疾，胃酸过多，产后中风，吐血，衄血，血崩，血淋，疮疖肿毒，跌打损伤等。根：苦，凉。清火，平肝，补阴。用于失音，咳嗽，打伤，外伤，疮癣烂痛，吐血，缠腰火丹等。

细柄针筒菜

【别　　名】臭草
【学　　名】*Stachys oblongifolia* var. *leptopoda*
【生境分布】生于山坡、荒草地及灌丛中，海拔 500m 以下。分布于龙海、长汀、永安、沙县、延平、武夷山等地。
【药用部位】全草。
【性味功能】辛、微甘，平。补中益气，止血生肌；用于外伤出血，病后虚弱，小儿疳积，肺痨等。

甘露子

【别　　名】旱螺蛳，土人参，地钮，罗汉菜，宝塔菜
【学　　名】*Stachys sieboldi*
【生境分布】生于荒草地及湿润处。全省各地分布。
【药用部位】块茎及全草。
【性味功能】甘，平。祛风热，利湿，活血散瘀。用于黄疸，小便淋痛，风热感冒，肺痨，虚劳咳嗽，小儿疳积，疮毒肿痛，蛇虫咬伤等。

四棱草属（*Schnabelia*）

四棱草

【别　　名】四方草，四棱筋骨草，蒁奄郎，假马鞭草，筋骨草
【学　　名】*Schnabelia oligophylla*
【生境分布】生于山坡林下或水湿地，海拔约 700m。分布于永安、沙县、将乐、泰宁、宁化、延平、顺昌等地。
【药用部位】全草（四棱筋骨草）。
【性味功能】辛、苦，温。活血通经，祛风逐湿，行气活络，散瘀止痛。用于感冒，风湿痹痛，四肢麻木，跌打损伤，骨节肿痛，烧烫伤，痈疮肿毒等。

香科科属（*Teucrium*）

庐山香科科

【别　　名】白花石蚕，白花地蚕，细沙虫草
【学　　名】*Teucrium pernyi*
【生境分布】生于山坡路旁或林下，海拔 150～1120m。分布于上杭、连城、建阳、武夷山、浦城等地。
【药用部位】全草。
【性味功能】辛、微苦，凉。清热解毒，凉肝活血。用于肺脓肿，小儿惊风，痈疮，跌打损伤等。

大唇香科科

【别　　名】山苏麻，野薄荷

【学　　名】*Teucrium labiosum*

【生境分布】生于山地林下，海拔 1150m 左右。分布于浦城等地。

【药用部位】全草。

【性味功能】辛、微苦，凉。发表，清热解毒。用于感冒，肺痛，痢疾等。

铁轴草

【别　　名】凤凰草，牛尾草，绣球防风

【学　　名】*Teucrium quadrifarium*

【生境分布】生于山坡阴湿处、林下或灌丛中，海拔 350m 以上。分布于上杭等地。

【药用部位】全草，根，叶。

【性味功能】全草：辛、苦，凉。清热解毒，止痛。用于感冒风热，头痛，痢疾，风热咳喘，毒蛇咬伤，跌打肿痛，痧症，皮肤湿疹等。根：用于吐胀，泻痢等。叶：消炎，止血。用于外伤出血，刀枪伤等。

血见愁

【别　　名】山藿香，贼子草，假紫苏、布地锦，肺形草

【学　　名】*Teucrium viscidum*

【生境分布】生于山坡林下阴湿处，海拔 120～1530m。全省各地分布。

【药用部位】全草（山藿香）。

【性味功能】苦、微辛，平。活血行气，解毒止痛。用于风湿关节炎，咯血，吐血，肺痛，肺炎，口眼歪斜，丝虫病淋巴管炎，腹痛腹胀，产后瘀血痛，乳腺炎，冻疮，睾丸肿痛，女外阴瘙痒，痈疽肿毒，跌打损伤，狂犬咬伤等。

筋骨草属（*Ajuga*）

金疮小草

【别　　名】筋骨草，京黄芩，丹参，四季城，苦草

【学　　名】*Ajuga decumbens*

【生境分布】生于路旁、水边、草坡或林下，海拔

360～1400m。分布于平和、南靖、华安、连城、永安、大田、古田、武夷山等地。

【药用部位】全草。

【性味功能】苦，寒。清热泻火，解毒消肿。用于喉炎，扁桃体炎，白喉，咳嗽，痢疾，高血压，黄疸，血淋，小儿胎毒，乳腺炎，疗疮疖肿，烧伤感染，跌打损伤，骨折，急性结膜炎等。

紫背金盘

【别　　名】筋骨草，散血草，紫背金盘，白毛夏枯草，青鱼胆草

【学　　名】*Ajuga nipponensis*

【生境分布】生于田地、路边及林下，海拔 100～2300m。分布于海沧、晋安、泰宁、延平、顺昌、武夷山等地。

【药用部位】全草（筋骨草）。

【性味功能】苦、甘，寒。清热解毒，止咳祛痰，活络止痛，舒筋活血。用于咳嗽痰喘，咽喉痛，乳蛾，关节疼痛，外伤出血等。

矮生紫背金盘

【别　　名】矮生散血草，短紫背金盘

【学　　名】*Ajuga nipponensis* var.*pallescens*

【生境分布】生于疏草坡、路旁及干旱河边。分布于芗城、晋安、古田、延平等地。

【药用部位】全草。

【性味功能】苦，寒。散血，消肿，止痛。用于跌打损伤，痈疮肿毒及各种炎症。

裂叶荆芥属（*Schizonepeta*）

裂叶荆芥

【别　　名】荆芥，香荆芥，假苏

【学　　名】*Schizonepeta tenuifolia*

【生境分布】上杭、浦城等地有栽培。

【药用部位】地上部分或全草（荆芥），半花半果的花序（荆芥穗），根。

【性味功能】辛，微温。解表散风，透疹；炒炭止血。用于感冒，头痛，麻疹，风疹，疮疡初起；炒炭后用于便血，崩漏，产后血晕，但后者发散之力较强。根：用于吐血，牙痛，瘰疬。

活血丹属（*Glechoma*）

白透骨消

【别　　名】大铜钱草，长管活血丹

【学　　名】*Glechoma biondiana*

【生境分布】生于山沟边、路边或林缘肥沃地，海拔 110～1700m。分布于武夷山等地。

【药用部位】全草。

【性味功能】辛，温。清热，消肿。用于筋骨痛，风湿疼痛等。

活血丹

【别　　名】肺风草，连钱草，铜钱草，遍地金钱

【学　　名】*Glechoma longituba*

【生境分布】生长在较荫湿的荒地、山坡林下或路旁，海拔 50～2000m。全省各地分布。

【药用部位】全草。

【性味功能】微苦、辛，凉。疏风宣肺，通淋消肿，清热散瘀。用于伤风咳嗽，肺脓肿，咯血，胆结石，胆囊炎，急性黄疸型传染性肝炎，肾炎，糖尿病，泌尿系结石，淋巴结结核，痛经，痈疽疔毒，跌打损伤等。

牛至属（*Origanum*）

牛至

【别　　名】茵陈，土茵陈，山茵陈

【学　　名】*Origanum vulgare*

【生境分布】生于路旁、山坡、林下及草地，海拔 500m 以上。分布于惠安、泰宁、武夷山等地。

【药用部位】全草。

【性味功能】辛、微苦，凉。清热祛暑，利尿消肿。用于流行性感冒，中暑，腹泻，急性黄疸型传染性肝炎，水肿，乳痛，多发性脓肿等。

香薷属（*Elsholtzia*）

紫花香薷

【别　　名】野薄荷，香薷，牙刷花，土荆芥，假紫苏

【学　　名】*Elsholtzia argyi*

【生境分布】生于路边草地及灌丛中。分布于永安、霞浦、寿宁、武夷山、浦城等地。

【药用部位】全草。

【性味功能】辛，微温。发汗解暑，利尿，止吐泻，散寒湿。用于感冒，发热无汗，黄疸，淋证，带下病，咳嗽，暑热口臭，吐泻等。

香薷

【别　　名】水荆芥，臭荆芥，野苏麻，蜜蜂草

【学　　名】*Elsholtzia ciliata*

【生境分布】生于路旁、山坡、荒地或林下，海拔 2000m 以上。分布于连城、福鼎等地。

【药用部位】全草。

【性味功能】辛，微温。祛风，发汗，解暑，利尿。用于急性吐泻，感冒发热，恶寒无汗，中暑，胸闷，口臭，小便不利，食鱼中毒等。

海州香薷

【别　　名】窄叶香薷，铜草

【学　　名】*Elsholtzia splendens*

【生境分布】生于山坡路旁或草丛中，海拔 200～300m。分布于南靖、德化、永安、延平等地。

【药用部位】全草（香薷）。

【性味功能】辛，微温。发汗解表，和中利湿。用于暑湿感冒，恶寒发热，头痛无汗，腹痛吐泻，小便不利等。

龙头草属（*Meehania*）

走茎华西龙头草

【别　　名】走茎龙头草，称杆蛇药，红紫苏，龙头草，兔唇花

【学　　名】*Meehania fargesii var. radicans*

【生境分布】生于林下阴湿处或岩石地。分布于建阳、武夷山等地。

【药用部位】全草。

【性味功能】用于风寒感冒；外用于蛇咬伤，疮疖，湿疹。

四轮香属 (*Hanceola*)

出蕊四轮香

【别　　名】出蕊汉史草

【学　　名】*Hanceola exserta*

【生境分布】生于常绿林下、混交林中、路边阴湿草坡、阴地或林下水沟边，海拔 540～1400m。分布于泰宁、延平、建阳、武夷山、浦城等地。

【药用部位】全草。

【性味功能】苦，寒。清热凉血，杀虫消肿止痛。用于痢疾，跌打肿痛等。

香简草属 (*Keiskea*)

香薷状香简草

【别　　名】大苞香简草，香薷状霜柱草，香薷状霜柱

【学　　名】*Keiskea elsholtzloides*

【生境分布】生于路旁、灌丛、山沟或林下。分布于长泰、安溪、德化、宁化、沙县、长乐、延平、顺昌、武夷山等地。

【药用部位】全草。

【性味功能】祛风除湿，镇痛。用于风湿痹痛。

山香属 (*Hyptis*)

山香

【别　　名】山薄荷，假藿香，毛老虎，蛇百子，香苦草

【学　　名】*Hyptis suaveolens*

【生境分布】生于山坡草地或林缘路旁。分布于云霄、漳浦、海沧、惠安、泉港、晋安等地。

【药用部位】全草。

【性味功能】苦、辛，平。疏风散瘀，行气利湿，解毒止痛。用于感冒头痛，胃肠胀气，风湿骨痛等；外用于跌打肿痛，创伤出血，痈肿疮毒，虫蛇咬伤，湿疹，皮炎等。

罗勒属 (*Ocimum*)

罗勒

【别　　名】香佩兰，零陵香，省头草，九层塔，千层塔

【学　　名】*Ocimum basilicum*

【生境分布】生于路旁、村边或空阔地，常见栽培。闽南各地常见栽培。

【药用部位】全草（省头草），茎，嫩叶，种子（光明子）。

【性味功能】全草：辛，温。发汗解表，祛风利湿，散瘀止痛。用于风寒感冒，头痛，胃腹胀满，消化不良，胃痛，泄泻，月经不调，跌打损伤等；外用于虫蛇咬伤，湿疹，皮炎等。茎、嫩叶：辛，温。驱风健胃，活血散瘀。用于感冒，咳嗽，胃及十二指肠溃疡，肠黏连等。种子：甘、辛，凉。清翳明目。用于风火赤眼，眼翳，眩晕等。

毛叶丁香罗勒

【别　　名】丁香，臭草，九层塔，青香罗勒，无毛丁香罗勒

【学　　名】*Ocimum gratissimum* var. *suave*

【生境分布】栽培或逸为野生。分布于闽南各地。

【药用部位】全草。

【性味功能】辛，温。疏风发表，化湿和中，散瘀止痛。用于外感风寒，头痛，脘腹胀痛，消化不良，泄泻，风湿痹痛，湿疹瘙痒，跌打瘀肿，蛇咬伤等。

凉粉草属 (*Mesona*)

凉粉草

【别　　名】仙人草，仙人冻

【学　　名】*Mesona chinensis*

【生境分布】生于砂地草丛中或水沟边。全省各地可见，武平、建瓯等地有较大面积栽培。

【药用部位】全草。

【性味功能】甘、淡，凉。清热解暑。用于中暑，高血压症，关节炎，糖尿病，急性传染性肝炎，痢疾，泄泻，结膜炎，风火牙痛，漆过敏等。

排草香属（*Anisochilus*）

排草香

【别　　名】耙草，排草

【学　　名】*Anisochilus carnosus*

【生境分布】闽南一带有引种栽培。

【药用部位】根状茎，全草。

【性味功能】根状茎：辛，温。利尿，辟秽。用于水肿，浮肿病等。全草：淡，温。解毒，燥湿。用于风湿病，水肿等。

简冠花属（*Siphocranion*）

光柄筒冠花

【别　　名】冠唇花，光柄管冠花

【学　　名】*Siphocranion nudipes*

【生境分布】生于常绿林中或混交林下。分布于武夷山等地。

【药用部位】茎、叶。

【性味功能】外用于痈疮肿毒。

香茶菜属（*Rabdosia*）

香茶菜

【别　　名】铁棱角，铁钉角，蛇总管

【学　　名】*Rabdosia amethystoides*

【生境分布】生于林下或草丛中，海拔200～920m。全省各地分布。

【药用部位】全草（小叶蛇总管），根茎，叶。

【性味功能】全草：辛、苦，凉。清热解毒，消肿止痛。用于劳伤，筋骨酸痛，跌打肿痛，疮毒，毒蛇咬伤等，为蛇伤要药。根茎、叶：苦、辛，凉。清热散血，疏风解表，消肿解毒。用于肾炎，泌尿道感染，中暑腹痛，扁桃体炎，急性传染性肝炎，关节痛，痔疮，淋巴腺炎，胃痛，癌症疼痛，闭经，乳腺炎，跌打损伤，毒蛇咬伤，烫火伤等。

内折香茶菜

【别　　名】山薄荷香茶菜，山薄荷

【学　　名】*Rabdosia inflexa*

【生境分布】生于山谷溪边、疏林或阴湿处，海拔1200m以下。分布于晋安、永泰等地。

【药用部位】全草。

【性味功能】苦，凉。清热解毒，祛湿，止痛。用于肝郁胁痛，皮肤风肿等。

线纹香茶菜

【别　　名】熊胆草，土茵陈，碎兰花，黑疙瘩，涩疙瘩

【学　　名】*Rabdosia lophantholdes*

【生境分布】生于林下阴湿处及水沟边，海拔500～2700m。分布于连城、德化、仙游、沙县、屏南、延平、建阳、武夷山、浦城等地。

【药用部位】全草（溪黄草）。

【性味功能】苦，寒。清热利湿，凉血散瘀，退黄，驱虫。用于急性黄疸型肝炎，急性胆囊炎，咽喉痛，痢疾，泻泄，跌打肿痛，妇科病，瘤型麻风，皮炎，草乌中毒等。

细花线纹香茶菜

【别　　名】熊胆草，土黄莲，草三七，小癞疙瘩，黑节草

【学　　名】*Rabdosia lophanthoides* var. *graciliflora*

【生境分布】生于山谷水边或田间，海拔500m以上。分布于南靖、连城等地。

【药用部位】全草。

【性味功能】苦，寒。清热利湿，凉血散瘀，退黄，驱虫。用于急性黄疸型肝炎，急性胆囊炎，咽喉痛，痢疾，泻泄，跌打肿痛，妇科病，瘤型麻风，皮炎，草乌中毒等。

显脉香茶菜

【别　　名】藿香，山薄荷，铁菱角，蓝花柴胡，大叶蛇总管

【学　　名】*Rabdosia nervosus*

【生境分布】生于河边草丛或林下阴湿处，海拔60～1000m。分布于建阳、武夷山、浦城等地。

【药用部位】全草（大叶蛇总管）。

【性味功能】辛、苦，寒。清热，利湿，解毒。用于

感冒，黄疸，毒蛇咬伤，疮毒，湿疹，皮肤瘙痒，痧症，烫伤等。

毛萼香茶菜

【别　　名】黑头草，虎尾草，荷麻根，火地花，沙虫药

【学　　名】*Rabdosia eriocalyx*

【生境分布】生于山坡阳处、灌丛中，海拔 750m 以上。分布于建宁等地。

【药用部位】地上部分。

【性味功能】辛、苦，凉。清热利湿，活血散瘀，解毒消肿。用于湿热黄疸，淋证，水肿，咽喉肿痛，关节痹痛，闭经，乳痈，痔疮，发背，跌打损伤，毒蛇咬伤等。

长管香茶菜

【别　　名】长筒香茶菜

【学　　名】*Rabdosia longitubus*

【生境分布】生于山地竹丛中，海拔 1130m 以下。分布于南靖、长泰、华安、南安、尤溪等地。

【药用部位】根。

【性味功能】苦，寒。清热解毒，凉血止血，消痈止痛。用于中暑腹痛，尿路感染，筋骨酸痛，蕲蛇

溪黄草

【别　　名】毛果香茶菜，溪沟草，大叶蛇总管

【学　　名】*Rabdosia serra* [*Isodon serra*]

【生境分布】生于山坡、路旁、田边、溪旁、河岸、草丛、灌丛及林下沙壤土上，常成丛生长，海拔 120～1800m。分布于新罗、永定等地，偶见栽培。

【药用部位】全草。

【性味功能】苦，凉。清热利湿，凉血散瘀。用于急性肝炎，急性胆囊炎，跌打瘀肿。

鞘蕊花属（*Coleus*）

小五彩苏

【别　　名】五色草，假紫苏，洋紫苏，金耳环，金钱炮

【学　　名】*Coleus scutellarioides* var. *crispipilus*

【生境分布】生于溪旁、路旁、山谷、田野的草丛或林中。全省各地常见作为观赏栽培。

【药用部位】全草（金耳环）。

【性味功能】辛，凉。清凉解毒。用于疮疡，疥疮等。

茄科（Solanaceae）

曼陀罗属（*Datura*）

曼陀罗

【别　　名】万桃花，洋金花，闹洋花，羊惊花，山茄花

【学　　名】*Datura stramonium*

【生境分布】多生于宅旁、路边、草地上。分布于福建沿海各地。

【药用部位】全株。

【性味功能】辛、苦，温，有大毒。麻醉，镇痛平喘，止咳。用于支气管炎，慢性喘息性支气管炎，胃痛，牙痛，风湿痛，损伤疼痛，手术麻醉等。

洋金花

【别　　名】闹羊花，枫茄子，白曼陀罗

【学　　名】*Datura metel*

【生境分布】生于向阳山坡草地或村前屋后荒地上。全省各地分布。

【药用部位】花，根（曼陀罗根），叶（曼陀罗叶），果实或种子（曼陀罗子）。

【性味功能】花：辛，温，有毒。平喘止咳，镇痛，解痉。用于哮喘咳嗽，脘腹冷痛，风湿痹痛，小儿慢惊，外科麻醉等。根：辛、苦，温，有毒。镇咳，止痛，拔脓。用于恶疮，筋骨疼痛，牛皮癣，狂犬咬伤等。叶：苦、辛，温，有毒。镇咳平喘，止痛，拔脓。用于喘咳，痹痛，顽固性溃疡，脚气，脱肛等。果实或种子：辛、苦，温，有大毒。平喘，祛风，止痛。用于咳喘，惊痫，风寒湿痹，泻痢，脱肛，跌打损伤等。

木本曼陀罗

【别　　名】曼陀罗，洋金花

【学　　名】*Datura arborea*

【生境分布】原产美洲热带。全省各地零星栽培。

【药用部位】叶、花和种子。

【性味功能】同洋金花。

鸳鸯茉莉属（*Brunfelsia*）

鸳鸯茉莉

【别　　名】番茉莉

【学　　名】*Brunfelsia acuminata*

【生境分布】全省各地园林零星栽培。

【药用部位】叶。

【性味功能】甘，平。清热消肿。用于水肿等。

枸杞属（*Lycium*）

枸杞

【别　　名】苦杞，地骨，红耳坠，金耳坠

【学　　名】*Lycium chinense*

【生境分布】多生于山坡荒地、丘陵地、村边路旁及海边盐碱地。全省各地分布。

【药用部位】根及根皮，叶，果实。

【性味功能】根及根皮：苦，寒。清肺热，除骨蒸，凉血。用于咳嗽，腰痛，偏头痛，遗精，淋浊，关节痛，胎动不安等。叶：淡，凉。清热消肿。用于牙痛，牙疳，湿疹，痔疮，疔，疖，痈等。果实：甘，平。补肝明目，滋肾强筋。用于头晕，腰膝酸软无力等。

注：尤溪汤川有少量引种宁夏枸杞 *Lycium barbarum*，未成规模。

夜香树属（*Cestrum*）

夜香树

【别　　名】洋素馨，夜来香

【学　　名】*Cestrum nocturnum*

【生境分布】原产南美洲，现广泛栽培于世界各热带地区。分布于福建沿海各地。

【药用部位】叶。

【性味功能】苦，凉。清热消肿。外用于乳痈，痈疮等。

茄属（*Solanum*）

洋芋

【别　　名】马铃薯，土豆

【学　　名】*Solanum tuberosum*

【生境分布】原产热带美洲。全省各地常见栽培。

【药用部位】块茎。

【性味功能】甘，平。和胃健中，解毒消肿。用于胃痛，流行性腮腺炎，痈肿，湿疹，烫伤。

龙葵

【别　　名】酸溜子棵，龙槐，天茄子，黑天天，苦葵

【学　　名】*Solanum nigrum*

【生境分布】多生于田边、路边、荒坡及房前屋后，海拔 1500m 以下。全省各地分布。

【药用部位】全草，根，果实，种子。

【性味功能】全草：苦，寒，有小毒。清热解毒，活血消肿。用于感冒发热，牙痛，慢性支气管炎，痢疾，泌尿系感染，乳腺炎，癌症；外用治痈疖疔疮，天疱疮，蛇咬伤等。根：苦、微甘，寒。清热利湿，活血解毒。用于痢疾，淋浊，尿路结石，带下病，风火牙痛，跌打损伤，痈疽肿毒等。果实：甘、微苦，寒。镇咳，祛痰。种子：苦，寒。清热解毒，化痰止咳。用于咽喉肿痛，疔疮，咳嗽痰喘等。

少花龙葵

【别　　名】白花菜，七粒扣，乌疔草，耳坠仔，公炮草。

【学　　名】*Solanum americanum*

【生境分布】多生于村野荒地、溪沟边及村前屋后荒地，海拔 1200m 以下。全省各地分布。

【药用部位】全草。

【性味功能】微苦、甘，性寒。清热利湿，消肿解毒。用于高血压，痢疾，黄疸，糖尿病，膀胱炎，尿道炎，淋浊，带下病，急性盆腔炎，乳腺炎，咽喉炎，背痛，疔疮疖肿，带状疱疹等。

白英

【别　　名】白毛藤，山甜菜，蔓茄，北风藤，葫芦草

【学　　名】*Solanum lyratum*

【生境分布】多生于山坡、沟谷路旁草丛中或屋旁田边，海拔 1500m 以下。全省各地分布。

【药用部位】全草（白毛藤），根（白毛藤根），果实（鬼目）。

【性味功能】全草：甘、苦，寒，有小毒。清热利湿，消肿解毒。用于肝炎，肝硬化初期，黄疸，胆囊炎，急性肾炎，痢疾，小儿肝热，高热惊厥，带下病，风火赤眼，背痛，项痛，疔，疖，带状疱疹等。根：苦、辛，平。清热解毒，消肿止痛。用于风火牙痛，头痛，瘰疬，痈肿，痔漏等。果实：酸，平。明目，止痛。用于眼花目赤，迎风流泪，翳障，牙痛等。

珊瑚樱

【别　　名】吉庆果，珊瑚子，玉珊瑚，红珊瑚，野辣茄

【学　　名】*Solanum pseudocapsicum*

【生境分布】栽培。分布于全省沿海各地。

【药用部位】根。

【性味功能】咸、微苦，温，有毒。理气，止痛，生肌，解毒，消炎。用于腰肌劳损，牙痛，血热，水肿，疮疡肿毒等。

珊瑚豆

【别　　名】冬珊瑚，玛瑙珠，玉珊瑚，洋海椒，野海椒

【学　　名】*Solanum pseudocapsicum* var. *diflorum*

【生境分布】全省各地常见栽培。

【药用部位】全株，根，茎叶，果实。

【性味功能】全株：苦，温。消积，利膈，下热毒。用于水肿，风湿痛等。根：微苦，温，有毒。活血，散瘀，止痛。用于腰背疼痛，跌打损伤，痈肿疮毒等。茎叶：清热解毒，消肿止痛。用于腮腺炎，痈肿疮毒等。果实：杀虫。用于皮肤疥疮，顽癣等。

茄

【别　　名】落苏，酪酥，昆仑瓜，矮瓜

【学　　名】*Solanum melongena*

【生境分布】全省各地分布。

【药用部位】根，茎，叶，花，果实。

【性味功能】根、茎：淡，凉。清热利湿，驱风止咳，收敛止血。用于风湿性关节炎，头痛，慢性支气管炎，痢疾，尿血，便血，淋巴腺炎等。叶：消肿。用于蜂螫伤，疖肿等。花：润燥止血。用于鼻衄等。果实：甘，凉。消肿止血。用于臁疮，蜈蚣咬伤等。

软毛茄

【别　　名】土烟叶，野烟叶

【学　　名】*Solanum erithunem*

【生境分布】多生于山坡灌丛中或屋旁路边，海拔 500m 以下。全省各地分布。

【药用部位】根皮。

【性味功能】温，苦，有毒。消肿解毒，行气止痛，生肌收敛。用于敷疮毒，癣疥等。

旋花茄

【别　　名】大苦溜溜，苦凉菜，百两金

【学　　名】*Solanum spirale*

【生境分布】生于溪边灌丛中、林下，稀生于荒地上。本次普查发现鲤城、思明（鼓浪屿）有引种栽培。

【药用部位】全株（大苦溜溜），叶。

【性味功能】全株：苦，寒。清热解毒，利湿。用于感冒发热，咳嗽，咽喉痛，疟疾，腹痛，泄泻，痢疾，小便短赤，小便涩痛，风湿跌打，疮疡肿毒。叶：用于咳嗽，疮疡肿毒；外用于皮肤过敏。

注：印度用根作麻醉剂及利尿剂。

水茄

【别　　名】拦路虎，刺茄，黄蒲茄，红柑刺，红桂刺

【学　　名】*Solanum torvum*

【生境分布】多生于山坡路旁、荒地及村前屋后，

海拔 800m 以下。福州以南各地常见。

【药用部位】全草。

【性味功能】辛、微苦，凉，有毒。消肿止痛。用于瘰疬，淋巴结肿大，痈，疽，疯狗咬伤，跌打损伤等。

刺天茄

【别　　名】紫花茄，刺茄，金扣拦路虎，金吊钮

【学　　名】*Solanum indicum*

【生境分布】多生于路旁、荒坡及村庄附近，海拔1000m 以下。分布于沿海等地。

【药用部位】全草。

【性味功能】微苦，寒，果有小毒。消炎解毒，镇静止痛。用于风湿病，头风痛，跌打疼痛，神经性头痛，胃痛，牙痛，乳腺炎，流行性腮腺炎，丝虫病象皮腿，狂犬咬伤，痈疽疔疮等。

海桐叶白英

【别　　名】疏毛海桐叶白英，玉山茄，海桐茄

【学　　名】*Solanum pittosporifolium*

【生境分布】生于山坡灌丛中或屋旁路边，海拔1500m 以下。全省各地零星分布。

【药用部位】全草。

【性味功能】清热解毒，散瘀消肿，祛风除湿。用于咽喉肿痛，疮痈肿痛，无名肿毒，跌打损伤，关节痛等。

澳洲茄

【别　　名】洋茄子

【学　　名】*Solanum aviculare*

【生境分布】厦门等地园林引种。

【药用部位】根，茎，叶，果实。

【性味功能】根：祛风除湿。茎、叶、果实：利尿，解毒。

假烟叶树

【别　　名】野烟叶，土烟叶，臭屎花，臭枇杷

【学　　名】*Solanum erianthum*

【生境分布】常见于荒山荒地灌丛中，海拔 300～2100m。福建沿海各地常见。

【药用部位】茎。

【性味功能】辛、苦，凉。清热解毒，祛风止痛。用于热结气滞，脘腹疼痛，风湿痹痛，跌打损伤等。

乳茄

【别　　名】五指茄，五角茄，五指丁茄，五子登科

【学　　名】*Solanum mammosum*

【生境分布】原产美洲。全省各地零星栽培，闽南一带较多。

【药用部位】果实，全草。

【性味功能】果实：苦、涩，寒，有毒。镇痛，散瘀，消肿。用于心胃气痛，瘰疬，疮疖肿痛。全草：有毒。用于胃脘痛。

黄果茄

【别　　名】癫茄，北美茄，黄水茄，丁茄

【学　　名】*Solanum virginianum*

【生境分布】生于山坡、路旁荒地、村前屋后以及灌草丛中，海拔 1000m 以下。全省各地常见。

【药用部位】根，果实，种子。

【性味功能】苦、辛，温。清热利湿，消瘀止痛。用于腹痛，牙痛，手足麻痹，风湿关节痛，头部疮肿。

树番茄属（*Cyphomandra*）

树番茄

【别　　名】缅茄

【学　　名】*Cyphomandra betacea*

【生境分布】福州以南各县市零星引种。

【药用部位】果实。

【性味功能】甘，平。健脾益胃。用于脾胃虚弱证等。

天仙子属（*Hyoscyamus*）

天仙子

【别　　名】莨菪，牙痛子

【学　　名】*Hyoscyamus niger*

【生境分布】晋安等地偶见栽培。

【药用部位】根, 叶, 种子。

【性味功能】根: 苦, 寒, 有毒。用于疥癣, 杀虫等。叶: 苦, 寒, 有大毒。镇痛, 解痉。用于胃痛, 齿痛, 咳喘等。种子: 苦, 温, 有大毒。解痉, 止痛, 安神。用于胃痉挛疼痛, 咳喘, 泄泻, 癫狂, 震颤性麻痹及抗眩晕, 痈肿疮疖, 龋齿痛等。

烟草属 (Nicotiana)

烟草

【别　　名】烟丝, 赤丝, 苦烟头, 白背纽扣, 菸

【学　　名】Nicotiana tabacum

【生境分布】全省各地常见栽培, 以闽西北为多。

【药用部位】叶。

【性味功能】辛, 温, 有毒。杀虫, 燥湿, 消肿。用于疟疾, 疔, 痈, 毒蛇咬伤, 红蜘蛛咬伤, 臁疮, 阴囊湿疹, 脚癣等。

碧冬茄属 (Petunia)

碧冬茄

【别　　名】彩花茄

【学　　名】Petunia hybrida

【生境分布】全省各地常见栽培。

【药用部位】种子。

【性味功能】行气, 杀虫。用于腹水, 腹胀便秘, 蛔虫病等。

散血丹属 (Physaliastrum)

江南散血丹

【别　　名】龙须参, 刺酸浆

【学　　名】Physaliastrum heterophyllum

【生境分布】生于山坡沟谷林下阴湿地, 海拔500～1200m。分布于武夷山等地。

【药用部位】根。

【性味功能】滋补。用于虚弱劳伤等。

酸浆属 (Physalis)

酸浆

【别　　名】欧亚酸浆, 红菇娘, 挂金灯, 戈力,

灯笼草

【学　　名】Physalis alkekengi

【生境分布】多生于山野空旷地或林缘路旁稍阴地, 海拔500～800m。分布于连城、上杭、武夷山、浦城等地。

【药用部位】全草或果实 (酸浆), 根。

【性味功能】全草或果实: 酸、苦, 寒。清热毒, 利咽喉, 通利二便。用于咽喉肿痛, 肺热咳嗽, 黄疸, 痢疾, 水肿, 小便淋涩, 大便不通, 黄水疮, 湿疹, 丹毒等。根: 苦, 寒。清热, 利湿。用于黄疸, 疟疾, 疝气等。

苦藏

【别　　名】灯笼果, 灯笼草, 挂金灯, 朴朴子草

【学　　名】Physalis angulata

【生境分布】多生于山野路旁、荒山荒地及荒田草丛中, 海拔300～1200m。全省各地分布。

【药用部位】全草。

【性味功能】微苦, 寒。清热解毒, 祛痰利湿。用于天疱疮, 高血压, 急性支气管炎, 肺脓肿, 急性肋膜炎, 尿血, 淋浊, 急性肾盂肾炎, 糖尿病, 肠炎, 细菌性痢疾, 乳腺炎, 带下病, 扁桃体炎, 流行性腮腺炎, 睾丸炎, 疔疮疖肿等。

灯笼果

【别　　名】小果酸浆, 灯笼草, 沙灯笼, 炮掌果

【学　　名】Physalis peruviana

【生境分布】多生于山野路旁、荒山荒地及荒野草丛。海拔300～1200m。全省各地分布。

【药用部位】全草。

【性味功能】苦, 凉。清热解毒, 消炎利水。用于感冒发热, 流行性腮腺炎, 咳嗽痰喘, 急性肾盂肾炎, 子痈, 疱疹, 疖疮, 疝气痛等。

假酸浆属 (Nicandra)

假酸浆

【别　　名】水晶凉粉, 冰粉, 鞭打绣球, 大千生

【学　　名】Nicandra physaloides

【生境分布】原产南美洲。生于田边、荒地、宅旁、

栽培或野生。分布于漳浦、海沧、泰宁、延平等地。

【药用部位】全草，花，果实，种子。

【性味功能】全草：甘、淡、微苦，平。镇静，祛痰，清热，解毒。用于感冒，咳嗽，狂犬病，精神病，癫痫，风湿痛，疮疖，痧气，疥癣等。花、果实、种子：微甘、酸、涩，平，有小毒。清热，解毒，祛风，退火，利尿。用于发热，胃热，热淋，风湿关节痛，疮痈肿毒等。

红丝线属（Lycianthes）

红丝线

【别　　名】猫耳朵，十萼茄，血见愁，红珠草

【学　　名】Lycianthes biflora

【生境分布】多生于山坡林下阴湿地或荒野路旁沟边，海拔 1500m 以下。全省各地分布。

【药用部位】全草。

【性味功能】苦，寒，有小毒。化痰，利湿，消肿。用于痢疾，热淋，支气管炎，疔，扭伤等。

中华红丝线

【别　　名】单花红丝线，佛葵

【学　　名】Lycianthes lysimachioides var. sinensis

【生境分布】生于林下沟谷或路旁阴湿草丛，海拔 800～1300m。分布于永安、泰宁、尤溪等地。

【药用部位】全草。

【性味功能】辛，温，有小毒。杀虫，解毒。用于痈肿疮毒。

番茄属（Lycopersicon）

番茄

【别　　名】西红柿，番柿

【学　　名】Lycopersicon esculentum

【生境分布】全省各地分布。

【药用部位】新鲜果实。

【性味功能】酸、甘，微寒。生津止渴，健胃消食。用于口渴，食欲不振等。

龙珠属（Tubocapsicum）

龙珠

【别　　名】灯笼珠草，野靛青，赤珠，姑椒草

【学　　名】Tubocapsicum anomalum

【生境分布】多生于山坡路旁、林下沟谷底或岩缝间，海拔 800m 以下。全省各地分布。

【药用部位】根，全草，果实。

【性味功能】苦，寒。清热解毒，利小便。用于小便淋痛，痢疾，疔疮等。

辣椒属（Capsicum）

辣椒

【别　　名】鸡嘴椒，牛角椒，海椒，长辣椒

【学　　名】Capsicum annuum

【生境分布】全省各地常见栽培。

【药用部位】根，茎，叶，果实。

【性味功能】根、茎：甘，温。祛风行气，温中散寒。外用于冻疮等。叶：苦，温。舒筋活络，杀虫止痒。用于顽癣，鼠疣，疥疮，冻疮，斑秃，足跟深部脓肿等。果实：辛，热。温中截疟。用于疟疾，脾肿大，胃脘冷痛，风湿关节痛，月内风，跌打损伤，竹叶青蛇咬伤等。

朝天椒

【别　　名】指天椒，小辣椒

【学　　名】Capsicum annuum var. conoides

【生境分布】全省各地常见栽培。

【药用部位】果实。

【性味功能】辛，温。活血，消肿，解毒。外用于冻疮，脚气，狂犬咬伤等。

簇生椒

【别　　名】指天椒，七星椒，牛角椒，朝天椒

【学　　名】Capsicum annuum var. fasciculatum

【生境分布】全省各地常见栽培。

【药用部位】茎，叶，果实（辣椒），种子。

【性味功能】茎：辛，温。活血消肿。用于风湿冷痛等。叶：辛，温。活血消肿。用于水肿等。果实：辛、辣，温。温中散寒，健胃，发汗。用于脾

胃虚寒，消化不良；外用于风湿痛，腰腿痛，冻疮等。种子：辛，温；活血消肿；用于风湿痛等。

菜椒

【别　　名】甜椒，灯笼椒，棉花辣椒
【学　　名】*Capsicum annuum* var. *grossum*
【生境分布】全省各地常见栽培。
【药用部位】根，茎，果实（辣椒），叶，种子。
【性味功能】根：辛，温；活血消肿；用于崩漏等。茎：辛，温；活血消肿；用于风湿冷痛等。果实：辛、辣，温；温中散寒，健胃，发汗；用于脾胃虚寒，消化不良等；外用于风湿痛，腰腿痛，冻疮。叶：辛，温；活血消肿；用于水肿。种子：辛，温；活血消肿；用于风湿痛等。

玄参科（Scrophulariaceae）

泡桐属（*Paulownia*）

白花泡桐

【别　　名】梧桐，臭梧桐，梧桐冇，冇桐
【学　　名】*Paulownia fortunei*
【生境分布】生于山坡、疏林、山谷及荒地。全省各地常见栽培。
【药用部位】根，叶，花，果。
【性味功能】苦，寒。根：清热祛风。用于慢性支气管炎，扭伤等。叶、花：消肿解毒。用于疔，痈等。果：化痰止咳。用于慢性支气管炎，扭伤等。

华东泡桐

【别　　名】台湾泡桐，黄毛泡桐，水桐木
【学　　名】*Paulownia kawakamii*
【生境分布】生于荒地、山坡疏林或灌丛中。分布于上杭、新罗、永春、三元、泰宁、大田、古田、屏南、延平、武夷山、光泽等地。
【药用部位】根皮，叶。
【性味功能】辛、苦，寒。清热利湿，活血止痛。用于湿热小便不利，腹泻，跌打肿痛等。

台湾泡桐

【别　　名】黄毛泡桐，水桐木
【学　　名】*Paulownia kawakamii*
【生境分布】生于林中、山坡。分布于沙县、延平等地。
【药用部位】嫩根或根皮（桐根），木质部（桐木），树皮（桐皮），叶，花（泡桐花），近成熟果实。
【性味功能】嫩根或根皮：苦，寒。祛风，解毒，消肿，止痛。用于肠胃热毒，风湿腿痛，筋骨疼痛，肠风下血，痔疮，疮疡肿毒，崩漏，带下病等。木质部：用于下肢浮肿等。树皮：苦、涩，寒。祛风解毒，接骨消肿。用于痔疮，淋证，丹毒，跌打损伤等。叶：苦，寒。用于痈疽，疔疮，创伤出血等。花：用于上呼吸道感染，风热咳嗽，乳蛾，痢疾，泄泻，目赤红痛，流行性腮腺炎，疖肿等。近成熟果实：淡、微甘，温。祛痰，止咳，平喘。用于咳嗽，痰多，气喘等。

金鱼草属（*Antirrhinum*）

金鱼草

【别　　名】香彩雀，龙口花，龙头花
【学　　名】*Antirrhinum majus*
【生境分布】全省各地零星种植。
【药用部位】全草。
【性味功能】苦，凉。清热解毒，凉血消肿。外用于跌打扭伤，疮疡肿毒等。

荷包花属（*Calceolaria*）

荷包花

【别　　名】赪桐，朱桐，贞桐花
【学　　名】*Calceolaria crenatiflora*
【生境分布】厦门等地园林有种植。
【药用部位】根，叶。
【性味功能】微甘、淡，凉。祛风利湿，散瘀消肿，解毒排脓。用于风湿骨痛，腰肌劳损，跌打损伤等。

柳穿鱼属（Linaria）

柳穿鱼

【别　　名】中国柳穿鱼

【学　　名】*Linaria vulgaris*

【生境分布】生于山坡、路边、田边草地。分布于思明、闽侯、蕉城等地。

【药用部位】地上部分或全草。

【性味功能】咸、苦，平。清热解毒，利尿。用于黄疸，小便不利等；外用治痔疮等。

爆仗竹属（Russelia）

爆仗竹

【别　　名】炮仗竹，吉祥草

【学　　名】*Russelia equisetiformis*

【生境分布】原产墨西哥。全省各地分布。

【药用部位】全株。

【性味功能】甘，平。清热利尿，接骨续伤。用于跌打，骨折。

野甘草属（Scoparia）

野甘草

【别　　名】冰糖草，四时茶，香仪，万粒珠

【学　　名】*Scoparia dulcis*

【生境分布】生于荒地、路旁及山坡。全省各地分布。

【药用部位】全草。

【性味功能】甘，平。清热利尿。用于麻疹，感冒，中暑，痢疾，咽喉炎，支气管炎，脚气，丹毒，跌打损伤等。

石龙尾属（Limnophila）

石龙尾

【别　　名】菊藻

【学　　名】*Limnophila sessiliflora*

【生境分布】生于水塘、沼泽、水边、路旁或沟边湿处。分布于晋安、长乐、沙县、永安等地。

【药用部位】全草。

【性味功能】苦，寒。清热解毒，利尿消肿，杀虫灭虱。用于烧烫伤；外用于疮疡肿毒，头虱等。

大叶石龙尾

【别　　名】水茴香，水八角

【学　　名】*Limnophila rugosa*

【生境分布】生于水旁、山谷和草地。分布于南靖、长泰、德化、永安、建瓯等地。

【药用部位】全株。

【性味功能】辛、甘，温。除痰湿，消肿痛，解毒。用于咳嗽，气喘，胃寒痛，疮疖，毒蛇、蜈蚣咬伤等。

紫苏草

【别　　名】通关草，麻雀草，水芙蓉，香石龙尾

【学　　名】*Limnophila aromatica*

【生境分布】生于旷野、塘边水湿处。分布于芗城、海沧、连城、德化、晋安、长乐、永安、沙县等地。

【药用部位】全株。

【性味功能】辛、微涩，凉。清凉止咳，解毒消肿。用于感冒，咳嗽，百日咳，毒蛇咬伤，痈疮肿毒等。

中华石龙尾

【别　　名】肖紫草，风肿草，蛤胆草

【学　　名】*Limnophila chinensis*

【生境分布】生于河滩、水旁或田边湿地。分布于南靖等地。

【药用部位】全草。

【性味功能】微甘、苦，凉。清热利尿，凉血解毒。用于水肿，目赤红痛，小儿疳积，风疹，天疱疮，周身痒痛，毒蛇、蜈蚣咬伤等。

毛麝香属（Adenosma）

毛麝香

【别　　名】酒子草，麝香草，解菜，毛老虎

【学　　名】*Adenosma glutinosa*

【生境分布】生于荒山坡或疏林下湿润处。分布于漳浦、南靖、平和、连城、永春等地。

【药用部位】全草。

【性味功能】辛、苦，温。祛风除湿，活血祛瘀。感冒，风湿关节痛，腹痛，腹泻，小儿麻痹症，湿疹，荨麻疹，跌打损伤，痈，疽，疖，蜂螫伤等。

球花毛麝香

【别　　名】大头陈，黑头风

【学　　名】*Adenosma indiana*

【生境分布】生于瘠地、干燥山坡地及溪旁。分布于新罗等地。

【药用部位】全草（大头陈）。

【性味功能】辛、微苦，微温。疏风解表，化湿消滞。用于感冒，咳嗽，发热头痛，消化不良，腹痛，泄泻，皮炎，蛇伤等。

鞭打绣球属（Hemiphragma）

鞭打绣球

【别　　名】红顶珠，地红参，活血丹

【学　　名】*Hemiphragma heterophyllum*

【生境分布】生于山脊或草丛中。分布于连江、武夷山等地。

【药用部位】全株。

【性味功能】微甘、淡，温。祛风除湿，清热解毒，活血止痛。用于风湿痹痛，经闭腹痛，瘰疬，疮肿湿毒，咽痛，齿龈肿痛，跌打损伤等。

胡麻草属（Centranthera）

胡麻草

【别　　名】距蕊花，芝麻花，蓝胡麻草，黑草

【学　　名】*Centranthera cochinchinensis*

【生境分布】生于路旁草地。分布于诏安、南靖、连城、长乐、永安、建宁、浦城等地。

【药用部位】全草。

【性味功能】酸、辛，温。散瘀止血，消肿止痛。用于咯血，吐血，跌打骨折，内伤瘀血，风湿痹痛等。

苦玄参属（Picria）

苦玄参

【别　　名】四环素草，蛇总管，苦胆草，地胆草，鱼胆草

【学　　名】*Picria felterrae*

【生境分布】厦门植物园等地有引种栽培。

【药用部位】全草。

【性味功能】苦，凉。清热解毒，消肿止痛。用于风热感冒，咽喉肿痛，胃痛，消化不良，痢疾，毒蛇咬伤，跌打损伤，淋巴结炎，疖肿等。

假马齿苋属（Bacopa）

假马齿苋

【别　　名】蛇鳞菜

【学　　名】*Bacopa monnieri*

【生境分布】生于海沙滩、水边及湿地。分布于诏安、云霄、漳浦、海沧、平潭、长乐等地。

【药用部位】全草。

【性味功能】微甘、淡，寒。清热凉血，解毒消肿。用于痢疾，目赤肿痛，丹毒，痔疮肿痛等；外用于象皮肿等。

玄参属（Scrophularia）

玄参

【别　　名】元参，浙玄参

【学　　名】*Scrophularia ningpoensis*

【生境分布】生于竹林中、溪旁、密林下或山坡草地。分布于长乐、泰宁、建瓯、建阳、武夷山、浦城、寿宁等地。

【药用部位】根，叶。

【性味功能】苦、咸，微寒。滋阴降火，生津润燥，清热解毒。用于烦渴，便秘，咽喉炎，扁桃体炎，糖尿病，白喉，淋巴结结核，急性口腔炎，猩红热，赤眼，丹毒，痈等。

北玄参

【别　　名】黑参，立马锥，小山白薯，元参

【学　　名】*Scrophularia buergeriana*

【生境分布】生于低山荒坡或湿草地。分布于海沧、永安、浦城等地。

【药用部位】根。

【性味功能】苦，寒。清热利湿，凉血祛瘀。用于黄疸型肝炎，尿路结石，小便不利，便血，外伤出血等。

腹水草属（*Veronicastrum*）

腹水草

【别　　名】两头爬，两头镇，仙桥草，钓鱼竿，钓竿藤

【学　　名】*Veronicastrum stenostachyum*

【生境分布】生于林下或林绿草地。分布于闽侯、泰宁、屏南、延平、建阳、武夷山等地。

【药用部位】全草。

【性味功能】苦、辛，凉，有小毒。利尿消肿，散瘀解毒。用于腹水，水肿，小便不利，肝炎，月经不调，经闭，跌打损伤；外用于流行性腮腺炎，疔疮，烧烫伤，毒蛇咬伤等。

爬岩红

【别　　名】多穗草，两头爬

【学　　名】*Veronicastrum axillare*

【生境分布】生于林下、林缘及山谷阴湿处。全省各地分布。

【药用部位】全草。

【性味功能】苦，微温。利尿消肿，破积消瘀。用于肝硬化腹水，急性肾炎，伤食，急性扁桃体炎，月经不调，骨折，跌打损伤，过敏性皮炎，背疽未溃，毒蛇咬伤等。

宽叶腹水草

【别　　名】腹水草，两头爬

【学　　名】*Veronicastrum latifolium*

【生境分布】生林中或灌丛中。分布于武夷山等地。

【药用部位】全草。

【性味功能】微苦，凉。清热解毒，利水消肿，散瘀止痛。用于肺热咳嗽，肝炎，水肿；外用于跌打损伤，毒蛇咬伤，烧烫伤等。

毛蕊花属（*Verbascum*）

紫毛蕊花

【别　　名】黑蕊花，毛蕊花，紫花毛蕊花

【学　　名】*Verbascum phoeniceum*

【生境分布】全省各地零星栽培。

【药用部位】全草。

【性味功能】辛、苦，寒。清热解毒，止血散瘀。用于咳喘，肠痛；外用于外伤出血，关节扭痛，疮毒等。

婆婆纳属（*Veronica*）

蚊母草

【别　　名】仙桃草，接骨仙桃草，接骨丹，止血草，双仙桃

【学　　名】*Veronica peregrina*

【生境分布】生于潮湿荒地及村旁、路边。全省各地分布。

【药用部位】带虫瘿的全草（仙桃草）。

【性味功能】微辛，平。活血止血，消肿止痛。用于吐血，咯血，鼻衄，便血，胃痛，骨折，跌打损伤，痛等。

婆婆纳

【别　　名】卵子草，石补钉，桑肾子

【学　　名】*Veronica didyma*

【生境分布】生于荒地、海边、山坡及水田。分布于海沧、惠安、长乐、沙县、延平等地。

【药用部位】全草。

【性味功能】淡，凉。清热利湿，止血解毒。用于吐血，疝气，睾丸炎，带下病等。

水苦荬

【别　　名】水莴苣，水菠菜，芒种草，水仙桃草，仙桃草

【学　　名】*Veronica undulata*

【生境分布】生于水沟边及沼泽地。全省各地分布。

【药用部位】带虫瘿果实的全草。

【性味功能】苦，凉。清热解毒，活血止血。用于感冒，咽痛，劳伤咯血，痢疾，血淋，月经不调，疮肿，跌打损伤等。

北水苦荬

【别　　名】无风自动草，仙人草

【学　　名】*Veronica anagallis-aquatica*

【生境分布】生于水边及沼地。全省各地零星分布。

【药用部位】带虫瘿果实的全草（水苦荬）。

【性味功能】苦，凉。清热解毒，活血止血。用于感冒，咽痛，劳伤咯血，痢疾，血淋，月经不调，疮肿，跌打损伤等。

水蔓菁

【别　　名】气管炎草，狼尾拉花，枝香，斩龙剑

【学　　名】*Veronica linariifolia*

【生境分布】生于灌丛、疏林下或草地。分布于浦城等地。

【药用部位】全草。

【性味功能】苦，寒。消肿，化痰，止咳，解毒。用于慢性支气管炎，肺脓肿症，咳吐脓血；外用于痔疮，皮肤湿疹，疖痈疮疡等。

直立婆婆纳

【别　　名】脾寒草，玄桃，花被头草

【学　　名】*Veronica arvensis*

【生境分布】生于路边及荒野草地。全省各地分布。

【药用部位】全草。

【性味功能】苦、辛，寒。清热，除疟。用于疟疾等。

阿拉伯婆婆纳

【别　　名】灯笼草，波斯水苦荬，灯笼婆婆纳

【学　　名】*Veronica persica*

【生境分布】生于路边、田埂、草地。全省各地分布。

【药用部位】全草（肾子草）。

【性味功能】苦、辛、咸，平。解热毒，祛风湿，截

疟。用于肾虚，风湿疼痛，疟疾，小儿阴囊肿大，疥疮等。

多枝婆婆纳

【别　　名】小败火草

【学　　名】*Veronica javanica*

【生境分布】生于山坡、路旁、路边的湿草丛或村旁。分布于漳浦、南靖、泰宁等地。

【药用部位】全草。

【性味功能】辛、苦，凉。祛风散热，解毒消肿。用于乳痈，痢疾，跌打损伤，疮疖肿痛等。

山罗花属（*Melampyrum*）

山罗花

【别　　名】山萝花，红小罗花，野苏麻

【学　　名】*Melampyrum roseum*

【生境分布】生于路边草丛或山坡灌丛中。分布于德化、仙游、永安、泰宁、建宁、柘荣、浦城等地。

【药用部位】根。

【性味功能】苦，寒。清热解毒。用于痈肿疮毒，治肠痈，肺痈，疮毒，疖肿，疮疡等。

马先蒿属（*Pedicularis*）

亨氏马先蒿

【别　　名】江南马先蒿，凤尾参

【学　　名】*Pedicularia henryi*

【生境分布】生于山坡草丛及林缘。分布于屏南等地。

【药用部位】根（凤尾参）。

【性味功能】甘、微苦，温。补气血，通经络，止咳平喘。用于肾虚，头晕耳鸣，心慌气短，虚寒咳嗽，手足酸软，半身不遂，筋骨疼痛，咳嗽痰喘，疮疡肿毒，蛇伤溃烂等。

松蒿属（*Phtheirospermum*）

松蒿

【别　　名】花叶草，土茵陈，鸡冠草，漆打白

【学　　名】*Phtheirospermum japonicum*

【生境分布】生于山坡灌丛阴处。分布于长乐、晋安、永安、尤溪、建宁、浦城等地。

【药用部位】全草。

【性味功能】微辛，平。清热，利湿。用于黄疸，水肿，风热感冒等。

阴行草属（*Siphonostegia*）

阴行草

【别　　名】土茵陈，山茵陈，山油麻，黄头翁，锁草

【学　　名】*Siphonostegia chinensis*

【生境分布】生于山坡路旁。全省各地分布。

【药用部位】全草。

【性味功能】苦，寒。清热利湿，凉血止血，祛瘀止痛。用于黄疸型肝炎，胆囊炎，蚕豆病，泌尿系结石，小便不利，尿血，便血，产后瘀血腹痛；外用于创伤出血，烧烫伤等。

腺毛阴行草

【别　　名】光亮阴行草，刘寄奴，腺毛阴行茸，腺毛阴陈

【学　　名】*Siphonostegia laeta*

【生境分布】生于山坡路边、草丛或灌木丛中。分布于南靖、上杭、武平、连城、晋安、永安、沙县、延平、武夷山、浦城、顺昌、光泽等地。

【药用部位】全草（北刘寄奴）。

【性味功能】苦，凉。破血通经，敛疮消肿，利湿。用于经闭癥瘕，产后瘀血，跌打损伤，金疮出血，烧烫伤，痈肿等；民间用于黄疸等。

鹿茸草属（*Monochasma*）

沙氏鹿茸草

【别　　名】绵毛鹿茸草，白龙骨，白山艾，千层楼

【学　　名】*Monochasma savatieri*

【生境分布】生于山坡向阳杂草中，路边林缘。全省各地分布。

【药用部位】全草（鹿茸草）。

【性味功能】微苦、涩，平。清热解毒，凉血止血。用于感冒，烦热，小儿高热，风热咳喘，牙痛，吐血，便血，月经不调，风湿骨痛，小儿鹅口疮，乳痈，外伤出血等。

黑草属（*Buchnera*）

黑草

【别　　名】鬼羽箭，墨草

【学　　名】*Buchnera cruciata*

【生境分布】生于旷野、荒山坡及疏林。分布于连城、晋安、宁化、沙县等地。

【药用部位】全草。

【性味功能】淡，凉。解暑清热。用于中暑发痧，小儿疳积等。

独脚金属（*Striga*）

独脚金

【别　　名】矮脚子，金锁匙，疳积草，干草，独脚柑

【学　　名】*Striga asiatica*

【生境分布】生于庄稼地和荒草地，寄生于寄主的根上。分布于东山、诏安、漳浦、平和、海沧、惠安、泉港、长乐、武平、永安等地。

【药用部位】全草。

【性味功能】淡，平。健脾胃，平肝热，消疳积。用于消化不良，食欲不振，小儿夏季热，结膜炎，夜盲症，毒蛇咬伤等。

大独脚金

【别　　名】大疳积草

【学　　名】*Striga masuria*

【生境分布】生于山坡草地及杂木林中。分布于漳浦等地。

【药用部位】全草（小白花苏）。

【性味功能】甘、淡，凉。健脾消食，清热渗湿，利尿。用于小儿疳积，食欲不振，小便淋涩疼痛，水肿，黄疸，臌胀等。

黑蒴属（Melasma）

黑蒴

【别　　名】红根草，化血胆

【学　　名】*Melasma arvense*

【生境分布】生于山坡草地或疏林中。分布于上杭等地。

【药用部位】全草。

【性味功能】微苦，凉。祛湿，平肝，散瘀活血。用于黄疸，肝脾肿大，跌打瘀肿，痛经，感冒，高热，咳嗽痰喘，哮喘等。

短冠草属（Sopubia）

短冠草

【别　　名】英雄草，小伸筋草

【学　　名】*Sopubia trifida*

【生境分布】生灌草丛或山坡荒地中。分布于泰宁、清流等地。

【药用部位】全草。

【性味功能】苦，温。疏经活络，温肾止痛。用于风湿骨痛，胃寒病，肾虚腰痛，毛囊炎等。

蝴蝶草属（Torenia）

紫萼蝴蝶草

【别　　名】蓝猪耳，通肺草，总梗蓝猪耳

【学　　名】*Torenia violacea*

【生境分布】生于山坡草地、林下、田边及路旁潮湿处。全省各地分布。

【药用部位】全草。

【性味功能】微苦，凉。清热解毒，利湿止咳，化痰。用于小儿疳积，吐泻，痢疾，目赤，黄疸，血淋，疔疮，痈肿，毒蛇咬伤等。

光叶蝴蝶草

【别　　名】倒胆草，老蛇药，苦生叶，光叶翼萼

【学　　名】*Torenia glabra*

【生境分布】生林下、路旁、山坡或阴湿处。分布于南靖、上杭、漳平、长汀、连城、大田、永安、沙县、泰宁、建宁、延平、武夷山等地。

【药用部位】全草（水韩信草）。

【性味功能】甘，凉。清热利湿，解毒，化瘀，消肿止痛。用于热咳，黄疸，泻痢，牙痛，口腔破溃，小儿疳积，疔毒，跌打损伤，中耳炎，子痈，毒蛇咬伤等。

毛叶蝴蝶草

【别　　名】毛叶蓝猪耳，地粘儿，黄蝴蝶草，毛叶翼萼

【学　　名】*Torenia benthamiana*

【生境分布】生于山坡路旁或溪旁阴湿处。分布于闽南各地。

【药用部位】全草。

【性味功能】活血消肿。用于疔疮，小儿鹅口疮，腰腿痛等。

蓝猪耳

【别　　名】蝴蝶花，蚌壳草，散胆草，老蛇药，倒胆草

【学　　名】*Torenia fournieri*

【生境分布】全省各地常见栽培。

【药用部位】全草。

【性味功能】苦，凉。清热解毒，利湿，止咳，和胃止呕，化瘀。用于发痧呕吐，黄疸，血淋，风热咳嗽，腹泻，跌打损伤，蛇咬伤，疔毒等。

单色蝴蝶草

【别　　名】单色翼萼，蓝猪耳，蝴蝶花，散胆草，老蛇药

【学　　名】*Torenia concolor*

【生境分布】生于林下、山谷及路旁。全省各地分布。

【药用部位】全草。

【性味功能】苦，凉。清热解毒，利湿，止咳，和胃止呕，化瘀。用于发痧呕吐，黄疸，血淋，风热咳嗽，泄泻，跌打损伤，蛇咬伤，疔毒等。

母草属（*Lindernia*）

母草

【别　　名】旱田花，牛耳花，铺地莲，小四方草

【学　　名】*Lindernia crustacea*

【生境分布】生于田边、草地、路边或沼泽。全省各地分布。

【药用部位】全草。

【性味功能】微苦、淡，凉。清热利湿，活血止痛。用于风热感冒，湿热泻痢，肾炎水肿，带下病，月经不调，痈疖肿毒，毒蛇咬伤，跌打损伤等。

陌上菜

【别　　名】对座神仙，白猪母菜

【学　　名】*Lindernia procumbens*

【生境分布】生于水边、房前屋后及潮湿处。分布于海沧、上杭、德化、福清、永泰、泰宁、顺昌、武夷山、浦城等地。

【药用部位】全草。

【性味功能】淡、微甘，寒。凉血解毒，消炎退肿。用于肝火上炎，湿热泻痢，红肿热毒，痔疮肿痛等。

圆叶母草

【别　　名】小地扭，五角苓，飞疔药

【学　　名】*Lindernia nummularifolia*

【生境分布】生于田边、草地及村旁潮湿处。分布于南靖、闽侯、周宁等地。

【药用部位】全草。

【性味功能】苦，平。清热解毒，凉血。用于呛咳出血等。

泥花草

【别　　名】定经草，田素香，目目见，羊角草，田香蕉

【学　　名】*Lindernia antipoda*

【生境分布】生于田边、草地及村旁潮湿处。全省各地分布。

【药用部位】全草（水虾子草）。

【性味功能】甘，平。清热解毒，凉血化瘀。急性

肠胃炎，急性喉炎，扁桃体炎，口腔炎，结膜炎，脑震荡，跌打损伤，痈，疽等。

旱田草

【别　　名】调经草，鸭嘴癀，锯齿草，田素香，定经草

【学　　名】*Lindernia ruellioides*

【生境分布】生于草地、林下、山谷及沟溪边。全省各地分布。

【药用部位】全草。

【性味功能】淡，平。理血行气。用于痛经，月经不调，遗精，白浊，带下病，乳腺炎，心绞痛，扁桃体炎，背痛，瘰疬，跌打损伤，毒蛇及狂犬咬伤等。

刺齿泥花草

【别　　名】齿叶母草，地下茶，五月莲，水丁黄

【学　　名】*Lindernia cillata*

【生境分布】生于稻田、草地或林下低湿处。分布于诏安等地。

【药用部位】全株。

【性味功能】淡，平。清热解毒，祛瘀消肿，止痛。用于毒蛇咬伤，跌打损伤，产后瘀血腹痛等；外用于疮疖肿毒等。

棱萼母草

【别　　名】四方草，公母草

【学　　名】*Lindernia oblonga*

【生境分布】生于山坡水草地或溪边。分布于芗城等地。

【药用部位】全草。

【性味功能】苦、涩，平。清热解毒，收敛止泻。用于痢疾，泄泻，疖肿等。

狭叶母草

【别　　名】羊角草，陌上番椒，羊角桃，蛇舌草

【学　　名】*Lindernia angustifolia*

【生境分布】生于水田及潮湿处。分布于海沧、思明、晋安、马尾、三元、建宁、建阳、光泽等地。

【药用部位】全草（羊角草）。

【性味功能】甘，平。清热解毒，化瘀消肿，和胃。

用于吐泻，急性咽喉痛，乳蛾，黄疸，痢疾，跌打损伤等。

粘毛母草

【别　　名】粘母草，黏母草，屏东见风红

【学　　名】*Lindernia viscosa*

【生境分布】生于山坡、村旁、林中。分布于南靖等地。

【药用部位】全草 (红骨草)。

【性味功能】苦，寒。止血生肌，清心肺热。用于乳痈，疮肿，跌打损伤。

红骨草

【别　　名】狗毛草

【学　　名】*Lindernia montana*

【生境分布】生于荒野、疏林中及水旁。分布于华安、长汀、连城等地

【药用部位】全草。

【性味功能】苦，寒。清热解毒。用于治疗跌打损伤，痈肿疼痛等。

地黄属（Rehmannia）

地黄

【别　　名】生地，地髓，原生地，干生地

【学　　名】*Rehmannia glutinosa*

【生境分布】生于山坡草地、路旁，野生或栽培。南靖等地有引种。

【药用部位】块根，叶。

【性味功能】鲜地黄：甘、苦，寒。清热凉血，润燥生津。用于高热烦渴，咽喉肿痛，咯血，吐血，鼻衄，尿血，便血等。干地黄：甘，苦，寒。清热凉血，滋阴养血。用于口渴，咽喉肿痛，吐血，咯血，鼻衄，尿血，便血，便秘，斑疹等。熟地黄：甘，微温。滋阴补血。用于精血不足，盗汗，头晕目眩，遗精，消渴，异常子宫出血等。叶：苦，寒。清热解毒。用于头晕，头痛，牙痛，疔，疖等。

毛地黄属（Digitalis）

毛地黄

【别　　名】洋地黄，指顶花，金钟

【学　　名】*Digitalis purpurea*

【生境分布】原产欧洲西部。全省各地常见栽培。

【药用部位】叶。

【性味功能】苦，温。强心，利尿。用于心力衰竭，心源性水肿等。

通泉草属（Mazus）

通泉草

【别　　名】五角星，五星草，野紫菜，田边草，倒地金钟

【学　　名】*Mazus japonicus*

【生境分布】生于湿润的草地、沟边、路旁或林缘。全省各地分布。

【药用部位】全草 (绿蓝花)。

【性味功能】苦，凉。清热利湿，消肿解毒。用于水肿，黄疸，咽喉炎，急性口腔炎，疔，痈，烫伤等。

匍茎通泉草

【别　　名】野田菜

【学　　名】*Mazus miquelii*

【生境分布】生于路旁、荒野或河岸。全省各地分布。

【药用部位】全草。

【性味功能】苦，凉。清热利湿，消肿解毒。用于水肿，黄疸，咽喉炎，急性口腔炎，疔，痈，烫伤等。

纤细通泉草

【别　　名】噎膈草

【学　　名】*Mazus gracilis*

【生境分布】生于路旁及水边。分布于晋安等地。

【药用部位】全草。

【性味功能】清热解毒，抗癌。用于咽喉痛，胃癌，食管癌等。

弹刀子菜

【别　　名】水苏叶通泉草，四叶细辛，弹刀子，小通泉草

【学　　名】*Mazus stachydifolius*

【生境分布】生于潮湿的山坡、田野、路旁、草地及林缘。分布于泰宁、宁化等地。

【药用部位】全草。

【性味功能】微辛，凉。清热解毒，凉血散瘀。用于便秘下血，疮疖肿毒，毒蛇咬伤，跌打损伤等。

紫葳科（Bignoniaceae）

凌霄属（*Campsis*）

凌霄

【别　　名】白狗肠，喇叭花，头陵花，白穿山龙

【学　　名】*Campsis grandiflora*

【生境分布】生于林缘。全省各地分布，常有栽培。

【药用部位】根，茎，叶，花（凌霄花）。

【性味功能】根、茎：苦，凉。祛风活血，消肿解毒。用于风湿关节痛，小儿腹泻，肺脓肿，骨折，跌打损伤，毒蛇咬伤等。叶：苦，凉。消肿解毒。用于疖肿等。花：酸，微寒。凉血祛瘀。用于月经不调，闭经，血崩，便血，酒渣鼻，风疹等。

炮仗藤属（*Pyrostegia*）

炮仗花

【别　　名】黄鳝藤

【学　　名】*Pyrostegia venusta*

【生境分布】全省各地常见栽培。

【药用部位】茎，叶，花。

【性味功能】茎、叶：苦、微涩，平。清热，利咽喉，润肺止咳。用于肺痨，咳嗽，咽喉肿痛，肝炎，咳喘，跌打，骨折等。花：甘，平。润肺止咳。用于咳嗽，并适用于肿瘤等。

梓属（*Catalpa*）

梓

【别　　名】梓树，木王，水桐，雷电木

【学　　名】*Catalpa ovata*

【生境分布】多作为绿化树栽培。分布于永泰、尤溪、建阳、光泽、武夷山等地。

【药用部位】根皮或树皮的韧皮部（梓白皮），叶，果实。

【性味功能】根皮：苦，寒。清热利湿，祛风消肿。用于黄疸，流行性感冒，荨麻疹，急性肾炎，疔，疖。叶：微苦，平。消肿解毒。用于疔，疖。果实：甘，平。利尿。用于肾炎。

硬骨凌霄属（*Tecomaria*）

硬骨凌霄

【别　　名】竹林标，白狗肠

【学　　名】*Tecomaria capensis*

【生境分布】福州以南各地常见引种栽培。

【药用部位】茎，叶，花。

【性味功能】茎、叶：辛，平。消肿止痛。用于骨折，跌打损伤，毒蛇咬伤等。花：酸，寒。化痰定喘。用于肺结核，肺炎，支气管炎，哮喘，咽喉炎等。

木蝴蝶属（*Oroxylum*）

木蝴蝶

【别　　名】千张纸，破布子，白故纸，白千层

【学　　名】*Oroxylum indicum*

【生境分布】全省零星栽培。

【药用部位】茎皮，种子（木蝴蝶）。

【性味功能】茎皮：苦，平。除湿解毒。用于慢性肝炎，咽喉肿痛等。种子：甘，平。平肝和胃，润肺生津。用于胃痛，久咳声哑，中心性视网膜炎，痈疽溃破久不敛口等。

菜豆树属（*Radermachera*）

菜豆树

【别　　名】牛尾树，豇豆树，辣辣树

【学　　名】*Radermachera sinica*

【生境分布】全省各地园林常用引种栽培。

【药用部位】根，叶，果实（菜豆树）。

【性味功能】苦，寒。清热解毒，散瘀消肿，止痛。用于伤暑发热，高热头痛，胃痛，跌打损伤，痈疖，毒蛇咬伤等。

胡麻科（Pedaliaceae）

胡麻属（*Sesamum*）

芝麻

【别　　名】方茎，油麻，脂麻

【学　　名】*Sesamum indicum*

【生境分布】栽培，也多有逸生。全省各地分布。

【药用部位】茎（油麻楷），种子（黑芝麻）。

【性味功能】茎：甘，平。利尿。用于水肿等。种子：甘，平。养血润燥，止痛生肌。用于咳嗽，胃痛，小儿头疮等。

列当科（Orobanchaceae）

野菰属（*Aeginetia*）

野菰

【别　　名】苏花，杆母花，丝毛花，马当花

【学　　名】*Aeginetia indica*

【生境分布】寄生于禾草类植物根上，特别是芒属植物根。全省各地分布。

【药用部位】肉质茎，花、全草。

【性味功能】甘，凉，有小毒。解毒消肿，清热利湿。用于肝炎，肾炎，哮喘，百日咳，鼻衄，脱肛，骨髓炎，疔，疖等。

中国野菰

【别　　名】箭杆七，草寄生

【学　　名】*Aeginetia sinensis*

【生境分布】寄生于禾草类植物根上。分布于泰宁、寿宁、延平、武夷山等地。

【药用部位】全草。

【性味功能】甘，凉，有小毒。解毒消肿，清热利湿。用于肝炎，肾炎，哮喘，百日咳，鼻衄，脱肛，骨髓炎，疔，疖等。

假野菰属（*Christisonia*）

假野菰

【别　　名】竹花，竹子花，花菰，竹寄生

【学　　名】*Christisonia hookeri*

【生境分布】生于竹子林下或潮湿处，海拔1500～2000m。分布于柘荣等地。

【药用部位】全草（石腊竹）

【性味功能】苦，凉。解毒，除湿。用于阴部疳疮等。

列当属（*Orobanche*）

列当

【别　　名】兔子拐棍，独根草

【学　　名】*Orobanche coerulescens*

【生境分布】生于砂丘、山坡及沟边草地上，海拔850m以上。分布于长乐、平潭、霞浦等地。

【药用部位】全草。

【性味功能】甘，温。补肾壮阳，强筋骨，润肠。用于阳痿，腰酸腿软，神经官能症，小儿腹泻等；外用于消肿。

苦苣苔科（Gesneriaceae）

线柱苣苔属（*Rhynchotechum*）

线柱苣苔

【别　　名】横脉线柱苣苔，山枇杷，白马胎，大叶猪食，白饭公

【学　　名】*Rhynchotechum ellipticum*

【生境分布】生于林下阴湿处，海拔 140～460m。全省各地分布。

【药用部位】全草，叶，花。

【性味功能】全草：清肝，解毒。用于疮疥等。叶、花：用于咳嗽，烧烫伤等。

芒毛苣苔属（*Aeschynanthus*）

芒毛苣苔

【别　　名】大叶榕根，白背风

【学　　名】*Aeschynanthus acumtnatus*

【生境分布】生于河边林下灌丛中，海拔 300～1300m。分布于芗城、南靖、永泰等地。

【药用部位】全株（石榕）。

【性味功能】甘、淡，平。养阴清热，益血宁神。用于肾虚，慢性肝炎，风湿关节痛，跌打损伤等。

吊石苣苔属（*Lysionotus*）

吊石苣苔

【别　　名】石吊兰，紫背金盘，岩杨梅，吊兰，地枇杷

【学　　名】*Lysionotus pauciflorus*

【生境分布】生于密林中、附生于树干上或岩石上，海拔 300～2000m。全省各地分布。

【药用部位】全草。

【性味功能】苦，微温。活血通瘀。用于肺结核，腰痛，跌打损伤等。

台闽苣苔属（*Titanotrichum*）

台闽苣苔

【别　　名】台地黄，土毛地黄，拉狸甲，鱼鳞甲，拉狸莲

【学　　名】*Titanotrichum oldhamii*

【生境分布】生于林下水边阴湿处或山坡路旁草丛中，海拔约 700m。分布于南靖、永春、德化、涵江、闽侯、闽清、大田、沙县、明溪、宁化、泰宁、古田、延平、顺昌等地。

【药用部位】全草。

【性味功能】苦，寒。清热解毒，平肝止血。用于淋病、咯血、疖等。

苦苣苔属（*Conandron*）

苦苣苔

【别　　名】一张白，水鳖草，一叶白

【学　　名】*Conandron ramondioides*

【生境分布】生于密林下水沟边岩石上，海拔 580～1000m。分布于仙游、尤溪、沙县、建宁、明溪、寿宁、顺昌、武夷山、浦城等地。

【药用部位】全草。

【性味功能】苦，寒。清热解毒，消肿止痛。用于疔疮，痈肿，毒蛇咬伤，跌打损伤等。

马铃苣苔属（*Oreocharis*）

绢毛马铃苣苔

【别　　名】鹃毛马铃苣苔，绢毛马铃苔，绢毛石上莲

【学　　名】*Oreocharis sericea*

【生境分布】生于林下阴处岩石上，海拔 300～1800m。分布于新罗、泰宁、延平、顺昌、建阳、武夷山、浦城等地。

【药用部位】全草。

【性味功能】解毒。用于无名肿毒等。

长瓣马铃苣苔

【别　　名】皱皮草

【学　　名】*Oreocharis auricula*

【生境分布】生于林下岩石上，海拔 400～1600m。分布于连城、延平、武夷山等地。

【药用部位】全草。

【性味功能】淡，平。清热解毒，凉血止血。用于跌打损伤，痈疽肿痛，各种出血等。

大花石上莲

【别　　名】福建苦苣苔，岩白菜，毛荠菜，还魂草

【学　　名】*Oreocharis maximowiczii*

【生境分布】生于林下阴湿处岩壁上，海拔 210～800m。全省各地分布。

【药用部位】全草。

【性味功能】甘，平。清肺止咳，祛瘀止血。用于咳嗽，咯血，头晕，头痛，水肿，淋巴管炎，闭经，崩漏，带下病，乳腺炎，跌打损伤等。

大叶石上莲

【别　　名】马铃苣苔，毛板草，毛耳草，晒不死

【学　　名】*Oreocharis benthamii*

【生境分布】生于林下岩壁上，海拔 200～400m。分布于延平等地。

【药用部位】全草。

【性味功能】甘，平。止咳喘，消肿痛。用于咳嗽，跌打损伤，刀伤出血等。

石上莲

【别　　名】网脉石上莲，白蚂蝗七

【学　　名】*Oreocharis benthamii* var. *reticulata*

【生境分布】生于林下岩壁上，海拔 340～1000m。分布于永春、德化、永泰、延平、武夷山等地。

【药用部位】全草。

【性味功能】清热除湿，利水软坚，消肿止痛。用于肝硬化，腹水，暑热口渴等；外用治跌打肿痛，疔疮肿毒等。

旋蒴苣苔属（*Boea*）

旋蒴苣苔

【别　　名】猫耳朵，小号病毒草

【学　　名】*Boea hygrometrica*

【生境分布】生于岩石壁上阴湿处，海拔 200～1320m。全省各地分布。

【药用部位】全草（牛耳草）。

【性味功能】苦、涩，平。散瘀，止血。用于中耳炎，跌打损伤，创伤出血，痛等。

半蒴苣苔属（*Hemiboea*）

半蒴苣苔

【别　　名】山白菜，石苋菜，尿桶草，降龙草

【学　　名】*Hemiboea subcapitata*

【生境分布】生于林下山谷水边阴湿处，海拔350～2100m。全省各地分布。

【药用部位】全草。

【性味功能】甘，寒。清暑热，利湿，解毒。用于中暑，麻疹，咽喉痛，黄疸，烧烫伤等。

贵州半蒴苣苔

【别　　名】水松萝，软黄花金魁

【学　　名】*Hemiboea cavaleriei*

【生境分布】生于林下水边湿地，海拔 250～1500m。分布于福建中部及南部山区。

【药用部位】全草（半蒴苣苔）。

【性味功能】微酸、涩，凉。清热解毒。用于跌打损伤，刀伤出血，腹水等。

长蒴苣苔属（*Didymocarpus*）

东南长蒴苣苔

【别　　名】石茶

【学　　名】*Didymocarpus hancei*

【生境分布】生于山地林下潮湿石上，海拔 380～980m。分布于长汀、连城等地。

【药用部位】全草（石茶）。

【性味功能】苦，凉。清热解毒。用于咽喉痛等。

闽赣长蒴苣苔

【别　　名】毛虎耳草，岩虎耳草

【学　　名】*Didymocarpus heucherifolius*

【生境分布】生于山谷密林下岩壁上，海拔 460～1000m。分布于永安、泰宁等地。

【药用部位】全草。

【性味功能】甘，凉。解毒，消肿。用于中耳炎等。

双片苣苔属（*Didymostigma*）

双片苣苔

【别　　名】钝片苣苔

【学　　名】*Didymostigma obtusum*

【生境分布】生于密林下水沟边，海拔约650m。分布于南靖、平和、华安、同安、永定、上杭、永安、尤溪等地。

【药用部位】根。

【性味功能】清热解毒，止咳。

唇柱苣苔属（*Chirita*）

羽裂唇柱苣苔

【别　　名】石岩菜

【学　　名】*Chirita pinnatifida*

【生境分布】附生林下岩石上，海拔600～1500m。分布于连城、泰宁、宁化、顺昌、武夷山、浦城等地。

【药用部位】全草。

【性味功能】苦、微咸，寒。清热泻火，镇痉止搐，凉血止痛。用于痢疾，跌打损伤，高热惊风，肺热咯血等。

蚂蝗七

【别　　名】岩白菜，飞天蜈蚣，石螃蟹，红蚂蝗七，石蜈蚣

【学　　名】*Chirita fimbrisepala*

【生境分布】生于林下水边，常附生水沟边岩石上，海拔400～1000m。分布于南靖、长泰、连城、晋安、宁化、泰宁等地。

【药用部位】根状茎（蚂蝗七）。

【性味功能】苦，凉。健脾消食，清热利湿，活血止痛。用于小儿疳积，胃痛，肝炎，痢疾，肺痨咯血，刀伤出血，无名肿毒，跌打损伤等。

狸藻科（Lentibulariaceae）

狸藻属（*Utricularia*）

挖耳草

【别　　名】割鸡芒，耳挖草，杓儿菜

【学　　名】*Utricularia bifida*

【生境分布】生于溪边、水田中、沟边湿地或沼泽地，海拔40～1350m。全省各地分布。

【药用部位】全草。

【性味功能】苦、辛，寒，有小毒。清热，解毒，消肿，止痛。用于感冒发热，咽喉肿痛，乳蛾，流行性腮腺炎，风火牙痛，痈肿疮毒，急性肠炎，痢疾，尿路感染，淋巴结结核，带状疱疹，毒蛇咬伤等。

黄花狸藻

【别　　名】狸藻，黄花挖耳草

【学　　名】*Utricularia aurea*

【生境分布】生于池塘、湖泊、稻田等静水中，海拔50m以上。分布于诏安、漳浦、同安、连城、仙游、晋安、连江、泰宁、屏南、建阳等地。

【药用部位】全草。

【性味功能】清肝明目，解毒消肿。用于目赤红肿，疮痈肿毒等。

爵床科（Acanthaceae）

老鼠簕属（*Acanthus*）

老鼠簕

【别　　名】木老鼠簕，莨芴花，水老鼠簕

【学　　名】*Acanthus ilicifolius*

【生境分布】生于海滨红树林沼泽中。分布于云霄、漳浦、龙海等地。

【药用部位】全株。

【性味功能】微咸，凉。清热解毒，消肿散结，止咳平喘。用于淋巴结肿大，急慢性肝炎，肝脾肿

大，胃痛，咳嗽，哮喘等。

鸭嘴花属（*Adhatoda*）

鸭嘴花

【别　　名】大驳骨，大驳骨消，牛舌兰，鸭子花，龙头草

【学　　名】*Adhatoda Vasica*

【生境分布】福州以南各地有零星栽培。

【药用部位】全株。

【性味功能】苦、辛，温。祛风活血，散瘀止痛，接骨。用于骨折，扭伤，风湿关节痛，腰痛等。

穿心莲属（*Andrographis*）

穿心莲

【别　　名】榄核莲，一见喜，印度草，万病仙草，苦草

【学　　名】*Andrographis paniculata*

【生境分布】闽南一带多有栽培。漳浦、龙海等地是全国穿心莲药材主要产地。

【药用部位】地上部分。

【性味功能】苦，寒。清热解毒，凉血，消肿，止痛。用于感冒发热，咽喉肿痛，口腔溃烂，顿咳，泄泻痢疾，热淋涩痛，痈肿疮疡，毒蛇咬伤等。

白接骨属（*Asystasiella*）

白接骨

【别　　名】接骨草，玉接草，接骨丹，金不换，橡皮草

【学　　名】*Asystasiella neesiana*

【生境分布】生于林下、山沟边或溪边。分布于南靖、永定、长汀、永春、德化、永安、延平、建阳、武夷山等地。

【药用部位】全草。

【性味功能】苦、淡，凉。化瘀止血，续筋接骨，利尿消肿，清热解毒。用于吐血，便血，外伤出血，跌打瘀肿，扭伤骨折，风湿肢肿，腹水，疮疡溃烂，疖肿，咽喉肿痛等。

板蓝属（*Baphicacanthus*）

板蓝

【别　　名】马蓝，南板蓝根，大青叶，蓝靛

【学　　名】*Baphicacanthus cusia* [*Strobilanthes cusia*]

【生境分布】生于林下、山谷或溪边阴湿处。分布于云霄、南靖、同安、新罗、永定、南安、仙游、涵江、永泰、闽侯、晋安、蕉城、延平等地。仙游县是马蓝的主要栽培产区，用于生产加工中药"青黛"，为福建省道地药材，有"建青黛"之名。

【药用部位】根（马蓝根），叶或茎叶的加工制得的粉末或团块状物（青黛）。

【性味功能】根：苦，寒。清热解毒，凉血。用于温病发热，发斑，风热感冒，咽喉肿烂，流行性脑脊髓膜炎，流行性乙型脑炎，肺炎，流行性腮腺炎等。叶或茎叶经加工制得的粉末或团块状物：咸，寒。清热解毒，凉血，定惊。用于温毒发斑，血热吐衄，胸痛咯血，口疮，流行性腮腺炎，喉痹，小儿惊痫等。

注：FOC 将本属并入马蓝属 *Pteracanthus*。

假杜鹃属（*Barleria*）

假杜鹃

【别　　名】刺血红，茗花，草杜鹃，鸭仔花

【学　　名】*Barleria cristata*

【生境分布】多为栽培，海拔 700～1100m。全省各地常见引种栽培。

【药用部位】全株。

【性味功能】甘、淡，凉。清肺化痰，止血截疟，祛风除湿，消肿止痛，透疹止痒。用于肺热咳嗽，疟疾，枪弹，竹刺入肉，疮疖，风湿痛等。

麒麟吐珠属（*Calliaspidia*）

虾衣花

【别　　名】麒麟塔，麒麟吐珠，虾衣草

【学　　名】*Calliaspidia brandegeana*

【生境分布】全省各地常见栽培。

【药用部位】茎，叶。

【性味功能】辛、苦，凉。清热解毒，散瘀消肿。用于疔疮疖肿，跌打肿痛等。

杜根藤属（*Calophanoides*）

杜根藤

【别　　名】赛爵床，大青草

【学　　名】*Calophanoides quadrifaria*

【生境分布】生于林缘、山地路旁及沟溪边，海拔850～1600m。分布于上杭、连城、宁化等地。

【药用部位】全草。

【性味功能】苦，寒。清热解毒。用于口舌生疮，时行热毒，丹毒，黄疸等。

马蓝属（*Strobilanthes*）

少花马蓝

【别　　名】紫云英马蓝，少花黄猄草

【学　　名】*Strobilanthes oliganthus*

【生境分布】生于林下。分布于建瓯、武夷山等地。

【药用部位】全草。

【性味功能】苦，凉。清热凉血。用于高热发狂等。

四子马蓝

【别　　名】黄猄草

【学　　名】*Strobilanthes tetraspermus*

【生境分布】生于林下、沟边或山路旁阴湿处。分布于南靖、新罗、连城、永泰、建阳等地。

【药用部位】全草。

【性味功能】微苦，凉。清热解毒，消肿。用于跌打损伤等。

球花马蓝

【别　　名】温大青，大青草，圆苞金足草

【学　　名】*Strobilanthes pentstemonoides*

【生境分布】生于山谷湿地、山坡路旁林荫下或林中。海拔300～900m。分布于南靖、连江、建宁等地。

【药用部位】全草。

【性味功能】甘，凉。滋肾养阴，清热泻火。用于

肝炎，风湿关节痛，蛇咬伤，咽喉肿痛，骨折等。

翅柄马蓝

【别　　名】三花马蓝

【学　　名】*Strobilanthes atropurpurea*

【生境分布】生于林下、阴湿地或林下溪沟边草丛中，海拔1000～1600m。分布于连城、上杭、宁化等地。

【药用部位】全草。

【性味功能】解清解毒，活血止痛。用于感冒咳嗽，黄疸，痢疾，跌打肿痛，劳伤疼痛等。

黑面将军

【别　　名】黑将军，破石草，脆叶马蓝

【学　　名】*Strobilanthes crispa*

【生境分布】原产马来半岛。晋江、涵江、三元等地有引种栽培。

【药用部位】全草。

【性味功能】清热解毒，活血消肿。用于子宫肌瘤，月经不调。降压，利尿，保肝。

鳄嘴花属（*Clinacanthus*）

鳄嘴花

【别　　名】扭序花，竹节黄，竹叶青，青竹蛇，柔刺草

【学　　名】*Clinacanthus nutans*

【生境分布】多为栽培，海拔200m以下。思明、涵江等地少量引种。

【药用部位】全株。

【性味功能】甘、微苦，辛。清热除湿，消肿止痛，散瘀。用于黄疸，风湿痹痛，月经不调等；外用于跌打，骨折，刀伤，枪伤等。

钟花草属（*Codonacanthus*）

钟花草

【别　　名】青木香草

【学　　名】*Codonacanthus pauciflorus*

【生境分布】生于林下或山谷湿地，海拔800～1500m。分布于南靖、华安、永泰、延平等地。

【药用部位】全草。

【性味功能】苦、辛，凉。清心火，活血通络。用于口舌生疮，风湿痹痛，跌打损伤等。

狗肝菜属（Dicliptera）

狗肝菜

【别　　名】野青仔，小青，天青菜，六角英，野头青

【学　　名】Dicliptera chinensis

【生境分布】生于溪边、路旁或疏林下，海拔1800m以下。全省各地分布。

【药用部位】全草。

【性味功能】微甘，寒。清热解毒，消肿止痛。用于感冒，咽喉肿痛，肺炎，咳嗽，急性阑尾炎，暑泻，痢疾，乳糜尿，急性肝炎，高血压，带下病，乳腺炎，结膜炎，带状疱疹，痈疽疔疖，毒蛇咬伤等。

喜花草属（Eranthemum）

喜花草

【别　　名】可爱花，爱春花

【学　　名】Eranthemum pulchellum

【生境分布】福州以南园林常用引种。

【药用部位】根，叶。

【性味功能】辛，平。清热解毒，散瘀消肿。用于跌打肿痛等。

水蓑衣属（Hygrophila）

水蓑衣

【别　　名】窜心蛇，鱼骨草，九节花，墨菜

【学　　名】Hygrophila salicifolia

【生境分布】生于溪边、沟边湿地或路旁阴湿地。全省各地分布。

【药用部位】全草（大青草），种子（南天仙子）。

【性味功能】全草：甘、微苦，凉。清热解毒，化瘀止痛。用于咽喉痛，乳痛，吐血，衄血，顿咳；外用于骨折，跌打损伤，毒蛇咬伤等。种子：苦，寒。健脾消食，散瘀消肿。用于癫狂，抽搐，哮

喘，胃痛等；外用于痈肿，恶疮等。

黑爵床属（Justicia）

小驳骨

【别　　名】驳骨丹，小接骨，驳骨草

【学　　名】Justicia gendarussa [Gandarussa vulgaris]

【生境分布】栽培于屋边、园边肥沃地上。闽南一带常见栽培。

【药用部位】全株（小驳骨），树皮，叶。

【性味功能】全株：辛、微酸，平。续筋接骨，消肿止痛。用于骨折，扭挫伤，风湿关节痛。树皮：催吐。叶：为杀虫剂。

拟地皮消属（Leptosiphonium）

拟地皮消

【别　　名】飞来蓝

【学　　名】Leptosiphonium venustum

【生境分布】生于密林下或河边路旁。分布于长汀、武平、泰宁、建宁、建阳、延平、武夷山等地。

【药用部位】全草。

【性味功能】苦、辛，寒。疏风清热，解毒利咽。用于感冒发热，咽喉肿痛，白喉等。

观音草属（Peristrophe）

观音草

【别　　名】山蓝，红丝线，野靛青，青红线

【学　　名】Peristrophe baphica

【生境分布】厦门植物园、晋安、建宁、光泽等地有栽培。

【药用部位】全草。

【性味功能】甘、淡，凉。清肺止咳，散瘀止血。用于肺痨咯血，风热咳嗽，消渴，跌打损伤，肿痛。

九头狮子草

【别　　名】接长草，土细辛，观音草，肺痨草，青射草

【学　　名】Peristrophe japonica

【生境分布】生于林下、溪边或路旁阴湿处。全省各地分布。

【药用部位】全草。

【性味功能】微甘、苦、咸，寒。清肺泻火，消肿解毒。用于肺炎，咳嗽，咯血，咽喉肿痛，小儿惊风，疳热，痈疽疔疮等。

爵床属（*Rostellularia*）

爵床

【别　　名】麦穗癀，六角仙，小号夏枯草，番椒草，小青

【学　　名】*Rostellularia procumbens*

【生境分布】生于旷野草地、路旁或园边较阴湿处。全省各地分布。

【药用部位】全草。

【性味功能】微苦，凉。清热利湿，消肿解毒。用于肝炎，痢疾，急性肾炎，肾盂肾炎，尿道炎，膀胱炎，乳糜尿，咳嗽，肺炎，疟疾，崩漏，乳腺炎，咽喉炎，扁桃体炎，口腔炎，结膜炎，颈淋巴结结核，痈疽疔疖，背痈，痔疮发炎，毒蛇咬伤等。

孩儿草属（*Rungia*）

中华孩儿草

【别　　名】孩儿草

【学　　名】*Rungia chinensis*

【生境分布】生于山坡、路旁阴湿处或溪边。分布于长汀、德化、宁化、建宁、浦城等地。

【药用部位】全草（明萼草）。

【性味功能】微苦、辛，寒。疏风清热，利湿解毒。用于风热感冒，咽喉肿痛，肺热咳嗽，疳积，痢疾，水肿，疔疮痈肿等。

密花孩儿草

【别　　名】孩儿草

【学　　名】*Rungia densiflora*

【生境分布】生于潮湿的沟谷林下。海拔 400～800m。分布于永泰、寿宁、武夷山、浦城等地。

【药用部位】全草。

【性味功能】微苦，寒。清热解毒，利尿，消肿。

山牵牛属（*Thunbergia*）

山牵牛

【别　　名】大邓伯花，大花老鸦嘴

【学　　名】*Thunbergia grandiflora*

【生境分布】厦门、福州等地园林常有引种。

【药用部位】根（通骨消），根皮，茎，叶（老鸦嘴），花，种子。

【性味功能】根：微辛，平。祛风。用于风湿，跌打，骨折等。根皮：甘，平。消肿拔毒，排脓生肌，止痛。用于跌打损伤，骨折。茎：甘，平。消肿拔毒，排脓生肌，止痛。用于蛇咬伤，疮疖等。叶：甘，平。消肿拔毒，排脓生肌，止痛。用于胃痛等。花、种子：用于跌打损伤，风湿痛，疮疡肿毒，痛经等。

桂叶山牵牛

【别　　名】樟叶老鸦嘴，桂叶老鸦嘴

【学　　名】*Thunbergia laurifolia*

【生境分布】福州以南各县市园林常用引种或逸为野生。

【药用部位】叶。

【性味功能】外敷用于刀伤等。

翼叶山牵牛

【别　　名】翼叶老鸦嘴

【学　　名】*Thunbergia alata*

【生境分布】厦门、福州等地园林常有引种。

【药用部位】全株。

【性味功能】消肿止痛。用于跌打肿痛等。

苦槛蓝科（Myoporaceae）

苦槛蓝属（*Myoporum*）

苦槛蓝

【别　　名】叉蓝盘，甜槛盘，苦蓝盘，苦槛兰
【学　　名】*Myoporum bontioides*

【生境分布】生于海边潮界限以上的沙滩地。分布于诏安、东山、龙海、海沧、秀屿、长乐等地。
【药用部位】根。
【性味功能】苦、甘，微辛。润肺止咳，祛风湿。用于肺病，风湿病等。

透骨草科（Phrymaceae）

透骨草属（*Phryma*）

透骨草

【别　　名】粘人裙，前草，一扫光
【学　　名】*Phryma leptostachya* subsp. *asiatica*
【生境分布】生于山坡、路旁沟岸或及林下阴湿处，海拔 380～1300m。分布于晋安、沙县、尤溪、泰宁、建阳、光泽、武夷山、浦城等地。
【药用部位】全草。
【性味功能】微苦，平。祛风活血，消肿解毒。用于感冒，疔等。

车前科（Plantaginaceae）

车前属（*Plantago*）

车前

【别　　名】车前草，蛤蟆草，蛤蟆衣，七根草，饭匙婆
【学　　名】*Plantago asiatica*
【生境分布】生于路边、草地、田埂、沟边等。全省各地分布。
【药用部位】全草（车前草），种子（车前子）。
【性味功能】全草：甘，寒。清热利尿，祛痰，凉血，解毒。用于水肿尿少，热淋涩痛，暑湿泻痢，痰热咳嗽，吐血衄血，痈肿，疮毒等。种子：苦，寒。清热利尿，止泻明目，化痰止咳。用于水肿胀满，热淋涩痛，暑湿泄泻，目赤肿痛，痰热咳嗽等。

大车前

【别　　名】车前草
【学　　名】*Plantago major*
【生境分布】路边、草地、田埂、沟边等，海拔 5～2800m。全省各地分布。
【药用部位】全草（车前草），种子（车前子）。
【性味功能】全草：甘，寒。清热利尿，祛痰，凉血，解毒。用于水肿尿少，热淋涩痛，暑湿泻痢，痰热咳嗽，吐血衄血，痈肿，疮毒等。种子：苦，寒。清热利尿，止泻明目，化痰止咳。用于水肿胀满，热淋涩痛，暑湿泄泻，目赤肿痛，痰热咳嗽等。

平车前

【别　　名】车轱辘菜，车前，主根车前，猪耳朵穗子
【学　　名】*Plantago depressa*
【生境分布】生于山坡或路旁。分布于福清、晋安、福鼎等地。
【药用部位】全草（车前草），种子（车前子）。
【性味功能】全草：甘，寒。清热利尿，祛痰，凉血，解毒。用于水肿尿少，热淋涩痛，暑湿泻痢，痰热咳嗽，吐血衄血，痈肿，疮毒等。种子：苦，寒。清热利尿，止泻明目，化痰止咳。用于水肿胀满，热淋涩痛，暑湿泄泻，目赤肿痛，痰热咳嗽等。

北美车前

【别　　名】车前，毛车前

【学　　名】*Plantago virginica*

【生境分布】生于低海拔草地、路边、湖畔。分布于闽侯、晋安等地。

【药用部位】种子。

【性味功能】利水通淋，清肝明目。

茜草科（Rubiaceae）

水团花属（*Adina*）

水团花

【别　　名】水杨梅

【学　　名】*Adina pilulifera*

【生境分布】生于河岸、溪边、沟谷路旁或树林中，海拔1200m以下。全省各地分布。

【药用部位】全株，根。

【性味功能】全株：苦、涩、凉。清热解毒，散瘀消肿。用于感冒发热，咳嗽，流行性腮腺炎，咽喉肿痛，吐泻，浮肿，痢疾等；外用于跌打损伤，骨折，疮疡肿痛，皮肤瘙痒，创伤出血等。根：苦、涩、凉。清热利湿，行瘀消肿。用于感冒咳嗽，肝炎，流行性腮腺炎，关节痛等；外用于跌打损伤等。

细叶水团花

【别　　名】水荔枝

【学　　名】*Adina rubella*

【生境分布】生于河岸、溪边的灌丛中，海拔200～500m。全省各地分布。

【药用部位】根，地上部分（水杨梅）。

【性味功能】根：淡、平；清热解毒，散瘀止痛；用于感冒发热，流行性腮腺炎，咽喉肿痛，肝炎，风湿疼痛，肺热咳嗽，小儿惊风，跌打损伤，疖肿，下肢溃疡等。地上部分：苦、涩、凉；清热解毒，祛风解表，消肿止痛，利湿杀虫；用于风火牙痛，痢疾，皮肤湿疹，疮疖，稻田皮炎，吐泻，阴道滴虫病，跌打损伤，骨折，创伤出血等。

茜树属（*Aidia*）

香楠

【别　　名】水棉木

【学　　名】*Aidia canthioides*

【生境分布】生于林下稍阴湿地，海拔800m以下。分布于南靖、福清、永泰等地。

【药用部位】茎叶。

【性味功能】外用于刀伤等。

茜树

【别　　名】山黄皮，茜草树，越南香楠

【学　　名】*Adina cochinchinensis* [*Randia cochinchinensis*]

【生境分布】生于林下的山谷溪边或林缘，海拔通常1000m以下。全省各地常见。

【药用部位】根，茎，叶。

【性味功能】茎、叶：解毒，消肿。根：清热利湿，润肺止咳。用于痢疾，咳嗽。

山石榴属（*Catunaregam*）

山石榴

【别　　名】猪头果，簕牯树

【学　　名】*Catunaregam spinosa*

【生境分布】生于丘陵、山坡、旷野、溪边、山谷沟边的林中或灌木丛中，海拔1600m以下。分布于漳浦、涵江等地。

【药用部位】根，叶。

【性味功能】苦、涩、凉，有毒。活血止血，散瘀消肿。用于跌打瘀痛，外伤出血，慢性支气管炎，蚂蟥叮咬等。

鸡爪簕属（*Benkara*）

鸡爪簕

【别　　名】簕茜，华茜草树，鸡爪勒

【学　　名】*Benkara sinensis* [*Randia sinensis*]

【生境分布】生于村边、旷地或田园旁。分布于云霄、漳浦、海沧、惠安、涵江等地。

【药用部位】全株（鸡爪簕），叶。

【性味功能】全株：甘、涩、微苦，凉。清热解毒，祛风除湿，散瘀消肿。用于痢疾，风湿疼痛，吐血，跌打肿痛，疮疡肿毒。叶：外用于痈疮肿毒。

风箱树属（*Cephalanthus*）

风箱树

【别　　名】水杨梅，大叶柳，红扎树

【学　　名】*Cephalanthus tetrandrus*

【生境分布】生于林缘或路旁，海拔800m以下。全省各地分布。

【药用部位】根及根皮，叶，花序。

【性味功能】根及根皮：苦，凉。清热化湿，散瘀消肿，止血生肌，祛痰止咳。用于感冒发热，咳嗽，咽喉肿痛，泄泻，痢疾，痈肿，跌打损伤等。叶：苦，凉。清热解毒，敛湿止痒。用于皮肤痒疮，对口疮，天疱疮，牙痛，泄泻，痢疾，跌打损伤，骨折等。花序：苦，凉。清热利湿，收敛止泻。用于泄泻，痢疾等。

咖啡属（*Coffea*）

小粒咖啡

【别　　名】咖啡

【学　　名】*Coffea arabica*

【生境分布】诏安、云霄、南靖、漳浦等地有零星栽培或逸为野生。

【药用部位】种子。

【性味功能】苦、涩，平。助消化，利尿，提神。用于偏头痛等。

流苏子属（*Coptosapelta*）

流苏子

【别　　名】伤药藤，苧丝藤，棉丝藤

【学　　名】*Coptosapelta diffusa*

【生境分布】生于林缘路边及山谷溪边或灌丛，海拔1200m以下。全省各地分布。

【药用部位】根。

【性味功能】辛、苦，凉。祛风除湿，止痒。用于皮炎，湿疹瘙痒，荨麻疹，风湿痹痛，疮疥等。

虎刺属（*Damnacanthus*）

短刺虎刺

【别　　名】咳七风，鸡脚参，老鼠胎，长叶数珠根

【学　　名】*Damnacanthus giganteus*

【生境分布】生于山地疏、密林下和灌丛中。分布于明溪、清流、武夷山、浦城等地。

【药用部位】根。

【性味功能】补气血，收敛止血。用于肾虚，神经衰弱，阳痿等。

虎刺

【别　　名】绣花针，伏牛花

【学　　名】*Damnacanthus indicus*

【生境分布】生于林下、路边、林缘或山谷灌丛，海拔800m以下。全省各地分布。

【药用部位】全株及根，花（伏牛花）。

【性味功能】全株及根：甘、苦，平。祛风利湿，清热解毒，活血消肿，止痛。用于咽喉肿痛，风湿关节痛，痛风，风湿痹痛，感冒咳嗽，黄疸，肝脾肿大，肺痈，水肿，经闭，小儿疳积，跌打损伤，龋齿痛等。花：甘、苦，平。祛风除湿，舒筋止痛。用于风湿痹痛，头痛，四肢拘挛等。

狗骨柴属（*Diplospora*）

狗骨柴

【别　　名】青凿树

【学　　名】*Diplospora dubia*

【生境分布】生于林下或山谷林缘下，海拔1250m以下。全省各地分布。

【药用部位】根。

【性味功能】苦，凉。消肿散结，解毒排脓。用于瘰疬，背痈，头疖，跌打损伤等。

香果树属（*Emmenopterys*）

香果树

【别　　名】丁木

【学　　名】*Emmenopterys henryi*

【生境分布】生于山谷林缘、路边或疏林中，海拔500～1450m。分布于永安、宁化、延平、武夷山、浦城等地。

【药用部位】根，树皮。

【性味功能】甘、辛，微温。温中和胃，降逆止呕。用于反胃，呕吐，呃逆等。

注：国家二级重点保护野生植物。

拉拉藤属（*Galium*）

拉拉藤

【别　　名】爬拉殃，猪殃殃

【学　　名】*Galium aparine*

【生境分布】生于农田、园圃、荒坡草地或灌丛中，海拔1600m以下。全省各地分布。

【药用部位】全草。

【性味功能】辛、苦，凉。清热解毒，利尿消肿。用于感冒，牙龈出血，急、慢性阑尾炎，泌尿系感染，水肿，痛经，崩漏，带下病，癌症，白血病；外用治乳腺炎初起，痈疖肿毒，跌打损伤等。

四叶葎

【别　　名】四角金，四叶蛇舌癀，蛇舌癀，天良草

【学　　名】*Galium bungei*

【生境分布】生于沟谷路旁或稍阴湿的山坡草地，海拔50m以上。全省各地分布。

【药用部位】全草（四叶草）。

【性味功能】甘、苦，平。清热解毒，利尿消肿。用于尿道感染，痢疾，咯血，妇女赤白带下病，小儿疳积，痈肿疔毒，跌打损伤，毒蛇咬伤等。

阔叶四叶葎

【别　　名】四叶葎，细四叶葎

【学　　名】*Galium bungei* var. *trachyspermum*

【生境分布】生于沟谷路旁或稍阴湿的山坡草地，海拔1200m以下。分布于上杭、永安、武夷山等地。

【药用部位】全草。

【性味功能】甘，平。清热解毒，利尿，消食。用于小便淋痛，风热咳嗽，小儿疳积，淋浊，带下病等。

小红参

【别　　名】西南拉拉藤

【学　　名】*Galium elegans*

【生境分布】生于山地、溪边或旷野林中，海拔1400m左右。分布于武夷山等地。

【药用部位】根（小活血）。

【性味功能】甘、微苦，温。舒筋活血，祛瘀生新。用于夹阴伤寒，肺痨，内伤吐血，痰中带血，经闭，月经不调，带下病，产后关节痛，风湿疼痛，跌打损伤，骨折等。

猪殃殃

【别　　名】猴桃草，锯子草，鸡肠草，八重律

【学　　名】*Galium spurium*

【生境分布】生于林缘、河滩、草地、路边、荒地或田埂，海拔1300m以下。全省各地分布。

【药用部位】全草。

【性味功能】辛、苦，凉。清热解毒，利尿消肿。用于感冒，肠痈，小便淋痛，水肿，牙龈出血，痛经，带下病，崩漏，月经不调，淋证，乳腺癌，白血病，外用于乳痈初起，痈疖肿毒，跌打损伤等。

小叶猪殃殃

【别　　名】细叶豕殃殃

【学　　名】*Galium trifidum*

【生境分布】生于山谷溪边、路旁、村宅附近菜园、田埂、潮湿的旷野或草丛中，海拔1500m以下。分布于将乐、古田、光泽等地。

【药用部位】根、全草。

【性味功能】甘，平。清热解毒，通经活络，利尿消肿，安胎，抗癌。用于胃脘痛，贫血，流产，癌症等。

栀子属（*Gardenia*）

栀子

【别　　名】山枝，黄栀子，黄叶下

【学　　名】*Gardenia jasminoides*

【生境分布】生于山坡灌丛中、疏林下或林缘及溪边, 海拔 1000m 以下。全省各地分布。

【药用部位】根, 叶, 果实 (栀子)。

【性味功能】根: 微甘, 寒。清热利湿。叶: 微苦、甘, 平。消肿解毒。果实: 苦, 寒。清热, 渗湿, 凉血。栀子 (炒): 止血。用于急性黄疸型传染性肝炎, 胆道炎, 吐血, 血淋, 便血, 急性胃肠炎, 痢疾, 虚烦不眠, 热痹, 流行性腮腺炎, 牙痛, 小儿惊风, 急性结膜炎, 麦粒肿, 小腿溃疡, 带状疱疹, 无名肿毒, 烫火伤, 扭伤等。

水栀子

【别　　名】水鸡花, 栀子花, 大花栀子

【学　　名】*Gardenia jasminoides* var. *grandiflora*

【生境分布】栽培变种。全省各地分布。

【药用部位】果实。

【性味功能】苦, 寒。清热解毒。用于热毒, 扭伤, 黄疸, 鼻衄, 肾炎水肿等。

爱地草属 (*Geophila*)

爱地草

【别　　名】出山虎, 边耳草

【学　　名】*Geophila herbacea*

【生境分布】生于林中、山谷林缘或路边湿润处。分布于云霄、南靖等地。

【药用部位】全草。

【性味功能】辛、苦、甘, 温。消肿排脓。用于胃脘痛, 肾炎, 毒蛇咬伤等。

耳草属 (*Hedyotis*)

金草

【别　　名】猪粉草, 甜仔茶, 三捻草, 方骨草

【学　　名】*Hedyotis acutangula*

【生境分布】生于疏林下或山坡灌草丛中, 海拔 500m 以下。分布于平和、永定等地。

【药用部位】全草。

【性味功能】甘、微苦, 凉。清热解毒, 利尿。用于肝炎, 咽喉肿痛, 目赤肿痛, 尿路感染等。

耳草

【别　　名】蜈蚣草, 节节花, 野甘草

【学　　名】*Hedyotis auricularia*

【生境分布】生于草坡、林缘、山野、旷地或灌丛中。分布于仙游、惠安等地。

【药用部位】全草 (耳草)。

【性味功能】苦, 凉。清热解毒, 凉血消肿。用于感冒发热, 肺热咳嗽, 咽喉肿痛, 便血, 痢疾, 小儿疳积, 小儿惊风, 湿疹, 皮肤瘙痒, 痈疮肿毒, 蛇咬伤, 跌打损伤。

双花耳草

【别　　名】青骨蛇

【学　　名】*Hedyotis biflora*

【生境分布】生于河岸、水田田埂或湿润的旷地上。分布于同安等地。

【药用部位】全草。

【性味功能】消肿止痛。外用于疮疖等。

剑叶耳草

【别　　名】金锁匙, 山甘草, 柳枝红, 甜茶

【学　　名】*Hedyotis caudatifolia*

【生境分布】生于林下路边、山坡灌丛及草丛中, 海拔 400～1500m。全省各地分布。

【药用部位】全草。

【性味功能】甘, 凉。止咳化痰, 健脾消积。用于支气管哮喘, 支气管炎, 肺痨咯血, 小儿疳积, 跌打损伤, 外伤出血等。

金毛耳草

【别　　名】黄毛耳草, 过路蜈蚣, 铺地蜈蚣, 仙人对坐草

【学　　名】*Hedyotis chrysotricha*

【生境分布】生于林下路边或山坡较湿润的灌丛中, 海拔 1200m 以下。全省各地分布。

【药用部位】全草。

【性味功能】甘、微苦, 凉。清热利湿, 凉血祛瘀, 消肿解毒。用于阳黄, 痢疾, 急性肾炎, 中暑, 咽喉肿痛, 中耳炎, 尿道炎, 血崩, 便血, 走马牙疳, 带状疱疹, 疖, 疔, 痈, 砒霜及有机磷农药等中毒,

跌打损伤, 毒蛇咬伤等。

伞房花耳草

【别　　名】鹅不食草, 蛇舌草, 水线草

【学　　名】*Hedyotis corymbosa*

【生境分布】生于水田田埂或潮湿草地及水沟边。全省各地常见, 闽南一带较多。

【药用部位】全草(水线草)。

【性味功能】甘, 平。清热解毒, 活血, 利尿, 抗癌。用于恶性肿瘤, 乳蛾, 肝炎, 小便淋痛, 咽喉痛, 肠痈, 疟疾, 跌打损伤等; 外用于疮疖痈肿, 毒蛇咬伤, 烫伤等。

白花蛇舌草

【别　　名】蛇总管, 二叶葎, 蛇舌癀, 鸡舌草, 鹤舌草

【学　　名】*Hedyotis diffusa*

【生境分布】生于水田田埂或湿润旷地, 海拔900m以下。全省各地分布。

【药用部位】全草。

【性味功能】甘、淡, 凉。清热解毒, 利湿消痈, 抗癌。用于恶性肿瘤, 肠痈, 咽喉肿痛, 湿热黄疸, 小便不利, 疮疖肿毒, 毒蛇咬伤等。

牛白藤

【别　　名】山甘草, 脚白藤, 半路啸, 白束, 大号山甘草

【学　　名】*Hedyotis hedyotidea*

【生境分布】生于林下路边或山坡较湿润的灌丛中, 海拔1200m以下。分布于诏安、云霄、漳浦、南靖、长泰、同安、仙游、涵江、永泰、晋安、闽侯等地。

【药用部位】根, 叶。

【性味功能】根: 甘、微苦, 凉。凉血解毒, 祛瘀消肿。用于风湿性腰腿痛, 痈疮肿毒, 跌打损伤, 痔疮出血等。叶: 甘、微苦, 凉。清热解毒。用于风热感冒, 肺热咳嗽, 中暑高热, 肠炎, 皮肤湿疹, 带状疱疹, 痈疮肿毒等。

粗毛耳草

【别　　名】甜草仔, 红花耳草, 山甘草, 毛乌, 穿

心草

【学　　名】*Hedyotis mellii*

【生境分布】生于疏林下路边或向阳山坡灌草丛中, 海拔800~1200m。分布于福建西南部至西部。

【药用部位】全草。

【性味功能】甘、酸, 凉。祛风, 清热, 消食, 止血, 解毒。用于刀伤出血等。

松叶耳草

【别　　名】了哥舌, 利尖草, 蛇舌草

【学　　名】*Hedyotis pinifolia*

【生境分布】生于丘陵旷地或海滩砂质地。分布于诏安、南安、泉港、长乐等地。

【药用部位】全草。

【性味功能】辛, 凉。消肿止痛, 消积, 止血。用于小儿疳积, 外用于跌打损伤, 毒蛇咬伤等。

纤花耳草

【别　　名】弱花耳草, 杉刺癀, 硬杆白花蛇舌草

【学　　名】*Hedyotis tenellifloa*

【生境分布】生于山谷林缘、水沟边较湿润的田埂及草地, 海拔1000m以下。全省各地分布。

【药用部位】全草(石枫药)。

【性味功能】微苦, 凉。清热解毒, 活血止痛。用于肺热咳嗽, 慢性肝炎, 膨胀, 阑尾炎, 痢疾, 风火牙痛, 小儿疝气, 跌打损伤, 蛇咬伤等。

长节耳草

【别　　名】小钩耳草, 黑头草, 小绣球, 蛇草

【学　　名】*Hedyotis uncinella*

【生境分布】生于坡地、田埂或村宅附近旷地。分布于长乐、宁化等地。

【药用部位】全草。

【性味功能】微苦, 平。祛风, 散寒, 除湿。用于风湿关节疼痛等。

粗叶耳草

【别　　名】茜草节节花, 大号杉刺癀, 小号六角英

【学　　名】*Hedyotis verticillata*

【生境分布】生于丘陵疏林下或村宅附近草地,

海拔 700m 以下。分布于诏安、南靖、同安、永定等地。

【药用部位】全草。

【性味功能】苦，凉。清热解毒，消肿止痛。用于小儿麻痹症（瘫痪），感冒发热咽喉痛，肠胃炎等；外用于蛇咬伤，蜈蚣咬伤，狗咬伤等。

龙船花属（Ixora）

龙船花

【别　　名】山丹花，卖子木

【学　　名】Ixora chinensis

【生境分布】生于林缘或疏林下，海拔 200～800m。全省沿海各城市常见栽培。

【药用部位】根，茎叶，花。

【性味功能】根：苦、微涩，凉。清热凉血，活血止痛。用于咳嗽，咯血，风湿关节痛，胃痛，闭经，疮疡肿痛，跌打损伤等。茎叶：甘、微咸。活血，止痛，消毒。用于跌打损伤，瘀血疼痛，疮疖痛肿，湿疹等。花：苦、微涩，凉。清热凉血，散瘀止痛。用于高血压，月经不调，闭经，跌打损伤，疮疡疖肿等。

红芽大戟属（Knoxia）

红芽大戟

【别　　名】假红芽大戟

【学　　名】Knoxia corymbosa

【生境分布】生于疏林下路边、林缘、山坡或旷野的草丛中。分布于芗城、三元、延平、屏南等地。

【药用部位】根。

【性味功能】苦，寒，有小毒。泻水逐饮，攻毒消肿，散结。用于胸腹积水，二便不利，痈肿疮毒，瘰疬等。

粗叶木属（Lasianthus）

粗叶木

【别　　名】木黄

【学　　名】Lasianthus chinensis

【生境分布】生于林中湿润地，海拔 1200m 以下。

分布于南靖、永泰、延平、顺昌等地。

【药用部位】全株，根（鸡屎树），叶。

【性味功能】全株：甘、涩，平。清热，解毒，除湿。用于湿热黄疸症等。根：甘、涩，平。补肾活血，行气驱风，止痛。用于风湿腰腿痛，骨痛等。叶：甘、涩，平。清热，解毒，除湿。用于湿热黄疸症等。

污毛粗叶木

【别　　名】福建粗叶木

【学　　名】Lasianthus hartii

【生境分布】生于山谷林缘或疏林，海拔 500～1200m。全省各地分布。

【药用部位】根（铁骨银参）。

【性味功能】辛、微甘，温。祛风除湿，活血止痛。用于风湿关节痛，腰肌劳损，跌打损伤等。

西南粗叶木

【别　　名】蒙自鸡屎树

【学　　名】Lasianthus henryi

【生境分布】生于山谷林缘或疏林，海拔 200～1200m。分布于南靖、仙游等地。

【药用部位】全株。

【性味功能】清热，消炎，止咳。用于黄疸，痢疾，瘙痒等。

榄绿粗叶木

【别　　名】日本粗叶木

【学　　名】Lasianthus japonicus

【生境分布】生于山谷林缘和灌丛，海拔 300～1300m。全省各地分布。

【药用部位】全株。

【性味功能】辛、微甘，温。行气活血，祛湿强筋，止痛。用于跌打损伤，风湿关节痛，腰肌劳损等。

斜基粗叶木

【别　　名】赶狗木

【学　　名】Lasianthus wallichii

【生境分布】生于山谷林缘、路边或林下，海拔 1200m 以下。分布于南靖、长泰等地。

【药用部位】全株。

【性味功能】辛、甘，温。舒筋活血。用于风湿痹症，筋脉拘挛，跌打损伤等。

巴戟天属（*Morinda*）

大果巴戟

【别　　名】酒饼藤

【学　　名】*Morinda cochinchensis*

【生境分布】生于林缘灌丛中，海拔 500m 左右。分布于南靖等地。

【药用部位】根。

【性味功能】辛、微苦，凉。清热解毒，祛风除湿，止咳。用于风湿痹痛，感冒，咳嗽等。

巴戟天

【别　　名】巴戟，猫肠浸，兔儿肠

【学　　名】*Morinda officinalis*

【生境分布】生于土层肥沃的山地林缘或林缘灌丛中，海拔 500m 以下。分布于诏安、平和、南靖、华安、永定、上杭、武平等地，南靖、永定等地有栽培。

【药用部位】肉质根。

【性味功能】辛、甘，微温。补肾阳，壮筋骨，祛风湿。用于阳痿，少腹冷痛，小便不禁，子宫虚冷，风寒湿痹，腰膝酸痛等。

鸡眼藤

【别　　名】爬山虎，五眼子，百眼藤，细叶巴戟天

【学　　名】*Morinda parvifolia*

【生境分布】生于路旁或山野灌丛中，海拔 500m 以下。分布于沿海各地。

【药用部位】全株，根。

【性味功能】甘，凉。清热利湿，化痰止咳，散瘀止痛。用于感冒咳嗽，痰咳，顿咳，消化不良，泄泻，大便秘结，跌打损伤，腰肌劳损，湿疹等。

羊角藤

【别　　名】放筋藤，牛的藤，猫江藤，穿骨虫

【学　　名】*Morinda umbellata*

【生境分布】生于山地林中路边、林缘或灌丛，海拔 1600m 以下。全省各地分布。

【药用部位】根及根皮，叶。

【性味功能】根及根皮：辛、微甘，温。祛风止痛，利湿解毒。用于风湿关节痛，肾虚腰痛，胃痛，黄疸型肝炎，脱肛；外用于创伤出血，蛇咬伤等。叶：外用于创伤出血，蛇咬伤。

玉叶金花属（*Mussaenda*）

楠藤

【别　　名】大茶根，大洋藤，胶鸟藤，大白纸扇，火烧藤

【学　　名】*Mussaenda erosa*

【生境分布】生于林缘或路边，常攀援于其他乔木树上，海拔约 500m。分布于云霄、南靖、尤溪等地。

【药用部位】茎叶。

【性味功能】微甘，凉。清热解毒。用于疥疮，热积，疮疡肿毒，烧烫伤等。

黐花

【别　　名】大叶白纸扇，白扇宝心，山膏药，惊风草，鸡母樵

【学　　名】*Mussaenda esquirolii*

【生境分布】生于林中、林缘、路边或山坡灌丛中，海拔 1200m 以下。分布于上杭、宁化、明溪、泰宁、古田、延平、邵武、光泽等地。

【药用部位】根，茎叶。

【性味功能】根：甘、苦，凉。祛风，降气，化痰，消炎，止痛。用于风湿关节痛，腰痛，咳嗽，毒蛇咬伤等。茎叶：甘、苦，凉。清热解毒，消肿排脓。用于感冒，小儿高热，小便不利，痢疾，无名肿毒等。

玉叶金花

【别　　名】山茶心，白蝴蝶，甜茶，甜草子，水根藤

【学　　名】*Mussaenda pubescens*

【生境分布】生于林中路边、林缘、山谷灌丛中或溪边，海拔 1200m 以下。全省各地分布。

【药用部位】根（白常山），茎叶。

【性味功能】根（白常山）：苦，寒，有毒。解热抗疟。用于疟疾等。茎叶：甘，淡，凉。清热解暑，凉血解毒。用于中暑，感冒，咳嗽痰喘，乳蛾，咽喉肿痛，肾炎水肿，泄泻，崩漏，野菇中毒，烧烫伤，毒蛇咬伤等。

腺萼木属（*Mycetia*）

华腺萼木

【别　　名】甜茶

【学　　名】*Mycetia sinensis*

【生境分布】生于较阴湿而腐殖质丰富的林下，海拔约 500m。分布于南靖、永春、德化、永泰等地。

【药用部位】根。

【性味功能】祛风除湿，利尿。用于风湿痹痛，腰痛，小便不利等。

团花属（*Neolamarckia*）

团花

【别　　名】大叶黄梁木，黄梁木

【学　　名】*Neolamarckia cadamba*

【生境分布】厦门、福州等地园林有引种栽培。

【药用部位】树皮，叶。

【性味功能】树皮：清热解毒，止痛，降压。用于高热不退，失眠，头痛，眩晕，高血压等。叶：用于神经性皮炎，牛皮癣。

薄柱草属（*Nertera*）

薄柱草

【别　　名】水泽兰，冷水草

【学　　名】*Nertera sinensis*

【生境分布】生于山谷溪边或林缘岩石上，海拔 500～1000m。分布于武平、永安等地。

【药用部位】全草。

【性味功能】苦，凉。清热解毒，化痰止咳，祛瘀活血。用于感冒咳嗽，外用于烧烫伤等。

新耳草属（*Neanotis*）

薄叶新耳草

【别　　名】薄叶假耳草

【学　　名】*Neanotis hirsuta*

【生境分布】生于林下或山谷、溪边的潮湿地。分布于武夷山、浦城等地。

【药用部位】全草

【性味功能】清热解毒，利尿退黄，解毒止痛。用于黄疸，肾炎水肿，毒蛇咬伤，中痧呕吐。

臭味新耳草

【别　　名】假耳草，臭假耳草，臭叶新耳草

【学　　名】*Neanotis ingrata*

【生境分布】生于灌丛中、路旁、山坡草地或林下阴湿处，海拔 700m 以上。分布于武夷山等地。

【药用部位】全草（一柱香）。

【性味功能】辛，凉。清热解毒，散瘀活血。用于赤眼红肿，无名肿毒，跌打损伤，蛇咬伤。

蛇根草属（*Ophiorrhiza*）

日本蛇根草

【别　　名】蛇根草，向日红，白丁香，蛇足草，荷包草

【学　　名】*Ophiorrhiza japonica*

【生境分布】生于山谷水沟边或林下阴湿处，海拔 200～1200m。全省各地分布。

【药用部位】全草。

【性味功能】微辛，平。止咳祛痰，活血调经。用于肺痨咯血，劳伤吐血，咳嗽痰喘，大便下血，月经不调，外用于扭挫伤等。

短小蛇根草

【别　　名】荷包草，金锁匙，鸡冠草，白丁香，乌枪头

【学　　名】*Ophiorrhiza pumila*

【生境分布】生于山谷水沟边或林下湿润处，海拔 800m 以下。全省各地分布。

【药用部位】全草，根，叶。

【性味功能】全草：苦，寒。清热解毒，止痛。用于感冒高热，顿咳，外伤感染，痈疽肿毒，毒蛇咬伤等。根、叶：消肿解毒。

鸡爪簕属（*Oxyceros*）

鸡爪簕

【别　　名】凉粉木，猫簕

【学　　名】*Oxyceros sinensis*

【生境分布】生于村旁、郊外旷地或山坡灌丛中，海拔 1200m 以下。分布于云霄、漳浦等地。

【药用部位】全株，叶。

【性味功能】全株：甘、涩、微苦，凉。清热解毒，祛风除湿，散瘀消肿。用于痢疾，风湿疼痛，吐血，跌打肿痛，疮疡肿毒等。叶：外用于痈疮肿毒等。

鸡矢藤属（*Paederia*）

鸡矢藤

【别　　名】鸡屎藤，清风藤，天仙藤，苦藤，玉明砂

【学　　名】*Paederia scandens*

【生境分布】生于山坡林中路边、林缘或阳坡灌丛中，海拔 1800m 以下。全省各地分布。

【药用部位】全草，汁液。

【性味功能】全草：甘、微苦，平。祛风利湿，消食化积，消炎止咳，活血止痛。用于黄疸，积食饱胀，经闭，痢疾，胃气痛，风湿疼痛，泄泻，肺痨咯血，顿咳，消化不良，小儿疳积，气虚浮肿等；外用于皮炎，湿疹，疮疡肿毒，毒蛇咬伤，毒虫螫伤等。汁液：用于毒虫螫伤，冻疮等。

毛鸡矢藤

【别　　名】解暑藤，女青

【学　　名】*Paederia scandens* var. *tomentosa*

【生境分布】生于山坡灌丛中、林中路边或林缘，海拔 1500m 以下。全省各地分布。

【药用部位】全草（白鸡矢藤），根。

【性味功能】全草：甘，平。清热解毒，健胃利湿。用于疟疾，黄疸，痢疾，消化不良，腹痛等。根：

用于黄疸，积食饱胀，小儿疳积，蛔虫腹痛，妇女血虚经少，胃气痛等。

九节属（*Psychotria*）

九节

【别　　名】九节木，山大颜，山打大刀，刀伤木

【学　　名】*Psychotria rubra*

【生境分布】生于林缘或疏林，海拔 500m 以下。分布于福建沿海至中部及西南部各地。

【药用部位】根，嫩枝及叶（山大刀）。

【性味功能】根：苦、涩，凉。祛风除湿，清热解毒，消肿。用于风湿痛，感冒发热，咽喉肿痛，胃痛，疟疾，痔疮，跌打损伤，疮疡肿毒等。嫩枝及叶：苦，寒。清热解毒，祛风除湿，活血止痛。用于感冒发热，咽喉肿痛，白喉，痢疾，肠伤寒，疮疡肿毒，风湿痹痛，跌打损伤，毒蛇咬伤等。

蔓九节

【别　　名】匍匐九节，蜈蚣藤，山荛实

【学　　名】*Psychotria serpens*

【生境分布】生于疏林下或林缘路边，攀附于其他树木或岩石上，海拔 800m 以下。全省各地分布。

【药用部位】全株（穿根藤）。

【性味功能】苦、辛，平。祛风除湿，舒筋活络，消肿止痛。用于风湿关节痛，手足麻木，腰肌劳损，坐骨神经痛，多发性痈肿，骨结核，跌打损伤，骨折，毒蛇咬伤等。

假九节

【别　　名】小叶九节，藤血党，图车九节

【学　　名】*Psychotria tutcheri*

【生境分布】生于山坡、沟谷杂木林中。分布于福州以南沿海地区。

【药用部位】全株。

【性味功能】用于风湿痹痛，跌打肿痛。

黄皮属（*Clausena*）

假黄皮

【别　　名】山黄皮

【学　　名】*Clausena excavata*

【生境分布】常见于林中、山谷溪边或林缘，海拔1000m 以下。全省各地分布。

【药用部位】根，茎，叶。

【性味功能】苦、微辛，温。疏风散寒，行气止痛，除湿消肿。用于感冒发热，疟疾，胃痛，水肿，风湿性关节炎等；外用治骨折，扭挫伤，湿疹等。

茜草属（*Rubia*）

金剑草

【别　　名】茜草

【学　　名】*Rubia alata*

【生境分布】生于林下路边、林缘、山谷灌丛中或溪边，海拔 1500m 以下。全省各地分布。

【药用部位】全草，根及根状茎，茎，叶，叶汁。

【性味功能】全草：用于风湿脚气。根及根状茎：苦，寒。清热解毒，活血通经，利湿，止血，祛瘀生新。用于衄血，吐血，便血，尿血，崩漏，月经不调，经闭腹痛，风湿关节痛，水肿，肠痈，肝炎，泄泻，痢疾；外用于跌打损伤，疖肿，神经性皮炎等。茎、叶：辛，微寒。活血消肿，止血，祛瘀。用于吐血，血崩，跌打损伤，风湿痹痛，腰痛，痈疮疔毒等。叶汁：用于白癜等。

东南茜草

【别　　名】染蛋藤，苧绿藤，穿骨草，入骨丹，红根草

【学　　名】*Rubia argyi*

【生境分布】生于林缘、沟谷灌丛、溪边或路旁，海拔 1200m 以下。全省各地分布。

【药用部位】全草。

【性味功能】苦，寒。活血止血。用于鼻衄，咯血，吐血，尿血，水肿，肾炎，痛经，闭经，小儿腹泻，风湿关节痛，血栓闭塞性脉管炎，风疹，跌打损伤等。

白马骨属（*Serissa*）

白马骨

【别　　名】六月雪，日日有，满天星，天星花

【学　　名】*Serissa serissoides*

【生境分布】生于林下路边或山地灌丛，海拔500～1400m。全省各地分布。

【药用部位】全株，根。

【性味功能】全株：淡、微辛，凉。疏风解表，清热利湿，舒筋活络。用于感冒，咳嗽，牙痛，乳蛾，咽喉肿痛，急慢性肝炎，泄泻，痢疾，小儿疳积，高血压头痛，偏头痛，目赤肿痛，风湿关节痛，带下病，痛疽，瘰疬等。根：清热解毒。用于小儿惊风，带下病，风湿关节痛，雷公藤中毒等。

六月雪

【别　　名】六角英，满天星

【学　　名】*Serissa japonica*

【生境分布】生于山坡、路旁、溪边、灌丛中。全省各地分布，也有栽培。

【药用部位】全株。

【性味功能】淡、微辛，凉。舒肝解郁，清热利湿，消肿拔毒，止咳化痰。用于急性肝炎，风温腰腿痛，痈肿恶疮，蛇咬伤，脾虚泄泻，小儿疳积，带下病，目翳，肠痈，狂犬病等。

鸡仔木属（*Sinoadina*）

鸡仔木

【别　　名】水冬瓜

【学　　名】*Sinoadina racemosa*

【生境分布】生于林缘、路边或溪畔，海拔 200～800m。分布于上杭、梅列、三元、永安等地。

【药用部位】茎，叶。

【性味功能】茎：清热解毒，杀虫。用于感冒发热，吐泻，痢疾，咳嗽痰喘，风火牙痛，湿疹，疮疖等。叶：散瘀活血，清热解毒，止痛。用于跌打损伤，扭伤，骨折，创伤出血，痈疽肿毒，皮肤湿疹等。

丰花草属（*Spermacoce*）

糙叶丰花草

【别　　名】粗叶丰花草，鸭舌草，铺地毡草

【学　　名】*Spermacoce hispida* [*Borreria articularis*]

【生境分布】生于旷野、路旁。分布于南靖等地，多作为地被植物引种。

【药用部位】全草。

【性味功能】外用于鱼骨刺伤。

丰花草

【别　　名】叶里藏珠，破帽草

【学　　名】*Spermacoce pusilla* [*Borreria stricta*]

【生境分布】生于草地、草坡或路边。闽南一带较常见。

【药用部位】全草。

【性味功能】消炎止痛，散瘀活血。用于痈疽肿毒，跌打损伤，骨折，毒蛇咬伤。

乌口树属（*Tarenna*）

白花苦灯笼

【别　　名】黑虎，鸡公辣

【学　　名】*Tarenna mollissima*

【生境分布】生于林下路边、林缘或山谷灌丛中，海拔 1000m 以下。全省各地分布。

【药用部位】根及叶。

【性味功能】微苦，凉。清热解毒，祛风利湿。用于感冒发热，咳嗽，急性扁桃体炎，头痛，风湿性

关节炎，坐骨神经痛，肾炎水肿，创伤，疮疖脓肿等。

钩藤属（*Uncaria*）

毛钩藤

【别　　名】倒吊风藤

【学　　名】*Uncaria hirsuta*

【生境分布】生于山谷、溪边疏林或灌丛中。分布于安溪、永泰等地。

【药用部位】根，带钩茎枝（钩藤）。

【性味功能】根：苦，寒。清热息风，平肝镇惊。用于风湿关节痛，腰腿痛等。带钩茎枝：甘，凉。清热平肝，息风定惊。用于头痛眩晕，感冒夹惊，小儿癫痫，妊娠子痫，高血压等。

钩藤

【别　　名】双钩藤，金钩莲，双吊钩

【学　　名】*Uncaria rhynchophylla*

【生境分布】生于林缘路旁、溪边或沟谷灌丛阴湿地，海拔 800m 以下。全省各地分布。

【药用部位】根，带钩茎枝。

【性味功能】根：苦，寒。清热息风，平肝镇惊。用于风湿关节痛，腰腿痛等。带钩茎枝：甘，凉。清热平肝，息风定惊。用于头痛眩晕，感冒夹惊，小儿癫痫，妊娠子痫，高血压等。

忍冬科（Caprifoliaceae）

接骨木属（*Sambucus*）

接骨草

【别　　名】陆英，蒴藋

【学　　名】*Sambucus chinensis*

【生境分布】多生于山地沟边、林下或林缘荒地，也常栽培于村房屋边，海拔 100～900m。全省各地分布。

【药用部位】根，茎及叶。

【性味功能】根：甘、微苦，平。散瘀消肿，祛风活络。用于跌打损伤，扭伤肿痛，骨折疼痛，风湿

关节痛等。茎及叶：甘淡、微苦，平。利尿消肿，活血止痛。用于肾炎水肿，腰膝酸痛等；外用治跌打损伤等。

接骨木

【别　　名】公道老，扦扦活，马尿骚，大接骨丹

【学　　名】*Sambucus williamsii*

【生境分布】生于林缘沟谷边及林下，海拔 700～1350m。分布于泰宁、寿宁、武夷山等地。

【药用部位】全株。

【性味功能】甘、苦，平。接骨续筋，活血止痛，祛风利湿。用于骨折，跌打损伤，风湿性关节炎，

痛风，大骨节病，急慢性肾炎等；外用治创伤出血等。

荚蒾属（*Viburnum*）

伞房荚蒾

【别　　名】雷公子，野红枣，花楸荚蒾

【学　　名】*Viburnum corymbiflorum*

【生境分布】生于山地林中或林缘，海拔 1000～1150m。分布于光泽、武夷山等地。

【药用部位】根，叶及种子。

【性味功能】捣烂外敷用于痈毒等。

荚蒾

【别　　名】酸汤杆，苦柴子

【学　　名】*Viburnum dilatatum*

【生境分布】多生于山坡、沟谷林缘、林中或路旁灌丛中，海拔 900～1900m。全省各地分布。

【药用部位】根，枝，叶。

【性味功能】根：辛、涩，微寒。祛瘀消肿。用于淋巴结炎（丝虫病引起），跌打损伤等。枝、叶：酸，微寒。清热解毒，疏风解表。用于疔疮发热，风热感冒等；外用于过敏性皮炎等。

宜昌荚蒾

【别　　名】猪婆子藤，小鱼辣树，糯米条子，糯米条荚蒾

【学　　名】*Viburnum erosum*

【生境分布】多生于山坡林中、溪旁、路边灌丛中，海拔 580～1250m。分布于武平、沙县、屏南、光泽、武夷山、浦城等地。

【药用部位】根，茎叶。

【性味功能】根：涩，平。祛风，除湿。用于风湿痹痛等。茎叶：涩，平。解毒，止痒。用于口腔炎，湿疹，脚丫湿痒等。

南方荚蒾

【别　　名】东南荚蒾，火柴树，火斋，满山红，苍伴木

【学　　名】*Viburnum fordiae*

【生境分布】多生于山坡灌丛、沟谷林缘及疏林

中，海拔 200～1300m。全省各地分布。

【药用部位】根，茎，叶。

【性味功能】苦、涩，凉。疏风解表，活血散瘀。用于感冒，发热，月经不调，风湿痹痛，跌打损伤，淋巴结炎，湿疹，疮疖等。

蝶花荚蒾

【别　　名】蝴蝶树，假沙梨，碟花荚蒾

【学　　名】*Viburnum hanceanum*

【生境分布】多生于沟谷湿润地的灌丛中及山涧沼泽地，海拔 600～750m。分布于连城、德化、永安等地。

【药用部位】根或枝条。

【性味功能】苦、酸、辛，微温。解毒，健脾消积。用于小儿疳积等。

巴东荚蒾

【别　　名】红鱼蜡树，巴东荚迷

【学　　名】*Viburnum henryi*

【生境分布】生于山地或沟谷密林中，海拔 1100～1900m。分布于武夷山等地。

【药用部位】根，枝，叶。

【性味功能】根：清热解毒。枝、叶：用于小儿鹅口疮等。

披针叶荚蒾

【别　　名】猪母柴，六角藤，沙罗树

【学　　名】*Viburnum lancifolium*

【生境分布】生于山坡灌丛、路边、溪边阴湿地，海拔 500～700m。分布于闽侯、永安、光泽、浦城等地。

【药用部位】根。

【性味功能】苦，凉。清热解毒。用于疮疡肿毒等。

淡黄荚蒾

【别　　名】黄荚蒾，黄荚

【学　　名】*Viburnum lutescens*

【生境分布】生于山地林缘或灌丛中，海拔约450m。分布于南靖等地。

【药用部位】叶（罗盖叶）。

【性味功能】辛，温。活血，除湿。用于跌打肿痛，

风湿痹痛等。

吕宋荚蒾

【别　　名】小叶荚蒾，吕宋荚迷，牛伴木，罗盖荚蒾

【学　　名】*Viburnum luzonicum*

【生境分布】生于山坡路旁灌丛或林缘，海拔150～900m。全省各地分布。

【药用部位】枝，叶。

【性味功能】辛、苦，温。疗疮止痛。用于跌打损伤等。

绣球荚蒾

【别　　名】八仙花，琼花，蝴蝶花，聚八仙，扬州琼花

【学　　名】*Viburnum macrocephalum*

【生境分布】闽侯等地有栽培。

【药用部位】全草。

【性味功能】除湿止痒。用于风湿疥癣，皮肤湿烂痒痛等。

珊瑚树

【别　　名】早禾树，极香荚蒾，麻油香，沙糖禾

【学　　名】*Viburnum odoratissimum*

【生境分布】生于山坡路旁、沟谷或林中阴地，海拔200～1900m。分布于诏安、南靖、上杭、新罗、永安、武夷山等地。

【药用部位】根，树皮，叶（沙糖木）。

【性味功能】辛，温。清热祛湿，通经活络，拔毒生肌。用于感冒，跌打损伤，骨折等。

蝴蝶戏珠花

【别　　名】蝴蝶花，苦酸汤，蝴蝶树，蝴蝶荚蒾

【学　　名】*Viburnum plicatum* var. *tomentosum*

【生境分布】生于山坡、路旁、沟谷向阳处或近山顶竹林中，海拔350～1300m。分布于武平、仙游、泰宁、蕉城、柘荣、福鼎、延平、建阳、武夷山等地。

【药用部位】根或枝条（蝴蝶树）。

【性味功能】苦、酸、辛，微温。清热解毒，健脾消

积。用于小儿疳积等。

球核荚蒾

【别　　名】兴山荚蒾，兴山绣球，六股筋，水马蹄

【学　　名】*Viburnum propinquum*

【生境分布】生于山坡沟谷路旁的灌丛中，海拔600～900m。分布于永泰、建瓯、武夷山、浦城等地。

【药用部位】叶。

【性味功能】苦、涩，温。止血，消肿止痛，接骨续筋。用于风湿关节痛，骨折，跌打损伤，外伤出血等。

具毛常绿荚蒾

【别　　名】坚荚蒾，常绿荚蒾

【学　　名】*Viburnum sempervirens* var. *trichophorum*

【生境分布】多生于山坡林缘或路旁灌丛中以及沟谷地杂木林中，海拔500～1300m。全省各地分布。

【药用部位】叶。

【性味功能】苦，寒。活血散瘀，续伤止痛。用于跌打损伤，瘀血肿痛等。

茶荚蒾

【别　　名】饭汤子，跑路杆子，水茶子，甜茶，鸡公柴

【学　　名】*Viburnum setigerum*

【生境分布】生于山坡、林缘、路旁的灌丛中或山谷林下，海拔500～1900m。分布于上杭、连城、永安、泰宁、建宁、屏南、寿宁、福鼎、延平、建瓯、建阳、光泽、武夷山等地。

【药用部位】根（鸡公柴），果实（鸡公柴果）。

【性味功能】根：微苦，平。清热利湿，活血止血。用于小便白浊，肺痈，吐血，热瘀经闭等。果实：甘，平。健脾。用于消化不良，食欲不振等。

合轴荚蒾

【别　　名】假绣球，合轴荚迷，丛轴荚蒾，球花荚蒾

【学　　名】*Viburnum sympodiale*

【生境分布】多生于山地沟谷林中或苔藓矮林边及

林，海拔1200～2000m。分布于武平、永安、寿宁、建阳、武夷山等地。

【药用部位】根。

【性味功能】清热解毒，消积。外用于疮毒等。

六道木属（*Abelia*）

糯米条

【别　　名】茶条树，小榆蜡叶，山柳树，毛蜡叶子树

【学　　名】*Abelia chinensis*

【生境分布】多生于山地林缘路旁或灌丛中，海拔500～700m。分布于新罗、连城、永安等地。

【药用部位】茎叶。

【性味功能】苦，凉。清热解毒，凉血止血。用于湿热痢疾，痈疽疮疖，衄血，咯血，吐血，便血，流感，跌打损伤等。

南方六道木

【别　　名】太白六道木，第氏六道木，接骨丹，六道木

【学　　名】*Abelia dielsii*

【生境分布】生于山坡灌丛、路边林下及草丛中，海拔800～1500m。分布于武夷山等地。

【药用部位】果实。

【性味功能】祛风湿。用于风湿痹痛等。

小叶六道木

【别　　名】鸡壳肚花，鸡肚子，棵棵兜，福建六道木

【学　　名】*Abelia uniflora*

【生境分布】多生于林缘、路边、岩缝及山谷边，海拔550～1850m。分布于将乐、泰宁、建阳、武夷山等地。

【药用部位】茎，叶（紫荆桠）。

【性味功能】苦、涩，平。祛风，除湿，解毒。用于风湿痹痛，痈疽肿痛等。

锦带花属（*Weigela*）

半边月

【别　　名】水马桑，杨栌，杨庐木，木绣球，粗糠树

【学　　名】*Weigela japonica* var. *sinica*

【生境分布】多生于山地林缘、灌丛及沟谷溪边，海拔750～2000m。分布于泰宁、古田、武夷山、浦城等地。

【药用部位】根（水马桑），枝叶（水马桑枝叶）。

【性味功能】根：甘，平。益气，健脾。用于气虚食少，消化不良等。枝叶：苦，寒。清热解毒。用于痈疽，疮疖等。

锦带花

【别　　名】锦带，海仙

【学　　名】*Weigela florida*

【生境分布】生于杂木林下或山顶灌丛。福州等地园林有引种。

【药用部位】花。

【性味功能】活血止痛。

忍冬属（*Lonicera*）

淡红忍冬

【别　　名】石山金银花，肚子银花，野金银花，巴东忍冬

【学　　名】*Lonicera acuminata*

【生境分布】多生于山地岩缝、苔藓矮林下或林缘灌丛中，海拔1000～2100m。分布于南靖、连城、永泰、闽侯、武夷山等地。

【药用部位】花蕾。

【性味功能】甘，凉。清热解毒，通络。用于暑热感冒，咽喉痛，风热咳喘，泄泻，疮疡肿毒，丹毒等。

山银花

【别　　名】华南忍冬，大金银花，土银花，土忍冬

【学　　名】*Lonicera confusa*

【生境分布】生于山地林下、林缘或灌丛中，海拔500～1000m。全省各地分布。

【药用部位】花蕾或带初开的花（金银花）。

【性味功能】甘，寒。清热解毒，凉散风热。用于痈疮疔毒，喉痹，丹毒，热毒血痢，风热感冒，温病发热等。

锈毛忍冬

【别　　名】老虎合藤，绣毛忍冬，锈毛金银花，毛银花

【学　　名】*Lonicera ferruginea*

【生境分布】多生于山坡林缘及路旁灌丛中，海拔500～1000m。分布于仙游、上杭、连城、永安、屏南、延平、武夷山等地。

【药用部位】花，花茎。

【性味功能】甘，寒。祛风除湿，利尿通淋。用于风湿热痹，小便不利等。

菰腺忍冬

【别　　名】红腺忍冬，山银花，大叶金银花，大银花，大金银花

【学　　名】*Lonicera hypoglauca*

【生境分布】生于山地林缘、溪边路旁及山坡灌丛中，海拔350～1000m。分布于武平、晋安、永泰、闽侯、永安、尤溪、沙县、延平、建瓯、光泽、浦城等地。

【药用部位】花蕾或带初开的花。

【性味功能】甘，寒。清热解毒，疏散风热。用于痈肿疔疮，风热感冒，喉痹，热毒血痢，温病发热，丹毒等。

忍冬

【别　　名】金银花，金银藤，双花，银藤，忍冬藤

【学　　名】*Lonicera japonica*

【生境分布】生于山坡灌丛、溪沟边或路旁，也常见栽培，海拔1500m以下。全省各地分布。

【药用部位】茎枝（忍冬藤），花蕾带初开的花。

【性味功能】茎枝：甘，寒。清热解毒，疏风通络。用于温病发热，热毒血痢，痈肿疮疡，风湿热痹关节红肿热痛等。花蕾：甘，寒。清热解毒，疏风散热。用于痈肿疔疮，喉痹，丹毒，热毒血痢，风热感冒，温病发热。

大花忍冬

【别　　名】大金银花，大花金银花，大样忍冬

【学　　名】*Lonicera macrantha*

【生境分布】生于山坡林缘或灌丛中，海拔800～1000m。分布于上杭、武夷山等地。

【药用部位】花蕾。

【性味功能】苦，平。清热，解毒。用于咽喉痛，时行感冒，乳蛾，乳痈，风热咳嗽，泄泻，目赤红肿，肠痈，疮疖脓肿，丹毒，外伤感染，带下病等。

灰毡毛忍冬

【别　　名】拟大花忍冬，山银花、木银花，大金银花，左转藤

【学　　名】*Lonicera macranthoides*

【生境分布】生于山坡林缘、路旁，有时也见于林中空旷地，海拔700～1200m。分布于上杭、永安、建瓯、浦城等地。

【药用部位】花蕾。

【性味功能】甘，寒。清热解毒，宣散风热。用于温病发热，热毒血痢，痈疽疔毒等。

异毛忍冬

【别　　名】鸳子银花，异毛大花忍冬

【学　　名】*Lonicera macrantha* var. *heterotricha*

【生境分布】生于山地林中、林缘或灌丛中，海拔300～1000m。分布于延平等地。

【药用部位】花蕾。

【性味功能】苦，平。清热解毒。用于咽喉痛，时行感冒，乳蛾，乳痈，风热咳嗽，泄泻，目赤红肿，肠痈，疮疖脓肿，丹毒，外伤感染，带下病等。

短柄忍冬

【别　　名】山银花，小金银花，狗爪花，贵州忍冬，鸡骨头树

【学　　名】*Lonicera pampaninii*

【生境分布】生于山地林下、林缘或灌丛中，海拔500～1000m。分布于武夷山等地。

【药用部位】根。

【性味功能】清热，解毒，祛风。用于感冒，咳嗽，

咽喉肿痛, 目赤肿痛, 肺痈, 乳痈, 湿疮等。

注：花蕾在湖南、广东、广西、贵州均作"金银花"收购入药，也是广西"金银花"。

皱叶忍冬

【别　　名】网脉忍冬, 网脉银花, 左转藤

【学　　名】*Lonicera rhytidophylla*

【生境分布】多生于山地沟各林缘、山坡路旁灌丛中, 海拔 300～1200m。分布于永定、上杭、武平、晋安、永安、沙县、延平等地。

【药用部位】根。

【性味功能】微苦, 凉。舒筋通络。用于丹毒, 疔疮等。

细毡毛忍冬

【别　　名】岩银花, 细苞忍冬, 吊子银花, 大金银花, 细绒忍冬

【学　　名】*Lonicera similis*

【生境分布】生于山坡灌丛中, 海拔约 950m。分布于延平等地。

【药用部位】全株 (大金银花)。

【性味功能】甘, 平。镇惊, 祛风, 败毒。用于小儿急惊风, 疮毒等。

败酱科 (Valerianaceae)

败酱属 (*Patrinia*)

墓头回

【别　　名】异叶败酱, 追风箭, 摆子草, 箭头风

【学　　名】*Patrinia heterophylla*

【生境分布】多生于草丛、路边、砂质山坡或土坡, 山沟灌丛或疏林下, 分布于福建北部及西北部山区。

【药用部位】根或全草。

【性味功能】苦、微酸、涩、凉。清热燥湿, 止血, 止带, 截疟。用于子宫颈糜烂, 早期子宫颈癌, 带下病, 崩漏, 疟疾等。

斑花败酱

【别　　名】细样苦斋, 马竹霄, 无心草, 大斑花败酱

【学　　名】*Patrinia punctiflora*

【生境分布】生于山坡草丛或疏林下、溪边、路旁, 海拔 100～1600m。分布于平和、德化、延平、建瓯等地。

【药用部位】根, 叶, 全草。

【性味功能】根：浸酒内服用于跌打损伤。叶：外敷洗疮毒。全草：消肿, 化瘀, 排脓, 利尿等。用于跌打损伤。

败酱

【别　　名】黄花龙牙, 野黄花, 野芹, 山芝麻, 将军草

【学　　名】*Patrinia scabiosaefolia*

【生境分布】多生于山坡草地、林缘、灌丛、林下、路边或田边, 海拔 400～2100m。分布于福建中部、北部。

【药用部位】全草 (败酱草)。

【性味功能】苦、辛, 凉。清热利湿, 解毒排脓, 活血祛瘀。用于肠痈, 泄泻, 目赤, 产后瘀血腹痛, 痈肿疮疔等。

攀倒甑

【别　　名】败酱草, 白花败酱, 苦菜, 毛败酱, 苦斋

【学　　名】*Patrinia villosa*

【生境分布】生于山坡、林缘杂草丛中, 海拔 50～2000m。全省各地分布。

【药用部位】全草。

【性味功能】苦, 凉。清热解毒, 排脓。用于急性阑尾炎, 胃溃疡, 肠伤寒, 肺结核, 咽喉痛, 痢疾, 产后瘀血痛, 小儿惊风, 痈, 疔, 外伤肿痛等。

缬草属 (Valeriana)

长序缬草

【别　　名】阔叶缬草, 老君须, 蛇头细辛, 岩参, 金叶缬草

【学　　名】*Valeriana hardwickii*

葫芦科 (Cucurbitaceae)

盒子草属 (Actinostemma)

盒子草

【别　　名】黄丝藤, 胡荽棵子, 天毬草, 鸳鸯木鳖, 盒儿藤

【学　　名】*Actinostemma tenerum*

【生境分布】多生于山坡、路旁、溪河边的草灌丛中, 海拔 1500m 以下。全省各地分布。

【药用部位】全草, 种子。

【性味功能】苦, 寒。利水消肿, 清热解毒。用于水肿, 疳积, 湿疹, 疮疡, 毒蛇咬伤等。

赤瓟属 (Thladiantha)

南赤瓟

【别　　名】裸花赤瓟

【学　　名】*Thladiantha nudiflora*

【生境分布】多生于沟谷林缘阴湿的灌丛中, 海拔 600 ～ 800m。全省零星分布。

【药用部位】根, 果实。

【性味功能】根: 苦, 寒。通乳, 清热利胆。用于乳汁不下, 乳房胀痛等。果实: 酸、苦, 平。理气活血, 祛痰利湿。用于跌打损伤, 嗳气吐酸, 黄疸, 泄泻, 痢疾, 肺痨咯血等。

台湾赤瓟

【别　　名】斑花青牛胆, 长叶赤瓟

【学　　名】*Thladiantha punctata*

【生境分布】生于沟边、林缘或山地灌丛中, 海拔 500 ～ 1300m。全省各地分布。

【药用部位】根。

【生境分布】生于草坡、林缘或林下, 海拔 1300m 处。分布于武夷山等地。

【药用部位】根或全草 (豆豉草)。

【性味功能】辛、甘, 温。活血调经, 散瘀止痛, 健脾消积。用于月经不调, 痛经, 经闭, 脱疽, 跌打肿痛, 腰痛, 风湿骨痛, 小儿疳积, 肾虚身痒等。

【性味功能】苦, 寒。通乳, 清热利胆。用于乳汁不下, 乳房胀痛等。

长叶赤瓟

【别　　名】小苦瓜

【学　　名】*Thladiantha longifolia*

【生境分布】生于山坡杂木林、沟边以及灌丛中多生于沟边、林缘或山地灌丛中, 海拔 800 ～ 1200m。分布于仙游、武夷山等地。

【药用部位】根。

【性味功能】苦, 寒。清热解毒, 利胆, 通乳。用于头痛, 发热, 便秘, 无名肿毒。

罗汉果属 (Siraitia)

罗汉果

【别　　名】光果木鳖, 拉汗果, 假苦瓜, 金不换

【学　　名】*Siraitia grosvenorii*

【生境分布】生于溪河边灌丛中, 海拔 200 ～ 300m。分布于建瓯等地, 上杭、尤溪等地有较大面积栽培。

【药用部位】果实。

【性味功能】甘, 凉。清肺利咽, 化痰止咳, 润肠通便。用于慢性咽炎, 慢性支气管炎, 咳喘, 咽痛, 便秘等。

翅子罗汉果

【别　　名】凡力, 红汞藤

【学　　名】*Siraitia siamensis*

【生境分布】生于山坡林中, 海拔 300 ～ 700m。分布于宁化、泰宁等地。

【药用部位】块根，叶。

【性味功能】块根：用于胃脘痛，感冒发热，咽喉痛，胆囊炎等。叶：外用于神经性皮炎，疥癣等。

绞股蓝属（Gynostemma）

绞股蓝

【别　　名】七叶胆，小苦药，公罗锅底，落地生

【学　　名】Gynostemma pentaphyllum

【生境分布】生于沟谷林缘、山地疏林中或路旁灌丛中，海拔 300～1500m。全省零星分布。

【药用部位】根状茎。

【性味功能】苦，寒。清热解毒，止咳祛痰。用于慢性支气管炎，传染性肝炎，肾盂肾炎，胃肠炎等。

雪胆属（Hemsleya）

马铜铃

【别　　名】雪胆

【学　　名】Hemsleya graciliflora

【生境分布】生于杂木林中，海拔 1200～2000m。分布于政和等地。

【药用部位】块根，果实。

【性味功能】块根：清热解毒，消肿；用于疮痈肿毒等。果实：化痰止咳；用于咳嗽，气虚咳嗽，痰多等。

浙江雪胆

【别　　名】七叶胆

【学　　名】Hemsleya zhejiangensis

【生境分布】生于山谷灌丛或竹林下，海拔 800m左右。分布于屏南、武夷山等地。

【药用部位】根状茎。

【性味功能】清热解毒，消肿。用于肠炎，菌痢，支气管炎，冠心病等。

茅瓜属（Solena）

茅瓜

【别　　名】解毒草，老鼠瓜，老鼠香瓜，老鼠拉

冬瓜，耗子瓜

【学　　名】Solena amplexicaulis

【生境分布】多生于山坡路旁、林缘及疏林中或灌丛中。海拔 1500m 以下。全省各地零星分布。

【药用部位】块根，叶。

【性味功能】甘、微苦，平。清热解毒，益气消肿。块根：用于多发性脓肿，痈疽肿毒，黄疸，胃痛，肺痛，子宫脱垂，乳汁稀少，急性结膜炎，咽喉肿痛，流行性腮腺炎，骨髓炎，关节炎，睾丸炎，脱肛，痔漏，湿疹，烫火伤，外伤出血，淋巴结炎等。叶：用于外伤出血等。

马㼞儿属（Zehneria）

马㼞儿

【别　　名】马交瓜儿，老鼠拉冬瓜，马姣儿，野稍瓜，扣子草

【学　　名】Zehneria indica

【生境分布】多生于山坡路旁、田边及草灌丛中，海拔 300～1500m。全省各地分布。

【药用部位】根，叶。

【性味功能】甘、微苦，平。清热解毒，消肿散结。用于喉痛，淋巴结核，流行性腮腺炎，疝气，子宫脱垂，痔疮，脱肛，瘘管，疔，骨髓炎，多发性脓肿，创伤出血，毒蛇咬伤等。

钮子瓜

【别　　名】钮子瓜，野杜瓜，土瓜，野苦瓜

【学　　名】Zehneria bodinieri[Zehneria maysorensis]

【生境分布】生于林缘、山坡路旁阴湿处、旷野、水沟边或灌丛中，海拔 1000m 以下。分布于霞浦、周宁、武夷山等地。

【药用部位】全草、果实。

【性味功能】甘，平。清热利湿，化痰，利尿。

葫芦属（Lagenaria）

葫芦

【别　　名】葫芦壳，抽葫芦，壶芦，蒲芦，瓠

【学　　名】Lagenaria siceraria

【生境分布】原产于非洲。全省各地广为栽培。

【药用部位】果皮, 种子。

【性味功能】甘, 平。利尿, 消肿, 散结。用于水肿, 腹水, 颈淋巴结结核等。

瓠瓜

【别　　名】匏瓜, 葫芦匏, 匏

【学　　名】*Lagenaria siceraria* var. *depressa*

【生境分布】全省各地常见栽培。

【药用部位】干果皮 (陈瓠壳)。

【性味功能】甘, 平。润肺止渴, 利水消肿。用于水肿, 小便不利, 腹胀, 痈肿等。

瓠子

【别　　名】扁蒲, 芋瓠

【学　　名】*Lagenaria siceraria* var. *hispida*

【生境分布】全省各地常见栽培。

【药用部位】果实 (蒲种壳), 种子。

【性味功能】果实: 苦, 寒。利水, 消肿。用于腹胀等。种子: 甘, 寒。利水, 清热, 止渴, 除烦。用于哑瘴, 棒疮, 跌打等。

小葫芦

【别　　名】束腰葫芦, 桠腰葫芦, 神仙葫芦, 药葫芦, 京葫芦

【学　　名】*Lagenaria siceraria* var. *microcarpa*

【生境分布】全省各地常见栽培。

【药用部位】果实。

【性味功能】苦, 寒。利水消肿。用于水肿, 黄疸, 消渴, 癃闭, 痈肿, 疮毒, 疥癣等。

苦瓜属（*Momordica*）

苦瓜

【别　　名】红姑娘, 红羊, 锦荔枝, 癞瓜, 癞葡萄

【学　　名】*Momordica charantia*

【生境分布】全省各地常见栽培。

【药用部位】根, 叶, 花, 果。

【性味功能】根: 苦, 寒。清热解毒。用于痢疾, 便血, 风火牙痛, 痈疮肿毒等。叶: 苦, 凉。清热解毒, 降暑, 敛肠止泻, 消肿。用于中暑, 肠炎腹泻, 痱子等。花: 苦, 寒。清热止痢, 降气止痛。用于胃气痛, 痢疾, 疔毒, 目赤疼痛等。果: 苦, 寒。清暑涤热, 明目, 解毒。用于暑热烦渴, 消渴, 赤眼疼痛, 痢疾等。

木鳖

【别　　名】番木鳖, 木鳖子, 糯饭果, 老鼠拉冬瓜, 扁木鳖

【学　　名】*Momordica cochinchinensis*

【生境分布】生于沟谷、林缘及路旁, 海拔 400～900m。全省各地零星分布。

【药用部位】种子 (木鳖子)。

【性味功能】苦、微甘, 温, 有毒。消肿解毒, 排脓生肌。用于痔疮, 稻田性皮炎, 神经性皮炎, 聤耳, 痈, 瘰疬等。

丝瓜属（*Luffa*）

广东丝瓜

【别　　名】粤丝瓜, 棱角丝瓜

【学　　名】*Luffa acutangula*

【生境分布】全省各地常见栽培。

【药用部位】根, 茎枝, 藤, 叶, 花, 果实。

【性味功能】甘, 平。根: 活血, 通络, 消肿。用于偏头痛, 腰痛, 乳痛, 喉风肿痛, 肠风下血, 痔漏等。茎汁: 消痰火, 清内热, 镇咳。藤: 舒筋活血, 健脾杀虫。叶: 清热解毒。用于痈疽肿毒等。花: 清热解毒。用于肺热咳嗽等。果实: 清热化痰, 凉血, 解毒。用于肺热咳嗽, 烦渴等。

丝瓜

【别　　名】菜瓜, 黄瓜楼, 萧瓜

【学　　名】*Luffa cylindrica*

【生境分布】全省各地常见栽培。

【药用部位】根, 茎藤, 叶, 果实, 丝瓜络, 种子。

【性味功能】甘, 凉。根: 清热, 解毒利湿。用于热痹, 小儿夏季热, 痢疾等。茎藤: 清热, 解毒利湿。用于鼻渊, 小儿高热惊厥, 牙痛等。叶: 清热, 解毒利湿。用于咽喉炎, 天疱疮, 神经性皮炎, 多发性毛囊炎, 疔疮疖肿, 创伤出血等。果

实：用于中暑等。丝瓜络：通经宣络。用于筋骨酸痛，胸胁痛，水肿等。种子：破气。用于睾丸炎等。

佛手瓜属（Sechium）

佛手瓜

【别　　名】手瓜，洋丝瓜

【学　　名】*Sechium edule*

【生境分布】多生于山区村旁屋边。全省各地分布。

【药用部位】叶，果实。

【性味功能】叶：清热。果实：甘，凉。祛风解热，健脾开胃。用于发热头痛，咽干等。

冬瓜属（Benincasa）

冬瓜

【别　　名】大冬瓜，枕瓜

【学　　名】*Benincasa hispida*

【生境分布】全省各地常见栽培。

【药用部位】果实，种子（冬瓜仁）。

【性味功能】甘，凉。果实：清暑解毒，利水消肿。用于水肿，乳糜尿，鱼蟹中毒，小便不利等。种子：清热化痰，消痈润肠。用于阑尾炎，肺脓肿，咳嗽，糖尿病，带下病，久伤身痛，预防中暑等。

西瓜属（Citrullus）

西瓜

【别　　名】水瓜

【学　　名】*Citrullus lanatus*

【生境分布】全省各地常见栽培。

【药用部位】全株。

【性味功能】根、叶或藤茎：淡，微苦，凉。清热利湿。用于水泻，痢疾，烫伤，萎缩性鼻炎等。西瓜瓤：甘，凉。清热除烦，解暑生津，利尿。用于暑热烦渴，热盛津伤，小便不利，喉痹，口疮等。西瓜皮：甘，凉。清热，解渴，利尿。用于暑热烦渴，小便短少，水肿，口舌生疮等。西瓜霜：咸，寒。清热解毒，利咽消肿。用于喉风，喉痹，白喉，口

疮，牙疳，久嗽咽痛，目赤肿痛等。种仁：甘，平。清肺化痰，和中润肠。用于久嗽，咯血，便秘等。种皮：淡，平。止血。用于吐血，便血等。

黄瓜属（Cucumis）

甜瓜

【别　　名】果瓜，熟瓜，香瓜，甘瓜，穿肠瓜

【学　　名】*Cucumis melo*

【生境分布】全省各地常见栽培。

【药用部位】全株。

【性味功能】全草：祛火败毒。外用于痔疮肿毒，漏疮生管，脏毒滞热，流水刺痒等。茎：用于鼻中息肉，鼽鼻等。叶：生发，祛瘀血。用于疮毒，心痛咳逆等。果实：甘，寒。消暑热，解烦渴，利尿。果皮：清热，去烦渴，止牙痛。果柄：苦，寒，有毒。催吐，退黄，抗癌。用于食积不化，食物中毒，癫痫痰盛，急慢性肝炎，肝硬化，肝癌等。种子：甘，寒。散结，消瘀，清肺，润肠，化痰排脓。用于肺痈，咳嗽痰沫，大便不畅等。

菜瓜

【别　　名】白瓜，生瓜，越瓜，梢瓜

【学　　名】*Cucumis melo* var. *conomon*

【生境分布】全省各地常见栽培。

【药用部位】果实（越瓜）。

【性味功能】甘，凉。生津止渴，清热解毒。用于甲沟炎，口渴，胼胝等。

黄瓜

【别　　名】胡瓜，刺瓜

【学　　名】*Cucumis sativus*

【生境分布】全省各地常见栽培。

【药用部位】根，叶，果实。

【性味功能】根，叶：苦，凉。消肿解毒；用于无名肿毒。嫩叶：用于高血压。果实：甘，凉。清热，解渴，利水。用于烫伤。黄瓜霜：甘，咸，凉。清热明目。用于结膜炎，咽喉肿痛等。

南瓜属（*Cucurbita*）

南瓜

【别　　名】金瓜, 黄金瓜, 红匏, 东瓜, 统瓜

【学　　名】*Cucurbita moschata*

【生境分布】全省各地常见栽培。

【药用部位】全草。

【性味功能】甘, 凉。根: 宽中下气。用于便秘, 产后腹痛等。藤茎: 泻火止痛。用于牙痛。叶: 清热解毒, 止血止痛。用于热痢, 牛皮癣, 中暑, 外伤出血, 疔疮疖肿, 产后子宫收缩痛等。花: 清热泻火, 消肿解毒。用于蜈蚣螫伤。果实: 清热泻火, 消肿解毒。用于烫伤, 干性肋膜炎, 毒蜂螫伤等。宿萼: 托毒追脓。用于痈肿难溃。种子: 驱虫, 益肾。用于绦虫病, 蛔虫病, 糖尿病等。

栝楼属（*Trichosanthes*）

蛇瓜

【别　　名】蛇豆

【学　　名】*Trichosanthes anguina*

【生境分布】原产印度。福建省南部偶见栽培。

【药用部位】果实。

【性味功能】苦, 凉。清热化痰, 润肺滑肠。

王瓜

【别　　名】埔瓜头, 野菜瓜, 山苦瓜, 土瓜, 土花粉

【学　　名】*Trichosanthes cucumeroides*

【生境分布】多生于沟谷林中或林缘灌丛中, 海拔500～1300m。全省各地零星分布。

【药用部位】块根, 果实, 种子 (王瓜子)。

【性味功能】块根: 苦, 寒。清热利水, 排脓消肿, 止痛。用于痈肿, 多发性脓肿, 睾丸炎, 胃痛, 小便不利, 急性扁桃体炎, 跌打损伤等。果实: 苦, 寒。清热通乳。用于乳汁不通, 噎膈等。种子: 微苦, 平。清热凉血。用于黄疸, 吐血, 鼻衄, 痢疾, 便血等。

栝楼

【别　　名】瓜蒌 (通称), 瓜楼

【学　　名】*Trichosanthes kirilowii*

【生境分布】多生于山坡林下、灌丛中或林缘, 海拔1000m 以下。全省各地零星分布。

【药用部位】根 (天花粉), 叶, 果实 (瓜蒌), 果皮 (瓜蒌衣), 种子 (瓜蒌仁)。

【性味功能】根: 苦, 寒; 清热止渴, 消肿解毒。用于咳嗽, 口渴, 黄疸, 糖尿病, 多发性脓肿, 毒蛇咬伤, 葡萄胎, 绒毛膜癌, 引产等。叶: 酸, 寒。解毒, 消肿, 止痛。用于痈等。果实、果皮、种子: 苦, 寒。润肺化痰, 宽胸滑肠。用于咳嗽, 胁痛, 胃溃疡, 胆囊炎, 胸闷, 心绞痛, 咯血, 便秘, 咽喉肿痛, 痔疮出血, 无名肿毒, 乳腺炎等。

注: 其同属植物中华栝楼 *Trichosanthes rosthornii* 亦作天花粉和瓜蒌药用。

长萼栝楼

【别　　名】吊瓜, 栝楼, 裂苞栝楼

【学　　名】*Trichosanthes laceribractea*

【生境分布】生于山谷密林中或山坡路旁。南靖、邵武、武夷山、光泽、浦城等地有较大面积栽培。

【药用部位】根, 果实, 种子。

【性味功能】根: 生津止渴, 降火润燥。果实: 甘、苦, 寒。润肺化痰, 散结, 滑肠。用于痰热咳嗽, 结胸, 消渴, 便秘。种子: 用于燥咳痰黏, 肠燥便秘。

金瓜属（*Gymnopetalum*）

金瓜

【别　　名】蛇豆

【学　　名】*Gymnopetalum chinensis*

【生境分布】生于山坡、路旁、疏林及灌丛中, 海拔430～900m。分布于南靖、漳浦、连江等地。

【药用部位】根或全草。

【性味功能】活血调经, 舒筋通络, 化痰消瘰。用于关节酸痛, 月经不调, 手脚痿缩, 瘰疬等。

桔梗科（Campanulaceae）

党参属（*Codonopsis*）

羊乳

【别　　名】四叶参，奶芋，山海螺

【学　　名】*Codonopsis lanceolata*

【生境分布】多生于山坡灌丛、林缘或林缘湿地、路边，海拔1300m以下。全省各地零星分布。

【药用部位】根。

【性味功能】甘，平。益气，催乳，排脓，解毒。用于劳倦乏力，乳汁稀少，咳嗽，肺脓肿，乳痈，痈，疽，瘰疬，毒蛇咬伤等。

桔梗属（*Platycodon*）

桔梗

【别　　名】铃当花，包袱花，白药，枯草，土人参

【学　　名】*Platycodon grandiflorus*

【生境分布】生于向阳山坡或林缘草丛、灌丛中。全省各地分布。

【药用部位】根。

【性味功能】苦、辛，平。宣肺清咽，祛痰止咳，消肿排脓。用于咽喉肿痛，咳嗽，肺脓肿，肋膜炎，疖等。

蓝花参属（*Wahlenbergia*）

蓝花参

【别　　名】金线吊葫芦，寒草，葫芦草，金线草

【学　　名】*Wahlenbergia marginata*

【生境分布】生于山坡路旁或沟边、田边，低海拔地区。全省各地分布。

【药用部位】全草。

【性味功能】甘、微苦，微温。祛风解表，宣肺化痰。用于感冒，慢性支气管炎，腹泻，痢疾，百日咳，劳倦乏力，颈淋巴结结核，急性结膜炎等。

金钱豹属（*Campanumoea*）

金钱豹

【别　　名】土党参，土人参，山参，山洋参

【学　　名】*Campanumoea javanica* subsp. *japonica*

【生境分布】生于灌丛中及林下阴湿地，海拔2400m以下。全省各地分布。

【药用部位】根。

【性味功能】甘、微苦，平。补脾润肺，生津通乳。用于咳嗽，泄泻，小儿疳积，乳汁稀少，痈疽难溃，毒蛇咬伤，遗精等。

长叶轮钟草

【别　　名】肉算盘，山荸荠，披针叶金钱豹，长萼金钱豹

【学　　名】*Campanumoea lancifolia*

【生境分布】生于山坑林下及灌丛中的阴湿地，海拔1500m以下。全省各地分布。

【药用部位】根。

【性味功能】甘、微苦，平。益气，止痛，行瘀。用于劳倦乏力，跌打损伤等。

沙参属（*Adenophora*）

华东杏叶沙参

【别　　名】沙参，南沙参，空沙参

【学　　名】*Adenophora hunanensis* subsp. *huadungensis*

【生境分布】生于山坡草地或林下草丛中，海拔1900m以下。分布于连城、永安、松溪、政和等地。

【药用部位】根。

【性味功能】甘，凉。养阴生津，祛痰止咳。用于阴虚，肺热，痰黏，舌干口渴等。

中华沙参

【别　　名】赶山鞭

【学　　名】*Adenophora sinensis*

【生境分布】生于河边草丛或灌木丛中，海拔1200m以下。分布于新罗、建宁等地。

【药用部位】根。

【性味功能】甘、微苦，寒。养阴清热，润肺化痰，益胃生津。用于阴虚久咳，痨嗽痰血，燥咳痰少，虚热喉痹，津伤口渴等。

轮叶沙参

【别　　名】南沙参（通称）

【学　　名】*Adenophora tetraphylla*

【生境分布】生于草地、灌木丛中，海拔约2000m。全省各地分布。

【药用部位】根。

【性味功能】甘、微苦，微寒。养阴清肺，祛痰止咳。用于咳嗽，消渴，百日咳，睾丸肿痛，牙痛，乳汁稀少，产后关节痛，疝等。

荠苨

【别　　名】杏参，杏叶沙参，心叶沙参，杏叶菜，老母鸡肉

【学　　名】*Adenophora trachelioides*

【生境分布】生于山坡、草地或林缘。分布于宁化、建宁、泰宁、浦城等地。

【药用部位】根。

【性味功能】甘，寒。润燥化痰，清热解毒。用于肺热咳嗽，咽喉肿痛，消渴，疔疮肿毒等。

尖瓣花属（*Sphenoclea*）

尖瓣花

【别　　名】木空菜，楔瓣花，空心菜，牛奶菜

【学　　名】*Sphenoclea zeylanica*

【生境分布】生于水田边及潮湿处。分布于诏安、云霄、漳浦等地。

【药用部位】全草。

【性味功能】清热，解毒。用于疮疡肿毒，热疮等。

半边莲属（*Lobelia*）

半边莲

【别　　名】半边菊，鸡舌草，蛇舌草，半片花，蛇疔草

【学　　名】*Lobelia chinensis*

【生境分布】生于沟边及潮湿草地上。全省各地分布。

【药用部位】全草。

【性味功能】微甘，凉。清热解毒，利水消肿。用于阑尾炎，肝炎，肝硬化腹水，肾炎，肾盂肾炎，泌尿系结石，肺痈，扁桃体炎，肠炎，小儿高热，乳腺炎，闭经，跌打伤痛，毒蛇咬伤，外伤出血，蛇头疔，带状疱疹，漆过敏，鹅口疮，化脓性感染等。

江南山梗菜

【别　　名】江南大将军，苦菜，节节花，大半边莲，穿耳草

【学　　名】*Lobelia davidii*

【生境分布】生于山地林边或沟边较阴湿处。分布于福建省西北部山区。

【药用部位】根或全草。

【性味功能】辛、甘，平，有小毒。宣肺化痰，清热解毒，利尿消肿。用于咳嗽痰多，水肿，痈肿疮毒，下肢溃烂，蛇虫咬伤等。

线萼山梗菜

【别　　名】韶关大将军，东南山梗菜，大号半边莲

【学　　名】*Lobelia melliana*

【生境分布】生于沟谷、道路旁、水沟边或林中湿地，海拔1000m以下。全省各地分布。

【药用部位】全草。

【性味功能】辛、微甘，温，有毒。解毒消肿，镇咳祛痰，杀虫止痒。用于骨痛，骨结核，支气管炎，毒蛇咬伤，毒虫螫伤，血栓性脉管炎，湿疹，跌打损伤等。

山梗菜

【别　　名】半边莲，水苋菜，苦菜，节节花，大种半边莲

【学　　名】*Lobelia sessilifolia*

【生境分布】生于山坡湿草地。分布于屏南、周宁等地。

【药用部位】全草。

【性味功能】甘，平，有小毒。宣肺化痰，清热解毒，利尿消肿。用于咳嗽痰喘，水肿，痈肿疔疮，毒蛇咬伤，蜂螫伤等。

卵叶半边莲

【别　　名】细米草，小急解锁，奶浆草，蜈蚣草，长虫草

【学　　名】*Lobelia zeylanica*

【生境分布】多生于水田边或沟谷阴湿地，海拔1500m 以下。分布于云霄、漳浦、仙游、尤溪等地。

【药用部位】全草。

【性味功能】甘，平。清热解毒，利尿消肿，散结。用于黄疸，肝硬化腹水，晚期血吸虫病腹水，水肿，乳蛾，肠痈等；外用于跌打损伤，痈疖疔疮，毒蛇咬伤等。

假半边莲

【别　　名】短柄半边莲

【学　　名】*Lobelia alsinoides subsp. hancei* [*Lobelia hancei*]

【生境分布】生于潮湿的山坡、河边、路旁、草地及田野中。分布于泉港等地。

【药用部位】全草

【性味功能】用于蛇伤。

铜锤玉带草属（*Pratia*）

铜锤玉带草

【别　　名】小铜锤，土油甘，白路桥，地茄，三脚丁

【学　　名】*Pratia nummularia*

【生境分布】生于田边、路旁以及低山草坡或疏林中的湿地。全省各地分布。

【药用部位】全草。

【性味功能】辛、苦，平。祛风除湿，活血，解毒。用于风湿疼痛，跌打损伤，月经不调，遗精，带下病，创伤出血，疳等。

广西铜锤草

【别　　名】土半边莲

【学　　名】*Pratia wollastonii*

【生境分布】生于田边或路旁。分布于泉港、长乐等地。

【药用部位】全草。

【性味功能】用于蛇伤，疮疡肿毒。

注：2018 年发表的新种"洪氏半边莲"与本次所采标本一致，未与"广西铜锤草"对比，且目前已找不到此种的模式标本，因此新种是否成立存疑，此处以"广西铜锤草"记录，有待后续跟进厘清。

草海桐科（Goodeniaceae）

草海桐属（*Scaevola*）

草海桐

【别　　名】大网梢

【学　　名】*Scaevola sericea*

【生境分布】生于海边高潮线海岸及岩石缝中。分布于东山、诏安、秀屿、平潭等地。

【药用部位】叶。

【性味功能】甘、淡，平，有毒。祛湿止痛。用于扭伤，风湿关节痛等。

离根香属（*Calogyne*）

离根香

【别　　名】离根草，肉桂草，美柱草，利根香

【学　　名】*Calogyne pilosa*

【生境分布】生于稻田、干旱的稀树草地上、山坡或田园边，海拔 1000m 以下。分布于海沧、惠安、泉港、南安等地。

【药用部位】全草。

【性味功能】辛，温。祛风散寒，行气止痛，活血化瘀。用于跌打损伤，蛇咬伤等。

注：福建特有药用植物。

菊科（Compositae）

斑鸠菊属（*Vernonia*）

扁桃斑鸠菊

【别　　名】南非叶，药王叶，苦茶叶，南非树

【学　　名】*Vernonia amygdalina*

【生境分布】原产非洲热带地区。闽南一带有栽培。

【药用部位】叶。

【性味功能】苦，凉。清热解毒，凉血清血，驱虫。用于降血压，降胆固醇，糖尿病，风热性或血热性皮肤病，皮肤瘙痒等；对闪光、老花眼、近视及青光眼也有显著的功效。闽南民间常用南非叶治疗乳腺癌、鼻咽癌、前列腺癌、肺癌、结肠癌等多种癌症。目前医学界对南非叶的中药性味还不是很明确，对其副作用和毒性也没有做进一步透彻研究。

茄叶斑鸠菊

【别　　名】斑鸠菊，斑鸠木，牛舌癀

【学　　名】*Vernonia solanifolia*

【生境分布】生于山谷疏林中或攀援于树上。分布于平和、龙海、芗城、南靖、华安、漳平、永泰、晋安等地。

【药用部位】全草，根，叶。

【性味功能】全草：甘、苦，凉。凉血止血，润肺止咳。用于腹痛，泄泻，痧气等。根：甘、苦，凉。凉血止血，润肺止咳。用于咽喉痛，风湿痛、肺痨咳嗽，咯血等。叶：甘、苦，凉。凉血止血，润肺止咳。用于外伤出血等。

毒根斑鸠菊

【别　　名】藤牛七，发痧藤，惊风红

【学　　名】*Vernonia cumingiana*

【生境分布】生于河边、溪旁、山谷阴处灌丛或疏林中，常攀援于乔木上，海拔700m以下。分布于南靖、龙海、华安、新罗、福清、永泰、长乐、古田等地。

【药用部位】全株。

【性味功能】苦，凉，有小毒。祛风解表，舒筋活络，截疟。用于风湿关节痛，腰肌劳损，四肢麻痹，感冒发热，疟疾，牙痛，目赤红肿等。

柳叶斑鸠菊

【别　　名】牙金药，白头升麻，白龙须

【学　　名】*Vernonia saligna*

【生境分布】生于山坡灌丛或疏林下，海拔500～1600m。分布于南靖等地。

【药用部位】根。

【性味功能】辛、苦，平。健脾消食，润肺止咳。用于咽喉肿痛，肺结核，咳嗽咯血，带下病，子宫脱垂。

夜香牛

【别　　名】白花菜，搜山虎，苦鸡奴

【学　　名】*Vernonia cinerea*

【生境分布】生于山坡旷野、荒地、田边、路旁，海拔1000m以下。全省各地分布。

【药用部位】全草（伤寒草）。

【性味功能】苦、微甘，凉。清热，解毒，安神。用于咳嗽，痢疾，腹胀，神经衰弱失眠，肋间神经痛，带下病，附件炎，子宫颈糜烂，阴道炎，乳腺炎，鼻炎，疔，疖，痈，毒蛇咬伤等。

咸虾花

【别　　名】大叶咸虾花，狗仔花，鬼点火，蜂寿草，蜻蜓饭

【学　　名】*Vernonia patula*

【生境分布】生于荒坡旷野、草地、路旁。分布于平和、长泰、海沧、新罗、秀屿、仙游、永安、沙县等地。

【药用部位】全草。

【性味功能】微苦、辛，平。清热利湿，散瘀消肿。用于感冒发热，头痛，乳痈，吐泻，痢疾，疮疖，湿疹，瘾疹，跌打损伤等。

地胆草属（*Elephantopus*）

地胆草

【别　　名】地胆头，牛托鼻，苦地胆，草鞋底，地枇杷

【学　　名】*Elephantopus scaber*

【生境分布】生于空旷山坡、路旁或山谷林缘，海拔 300～1200m。全省各地分布。

【药用部位】全草，根（苦地胆根）。

【性味功能】全草：苦、辛，凉。清热解毒，利尿消肿。用于感冒，痢疾，吐泻，乳蛾，咽喉痛，水肿，目赤红痛，疔肿等。根：苦，凉。清热，除湿，解毒。用于中暑发热，温毒发斑，赤痢，头风，风火牙痛，痈肿等。

白花地胆草

【别　　名】牛舌草，白毛地胆草，高地胆草

【学　　名】*Elephantopus tomentosus*

【生境分布】生于山坡旷野、路边或灌丛中，海拔 500m 以下。福州以南各地常见。

【药用部位】全草。

【性味功能】苦、辛，凉。清热解毒，凉血利湿。用于扁桃体炎，咽喉炎，眼炎，疮疖，湿疹，虫蛇咬伤等。

下田菊属（*Adenostemma*）

下田菊

【别　　名】汗苏麻，百龙须，水胡椒，风气草

【学　　名】*Adenostemma lavenia*

【生境分布】生于路旁、山坡林下、水沟边，海拔 460～2000m。全省各地分布。

【药用部位】全草（风气草）。

【性味功能】苦，凉。清热利湿，解毒消肿。用于风湿关节痛，咳嗽痰喘，咽喉肿痛，乳蛾，黄疸，痈疖疮疡，蛇咬伤，感冒高热，扁桃体炎等。

注：其宽叶变种宽叶下田菊 *Adenostemma lavenia* var. *Latifolium* 亦作下田菊药用。

藿香蓟属（*Ageratum*）

熊耳草

【别　　名】心叶藿香蓟，大花藿香蓟，熊耳花，木提

【学　　名】*Ageratum houstonianum*

【生境分布】生于山坡林下、林缘、田边、路旁及荒野中。全省各地有栽培或逸生。

【药用部位】全草。

【性味功能】微苦，凉。清热解毒。用于炎症，咽喉痛等。

藿香蓟

【别　　名】胜红蓟

【学　　名】*Ageratum conyzoides*

【生境分布】生于山谷、山坡林下或林缘、河边或山坡草地、田边或荒地，由低海拔到海拔 1200m 的地区都有分布。全省各地分布。

【药用部位】全草。

【性味功能】辛、微苦，凉。祛风清热，止痛，止血，排石。用于乳蛾，咽喉痛，泄泻，胃痛，崩漏，肾结石，湿疹，鹅口疮，痈疮肿毒，下肢溃疡，中耳炎，外伤出血等。

泽兰属（*Eupatorium*）

佩兰

【别　　名】泽兰，白垢草

【学　　名】*Eupatorium fortunei*

【生境分布】生于路边、灌丛及山沟路旁，海拔 1000m 以下。全省各地零星栽培。

【药用部位】全草。

【性味功能】苦、微辛，平。化湿健脾，解暑通络。用于头痛，腹胀，中暑腹痛，食欲不振，消渴，风湿痛，荨麻疹等。

飞机草

【别　　名】解放草，马鹿草，破坏草，黑头草，大泽兰

【学　　名】*Eupatorium odoratum*

【生境分布】生于村旁、山坡或疏林中。云霄、厦门市区有逸生。

【药用部位】全草。

【性味功能】微辛，温，有小毒。散瘀消肿，止血，杀虫。用于跌打肿痛，外伤出血，旱蚂蝗叮咬出血不止，疮疡肿毒，鲜叶揉碎涂下肢可防用于蚂蝗叮咬等。

林泽兰

【别　　名】毛泽兰，白鼓钉，尖佩兰，野马追，升麻

【学　　名】*Eupatorium lindleyanum*

【生境分布】生于林下阴湿地、路旁、草坡上，海拔 1300m 以下。分布于平和、上杭、德化、福清、长乐、沙县、泰宁、屏南、建阳、武夷山、光泽、浦城等地。

【药用部位】根。

【性味功能】苦，平。祛痰定喘，降压。用于咳嗽痰喘，高血压症等。

华泽兰

【别　　名】祥瑞草，斑节相思，隔肌草，广东土牛膝

【学　　名】*Eupatorium chinense*

【生境分布】生于山坡林缘、林下灌丛或山坡草地、路旁、田边，海拔 1500m 以下。全省各地分布。

【药用部位】全草。

【性味功能】苦、辛，平。清热解毒，疏肝活血。用于风热感冒，胸胁痛，脘痛腹胀，跌打损伤，痈肿疮毒，蛇咬伤等。

白头婆

【别　　名】单叶佩兰，山兰

【学　　名】*Eupatorium japonicum*

【生境分布】生于山坡草地、山谷林缘、路旁、灌丛中，海拔 1500m 以下。全省各地分布。

【药用部位】全草（山佩兰）。

【性味功能】辛、苦，平。祛暑发表，化湿利中，理气活血，解毒。用于夏伤暑湿，发热头痛，胸闷腹胀，消化不良，胃肠炎，感冒，咳嗽，咽喉炎，扁桃

体炎，月经不调，跌打损伤，痈肿，蛇咬伤等。

三裂叶白头婆

【别　　名】裂叶泽兰，轮叶泽兰，三裂叶泽兰

【学　　名】*Eupatorium japonicum var. tripartitum*

【生境分布】生于的山坡草地或灌丛中。分布于武夷山等地。

【药用部位】茎叶。

【性味功能】苦、辛，微温。活血通络，清热解毒，健胃消食。

甜叶菊属（*Stevia*）

甜叶菊

【别　　名】甜菊叶，甜菊

【学　　名】*Stevia remudiana*

【生境分布】分布于仙游、泉港、海沧、南靖等地零星栽培。

【药用部位】全草。

【性味功能】甘，平。生津止咳。用于消渴等。

鱼眼草属（*Dichrocephala*）

鱼眼草

【别　　名】茯苓菜，胡椒草，口疮叶，白头草，夜明草

【学　　名】*Dichrocephala integrifolia*

【生境分布】生于山坡林下、田边、路旁、荒地。全省各地分布。

【药用部位】全草。

【性味功能】苦，凉。清热解毒，祛风明目。用于肝炎，小儿消化不良，小儿感冒高热，肺炎，痢疾，疟疾，牙痛，夜盲症；外用治疮疡，蛇咬伤，皮炎，湿疹，子宫脱垂，脱肛等。

一枝黄花属（*Solidago*）

一枝黄花

【别　　名】百根草，千根癀，黄花草，黄花仔，黄花母

【学　　名】*Solidago decurrens*

【生境分布】生于林缘、山坡草地、路旁、灌丛中，海拔 500～1300m。全省各地分布。

【药用部位】全草。

【性味功能】辛、苦，平。疏风清热，解毒消肿。用于感冒，急性扁桃体炎，百日咳，中暑，痢疾，肺炎，肝炎，肝硬化腹水，肾炎，颈淋巴结结核，乳腺炎，闭经，盆腔炎，真菌性阴道炎，手足癣，稻田性皮炎，钩虫性皮炎，疔疮痈肿，跌打损伤，狂犬或毒蛇咬伤等。

加拿大一枝黄花

【别　　名】美洲一枝黄花，北美一枝黄花

【学　　名】*Solidago canadensis*

【生境分布】早期公园等地种植，现多逸生于路旁山坡、灌丛或草地等。分布于仙游、武夷山、浦城等地。

【药用部位】全草（金棒草）。

【性味功能】利尿，解痉，抗炎。用于膀胱结石，尿道炎，膀胱炎等。

秋分草属（*Rhynchospermum*）

秋分草

【别　　名】白鱼鳅串，调羹草

【学　　名】*Rhynchospermum verticillatum*

【生境分布】生于山坡林缘、山谷沟岸或林下阴湿处，海拔 400～1500m。分布于建宁、建阳、武夷山、浦城等地。

【药用部位】全草（大鱼鳅串）。

【性味功能】淡，平。清热除湿。用于急慢性肝炎，水肿，带下病等。

雏菊属（*Bellis*）

雏菊

【别　　名】春菊，马兰头花，延命菊

【学　　名】*Bellis perennis*

【生境分布】全省各地园林常有栽培。

【药用部位】叶，花序。

【性味功能】叶：止血消肿。用于预防和治疗脑出血。花序：甘，温。祛痰镇咳。

马兰属（*Kalimeris*）

马兰

【别　　名】蟛蜞菊，田菊，蓝花菊，田头菊，田茶菊

【学　　名】*Kalimeris indica*

【生境分布】生于林缘、草丛、山坡、路旁，海拔 1500m 以下。全省各地分布。

【药用部位】全草。

【性味功能】微辛，凉。清热解毒，活血消肿。用于咽喉肿痛，胃及十二指肠溃疡，急性传染性肝炎，吐血，咯血，衄血，水肿，小便淋痛，白浊，急性睾丸炎，慢性肾炎，河鲀中毒，急性结膜炎，乳腺炎，疔疮痈肿，带状疱疹，狂犬及毒蛇咬伤，跌打损伤等。

毡毛马兰

【别　　名】生毛苦脸婆

【学　　名】*Kalimeris shimadai*

【生境分布】生于林缘、草坡、溪岸，海拔 1500m 以下。全省各地分布。

【药用部位】全草。

【性味功能】辛、苦，凉。清热解毒，利尿，凉血，止血。用于目赤等。

全叶马兰

【别　　名】黄花三草，野白菊

【学　　名】*Kalimeris integrifolia*

【生境分布】生于山坡、林缘、灌丛、路旁。分布于建宁、武夷山等地。

【药用部位】全草，花序。

【性味功能】全草：苦、辛，凉；清热解毒，止血消肿，利湿；用于外感发热，咳嗽，咽喉肿痛，湿热腹泻，痢疾，跌打损伤等。花序：清热明目；用于眼病等。

狗娃花属（*Heteropappus*）

狗娃花

【别　　名】狗喳花，三十六样风，斩龙戟，狗哇花

【学　　名】*Heteropappus hispidus*

【生境分布】生于山坡荒地、路边及草地，海拔500m以下。分布于东山、惠安、秀屿、长乐、连江等地。

【药用部位】根。

【性味功能】苦，凉。解毒消肿。用于疮肿，蛇咬伤等。

东风菜属（*Doellingeria*）

东风菜

【别　　名】山蛤芦，钻山狗，白云草，疙瘩药

【学　　名】*Doellingeria scaber*

【生境分布】生于山谷坡地、草地和灌丛中，海拔1200m以下。分布于寿宁、浦城等地。

【药用部位】根茎及全草。

【性味功能】辛、甘，寒。清热解毒，明目，利咽，祛风止痛。用于风热感冒，头痛目眩，目赤肿痛，咽喉红肿，急性肾炎，肺病吐血，跌打损伤，痈肿疔疮，蛇咬伤等。

短冠东风菜

【别　　名】川山狗，短柄东风菜，天狗胆，大叶路边菊

【学　　名】*Doellingeria marchandii*

【生境分布】生于山谷、水边、田间、路旁、海拔500～1100m。分布于新罗、连城、尤溪、沙县、武夷山等地。

【药用部位】全草。

【性味功能】苦，凉。止咳化痰，解毒消肿，健脾和胃。用于咳嗽，虫蛇咬伤，脾胃不和等。

女菀属（*Turczaninovia*）

女菀

【别　　名】白菀，织女菀，女肠，茆

【学　　名】*Turczaninowia fastigiata*

【生境分布】生于山坡路旁、荒地。分布于武夷山等地。

【药用部位】根或全草（女菀）。

【性味功能】辛，温。温肺化痰，和中，利尿。用于咳嗽气喘，泄泻，痢疾，小便淋痛等。

紫菀属（*Aster*）

琴叶紫菀

【别　　名】大风草，鱼鳅串，福氏紫菀，岗边菊

【学　　名】*Aster panduratus*

【生境分布】生于山坡、荒地、路旁，海拔100～1400m。分布于南靖、同安、连城、涵江、平潭、长乐、闽侯、连江、永安、沙县、武夷山等地。

【药用部位】全草。

【性味功能】苦、辛，温。温中散寒，止咳，止痛。用于咳嗽痰喘，慢性胃痛，泄泻，消化不良，血崩等。

陀螺紫菀

【别　　名】单头紫菀，百条根，陀罗紫菀

【学　　名】*Aster turbinatus*

【生境分布】生于山谷、溪岸及林荫地，海拔200～800m。分布于德化、长乐、周宁、屏南、寿宁、光泽、武夷山、浦城等地。

【药用部位】全草，根。

【性味功能】全草：微苦，凉。清热解毒，健脾止痢，止痒。用于乳痈，乳蛾，泄泻等。根：微苦，凉。清热解毒。用于乳蛾，乳痈，小儿疳积，消化不良等。

白舌紫菀

【别　　名】两广紫菀，白色紫菀

【学　　名】*Aster baccharoides*

【生境分布】生山坡路旁、灌丛，海拔50～1300m。全省各地分布。

【药用部位】全株，根。

【性味功能】全株：微苦，凉。清热解毒，止血生肌，杀虫，祛风解表。用于外感风热等。根：苦，温。温肺止咳。

微糙三脉紫菀

【别　　名】红管药，不离娘，三脉叶马兰

【学　　名】*Aster ageratoides* var. *scaberulus*

【生境分布】生于林下、林缘、灌丛及路边、山坡湿地，海拔100～1500m。全省各地分布。

【药用部位】全草或根（山白菊）。

【性味功能】苦、微辛，凉。清热解毒，祛痰镇咳，凉血止血。用于感冒，扁桃体炎，支气管炎，肝炎，肠炎，痢疾，热淋，血热吐衄，痈肿疔毒，蛇虫咬伤等。

钻叶紫菀

【别　　名】钻形紫菀

【学　　名】*Aster subulatus*

【生境分布】生于路旁、草地和海岸上，海拔800m以下。沿海各地常见。

【药用部位】全草（瑞连草）。

【性味功能】苦、酸，凉。清热解毒。用于湿疹，肿毒等。

毛枝三脉紫菀

【别　　名】毛枝紫菀，细叶六月雪，毛茎马兰

【学　　名】*Aster trinervius var. lasiocladus*

【生境分布】生于山坡林下、阴湿沟边、草坡或田埂上。分布于永安等地。

【药用部位】全草（青箭杆草）

【性味功能】微苦、辛，凉。散风热，理气，止痛，解毒。用于风热感冒，头痛，咳嗽，胸痛，周身疼痛，蛇咬伤，烧烫伤。

飞蓬属（*Erigeron*）

一年蓬

【别　　名】野蒿，治疟草

【学　　名】*Erigeron annuus*

【生境分布】生于路边旷野或山坡荒地，海拔1300m以下。全省各地分布。

【药用部位】根及全草。

【性味功能】苦，平。凉热解毒，助消化，抗疟。用于消化不良，泄泻，传染性肝炎，瘰疬，尿血，疟疾等。

飞蓬

【别　　名】北飞蓬

【学　　名】*Erigeron acer*

【生境分布】多生于林缘、灌丛下、草地、牧场、草甸、草原、田野及路旁，海拔1300m以下。全省各地分布。

【药用部位】全草。

【性味功能】苦、辛，凉。祛风利湿，散瘀消肿。用于风湿关节痛等。

白酒草属（*Conyza*）

白酒草

【别　　名】假蓬，山地菊，鱼腥草，白酒棵，白酒香

【学　　名】*Conyza japonica*

【生境分布】生于山谷田边、山坡草地或林缘，海拔50～1500m。全省各地分布。

【药用部位】根或全草。

【性味功能】辛、微苦，平。消肿镇痛，祛风化痰。用于小儿风热咳喘，胸膜炎，咽喉痛，目赤，小儿惊风等。

粘毛白酒草

【别　　名】假蓬，白花白酒草，粘毛假蓬

【学　　名】*Conyza leucantha*

【生境分布】生于山坡、荒地、路旁和田边，海拔1000～1800m。分布于南靖、上杭等地。

【药用部位】全株。

【性味功能】清热解毒，消肿止痛。用于痢疾，咽喉肿痛，肺炎，小儿惊风，疮疖肿痛等。

小蓬草

【别　　名】假艾，满天星，刀没痕，土必针，小白酒草

【学　　名】*Conyza canadensis*

【生境分布】生于旷野、荒地、田边、路旁，海拔1000m以下。全省各地分布。

【药用部位】全草。

【性味功能】淡、微辛，寒。清热利湿。用于胆囊炎，肝炎，肾炎，中暑，喉痛，蛔虫病，关节痛等。

苏门白酒草

【别　　名】竹叶艾

【学　　名】*Conyza sumatrensis*

【生境分布】生于山坡草地、旷野、路旁，海拔 1000m 以下。全省各地分布。

【药用部位】全草。

【性味功能】辛，温。温肺止咳，祛风通络，温经止血。用于风湿关节痛，咳嗽，崩漏等。

香丝草

【别　　名】香丝草，小山艾，野塘蒿，野地黄菊，蓑衣草

【学　　名】*Conyza bonariensis*

【生境分布】多生于荒地、山坡路旁、河岸、旷野及草丛中，海拔 1000m 以下。全省各地分布。

【药用部位】全草。

【性味功能】苦，凉。清热祛湿，行气止痛。用于感冒，疟疾，风湿关节痛，外伤出血等。

艾纳香属（*Blumea*）

东风草

【别　　名】大头艾纳香

【学　　名】*Blumea megacephala*

【生境分布】多生于山坡林缘或路旁灌丛中，海拔 500m 以下。全省各地分布。

【药用部位】全草。

【性味功能】苦、微辛，凉。清热明目，祛风止痒，解毒消肿。用于目赤肿痛，翳膜遮睛，风疹，疥疮，皮肤瘙痒，痈肿疮疖，跌打红肿等。

艾纳香

【别　　名】打蚊艾，鹤老麻，大风艾，土冰片，艾粉

【学　　名】*Blumea balsamifera*

【生境分布】多生于林缘、林下及山地草丛中，海拔 500m 以下。厦门、福州偶见栽培。

【药用部位】叶及嫩枝，叶的加工品（艾片）。

【性味功能】叶及嫩枝：辛，微苦，微温。祛风消肿，活血散瘀。用于感冒，风湿关节痛，跌打损伤，疮疖痈肿，湿疹，皮炎等。叶的加工品：甘，苦，凉。通窍，散热，明目，止痛。用于热病神昏，惊痫痰迷，目赤红痛，急性乳蛾，口疮，痛疮，真菌性阴道炎，烧伤等。

六耳铃

【别　　名】吊钟黄，飞山虎，牛耳三稔，羊耳三稔

【学　　名】*Blumea laciniata*

【生境分布】多生于田边、路旁、山坡及溪河边的草丛中，海拔 400～800m。分布于华安、长泰、南靖、南安、永春、德化、仙游等地。

【药用部位】全草。

【性味功能】辛、苦，温。祛风除湿，通经活络。用于风湿痹痛，头痛，跌打肿痛，湿疹，毒蛇咬伤，痛，疖，丹毒等。

柔毛艾纳香

【别　　名】毛艾纳香

【学　　名】*Blumea mollis*

【生境分布】多生于田野、路旁及空旷草地，海拔 800m 以下。全省各地分布。

【药用部位】全草（红头小仙）。

【性味功能】微苦，平。清肺止咳，解毒止痛。用于肺热咳喘，小儿疳积，头痛，鼻渊，胸膜炎，口腔炎，乳腺炎等。

毛毡草

【别　　名】拟毛毡草，丝毛艾纳香

【学　　名】*Blumea hieracifolia*

【生境分布】多生于路旁、田边及山地草丛中，海拔 500m 以下。全省各地分布。

【药用部位】全草（丝毛毛毡草）。

【性味功能】微苦、淡，平。清热利尿。用于急慢性肾炎，肿毒疮疡等。

七里明

【别　　名】毛将军，狗咬癀，山东枫，臭草

【学　　名】*Blumea clarkei*

【生境分布】生于山坡沟各地或空旷湿润草丛中，海拔 300～600m。分布于德化、永安、沙县等地。

【药用部位】全草。

【性味功能】苦、微辛，凉。清热解毒，利尿消肿，止痒。用于泄泻，蛇虫咬伤，急性咽喉炎，扁桃体炎，肺结核，小儿惊风，狂犬咬伤，蛇头疔，瘰疬，

牙痛等。

长圆叶艾纳香

【别　　名】长叶艾纳香, 台湾艾纳香

【学　　名】*Blumea oblongifolia*

【生境分布】多生于山坡林缘路旁、空旷草地或溪边, 海拔 1000m 以下。福建南部沿海各地偶见分布。

【药用部位】全草。

【性味功能】苦、微辛, 凉。清热解毒, 利尿消肿。用于咳嗽痰喘, 泄泻, 水肿, 小便淋痛, 疖肿等。

馥芳艾纳香

【别　　名】香艾, 纳山风, 香艾纳

【学　　名】*Blumea aromatica*

【生境分布】生于山地林缘或荒山荒地路旁灌草丛中, 海拔 800m 以下。分布于福建沿海各地。

【药用部位】全草。

【性味功能】辛、微苦, 温。祛风湿, 消肿, 止血, 止痒。用于风湿关节痛, 湿疹, 皮肤瘙痒, 外伤出血等。

台北艾纳香

【别　　名】里白艾纳香, 美丽艾纳香, 台湾艾纳香

【学　　名】*Blumea formosana*

【生境分布】生于山地草丛中或疏林下。全省各地分布。

【药用部位】全草。

【性味功能】苦、微辛, 凉。清热解毒, 利尿消肿。用于咳喘, 痢疾, 淋证, 疮疡, 水肿等。

见霜黄

【别　　名】黄花地胆头

【学　　名】*Blumea lacera*

【生境分布】生于田边、路旁或草地, 海拔 800m 以下。分布于福清。

【药用部位】全草 (红头草)。

【性味功能】苦, 凉。清热解毒, 消肿。用于小儿风热咳喘, 乳蛾, 流行性腮腺炎, 口腔破溃, 痈肿疮毒, 皮肤瘙痒等。

拟毛毡草

【别　　名】丝毛艾纳香, 丝毛毛毡草

【学　　名】*Blumeu sericans*

【生境分布】生于路旁、田边、荒草地及山坡草丛中, 海拔 800m 以下。分布于长汀、长乐、永安、沙县等地。

【药用部位】全草。

【性味功能】微苦、淡, 平。清热利尿。用于慢性肾炎, 肿毒疮疡等。

节节红

【别　　名】草骨黄, 聚花艾纳香

【学　　名】*Blumea fistulosa*

【生境分布】生于路旁、田边、沟谷溪边及山地草丛中, 海拔 500m 以下。分布于南靖、连城、德化、仙游、福清、永安、沙县、武夷山等地。

【药用部位】全草。

【性味功能】滋补。用于身体虚弱等。

六棱菊属（*Laggera*）

六棱菊

【别　　名】臭灵丹, 六达草, 劳毒草, 八面风, 六十瓣

【学　　名】*Laggera alata*

【生境分布】多生于田边路旁及山坡向阳地草丛中, 海拔 800m 以下。全省各地分布。

【药用部位】全草。

【性味功能】苦、辛, 微温。祛风利湿, 活血解毒。用于咳嗽, 风湿关节痛, 头痛, 眩晕, 水肿, 胃痛, 腰痛, 腹泻, 闭经, 产后腹痛, 产后风痛, 乳腺炎, 颈淋巴结结核, 骨结核, 多发性脓肿, 湿疹, 跌打损伤等。

阔苞菊属（*Pluchea*）

阔苞菊

【别　　名】格杂树, 五里香, 栾樨

【学　　名】*Pluchea indica*

【生境分布】生于海滨砂地或靠近潮水的空旷地。

分布于福建沿海各地及其一些岛屿。

【药用部位】茎叶（栾樨）。

【性味功能】甘，微温。暖胃消积，软坚散结，祛风湿。用于小儿食积，胃脘痛，瘿瘤，痰核，风湿骨痛等。

翼茎阔苞菊

【别　　名】六棱菊

【学　　名】*Pluchea sagittalis*

【生境分布】生于路边荒地及草丛中。分布于南靖、德化、泉港、马尾、晋安、平潭、连江、长乐等地。

【药用部位】全草。

【性味功能】在原产地南美地区用来治疗消化系统疾病，同时有研究表明该植物具有良好的抗炎和抗衰老作用。

球菊属（*Epaltes*）

球菊

【别　　名】鹅不食草，拳头草，苡芭菊，地胡椒

【学　　名】*Epaltes australis*

【生境分布】多生于旷野砂地或旱田中。分布于福建南部沿海及一些岛屿。

【药用部位】全草（老鼠脚迹）。

【性味功能】辛，温。用于风寒感冒，疟疾，跌打损伤等。

香青属（*Anaphalis*）

珠光香青

【别　　名】牛舌草，白头翁，山荻，大火草，一面青

【学　　名】*Anaphalis margaritacea*

【生境分布】多生于亚高山或低山草地，石砾地，山沟，路旁，林下，灌丛等向阳排水较好的地方，海拔500～1200m。分布于闽西北等地。

【药用部位】全草或根。

【性味功能】微苦、甘，平。清热解毒，祛风通络，驱虫。用于感冒，牙痛，泄泻，风湿关节痛，蛔虫病，刀伤，跌打损伤，瘰疬等。

香青

【别　　名】通肠香，牛香草，萩，籁箫，白四棱锋

【学　　名】*Anaphalis slnica*

【生境分布】生于山地或近山顶灌草丛中或石岩边，海拔700～1200m。分布于福建西北山区。

【药用部位】全草。

【性味功能】苦，温。解表祛风，消肿止痛，镇咳平喘。用于感冒头痛，咳嗽，咳嗽痰喘，泄泻，吐泻等。

黄腺香青

【别　　名】香蒿

【学　　名】*Anaphalis aureopunctata*

【生境分布】生于近山顶林缘、林下或山地灌草丛中，海拔1500～2000m。分布于福建西北部山区。

【药用部位】全草，叶。

【性味功能】全草：甘、淡，凉。清热解毒，利湿消肿。用于口腔破溃，小儿惊风，疮毒，泄泻，水肿，蛇咬伤等。叶：甘、淡，凉。清热解毒，利湿消肿。用于感冒，泄泻，咳嗽痰喘，外伤出血等。

鼠曲草属（*Gnaphalium*）

宽叶鼠曲草

【别　　名】贴生鼠麴草，贴生香青

【学　　名】*Gnaphalium adnatum*

【生境分布】多生于山坡路旁、灌草丛中及田边，海拔300～1200m。全省各地分布。

【药用部位】全草或叶（地膏药）。

【性味功能】苦，寒。清热燥湿，解毒散结，止血。用于湿热痢疾，痈疽肿毒，瘰疬，外伤出血等。

鼠曲草

【别　　名】黄花曲草，波波菜，白芒草

【学　　名】*Gnaphalium affine*

【生境分布】多生于房前屋后、田边、荒田中、空旷地及路旁草丛中，海拔1000m以下。全省各地分布。

【药用部位】全草。

【性味功能】甘，平。止咳祛痰，健脾和胃。用于

慢性支气管炎, 水肿, 胃痛, 腹泻, 蚕豆病, 急性溶血症, 鼻疗, 对口疮等。

秋鼠曲草

【别　　名】白头翁, 白身翁, 牛秋菊, 白调羹

【学　　名】*Gnaphalium hypoleucum*

【生境分布】多生于山坡路旁、田野空旷地及田边杂草丛中, 海拔 800m 以下。全省各地分布。

【药用部位】全草。

【性味功能】苦、甘, 微寒。疏风清热, 解毒, 利湿。用于感冒, 咳嗽, 泄泻, 痢疾, 风湿痛, 疮疡, 瘰疬, 风疹, 带下病, 痈, 疖, 淋巴结结核, 痔疮发炎, 脱肛, 臁疮等。

细叶鼠曲草

【别　　名】白背鼠曲草, 日本鼠曲草, 天青地白, 叶下白

【学　　名】*Gnaphalium japonicum*

【生境分布】多生于田边、沟旁、路边及空旷地, 海拔 500m 以下。全省各地分布。

【药用部位】全草 (天青地白)。

【性味功能】甘、淡, 凉。解表, 清热, 明目, 利尿, 清肺平肝, 解毒消肿。用于感冒, 咳嗽, 头痛, 咽喉痛, 目赤翳障, 膀胱湿热, 小便淋痛, 带下病, 痈肿, 疔疮, 神经衰弱失眠, 尿道炎, 尿血, 小儿疳热, 乳腺炎, 急性结膜炎, 口腔炎, 蛇伤等。

匙叶鼠曲草

【别　　名】匙叶鼠麹草, 白花鼠麹草, 匙叶鼠

【学　　名】*Gnaphalium pensylvanicum*

【生境分布】多生于较干旱的田旁、路边或耕地上。全省各地分布。

【药用部位】全草。

【性味功能】甘, 平。清热解毒, 宣肺平喘。用于感冒, 风湿关节痛等。

多茎鼠曲草

【别　　名】狭叶鼠曲草

【学　　名】*Gnaphalium polycaulon*

【生境分布】生于湿润山地、砂土草地、耕地及田

园中。沿海各地常见。

【药用部位】全草。

【性味功能】祛痰, 止咳, 平喘, 祛风湿。用于热痢, 咽喉痛, 小儿食积。

田基黄属 （ *Grangea* ）

田基黄

【别　　名】荔枝草

【学　　名】*Grangea maderaspatana*

【生境分布】生于干燥荒地、河边沙滩、水旁向阳处以及疏林及灌丛中, 海拔 20 ～ 1000m。分布于云霄、同安等地。

【药用部位】叶。

【性味功能】辛、苦, 平。行气止痛, 化痰止咳, 活血化瘀。用于胃脘疼痛, 咳嗽有痰, 胸闷胀满, 月经不调等。

旋覆花属 （ *Inula* ）

羊耳菊

【别　　名】白牛胆, 白头翁, 乌根, 观音茶, 羊仔耳

【学　　名】*Inula cappa*

【生境分布】多生于山坡路旁灌丛或草丛中以及荒山荒地上, 海拔 1600m 以下。全省各地分布。

【药用部位】全草。

【性味功能】辛、微苦, 微温。祛风, 利湿, 行气。用于头痛, 胃痛, 肺结核, 肝炎, 痢疾, 水肿, 丝虫病引起淋巴管炎, 风湿关节痛, 带下病, 刀伤, 疗等。

旋覆花

【别　　名】六月菊, 金佛草, 金佛花, 驴儿菜, 百叶草

【学　　名】*Inula japonica*

【生境分布】生于山坡路旁草丛中或空旷地及田边, 海拔 150 ～ 1500m。分布于武夷山、浦城等地。

【药用部位】根, 茎叶 (金佛草), 花序 (旋覆花)。

【性味功能】根: 咸, 温。平喘镇咳。用于风湿, 刀伤, 疗疮等。茎叶: 咸, 温。散风寒, 化痰饮,

消肿毒。用于风寒咳嗽，伏饮痰喘，胁下胀痛，疔疮，肿毒等。花序：消痰，下气，软坚，行水。用于胸中痰结，胁下胀满，咳喘，呃逆，唾如胶漆，嗳气不除，大腹水肿等。

线叶旋覆花

【别　　名】旋覆花

【学　　名】*Inula llneariifolia*

【生境分布】生于山坡路旁、空旷荒地及河岸边，海拔 600m 以下。分布于福建中部及西北部山区。

【药用部位】根，茎叶，花序（旋覆花）。

【性味功能】根：咸，温。平喘镇咳。用于风湿，刀伤，疔疮等。茎叶：咸，温。散风寒，化痰饮，消肿毒。用于风寒咳嗽，伏饮痰喘，胁下胀痛，疔疮，肿毒等。花序：消痰，下气，软坚，行水。用于胸中痰结，胁下胀满，咳喘，呃逆，唾如胶漆，嗳气不除，大腹水肿等。

天名精属（*Carpesium*）

烟管头草

【别　　名】烟管菊

【学　　名】*Carpesium cernuum*

【生境分布】多生于山坡路旁草丛中及阴湿地，也常见于田头、路边及空旷地。全省各地分布。

【药用部位】全草。

【性味功能】苦、辛，凉，有小毒。清热解毒，消肿止痛。用于感冒发热，咽喉痛，牙痛，泄泻，小便淋痛，瘰疬，疮疖肿毒，乳痈，流行性腮腺炎，毒蛇咬伤等。

金挖耳

【别　　名】倒吊蜂房，斜地菊，覆地菊

【学　　名】*Carpesium divaricatum*

【生境分布】多生于山地路旁灌草丛中或空旷荒地，海拔 1500m 以下。全省各地分布。

【药用部位】全草。

【性味功能】苦、辛，寒，有小毒。清热解毒，消肿止痛。用于咽喉炎，牙痛，乳腺炎，急性肠炎，毒蛇咬伤，疖，疔，痈等。

天名精

【别　　名】鹤虱，单娥花，锁匙花，吐血草，破布草

【学　　名】*Carpesium abrotanoides*

【生境分布】多生于村旁、路边、荒地、林缘及溪边，海拔 1500m 以下。全省各地分布。

【药用部位】全草。

【性味功能】微辛、甘，寒，有小毒。泻热利湿，破瘀止血，杀虫解毒。用于中暑，胃溃疡等。

贵州天名精

【别　　名】银挖耳子草

【学　　名】*Carpesium faberi*

【生境分布】生于山坡林缘及路旁灌草丛中，海拔 1200m 以下。分布于连城等地。

【药用部位】全草。

【性味功能】活血，散瘀。用于跌打损伤，头痛，驱虫。

和尚菜属（*Adenocaulon*）

和尚菜

【别　　名】葫芦叶，腺梗菜，水葫芦，水马蹄草

【学　　名】*Adenocaulon himalaicum*

【生境分布】生于山坡林下阴地或沟谷边，海拔 1800m 以下。全省各地分布。

【药用部位】根状茎（葫芦叶）。

【性味功能】苦、辛，温。止咳平喘，利水散瘀。用于咳嗽气喘，水肿，产后瘀血，腹痛，骨折等。

山黄菊属（*Anisopappus*）

山黄菊

【别　　名】旱山菊

【学　　名】*Anisopappus chinensis*

【生境分布】多生于干燥山坡、荒地及林缘，海拔 500～1300m。全省各地分布。

【药用部位】叶，花序。

【性味功能】叶：苦，凉。消肿止痛。用于痈，疖，湿疹。花：苦，凉。清热化痰。用于感冒头痛，慢性咳嗽痰喘，风火赤眼等。

苍耳属（*Xanthium*）

苍耳

【别　　名】羊带来，粘粘葵

【学　　名】*Xanthium sibiricum*

【生境分布】多生于宅旁村边空旷地及田旁路边。全省各地分布。

【药用部位】全草。

【性味功能】苦、辛，微温，有小毒。发汗散热，祛湿解毒。用于风湿关节痛，痢疾，荨麻疹，湿疹，癣，疥疮，皮肤瘙痒，痛，疔，疖，痔疮等。

银胶菊属（*Parthenium*）

银胶菊

【别　　名】野银胶菊

【学　　名】*Parthenium hysterophorus*

【生境分布】生于山坡、旷野、路旁、河边或海边。闽南一带常见。

【药用部位】全草。

【性味功能】用于疮疡肿毒。

　注：对人、畜（牛）易引起过敏性皮炎。

百日菊属（*Zinnia*）

百日菊

【别　　名】步步登高，节节高，对叶菊

【学　　名】*Zinnia elegans*

【生境分布】原产墨西哥。全省各地常见栽培。

【药用部位】全草。

【性味功能】清热利湿，止痢，通淋。用于痢疾，小便淋痛，乳痛。

豨莶属（*Sigesbeckia*）

豨莶

【别　　名】豨莶草，肥猪苗，粘苍子，粘胡菜，黄花仔

【学　　名】*Sigesbeckia orientalis*

【生境分布】多生于山野空旷地、荒草地、林缘、路旁及田边的草丛中，海拔1200m以下。全省各地分布。

【药用部位】地上部分（豨莶草），根，果实。

【性味功能】地上部分：苦、辛，寒，有小毒。祛风湿，通经络，降血压，清热解毒。用于风湿痹痛，筋骨不利，腰膝无力，半身不遂，高血压病，疟疾，黄疸，痈肿疮毒，风疹湿疮，虫兽咬伤等。根：祛风，除湿，生肌。用于风湿顽痹，头风，带下病，烧烫伤等。果实：驱蛔虫。用于蛔虫病。

毛梗豨莶

【别　　名】光豨莶

【学　　名】*Sigesbeckia glabrescens*

【生境分布】生于山坡、路边。全省各地分布。

【药用部位】地上部分（豨莶草），全草。

【性味功能】地上部分：辛，苦，寒。祛风湿，利关节，解毒。用于风湿痹痛，筋骨无力，腰膝酸软，四肢麻痹，半身不遂，风疹湿疮等。全草：苦，微寒。祛风湿，利筋骨，降血压，消肿毒。用于流行性感冒，头风痛，风湿关节痛，四肢麻木，半身不遂，高血压，中暑腹痛，疟疾，鱼骨鲠喉，疖等。

腺梗豨莶

【别　　名】珠草，棉苍狼，毛豨莶

【学　　名】*Sigesbeckia pubescens*

【生境分布】生于山坡草丛、疏林及旷野。全省各地分布。

【药用部位】地上部分（豨莶草），全草。

【性味功能】地上部分：辛，苦，寒。祛风湿，利关节，解毒。用于风湿痹痛，筋骨无力，腰膝酸软，四肢麻痹，半身不遂，风疹湿疮等。全草：用于风湿顽痹，头风，带下病，烫伤等。

鳢肠属（*Eclipta*）

鳢肠

【别　　名】墨汁草（通称），墨旱莲，旱莲草，干莲草，节节乌

【学　　名】*Eclipta prostrata*

【生境分布】多生于田边、路边、沟边及河边。全

省各地分布。

【药用部位】全草。

【性味功能】微苦、微甘，凉。养阴清热，凉血止血。用于吐血，咯血，尿血，便血，鼻出血，节段性肠炎，尿道炎，膀胱炎，淋浊，梦遗，百日咳，咽喉炎，白喉，血崩，带下病，齿龈炎，鹅口疮，结膜炎，痔疮，外伤出血，痛疖疔疮，脚癣，稻田性皮炎，带状疱疹，竹叶青蛇咬伤等。

金光菊属（*Rudbeckia*）

金光菊

【别　　名】太阳菊

【学　　名】*Rudbeckia laciniata*

【生境分布】原产北美。我国庭园常见栽培。

【药用部位】根，花序，叶。

【性味功能】根：用于跌打损伤。花序：用于带下病，感冒，咳嗽，头痛，目赤红痛，咽喉痛，疔疮。叶：苦，凉。清热解毒。用于急性吐泻，痛疮。

百能葳属（*Blainvillea*）

百能葳

【别　　名】百能威，百能戟，异芒菊

【学　　名】*Blainvillea acmella*

【生境分布】生于疏林、山顶草坡、荒坡及路旁。厦门植物园和福州部分公园有引种。

【药用部位】全草。

【性味功能】用于肺痨咯血，感冒，扭伤。

蟛蜞菊属（*Wedelia*）

蟛蜞菊

【别　　名】黄花龙舌草，黄花墨菜，黄花蟛蜞草，龙舌草，卤地菊

【学　　名】*Wedelia chinensis*

【生境分布】多生于路旁、田边、沟边或湿润草丛中。全省各地分布。

【药用部位】全草。

【性味功能】微苦、甘，凉。清热解毒，凉血散瘀。用于感冒发热，咽喉炎，扁桃体炎，流行性腮腺炎，白喉，百日咳，支气管炎，肺炎，肺结核咯血，鼻衄，尿血，传染性肝炎，痢疾，痔疮，疔疮肿毒，麻疹，风湿关节炎，狂躁不眠，齿龈炎，狂犬及毒蛇咬伤等。

孪花蟛蜞菊

【别　　名】黄泥菜

【学　　名】*Wedelia biflora*

【生境分布】生于山坡路旁草丛、灌丛及疏林下。分布于福建沿海各地。

【药用部位】全草。

【性味功能】辛，凉。散瘀消肿。用于风湿关节痛，跌打损伤，疮疡肿毒等。

麻叶蟛蜞菊

【别　　名】血参，小血藤

【学　　名】*Wedelia articifolia*

【生境分布】生于河边、各地及山坡空旷地草丛中。分布于福建南部沿海各地。

【药用部位】根（滴血根）。

【性味功能】甘，温。温经，通络，养血，补肾。用于肾虚腰痛，气血虚弱，跌打损伤等。

卤地菊

【别　　名】黄花龙舌花，三尖刀，龙舌草，黄花冬菊

【学　　名】*Wedelia prostrata*

【生境分布】生于海边干燥砂地上。分布于福建沿海各地。

【药用部位】全草。

【性味功能】甘、酸，平。清热解毒，祛痰止咳。用于感冒，喉蛾，喉痹，白喉，顿咳，咽喉痛，疮疡肿毒等。

肿柄菊属（*Tithonia*）

肿柄菊

【别　　名】假向日葵

【学　　名】*Tithonia diversifolia*

【生境分布】全省各地分布。

【药用部位】叶。

【性味功能】苦，凉。清热解毒。用于急性胃肠炎，疮疡肿毒等。

向日葵属（*Helianthus*）

向日葵

【别　　名】向阳花，太阳花，转日莲，望日葵，朝日花

【学　　名】*Helianthus annuus*

【生境分布】全省各地分布。

【药用部位】叶，花，花序轴，果实，全草。

【性味功能】叶：苦，凉。降压，截疟，解毒。用于高血压，疟疾，疔疮等。花：微甘，平。祛风，平肝，利湿。用于头晕，耳鸣，小便淋沥等。花序轴：甘，寒。清热，平肝，止痛，止血。用于高血压，头痛，头晕，耳鸣，脘腹痛，痛经，子宫出血，疮疹等。果实：甘，平。透疹，止痢，透痈脓。用于疹发不透，血痢，慢性骨髓炎等。全草：微甘，苦、辛，平。疏肝清热。用于目眩头痛，高血压，咳嗽，痢疾，疝气，带下病，鼻衄，荨麻疹，烫火伤等。

菊芋

【别　　名】鬼姜，洋姜

【学　　名】*Helianthus tuberosus*

【生境分布】福建各地常见种植。

【药用部位】块茎，茎叶。

【性味功能】甘，凉。清热凉血，接骨。用于热病，肠热下血，跌打骨伤，消渴等。

金钮扣属（*Spilanthes*）

金钮扣

【别　　名】山天文草，散血草，雨伞草，金钮头

【学　　名】*Spilanthes paniculata*

【生境分布】生于村旁路边荒地及田边、沟边，海拔 500m 以下。福州以南各地常见。

【药用部位】全草。

【性味功能】辛，温。解毒利湿，止咳定喘，消肿止痛。用于疟疾，牙痛，肠炎，痢疾，咳嗽，哮喘，百日咳，肺结核等；外用于毒蛇咬伤，狗咬伤，痈

疖肿毒等。

金腰箭属（*Synedrella*）

金腰箭

【别　　名】苞壳菊，苦草，水慈姑，猪毛草

【学　　名】*Synedrella nodiflora*

【生境分布】生于山坡路旁、旷野及荒地。分布于东山、云霄、漳浦等地。

【药用部位】全草。

【性味功能】微辛，凉。清热解暑，凉血散毒。用于瘟疹，感冒发热；外用于疮疡肿毒，疥疮等。

金鸡菊属（*Coreopsis*）

剑叶金鸡菊

【别　　名】线叶金鸡菊，除虫菊

【学　　名】*Coreopsis lanceolata*

【生境分布】原产美洲。全省各地庭园有栽培。

【药用部位】全草（大金鸡菊）

【性味功能】苦，凉。清热解毒，化瘀消肿。用于咳嗽，无名肿毒，外伤出血。

两色金鸡菊

【别　　名】痢疾草，蛇目菊

【学　　名】*Coreopsis tinctoria*

【生境分布】原产北美洲。全省各地庭园有栽培。

【药用部位】全草（波斯菊）

【性味功能】甘，平。清热解毒，化湿。用于痢疾，目赤肿痛，痈疮肿毒。

大丽花属（*Dahlia*）

大丽花

【别　　名】大理菊，大丽菊

【学　　名】*Dahlia pinnata*

【生境分布】原产墨西哥。全省各地常见栽培。

【药用部位】根（大丽菊根）。

【性味功能】甘、微苦，凉。清热解毒，消肿。用于头风，脾虚食滞，痄腮，龋齿牙痛。

秋英属（*Cosmos*）

秋英

【别　　名】大波斯菊，水茼蒿，波斯菊

【学　　名】*Cosmos bipinnata*

【生境分布】原产墨西哥。各地庭园广为栽培。

【药用部位】花序，种子，全草

【性味功能】清热解毒，明目化湿。

黄秋英

【别　　名】硫磺菊，黄波斯菊

【学　　名】*Cosmos sulphureus*

【生境分布】原产墨西哥至巴西。全省各地庭园常有栽培。

【药用部位】全草。

【性味功能】清热解毒，明目化湿。用于咳嗽。

鬼针草属（*Bidens*）

狼杷草

【别　　名】狼把草，田边菊

【学　　名】*Bidens tripartita*

【生境分布】生于荒野路旁及水边湿地。全省各地分布。

【药用部位】全草。

【性味功能】甘、苦，凉。清热解毒。用于咳嗽，咽喉炎，扁桃体炎，支气管炎，肺结核，痢疾，顽癣等。

鬼针草

【别　　名】盲肠草，刘寄奴，粘身草

【学　　名】*Bidens pilosa*

【生境分布】生于村旁、路边及荒地。全省各地分布。

【药用部位】全草。

【性味功能】微苦，平。清热解毒，行瘀消肿。用于阑尾炎，肾炎，胆囊炎，肠炎，菌痢，肝炎，腹膜炎，上呼吸道感染，流感，咳嗽，扁桃体炎，喉炎，闭经，汤火伤，毒蛇咬伤，跌打损伤，皮肤感染等。

婆婆针

【别　　名】鬼针草，鬼钗草，脱力草，止血草，刺针草

【学　　名】*Bidens bipinnata*

【生境分布】生于路边荒地、山坡及田边。全省各地分布。

【药用部位】全草（刺针草）。

【性味功能】苦，平。清热解毒，活血祛风。用于咽喉痛，肠痈，传染性肝炎，吐泻，消化不良，风湿关节痛，疟疾，疮疖，毒蛇咬伤，跌打肿痛等。

小花鬼针草

【别　　名】细叶刺针草，小刺叉，小鬼叉，锅叉草，一包针

【学　　名】*Bidens parviflora*

【生境分布】生于山坡、林缘、向阳草地、田间、路旁及河岸。全省各地分布。

【药用部位】全草。

【性味功能】苦，平。清热解毒，活血散瘀。用于感冒发热，咽喉痛，吐泻，肠痈，痔疮，跌打损伤，冻疮，毒蛇咬伤等。

金盏银盘

【别　　名】黄花雾，金丝苦令，草鞋平，一包针

【学　　名】*Bidens biternata*

【生境分布】生于路旁、村边及空旷荒地。全省各地较常见，但沿海各地较少。

【药用部位】全草。

【性味功能】甘、淡，平。用于咽喉痛，肠痈，急性黄疸，吐泻，风湿关节痛，疟疾，疮疖，毒蛇咬伤，跌打肿痛等。

鹿角草属（*Glossogyne*）

鹿角草

【别　　名】鹨鹰爪，了哥利，金锁匙，香茹，小叶鬼针草

【学　　名】*Glossogyne tenuifolia*

【生境分布】生于海滨砂地及海边岩石缝中。全省沿海各地分布。

【药用部位】全草（香茹）。

【性味功能】微辛，凉。清热利湿，镇咳化痰，解毒消肿。用于中暑吐泻，痢疾，湿热浮肿，齿龈肿痛，背痛，带状疱疹，流行性腮腺炎，泪囊炎，背痛等。

牛膝菊属（Galinsoga）

牛膝菊

【别　　名】辣子草

【学　　名】Galinsoga parviflora

【生境分布】常见于荒野空旷地、河边、田边及路旁。全省各地分布。

【药用部位】全草（辣子草）。

【性味功能】淡，平。清热解毒，止咳平喘，止血。用于扁桃体炎，咽喉炎，黄疸型肝炎，咳喘，肺结核，疔疮，外伤出血等。

万寿菊属（Tagetes）

万寿菊

【别　　名】臭芙蓉，臭菊花

【学　　名】Tagetes erecta

【生境分布】原产墨西哥。全省各地常见栽培。

【药用部位】根，叶，花序。

【性味功能】根：苦，凉。解毒消肿。用于痈疮肿毒。叶：甘，寒。用于痈、疮、疖、疔，无名肿毒。花序：苦，凉。平肝解热，祛风化痰。用于头晕目眩，头风眼痛，小儿惊风，感冒咳嗽，顿咳，乳痛，疥腮。

孔雀草

【别　　名】红黄草，小万寿菊，臭菊花

【学　　名】Tagetes patula

【生境分布】全省各地有栽培。

【药用部位】全草。

【性味功能】苦，平。清热利湿，止咳。用于咳嗽，痢疾，顿咳，牙痛，风火眼痛；外用于疥腮，乳痛。

蓍属（Achillea）

蓍

【别　　名】千叶蓍，多叶蓍

【学　　名】Achillea millefolium

【生境分布】全省各地常见栽培，偶有逸生。

【药用部位】全草（洋蓍草）。

【性味功能】辛，苦，平，有小毒。消肿，止痛，止血。用于风湿关节痛，牙痛，经闭腹痛，泄泻，蛇伤，痈疖肿毒，跌打损伤。

茼蒿属（Glebionis）

茼蒿

【别　　名】艾菜

【学　　名】Glebionis coronaria

【生境分布】生于村边较干燥的肥沃土地上。全省各地分布。

【药用部位】全草（茼蒿菊）。

【性味功能】辛，甘，平。和脾胃，通便，消痰饮，清热养心，润肺祛痰。用于胃脘胀满，目赤肿痛，小便不利，咳嗽痰多等。

南茼蒿

【别　　名】艾菜，蒿菜，蓬蒿

【学　　名】Chrysanthemum segetum

【生境分布】原产地中海地区。全省作为蔬菜栽培。

【药用部位】全草。

【性味功能】用于小便淋痛不利。

菊属（Chrysanthemum）

野菊

【别　　名】野菊花，野黄菊，土菊花，草菊，金菊

【学　　名】Chrysanthemum indicum

【生境分布】生于山坡草地、草灌丛中、田边、路旁及沟各岩隙间，海拔1500m以下。全省各地分布。

【药用部位】全草。

【性味功能】苦、辛，凉。疏风散热，清热解毒。

用于感冒, 头痛, 高血压, 肠炎, 痢疾, 结膜炎, 中耳炎, 鼻炎, 疔, 疖, 深部脓肿, 湿疹, 蜈蚣咬伤, 蜂螫伤等。

菊花

【别　　名】白菊花, 杭菊

【学　　名】*Chrysanthemum morifolium*

【生境分布】全省各地常见栽培。

【药用部位】根、叶, 花。

【性味功能】根、叶: 甘、微苦, 凉。散风, 清热, 解毒, 明目。用于蜂螫伤, 蛇伤, 疔, 疮, 疖, 赤眼等。花: 甘、微苦, 凉。散风, 清热, 解毒, 明目。用于中暑, 感冒, 头痛, 高血压, 风火赤眼等。

蒿属（*Artemisia*）

青蒿

【别　　名】草蒿, 邪蒿, 白染艮, 蒿子, 臭蒿

【学　　名】*Artemisia carvifolia*

【生境分布】生于荒山荒地、路旁、林缘草丛中, 海拔 1200m 以下。分布于建阳、光泽、武夷山、浦城等地。

【药用部位】全草。

【性味功能】苦、微辛, 凉。清热, 解暑, 除蒸。用于温病, 暑热, 痨热骨蒸, 疟疾, 泄泻, 黄疸, 疥疮, 瘙痒, 结核病潮热, 伤暑低热无汗, 灭蚊等。

黄花蒿

【别　　名】青蒿, 臭蒿, 草蒿, 酒饼草, 香蒿

【学　　名】*Artemisia annua*

【生境分布】生于山坡路旁及荒草地, 海拔 1500m 以下。全省各地分布。

【药用部位】地上部分, 全草。

【性味功能】苦、微辛, 寒。清热祛暑, 除骨蒸, 截疟。用于温病, 暑热, 疟疾, 痢疾等。

艾

【别　　名】艾蒿, 白蒿, 五月艾, 艾叶、家艾

【学　　名】*Artemisia argyi*

【生境分布】生于山坡路旁、荒地、空旷地及溪河边, 海拔 1200m 以下。全省各地分布。

【药用部位】叶, 果实（艾实）。

【性味功能】叶: 苦、辛, 温。散寒, 除湿, 温经, 止血, 安胎。用于崩漏, 先兆流产, 痛经, 月经不调, 湿疹, 皮肤瘙痒; 外用于关节酸痛, 腹中冷痛, 湿疹, 疥癣等。果实: 苦、辛, 热。明目, 壮阳, 利腰膝, 暖子宫, 用于异常子宫出血等。

野艾蒿

【别　　名】艾叶

【学　　名】*Artemisia lavandulaefolia*

【生境分布】生于山坡路旁、林缘草丛中、沟谷边及空旷地, 海拔 1200m 以下。全省各地分布。

【药用部位】叶。

【性味功能】苦、辛, 温。散寒除湿, 温经止血, 安胎。用于崩漏, 先兆流产, 痛经, 月经不调, 湿疹, 皮肤瘙痒等。

南艾蒿

【别　　名】白蒿, 大青蒿, 红陈艾, 苦蒿, 刘寄奴

【学　　名】*Artemisia verlotorum*

【生境分布】生于路旁、荒山荒地、田边及河边, 海拔 1200m 以下。全省各地分布。

【药用部位】根, 叶, 全草。

【性味功能】苦、辛, 温。祛风逐湿, 消肿止痛, 安胎。用于感冒, 头痛, 久痢, 风湿关节痛, 神经痛, 疟疾, 吐血, 胎动不安, 月经过多, 痛经, 顽癣, 脚癣, 湿疹, 皮肤瘙痒, 绣球风, 鹅掌风, 小腿溃疡, 痈疽初起, 外伤出血, 跌打损伤, 冻疮等。

矮蒿

【别　　名】小蓬蒿, 青蒿, 细叶蒿

【学　　名】*Artemisia lancea*

【生境分布】生于山地林缘、疏林下、路边、田边、沟边及空旷地, 海拔 1000m 以下。全省各地分布。

【药用部位】根, 叶（细叶艾）。

【性味功能】根: 辛、苦, 温, 有小毒。散寒止痛, 温经止血。用于淋证等。叶: 辛、苦, 温, 有小毒。散寒止痛, 温经止血。用于小腹冷痛, 月经不调, 宫冷不孕, 吐血, 衄血, 崩漏, 妊娠下血, 皮肤瘙痒等。

蒙古蒿

【别　　名】狼尾蒿, 蒙蒿, 水红蒿, 狭叶蒿

【学　　名】*Artemisia mongolica*

【生境分布】多生于山坡路旁、山地草丛及沟谷边, 海拔 500～1200m。分布于建阳、光泽、松溪、武夷山、浦城等地。

【药用部位】叶。

【性味功能】苦、辛, 温。散寒除湿, 温经止痛。用于感冒咳嗽, 皮肤湿疮, 疥癣, 痛经, 胎动不安, 异常子宫出血等。外用灸诸疾。

魁蒿

【别　　名】野艾蒿, 野艾, 五月艾, 端午艾, 黄花艾

【学　　名】*Artemisia princeps*

【生境分布】多生于山坡路旁、林缘、灌丛及沟谷边。全省各地分布。

【药用部位】全草。

【性味功能】辛、微苦, 温。调经安胎, 止血, 理气, 祛寒湿。用于产后腹痛, 月经过多, 胎动不安, 子宫出血, 风湿症等。

五月艾

【别　　名】艾, 鸡脚艾, 白艾, 小野艾, 艾叶

【学　　名】*Artemisia indica*

【生境分布】生于山坡路旁、林缘及山地草灌丛中, 海拔 1000m 以下。全省各地分布。

【药用部位】全草 (鸡脚蒿)

【性味功能】利膈, 开胃, 温经。用于慢性咳嗽痰喘, 风湿关节痛等; 外用止血, 敷洗治疗疮毒等。

奇蒿

【别　　名】刘寄奴, 六月雪, 苦婆菜、南刘寄奴, 千粒米

【学　　名】*Artemisia anomala*

【生境分布】生于山坡林缘路旁、空旷地、沟谷边及田边、溪河边, 海拔 1000m 以下。全省各地分布。

【药用部位】带花全草 (刘寄奴)。

【性味功能】苦, 微温。破血通经, 消肿止痛。用于疟疾, 风湿关节痛, 痢疾, 腰腿痛, 痛经, 产后瘀血痛, 扭伤, 丝虫病等。

白苞蒿

【别　　名】珍珠菊, 土鳅菜, 甜菜子, 鸭脚艾

【学　　名】*Artemisia lactiflora*

【生境分布】生于山地林缘、林下、路旁、沟谷边及旷野草丛等, 海拔 1500m 以下。全省各地分布。

【药用部位】全草或根 (鸭脚艾)。

【性味功能】辛、苦, 微温。活血通经, 驱风止痒, 解毒消肿。用于闭经, 痛经, 产后瘀血痛, 带下病, 癥瘕, 疝气, 脚气, 阴疽肿毒, 跌打损伤, 创伤出血, 小儿胎毒, 荨麻疹, 湿疹等。

茵陈蒿

【别　　名】绵茵陈, 山茵陈, 陈蒿, 白蒿, 青蒿

【学　　名】*Artemisia capillaris*

【生境分布】生于山坡路旁草丛中、溪河边、空旷地及海滩边砂地。全省各地分布。

【药用部位】幼嫩茎叶 (茵陈蒿)。

【性味功能】苦、辛, 凉。清热利湿, 利胆退黄。用于黄疸, 胆囊炎, 膀胱湿热, 风痒疮疥等。

猪毛蒿

【别　　名】石茵陈, 山茵陈, 土茵陈

【学　　名】*Artemisia scoparia*

【生境分布】多生于山坡、旷野路旁及林缘草灌丛中, 海拔 1200m 以下。全省各地分布。

【药用部位】基生叶, 幼苗, 幼叶。

【性味功能】苦、辛, 凉。清热利湿, 利胆退黄。用于黄疸, 尿少, 湿疮瘙痒, 风痒疥疮等。

牡蒿

【别　　名】土柴胡, 野柴胡, 油艾, 花艾草

【学　　名】*Artemisia japonica*

【生境分布】生于山地草丛、林缘及疏林下, 海拔 1000m 以下。全省各地分布。

【药用部位】全草。

【性味功能】辛、苦、微甘, 平。清热, 凉血, 解毒。用于风热感冒, 肺结核, 潮热, 咯血, 小儿疳热, 衄血, 带下病等。

白莲蒿

【别　　名】万年蒿，铁秆蒿

【学　　名】*Artemisia sacrorum*

【生境分布】生于山坡路旁、灌丛或草丛中，海拔500～1000m。全省各地分布。

【药用部位】全草。

【性味功能】苦、辛，平。清热解毒，凉血止血。用于肝炎，肠痈，小儿惊风，阴虚潮热，创伤出血等。

芙蓉菊属（*Crossostephium*）

芙蓉菊

【别　　名】玉芙蓉，白芙蓉，白艾，芙蓉花

【学　　名】*Crossostephium chinense*

【生境分布】多生于海滩边岩石缝中。分布于福建东南沿海各地。

【药用部位】全草。

【性味功能】辛、苦，微温。祛风除湿，散结消肿。用于感冒，风湿关节痛，胃痛，淋浊，腹泻，带下病，痈疽疔毒，蜂蜇伤等。

石胡荽属（*Centipeda*）

石胡荽

【别　　名】球子草，鹅不食草，地胡椒，杜网草，猪屎草

【学　　名】*Centipeda minima*

【生境分布】多生于路旁、荒野的湿润地。全省各地分布。

【药用部位】全草。

【性味功能】苦、辛，温。通窍，散寒，祛风，截疟，利湿，散瘀，消肿。用于感冒，鼻塞，慢性鼻炎，百日咳，慢性支气管炎，蛔虫病，跌打损伤，风湿关节炎，毒蛇咬伤，流感，头痛，疟疾，睾丸肿痛，麻风，鼻窦炎，鼻息肉，角膜炎，眼翳，急性中耳炎，疔疮，鸡眼，外痔等。

裸柱菊属（*Soliva*）

裸柱菊

【别　　名】座地菊，九龙吐珠，七星坠地，七星菊，地杨梅

【学　　名】*Soliva anthemifolia*

【生境分布】生于荒地、路旁、田边的湿草丛中。全省各地分布。

【药用部位】全草。

【性味功能】辛，温，有小毒。解毒散结。用于痈疮疖肿，风毒流注，瘰疬，痔疮等。

蜂斗菜属（*Petasites*）

蜂斗菜

【别　　名】葫芦叶，蛇头草，野饭瓜，南瓜三七，野南瓜

【学　　名】*Petasites japonicus*

【生境分布】生于路边、山沟及溪流旁。分布于沙县、寿宁、武夷山、浦城等地。

【药用部位】根状茎。

【性味功能】苦、辛，凉。解毒祛瘀，消肿止痛。用于乳蛾，痈疖肿毒，毒蛇咬伤，跌打损伤等。

菊芹属（*Erechtites*）

梁子菜

【别　　名】大旱菜，水三七，飞机菜，野青菜，革命菜

【学　　名】*Erechtites hieraciifolia*

【生境分布】生于山坡、林下、灌木丛中或湿地上。分布于柘荣、寿宁等地。

【药用部位】全草。

【性味功能】清热解毒，杀虫。用于跌打损伤，痢疾，痈疔等。

菊三七属（*Gynura*）

菊三七

【别　　名】土三七，破血丹，散血丹，紫三七

【学　　名】*Gynura japonica*

【生境分布】生于路旁、草地、山沟及林下，海拔1200～3000m。分布于尤溪、柘荣、泰宁、建阳、浦城等地零星种植。

【药用部位】根，茎叶。

【性味功能】根：甘、苦，温。破血散瘀，止血，消肿。用于跌打损伤，创伤出血，吐血，产后血气痛等。茎叶：甘，平。活血，止血，解毒。用于跌打损伤，衄血，咯血，吐血，乳痈，无名肿毒，毒虫螫伤等。

红凤菜

【别　　名】风凤菜，红番苋，红菜，红冬枫，血结菜

【学　　名】*Gynura bicolor*

【生境分布】多为栽培，海拔600～1500m。全省各地常见栽培，偶有逸为野生。

【药用部位】全草。

【性味功能】微甘，凉。清热凉血，消肿解毒。用于疟疾，脾脏肿大，肝炎，脚气，咯血，呕血，痛经，结膜炎，眼外伤，皮肤溃疡，丝虫病淋巴管炎，创伤出血，扭伤，疔疮疖肿等。

白子菜

【别　　名】鸡菜，大肥牛，白背三七，疔拔

【学　　名】*Gynura divaricata*

【生境分布】常生于山坡草地、荒坡和田边潮湿处。海拔100～1800m。全省各地分布。

【药用部位】全草。

【性味功能】甘，凉。清热凉血，散瘀消肿。用于咳嗽痰喘，肺痈，崩漏，烫伤，跌打损伤，刀伤出血等。

平卧菊三七

【别　　名】烂脚杆，蛇接骨，乌凤七，平卧土三七

【学　　名】*Cynura procumbens*

【生境分布】生于林间溪旁的坡地砂质土上及水沟边灌丛中。分布于云霄、南靖等地。

【药用部位】全草。

【性味功能】辛、甘，平。散瘀消肿，止咳，通经活络。用于跌打损伤，软组织损伤，咳嗽痰喘，肺痈等。

野茼蒿属（*Crassocephalum*）

野茼蒿

【别　　名】革命菜，安南草，金黄花草，皇爷膏，假苦荬

【学　　名】*Crassocephalum crepidioides*

【生境分布】生于路边、旷野和草丛中，海拔300～1800m。全省各地分布。

【药用部位】全草。

【性味功能】微苦，凉。清热解毒，健脾利湿。用于消化不良，坏血病，脚气病，水肿，流行性腮腺炎，乳腺炎，痈疽疔毒等。

一点红属（*Emilia*）

一点红

【别　　名】叶下红，兔草，红背子草，奶草，兔子参

【学　　名】*Emilia sonchifolia*

【生境分布】生于山坡草地、路旁、荒地及田间，海拔800～2100m。全省各地分布。

【药用部位】全草。

【性味功能】淡、微苦，凉。清热解毒。用于肺炎，肺脓肿，咽喉肿痛，感冒，咯血，尿血，尿路感染，肝炎，慢性肠炎，水肿，小儿急惊风，异常子宫出血，盆腔炎，乳腺炎，疔疮痈肿，丹毒，湿疹，毛囊炎，结膜炎，中耳炎，毒蛇咬伤等。

小一点红

【别　　名】耳挖草，散血草，细红背叶，小叶一点红

【学　　名】*Emilia prenanthoidea*

【生境分布】生于路旁、山坡草地及林下，海拔550m以上。全省各地分布。

【药用部位】全草或带根全草。

【性味功能】辛、苦，凉。清热解毒，消肿止痛。用于小儿惊风，蛇头疔，阴道肿痛，咽喉痛，漆疮，跌打损伤，蛇伤等。

瓜叶菊属（*Pericallis*）

瓜叶菊

【别　　名】瓜叶莲，千日莲

【学　　名】*Pericallis hybrida* [*Cineraria cruenta*]

【生境分布】原产大西洋肯那列群岛。全省各地庭园、公园有栽培。

【药用部位】全草。

【性味功能】清热解毒。用于止泻。

兔儿伞属（*Syneilesis*）

兔儿伞

【别　　名】小鬼伞，铁灯台，龙头七

【学　　名】*Syneilesis aconitifolia*

【生境分布】生于山坡路旁、灌木丛及林下，海拔 500～1800m。分布于南靖、新罗、武夷山等地。

【药用部位】根或全草。

【性味功能】苦、辛，温，有毒。祛风除湿，解毒活血，消肿止痛。用于风湿肢体麻木，风湿关节痛，腰腿痛，骨折，月经不调，痛经，跌打损伤，颈淋巴结炎，痈，疽，痔疮，毒蛇咬伤等。

蟹甲草属（*Cacalia*）

矢镞叶蟹甲草

【别　　名】蟹甲菊，无毛蟹甲草

【学　　名】*Cacalia rubescens*

【生境分布】生于林下、林缘、山顶草间或灌丛中，海拔 1300m 以下。分布于永泰、泰宁、武夷山等地。

【药用部位】根状茎。

【性味功能】祛风除湿，活血通络，清热解毒。用于乳蛾，外伤出血等。

千里光属（*Senecio*）

千里光

【别　　名】千里及，九里明，黄花母，山黄花，软藤黄花草

【学　　名】*Senecio scandens*

【生境分布】生于林中、林缘、灌丛、山坡、草地、路边及河滩，海拔 1200m 以下。全省各地分布。

【药用部位】全草。

【性味功能】苦，凉。清热解毒。用于上呼吸道感染，急性扁桃体炎，咽喉炎，肺炎，痢疾，阑尾炎，疔，疖，湿疹，过敏性皮炎，痔疮，结膜炎，蛇伤等。

闽粤千里光

【别　　名】千里光

【学　　名】*Senecio stauntonii*

【生境分布】生于山坡疏林中、灌丛中、水边或田野，海拔 600m 左右。分布于武平、连城等地。

【药用部位】全草。

【性味功能】苦、微辛，凉。清热解毒，祛风止痒。用于痈肿疮疖，湿疹，疥癣，皮肤瘙痒等。

林荫千里光

【别　　名】森林千里光

【学　　名】*Senecio nemorensis*

【生境分布】生于山顶草间、矮林中、山坡草丛及林下，海拔 770m 以上。分布于光泽、武夷山等地。

【药用部位】全草（黄菀）。

【性味功能】苦、辛，凉。清热解毒。用于热痢，目赤红痛，痈疖肿毒等。

蒲儿根属（*Sinosenecio*）

蒲儿根

【别　　名】猫耳朵，肥猪苗

【学　　名】*Sinosenecio oldhamianus*

【生境分布】生于山坡、路旁、荒草地、溪边、林缘，海拔 300～1300m。全省各地分布。

【药用部位】全草（肥猪苗）。

【性味功能】辛、苦，凉，有小毒。清热解毒，利湿，活血。用于痈疮肿毒，泌尿系感染，湿疹，跌打损伤等。

狗舌草属（*Tephroseris*）

狗舌草

【别　　名】朝阳花，一枝花，白火丹草

【学　　名】*Tephroseris kirilowii*

【生境分布】生于山坡路旁及草地、水沟边，海拔

250～2000m。分布于同安、惠安、晋安、沙县、古田、延平等地。

【药用部位】全草。

【性味功能】苦、微甘，寒，有小毒。清热解毒，利水，杀虫。用于肺痈，小便淋痛，口腔破溃，疖肿，尿路感染，白血病等。

橐吾属（Ligularia）

大头橐吾

【别　　名】兔打伞，猴巴掌，望江南

【学　　名】*Ligularia japonica*

【生境分布】生于山沟、路边、灌丛及林下，海拔400m以上。分布于平和、南靖、仙游、武平、建宁、泰宁、柘荣、武夷山等地。

【药用部位】根或全草。

【性味功能】辛，微温。舒筋活血，解毒消肿。用于跌打损伤，无名肿毒，毒蛇咬伤等。

窄头橐吾

【别　　名】山紫菀，橐吾

【学　　名】*Ligularia stenocephala*

【生境分布】生于林下、林缘、草坡或草地上。分布于南靖、泰宁等地。

【药用部位】根及根状茎（山紫菀）。

【性味功能】苦，温。润肺止咳，舒筋活络。用于咳嗽痰喘，肾虚腰痛，肺痨咯血，乳痈，水肿。

大吴风草属（Farfugium）

大吴风草

【别　　名】活血莲，荷叶三七，独足莲，铁铜盘，野金瓜

【学　　名】*Farfugium japonicum*

【生境分布】生于低海拔山坡、林下及草丛，也有栽培。全省各地零星栽培。

【药用部位】全草。

【性味功能】辛、甘、微苦，凉。活血止血，散结消肿。用于咳嗽，咯血，便血，月经不调，跌打损伤，乳痈，痈疖肿毒，瘰疬，无名肿毒等。

金盏花属（Calendula）

金盏花

【别　　名】金盏菊，盏盏菊，黄金盏，长生菊，醒酒花

【学　　名】*Calendula officinalis*

【生境分布】原产于欧洲南部及地中海沿岸。全省公园或庭院常见栽培。

【药用部位】根，花。

【性味功能】根：淡，平；活血散瘀，行气利尿；用于癥瘕疝气，胃寒疼痛等。花：淡，平；凉血，止血；用于肠风便血。欧洲民间外用于皮肤、黏膜的各种炎症，也可以内服用于疗各种炎症及溃疡。金盏花富含黄酮类活性成分，该成分具有抗氧化、抗血管增生、消炎、抗变应性和抗病毒的功效。

苍术属（Atractylodes）

白术

【别　　名】术，山蓟，山姜

【学　　名】*Atractylodes macrocephala*

【生境分布】生于山坡草地及山坡林下。柘荣、寿宁、顺昌、建瓯、光泽、松溪、武夷山等地有栽培。

【药用部位】根茎。

【性味功能】甘、苦，温。补中健脾，燥湿利水。用于消化不良，腹泻，痰饮水肿，自汗，胎动不安，产后浮肿，耳源性眩晕等。

蓝刺头属（Echinops）

华东蓝刺头

【别　　名】漏芦，大蓟根，升麻根，土防风，和尚头

【学　　名】*Echinops grijisii*

【生境分布】生于山坡草地，海拔700m以下。分布于东山、龙海、惠安、长乐、松溪等地。

【药用部位】根（漏芦），花序。

【性味功能】根：苦、咸，凉。清热解毒，消肿排脓，下乳，通筋脉。用于痈疽发背，乳房肿痛，乳汁不通，瘰疬恶疮，湿痹筋脉拘挛，热毒血痢，痔疮出血等。花序：活血，通络。用于跌打损伤等。

风毛菊属（*Saussurea*）

风毛菊

【别　　名】山苦子，八面风，三棱草，八棱麻，八楞麻

【学　　名】*Saussurea japonica*

【生境分布】生于山坡草地、沟边路旁，海拔 200m 以上。分布于东山、南靖、同安、上杭、连城、惠安、福清、沙县、屏南等地。

【药用部位】全草（八棱麻）。

【性味功能】辛、苦，平。祛风活血，散瘀止痛。用于风湿痹痛，跌打损伤，麻风等。

三角叶风毛菊

【别　　名】三角叶须弥菊，野烟，翻白叶，娃儿草，大叶防风

【学　　名】*Saussurea deltoidea*

【生境分布】生于山坡路旁、林缘，海拔 800m 以上。分布于连城、上杭、建宁、屏南、建阳、光泽、武夷山、浦城等地。

【药用部位】根。

【性味功能】淡，微温。健脾消疳，催乳，祛风湿，通经络。用于产后乳少，带下病，消化不良，腹胀，小儿疳积，病后体虚，胃寒痛，风湿关节痛，痈疖疔毒等。

菜蓟属（*Cynara*）

菜蓟

【别　　名】洋蓟，朝鲜蓟，法国百合，荷花百合

【学　　名】*Cynara scolymus*

【生境分布】原产地中海地区。福建各地有栽培。

【药用部位】叶。

【性味功能】甘，平。用于黄疸、胸胁胀痛、肝炎等。

蓟属（*Cirsium*）

绿蓟

【别　　名】白猪母刺

【学　　名】*Cirsium chinense*

【生境分布】生于山坡草丛中，海拔 100～1600m。分布于惠安、永安、福安等地。

【药用部位】全草。

【性味功能】微苦，凉。清热祛湿，凉血止血。用于暑热烦闷，崩漏，跌打，吐血，疔疮等。

注：在与牛口刺 *Cirsium shansiense* 的共同分布区内，二者可能有杂交现象的发生。

蓟

【别　　名】大蓟，六月雪，六月霜，鸡母刺，猪母刺

【学　　名】*Cirsium japonicum*

【生境分布】生于山坡路旁、林缘、灌丛、草地、荒地、田间或溪边。全省各地分布。

【药用部位】全草。

【性味功能】微苦，凉。清热祛湿，凉血止血。用于吐血，咯血，血淋，血崩，急性肝炎，肾炎，肾盂肾炎，失眠，前列腺炎，乳糜炎，带下病，乳腺炎，漆过敏，带状疱疹，汤火伤，痈疽疔疮，毒蛇咬伤等。

野蓟

【别　　名】蓟，鸡母刺，猪母刺

【学　　名】*Cirsium maackii*

【生境分布】生于山坡草地、林缘、草甸及林旁，海拔 140～1100m。分布于仙游、柘荣等地。

【药用部位】全草。

【性味功能】甘，凉。凉血止血、行瘀消肿。用于血热妄行，出血症，鼻衄，呕吐，咯血，便血，尿血，疮毒等。

刺儿菜

【别　　名】小蓟，白鸡公刺，小叶猪姆刺，鸡姆刺，六月霜

【学　　名】*Cirsium setosum*

【生境分布】生于水沟边、山坡、荒地、田间，海拔 170m 以上。分布于厦门等地。

【药用部位】全草。

【性味功能】苦，凉。凉血，止血，行瘀消肿。用于衄血，尿血，传染性肝炎，崩漏，外伤出血，痈疖疮疡等。

线叶蓟

【别　　名】条叶蓟，轮蓟，细叶蓟，刺儿菜，小蓟

【学　　名】*Cirsium lineare*

【生境分布】生于山坡或路旁。分布于仙游、沙县、泰宁、屏南、寿宁、光泽、武夷山等地。

【药用部位】全草（苦芙），根，花序。

【性味功能】全草：甘、苦，凉。清热解毒，凉血，活血。用于暑热烦闷，崩漏，吐血，痔疮，疔疮等。根、花序：酸，温。活血散瘀，消肿解毒。用于月经不调，经闭，痛经，带下病，小便淋痛，跌打损伤等。

总序蓟

【别　　名】猪母刺，牛口刺

【学　　名】*Cirsium racemiforme*

【生境分布】生于山沟路边、山脚林缘、林下、潮湿地或山坡草地。分布于泰宁、武夷山、浦城等地。

【药用部位】根。

【性味功能】甘，平。健脾开胃，凉血止血。用于消化不良，外伤出血，咯血，衄血，尿血，子宫出血等。

牛口刺

【别　　名】匙叶滇小蓟，牛舌刺

【学　　名】*Cirsium shansiense*

【生境分布】生于山坡、山谷林下或灌木林下、草地、河边湿地、溪边和路旁，海拔 1300m 以上。分布于诏安等地。

【药用部位】根。

【性味功能】凉血止血，行淤消肿。用于出血，感染性疾病，高血压等。

泥胡菜属（*Hemistepta*）

泥胡菜

【别　　名】小牛箍口，奶浆藤，剪刀草，臭风子，绒球

【学　　名】*Hemistepta lyrata*

【生境分布】生于山坡、路旁荒地、林缘、田边、河旁等，海拔 1000m 以下。全省各地分布。

【药用部位】全草。

【性味功能】苦，凉。清热解毒，消肿祛痰，止血，活血。用于痔漏，痈肿疔疮，外伤出血，骨折等。

牛蒡属（*Arctium*）

牛蒡

【别　　名】弯把钩子，土大桐子，鼠尖子，万把钩

【学　　名】*Arctium lappa*

【生境分布】生于村庄路旁、山坡、林缘、林中、荒地、灌丛中，海拔 700m 以下。分布于武夷山、光泽等地，柘荣等地有少量栽培。

【药用部位】根，茎叶，果实（牛蒡子）。

【性味功能】根：苦、辛，凉。清热解毒，疏风利咽，消肿。用于风热感冒，咳嗽，咽喉痛，疮疖肿毒，脚癣，湿疹等。茎叶：苦，微甘，凉。用于头风痛，烦闷，金疮，乳痈，皮肤风痒等。果实：辛、苦，凉。疏风散热，宣肺透疹，解毒利咽。用于风热感冒，头痛，咽喉痛，流行性腮腺炎，疹出不透，痈疖疮疡等。

飞廉属（*Carduus*）

飞廉

【别　　名】飞轻，伏兔，大蓟、刺盖

【学　　名】*Carduus nutans*

【生境分布】生于荒野道旁、山坡草地、田间、荒地、河旁及林下，海拔 540m 以上。全省各地分布。

【药用部位】全草。

【性味功能】微苦，平。散瘀止血，清尿利湿。用于吐血，尿血，异常子宫出血，带下病，泌尿系统感染，鼻衄，乳糜尿，痈疖、疔疮等。

麻花头属（*Serratula*）

华麻花头

【别　　名】野麻菜，广升麻，绿升麻

【学　　名】*Serratula chlnensis*

【生境分布】生于山坡草地、林下、灌丛中或路边，海拔 400～1200m。分布于南靖、上杭、连城、宁

化、建宁、永安、延平、武夷山、浦城等地。

【药用部位】根。

【性味功能】甘、辛，微寒。升阳，散风，解毒，透疹。用于风热头痛，咽喉肿痛，斑疹不透，中气下陷，久泻脱肛，子宫下坠等。

红花属（*Carthamus*）

红花

【别　　名】草红，刺红花，杜红花，金红花

【学　　名】*Carthamus tinctorius*

【生境分布】柘荣、南靖等地少量栽培。

【药用部位】管状花，种子（白平子），苗（红花苗）。

【性味功能】管状花：辛，温。活血通经，散瘀止痛。用于经闭，难产，产后恶露不行，痛经，冠心病心绞痛，跌打损伤，腰腿痛等。种子：辛，温。解毒止痛。用于痘疹不出，妇女产后中风等。苗：辛，温。活血通经，散瘀止痛。用于浮肿等。

山牛蒡属（*Synurus*）

山牛蒡

【别　　名】乌苏里风毛菊

【学　　名】*Synurus deltoides*

【生境分布】生于山坡林缘、林下或草甸。分布于柘荣、武夷山等地。

【药用部位】根。

【性味功能】辛，温。祛寒，散瘀，镇痛。用于感冒头痛，关节痛，劳伤等。

兔儿风属（*Ainsliaea*）

杏香兔儿风

【别　　名】扑地金钟，兔仔耳，马蹄香，耳龟草，叶下红

【学　　名】*Ainsliaea fragrans*

【生境分布】生于山坡灌丛下，沟边草丛、田边路旁，海拔 30 ～ 850m。全省各地分布。

【药用部位】全草。

【性味功能】辛、微苦，平。清热解毒，消积止血。用于咯血，肺脓肿，支气管扩张，咳嗽，黄疸，血崩，癥瘕，乳腺炎，小儿惊风，小儿疳积，中耳炎，口腔炎，无名肿毒，痛，疽，毒蛇咬伤，跌打损伤等。

灯台兔儿风

【别　　名】铁灯兔儿风，铁氏兔儿风

【学　　名】*Ainsliaea macroclinidioides*

【生境分布】生于山坡、林下、路旁，海拔 500 ～ 1500m。分布于上杭、连城、德化、建宁、泰宁、屏南、建阳、光泽、武夷山等地。

【药用部位】全草。

【性味功能】微辛，凉。清热解毒。用于鹅口疮等。

长穗兔儿风

【别　　名】二郎箭，滇桂兔儿风

【学　　名】*Ainsliaea henryi*

【生境分布】生于山坡林下，海拔 700 ～ 1500m。分布于武夷山等地。

【药用部位】全草（二郎剑）。

【性味功能】苦、酸，凉。散瘀清热，止咳平喘。用于咳嗽痰喘，小儿疳积，毒蛇咬伤等。

扶郎花属（*Gerbera*）

毛大丁草

【别　　名】一炷香，白眉，白头翁，头顶一支草，贴地消

【学　　名】*Gerbera piloselloides*

【生境分布】生于山坡草地、林边。分布于同安、惠安、泉港、永泰、长乐、永安、沙县、泰宁、福安、寿宁、延平等地。

【药用部位】全草。

【性味功能】微苦、辛，平。通经活络，宣肺和中，消肿解毒。用于伤风感冒，咳嗽痰多，扁桃体炎，水肿，胃及十二指肠溃疡，胃肠炎，肺结核咯血，骨结核，小儿疳积，产后瘀血痛，闭经，跌打损伤，疔疮痈肿，毒蛇咬伤等。

大丁草属（*Leibnitzia*）

大丁草

【别　　名】翻白草，苦马菜，鸡毛蒿，白蒿枝，细叶火草

【学　　名】*Leibnitzia anandria*

【生境分布】生于山坡路旁、林边、草地，海拔650～1300m。分布于惠安、仙游、柘荣等地。

【药用部位】全草或带根全草。

【性味功能】苦，温。清热利湿，解毒消肿，止咳止血。用于风湿肢体麻木，咳嗽痰喘，疔疮，外伤出血，小儿疳积，肠炎，痢疾，尿路感染，乳腺炎，痈疖肿痛，臁疮，烧烫伤等。

稻槎菜属（*Lapsana*）

稻槎菜

【别　　名】小号兔仔草，小号乳草，田黄花草，兔草

【学　　名】*Lapsana apogonoides*

【生境分布】多生于田野路旁或荒草地、田边、沟边的湿草丛中，海拔1500m以下。全省各地分布。

【药用部位】全草。

【性味功能】苦，平。清热解毒，透疹。用于咽喉肿痛，痢疾，疮疡肿毒，蛇咬伤，麻疹透发不畅，乳腺炎，血痢等。

蒲公英属（*Taraxacum*）

蒲公英

【别　　名】古丁，婆补丁，白婆婆丁，黄草地丁，浆浆菜

【学　　名】*Taraxacum mongolicum*

【生境分布】多生于山坡林缘、荒野、河岸、草滩、田间及路旁。全省各地分布。

【药用部位】全草。

【性味功能】甘、苦，寒。清热解毒，消肿散结，利尿通淋，止痛。用于急性乳痈，目赤，胃炎，肝炎，胆囊炎，小便淋痛，瘰疬，疔毒，上呼吸道感染，急性扁桃体炎，咽喉炎，结膜炎，流行性腮腺炎，

急性乳腺炎，肠炎，痢疾，急性阑尾炎，泌尿系感染，盆腔炎，痈疖疔疮等。

苦苣菜属（*Sonchus*）

苦苣菜

【别　　名】苦荬菜

【学　　名】*Sonchus oleraceus*

【生境分布】多生于田野、路旁及荒地草丛中，海拔170～1500m。全省各地分布。

【药用部位】全草（苦菜）。

【性味功能】苦，寒。清热解毒，凉血止血。用于肠炎，痢疾，黄疸，淋证，咽喉肿痛，痈疮肿毒，乳腺炎，痔瘘，吐血，衄血，咯血，尿血，便血，崩漏等。

苣荬菜

【别　　名】裂叶苦荬菜，牛舌头，苦荬菜，败酱草，苦菜

【学　　名】*Sonchus arvensis*

【生境分布】多生于田野、路边及山坡路旁草丛中，海拔1500m以下。全省各地分布。

【药用部位】带根全草（牛舌头）。

【性味功能】苦，凉、寒。清热解毒，凉血利湿。用于咽喉炎，肠痈，痢疾，痔疮，遗精，白浊，乳痈，疮疖肿毒，烫火伤，急性细菌性痢疾，吐血，尿血等。

栓果菊属（*Launaea*）

光茎栓果菊

【别　　名】土蒲公英

【学　　名】*Launaea acaulis*

【生境分布】生于山坡草丛中，较少见，海拔500m以下。分布于东山、云霄等地。

【药用部位】全草。

【性味功能】甘、苦，凉。清热解毒。用于消化不良，小便淋痛，肠痈，目赤红痛，痈疽疔疮，乳痈，流行性腮腺炎等。

莴苣属（*Lactuca*）

莴苣

【别　　名】春菜

【学　　名】*Lactuca sativa*

【生境分布】生于海滩砂地、山坡路旁、荒郊、田野。全省各地分布。

【药用部位】茎叶，果实。

【性味功能】茎叶：苦、甘、凉。利尿，通乳，清热解毒。用于小便不利，尿血，乳汁不通，虫蛇咬伤，肿毒等。果实：辛，苦，微温。通乳汁，利小便，活血行瘀。用于乳汁不通，小便不利，跌打损伤，瘀肿疼痛，阴囊肿毒等。

翅果菊属（*Pterocypsela*）

高大翅果菊

【别　　名】山苦菜，高株山莴苣

【学　　名】*Pterocypsela elata*

【生境分布】多生于山坡林下较阴湿地。全省各地分布。

【药用部位】全草，根（水紫菀）。

【性味功能】全草：辛，平；清热解毒，祛风，除湿，镇痛。根：辛，平；止咳化痰，祛风；用于风寒咳嗽，肺痈等。

翅果菊

【别　　名】山莴苣，白龙头，蝴蝶菜，猪人参，苦马菜

【学　　名】*Pterocypsela indica*

【生境分布】多生于山坡林缘、路旁、荒野及田旁村边湿草丛中。全省各地分布。

【药用部位】全草（山莴苣），根（白龙头）。

【性味功能】全草：苦，凉。清热解毒，活血祛瘀。用于肠痈，乳痈，带下病，产后瘀血作痛，崩漏，痔疮下血，痈疖肿毒等。根：苦，凉，有小毒。清热凉血，消肿解毒。用于乳蛾，妇女血崩，疔肿，乳痈等。

多裂翅果菊

【别　　名】山莴苣

【学　　名】*Pterocypsela laciniata*

【生境分布】生于山坡路旁、林缘或田野、荒郊。全省各地分布。

【药用部位】全草，根。

【性味功能】苦，寒，有小毒。清热解毒，理气止血。用于暑热痧气，腹胀疼痛，带下病等。

台湾翅果菊

【别　　名】九刀参，八楞木，乳浆草，台湾莴苣

【学　　名】*Pterocypsela formosana*

【生境分布】生于山坡路旁或荒郊。全省各地分布。

【药用部位】全草（八楞麻），根（丁萝卜）。

【性味功能】苦，凉，有小毒。清热解毒，祛风活血。用于疥癣，疔疮痈肿，蛇咬伤等。

假福王草属（*Paraprenanthes*）

假福王草

【别　　名】堆莴苣

【学　　名】*Paraprenanthes sororia*

【生境分布】山坡路旁草丛中或山坡林下及林缘。分布于浦城等地。

【药用部位】全草。

【性味功能】甘，平。清热解毒，止泻，止咳润肺。用于疮疖肿毒，骨痨，肺痨，外伤出血等。

林生假福王草

【别　　名】林生假福王菊

【学　　名】*Paraprenanthes sylvicola*

【生境分布】生于山地林缘或荒郊、田边。全省各地分布。

【药用部位】带根全草。

【性味功能】清热解毒。用于疮疖肿毒，外伤出血，蝮蛇咬伤等。

黄鹌菜属（*Youngia*）

黄鹌菜

【别　　名】兔子草，黄花菜，野芥菜，黄花地丁

【学　　名】*Youngia japonica*

【生境分布】多生于山坡路旁、林缘或荒野湿草丛中，海拔 1500m 以下。全省各地分布。

【药用部位】根或全草。

【性味功能】甘、微苦，凉。清热解毒，利尿消肿，止痛。用于感冒，咽痛，结膜炎，乳痈，疮疖肿毒，毒蛇咬伤，痢疾，肝硬化腹水，急性肾炎，淋浊，血尿，带下病，风湿关节炎，跌打损伤，鹅口疮，睾丸肿痛，蜂螫伤等。

苦荬菜属（*Ixeridium*）

匍匐苦荬菜

【别　　名】沙苦荬菜

【学　　名】*Ixeris repens*

【生境分布】全省沿海滨海砂地常见，南部沿海尤多。

【药用部位】全草。

【性味功能】清热解毒，活血排脓。

剪刀股

【别　　名】假蒲公英，蒲公英，鸭舌草，鹅公英，尖刀癀

【学　　名】*Ixeris japonica*

【生境分布】多生于海边、路边田边及荒草地，海拔 300～1000m。全省沿海各地分布。

【药用部位】全草。

【性味功能】甘、苦，凉。解热毒，消痈肿，凉血，利尿。用于赤眼，水肿，疔毒，淋证，流行性腮腺炎，肺脓肿，咽喉炎，支气管炎，遗精，项疽，乳腺炎，足底脓肿等。

苦荬菜

【别　　名】兔仔草，牛舌草，蒲公英，土蒲公英

【学　　名】*Ixeris polycephala*

【生境分布】生于海滩砂地、山坡路旁、荒郊、田野，海拔 300～1000m。全省各地分布。

【药用部位】全草。

【性味功能】苦，凉。清热解毒。用于肺脓肿，赤眼，咽喉肿痛，乳痈，淋巴结炎，泌尿道感染，血淋，痛，疖，跌打损伤等。

小苦荬属（*Ixeridium*）

细叶小苦荬

【别　　名】纤细苦荬菜，细叶苦荬菜

【学　　名】*Ixeridium gracile*

【生境分布】多生于山坡路旁草丛中或田边、荒野，海拔 1200m 以下。全省各地分布。

【药用部位】全草。

【性味功能】苦，微寒。清热，解毒，止痛。用于黄疸型肝炎，结膜炎，疖肿等。

褐冠小苦荬

【别　　名】平滑苦荬菜

【学　　名】*Ixeridium laevigatum*

【生境分布】生于山坡林下、林缘及路旁阴湿地。分布于福建中部地区。

【药用部位】全草。

【性味功能】清热解毒，消痈肿。

中华小苦荬

【别　　名】山苦荬，兔仔菜，中华苦荬菜

【学　　名】*Ixeridium chinense*

【生境分布】多生于山野、荒郊、田边、路旁杂草丛中。全省各地分布。

【药用部位】全草或根。

【性味功能】苦，寒。清热解毒，消肿排脓，凉血止血。用于肠痈，肺脓肿，肺热咳嗽，肠炎，痢疾，胆囊炎，盆腔炎，疮疖肿毒，阴囊湿疹，吐血，衄血，血崩，跌打损伤等。

小苦荬

【别　　名】苦荬菜，齿缘苦荬菜

【学　　名】*Ixeridium dentatum*

【生境分布】多生于山坡林下、林缘路旁、溪边及田边，海拔 1000m 以下。全省各地分布。

【药用部位】全草。

【性味功能】苦, 凉。活血止血, 排脓祛瘀。用于痈疮肿毒等。

假还阳参属（*Crepidiastrum*）

黄瓜假还阳参

【别　　名】抱茎苦荬菜, 黄鼠草, 苦碟子, 苦荬菜

【学　　名】*Crepidiastrum denticulatum*

【生境分布】多生于山坡路旁及荒野、田边、河边。全省各地分布。

【药用部位】当年生幼苗（苦碟子）。

【性味功能】苦, 凉。清热解毒, 排脓, 止痛。用于肠痈, 痢疾, 各种化脓性炎症, 吐血, 衄血, 头痛, 牙痛, 胸腹痛, 黄水疮, 痔疮等。

山柳菊属（*Hieracium*）

山柳菊

【别　　名】伞花山柳菊, 柳叶蒲公英

【学　　名】*Hieracium umbellatum*

【生境分布】生于山坡林缘、林下或草丛中、松林代木迹地及河滩砂地。分布于建宁等地。

【药用部位】根及全草。

【性味功能】苦, 凉。清热解毒, 利湿消积。用于痈肿疮疖, 尿路感染, 腹痛积块, 痢疾等。

毛连菜属（*Picris*）

日本毛连菜

【别　　名】枪刀菜

【学　　名】*Picris japonica*

【生境分布】生于山坡草地、林缘林下、灌丛中或生林间荒地或田边、河边、沟边或高山草甸, 海拔650m 以上。分布于泰宁等地。

【药用部位】全草。

【性味功能】清热, 消肿, 止痛。用于流感, 乳痈等。

香蒲科（Typhaceae）

香蒲属（*Typha*）

水烛

【别　　名】水蜡烛, 蒲草, 蒲黄, 鬼蜡烛

【学　　名】*Typha angustifolia*

【生境分布】生于低湿地。分布于海沧、同安、长汀、泉港、仙游、闽侯、晋安等地。

【药用部位】花粉（蒲黄）, 雌花序或果穗。

【性味功能】花粉: 甘, 凉。生用活血, 散瘀, 止痛。炒用止血; 用于吐血, 咯血, 鼻衄, 血淋, 子宫出血, 闭经, 癥瘕, 刀伤出血, 烫火伤, 皮肤瘙痒等。雌花序或果穗: 甘, 凉。止血。用于刀伤出血等。

露兜树科（Pandanaceae）

露兜树属（*Pandanus*）

露兜树

【别　　名】野菠萝, 假菠萝, 山菠萝, 婆锯筋, 露兜簕

【学　　名】*Pandanus tectorius*

【生境分布】生于海边沙丘或海岸砂地上。分布于东山、漳浦、龙海、海沧等地。

【药用部位】根, 叶, 果。

【性味功能】根: 甘、辛, 凉。清热利湿。用于泌尿道感染, 感冒发热等。叶: 甘、辛, 凉。清热利湿。用于疝气等。果: 酸、甘, 平。敛肺, 益气。用于痢疾, 咳嗽等。

黑三棱科（Sparganiaceae）

黑三棱属（*Sparganium*）

曲轴黑三棱

【别　　名】东亚黑三棱，东亚黑三棱

【学　　名】*Sparganium fallax*

【生境分布】生于池塘水处。分布于泰宁等地。

【药用部位】块茎。

【性味功能】苦，平。破血行气，消积止痛。用于血瘀气滞，食积腹痛等。

黑三棱

【别　　名】京三棱，三棱

【学　　名】*Sparganium stoloniferum*

【生境分布】生于水塘、湖边、水湿低洼处及沼泽地，海拔 1500m 以下。尤溪等地有引种。

【药用部位】块茎（三棱）。

【性味功能】辛、苦，平。破血，行气，消积，止痛。用于血瘀气滞，腹部结块，肝脾肿大，经闭腹痛，食积胀痛等。

眼子菜科（Potamogetonaceae）

眼子菜属（*Potamogeton*）

浮叶眼子菜

【别　　名】飘浮眼子菜，水案板，水菹草，浮萍眼子菜

【学　　名】*Potamogeton natans*

【生境分布】生于池塘、水沟、稻田等地。全省各地分布。

【药用部位】全草。

【性味功能】甘、微苦，凉。清热解毒，消肿止痛。用于遗精，中耳炎，急性结膜炎，麦粒肿，疗，疖等。

眼子菜

【别　　名】鸭吃菜，鸭子草，龙舌

【学　　名】*Potamogeton distinctus*

【生境分布】生于池塘、湖沼、稻田及水沟处。全省各地分布。

【药用部位】全草。

【性味功能】苦，寒。清热，利水，止血，消肿，驱蛔虫。用于目赤红痛，痢疾，黄疸，淋证，水肿，带下病，血崩，痔血，小儿疳积，蛔虫病；外用于痈疖肿毒等。

鸡冠眼子菜

【别　　名】小叶眼子菜，突果眼子菜，水竹叶，龙舌

【学　　名】*Potamogeton cristatus*

【生境分布】生于静水池沼中或稻田内。全省各地分布。

【药用部位】全草。

【性味功能】苦，寒。清热，利水，止血，消肿，驱蛔虫。用于目赤红痛，痢疾，黄疸，淋证，水肿，带下病，血崩，痔血，小儿疳积，蛔虫病；外用于痈疖肿毒等。

篦齿眼子菜

【别　　名】龙须眼子菜，松毛草，线形眼子菜

【学　　名】*Potamogeton pectinatus*

【生境分布】生于河溪、湖泊、水塘中。全省各地分布。

【药用部位】全草。

【性味功能】微苦，凉。清热解毒。用于风热咳喘；熬膏外用于疮疖等。

竹叶眼子菜

【别　　名】马来眼子菜，水龙草，竹叶藻，箬叶菜

【学　　名】*Potamogeton wrightii*

【生境分布】生于静水池沼。分布于明溪等地，较

少见。

【药用部位】全草。

【性味功能】苦，寒。清热，利水，止血，消肿，驱蛔虫。用于目赤红痛，痢疾，黄疸，淋证，水肿，带下病，血崩，痔血，小儿疳积，蛔虫病；外用于痈疖肿毒等。

菹草

【别　　名】虾藻，鹅草，波叶眼子菜

【学　　名】*Potamogeton crispus*

【生境分布】生于池沼和稻田及溪河、沟渠中。全省各地分布。

【药用部位】全草。

【性味功能】苦，寒。清热利水，止血，消肿，驱蛔虫。用于目赤红痛，痢疾，黄疸，淋证，水肿，带下病，血崩，痔血，小儿疳积，蛔虫病等。

小眼子菜

【别　　名】线叶眼子菜，丝藻，水毛草

【学　　名】*Potamogeton pusillus*

【生境分布】生于池沼、沟渠、湖泊、稻田等地。全省各地分布。

【药用部位】全草。

【性味功能】苦，寒。清热解毒。用于痈肿疮疡，肺痈，乳痈，肠痈等。

大叶藻属（*Zostera*）

大叶藻

【别　　名】海带草，海马蔺

【学　　名】*Zostera marina*

【生境分布】生于海滩中潮带，成大片的单种群落。分布于同安琼头高低潮区。

【药用部位】全草。

【性味功能】咸，寒。软坚化痰，利水泄热。用于瘿瘤，癥瘕，水肿，脚气等。

泽泻科（Alismataceae）

泽泻属（*Alisma*）

东方泽泻

【别　　名】建泽泻，泽舍

【学　　名】*Alisma orientale*

【生境分布】生于水田或沟渠及池泽中，海拔2500m以下。建瓯、建阳、光泽等地有栽培。

【药用部位】块茎。

【性味功能】甘，寒。利小便，清湿热。用于小便淋痛，水肿胀满，泄泻尿少，痰饮眩晕，热淋涩痛，高脂血症等。

泽泻

【别　　名】川泽泻，水泽，如意花，车苦菜

【学　　名】*Alisma plantago-aquatica*

【生境分布】生于湖泊、河湾、溪流、水塘的浅水带，沼泽、沟渠及低洼湿地亦有生长。建瓯等地有引种。

【药用部位】块茎。

【性味功能】甘、淡，寒。利水渗湿，泄热，化浊降脂。用于小便不利，水肿胀满，泄泻尿少，痰饮眩晕，热淋涩痛，高脂血症等。

窄叶泽泻

【别　　名】水箭，水泽泻，土泽泻

【学　　名】*Alisma canaliculatum*

【生境分布】生于浅水池沼、稻田及水沟中。浦城等福建北部山区偶见。

【药用部位】全草。

【性味功能】淡、微辛，平。清热解毒，渗湿利尿。用于皮肤疱疹，小便不利，水肿，蛇咬伤等。

慈姑属（*Sagittaria*）

冠果草

【别　　名】田莲藕，水菱角，假菱角

【学　　名】*Sagittaria guyanensis* subsp. *lappula*

【生境分布】生于稻田、水边及湿地。分布于福州

市郊及长乐等地。

【药用部位】全草。

【性味功能】微苦，寒。清热利尿。用于风热咳喘，痢疾，疥疮等；外用于痈肿初起等。

野慈姑

【别　　名】剪刀草，慈姑，水慈姑，三脚剪

【学　　名】*Sagittaria trifolia*

【生境分布】生于水田、池塘及沟渠等浅水地。全省各地分布。

【药用部位】球茎，叶。

【性味功能】球茎：甘、微苦，寒；通淋逐瘀；用于淋浊，乳腺结核，骨膜炎，睾丸炎等。叶：甘、微苦，寒；消肿解毒；用于疗，疖等。

华夏慈姑

【别　　名】慈姑，茨菇，箭头草

【学　　名】*Sagittaria trifolia* var. *sinensis*

【生境分布】生于水田、沼泽及浅水沟中。分布于长乐等地偶有栽培。

【药用部位】球茎，叶，花。

【性味功能】球茎：苦、甘，凉；行血通淋；用于产后血瘀，胎衣不下，淋证，咳嗽痰血等。叶：

甘、微苦，寒；消肿，解毒；用于疮肿，丹毒，恶疮等。花：甘、微苦，寒；明目，祛湿；用于疗肿痔漏等。

小慈姑

【别　　名】毛地梨，光菇，山蛋

【学　　名】*Sagittaria potamogetifola*

【生境分布】生于水田、沼泽、溪沟浅水中。全省零星分布。

【药用部位】球茎。

【性味功能】苦、甘，寒。清肺散热，润肺止咳。用于感冒发热，肺热咳嗽，咽喉肿痛等。

矮慈姑

【别　　名】鸭舌草，瓜皮草

【学　　名】*Sagittaria pygmaea*

【生境分布】生于水田、浅水池沼、沟边等地。全省各地分布。

【药用部位】全草。

【性味功能】淡，寒。清肺利咽，利湿解毒。用于肺热咳嗽，咽喉肿痛，小便热痛，痈疖肿毒，湿疮，烫伤，蛇伤等。

水鳖科（Hydrocharitaceae）

黑藻属（*Hydrilla*）

黑藻

【别　　名】水王孙，海藻，车轴草，水草，轮叶黑藻

【学　　名】*Hydrilla verticillata*

【生境分布】生于小溪、水田、池塘及湖泊中。全省各地分布。

【药用部位】全草。

【性味功能】微苦，寒。清热解毒，利尿祛湿。用于疮疡肿毒等。

水鳖属（*Hydrocharis*）

水鳖

【别　　名】马尿花，茦菜，水白，水苏，白苹

【学　　名】*Hydrocharis dubia*

【生境分布】生于沼泽、池塘及水稻田中。分布于屏南、浦城等地。

【药用部位】全草。

【性味功能】苦，寒。清热利湿。用于湿热带下等。

水车前属（*Ottelia*）

龙舌草

【别　　名】水车前，水带菜，牛耳朵草，水芥菜

【学　　名】*Ottelia alismoides*

【生境分布】生于水田、溪沟或池塘中。分布于尤溪、屏南、武夷山、浦城等地。

【药用部位】全草。

【性味功能】甘、淡，微寒。清热化痰，解毒利尿。用于肺热咳喘，咳痰黄稠，水肿，小便不利，痛肿，烫火伤等。

苦草属（*Vallisneria*）

苦草

【别　　名】扁草，韭菜草，面条草

【学　　名】*Vallisneria natans*

【生境分布】生于池沼或溪流中。分布于福建南部和东部。

【药用部位】全草。

【性味功能】苦，温。清热解毒，止咳祛痰，养筋和血。用于急慢性支气管炎，咽炎，扁桃体炎，关节疼痛等；外用于外伤出血等。

水筛属（*Blyxa*）

有尾水筛

【别　　名】烂鸭舌

【学　　名】*Blyxa echinosperma*

【生境分布】生于水田、水沟或池塘中。分布于长乐、晋安等地。

【药用部位】全草。

【性味功能】苦，温。清热解毒，利湿。用于疮疡肿毒，湿热带下等。

禾本科（Gramineae）

箣竹属（*Bambusa*）

大头典竹

【别　　名】大头黄竹，大头甜竹

【学　　名】*Bambusa beecheyana* var. *pubescens*

【生境分布】永春、晋安有引种。

【药用部位】竿的中间层（竹茹）。

【性味功能】甘，寒。清热化痰，除烦止呕。用于痰热咳嗽，胆火挟痰，惊悸不宁，心烦失眠，牛风痰迷，胃热呕吐等。

粉单竹

【别　　名】单竹

【学　　名】*Bambusa chungii*

【生境分布】思明、晋安有引种。

【药用部位】叶芽。

【性味功能】甘、苦，微寒。清心除烦，止咳生津，解暑。用于热病心烦，伤暑口渴，目赤，心火热盛，口舌生疮，烫伤等。

坭箣竹

【别　　名】泥箣竹，毛箣竹

【学　　名】*Bambusa dissimulator*

【生境分布】生于山地林缘或溪河两岸。分布于长汀等地。

【药用部位】根，竿的中间层（竹茹）。

【性味功能】根：甘，寒。清胃，解毒。用于狂犬病等。竿的中间层：用于胃热呕吐等。

慈竹

【别　　名】从竹，绵竹，甜慈

【学　　名】*Bambusa emeiensis*

【生境分布】生于村落河边。分布于长乐、福鼎等地。

【药用部位】根茎，苗，竿的中间层，叶及花。

【性味功能】根茎：甘，凉。通乳。用于乳汁不下等。苗：甘，平。固脱，行气。用于脱肛，疝气等。竿的中间层：甘，凉。清热凉血，除烦止呕。叶及花：甘、苦，凉。清心热，止烦渴。用于劳伤吐血等。

孝顺竹

【别　　名】凤凰竹，观音竹

【学　　名】*Bambusa multiplex*

【生境分布】生于溪边、山坡、林缘，海拔高度可至 1000m 左右。分布于南靖、新罗、德化、永安、屏南、蕉城、建瓯、邵武、顺昌、武夷山、延平等地。

【药用部位】叶。

【性味功能】甘，凉。清热，除烦。

凤尾竹

【别　　名】观音竹

【学　　名】*Bambusa multiplex* var. *fernleaf*

【生境分布】全省各地常见栽培。

【药用部位】叶。

【性味功能】甘，凉。清热，除烦，利尿。用于热病心烦，伤暑口渴等。

绿竹

【别　　名】坭竹，石竹，毛绿竹，乌药竹。

【学　　名】*Bambusa oldhamii*

【生境分布】生于溪河两岸、缓坡山谷。分布于南靖、芗城、同安、思明、新罗、晋江、德化、晋安、福鼎、蕉城等地。

【药用部位】竿的中间层。

【性味功能】甘，平。祛痰，平喘，止咳。

撑篙竹

【别　　名】白眉竹，篙竹，虾须竹，油竹

【学　　名】*Bambusa pervariabilis*

【生境分布】生于溪河两岸或缓坡林缘。分布于同安、新罗、德化、永春、尤溪、福安、福鼎、蕉城等地。

【药用部位】茎皮或叶。

【性味功能】甘，凉。清热，除烦，止呕。

车筒竹

【别　　名】莿竹，苏竹，答黎竹，莿南竹

【学　　名】*Bambusa sinosplnosa*

【生境分布】生于向阳山地或溪河两岸。分布于永定、安溪等地。

【药用部位】叶，竿的中间层，幼苗（竹笋）。

【性味功能】叶：甘，凉；清热利尿，止血；用于小儿高热，风热感冒，尿路感染，鼻衄等。竿的中间层：微苦，凉；清热止呕。幼苗：凉血止痢；用于消化不良等。

青皮竹

【别　　名】高竹，小青竹，黄竹，山青竹

【学　　名】*Bambusa textilis*

【生境分布】生于路旁、水边或缓坡地。分布于南靖、漳平、新罗、德化、丰泽、南安、鲤城、晋安、闽侯、顺昌等地。

【药用部位】竿内分泌物（竹黄）。

【性味功能】甘，寒。清热豁痰，清心定惊。用于热病神昏，中风痰迷，小儿痰热惊痫，抽搐，夜啼等。

青竿竹

【别　　名】青杆竹

【学　　名】*Bambusa tuldoides*

【生境分布】生于丘陵山地、溪河两岸。分布于永定等地。

【药用部位】茎的中间层（竹茹）。

【性味功能】甘、微寒，凉。清热化痰，除烦止呕。用于痰热咳嗽，胆火挟痰烦热呕吐，惊悸失眠，中风痰迷，舌强不语，胃热呕吐，妊娠恶阻，胎动不安等。

佛肚竹

【别　　名】密节竹

【学　　名】*Bambusa ventricosa*

【生境分布】各地多栽培，为著名观赏竹种。全省各地分布。

【药用部位】嫩叶。

【性味功能】甘、微苦，凉。清热，除烦。用于感冒发热等。

黄金间碧竹

【别　　名】金丝竹

【学　　名】*Bambusa vulgaris* var. *vittata*

【生境分布】全省各地栽培。

【药用部位】叶。

【性味功能】甘、微苦，凉。清凉解热。用于感冒发热等。

牡竹属（*Dendrocalamus*）

麻竹

【别　　名】甜竹

【学　　名】*Dendrocalamus latiflorus*

【生境分布】生于溪河两岸、缓坡林缘。分布于南靖、芗城、晋江、晋安、连江、福鼎等地。

【药用部位】花。

【性味功能】苦、涩，平。化痰止咳，解毒。用于咳嗽等。

黄竹

【别　　名】粉绿竹，金竹，黄金竹，黄皮竹

【学　　名】*Dendrocalamus membranaceus*

【生境分布】生于路路旁、林中。分布于屏南、蕉城等地。

【药用部位】竹竿内膜，竹沥，竹茹。

【性味功能】用于劳累咳嗽，喉哑等。

吊丝竹

【别　　名】乌药竹

【学　　名】*Dendrocalamus minor*

【生境分布】思明、晋安引种。

【药用部位】茎，叶。

【性味功能】用于风湿骨痛等。

刚竹属（*Phyllostachys*）

毛竹

【别　　名】猫竹，江南竹，大竹，茅竹

【学　　名】*Phyllostachys edulis*

【生境分布】生于山地湿润地带，在海拔 500～1400m 生长较好。全省各地分布。

【药用部位】地下茎，节，嫩枝叶，箨叶，苗，竿的中间层。

【性味功能】地下茎：甘，凉。消肿止痛。用于跌打损伤，喉部异物（竹片）刺伤等。节：甘，凉。祛风，利关节。用于半身不遂，扭伤，风火耳鸣，腰膝痛等。嫩枝叶：甘，凉。清热除烦。用于烦

热口渴，带状疱疹等。箨叶：甘，凉。解毒泻火。用于重舌等。苗：甘，凉。透疹。用于麻疹不透等。竿的中间层：甘，凉。用于呕逆等。

淡竹

【别　　名】金竹花，甘竹，白夹竹，平行

【学　　名】*Phyllostachys glauca*

【生境分布】生于小溪两岸、山麓、缓坡地。分布于上杭、武平、新罗、永定、德化、闽清、尤溪、福鼎、延平等地。

【药用部位】根，内膜，竿的中间层，叶，苗。

【性味功能】根：甘、淡，寒。清热除烦，涤痰定惊。用于发热心烦，惊悸，小儿惊痫等。内膜：润肺止咳。用于止咳，喉炎等。竿的中间层：甘，微寒。清热，凉血，化痰，止吐。用于烦热呕吐，呃逆，痰热咳喘，吐血，衄血，胎动，惊痫等。叶：甘、淡，寒。清热除烦，生津利尿。用于热病烦渴，小儿惊痫，咳逆吐衄，小便短赤等。苗：甘，寒。清热消痰。用于热狂、头风、小儿惊风等。

粤竹

【别　　名】黎竹

【学　　名】*Phyllostachys heteroclada*

【生境分布】生于溪边或山麓。分布于长汀、晋安、永安、松溪、延平、武夷山等地。

【药用部位】根，叶。

【性味功能】淡，凉。清热，凉血，化痰。用于热病烦渴等。

台湾桂竹

【别　　名】笙竹

【学　　名】*Phyllostachys makinoi*

【生境分布】生于溪河两岸、山地林缘或灌丛中。分布于永定、罗源、晋安、闽侯、永泰、蕉城、尤溪、建瓯、延平、武夷山等地。

【药用部位】幼苗（桂笋）。

【性味功能】甘，寒。解毒。用于小儿痘疹不透等。

篌竹

【别　　名】大节竹，花竹篌竹

【学　　名】*Phyllostachys nidularia*

【生境分布】多生于向阳山坡及开阔山地。全省各地分布。

【药用部位】嫩叶，竿的中间层（竹茹）。

【性味功能】苦，寒。清热解毒，利尿除烦，杀虫止痒。用于烦热，口渴，不眠，声哑，口疮，目赤肿痛，疥癣，疮毒等。

紫竹

【别　　名】乌竹，黑竹，水竹子，油竹

【学　　名】*Phyllostachys nigra*

【生境分布】生于山地林缘或栽培。分布于南靖、德化、永春、晋安、建瓯、顺昌、延平、邵武、武夷山等地。

【药用部位】根状茎。

【性味功能】辛，平。祛风，散瘀，解毒。用于风湿痹痛，经闭，癥瘕，狂犬咬伤等。

毛金竹

【别　　名】淡竹

【学　　名】*Phyllostachys nigra* var. *henonis*

【生境分布】散生于山坡灌丛中。分布于南靖、德化、永春、晋安、邵武、顺昌、延平等地。

【药用部位】竹竿的中间层（竹茹）。

【性味功能】甘，微寒。清热化痰，除烦止呕。用于痰热咳嗽，胆火挟痰，烦热呕吐，惊悸失眠，中风痰迷，舌强不语，胃热呕吐，妊娠恶阻，胎动不安等。

桂竹

【别　　名】烂头桂，刚竹

【学　　名】*Phyllostachys reticulata*

【生境分布】生于丘陵山地灌丛或林缘。分布于新罗、德化、闽清、梅列、建宁、尤溪、屏南、福鼎、延平、武夷山等地。

【药用部位】根，壳，花（斑竹）。

【性味功能】根：苦，寒；祛风除湿；用于气喘咳嗽，四肢顽痹，筋骨疼痛等。壳：清血热，透斑疹。花：用于烂喉疫痧等。

刚竹

【别　　名】黄皮绿金竹，金竹

【学　　名】*Phyllostachys sulphurea* var. *viridis*

【生境分布】生于平原或山地林缘。分布于上杭、安溪、闽清、三元、尤溪、屏南、蕉城、建瓯、邵武、浦城等地。

【药用部位】竿内薄膜（竹衣）。

【性味功能】甘，微寒。清热化痰，除烦止呕。用于音哑，劳咳，咳嗽痰多，呕吐等。

粉绿竹

【别　　名】淡竹

【学　　名】*Phyllostachys viridiglaucescens*

【生境分布】生于山地灌丛、林缘中。分布于安溪、梅列等地。

【药用部位】鲜秆加热后自然沥出的液体（鲜竹沥）。

【性味功能】甘、苦，寒。清热化痰。用于痰热咳嗽，音哑等。

苦竹属（*Pleioblastus*）

苦竹

【别　　名】伞柄竹

【学　　名】*Pleioblastus amarus*

【生境分布】生于丘陵、山地灌丛中。全省各地常见栽培。

【药用部位】苗，叶，鲜秆加热后沥出的液体（竹沥），竹竿的中间层（竹茹）。

【性味功能】苗：甘，寒。清热除湿，利水，明目。用于消渴，面黄，脚气等。叶：苦，寒。清热明目，利窍，解毒，杀虫。用于消渴，烦热不眠，目赤，口疮，失音，烧烫伤等。鲜秆加热后沥出的液体：清火消痰，明目，利窍。用于目赤肿痛，牙痛。竹竿的中间层：用于尿血等。

箬竹属（*Indocalamus*）

阔叶箬竹

【别　　名】白叶

【学　　名】*Indocalamus latifolius*

【生境分布】生于荒坡或林下。分布于上杭、永定、德化、福鼎、顺昌、延平、邵武等地。

【药用部位】叶，果实。

【性味功能】甘，寒。清热解毒，止血。用于喉痹，失音，妇女血崩等。

箬竹

【别　　名】箬叶竹

【学　　名】*Indocalamus tessellatus*

【生境分布】生于山丘、山地林缘、灌丛或阔叶林下。全省各地分布。

【药用部位】叶。

【性味功能】甘，寒。清热解毒，止血，消肿。用于吐衄，衄血，尿血，小便淋痛不利，喉痹，痈肿等。

剪股颖属（*Agrostis*）

华北剪股颖

【别　　名】剪股颖

【学　　名】*Agrostis clavata*

【生境分布】生于山坡、草地、路边、溪旁，海拔300～2150m。分布于福建省北部山区。

【药用部位】全草。

【性味功能】用于咳嗽等。

看麦娘属（*Alopecurus*）

看麦娘

【别　　名】山高粱，棒槌草，油草

【学　　名】*Alopecurus aequalis*

【生境分布】多生于田边、湿地、麦田、沟渠旁，海拔800m以下。全省各地分布。

【药用部位】全草，种子。

【性味功能】全草：淡，凉。利湿，解毒消肿。用于水肿，水痘，小儿消化不良，泄泻等。种子：用于水肿，水痘，蛇咬伤等。

日本看麦娘

【别　　名】大花看麦娘，麦娘娘，麦陀陀草

【学　　名】*Alopecurus japonicus*

【生境分布】生于海拔较低的田边湿地。分布于永安等地。

【药用部位】全草。

【性味功能】凉血，止血，活血。

水蔗草属（*Apluda*）

水蔗草

【别　　名】丝线草，秋米草，崩疮草，野香草

【学　　名】*Apluda mutica*

【生境分布】生于山坡草地或河岸边。分布于福建东南和西南各地。

【药用部位】全草。

【性味功能】去腐生肌。外用于蛇虫咬伤，脚部糜烂等。

毛芒草属（*Aristida*）

华三芒草

【别　　名】华三芒，华山芒草

【学　　名】*Aristida chinensis*

【生境分布】多生于干燥山坡或松林中。分布于诏安、连城、秀屿、福清、晋安等地。

【药用部位】全草。

【性味功能】清热解毒，利尿。

荩草属（*Arthraxon*）

荩草

【别　　名】绿竹，马耳草

【学　　名】*Arthraxon hispidus*

【生境分布】生于山坡草地或路旁稍湿润地。全省各地分布。

【药用部位】全草。

【性味功能】苦，平。止咳定喘，杀虫，解毒。用于久咳，上气喘逆，惊悸，恶疮疥癣等。

野古草属（*Arundinella*）

毛秆野古草

【别　　名】硬骨草，白牛公，乌骨草，野古草

【学　　名】*Arundinella hirta*

【生境分布】多生于山坡、路旁、林缘、田边或灌丛中。全省各地分布。

【药用部位】全草。

【性味功能】清热,凉血。

石芒草

【别　　名】类芦,石珍茅,望冬草,篱笆竹

【学　　名】*Arundinella nepalensis*

【生境分布】多生于低丘、河岸或灌丛中。分布于诏安、连城、新罗等地。

【药用部位】全草。

【性味功能】甘、淡,平。清热利湿,消肿解毒。其幼嫩部分用于蛇咬伤,肾炎水肿,竹木刺入肉等。

芦竹属（*Aurndo*）

芦竹

【别　　名】芦竹根,芦根,荻芦竹

【学　　名】*Aurndo donax*

【生境分布】生于河岸、溪边,也见栽培于村宅旁。全省各地分布。

【药用部位】根茎(芦根)。

【性味功能】微苦,凉。清热泻火,止呕除烦,生津止渴。用于发热烦渴,麻疹,呕吐,吐血,淋浊,骨蒸劳热,牙痛等。

燕麦属（*Avena*）

野燕麦

【别　　名】乌麦,燕麦草

【学　　名】*Avena fatua*

【生境分布】常混生于麦田中或山坡旱地。全省各地分布。

【药用部位】全草。

【性味功能】甘,温。用于吐血,血崩,带下病,便血,自汗,盗汗等。

光稃野燕麦

【别　　名】光稃野燕,无毛野燕麦,光轴野燕麦

【学　　名】*Avena fatua* var. *glabrata*

【生境分布】常混生于麦田中或山坡旱地。全省各

地分布。

【药用部位】全草。

【性味功能】甘,温。补虚损。用于吐血,虚汗,崩漏等。

菵草属（*Beckmannia*）

菵草

【别　　名】菵米,水稗子

【学　　名】*Beckmannia syzigachne*

【生境分布】生于山地、草甸,海拔1200m以下。全省各地分布。

【药用部位】种子(菵米)。

【性味功能】甘,寒。益气健胃。用于气虚,呕吐等。

臂形草属（*Brachiaria*）

毛臂形草

【别　　名】髯毛臂形草

【学　　名】*Brachiaria villosa*

【生境分布】生于田野、山坡草地。全省各地常见。

【药用部位】全草。

【性味功能】用于大便秘结,小便短赤。

雀麦属（*Bromus*）

雀麦

【别　　名】山大麦,野大麦,杜姥草

【学　　名】*Bromus japonicus*

【生境分布】生于山坡、路旁、荒地。全省各地分布。

【药用部位】全草,种子(雀麦米)。

【性味功能】甘,平。止汗,催产。用于汗出不止,难产等。

拂子茅属（*Calamagrostis*）

拂子茅

【别　　名】怀绒草,尾巴草,山拂草,水茅卓

【学　　名】*Calamagrostis epigejos*

【生境分布】生于山间低湿地、沟渠旁。全省各地分布。

【药用部位】全草。

【性味功能】酸，平。催产助生。用于催产，产后止血等。

酸模芒属（*Centotheca*）

酸模芒

【别　　名】假淡竹叶

【学　　名】*Centotheca lappacea*

【生境分布】生于沟谷灌丛中。分布于诏安等地。

【药用部位】全草。

【性味功能】甘，淡，寒。清热除烦，利尿。

虎尾草属（*Chloris*）

虎尾草

【别　　名】刷头草

【学　　名】*Chloris virgata*

【生境分布】生于山坡或路旁。分布于东山、云霄、泉港等地。

【药用部位】全草。

【性味功能】辛、苦，微温。祛风除湿，解毒杀虫。用于感冒头痛，风湿痹痛，泻痢腹痛，疝气，脚气，痈疮肿毒，刀伤等。

金须茅属（*Chrysopogon*）

竹节草

【别　　名】粘人草，贴地蜈蚣，蜈蚣草

【学　　名】*Chrysopogon aciculatus*

【生境分布】生于山坡草地及旷野。分布于福建东南沿海一带。

【药用部位】全草。

【性味功能】淡，寒。清热解毒，利尿消肿，止血。用于咽喉痛，痢疾，白浊，疮疖，小便淋痛不利等；外用于外伤出血。

薏苡属（*Coix*）

薏苡

【别　　名】薏米，大麦珠，朝珠，罗米珠子

【学　　名】*Coix lacryma-jobi*

【生境分布】生于沟边、溪涧边或阴湿山谷中。全省各地常见栽培，仙游、宁化、浦城等地量大而质优。

【药用部位】根，种子（薏米）。

【性味功能】根：苦、甘，寒。清热利湿，杀虫。用于风湿关节痛，急性黄疸型传染性肝炎，带下病，虫积腹痛等。种子：甘、淡，凉。健脾补肺，渗湿利水。用于脚气，水肿，肺脓肿，肋膜炎，泄泻，荨麻疹，扁平疣，湿疹，过敏性鼻炎等。

香茅属（*Cymbopogon*）

柠檬草

【别　　名】香茅，柠檬茅，香巴茅，风茅

【学　　名】*Cymbopogon citratus*

【生境分布】漳浦、诏安、芗城、同安、思明、晋安等地有栽培。

【药用部位】秆，叶。

【性味功能】辛，温。祛风除湿，消肿止痛。用于风湿疼痛，头痛，胃痛，腹痛，腹泻，月经不调，产后水肿，跌打淤血肿痛等。

橘草

【别　　名】臭草，桔草，五香草

【学　　名】*Cymbopogon goeringii*

【生境分布】生于丘陵、山坡、荒野的草地，海拔1500m以下。全省各地较常见。

【药用部位】全草（野香茅）。

【性味功能】辛，温。平喘止咳，止痛，止泻，止血。用于咳嗽。

扭鞘香茅

【别　　名】细香草，生姜草

【学　　名】*Cymbopogon tortilis*

【生境分布】多生于山坡草丛中或路旁。分布于福

建南部。

【药用部位】全草。

【性味功能】辛、微苦，凉。疏散风热，行气和胃。用于瘴气，水土不服，风热暑湿，胸膈膨胀，呕吐水泻等。

狗牙根属（Cynodon）

狗牙根

【别　　名】绊根草

【学　　名】Cynodon dactylon

【生境分布】多生于村庄附近空旷地、路旁或河堤上。全省各地分布。

【药用部位】全草（铁线草）。

【性味功能】微甘，平。祛风，活络，止血，生肌。用于咽喉肿痛，肝炎，痢疾，小便淋涩，鼻衄，咯血，便血，呕血，脚气水肿，风湿骨痛，瘾疹，半身不遂，手脚麻木，跌打损伤等；外用于外伤出血，骨折，疮痛，小腿溃疡等。

龙爪茅属（Dactyloctenium）

龙爪茅

【别　　名】野掌草

【学　　名】Dactyloctenium aegyptium

【生境分布】生于荒地、山坡草地或路旁。全省各地分布。

【药用部位】全草。

【性味功能】甘，平。补气健脾。用于去疲劳，补气力等。

马唐属（Digitaria）

止血马唐

【别　　名】抓秧草

【学　　名】Digitaria ischaemum

【生境分布】生于田野或河边湿润地。全省各地分布。

【药用部位】全草。

【性味功能】甘，寒。凉血，止血，收敛。用于咯血，呕血，便血，尿血等。

马唐

【别　　名】羊麻，羊粟，马饭，菰

【学　　名】Digitaria sanguinalis

【生境分布】生于山坡草地或田野路旁。全省各地分布。

【药用部位】全草。

【性味功能】甘，寒。明目润肺。用于目暗不明，肺热咳嗽等。

稗属（Echinochloa）

光头稗

【别　　名】光头稗子，芒稷，光头芒

【学　　名】Echinochloa colonum

【生境分布】生于田野、园圃、路边湿润处。全省各地常见。

【药用部位】全草。

【性味功能】微苦，温。利尿，止血。用于水肿，腹水，咯血。

稗

【别　　名】稗子

【学　　名】Echinochloa crusgalli

【生境分布】生于河边及水稻田中。全省各地分布。

【药用部位】根或苗叶。

【性味功能】甘、苦，微寒。止血生肌。用于金疮，外伤出血等。

无芒稗

【别　　名】稗子

【学　　名】Echinochloa crusgalli var. mitis

【生境分布】生于沼泽、沟旁和稻田中。分布于仙游、长乐、晋安等地。

【药用部位】全草（稗）。

【性味功能】微苦，微温。止血，生肌。用于金疮及损伤出血，麻疹。

孔雀稗

【别　　名】稗

【学　　名】*Echinochloa cruspavonis*

【生境分布】生于沼泽、沟旁和稻田中。分布于大田等地。

【药用部位】全草（稗）。

【性味功能】微苦，微温。止血，生肌。用于金疮及损伤出血，麻疹。

穇属（*Eleusine*）

穇

【别　　名】穇子，龙爪稷，野铲粟

【学　　名】*Eleusine coracana*

【生境分布】福建西部和北部山区偶见栽培。

【药用部位】果实（穇子）

【性味功能】甘，温。补中益气，涩肠止泻。用于脾气虚弱，运化失常所致脘腹、胀满，食少纳差等。

牛筋草

【别　　名】牛顿草，千人拔，稷仔草，蟋蟀草

【学　　名】*Eleusine indica*

【生境分布】生于荒芜地、道路旁。全省各地分布。

【药用部位】全草。

【性味功能】甘，凉。清热利湿。用于流行性乙型脑炎，流行性脑脊髓膜炎，急性传染性肝炎，痢疾，中暑，淋浊，睾丸炎，尿道炎，肾炎等。

披碱草属（*Elymus*）

柯孟披碱草

【别　　名】鹅观草

【学　　名】*Elymus kamoji*

【生境分布】多生于山坡、路旁、林缘和湿润草地。全省各地分布。

【药用部位】全草（茅灵芝）。

【性味功能】甘，凉。清热，凉血，镇痛。用于咳嗽痰中带血，劳伤疼痛，丹毒等。

画眉草属（*Eragrostis*）

鼠妇草

【别　　名】鱼串草

【学　　名】*Eragrostis atrovirens*

【生境分布】生于溪边砂质地。分布于南靖、诏安、惠安、连城、闽侯、晋安、永安等地。

【药用部位】全草。

【性味功能】甘、淡，凉。清热利湿。用于暑热病，小便短赤，痢疾等。

大画眉草

【别　　名】露水草，牛草，星星草

【学　　名】*Eragrostis cilianensis*

【生境分布】生于荒地。全省各地分布。

【药用部位】全草，花序（星星草）。

【性味功能】全草：甘、淡，凉。疏风清热，利尿。用于砂淋，石淋，水肿，目赤等。花序：淡，平。解毒，止痒。用于黄水疮等。

知风草

【别　　名】香草

【学　　名】*Eragrostis ferruginea*

【生境分布】生于山坡、路边或草地，海拔1000m以下。全省各地分布。

【药用部位】根。

【性味功能】甘，平。舒筋散瘀。用于跌打内伤，筋骨疼痛等。

小画眉草

【别　　名】星星草

【学　　名】*Eragrostis minor*

【生境分布】生于荒野、草地和路旁。福建较少见。

【药用部位】全草。

【性味功能】淡，凉。疏风清热，利尿。用于目赤，砂淋，石淋，脓疱疮等。

华南画眉草

【别　　名】石骨儿

【学　　名】*Eragrostis nevinii*

【生境分布】生于荒山砂地。分布于诏安、同安、惠安、长乐等地。

【药用部位】叶。

【性味功能】止血。

宿根画眉草

【别　　名】串鱼草

【学　　名】*Eragrostis perennans*

【生境分布】生于向阳的山坡、路旁或疏林。分布于连城、晋安、沙县等地。

【药用部位】全草。

【性味功能】清热, 消炎。用于痢疾等。

画眉草

【别　　名】星星草, 蚊子草

【学　　名】*Eragrostis pilosa*

【生境分布】生于荒野、旱作地。全省各地分布。

【药用部位】全草, 花序。

【性味功能】全草: 甘、淡, 凉。疏风清热, 利尿。用于砂淋, 石淋, 水肿等。花序: 解毒, 止痒。用于黄水疮等。

鲫鱼草

【别　　名】碎米知风草, 乱草, 香榧草, 须须草

【学　　名】*Eragrostis tenella*

【生境分布】生于田野或山坡园地。分布于长乐、连江、平潭、晋安等地。

【药用部位】全草。

【性味功能】咸, 平。清热凉血。用于咯血、吐血等。

蜈蚣草属（*Eremochloa*）

假俭草

【别　　名】爬根草, 蜈蚣草, 假剑草

【学　　名】*Eremochloa ophiuroides*

【生境分布】生于山坡、旷野、路旁或湿草地。分布于延平、建阳、武夷山等地。

【药用部位】全草。

【性味功能】用于劳伤腰痛, 骨节酸痛。

鹧鸪草属（*Eriachne*）

鹧鸪草

【学　　名】*Eriachne pallescens*

【生境分布】多生于干燥的山坡地。分布于云霄、诏安、同安、长汀、连城、上杭、永定、南安、永安等地。

【药用部位】全草。

【性味功能】苦, 寒。凉血, 止血, 泻火解毒。用于吐血, 咯血, 衄血, 子宫出血, 外伤出血, 肝炎头痛, 黄疸, 肝炎, 疮疖等。水煎剂具有平喘, 止咳, 祛痰及抗菌的作用。

黄茅属（*Heteropogon*）

黄茅

【别　　名】地筋草, 营根, 土筋, 黄菅, 扭黄茅

【学　　名】*Heteropogon contortus*

【生境分布】多生于山坡草地或石岩上。全省各地分布。

【药用部位】根茎, 全草。

【性味功能】甘, 寒。清热止渴, 祛风除湿。用于内热消渴, 风湿痹痛, 咳嗽, 吐泻, 关节疼痛等。

大麦属（*Hordeum*）

大麦

【别　　名】牟麦, 饭麦, 稞麦

【学　　名】*Hordeum vulgare*

【生境分布】全省各地有栽培。

【药用部位】发芽的果实 (麦芽)。

【性味功能】甘, 平。健脾开胃, 行气消食, 退乳消胀。用于食积不消, 脘腹胀痛, 脾虚食少, 乳汁郁积, 乳房胀痛, 产妇断乳等。

水禾属（*Hygroryza*）

水禾

【别　　名】田中游草

【学　　名】*Hygroryza aristata*

【生境分布】生于池塘、缓流小溪, 偶见于山垄

田中。

【药用部位】全草。

【性味功能】淡, 平。疏风解表, 清热利湿。用于感冒, 风湿, 筋骨疼痛, 疟疾, 尿道炎等。

假稻属 (*Leersia*)

假稻

【别　　名】粃壳草, 关门草

【学　　名】*Leersia japonica*

【生境分布】生于山谷、水边湿地。全省各地零星分布。

【药用部位】全草 (假稻)。

【性味功能】辛, 温。除湿, 利水。用于风湿麻痹, 下肢浮肿。

蓉草

【别　　名】田中游草

【学　　名】*Leersia oryzoides*

【生境分布】生于田埂、沟渠、水塘边湿地。全省各地分布。

【药用部位】全草。

【性味功能】淡, 平。疏风解表, 清热利湿。用于感冒, 风湿, 筋骨疼痛, 疟疾、尿道炎等。

粃壳草

【别　　名】假稻

【学　　名】*Leersia sayanuka*

【生境分布】生于林下湿地或溪旁, 海拔 700～1000m。分布于永安、屏南、武夷山等地。

【药用部位】全草。

【性味功能】除湿利水。用于风湿麻木, 下肢浮肿, 目赤肿疼等。

白茅属 (*Imperata*)

白茅

【别　　名】茅根, 白茅根, 茅蔗根, 含草根

【学　　名】*Imperata cylindrica*

【生境分布】生于路旁、山坡、荒地向阳处。全省各地分布。

【药用部位】根茎 (茅根), 花序 (茅花)。

【性味功能】根茎: 甘, 凉。清热利尿, 凉血止血, 生津止渴。用于麻疹高热, 鼻衄, 急性传染性肝炎, 肾炎, 高血压, 中暑, 咯血, 血淋, 白浊, 血崩, 小而夏季热, 口腔炎, 血小板减少性紫癜等。花序: 淡, 凉。凉血止血。用于鼻衄, 刀伤出血等。

柳叶箬属 (*Isachne*)

柳叶箬

【别　　名】倒生草, 白花草

【学　　名】*Isachne globosa*

【生境分布】多生于水湿地、田边、沟渠边。全省各地分布。

【药用部位】全草。

【性味功能】用于小便淋痛, 跌打损伤等。

千金子属 (*Laptochloa*)

千金子

【别　　名】油草

【学　　名】*Laptochloa chinensis*

【生境分布】多生于田间湿地、园圃或菜地。全省各地分布。

【药用部位】全草 (油草)。

【性味功能】淡、平。行水, 破血, 攻积聚。用于癥瘕, 久热不退等。

淡竹叶属 (*Lophatherum*)

淡竹叶

【别　　名】竹叶麦冬, 淡竹草, 竹叶粘, 竹下卵

【学　　名】*Lophatherum gracile*

【生境分布】生于林下或荫蔽处。全省各地分布。

【药用部位】根, 叶。

【性味功能】根: 甘、淡, 微寒。清热止咳。用于咳嗽, 咽痛等。叶: 甘、淡, 微寒。清热除烦, 利尿。用于热病烦渴, 淋病, 口腔糜烂等。

中华淡竹叶

【别　　名】碎骨子

【学　　名】*Lophatherum sinense*

【生境分布】生于山坡、溪旁、林下。福建偶见。

【药用部位】根茎及块根。

【性味功能】甘，寒。清热，利尿，催生。用于心烦，口渴，发热，小便不利等。

芒属（*Miscanthus*）

五节芒

【别　　名】竿青，竿芒

【学　　名】*Miscanthus floridulus*

【生境分布】生于山坡下部、近沟谷边或抛荒地。全省各地分布。

【药用部位】茎。

【性味功能】甘，平。祛风除湿，利水通淋。用于热淋，白浊，带下病，风湿关节痛，鼻衄，乳糜尿，急性肾盂肾炎，泌尿道结石等。

荻

【别　　名】巴茅，山苇子，红刚芦，红柴

【学　　名】*Miscanthus sacchariflorus*

【生境分布】生于山坡草地、堤岸或河滩地湿润处。全省各地分布。

【药用部位】根状茎。

【性味功能】甘，凉。清热，活血。用于干血痨，潮热，产妇失血口渴，牙痛等。

芒

【别　　名】芭芒

【学　　名】*Miscanthus sinensis*

【生境分布】生于山坡、路旁及抛荒地。全省各地分布。

【药用部位】根茎，茎，含寄生虫的幼茎（芒气笋子），花序（芒花）。

【性味功能】根茎：甘，平。止咳，利尿，活血，止渴。用于咳嗽，小便不利，干血痨，带下病，热病口渴等。茎：甘，平。清热利尿，解毒，散血。用于小便不利，虫兽咬伤等。含寄生虫的幼茎：甘，平。补肾，止呕。用于肾虚阳痿，妊娠呕吐等。花序：甘，平。活血通经。用于月经不调，闭经，产后恶露不净，半身不遂等。

类芦属（*Neyraudia*）

类芦

【别　　名】石珍茅，假芦，卿箭杆子

【学　　名】*Neyraudia reynaudiana*

【生境分布】生于河边、路旁、多岩石山坡地和岩隙地。全省各地分布。

【药用部位】嫩苗及叶（篱笆竹）。

【性味功能】甘、淡，平。清热利湿，消肿解毒。用于尿路感染，肾炎水肿，毒蛇咬伤等。

稻属（*Oryza*）

稻

【别　　名】禾，稌，嘉蔬，杭

【学　　名】*Oryza sativa*

【生境分布】海拔800m以下的地方一年可两熟，800～1200m的地方一年一熟。全省各地均有栽培。

【药用部位】茎叶，果实。

【性味功能】茎叶：辛，温。宽中，下气，消食，解毒。用于噎膈，反胃，食滞，腹痛，泄泻，消渴，黄疸，喉痹，痔疮，汤火伤等。粳米：甘，平。补气健脾，除烦渴，止泻痢。用于脾胃气虚，食少纳呆，倦怠乏力，心烦口渴，泻下痢疾等。陈仓米：甘，淡，平。调中和胃，渗湿止泻，除烦。用于脾胃虚弱，食少，泄泻反胃，烦渴等。籼米：甘，温。温中益气，健脾止泻。用于脾胃虚寒泄泻等。米油：甘，平。补肾健脾，利水通淋。用于脾虚羸瘦，肾亏不育，小便淋浊等。米露：甘、淡，平。健脾补肺，开胃进食。用于脾虚食少，大便溏薄，肺虚久咳等。谷芽：甘，平。消食化积，健脾开胃。用于食积停滞，胀满泄泻，脾虚少食，脚气浮肿等。米皮糠：甘、辛，温。开胃，下气。用于噎膈，反胃，脚气等。稻谷芒：利湿退黄。用于黄疸等。

糯稻

【别　　名】糯谷

【学　　名】*Oryz sativa* var. *glutinosa*

【生境分布】全省地均有种植。

【药用部位】根（糯稻根）。

【性味功能】甘，平。止汗。用于自汗，盗汗。

求米草属（*Oplismenus*）

求米草

【别　　名】皱叶茅

【学　　名】*Oplismenus undulatifolius*

【生境分布】生于林下阴地。分布于连城、永安、邵武、武夷山等地。

【药用部位】全草。

【性味功能】凉血止血。用于跌打损伤等。

黍属（*Panicum*）

稷（黍）

【别　　名】糜

【学　　名】*Panicum miliaceum*

【生境分布】闽北一带偶见种植。

【药用部位】种子，茎，根。

【性味功能】种子：甘，平。益气补中。用于泻痢，烦渴，吐逆，咳嗽，胃痛，烧烫伤。茎：辛，热。利尿。用于水肿，妊娠尿血。根：辛，热，有小毒。用于腹水胀满。

铺地黍

【别　　名】硬骨草，枯骨草，藤竹草

【学　　名】*Panicum repens*

【生境分布】生于海边或潮湿处。全省各地常见。

【药用部位】全草，根状茎（铺地黍）。

【性味功能】全草：甘、苦，平。清热利湿，平肝，解毒。用于淋浊，湿热带下。根状茎：用于高血压症，鼻窦炎，衄血。

雀稗属（*Paspalum*）

圆果雀稗

【学　　名】*Paspalum scrobiculatum* var. *orbiculare*

【生境分布】生于荒山、草地、路旁或田间。全省各地分布。

【药用部位】全草。

【性味功能】淡，凉。清热，利尿。用于小便不利，水肿，泄泻，痰饮等。

雀稗

【别　　名】眼草，猪儿草

【学　　名】*Paspalum thunbergii*

【生境分布】生于山坡、路旁、旷野及湿润草地。全省各地分布。

【药用部位】全草。

【性味功能】甘，平。用于目赤肿痛，风热咳喘，肝炎，跌打损伤等。

狼尾草属（*Pennisetum*）

狼尾草

【别　　名】大狗尾草，老鼠狼，山箭子草，油包草

【学　　名】*Pennisetum alopecuroides*

【生境分布】生于田边、路旁及山坡草地。全省各地分布。

【药用部位】全草，根。

【性味功能】全草：甘，平。明目，散血。用于目赤肿痛等。根：甘，平。清肺止咳，解毒。用于肺热咳嗽，咯血，疮毒等。

显子草属（*Phaenosperma*）

显子草

【别　　名】鸟珠茅

【学　　名】*Phaenosperma globosa*

【生境分布】多生于山坡林下、沟谷溪边及路旁。分布于长乐、晋安等地。

【药用部位】全草。

【性味功能】甘、微涩，平。补虚健脾，调经。用

于病后体虚,闭经等。

芦苇属(*Phragmites*)

芦苇

【别　　名】苇,葭,芦竹,蒲苇

【学　　名】*Phragmites australis*

【生境分布】生于沼泽、河岸、海滩、湿润地。全省零星分布。

【药用部位】根茎(芦根),茎秆(苇茎),嫩叶。

【性味功能】根茎:甘、微苦,凉。清热利湿,生津止渴,止呕除烦。用于烦渴,麻疹高热不退,黄疸,呕吐,鱼蟹及河鲀中毒,热淋,齿龈糜烂,小儿疳热,鼻衄等。茎秆:甘、微苦,凉。清热利湿,生津止渴,止呕除烦。用于肺脓肿等。嫩叶:甘、微苦,凉。清热利湿,生津止渴,止呕除烦。用于鱼中毒,足底疗等。

卡开芦

【别　　名】水竹,大芦,水芦荻

【学　　名】*Phragmites karka*

【生境分布】生于河岸、溪边或湿润地。全省各地分布。

【药用部位】根状茎(水芦荻)。

【性味功能】苦,寒。清热,利尿。用于感冒发热,水肿,热泻等。

早熟禾属(*Poa*)

早熟禾

【别　　名】发汗草

【学　　名】*Poa annua*

【生境分布】生于草地、路旁、田埂及菜园地。全省各地分布。

【药用部位】全草。

【性味功能】用于咳嗽,湿疹,跌打损伤等。

金发草属(*Pogonatherum*)

金丝草

【别　　名】黄毛草,金发草,金丝茅,马尾丝,猫毛草

【学　　名】*Pogonatherum crinitum*

【生境分布】生于河边、石坎缝隙、山坡或潮湿的旷野。全省各地分布。

【药用部位】全草。

【性味功能】苦,寒。清热解毒,凉血止血,利湿。用于热病烦渴,吐血,衄血,咯血,尿血,血崩,黄疸,水肿,淋浊,带下病,泻痢,小儿疳热,疗疮痈肿等。

金发草

【别　　名】龙奶草,吉祥草

【学　　名】*Pogonatherum paniceum*

【生境分布】生于山坡、石缝或河岸湿地。全省各地较常见。

【药用部位】全草。

【性味功能】甘,凉。清热利尿。用于黄疸,脾脏肿大,消化不良,小儿疳积,消渴。

棒头草属(*Polypogon*)

棒头草

【别　　名】麦毛草

【学　　名】*Polypogon fugax*

【生境分布】生于田边、草地、水沟边、潮湿地。全省各地分布。

【药用部位】生草。

【性味功能】止痛。用于关节痛等。

筒轴茅属(*Rottboellia*)

筒轴茅

【别　　名】南部俭草

【学　　名】*Rottboellia cochinchinensis*

【生境分布】生于田野、路旁、空旷地及山谷疏林边。分布于云霄、闽侯、蕉城、建阳、建瓯、武夷山等地。

【药用部位】全草。

【性味功能】淡,凉。利尿通淋。用于小便不利等。

黑麦属 (*Secale*)

黑麦

【学　　名】*Secale cereale*

【生境分布】我国栽培于北方山区或在较寒冷地区。全省偶见栽培。

【药用部位】麦角菌寄生在子房上所形成菌核。

【性味功能】甘，凉。催产，利尿，止痛。用于促进分娩后子宫复原，难产，胎衣不下，体虚乏力等。

甘蔗属 (*Saccharum*)

斑茅

【别　　名】大密，芭茅

【学　　名】*Saccharum arundinaceum*

【生境分布】生于山坡、河岸。全省各地分布。

【药用部位】根。

【性味功能】甘，淡。通窍利水，破血通经。用于跌打损伤，筋骨风疼，妇人闭经等。

甘蔗

【别　　名】薯蔗，糖蔗，黄皮果蔗

【学　　名】*Saccharum officinarum*

【生境分布】全省各地均有栽培。

【药用部位】茎秆，茎秆渣滓，皮，嫩芽，提炼结晶（冰糖，白砂糖，赤砂糖）。

【性味功能】茎秆：甘，寒。清热生津，润燥和中，解毒。用于烦热，消渴，呕哕反胃，虚热咳嗽，大便燥结，痛疽疮肿等。茎秆渣滓：甘，寒。清热解毒。用于秃疮，痛疽，疔疮等。皮：甘，寒。清热解毒。用于小儿口疳，秃疮，坐板疮等。嫩芽：清热生津。用于消渴等。冰糖：甘，平。健脾和胃，润肺止咳。用于脾胃气虚，肺燥咳嗽，痰中带血等。白砂糖：甘，平。和中缓急，生津润燥。用于中虚腹痛，口干燥渴，肺燥咳嗽等。赤砂糖：甘，温。补脾缓肝，活血散瘀。用于产后恶露不净，口干呕哕，虚赢寒热等。

甜根子草

【别　　名】甜茅，割手密

【学　　名】*Saccharum spontaneum*

【生境分布】生于河边、溪岸旁及砂质地。全省各地分布。

【药用部位】茎汁。

【性味功能】甘，凉。清热利水，止渴。用于感冒发热，口干，小便不畅，肾炎，肝炎等。

囊颖草属 (*Sacciolepis*)

囊颖草

【别　　名】鼠尾黍，狗尾草，英雄草

【学　　名】*Sacciolepis indica*

【生境分布】生于水田边或潮湿地。全省各地分布。

【药用部位】全草。

【性味功能】去腐生肌。用于疮疡，跌打损伤等。

狗尾草属 (*Setaria*)

大狗尾草

【别　　名】狗尾巴

【学　　名】*Setaria faberii*

【生境分布】生于山野和荒坡。全省各地常见。

【药用部位】根。

【性味功能】甘，平。清热，消疳，杀虫止痒。用于小儿疳积，风疹，牙痛。

莠狗尾草

【别　　名】光明草

【学　　名】*Setaria geniculata*

【生境分布】生于丘陵山坡、草地及路旁湿润处。全省零星分布。

【药用部位】全草。

【性味功能】淡，凉。清热明目，凉血解毒。用于目赤肿痛，痛疖疔疮。

棕叶狗尾草

【别　　名】竹头草，箬叶莩

【学　　名】*Setaria palmifolia*

【生境分布】生于山坡路旁林下或溪边。全省各地分布。

【药用部位】全草（竹头草）。

【性味功能】甘，温。益气固脱。用于脱肛，子宫下垂，阴挺等。

皱叶狗尾草

【别　　名】胞衣草，扭叶草，风打草

【学　　名】*Setaria plicata*

【生境分布】多生于山坡路旁林下或溪边。全省各地分布。

【药用部位】全草。

【性味功能】淡，平。解毒，杀虫。用于疥癣，丹毒，疮疡，胎盘不下等。

金色狗尾草

【别　　名】金狗尾，硬稃狗尾草

【学　　名】*Setaria pumila*

【生境分布】多生于山坡、路旁或荒芜园地。全省各地分布。

【药用部位】全草。

【性味功能】甘、淡，平。清热，明目，止痢。用于目赤肿痛，眼睑炎，赤白痢疾等。

狗尾草

【别　　名】犬尾草，狗仔草，狗路尾，狗毛尾

【学　　名】*Setaria viridis*

【生境分布】生于田野或路旁。全省各地分布。

【药用部位】全草。

【性味功能】淡，凉。除热，祛湿，消肿。用于痈肿，疮癣，目赤等。

蜀黍属（*Sorghum*）

高粱

【别　　名】蜀黍

【学　　名】*Sorghum bicolor*

【生境分布】全省各地少量栽培。

【药用部位】根，种子。

【性味功能】根：甘，平。清热利湿，消肿止痛，平喘止血，利尿。用于小便淋痛不利，膝痛，脚跟痛等。种子：甘、涩，温。调中气，涩肠胃。用于霍乱，痢疾，小便淋痛不利，小儿消化不良等。

鬣刺属（*Spinifex*）

老鼠芳

【别　　名】腊刺，鬣刺

【学　　名】*Spinifex littoreus*

【生境分布】生于海边沙滩地。分布于福建东南沿海。

【药用部位】叶。

【性味功能】用于刀伤出血等。

鼠尾粟属（*Sporobolus*）

鼠尾粟

【别　　名】线香草，螃蟹草，鼠尾牛顿草，老鼠尾，铁射香

【学　　名】*Sporobolus fertilis*

【生境分布】多生于田野、路旁及山坡草地。全省各地分布。

【药用部位】全草或根。

【性味功能】甘，平。清热利湿，凉血解毒。用于防治流行性乙型脑炎，中暑，痢疾，荨麻疹，热淋，尿血，血崩，乳腺炎等。

钝叶草属（*Stenotaphrum*）

钝叶草

【别　　名】薏米草，鸭口草

【学　　名】*Stenotaphrum helferi*

【生境分布】生于路旁或草地上。分布于思明、闽侯等地。

【药用部位】全草。

【性味功能】甘，平。益气催产，消骨鲠。用于鱼骨鲠喉，难产，胎盘滞留等。

菅属（*Themeda*）

苞子草

【别　　名】老虎须

【学　　名】*Themeda caudata*

【生境分布】生于山坡、旷野或河边。分布于连城、惠安、屏南等地。

【药用部位】果芒。

【性味功能】用于阳痿。

黄背草

【别　　名】阿拉伯黄背草

【学　　名】*Themeda triandra*

【生境分布】生于干燥、稍湿润的山坡路旁或草丛中。全省各地分布。

【药用部位】全草，幼苗，根，果实。

【性味功能】全草：甘，温。活血通经，祛风除湿。用于经闭，风湿痹痛等。幼苗：甘，平。平肝。用于高血压病等。根：甘，平。祛风湿。用于风湿痹痛等。果实：甘，平。固表敛汗。用于盗汗等。

菅

【别　　名】白茅，野菅，菅茅根，蚂蚱草

【学　　名】*Themeda villosa*

【生境分布】生于山坡草丛中、路旁或河边。分布于云霄、闽侯、沙县、永安、建瓯等地。

【药用部位】全草。

【性味功能】辛，温。解表散寒，祛风除湿。用于风寒感冒，风湿麻木，淋证，水肿等。

棕叶芦属（*Thysanolaena*）

棕叶芦

【别　　名】莽草，棕叶芦

【学　　名】*Thysanolaena latifolia*

【生境分布】生于向阳山坡、溪岸边、路旁。分布于福建东南部和西南部各县。

【药用部位】根或嫩笋。

【性味功能】甘，温。清热解毒，生津，止渴。用于疟疾，咳嗽平喘等。

小麦属（*Triticum*）

普通小麦

【别　　名】麸麦，浮麦，浮小麦，空空麦，麦子软粒

【学　　名】*Triticum aestivum*

【生境分布】多见于东南沿海平原。全省各地分布。

【药用部位】茎叶（小麦苗），干瘪轻浮的种子（浮小麦），种皮（小麦麸）。

【性味功能】茎叶：辛，寒。清热解毒。用于烦热，黄疸，解酒毒等。干瘪轻浮的种子：甘，凉。除虚热，止汗。用于阴虚发热，盗汗，自汗等。种皮：甘，凉。清热解毒，补虚敛汗。用于疮疖肿毒，火烫伤，泻痢，虚汗，自汗等。

玉蜀黍属（*Zea*）

玉蜀黍

【别　　名】玉米

【学　　名】*Zea mays*

【生境分布】全省各地常见栽培。

【药用部位】根，叶，种子，鞘状苞片，感染病菌后变成黑色的雄花序，穗轴。

【性味功能】根：甘，平。利尿通淋，祛瘀止血。用于水肿，小便不利吐血等。叶：甘，凉。利尿通淋。用于砂淋，小便涩通等。种子：甘，平。调中开胃。鞘状苞片：甘，平。清热利尿，和胃。用于肾及膀胱结石，胃炎，胃痛吐酸，腹水等。感染病菌后变成黑色的雄花序：用于胆暑热腹泻等。穗轴：甘，平。健脾利湿。用于泻痢，小便不利，水肿，脚气等。

菰属（*Zizania*）

菰

【别　　名】蒋草，菰蒋草，茭草，茭白，茭笋

【学　　名】*Zizania latifolia*

【生境分布】多栽培于池塘、水田中。全省各地栽培，偶有逸生。

【药用部位】根，嫩茎（茭白），果实（茭白子）。

【性味功能】根：甘，寒。清热解毒。用于黄疸，小便淋痛不利等。嫩茎：甘，凉。清热除烦，止渴，通乳，通二便。果实：甘，寒。清热除烦，生津止渴。

莎草科（Cyperaceae）

球柱草属（*Bulbostylis*）

球柱草

【别　　名】牛毛草，大毛草，油麻草

【学　　名】*Bulbostylis barbata*

【生境分布】生于海边砂地或路旁湿地。分布于东山、诏安、云霄、同安、秀屿、仙游、长乐、罗源、平潭、晋安、泰宁、将乐、沙县、永安等地。

【药用部位】全草。

【性味功能】苦，寒。凉血止血，清肝明目。用于出血症，呕血，咯血，衄血，尿血，便血等。

丝叶球柱草

【别　　名】黄毛草，细黄毛草，羊胡须，龙须草

【学　　名】*Bulbostylis densa*

【生境分布】生于路旁、田边、荒地的湿草丛中，也见于海边砂地。分布于诏安、长汀、上杭、晋安、福鼎、柘荣、建瓯、邵武、武夷山等地。

【药用部位】全草。

【性味功能】甘、淡，凉。清凉，解热。用于湿疹，中暑，腹泻，跌打肿痛，尿频等。

薹草属（*Carex*）

浆果薹草

【别　　名】芭茅草，红稗，野高粱，土稗子

【学　　名】*Carex baccans*

【生境分布】生于山地林中、路旁或水边，海拔1300m以下。全省各地分布。

【药用部位】根或全草（山稗子根），种子（山稗子）。

【性味功能】根或全草：苦，涩，微寒。凉血止血，调经。用于月经不调，崩漏，鼻衄，消化道出血等。种子：甘，微辛，平。透疹止咳，补中益水。用于麻疹，水痘，百日咳，脱肛，浮肿等。

褐果薹草

【别　　名】栗褐薹草

【学　　名】*Carex brunnea*

【生境分布】生于水洼边、路旁或林中，海拔1000m以下。分布于连城、上杭、德化、永春、晋安、永安、屏南、建瓯、建阳、政和、武夷山等地。

【药用部位】全草。

【性味功能】收敛，止痒。

中华薹草

【别　　名】华苔草，茅叶苔草，十字苔草

【学　　名】*Carex chinensis*

【生境分布】生于山谷、水边或林下，海拔1200m以下。分布于同安、海沧、集美、思明、长汀、南安、德化、永春、仙游、连江、闽侯、永泰、沙县、武夷山等地。

【药用部位】全草。

【性味功能】理气止痛。

十字薹草

【别　　名】三棱草，羊胡须，油草

【学　　名】*Carex cruciata*

【生境分布】生于山坡林下及路旁，海拔1000m以下。分布于南靖、平和、连城、上杭、仙游、闽侯、永安、沙县、福鼎、延平、武夷山、浦城等地。

【药用部位】全草。

【性味功能】辛、甘，平。凉血，止血，解表透疹。用于痢疾，麻疹不出，消化不良等。

签草

【别　　名】芒尖苔草

【学　　名】*Carex doniana*

【生境分布】生于山地林下、溪边或阴湿地，海拔300～850m。分布于长汀、沙县、泰宁、延平、武夷山、浦城等地。

【药用部位】全草。

【性味功能】辛、甘，平。凉血，止血，解表透疹。用于痢疾，麻疹不出，消化不良等。

穹隆薹草

【别　　名】基膨苔，侧仲苔，穹隆苔草

【学　　名】*Carex gibba*

【生境分布】生于低海拔的山坡草地、水边及路旁湿地。分布于上杭、连城、永安、泰宁、晋安、延平、顺昌、武夷山等地。

【药用部位】全草。

【性味功能】用于风湿关节痛。

青绿薹草

【别　　名】哮喘草，青菅

【学　　名】*Carex leucchlora*

【生境分布】生于山坡、阴湿地或路边，海拔 50 ～ 800m。分布于闽清、晋安、永泰、永安、延平等地。

【药用部位】全草。

【性味功能】用于肺热咳嗽，咯血，哮喘，顿咳等。

套鞘薹草

【别　　名】山马鞭，密叶苔草

【学　　名】*Carex maubertiana*

【生境分布】生于山地林下或阴湿地路边，海拔 400 ～ 900m。分布于长汀、闽侯、晋安、永泰、建瓯、延平、武夷山等地。

【药用部位】全草。

【性味功能】辛，甘，平。清热，利尿。用于淋症，烧烫伤等。

条穗薹草

【别　　名】线穗苔草

【学　　名】*Carex nemostachys*

【生境分布】生于山谷、溪边或林下，海拔 300 ～ 1000m。分布于南靖、云霄、长汀、晋安、屏南、建阳、政和、延平、武夷山等地。

【药用部位】全草。

【性味功能】利水。用于水肿等。

镜子薹草

【别　　名】三棱马尾，仙鹤草，三棱草，喙红苞苔

【学　　名】*Carex phacota*

【生境分布】生于林下阴湿地、溪边、水边或路旁，海拔 50 ～ 700m。分布于南靖、芗城、云霄、同安、思明、长汀、福清、闽清、永泰、梅列、永安、延平等地。

【药用部位】带根全草（三棱草）。

【性味功能】辛，平。解表透疹，催生。用于小儿麻疹不透，妇女难产等。

花莛薹草

【别　　名】翻天红，落地蜈蚣，花葶薹草

【学　　名】*Carex scaposa*

【生境分布】生于山谷、林下、水边或路旁，海拔 300 ～ 1100m。分布于长汀、连城、上杭、新罗、永安、沙县、泰宁、屏南、浦城、建瓯、建阳、邵武、顺昌、延平等地。

【药用部位】全草。

【性味功能】辛，甘，平。凉血，止血，解表透疹。用于痢疾，麻疹不出，消化不良等。

硬果薹草

【别　　名】褐基苔草，太平山台，硬果苔

【学　　名】*Carex sclerocarpa*

【生境分布】生于山地密林中、山谷、路旁及草丛中，海拔约 500m。分布于长汀、闽侯、永泰、建瓯、延平等地。

【药用部位】全草。

【性味功能】辛，甘，平。凉血，止血，解表透疹。用于痢疾，麻疹不出，消化不良等。

宽叶薹草

【别　　名】崖棕，崖棕根，宽叶苔草

【学　　名】*Carex siderosticta*

【生境分布】生于山林下、水边。分布于延平等地。

【药用部位】根（崖棕根）。

【性味功能】甘、辛，温。活血化瘀，通经活络。用于妇人血气，五劳七伤。根状茎：清热，凉血，止血，利尿。

三穗薹草

【别　　名】三穗苔草, 三穗苔

【学　　名】*Carex tristachya*

【生境分布】生于山地灌丛或草丛中, 海拔 1000m 以下。分布于永安、三元、晋安、连江、屏南、延平、武夷山等地。

【药用部位】全草。

【性味功能】辛、甘, 平。凉血, 止血, 解表透疹。用于痢疾, 麻疹不出, 消化不良。

莎草属（*Cyperus*）

风车草

【别　　名】九龙吐珠, 伞莎草

【学　　名】*Cyperus alternifolia subsp. flabelliform-is*

【生境分布】全省各地庭园常见栽培。

【药用部位】茎叶（九龙吐珠）。

【性味功能】酸、甘、微苦, 凉。行气活血, 退黄解毒。用于瘀血作痛, 蛇虫咬伤。

阿穆尔莎草

【别　　名】三楞草, 三棱草

【学　　名】*Cyperus amuricus*

【生境分布】生于田间及山坡、地边、河边, 为田园中的杂草。分布于光泽等地。

【药用部位】带根全草。

【性味功能】用于风湿骨痛, 瘫痪, 麻疹。根状茎: 疏表解热, 调经止痛。

扁穗莎草

【别　　名】天打锤

【学　　名】*Cyperus compressus*

【生境分布】生于田间、田边及路旁草地。分布于诏安、同安、思明、连城、城厢、长乐、晋安、永安、福鼎、延平等地。

【药用部位】全草。

【性味功能】养心, 调经行气。外用于跌打损伤等。

长尖莎草

【别　　名】尖颖莎草, 碎米香附

【学　　名】*Cyperus cuspidatus*

【生境分布】生于河边砂地以及路旁、田边水湿处。分布于诏安、武平、泰宁、光泽、武夷山等地。

【药用部位】全草。

【性味功能】辛, 凉。清热止咳。用于咳嗽, 咳痰, 发热等。

异型莎草

【别　　名】水蜈蚣, 咸草

【学　　名】*Cyperus difformis*

【生境分布】生于田间、菜地、空旷地及水边湿地。全省各地常见。

【药用部位】带根全草

【性味功能】咸、微苦, 凉。行气, 活血, 通淋, 利小便。用于热淋, 小便不利, 跌打损伤, 吐血。

穆穗莎草

【别　　名】三角草, 土三棱

【学　　名】*Cyperus eleusinoides*

【生境分布】生于山坡草地或山谷疏林中。分布于宁化等地。

【药用部位】全草。

【性味功能】止血, 散瘀。

畦畔莎草

【别　　名】鸡屎青, 三棱草

【学　　名】*Cyperus haspan*

【生境分布】生于田边、沟边、水田中或路旁湿草地。全省各地分布。

【药用部位】全草。

【性味功能】甘, 平。息风止痉。用于婴儿破伤风等。

碎米莎草

【别　　名】三方草, 米莎草, 野席草

【学　　名】*Cyperus iria*

【生境分布】生于山坡路旁、田边及草丛中。分布于诏安、云霄、上杭、城厢、秀屿、长乐、连江、晋安、沙县、永安、建阳、政和、延平、武夷山等地。

【药用部位】全草。

【性味功能】辛，平。祛风除湿，调经利尿。用于风湿筋骨痛，跌打损伤，瘫痪，月经不调，痛经，经闭，砂淋等。

短叶茳芏

【别　　名】咸水草，席草

【学　　名】*Cyperus malaccensis* subsp. *monophyllus*

【生境分布】生于水塘边或河边。分布于云霄、海沧、翔安、秀屿、长乐、仓山、马尾、连江、罗源、福鼎等地。

【药用部位】根，根状茎（席草）。

【性味功能】淡，平。清热利尿，顺气调经，解痉。用于小便不利，经闭，急惊风等。

旋鳞莎草

【别　　名】护儿草，护心草

【学　　名】*Cyperus michelianus*

【生境分布】生于潮湿空旷处或水边。分布于仓山等地。

【药用部位】全草（护心草）。

【性味功能】辛，平。养血，行气调经。用于痛经，月经不调。

具芒碎米莎草

【别　　名】黄鳞莎草，小碎米莎草

【学　　名】*Cyperus microiria*

【生境分布】生于荒地路旁、河旁、草地湿处。分布于诏安、云霄、仙游、长乐、晋安、福鼎、武夷山等地。

【药用部位】全草。

【性味功能】利湿通淋，行气活血。

三轮草

【别　　名】水蜈蚣

【学　　名】*Cyperus orthostachyus*

【生境分布】多生于水边。分布于上杭、政和等地。

【药用部位】根，全草。

【性味功能】根：用于妇科病。全草：祛风止痛，清热泻火。用于感冒，咳嗽，疟疾。

毛轴莎草

【别　　名】大绘草，三角草，三棱草

【学　　名】*Cyperus pilosus*

【生境分布】生于水田边、水沟边及路旁潮湿地。全省各地分布。

【药用部位】全草。

【性味功能】辛，温。活血散瘀，利水消肿。用于跌打损伤，浮肿等。

香附子

【别　　名】香附，土香附，莎芽草

【学　　名】*Cyperus rotundus*

【生境分布】多生于山坡路旁、荒田或空旷草地上。全省各地分布。

【药用部位】根茎，茎，叶。

【性味功能】根茎：辛、微苦，平。理气解郁，调经止痛。用于胃痛，胸胁痛，月经不调，乳腺炎，跌打损伤等。茎、叶：用于痈肿等。

荸荠属（*Eleocharis*）

荸荠

【别　　名】田薯仔，尾黎，野地粟

【学　　名】*Eleocharis dulcis*

【生境分布】全省各地分布。

【药用部位】地上部分（通天草），球茎。

【性味功能】地上部分：苦，凉。清热解毒，利尿，降逆。用于热淋，小便不利，水肿，疔疮，呃逆等。球茎：甘，寒。清热生津，化痰，消积。用于温病口渴，咽喉肿痛，痰热咳嗽，目赤，消渴，痢疾，黄疸，热淋，食积，赘疣等。

龙师草

【别　　名】蛾子草

【学　　名】*Eleocharis tetraquetra*

【生境分布】生于水边、沟边及溪边。分布于德化、闽侯、晋安、永安、屏南、周宁、武夷山等地。

【药用部位】全草。

【性味功能】清热，化痰，消积。用于目赤，夜盲症，小儿疳积，头痛，疮疖等。

牛毛毡

【别　　名】地毛

【学　　名】*Eleocharis yokoscensis*

【生境分布】生于水田中。分布于诏安、漳浦、仙游、长乐、福清、武夷山等地。

【药用部位】全草。

【性味功能】辛，温。发散风寒，祛痰平喘。用于感冒，咳嗽，气喘等。

飘拂草属（*Fimbristylis*）

夏飘拂草

【别　　名】大牛毛毡

【学　　名】*Fimbristylis aestivalis*

【生境分布】生于田野、荒草丛及路旁水湿地。分布于上杭、永泰、晋安、屏南、延平等地。

【药用部位】全草。

【性味功能】清热解毒，利尿消肿。用于风湿关节痛，跌打损伤等。

矮扁鞘飘拂草

【学　　名】*Fimbristylis complanata* var. *exalta*

【生境分布】生于山谷、路旁或溪边草丛中。分布于诏安、云霄、上杭、连城、秀屿、长乐、闽侯、晋安、永安、武夷山等地。

【药用部位】全草。

【性味功能】清热解毒。

两歧飘拂草

【别　　名】黑节关，二歧飘拂草

【学　　名】*Fimbristylis dichotoma*

【生境分布】生于空旷草地、田野及路旁。全省各地分布。

【药用部位】全草。

【性味功能】苦，寒。清热解毒。用于小儿胎毒症等。

暗褐飘拂草

【别　　名】褐穗飘拂草，片角草，山牛毛毡，田高粱，牛毛草

【学　　名】*Fimbristylis fusca*

【生境分布】生于山坡草丛中。分布于长乐、闽侯、晋安等地。

【药用部位】全草。

【性味功能】辛，平。解表清热。用于风寒发热或斑疹伤寒等。

水虱草

【别　　名】飘拂草、日照飘拂草、筅帚草、鹅草、田岸茅

【学　　名】*Fimbristylis littoralis*

【生境分布】生于田边、路旁、山坡草地。全省各地分布。

【药用部位】全草。

【性味功能】甘、淡，凉。清热解毒，利尿消肿。用于暑热，小便不利，肠胃炎和小腿劳伤，小儿惊风等。

少穗飘拂草

【别　　名】谷精草

【学　　名】*Fimbristylis schoenoides*

【生境分布】多生于水田旁、溪旁、路旁及山地湿润处。分布于东山、诏安、漳浦、连城、永安、秀屿、晋安等地。

【药用部位】全草。

【性味功能】淡，微寒。清肝明目，祛风平肝。用于目翳，尿结，头昏，头痛等。

双穗飘拂草

【别　　名】单穗飘拂草，蓑衣草

【学　　名】*Fimbristylis subbispicata*

【生境分布】生于山坡湿地或河边、沟旁、山溪边、砂地及沼泽地。分布于诏安、东山、云霄、漳浦、海沧、仙游、马尾、连江、福鼎等沿海各地。

【药用部位】全草。

【性味功能】祛痰定喘，止血消肿。

四棱飘拂草

【别　　名】四穗飘拂草

【学　　名】*Fimbristylis tetragona*

【生境分布】生于山地水湿处、沼泽地或溪边。分布于诏安、云霄、同安、思明、仙游等地。

【药用部位】全草。

【性味功能】平，淡。清热解毒。用于跌打损伤等。

芙兰草属（*Fuirena*）

芙兰草

【别　　名】异花草，伞花毛瓣莎

【学　　名】*Fuirena umbellata*

【生境分布】生于山谷湿地或沼泽地草丛中。分布于东山、云霄、诏安、同安、思明、泉港、惠安、长乐、晋安等地。

【药用部位】全草。

【性味功能】用于小儿风湿，疟疾等。

黑莎草属（*Gahnia*）

黑莎草

【别　　名】大头茅草，砒草茅草，瘦狗母

【学　　名】*Gahnia tristis*

【生境分布】生于干燥的荒坡或山脚的灌草丛中。分布于诏安、云霄、长汀、连城、新罗、永定、闽侯、晋安、宁化、永安、周宁、光泽、武夷山等地。

【药用部位】全草。

【性味功能】清热解毒。用于阴挺等。

水莎草属（*Juncellus*）

水莎草

【别　　名】头状穗莎草，球形莎草

【学　　名】*Juncellus serotinus*

【生境分布】生于浅水中或路旁湿地。分布于东山、诏安、漳浦、秀屿、晋安等地。

【药用部位】块茎。

【性味功能】辛、微苦，平。止咳，破血，通经，行气，消积，止痛。用于咳嗽痰喘，癥瘕积聚，产后瘀血，腹痛，消化不良，经闭及一切气滞血瘀，胸腹胁痛等。

水蜈蚣属（*Kyllinga*）

短叶水蜈蚣

【别　　名】蜈蚣草，三荚草

【学　　名】*Kyllinga brevifolia*

【生境分布】生于路旁、田边、山坡荒地、田野空旷地、溪边草丛中或海边沙滩等较潮湿处。全省各地分布。

【药用部位】全草。

【性味功能】辛，温，平。疏风解表，清热利湿，止咳化痰，祛瘀消肿。用于感冒风寒，寒热头痛，筋骨疼痛，咳嗽，疟疾，黄疸，痢疾，疮疡肿毒，跌打刀伤等。

无刺鳞水蜈蚣

【别　　名】光鳞水蜈蚣，光颖水蜈蚣

【学　　名】*Kyllinga brevifolia* var. *leiolepis*

【生境分布】生于的山地草坡中，海拔约1300m。分布于武平等地。

【药用部位】带根茎的全草。

【性味功能】微辛，平。清热利湿，祛瘀消肿。用于疟疾，感冒，急性传染性肝炎，痢疾，流行性乙型脑炎，痞块，百日咳，热淋，砂淋，肾炎，小儿羊痫风，角膜溃疡，破伤风，荨麻疹，带状疱疹，乳腺炎，疔疮，毒蛇咬伤，跌打肿痛等。

单穗水蜈蚣

【别　　名】蜈蚣草，一箭球，散寒草

【学　　名】*Kyllinga nemoralis*

【生境分布】生于山坡林下、沟边、田边近水处或空旷草地上。全省各地常见。

【药用部位】全草（一箭球）。

【性味功能】微甘、辛，平。疏风，清热，止咳，截疟，散瘀，消肿。用于感冒，咳嗽，顿咳，咽喉肿痛，痢疾，疟疾，跌打损伤，疮肿，毒蛇咬伤。

湖瓜草属（*Lipocarpha*）

华湖瓜草

【别　　名】湖瓜草，疳积草

【学　　名】*Lipocarpha chinensis*

【生境分布】生于山地、沟谷或路旁潮湿处。分布于诏安、云霄、长汀、连城、上杭、新罗、永安、屏南、武夷山等地。

【药用部位】全草。

【性味功能】微苦，平。清热利湿。用于淋浊，小儿疳积等；外用于小儿惊风。

砖子苗属（*Mariscus*）

砖子苗

【别　　名】关子苗，三棱草，大香附子，三角草

【学　　名】*Mariscus umbellatus*

【生境分布】生于山坡路旁阴处、田边、路边及溪边。全省各地分布。

【药用部位】全草（砖子苗），根及根茎（假香附）。

【性味功能】全草：辛、微苦，平。祛风解表，止咳化痰，解郁调经。用于风寒感冒，咳嗽痰多，皮肤瘙痒，月经不调等。根及根茎：辛，温。行气活血，调经止痛，祛风除湿。用于月经不调，崩漏，产后腹痛，跌打损伤，风湿痹痛，感冒等。

扁莎属（*Pycreus*）

球穗扁莎

【别　　名】梳子草，飞天蜈蚣

【学　　名】*Pycreus flavidus*

【生境分布】生于水田边、路边、沟边的潮湿地，也常见于山坡林下草丛中。分布于东山、诏安、云霄、连城、城厢、秀屿、晋安、福鼎、周宁、邵武、政和等地。

【药用部位】全草。

【性味功能】破血行气，止痛。用于小便不利，跌打损伤，吐血，风寒感冒，咳嗽，百日咳等。

红鳞扁莎

【别　　名】水花毛，莩荠草

【学　　名】*Pycreus sanguinolentus*

【生境分布】生于山谷、田边或近浅水处。分布于云霄、上杭、城厢、仙游、闽侯、晋安、永安、屏南、邵武、建阳、武夷山等地。

【药用部位】根，全草。

【性味功能】根：用于肝炎等。全草：苦，凉。清热解毒，除湿退黄。用于手心脚心热。

刺子莞属（*Rhynchospora*）

刺子莞

【别　　名】龙须草，绣球草

【学　　名】*Rhynchospora rubra*

【生境分布】多生于山坡灌丛中或山地路旁。全省各地分布。

【药用部位】全草。

【性味功能】甘、咸，平。清热利湿。用于淋浊等。

藨草属（*Scirpus*）

萤蔺

【别　　名】假碱草，灯心，牛毛草，野马蹄草，直立席草

【学　　名】*Scirpus juncoides*

【生境分布】生于水田边、路旁湿地或沼泽地草丛中。分布于长汀、上杭、长乐、晋安、闽侯、沙县、永安、延平等地。

【药用部位】全草（野马蹄草）。

【性味功能】甘、淡，平。清热解毒，凉血利水，清心火，止吐血。用于麻疹痘毒，肺痨咯血，火盛牙痛，目赤肿痛，小便淋痛等。

庐山藨草

【别　　名】三棱草

【学　　名】*Scirpus lushanensis*

【生境分布】生于沼泽草地中或山坡路旁。分布于闽侯、泰宁、屏南、周宁、建瓯等地。

【药用部位】根，种子。

【性味功能】活血化瘀，清热利尿，止血。

细辐射枝藨草

【别　　名】龙须草，席草，细梗藨草

【学　　名】*Scirpus filipes*

【生境分布】生于山坡、路旁岩石边，海拔 500～1000m。分布于云霄、永春、永安、尤溪、延平等地。

【药用部位】全草。

【性味功能】用于黄疸等。

百球藨草

【别　　名】百球荆三棱

【学　　名】*Scirpus rosthornii*

【生境分布】生于山坡、路旁、溪边及沼泽地。分布于上杭、武平、闽侯、永安、尤溪、沙县、永泰、寿宁、建阳、延平、武夷山等地。

【药用部位】全草。

【性味功能】清热解毒，凉血利水。外用于毒蛇咬伤。

水毛花

【别　　名】三轮草，水灯心，蒲草根，席草根

【学　　名】*Scirpus triangulatus*

【生境分布】生于水塘边、沼泽地或溪边草地。分布于云霄、长汀、新罗、长乐、闽侯、泰宁、永安、光泽等地。

【药用部位】全草，根（蒲草根）。

【性味功能】全草：苦、辛，凉。清热解表，润肺止咳。用于感冒发热，咳嗽等。根：淡、微苦，凉。清热利尿。用于外感发热，热证牙痛，淋证，带下病等。

藨草

【别　　名】三棱水葱，野三棱，野荸荠，光棍草

【学　　名】*Scirpus triqueter*

【生境分布】生于水沟旁或河滩边。分布于晋安、福鼎等地。

【药用部位】全草。

【性味功能】甘、涩，平。和胃理气。用于食积气

滞，呃逆饱胀，经前腹痛，风湿关节痛等。

水葱

【别　　名】水文葱，莞草

【学　　名】*Scirpus validus*

【生境分布】生于水边或水湿地。分布于长乐等地。

【药用部位】根。

【性味功能】淡，平。除湿利尿。用于小便不通，水肿，腹胀等。

扁杆荆三棱

【别　　名】水莎草，三棱，扁秆藨草

【学　　名】*Scirpus planiculmis*

【生境分布】多生于河边、路旁水湿地。分布于漳浦、秀屿、长乐等地。

【药用部位】根状茎或全草。

【性味功能】苦，平。止咳，破血，通经，补气，消积，止痛。用于咳嗽，癥瘕积聚，产后瘀阻腹痛，消化不良，经闭，胸腹胁疼痛等。

荆三棱

【别　　名】三棱草，三棱，野荸荠，三楞果，铁荸荠

【学　　名】*Scirpus yagara*

【生境分布】生于河、湖、池沼浅水中或水湿地。分布于永泰、泰宁、柘荣等地。

【药用部位】块茎（三棱）。

【性味功能】苦、辛，平。破血行气，消积止痛。用于癥瘕积聚，气血凝滞，心腹痛，经闭，产后瘀血腹痛，跌打损伤，疮肿坚硬。

珍珠茅属（*Scleria*）

毛果珍珠茅

【别　　名】割鸡刀，三稔草

【学　　名】*Scleria levis*

【生境分布】生于路旁沟边草丛中或山坡草地及疏林下。分布于诏安、云霄、同安、思明、连城、仙游、长乐、晋安、永安、福鼎等地。

【药用部位】根。

【性味功能】辛、苦，平。消肿去毒。用于毒蛇咬

伤, 小儿单纯性消化不良等。

高秆珍珠茅

【别　　名】三楞筋骨草

【学　　名】*Scleria terrestris*

【生境分布】生于山坡路旁、沟边草丛中或山地疏林下。分布于连城、上杭、城厢、涵江、仙游、长乐、闽侯、晋安、沙县、永安、周宁、柘荣、武夷山等地。

【药用部位】全草 (三楞筋骨草)。

【性味功能】微苦, 平。除风湿, 通经络, 透疹。用于风湿筋骨痛, 瘫痪, 跌打损伤等。

蔺藨草属 (*Trichophorum*)

玉山针蔺

【别　　名】类头状花序藨草, 青丝还阳, 龙须草, 龙须莞

【学　　名】*Trichophorum subcapitatus*

【生境分布】生于山坡路边草丛中。分布于连城、上杭、漳平、连江、闽侯、福鼎、蕉城、屏南、延平等地。

【药用部位】根, 全草 (龙须莞)。

【性味功能】淡, 寒。利尿通淋, 清热安神。用于淋症, 消渴, 失眠, 目赤肿痛等。

棕榈科 (Arecaceae)

棕竹属 (*Rhapis*)

棕竹

【别　　名】观音竹, 棕榈竹, 矮棕竹, 盆棕

【学　　名】*Rhapis excelsa*

【生境分布】生于沟谷地及林缘。分布于永泰等地。

【药用部位】叶。

【性味功能】甘、涩, 平。凉血止血。用于鼻衄, 咯血, 吐血等。

贝叶棕属 (*Corypha*)

贝叶棕

【别　　名】行李叶椰子

【学　　名】*Corpha umbraculifera*

【生境分布】厦门万石植物园有栽培。

【药用部位】根的汁液, 幼株, 叶。

【性味功能】根的汁液：用于腹泻。幼株：水煎剂用于热感冒。叶：微苦、甘, 平。用于头痛、发热等。

蒲葵属 (*Livistona*)

蒲葵

【别　　名】葵扇木, 扇叶葵, 篷扇树

【学　　名】*Livistona chinensis*

【生境分布】生于温暖湿润的环境中。全省各地常见栽培。

【药用部位】叶, 种子。

【性味功能】叶：甘、涩, 平。止血。用于咯血, 吐血, 衄血, 异常子宫出血等。种子：甘、苦, 平。败毒抗癌, 消瘀止血。用于鼻咽癌, 白血病, 绒毛膜癌, 食管癌等。

棕榈属 (*Trachycarpus*)

棕榈

【别　　名】棕树, 扇子树, 垂叶棕榈

【学　　名】*Trachycarpus fortunei*

【生境分布】生于疏林中。全省各地分布。

【药用部位】果实。

【性味功能】苦, 凉。凉血止血。用于血崩, 咯血, 吐血, 便血, 尿血, 鼻衄, 带下病, 闭经, 异常子宫出血等。

糖棕属 (*Borassus*)

糖棕

【别　　名】扇椰子, 扇叶树头棕, 海底椰

【学　　名】*Borassus flabellifer*

【生境分布】生于阳光充足、气候温暖的干燥地区。厦门万石植物园有栽培。

【药用部位】根。

【性味功能】微甘，平。清热解毒。用于肝炎等。

鱼尾葵属（*Caryota*）

短穗鱼尾葵

【别　　名】酒椰子，小黄棕，阿菜皮

【学　　名】*Caryota mitis*

【生境分布】生于山谷林中或种植于庭院。福州以南各地常见栽培。

【药用部位】茎髓，叶鞘纤维，根。

【性味功能】茎髓：甘、涩，平。健脾，止泻。用于腹泻，痢疾，小儿腹泻尤宜。叶鞘纤维、根：收敛止血，强筋骨。用于咯血，便血等。

鱼尾葵

【别　　名】棕木，青棕，钝叶

【学　　名】*Caryota ochlandra*

【生境分布】生于山坡或沟谷林中，海拔450～700m。全省沿海各地常见栽培。

【药用部位】根，叶。

【性味功能】根：甘、涩，平。强筋骨。用于肝肾虚，筋痿软等。叶：甘、涩，平。收敛止血。用于吐血，咯血，便血，血崩等。

单穗鱼尾葵

【别　　名】鱼尾葵，断尾鱼尾葵

【学　　名】*Caryota monostachya*

【生境分布】生于山坡或沟谷林中，海拔130～1600m。芗城、思明、晋安等地的园林偶有栽培。

【药用部位】根。

【性味功能】苦，寒。清热定惊。用于高热抽搐等。

刺葵属（*Phoenix*）

海枣

【别　　名】枣椰子，波斯枣，伊拉克蜜枣

【学　　名】*Phoenix dactylifera*

【生境分布】生于西亚和北非。福州以南各地常见种植。

【药用部位】果实。

【性味功能】甘，温。补中益气，除痰嗽，补虚损。用于消食止咳等。

林刺葵

【别　　名】中东海枣，银海枣

【学　　名】*Phoenix sylvestris*

【生境分布】原产印度和缅甸，常作观赏植物。福州以南各地有栽培。

【药用部位】果实。

【性味功能】甘，温。补中益气，除痰嗽，补虚损。用于消食止咳等。

油棕属（*Elaeis*）

油棕

【别　　名】油子，油椰子，非洲油棕

【学　　名】*Elaeis guineensis*

【生境分布】生于非洲热带地区。诏安、云霄等地曾栽培，虽能开花，但通常不结实。

【药用部位】根。

【性味功能】苦，凉。消肿祛瘀。用于积瘀肿痛等。

槟榔属（*Areca*）

槟榔

【别　　名】槟榔子，榔玉，青仔，大腹槟榔

【学　　名】*Areca catechu*

【生境分布】生于低山谷底、岭脚、坡麓和平原溪边热带雨林次生林间，海拔1000m以下。厦门南普陀寺庙内栽培，已开花，但少结实。

【药用部位】花（槟榔花），果皮（大腹皮），种子。

【性味功能】花：淡，凉。健胃，止渴。用于消化不良等。果皮：辛，微温。行水下气，宽中。用于脘腹胀满，泄泻，水肿，小便淋痛不利，恶阻胀闷等。种子：苦、辛，微温。杀虫消积，降气，行气，截疟。用于绦虫病，姜片虫病，蛔虫病，蛔虫腹痛，食积，脘腹胀痛，痢疾，疟疾，水肿，脚气等。

假槟榔属 (*Archontophoenix*)

假槟榔

【别　　名】亚历山大假槟榔，亚历山大椰子

【学　　名】*Archontophoenix alexandrae*

【生境分布】原生于澳大利亚东部。福建沿海各地常见栽培。

【药用部位】叶鞘纤维。

【性味功能】苦、涩，平。煅炭止血。用于外伤出血等。

椰子属 (*Cocos*)

椰子

【别　　名】胥余，胥耶，胥邪，越王头，可可椰子

【学　　名】*Cocos nucifera*

【生境分布】生于亚洲热带地区，以菲律宾、印度尼西亚、印度和斯里兰卡等地较多。分布于诏安、云霄等地。

【药用部位】根，果肉，椰水，椰子壳油。

【性味功能】根：苦，平。止血止痛。用于鼻衄，胃痛，吐泻等。果肉：甘，平。补虚强壮，益气祛风，消疳杀虫。用于小儿绦虫病，姜片虫病等。椰水：甘，平。滋补，清暑解渴。用于暑热类渴，津液不足之口渴等。椰子壳油：苦、辛，微温。清热解毒。用于疥癣，杨梅疮等。

省藤属 (*Calamus*)

杖藤

【别　　名】华南省藤，棕藤，手杖藤，木藤

【学　　名】*Calamus rhabdocladus*

【生境分布】生于山坡林中，海拔 500m 以下。分布于漳浦、华安、南靖、永定、新罗等地。

【药用部位】幼苗。

【性味功能】辛，平。活血散瘀，消肿止痛。用于跌打损伤等。

白藤

【别　　名】鸡藤，多穗白藤

【学　　名】*Calamus tetradactylus*

【生境分布】生于山地林中，海拔 500m 以下。分布于漳浦、南靖等地。

【药用部位】全株。

【性味功能】辛，平。活血散瘀，解毒，杀虫。用于慢性胃炎，黄疸型肝炎，跌打肿痛，骨折，疔疮，湿疹，疥疮，蛔虫病等。

桄榔属 (*Arenga*)

桄榔

【别　　名】砂糖椰子，糖树，桄榔子，铁木，莎木

【学　　名】*Arenga pinnata*

【生境分布】生于低湿潮热地区的石灰岩山林中。厦门植物园等地有栽培。

【药用部位】树干髓部的淀粉（桄榔面），种子。

【性味功能】树干髓部的淀粉：甘，平。作饼食，补益虚羸损乏。用于腰腿无力。种子（桄榔子）：苦，平，有毒。破血行瘀。用于妇女产后儿枕血瘕诸痛及心胃寒痛。

散尾葵属 (*Chrysalidocarpus*)

散尾葵

【别　　名】黄椰子

【学　　名】*Chrysalidocarpus lutescens*

【生境分布】原产马达加斯加。福州以南各地常见作观赏植物种植。

【药用部位】叶鞘。

【性味功能】微苦，凉。收敛止血。用于各种出血。

天南星科（Araceae）

菖蒲属（*Acorus*）

菖蒲

【别　　名】水菖蒲，泥菖蒲，香蒲

【学　　名】*Acorus calamus*

【生境分布】生于浅水池塘、水沟、溪涧湿地。全省零星分布。

【药用部位】根茎。

【性味功能】辛、苦，温。化痰开窍，散风祛湿，辟秽杀虫，理气消肿。用于胃痛，腹痛，癫痫，痰厥，风湿痛，耳聋，痈，疥等。

金钱蒲

【别　　名】石菖蒲，九节菖蒲，建菖蒲，小石菖蒲

【学　　名】*Acorus gramineus*

【生境分布】生于山谷、山沟流水的岩石上或阴湿石壁上，海拔 1800m 以下。全省各地分布。

【药用部位】根状茎。

【性味功能】辛，微温。辟秽开窍，理气豁痰，散风祛湿，解毒杀虫。用于胃痛，腹痛，癫痫，痰厥，胸闷，风湿关节痛，牙龈脓肿，湿疹，带状疱疹，腰扭伤等。

石菖蒲

【别　　名】九节菖蒲，溪菖蒲，碧柏，凌水档

【学　　名】*Acorus tatarinowii*

【生境分布】生于山谷溪沟中、河边岩石上或阴湿处，海拔 20m 以上。全省各地分布。

【药用部位】根茎。

【性味功能】辛，微温。辟秽开窍，理气豁痰，散风祛湿，解毒杀虫。用于胃痛，腹痛，癫痫，痰厥，胸闷，风湿关节痛，牙龈脓肿，湿疹，带状疱疹，腰扭伤等。

刺芋属（*Lasia*）

刺芋

【别　　名】刺茨菇，水茨菇，簕芋，野簕芋

【学　　名】*Lasia spinosa*

【生境分布】原产我国西南地区。生于田边、沟旁、阴湿草丛、竹丛中，海拔 1530m 以下。在厦门万石岩水沟边、浅水中生长良好。

【药用部位】根茎。

【性味功能】微苦、辛，凉，有小毒。清热解毒，消肿止痛，利尿。用于胃炎，淋巴结炎，淋巴结结核，流行性腮腺炎，肾炎，痈疽疮疖，乳痛，呕吐，消化不良，狂犬咬伤，毒蛇咬伤，跌打劳伤，风湿性关节炎，带下病，痛经，小便混浊，浮肿，高血压等。

麒麟叶属（*Epipremnum*）

麒麟叶

【别　　名】蓬莱蕉，麒麟尾，龟背竹，上树龙，飞来凤

【学　　名】*Epipremnum pinnatum*

【生境分布】生于密林阴湿处，常附生雨林树干上或石壁上。福建南部常见露天栽培。

【药用部位】茎叶。

【性味功能】淡、涩，平。清热润肺，消肿解毒，舒筋活络，散瘀止痛。用于发热，顿咳，伤寒，跌打骨折，风湿痹痛，目赤，鼻衄等；外用于痈疽疮疖，毒蛇咬伤，阴囊红肿，乳疮等。

崖角藤属（*Rhaphidophora*）

狮子尾

【别　　名】大青蛇，大青龙，上木蜈蚣，百足草，爬树龙

【学　　名】*Rhaphidophora hongkongensis*

【生境分布】生于山谷石壁上、森林中树干上或岩石上，海拔 80～900m。分布于诏安、云霄、平和、漳浦、华安、新罗、漳平等地。

【药用部位】全株。

【性味功能】淡、微麻，凉，有毒。消炎止痛，散瘀块，凉血，接骨生肌。用于脾脏肿大，跌打损伤，

骨折，水火烫伤，痈疮肿毒，风湿关节痛等。

爬树龙

【别　　名】上木蜈蚣，爬山虎，过江龙，裂叶崖角藤

【学　　名】*Rhaphidophora decursiva*

【生境分布】生于林中树干上或岩石上，海拔2200m 以下。分布于福建南部各县市。

【药用部位】茎，叶。

【性味功能】茎：苦，寒。活血祛瘀，止痛，止血，接骨消肿，清热解毒，镇咳。用于跌打损伤，骨折，蛇咬伤，痈疮疖肿，顿咳，咽喉肿痛，风湿腰腿痛等。叶：苦，寒。接骨，消肿，清热解毒，止血，止痛，镇咳。用于跌打损伤，骨折，蛇咬伤，痈疮节肿，小儿百日咳，咽喉肿痛，感冒，风湿性腰腿痛等。

广东万年青属（*Aglaonema*）

广东万年青

【别　　名】大叶万年青，亮丝草

【学　　名】*Aglaonema hainanensis*

【生境分布】生于密林中，海拔 500～700m。福建东南部偶见野生，常见盆栽。

【药用部位】全株。

【性味功能】辛、微苦，寒，有毒。清热凉血，消肿拔毒，止痛。用于咽喉肿痛，白喉，肺热咳嗽，吐血，热毒便血，疮疡肿毒，蛇犬咬伤等。

花叶万年青属（*Dieffenbachia*）

花叶万年青

【别　　名】哑秆，黛粉叶，花万年青

【学　　名】*Dieffenbachia picta*

【生境分布】生于美洲热带地区。全省各地分布。

【药用部位】全草。

【性味功能】苦，寒。清热解毒。用于跌打损伤，筋断骨折，金伤，闪挫扭伤，疮疗，丹毒，痈疽等症。

五彩芋属（*Caladium*）

五彩芋

【别　　名】花叶芋，独角芋，红水芋，红芋头，独角莲

【学　　名】*Caladium bicolor*

【生境分布】生于南美洲亚马孙河流域。全省各地零星栽培。

【药用部位】块根。

【性味功能】苦、辛，温，有毒。解毒消肿，散瘀止痛，接骨，止血。用于风湿疼痛，跌打肿痛，骨折，胃痛，牙痛等；外用于无名肿毒，流行性腮腺炎，痈，疮，疖，癣，湿疹，全身瘙痒，犬、蛇、虫咬伤，刀枪伤等。

大藻属（*Pistia*）

大藻

【别　　名】水浮莲，大浮萍，浮莲，水荷莲

【学　　名】*Pistia stratiotes*

【生境分布】生于池塘、水沟等处，海拔 200～1900m。全省各地分布。

【药用部位】全草。

【性味功能】辛，寒。疏风透疹，利尿除湿，凉血活血。用于风热感冒，麻疹不透，荨麻疹，血热瘙痒，汗斑，湿疹，水肿，小便不利，风湿痹痛，丹毒，无名肿毒，跌打肿痛等。

魔芋属（*Amorphophallus*）

魔芋

【别　　名】蒟蒻，磨芋，蒻头，鬼芋，花梗莲

【学　　名】*Amorphophallus rivieri*

【生境分布】生于林下阴湿处，海拔 1500m 以上。全省零星分布。

【药用部位】块茎。

【性味功能】辛、苦，寒，有毒。化痰消积，解毒散结，行瘀止痛。用于痰嗽，积滞，疟疾，瘰疬，癥瘕，跌打损伤，痈肿，疔疮，丹毒，烫火伤，蛇咬伤等。

疏毛魔芋

【别　　名】蛇头草, 华东蒟蒻, 土半夏, 伍花莲

【学　　名】*Amorphophallus kiusianus*

【生境分布】生于疏林下荫湿处, 海拔 800m 以下。分布于福建中部、北部星散分布。

【药用部位】块茎。

【性味功能】辛、苦, 寒, 有毒。化痰消积, 解毒散结, 行瘀止痛。用于痰嗽, 积滞, 疟疾, 瘰疬, 癥瘕, 跌打损伤, 痈肿, 疔疮, 丹毒, 烫火伤, 蛇咬伤等。

野魔芋

【别　　名】野磨芋, 土南星

【学　　名】*Amorphophallus variabilis*

【生境分布】生于疏林下荫湿处。福建南部零星分布。

【药用部位】块茎。

【性味功能】辛、苦, 寒, 有毒。消肿解毒。用于损伤瘀肿, 咽喉肿痛, 牙龈肿痛等。

花魔芋

【别　　名】花磨芋, 华魔芋, 花麻蛇, 花杆南星

【学　　名】*Amorphophallus konjac*

【生境分布】生于疏林下、林缘或溪谷两旁湿润地, 或栽培于房前屋后、田边地角。全省零星分布。

【药用部位】块茎。

【性味功能】辛、苦, 寒, 有毒。解毒消肿, 酒后健胃, 消饱胀。用于流火, 疔疮, 无名肿毒, 瘰疬, 眼镜蛇咬伤, 烫火伤, 间日疟, 乳痈, 腹中痞块, 疔癀高热, 疝气等。

犁头尖属（*Typhonium*）

犁头尖

【别　　名】白附子, 独角莲, 观音芋, 小芋草, 野芋蛋

【学　　名】*Typhonium blumei*

【生境分布】生于田边、路旁、草坡地。全省各地分布。

【药用部位】块茎。

【性味功能】苦、辛, 温, 有毒。散结止痛, 消肿解

毒。用于毒蛇咬伤, 蛇头疔, 甲沟炎, 带状疱疹, 无名肿毒, 癣, 蜂螫伤, 跌打损伤, 瘰疬, 流行性腮腺炎等。

三叶犁头尖

【别　　名】三裂犁头尖, 代半夏, 范半夏

【学　　名】*Typhonium trifoliatum*

【生境分布】生于田边屋旁。分布于仙游等地。

【药用部位】块茎。

【性味功能】辛、苦, 温, 有毒。化痰止咳, 解毒消肿。用于咳嗽痰多, 疖肿等。

注: 本种已知分布于黄河以北, 可能为人为引入。

天南星属（*Arisaema*）

一把伞南星

【别　　名】天南星, 山棒子, 打蛇棒

【学　　名】*Arisaema erubescens*

【生境分布】生于林下阴湿处。全省零星分布。

【药用部位】块茎。

【性味功能】苦、辛, 温, 有毒。祛风止痉, 化痰散结。用于中风痰壅, 口眼歪斜, 半身不遂, 手足麻痹, 风痰眩晕, 癫痫, 惊风, 破伤风, 咳嗽多痰, 痈肿, 瘰疬, 跌扑损伤, 毒蛇咬伤等。

天南星

【别　　名】独角莲, 狗爪南星, 母子半夏, 狗爪半夏, 独叶一枝枪

【学　　名】*Arisaema heterophyllum*

【生境分布】生于林下阴湿处。全省零星分布。

【药用部位】块茎。

【性味功能】苦、辛, 温, 有毒。燥湿化痰, 祛风止痉, 散结消肿。用于面神经麻痹, 半身不遂, 破伤风, 小儿惊风, 癫痫, 小儿流涎, 颈淋巴结结核溃烂, 痈肿, 毒蛇咬伤等。

花南星

【别　　名】蛇磨芋, 天南星, 南星七, 绿南星, 半边莲

【学　　名】*Arisaema lobatum*

【生境分布】生于密林下, 海拔 600m 以上。分布

于武夷山等地。

【药用部位】块茎。

【性味功能】辛、苦，温，有大毒。清热解毒。用于作箭毒药，毒蛇咬伤；外用于疟疾等。

灯台莲

【别　　名】路边黄，大叶天南星，蛇包谷，蜗壳南星

【学　　名】*Arisaema bockii*

【生境分布】生于密林下，海拔 650～1500m。分布于泰宁、武夷山、浦城等地。

【药用部位】块茎。

【性味功能】苦、辛，温。燥湿化痰，息风止痉，消肿止痛。用于痰湿咳嗽，风痰眩晕，癫痫，中风，口眼歪斜，破伤风，痈肿，毒蛇咬伤等。

云台南星

【别　　名】江苏南星，分散天南星，掌叶天南星，虎掌，鄂西南星

【学　　名】*Arisaema silvestrii*

【生境分布】生于林下阴湿处，海拔 1800m 以下。福建中部、北部星散分布。

【药用部位】块茎。

【性味功能】苦、辛，温，有毒。燥湿化痰。用于无名肿毒初起，面神经麻痹，肺痈咳嗽，毒蛇咬伤，神经性皮炎等。

半夏属（*Pinellia*）

滴水珠

【别　　名】石半夏，岩芋，水滴珠，斑叶滴水珠

【学　　名】*Pinellia cordata*

【生境分布】生于林下、河边、谷地、岩隙石壁上，海拔 800m 以下。全省各地分布。

【药用部位】块茎。

【性味功能】辛，温，有小毒。解毒消肿，散瘀止痛。用于毒蛇咬伤，乳痈，肿毒，深部脓肿，瘰疬，头痛，胃痛，腰痛，跌打损伤，颈淋巴结结核等。

半夏

【别　　名】小天南星，三叶半夏，洋犁头

【学　　名】*Pinellia ternata*

【生境分布】生于田边、村旁、山坡草坡或疏林下，海拔 2500m 以下。全省各地分布。

【药用部位】块茎。

【性味功能】辛，温，有毒。燥湿化痰，降逆止呕，生用消肿散结。用于咳嗽痰多，恶心呕吐；生用用于带状疱疹，癣，急性乳腺炎，神经性皮炎，创伤出血，毒蛇咬伤，胼胝等。

虎掌

【别　　名】掌叶半夏，狗爪半夏，麻芋果，虎掌南星

【学　　名】*Pinellia pedatisecta*

【生境分布】生于林下、河谷阴湿处，海拔 1000m 以下。福建北部、中部星散分布。

【药用部位】块茎。

【性味功能】辛、甘，温，有毒。温肾，理气，消肿毒；外用于毒蛇咬伤，无名肿毒等。

盾叶半夏

【别　　名】白岩芋，白滴水珠

【学　　名】*Pinellia peltata*

【生境分布】生于林下岩石上或草丛中。分布于寿宁、松溪、政和等地。

【药用部位】块茎。

【性味功能】辛、涩，温，有小毒。消肿解毒，散瘀止痛。用于胃痛，腹痛，痈，毒蛇咬伤，跌打损伤等。

注：渐危种，是世界濒危植物。

石柑属（*Pothos*）

石柑子

【别　　名】石柑，紫苞石柑，龙州石柑，台湾石柑，长柄石柑

【学　　名】*Pothos chinensis*

【生境分布】生于阴湿密林中，常匍匐于岩石上或附生于树干上。分布于漳浦等地。

【药用部位】全草。

【性味功能】辛、淡，平。祛风除湿，活血散瘀，消

积，止咳。用于风湿痹痛，跌打损伤，骨折，小儿疳积，咳嗽，中耳炎，鼻窦炎，晚期血吸虫病肝脾大等。

芋属（*Colocasia*）

芋

【别　　名】芋头，槟榔芋，毛芋

【学　　名】*Colocasia esculenta*

【生境分布】原产于印度，现广泛栽培于全球热带地区。全省各地均有种植。

【药用部位】块茎，叶。

【性味功能】块茎：甘、辛，平。驱风，散结，止血。用于痈肿，对口疮，蛇头疔，创伤出血等。叶：辛、凉。止泻，敛汗，消肿解毒。用于瘰疬，疮疥等。

野芋

【别　　名】芋婆，姑婆芋，野芋头，红广菜，野山芋

【学　　名】*Colocasia esculentum* var. *antiquorum*

【生境分布】生于山谷水旁阴湿处。全省各地分布。

【药用部位】块茎。

【性味功能】辛，寒，有小毒。消肿止痛。用于痈，疽，蛇头疔，毒蛇咬伤，蜈蚣咬伤，面神经麻痹，跌打损伤等。

大野芋

【别　　名】山野芋，水芋，象耳芋，抬板七，抬板蕉

【学　　名】*Colocasia gigantea*

【生境分布】生于林下、山谷水沟边阴湿处，海拔100～700m。新罗、武平、芗城、南靖、平和等地零星分布。

【药用部位】根茎。

【性味功能】苦，凉。解毒消肿，祛痰镇痉。用于肿毒，跌打损伤，蛇虫咬伤等。

海芋属（*Alocasia*）

海芋

【别　　名】天荷，狼毒，野芋，隔河仙，姑婆芋

【学　　名】*Alocasia odora* [*A.macrorrhiza*]

【生境分布】生于林缘、沟谷水边，海拔1700m以下。全省各地分布。

【药用部位】根状茎。

【性味功能】辛，寒，有毒。消肿，拔毒，杀虫。用于痈，疖，对口疮，斑秃，脂溢性皮炎，小儿头疮，铁钉刺伤，毒蛇咬伤等。

假海芋

【别　　名】尖尾芋，姑婆芋，芋婆，虎耳菜，老虎芋

【学　　名】*Alocasia cucullata*

【生境分布】生于林下水边阴湿处。全省零星分布。

【药用部位】根状茎。

【性味功能】辛、微苦，寒，有剧毒。清热解毒，消肿止痛。用于时行感冒，钩端螺旋体病，伤寒，肺痨，咳嗽痰喘；外用于毒蛇咬伤，毒蜂蜇伤，蜂窝织炎，肿毒初起等。

浮萍科（Lemnaceae）

浮萍属（*Lemna*）

浮萍

【别　　名】青萍，田萍，浮萍草，水浮萍，水萍草

【学　　名】*Lemna minor*

【生境分布】生于池塘、稻田及水沟边。全省各地分布。

【药用部位】全草。

【性味功能】辛，寒。发汗解表，透疹止痒，利水消肿，清热解毒。用于风热表证，麻疹不透，瘾疹瘙痒，水肿，癃闭，疮癣，丹毒，烫伤等。

紫萍属（Spirodela）

紫萍

【别　　名】紫背浮萍, 萍, 田萍, 红色浮萍, 红麻草

【学　　名】*Spirodela polyrrhiza*

【生境分布】生于池塘、稻田及水沟的水面上。全省各地分布。

【药用部位】全草。

【性味功能】辛, 寒。发汗祛风, 利水消肿。用于麻疹不透, 小便不利, 荨麻疹, 急性肾炎, 湿疹, 红丝疔等。

黄眼草科（Xyridaceae）

黄眼草属（Xyris）

黄眼草

【学　　名】*Xyris indica*

【生境分布】生于山谷田边或湿草地, 海拔 250 ～ 600m。分布于仙游等地。

【药用部位】全草。

【性味功能】苦, 寒。杀虫止痒。用于疥癣等。

硬叶葱草

【别　　名】硬叶黄眼草

【学　　名】*Xyris complanata*

【生境分布】生于海边高潮区海滩湿地。分布于同安等地。

【药用部位】全草。

【性味功能】苦, 寒。杀虫止痒。用于疥癣等。

葱草

【别　　名】少花黄眼草

【学　　名】*Xyris pauciflora*

【生境分布】生于沼泽地或水池边, 海拔 350 ～ 900m。分布于海沧、连城、仙游等地。

【药用部位】全草。

【性味功能】苦, 寒。杀虫止痒。用于癣疥等。

谷精草科（Eriocaulaceae）

谷精草属（Eriocaulon）

毛谷精草

【别　　名】戴星草, 谷精, 移星草

【学　　名】*Eriocaulon australe*

【生境分布】生于水边湿地或水田中。分布于诏安、安溪、惠安、长乐等地。

【药用部位】全草。

【性味功能】辛、甘, 凉。疏散风热, 明目, 退翳。用于风热目赤, 肿痛羞明, 眼生翳膜, 风热头痛; 外用于疮疥等。

谷精草

【别　　名】山皮酸, 谷精珠, 镰刀草, 戴星草, 珍珠草

【学　　名】*Eriocaulon buergerianum*

【生境分布】生于水稻田中或沼泽地等。全省各地分布。

【药用部位】带花茎的头状花序。

【性味功能】辛、甘, 平。祛风散热, 明目退翳。用于目赤翳障, 羞明流泪, 雀目, 头痛, 鼻渊, 喉痹, 牙痛, 风疹瘙痒等。

白药谷精草

【别　　名】小谷精草, 异花谷精草

【学　　名】*Eriocaulon cinereum*

【生境分布】生于水田中。全省各地分布。

【药用部位】带花茎的头状花序。

【性味功能】辛、甘, 平。祛风散热, 明目退翳。用于目赤翳障, 羞明流泪, 雀目, 头痛, 鼻渊, 喉痹, 牙痛, 风疹瘙痒等。

长苞谷精草

【别　　名】长苞谷精珠, 小谷精草
【学　　名】*Eriocaulon decemflorum*
【生境分布】生于田边湿地。全省各地分布。
【药用部位】全草。
【性味功能】辛、甘, 平。祛风散热, 明目退翳。用于目赤翳障, 羞明流泪, 雀目, 头痛, 鼻渊, 喉痹, 牙痛, 风疹瘙痒等。

华南谷精草

【别　　名】谷精珠, 大叶谷精草, 华东谷精草
【学　　名】*Eriocaulon sexangulare*
【生境分布】生于水田、沼泽地或山坡上, 海拔 760m 左右。分布于诏安、云霄、平和、漳平、南安、永春、长乐、晋安等地。
【药用部位】全草。
【性味功能】辛、甘, 平。祛风散热, 明目退翳。用于目赤翳障, 羞明流泪, 雀目, 头痛, 鼻渊, 喉痹, 牙痛及风疹瘙痒等。

凤梨科（Potamogetonaceae）

凤梨属（*Ananas*）

凤梨

【别　　名】菠萝, 露兜子, 旺来
【学　　名】*Ananas comosus*
【生境分布】原产美洲热带地区。云霄、漳浦、南靖等地常见栽培。
【药用部位】果皮。
【性味功能】苦、涩, 寒。清热解毒。用于痢疾, 腹痛等。

水塔花属（*Billbergia*）

水塔花

【别　　名】火焰凤梨, 红藻凤梨, 水槽凤梨, 红笔凤梨, 水星菠萝
【学　　名】*Billbergia pyramidalis*
【生境分布】原产美洲热带, 附生在热带森林的树上或腐殖质中。福州以南地区常见栽培。
【药用部位】叶。
【性味功能】苦, 凉。消肿排脓。外用于疮疡肿毒等。

鸭跖草科（Commelinaceae）

穿鞘花属（*Amischotolype*）

穿鞘花

【别　　名】独竹草, 中国穿鞘花
【学　　名】*Amischotolype hispida*
【生境分布】生于林下水沟边, 海拔 2100m 以下。分布于南靖、华安、新罗、连城、永泰、连江、晋安等地。
【药用部位】全株。
【性味功能】辛、苦, 寒。祛风除湿, 祛瘀止痛。用于风湿痹痛, 跌打损伤等。

竹叶吉祥草属（*Spatholirion*）

竹叶吉祥草

【别　　名】秦归, 马耳草, 猪叶菜, 白龙须
【学　　名】*Spatholirion longifolium*
【生境分布】生于山坡草地、溪旁或山谷林下, 海拔 2700m 以下。分布于泰宁等地。
【药用部位】花序。
【性味功能】涩, 凉。调和气血, 止痛。用于月经不调, 神经性头痛等。

杜若属（Pollia）

杜若

【别　　名】白接骨丹, 白叶菜, 地藕, 竹叶莲, 杜箬

【学　　名】*Pollia japonica*

【生境分布】生于潮湿林下, 海拔 1200m 以下。全省各地分布。

【药用部位】全草。

【性味功能】微苦, 凉。清热解毒, 消肿止痛。用于胃痛, 腰痛, 淋病, 毒蛇咬伤, 痈, 疔等。

聚花草属（Floscopa）

聚花草

【别　　名】大祥竹蒿草, 水竹菜, 小竹叶菜, 竹叶草

【学　　名】*Floscopa scandens*

【生境分布】生于林下水沟边或湿处。全省各地分布。

【药用部位】全草。

【性味功能】苦, 凉。清热利水, 解毒。用于肺热咳嗽, 目赤肿痛, 淋证, 水肿, 疮疖肿毒等。

蓝耳草属（Cyanotis）

蛛丝毛蓝耳草

【别　　名】露水草, 珍珠露水草, 蛛毛蓝耳草, 鸡冠参

【学　　名】*Cyanotis arachnoidea*

【生境分布】上坡、草地或岩石壁, 海拔 2700m 以下。分布于平和、南靖、龙海、海沧、上杭、仙游、长乐、连江、晋安等地。

【药用部位】全草。

【性味功能】苦, 温。通经活络, 除湿止痛。用于风湿关节疼痛等。

鸭跖草属（Commelina）

饭包草

【别　　名】大号日头舅, 千日晒, 马耳草

【学　　名】*Commelina bengalensis*

【生境分布】生于林中或荒芜阴湿处及田边、溪旁。全省各地分布。

【药用部位】全草。

【性味功能】甘, 寒。清热利湿, 消肿解毒。用于小便短赤涩痛, 痢疾, 喉炎, 疔疮等。

鸭跖草

【别　　名】竹叶菜, 水竹, 兰花仔, 日头舅, 竹仔草

【学　　名】*Commelina communis*

【生境分布】生于山坡阴湿处、水田边。全省各地分布。

【药用部位】全草。

【性味功能】甘、淡, 凉。清热利尿, 消肿解毒。用于上感发热, 小儿夏季热, 肺炎, 咽喉肿痛, 水肿, 腹水, 痢疾, 便血, 暑热口渴, 泌尿道感染, 关节肿痛, 高热惊厥, 痈疽疔毒, 丹毒, 麦粒肿, 毒蛇咬伤等。

竹节菜

【别　　名】竹节草, 竹节花

【学　　名】*Commelina diffusa*

【生境分布】生于水沟边、山坡草地阴湿处及林下, 海拔 500～1000m。分布于漳浦、尤溪、泰宁、延平、武夷山等地。

【药用部位】全草。

【性味功能】甘、微苦, 凉。清热解毒, 利尿消肿, 止血。用于咽喉痛, 痢疾, 白浊, 疮疖, 小便淋痛不利；外用于外伤出血等。

大苞鸭跖草

【别　　名】大鸭跖草, 大叶鸭跖草

【学　　名】*Commelina paludosa*

【生境分布】生于水沟旁及林下阴湿等处。全省各地分布。

【药用部位】全草。

【性味功能】甘、淡, 凉。清热利尿, 消肿解毒。用于上感发热, 小儿夏季热, 肺炎, 咽喉肿痛, 水肿, 腹水, 痢疾, 便血, 暑热口渴, 泌尿道感染, 关节肿痛, 高热惊厥, 痈疽疔毒, 丹毒, 麦粒肿, 毒蛇咬伤等。

紫露草属（*Tradescantia*）

紫竹梅

【别　　名】紫鸭跖草, 紫锦草

【学　　名】*Tradescantia pallida* [*Setcreasea purpurea*]

【生境分布】原产墨西哥。全省各地分布, 常见栽培。

【药用部位】全草。

【性味功能】甘, 凉, 有毒。活血, 止血, 解蛇毒。用于蛇疱疮, 疮疡, 毒蛇咬伤, 跌打等。

紫背万年青

【别　　名】紫万年青, 蚌花, 紫锦兰

【学　　名】*Tradescantial spathacea* [*Rhoeo discolor*]

【生境分布】原产墨西哥和西印度群岛。分布于思明, 福州以南各地常见栽培。

【药用部位】花。

【性味功能】微甘, 凉。清热解毒, 凉血止血。用于咯血, 淋巴结结核, 痢疾, 便血, 疖等。

吊竹梅

【别　　名】水竹草, 紫罗兰

【学　　名】*Tradescantia zebrina* [*Zebrina pendula*]

【生境分布】生于墨西哥。全省各地分布, 常见栽培。

【药用部位】全草。

【性味功能】微辛, 寒。清热凉血, 解毒消肿。用于肺结核咯血, 呕血, 肺炎, 百日咳, 关节痛, 慢性痢疾, 泌尿系感染, 乳糜尿, 失眠, 带下病, 急性结膜炎, 狂犬或毒蛇咬伤, 无名肿毒等。

水竹叶属（*Murdannia*）

牛轭草

【别　　名】晒不死, 鸡嘴草, 水竹草

【学　　名】*Murdannia loriformis*

【生境分布】生于阴湿草地、溪边、路旁阴湿处, 海拔 1400m 以下。全省各地分布。

【药用部位】全草。

【性味功能】甘, 淡, 寒。清热止咳, 解毒, 利尿。用于小儿高热, 肺热咳嗽, 目赤肿痛, 热痢, 疮痈肿毒, 热淋, 小便不利等。

裸花水竹叶

【别　　名】小号鸡舌癀, 山韭菜, 天芒针

【学　　名】*Murdannia nudiflora*

【生境分布】生于溪边、水旁和林下, 海拔 500 ～ 1600m。全省各地分布。

【药用部位】全草。

【性味功能】淡, 凉。清热利湿。用于咳嗽, 咯血, 扁桃体炎, 咽喉炎, 急性肠炎, 疔, 疖等。

水竹叶

【别　　名】肉草, 水竹叶草, 细竹叶高草, 分节草, 鸭舌草

【学　　名】*Murdannia triquetra*

【生境分布】生于阴湿地或浅水旁, 海拔 1600m 以下。分布于连城、尤溪、沙县、建阳、武夷山等地。

【药用部位】全草。

【性味功能】甘, 寒。清热解毒, 利尿消肿。用于发热, 咽喉肿痛, 肺热咳喘, 咯血, 热淋, 痈疖疔肿, 蛇虫咬伤等。

雨久花科（Pontederiaceae）

雨久花属（*Monochoria*）

鸭舌草

【别　　名】少花鸭舌草, 猪母菜

【学　　名】*Monochoria vaginalis*

【生境分布】生于稻田或浅水沟中。全省各地分布。

【药用部位】全草。

【性味功能】微苦, 寒。清热解毒, 利尿消肿。用于痢疾, 肠炎, 咽喉肿痛, 肾炎, 吐血, 齿龈炎, 疔, 疖, 毒蛇咬伤等。

箭叶雨久花

【别　　名】烟梦花

【学　　名】*Monochoria hastata*

【生境分布】生于淡水池塘、水田或海边湿地，海拔 150～700m。分布于福建东南部，偶见。

【药用部位】全草。

【性味功能】苦，寒。清热利湿，解毒，消肿。用于痢疾，泄泻，咽喉肿痛，痈肿疮疖，毒蛇咬伤等。

凤眼莲属（*Eichhornia*）

凤眼莲

【别　　名】凤眼蓝，水浮莲，水葫芦，大水萍，洋水仙

【学　　名】*Eichhornia crassipes*

【生境分布】生于水塘、江河浅水处，海拔 200～1500m。全省各地分布。

【药用部位】全草。

【性味功能】淡，凉。清热解暑，利尿消肿，祛风湿。用于中暑烦渴，水肿，小便不利等；外敷热疮等。

田葱科（Philydraceae）

田葱属（*Philydrum*）

田葱

【别　　名】水芦荟，扇合草，水葱，中葱

【学　　名】*Philydrum lanuginosum*

【生境分布】生于池塘边、水田边、河沟及沼泽地，海拔 100～200m。分布于漳浦、南靖、同安、安溪、德化、永春、泉港、仙游、晋安、长乐、平潭、尤溪、霞浦等地。

【药用部位】全株。

【性味功能】微咸，平。清热利湿。用于水肿热痹，多发性脓肿，疥癣等。

灯心草科（Juncaceae）

灯心草属（*Juncus*）

翅茎灯心草

【别　　名】翅灯心草，三角草，细茎灯心草

【学　　名】*Juncus alatus*

【生境分布】生于山沟水边湿地，海拔 400m 以上。分布于武夷山等地。

【药用部位】茎髓。

【性味功能】甘、淡，凉。降心火，利小便。用于泌尿道感染，肾炎水肿，痢疾，黄疸，咳嗽，小儿夜啼，糖尿病等。

小花灯芯草

【别　　名】小花灯心草，节状灯心草

【学　　名】*Juncus articulatus*

【生境分布】生于河滩草地、田畔水湿地或沼泽地，海拔 1200m 以上。分布于武夷山等地。

【药用部位】全草。

【性味功能】甘、涩，寒。清热利尿，除烦。用于泌尿道感染，小便不利等。

小灯心草

【别　　名】小灯芯草，灯草，蟾蜍草

【学　　名】*Juncus bufonius*

【生境分布】生于湿草地、湖岸、河边、沼泽地，海拔 160m 以上。分布于长乐等地。

【药用部位】全草。

【性味功能】苦，凉。清热，通淋，利尿，止血。用于热淋，小便涩痛，水肿，尿血等。

灯心草

【别　　名】灯芯草，水灯心，大灯心，灯心

【学　　名】*Juncus effusus*

【生境分布】生于山坡湿地或浅水沟中，海拔 1650m

以上。全省各地分布。

【药用部位】茎髓。

【性味功能】甘、淡，微寒。降心火，利小便。用于心烦失眠，尿少涩痛，口舌生疮等。

江南灯心草

【别　　名】笄石菖，野灯心草，灯心草，鸭翅席，钩钱草

【学　　名】*Juncus prismatocarpus*

【生境分布】生于田边、山谷、路旁水湿地，海拔280m以上。全省各地分布。

【药用部位】茎髓。

【性味功能】甘、淡，寒。清热利尿。用于淋证，小便不利等。

野灯心草

【别　　名】铁灯草，仙人针，秧草

【学　　名】*Juncus setchuensis*

【生境分布】生于水沟路旁、潮湿沼泽地、浅水中，海拔800～1700m。全省各地分布。

【药用部位】茎髓。

【性味功能】甘、淡，凉。利尿通淋，泄热安神。用于小便不利，热淋，水肿，小便涩痛，心烦失眠，鼻衄，目赤，齿痛，血崩等。

百部科（Stemonaceae）

百部属（*Stemona*）

百部

【别　　名】婆妇草，百部草，蔓生百部，药虱药

【学　　名】*Stemona japonica*

【生境分布】生于阳坡灌木林下或竹林下，海拔300～400m。分布于长汀、宁化等地。

【药用部位】块根。

【性味功能】甘、苦，微温。润肺止咳，杀虫灭虱。用于寒热咳嗽，肺痨咳嗽，顿咳，老年咳喘，咳嗽痰喘，蛔虫病，蛲虫病等；外用于皮肤疥癣，湿疹，头虱，体虱，阴虱等。

大百部

【别　　名】九重根，对叶百部，大叶百部，山百部根，大春根药

【学　　名】*Stemona tuberosa*

【生境分布】生于山坡林下、溪边、山谷和阴湿岩石上，海拔370m以上。全省各地分布。

【药用部位】根。

【性味功能】甘、苦，微温。润肺止咳，杀虫灭虱。用于寒热咳嗽，肺痨咳嗽，顿咳，老年咳喘，咳嗽痰喘，蛔虫病，蛲虫病等；外用于皮肤疥癣，湿疹，头虱，体虱，阴虱等。

黄精叶钩吻属（*Croomia*）

黄精叶钩吻

【别　　名】金刚大

【学　　名】*Croomia japonica*

【生境分布】生于林下阴湿地，海拔830～1200m。分布于泰宁、建宁等地。

【药用部位】根。

【性味功能】辛，微凉，有毒。清热散风，解蛇毒。用于咽喉肿痛，银环蛇咬伤，跌打损伤等。

百合科（Liliaceae）

天门冬属（*Asparagus*）

文竹

【别　　名】蓬莱竹

【学　　名】*Asparagus setaceus*

【生境分布】原产于非洲南部。全省各地庭园常见栽培，为常见的园林及庭院花卉。

【药用部位】块根。

【性味功能】苦，寒。凉血解毒，利尿通淋。用于郁热咯血，小便淋沥等。

天门冬

【别　　名】天冬, 山番薯仔, 奶薯, 万岁藤

【学　　名】*Asparagus cochinchinensis*

【生境分布】生于山坡、路旁、疏林下、山谷或荒地, 海拔 1750m 以下。全省零星分布。

【药用部位】块根。

【性味功能】甘、苦, 寒。滋阴润燥, 清肺止咳。用于咳嗽, 便秘, 病后虚热, 百日咳, 烫火伤, 带状疱疹等。

石刁柏

【别　　名】芦笋, 龙须草

【学　　名】*Asparagus officinalis*

【生境分布】生于山坡、路旁、疏林下、山谷或荒地。东山、漳浦、尤溪等地有栽培, 东山量大。

【药用部位】块根 (小百部), 全草。

【性味功能】块根: 苦、甘, 微温。润肺镇咳, 祛痰杀虫。用于肺热, 疳积等; 外用于皮肤疥癣及寄生虫病。全草: 凉血解毒, 利尿通淋。嫩根茎可作蔬菜食用, 近年并已研制多种保健食品, 用于防癌治癌。

延龄草属 (*Trillium*)

延龄草

【别　　名】头顶一颗珠, 华延龄草, 黄花三七

【学　　名】*Trillium tschonoskii*

【生境分布】生于山地、山谷及密林下阴湿处, 海拔约 2100m。分布于武夷山主峰黄岗山。

【药用部位】根及根状茎 (芋儿七)。

【性味功能】甘、辛, 温。祛风, 舒肝, 活血, 止血, 解毒。用于高血压症, 肾虚, 头昏头痛, 跌打骨折, 腰腿疼痛, 月经不调, 崩漏等; 外用于疔疮。

球子草属 (*Peliosanthes*)

大盖球子草

【别　　名】蓼叶伸筋, 矮球子草, 大叶球子草, 铁钉耙

【学　　名】*Peliosanthes macrostegia*

【生境分布】生于灌木丛中和竹林下, 海拔 350 ～ 1500m。分布于云霄等地。

【药用部位】根。

【性味功能】苦, 寒。清热解毒。用于毒蛇咬伤, 疔疮, 痈毒等。

重楼属 (*Paris*)

七叶一枝花

【别　　名】重楼

【学　　名】*Paris polyphylla*

【生境分布】生于常绿阔叶林下或溪谷林缘的草丛。分布于南靖、上杭、连城、武夷山等地。

【药用部位】根状茎。

【性味功能】苦, 微寒, 有小毒。清热解毒, 消肿止痛, 凉肝定惊。用于咽喉肿痛, 小儿惊风, 毒蛇咬伤, 疔疮肿毒等; 外用于疖肿, 流行性腮腺炎等。

华重楼

【别　　名】独角莲, 重楼, 七叶一枝花

【学　　名】*Paris polyphylla* var. *chinensis*

【生境分布】生于常绿阔叶林下阴处或沟谷边。全省零星分布, 但近年破坏较大。

【药用部位】根状茎 (重楼)。

【性味功能】苦, 微寒, 有小毒。清热解毒, 消肿止痛, 凉肝定惊。用于咽喉肿痛, 小儿惊风, 毒蛇咬伤, 疔疮肿毒等; 外用于疖肿, 流行性腮腺炎等。

狭叶重楼

【别　　名】重楼, 七叶一枝花

【学　　名】*Paris polyphylla* var. *stenophylla*

【生境分布】生于矮林内潮湿地, 海拔 650m 以上。分布于武夷山主峰黄岗山、浦城等地。

【药用部位】根状茎。

【性味功能】苦, 微寒, 有小毒。清热解毒, 消肿止痛, 凉肝定惊。用于咽喉肿痛, 小儿惊风, 毒蛇咬伤, 疔疮肿毒等; 外用于疖肿, 流行性腮腺炎。

宽瓣重楼

【别　　名】重楼，七叶一枝花，草河车，滇重楼，云南重楼

【学　　名】*Paris polyphylla* var. *yunnanensis*

【生境分布】生于常绿阔叶林下，海拔约 1500m。分布于武夷山等地，近年有引种。

【药用部位】根状茎。

【性味功能】苦，微寒，有小毒。清热解毒，消肿止痛，凉肝定惊。用于咽喉肿痛，小儿惊风，毒蛇咬伤，疔疮肿毒等；外用于疖肿，流行性腮腺炎等。

球药隔重楼

【别　　名】重楼，七叶一枝花

【学　　名】*Paris fargesii*

【生境分布】生于林下或阴湿处，海拔 550m 以上。分布于三元等地。

【药用部位】根状茎（重楼）。

【性味功能】苦，微寒，有小毒。清热解毒，消肿止痛，凉肝定惊。用于咽喉肿痛，小儿惊风，毒蛇咬伤，疔疮肿毒等；外用于疖肿，流行性腮腺炎等。

丝兰属（*Yucca*）

凤尾丝兰

【别　　名】凤尾兰，丝兰，剑麻（通称）

【学　　名】*Yucca gloriosa*

【生境分布】原产于北美洲东部和东南部。芗城、南靖、海沧、思明、仙游、晋安、闽侯等地常见栽培，供观赏。

【药用部位】花。

【性味功能】辛、微苦，平。止咳平喘。用于支气管哮喘，咳嗽等。民间用花和紫苏叶煮水，用于咳嗽痰喘。

朱蕉属（*Cordyline*）

朱蕉

【别　　名】红铁树，红竹

【学　　名】*Cordyline fruticosa*

【生境分布】全省各地常见栽培，供观赏。

【药用部位】叶，根，花。

【性味功能】微甘，平。清热，止血，散瘀。用于痢疾，吐血，便血，胃痛，尿血，月经过多，跌打肿痛等。

龙血树属（*Dracaena*）

长花龙血树

【别　　名】龙血树，竹木料

【学　　名】*Dracaena angustifolia*

【生境分布】生于海拔较低的常绿阔叶林中或灌丛中。厦门、福州等园林有引种栽培。

【药用部位】根，叶。

【性味功能】甘、淡，平。润肺止咳，清热凉血，止血。用于咯血，吐血，衄血，二便出血，哮喘，痢疾，小儿疳积，跌打外伤出血等。

山麦冬属（*Liriope*）

禾叶山麦冬

【别　　名】禾叶麦冬，土麦冬，大麦冬，禾叶土麦冬

【学　　名】*Liriope graminifolia*

【生境分布】生于山地林下、灌丛或山沟阴处、石缝、草丛地，海拔 2300m 以下。分布于平和、南靖、海沧、仙游、晋安、沙县等地。

【药用部位】块根（土麦冬）。

【性味功能】甘，微苦，寒。养阴润肺，清心除烦，益胃生津。用于肺燥干咳，吐血，咯血，肺痿，肺痈，虚劳烦热，消渴，热病津伤，咽干，口燥，便秘等。

短葶山麦冬

【别　　名】麦冬，山麦冬，福建麦冬

【学　　名】*Liriope muscari*

【生境分布】生于山谷林下、路旁湿地或湿岩壁上。分布于洛江、南安、永春、德化、仙游等地。

【药用部位】块根（山麦冬）。

【性味功能】甘，微苦，微寒。养阴润肺，清心除烦，

益胃生津。用于肺燥干咳，吐血，咯血，肺痿，肺痈，虚劳烦热，消渴，热病津伤，咽干口燥，便秘等。

注：《中国植物志》将本种并入阔叶山麦冬，但两者形态相差极大，特别是叶形及块根等，故此处予以保留。

阔叶山麦冬

【别　　名】土麦冬，大麦冬

【学　　名】*Liriope platyphylla*

【生境分布】生于山谷林下潮湿处，海拔 100 ～ 1400m。全省各地分布。

【药用部位】块根（土麦冬）。

【性味功能】甘、微苦，凉。养阴润肺，清心除烦，益胃生津。用于肺燥干咳，吐血，咯血，肺痿，肺痈，虚劳烦热，消渴，热病津伤，咽干口燥，便秘等。

山麦冬

【别　　名】大叶麦门冬，大麦冬，土麦冬

【学　　名】*Liriope spicata*

【生境分布】生于山谷林下、路旁湿地或湿岩壁上，海拔 50 ～ 1400m。分布于仙游、永安、沙县、福安、武夷山、浦城等地。

【药用部位】块根（土麦冬）。

【性味功能】甘、微苦，微寒。养阴润肺，清心除烦，益胃生津。用于肺燥干咳，吐血，咯血，肺痿，肺痈，虚劳烦热，消渴，热病津伤，咽干口燥，便秘等。

沿阶草属（*Ophiopogon*）

麦冬

【别　　名】小叶麦冬，地麦冬，麦门冬

【学　　名】*Ophiopogon japonicus*

【生境分布】生于山地林下或草坡阴湿处。分布于晋安、泰宁、延平、邵武、建阳、武夷山等地。

【药用部位】块根。

【性味功能】甘、微苦，微寒。养阴润肺，清心除烦，益胃生津。用于肺燥干咳，吐血，咯血，肺痿，肺痈，虚劳烦热，消渴，热病津伤，咽干口燥，便秘等。

沿阶草

【别　　名】野麦冬，土麦冬

【学　　名】*Ophiopogon bodinieri*

【生境分布】生于林下、灌丛、山谷阴湿地，海拔 600 ～ 3400m。全省各地常见栽培。

【药用部位】块根。

【性味功能】甘、微苦，微寒。滋阴润肺，益胃生津，清心除烦。用于肺燥干咳，肺痈，阴虚劳嗽，津伤口渴，消渴，心烦失眠，咽喉疼痛，肠燥便秘，血热吐衄等。

间型沿阶草

【别　　名】野麦冬，土麦冬

【学　　名】*Ophiopogon intermedius*

【生境分布】生于山谷、林下阴湿处或水沟边。厦门、福州等地有引种栽培。

【药用部位】块根。

【性味功能】甘、微苦，微寒。清热润肺，养阴生津。用于肺燥干咳，吐血，咯血，咽干口燥等。

异蕊草属（*Thysanotus*）

异蕊草

【别　　名】化骨龙

【学　　名】*Thysanotus chinensis*

【生境分布】生于山坡路旁干燥砂地或草地。分布于诏安、漳浦、海沧、惠安等地。

【药用部位】全草。

【性味功能】用于鱼刺鲠喉。

芦荟属（*Aloe*）

芦荟

【别　　名】中国芦荟

【学　　名】*Aloe vera* var. *chinensis*

【生境分布】原产于地中海地区、非洲。全省各地分布，常见栽培或逸生。

【药用部位】根（芦荟根），叶（芦荟叶），花（芦荟花）。

【性味功能】根：用于小儿疳积，淋证。叶：苦、涩，寒，有小毒。泻火，通经，杀虫，解毒。用于白浊，尿血，经闭，带下病，小儿惊痫，疳积，烫伤，痔疮，疥疮，痈肿等。花：用于咳嗽，咯血，吐血，白浊，尿血等。

白丝草属（*Chionographis*）

中国白丝草

【别　　名】白丝草，中华白丝草

【学　　名】*Chionographis chinensis*

【生境分布】生于山坡路旁阴湿处，海拔 650m 以下。分布于武夷山等地。

【药用部位】全草。

【性味功能】利尿通淋，清热安神。外用于烧烫伤等。

蜘蛛抱蛋属（*Aspidistra*）

蜘蛛抱蛋

【别　　名】单枝白叶，土里蜈蚣，大叶豆叶草，狸角叶

【学　　名】*Aspidistra elatior*

【生境分布】生于溪谷林阴处或栽培。分布于宁化、寿宁、武夷山、浦城等地。

【药用部位】根茎。

【性味功能】甘、淡，平。消暑祛湿，和胃安神。用于中暑，呕吐，肠胃炎，急性肾炎，咳嗽，牙痛，关节痛，失眠等。

九龙盘

【别　　名】蛇莲，接骨丹，竹叶根，蛇退

【学　　名】*Aspidistra lurida*

【生境分布】生于山坡林下或沟旁，海拔 600～1700m。分布于平和、南靖、华安等地。

【药用部位】根状茎。

【性味功能】辛、微苦，平。祛风解毒，散瘀止痛。用于腰痛，风湿痛，跌打损伤，浸润性肺结核，枪伤等。

虎尾兰属（*Sansevieria*）

虎尾兰

【别　　名】老虎尾，花蛇草，虎皮兰

【学　　名】*Sansevieria trifasciata*

【生境分布】全省零星分布。

【药用部位】叶。

【性味功能】酸，凉。清热解毒，去腐生肌。用于感冒咳嗽，支气管炎，跌打损伤，痈疮肿毒，毒蛇咬伤等。

金边虎尾兰

【别　　名】虎尾兰，金边虎皮兰

【学　　名】*Sansevieria trifasciata* var. *laurentii*

【生境分布】全省各地分布。

【药用部位】叶。

【性味功能】酸，凉。清热解毒，去腐生肌。用于感冒咳嗽，咳嗽痰喘，跌打损伤，痈疮肿毒，毒蛇咬伤等。

吉祥草属（*Reineckia*）

吉祥草

【别　　名】观音草，万年表，九节莲

【学　　名】*Reineckia carnea*

【生境分布】生于路旁水沟边或林下阴湿地，海拔 170m 以上。分布于上杭、大田、尤溪、寿宁、武夷山等地。

【药用部位】全株。

【性味功能】甘，平。清肺，止咳，凉血，解毒。用于肺热咳嗽，吐血，衄血，便血，疮毒，目赤，疳积等；外用于跌打损伤，骨折。

粉条儿菜属（*Aletris*）

粉条儿菜

【别　　名】白蚁草，金线吊白米，小肺经草，小肺筋草

【学　　名】*Aletris spicata*

【生境分布】生于山坡、路旁、灌丛边或草地上，

海拔 350m 以上。分布于永泰、闽侯、尤溪、将乐、泰宁、清流、屏南、周宁、霞浦、柘荣、寿宁、延平、武夷山、浦城等地。

【药用部位】根，全草。

【性味功能】甘，平。清肺，化痰，止咳，活血，杀虫。用于咳嗽痰喘，顿咳，咳嗽吐血，气喘，肺痈，乳痈，肠风便血，妇人乳少，经闭，小儿疳积，蛔虫病，流行性腮腺炎等。

短柄粉条儿菜

【别　　名】粉条儿菜

【学　　名】*Aletris scopulorum*

【生境分布】生于荒地草坡水沟边。分布于建宁、邵武、武夷山等地。

【药用部位】根，全草。

【性味功能】甘，平。清肺，化痰，止咳，活血，杀虫。用于咳嗽痰喘，顿咳，咳嗽吐血，气喘，肺痈，乳痈，肠风便血，妇人乳少，经闭，小儿疳积，蛔虫病，流行性腮腺炎等。

无毛粉条儿菜

【别　　名】光肺筋草

【学　　名】*Aletris glabra*

【生境分布】生于常绿阔叶林下、灌木丛或草丛中。分布于武夷山等地。

【药用部位】全草，根。

【性味功能】甘、微苦，性平。润肺止咳，调经杀虫。用于咳嗽咯血，月经不调，小儿蛔虫，风火牙痛，流行性腮腺炎等。

萱草属（*Hemerocallis*）

黄花菜

【别　　名】黄金萱，柠檬萱草，黄花萱草，金针菜

【学　　名】*Hemerocallis citrina*

【生境分布】生于山坡、山谷、荒地或林缘，海拔2000m 以下。全省各地分布。

【药用部位】根（萱草根），嫩苗（萱草嫩苗），花蕾（金针菜）。

【性味功能】根：甘，凉，有毒。清热利湿，凉血止血，解毒消肿。用于黄疸，水肿，淋浊，带下病，衄血，便血，崩漏，瘰疬，乳痈，乳汁不通等。嫩苗：甘，凉。清热利湿。用于胸膈烦热，黄疸，小便短赤等。花蕾：甘，凉。清热利湿，宽胸解郁，凉血解毒。用于小便短赤，黄疸，胸闷心烦，少寐，痔疮便血，疮痈等。

萱草

【别　　名】野金针，鹿葱，宜男草

【学　　名】*Hemerocallis fulva*

【生境分布】生于溪谷。全省各地常见栽培。

【药用部位】根，嫩苗。

【性味功能】根：甘，凉，有毒。清热利湿，凉血止血，解毒消肿。用于黄疸，水肿，淋浊，带下病，衄血，便血，崩漏，瘰疬，乳痈，乳汁不通等。嫩苗：甘，凉。清热利湿。用于胸膈烦热，黄疸，小便短赤等。

开口箭属（*Tupistra*）

开口箭

【别　　名】万年青，老蛇莲，竹根七

【学　　名】*Tupistra chinensis*

【生境分布】生于林下阴湿处、溪边或路旁，海拔1000～2000m。分布于上杭、连城、德化、武夷山等地。

【药用部位】根状茎（竹根七）。

【性味功能】甘、微苦，寒。滋阴泻火，活血调经，散瘀止痛。用于风湿关节痛，腰腿疼痛，跌打损伤，月经不调，骨蒸劳热等。

万年青属（*Rohdea*）

万年青

【别　　名】四季青，冬不凋草，斩蛇剑，开口剑

【学　　名】*Rohdea japonica*

【生境分布】生于山地矮林内，海拔1790～1900m。分布于武夷山黄岗山等地，各地多有栽培。

【药用部位】全草，根茎。

【性味功能】苦、微辛、甘，寒。强心利尿，清热解毒。用于白喉，咽喉肿痛，细菌性痢疾，癫痫，心脏病水肿，疔疮疖肿，牙痛，毒蛇咬伤等。

吊兰属（*Chlorophytum*）

吊兰

【别　　名】钓兰，倒挂兰，挂兰

【学　　名】*Chlorophytum comosum*

【生境分布】原产于非洲南部。全省多栽培，用于观赏。

【药用部位】全草，根。

【性味功能】甘、苦，凉。止咳化痰，消肿解毒，活血接骨。用于咳嗽痰喘，痈肿疔疮，痔疮肿痛，骨折，烧伤等。

南非吊兰

【别　　名】金边吊兰，硬叶吊兰，金边草，钓兰

【学　　名】*Chlorophytum capense*

【生境分布】全省各地分布。

【药用部位】全草。

【性味功能】甘、微辛，平。养阴清肺，润肺止咳。用于小儿高热，肺热咳嗽，声哑，吐血，跌打肿痛，痈疽肿毒，聤耳，牙痛等。

玉簪属（*Hosta*）

紫萼

【别　　名】山玉簪，玉簪花，紫玉簪，化骨连

【学　　名】*Hosta ventricosa*

【生境分布】生于林下、山坡路旁、草丛中，海拔500～2400m。分布于上杭、宁化、泰宁、柘荣、建阳、武夷山、浦城等地。

【药用部位】根（玉簪花根），叶（紫玉簪叶），花（紫玉簪）。

【性味功能】根：甘、苦，平。用于咽喉肿痛，牙痛，胃痛，血崩，带下病，痈疽，瘰疬等。叶：用于崩漏，带下病，溃疡等。花：甘、微苦，温、平。理气，和血，补虚。用于遗精，吐血，妇女虚弱，带下病等。

玉簪

【别　　名】白玉簪，玉簪花，白鹤草

【学　　名】*Hosta plantaginea*

【生境分布】生于林下、草丛阴湿地，海拔2200m以下。分布于建阳、武夷山等地，各地公园常见栽培，供观赏用。

【药用部位】根茎，叶。

【性味功能】甘、辛，寒。清热，解毒，软坚，消肿，下骨鲠。用于乳腺炎，瘰疬，下肢溃疡，毒蛇咬伤，诸骨鲠喉，痈，疽，疔，疖，外伤出血，雀斑等。

嘉兰属（*Gloriosa*）

嘉兰

【别　　名】嘉兰百合

【学　　名】*Gloriosa superba*

【生境分布】生于林下或灌丛中，海拔950～1250m。漳浦、芗城、同安、思明等地有零星引种栽培。

【药用部位】块茎。

【性味功能】辛，寒。祛风除湿，消肿止痛。用于半边瘫痪，周身关节痛，高热抽搐，周身肿胀等。

黄精属（*Polygonatum*）

多花黄精

【别　　名】囊丝黄精，南黄精，黄精姜，竹姜，姜形黄精

【学　　名】*Polygonatum cyrtonema*

【生境分布】生于林下、灌丛或山坡阴处，海拔500m以上。分布于仙游、永泰、闽侯、尤溪、建宁、泰宁、屏南、霞浦、周宁、柘荣、寿宁、建阳、光泽、武夷山、浦城等地。

【药用部位】根状茎（黄精）。

【性味功能】甘，平。补气养阴，健脾，润肺，益肾。用于脾虚胃弱，体倦乏力，口干食少，肺虚燥咳，精血不足，内热消渴等。

长梗黄精

【别　　名】黄精，黄精姜

【学　　名】*Polygonatum filipes*

【生境分布】生于山坡林下，海拔650～900m。分布于永泰、闽侯、宁化、尤溪、沙县、建宁、泰宁、霞浦、周宁、柘荣、寿宁、延平、武夷山、浦城等地。

【药用部位】根状茎（黄精）。

【性味功能】甘，平。补气养阴，健脾，润肺，益肾。用于脾虚胃弱，体倦乏力，口干食少，肺虚燥咳，精血不足，内热消渴等。

玉竹

【别　　名】地管子，铃铛菜，毛管菜，靠山竹

【学　　名】*Polygonatum odoratum*

【生境分布】生于林下或山野灌丛地，海拔 500m 以上。分布于尤溪、武夷山、浦城等地。

【药用部位】根状茎。

【性味功能】甘，微寒。养阴润燥，生津止渴。用于肺胃阴伤，燥热咳嗽，咽干口渴，内热消渴等。

山菅属（*Dianella*）

山菅

【别　　名】山菅兰，石兰花，老鼠砒，山交剪

【学　　名】*Dianella ensifolia*

【生境分布】生于林下、山坡灌丛或草丛中，海拔 1700m 以下。全省各地分布。

【药用部位】根状茎（山猫儿）。

【性味功能】甘，辛，凉。拔毒消肿。外敷（磨干粉，调醋）用于痈疮脓肿，癣，瘰疬等。

油点草属（*Tricyrtis*）

油点草

【别　　名】粗轴油点草，白节七

【学　　名】*Tricyrtis macropoda*

【生境分布】生于山地林下、灌草丛或岩石缝中，海拔 800m 以上。分布于上杭、尤溪、泰宁、柘荣、邵武、建阳、武夷山、浦城等地。

【药用部位】根，全草（红酸七）。

【性味功能】甘，平。补肺止咳。用于肺虚咳嗽等。

万寿竹属（*Disporum*）

万寿竹

【别　　名】白毛七，万寿草，竹节参

【学　　名】*Disporum cantoniense*

【生境分布】生于灌丛、林下、山坡或草地，海拔 700m 以上。分布于南靖、闽侯、三元、泰宁、柘荣、寿宁、建阳、光泽、武夷山等地，偶见栽培。

【药用部位】根及根状茎。

【性味功能】苦、辛，凉。清热解毒，祛风湿，舒筋活血。用于高热不退，虚劳骨蒸潮热，风湿麻痹，关节腰腿疼痛，痛经，月经过多，疮疖，跌打损伤，骨折等。

少花万寿竹

【别　　名】宝铎草，淡竹花，石竹根

【学　　名】*Disporum uniflorum*

【生境分布】生于山地、林下或灌丛中，海拔 600m 以上。分布于南靖、华安、长泰、上杭、三元、尤溪、武夷山、浦城等地。

【药用部位】根状茎。

【性味功能】甘、淡，平。清肺化痰，止咳，健脾消食，舒筋活血。用于肺痨咳嗽，咯血，食欲不振，胸腹胀满，肠风下血，筋骨疼痛，腰腿痛；外用于烧烫伤，骨折等。

鹿药属（*Smilacina*）

鹿药

【别　　名】毛玉竹，黄三七，九层楼，盘龙七

【学　　名】*Smilacina japonica*

【生境分布】生于灌木林下，海拔 900～1950m。分布于福安、柘荣、武夷山等地。

【药用部位】根及根状茎。

【性味功能】甘，苦，温。补气益肾，祛风除湿，活血调经。用于痨伤，阴痿，偏头痛，正头痛，风湿疼痛，跌打损伤，乳痈，月经不调等。

竹根七属（*Disporopsis*）

深裂竹根七

【别　　名】黄脚鸡，玉竹，竹节参

【学　　名】*Disporopsis pernyi*

【生境分布】生于林下岩石上或沟谷灌丛，海拔 500m 以上。分布于上杭、仙游、周宁等地。

【药用部位】根状茎，叶。

【性味功能】根状茎：微辛，凉。祛风除湿，清热解毒。用于风湿骨痛，感冒，扁桃体炎，结膜炎等。外用于跌打肿痛。叶：涩，平。消肿止痛。

竹根七

【别　　名】盘龙七，石竹子，假万寿竹

【学　　名】*Disporopsis fuscopicta*

【生境分布】生于林下或山谷中，海拔 500～1200m。分布于南靖、永春、仙游、尤溪、武夷山等地。

【药用部位】根状茎，全草。

【性味功能】甘、辛，平。养阴生津，补脾润肺，止血消肿。用于脾胃虚弱，肺虚燥咳，跌打损伤，刀伤出血等。

葱属（*Allium*）

洋葱

【别　　名】大头葱，洋葱头，玉葱

【学　　名】*Allium cepa*

【生境分布】原产亚洲西部，为常用蔬菜。全省各地有栽培。

【药用部位】鳞茎。

【性味功能】辛，温。解毒消肿，杀虫。用于动脉硬化症，消渴，肠无力症，痢疾，泄泻等；外用于创伤，溃疡，滴虫病，阴道炎等。

葱

【别　　名】芤，火葱，大葱

【学　　名】*Allium fistulosum*

【生境分布】全省各地广泛栽培。

【药用部位】鳞茎（葱白），茎或全株捣取之汁，须根，叶，花，种子。

【性味功能】鳞茎：辛，温。发表，通阳，解毒，杀虫。用于感冒风寒，阴寒腹痛，二便不通，痢疾，疮痈肿痛，虫积腹痛等。汁：辛，温。散瘀止血，通窍，驱虫，解毒。用于衄血，尿血，头痛，耳聋，虫积，外伤出血，跌打损伤，疮痈肿痛等。须根：辛，平。祛风散寒，解毒，散瘀。用于风寒头痛，咽疮，痔疮，冻伤等。叶：辛，温。发汗解表，解

毒散肿。用于感冒风寒，风水浮肿，疮痈肿痛，跌打损伤等。花：辛，温。散寒通阳。用于脘腹冷痛，胀痛等。种子：辛，温。温肾，明目，解毒。用于肾虚阳毒，遗精，目眩，视物昏暗，疮痈等。

韭

【别　　名】韭菜

【学　　名】*Allium tuberosum*

【生境分布】为常用蔬菜，全省各地栽培。

【药用部位】根，叶，种子。

【性味功能】根：辛，温。温中，行气，散瘀，解毒。用于里寒腹痛，食积腹胀，胸痹疼痛，赤白带下病，衄血，吐血，漆疮，疮癣，跌打损伤等。叶：辛，温。补肾，温中，行气，散瘀，解毒。用于肾虚阳痿，里寒腹痛，噎膈反胃，胸痹疼痛，衄血，吐血，痢疾，痔疮，痈疮肿毒，漆疮，跌打损伤等。种子：辛，甘，温。补益肝肾，壮阳固精。用于肾虚阳痿，腰膝酸软，遗精，尿频，尿浊，带下清稀等。

宽叶韭

【别　　名】大叶韭菜，大叶韭，丽江野葱

【学　　名】*Allium hookeri*

【生境分布】生于湿润山坡或林下，海拔 1500m 以上。全省各地常见栽培供观赏或作蔬菜。

【药用部位】全草。

【性味功能】辛，温。理气宽中，通阳散结，消肿止痛。

蒜

【别　　名】青蒜，蒜头

【学　　名】*Allium sativum*

【生境分布】全省各地常见栽培。

【药用部位】鳞茎。

【性味功能】辛，温。温中行滞，解毒，杀虫。用于脘腹冷痛，痢疾，泄泻，肺痨，百日咳，感冒，痈疖肿毒，肠痈，癣疮，蛇虫咬伤，钩虫病，蛲虫病，带下阴痒，疟疾，喉痹，水肿等。

薤白

【别　　名】小根蒜, 小根菜, 子根蒜, 团葱

【学　　名】*Allium macrostemon*

【生境分布】生于山坡、丘陵或草地上, 海拔1500m 以下。全省各地分布。

【药用部位】鳞茎。

【性味功能】辛、苦, 温。理气宽胸, 通阳散结。用于胸痹心痛彻背, 胸脘痞闷, 咳喘, 脘腹疼痛, 泻痢后重, 带下病, 疮疖痛肿等。

藠头

【别　　名】薤, 火葱

【学　　名】*Allium chinense*

【生境分布】生于荒山或荒地。全省各地多有栽培。

【药用部位】鳞茎（薤白）。

【性味功能】辛、苦, 温。理气宽胸, 通阳散结。用于胸痹心痛彻背, 胸脘痞闷, 咳喘, 脘腹疼痛, 泻痢后重, 带下病, 疮疖痛肿等。

茖葱

【别　　名】天葱, 细叶, 韭岩葱

【学　　名】*Allium victorialis*

【生境分布】生于阴湿坡山坡、林下、草地或沟边, 海拔 1000 ~ 2500m。分布于德化等地。

【药用部位】鳞茎。

【性味功能】辛、温。散瘀, 止血, 解毒。用于跌打损伤, 血瘀肿痛, 衄血, 疮痈肿痛等。

藜芦属（*Veratrum*）

牯岭藜芦

【别　　名】闽浙藜芦

【学　　名】*Veratrum schindleri*

【生境分布】生于山坡常绿阔叶林下阴湿处, 海拔700 ~ 1350m。分布于上杭、仙游、德化、永泰、闽侯、永安、泰宁、周宁、柘荣、建阳、政和、武夷山、浦城等地。

【药用部位】根及根状茎（藜芦）。

【性味功能】辛、苦, 寒, 有毒。涌吐风痰, 杀虫疗疮。用于中风痰壅, 喉痹不通, 黄疸, 癫痫, 久疟, 泄泻, 头痛, 鼻渊, 恶疮等; 油调外涂用于疥癣秃疮。

注: 同属黑紫藜芦 *Veratrum japonicum* 亦作藜芦药用, 目前 FOC 已将其并入牯岭藜芦 *Veratrum schindleri*。

大百合属（*Cardiocrinum*）

荞麦叶大百合

【别　　名】百合莲, 号筒花, 大百合, 荞麦叶贝母

【学　　名】*Cardiocrinum cathayanum*

【生境分布】生于山地路旁、林下阴湿处, 海拔600 ~ 1050m。分布于泰宁、光泽、武夷山、浦城等地。

【药用部位】根, 鳞茎。

【性味功能】根: 苦、微甘, 寒。润肺止咳, 健脾消积。鳞茎: 苦、微甘, 寒。凉血消肿。用于鼻渊, 中耳炎等。

绵枣儿属（*Scilla*）

绵枣儿

【别　　名】地兰, 地枣, 天蒜

【学　　名】*Scilla scilloides*

【生境分布】生于山坡、路旁或草地上, 海拔 2600m以下。全省各地分布。

【药用部位】鳞茎。

【性味功能】甘、苦, 寒, 有小毒。强心利尿, 消肿止痛, 解毒。用于跌打损伤, 腰腿疼痛, 筋骨痛, 牙痛, 心脏病水肿等; 外用于痈疽, 乳腺炎, 毒蛇咬伤等。

郁金香属（*Tulipa*）

郁金香

【别　　名】洋荷花, 草麝香, 郁香, 荷兰花

【学　　名】*Tulipa gesneriana*

【生境分布】原产于地中海沿岸及中亚细亚和土耳其等地。福州以南各地有种植。

【药用部位】鳞茎。

【性味功能】苦、辛, 平。化湿辟秽。用于脾胃湿

浊，胸脘满闷，呕逆腹痛，口臭苔腻等。

贝母属（*Fritillaria*）

浙贝母

【别　　名】浙贝，大贝

【学　　名】*Fritillaria thunbergii*

【生境分布】生于山坡灌草丛中。柘荣、浦城等地有栽培。

【药用部位】鳞茎。

【性味功能】苦，寒。清热化痰，开郁散结。用于风热燥咳，痰火咳嗽，肺痈，乳痈，瘰疬，疮毒，心胸郁闷等。

百合属（*Lilium*）

野百合

【别　　名】百合，百合蒜

【学　　名】*Lilium brownii*

【生境分布】生于山坡路旁灌丛或林下、溪旁等地，海拔 600～2150m。分布于上杭、新罗、连城、仙游、闽侯、霞浦、周宁、柘荣、寿宁、武夷山、浦城等地。

【药用部位】鳞茎，花。

【性味功能】鳞茎：甘、苦，微寒。润肺止嗽，清热安神。用于咳嗽，咯血，心烦不宁，面部疔，痈，疖，无名肿毒等。花：甘、苦，微寒。清热利咽。用于咳嗽音哑等。

百合

【别　　名】家百合，百合花

【学　　名】*Lilium brownii* var. *viridulum*

【生境分布】生于山坡草丛中、沟边、地边、村旁或疏林下，海拔 300～920m。分布于上杭、永春、尤溪等地，现全省各地常见栽培。

【药用部位】鳞茎。

【性味功能】甘，寒。养阴润肺，清心安神。用于阴虚久咳，痰中带血，虚烦惊悸，失眠多梦，精神恍惚等。

麝香百合

【别　　名】百合，铁炮百合

【学　　名】*Lilium longiflorum*

【生境分布】全省各地有引种栽培。

【药用部位】鳞茎。

【性味功能】甘，寒。清热解毒，润肺止咳。用于咳嗽，尿血，胎盘不下，无名肿毒等。

湖北百合

【别　　名】卷丹，亨利百合，岩百合

【学　　名】*Lilium henryi*

【生境分布】多生于山坡灌草丛中，海拔 700～1000m。福建北部山区偶见。

【药用部位】鳞茎。

【性味功能】甘，寒。养阴润肺，清心安神。用于阴虚久咳，痰中带血，虚烦惊悸，失眠多梦，精神恍惚等。

渥丹

【别　　名】山丹，山百合

【学　　名】*Lilium concolor*

【生境分布】生于山坡草丛、路旁，灌木林下，海拔 350m 以上。分布于连城等地。

【药用部位】鳞茎，花，种子。

【性味功能】鳞茎：甘、寒。养阴润肺，清心安神。用于阴虚燥咳，劳嗽咯血，虚烦惊悸，失眠多梦，精神恍惚等。花：甘、微苦，凉。清热润肺，宁心安神。用于咳嗽痰少或黏稠，眩晕，心烦，夜寐不安等。种子：甘、微苦，凉。清热止血；用于肠风下血等。

卷丹

【别　　名】药百合，卷丹百合

【学　　名】*Lilium lancifolium*

【生境分布】生于林缘、路旁、山坡、草地或灌丛下，海拔 400m 以上。分布于泉港、柘荣、光泽、武夷山等地。

【药用部位】鳞茎。

【性味功能】甘，寒。养阴润肺，清心安神。用于阴虚久咳，痰中带血，虚烦惊悸，失眠多梦，精神恍惚等。

菝葜属（*Smilax*）

尖叶菝葜

【别　　名】光叶菝葜，小叶菝葜

【学　　名】*Smilax arisanensis*

【生境分布】生于山地、常绿阔叶林下、山坡、山谷溪边灌丛中，海拔约 1500m。分布于上杭、武夷山、浦城等地。

【药用部位】根状茎。

【性味功能】清热利湿，活血。用于小便淋涩不利等。

菝葜

【别　　名】金刚藤，金刚刺，马脚刺

【学　　名】*Smilax china*

【生境分布】生于山地、丘陵、稀林、灌丛、山坡、路旁、河谷。全省各地分布。

【药用部位】根茎，叶。

【性味功能】甘、酸，平。根茎：祛风利湿。叶：解毒消肿。用于癌肿，糖尿病，关节痛，慢性结肠炎，带下病，痢疾等。

托柄菝葜

【别　　名】大叶金刚藤，土萆薢

【学　　名】*Smilax discotis*

【生境分布】生于常绿阔叶林下、灌草丛中或山坡路旁，海拔 650～2100m。分布于建阳、光泽、武夷山等地。

【药用部位】根茎。

【性味功能】淡、微涩，平。清热利湿，活血，止血。用于风湿痛，血崩，尿血等。

暗色菝葜

【别　　名】暗色土茯苓，白茯苓

【学　　名】*Smilax lanceaefolia* var. *opaca*

【生境分布】生于常绿阔叶林下、灌丛中或山坡路旁阴湿处，海拔 100～1000m。全省各地分布。

【药用部位】根状茎。

【性味功能】甘、淡，平。解毒，除湿，强关节。用于风湿关节痛，皮肤瘙痒等。

白背牛尾菜

【别　　名】牛尾伸筋，牛尾卷，大叶伸筋

【学　　名】*Smilax nipponica*

【生境分布】生于林下、灌丛或草丛中，海拔200～1400m。分布于沙县、浦城等地。

【药用部位】根茎。

【性味功能】苦，平。舒筋活血，通络止痛。用于关节痛，腰痛，闭经，风湿痹痛，头痛，头晕，多梦，跌打损伤等。

红果菝葜

【学　　名】*Smilax polycolea*

【生境分布】生于山顶矮林中，海拔约1800m。分布于武夷山黄岗山等地。

【药用部位】根茎。

【性味功能】甘，平。解毒，消肿，利湿。用于关节炎，跌打损伤等。

牛尾菜

【别　　名】草菝葜，牛尾结，大通筋

【学　　名】*Smilax riparia*

【生境分布】生于常绿阔叶林下、灌丛或草丛中，海拔1600m以下。分布于沙县、泰宁、建阳、武夷山、浦城等地。

【药用部位】根茎。

【性味功能】甘，平。祛风利湿，通经活络。用于风湿关节痛，坐骨神经痛，腰痛，乳糜尿，泌尿系感染，闭经，跌打损伤等。

土茯苓

【别　　名】光叶菝葜，硬饭藤，冷饭团，猪屎团，山尾薯

【学　　名】*Smilax glabra*

【生境分布】生于常绿阔叶林地、山谷、河岸林缘、灌丛。全省各地分布。

【药用部位】根状茎。

【性味功能】微甘，凉。清热，祛湿，解毒。用于

钩端螺旋体病，风湿关节痛，头风痛，痢疾，胃痛，酒醉，咽喉肿痛，颈淋巴结结核，皮肤湿疹，剥脱性皮炎，痈肿疔毒，疥疮，漆过敏等。

粉背菝葜

【别　　名】粉背叶菝葜

【学　　名】*Smilax hypoglauca*

【生境分布】生于疏林中或山坡、路旁灌丛地，海拔 1300m 以下。分布于云霄、南靖、芗城、新罗、德化、武夷山等地。

【药用部位】根茎。

【性味功能】甘，平。消炎解毒，祛风湿。用于腰腿疼痛，皮肤瘙痒等。

华东菝葜

【别　　名】粘鱼须，倒钩刺，铁丝威灵仙

【学　　名】*Smilax sieboldii*

【生境分布】生于常绿阔叶林下、灌丛及山坡路旁草丛中。分布于武夷山等地。

【药用部位】根及根状茎（铁丝威灵仙）。

【性味功能】甘，温。祛风除湿，散瘀，解毒。用于风湿腰腿痛，疮疖等。

短梗菝葜

【别　　名】威灵仙，黑刺菝葜

【学　　名】*Smilax scobinicaulis*

【生境分布】生于林下、灌丛下或山坡阴处，海拔

600～2000m。分布于泰宁等地。

【药用部位】根茎（金刚刺）。

【性味功能】苦、辛，平。除风湿，活血，解毒，镇惊息风，抗癌。用于风湿腰腿痛，小儿惊风，肠炎，疮疖，瘰疬，癌肿等。

肖菝葜属（*Heterosmilax*）

肖菝葜

【别　　名】白萆薢，日本肖菝葜

【学　　名】*Heterosmilax japonica*

【生境分布】生于常绿阔叶林中或路边灌丛中，海拔 500～1800m。分布于南靖、邵武、建阳、光泽、武夷山等地。

【药用部位】根茎。

【性味功能】甘、淡，平。清热解毒，利湿。用于风湿关节痛，痈疖肿毒，湿疹，皮炎等。

合丝肖菝葜

【别　　名】合蕊肖菝葜，土萆薢

【学　　名】*Heterosmilax japonica* var. *gaudichaudiana*

【生境分布】生于山坡、山谷、路旁及常绿阔叶林下、灌丛向阳处，海拔约 680m。分布于建宁等地。

【药用部位】根茎。

【性味功能】甘、淡，平。清热解毒，利湿。用于风湿关节痛，痈疖肿毒，湿疹，皮炎等。

石蒜科（Amaryllidaceae）

君子兰属（*Clivia*）

君子兰

【别　　名】大花君子兰，剑叶石蒜

【学　　名】*Clivia miniata*

【生境分布】原产于非洲南部。福州以南各地有栽培。

【药用部位】根。

【性味功能】止咳平喘，消肿利水。用于咳嗽痰喘。现代医药工作者从君子兰中提取石蒜碱，主要用于消化道肿瘤，如胃癌、肝癌、食管癌等的治疗上，对淋巴瘤、肺癌也有一定疗效。

垂笑君子兰

【别　　名】君子兰，垂笑君兰

【学　　名】*Clivia nobilis*

【生境分布】原产于非洲南部。闽南一带有见栽培。

【药用部位】根（君子兰根）。

【性味功能】止咳平喘。用于咳嗽痰喘。

葱莲属（*Zephyranthes*）

葱莲

【别　　名】玉帘，肝风草，葱兰

【学　　名】*Zephyranthes candida*

【生境分布】原产于南美洲。全省各地常见栽培，供观赏。

【药用部位】全草。

【性味功能】苦、甘，平，有毒。平肝息风，散热解毒。用于小儿急惊风，癫痫等；外用于痈疮红肿。

韭莲

【别　　名】风雨花

【学　　名】*Zephyranthes grandiflora*

【生境分布】原产于墨西哥等地。全省各地零星栽培。

【药用部位】全草。

【性味功能】苦，寒，有小毒。凉血止血，解毒消肿。用于吐血，便血，崩漏，跌伤红肿，疮痈红肿，毒蛇咬伤等。

网球花属（*Haemanthus*）

网球花

【别　　名】虎耳兰，火球花

【学　　名】*Haemanthus multiflorus*

【生境分布】原产非洲热带。厦门岛内有栽培。

【药用部位】鳞茎。

【性味功能】消肿解毒。外用于无名肿毒。

水仙属（*Narcissus*）

水仙

【别　　名】水仙花，金盏银盘

【学　　名】*Narcissus tazetta* var. *chinensis*

【生境分布】龙海、芗城等地常见栽培，为漳州市花。平潭、长乐等地有逸为野生。

【药用部位】鳞茎（水仙根），花（水仙花）。

【性味功能】鳞茎：苦、微辛，寒，有小毒。清热解毒，散结消肿。用于鱼骨鲠喉；外用于痈肿疮毒，流行性腮腺炎，虫咬等。花：祛风除热，活血调经。用于月经不调。

水鬼蕉属（*Hymenocallis*）

水鬼蕉

【别　　名】引水蕉，郁蕉，蜘蛛兰

【学　　名】*Hymanocallis littoralis*

【生境分布】原产于美洲热带地区。福州以南常见栽培，供观赏，偶有逸为野生。

【药用部位】叶。

【性味功能】辛，温。舒筋活血。用于跌打肿痛，痈肿初期及关节风湿痛等。

文殊兰属（*Crinum*）

文殊兰

【别　　名】白花石蒜，海带七，文兰树，罗裙带，文珠兰

【学　　名】*Crinum asiaticum* var. *sinicum*

【生境分布】福州以南各地庭园或房前屋后零星栽培。

【药用部位】鳞茎，叶，果实。

【性味功能】鳞茎、叶：辛，凉，有小毒。行血散瘀，消肿止痛。用于咽喉痛，跌打损伤，痈疖肿毒，蛇咬伤等。果实：外用于扭筋肿痛等。

石蒜属（*Lycoris*）

忽地笑

【别　　名】黄花石蒜

【学　　名】*Lycoris aurea*

【生境分布】生于溪边、山坡岩隙及路旁。全省园林常见栽培或逸为野生。

【药用部位】鳞茎。

【性味功能】辛，平，有小毒。解热消肿，润肺祛痰，催吐。外用于疮疖，烫火伤等。

石蒜

【别　　名】鬼蒜，山蒜，溪蒜，野独蒜，彼岸花

【学　　名】*Lycoris radiata*

【生境分布】生于山坡岩隙间、溪边、路旁或林缘，海拔 900m 以下。全省各地分布，庭园偶见栽培。

【药用部位】鳞茎，果实

【性味功能】鳞茎：微甘、辛，温，有小毒。祛痰催吐，散结消肿。用于癫狂，误服毒物，肾炎，胸膜炎，腹膜炎，面神经麻痹，颈淋巴结结核，流行性腮腺炎，痈疽肿毒，蛇头疔，毒蛇咬伤等。果实：外用于扭筋肿痛。

换锦花

【学　　名】*Lycoris sprengeri*

【生境分布】生于阴湿山坡或竹林中。分布于永泰等地。

【药用部位】鳞茎。

【性味功能】辛、温，有毒。解毒，祛痰，利水。用于痈疽肿毒，喉风，咳嗽痰喘，水肿等。

朱顶红属（*Hippeastrum*）

花朱顶红

【别　　名】朱顶兰，朱顶红

【学　　名】*Hippeastrum vittatum*

【生境分布】原产秘鲁。全省各地常见栽培。

【药用部位】鳞茎。

【性味功能】辛，温，有小毒。解毒消肿。用于痈疮肿毒。

龙舌兰属（*Agave*）

剑麻

【别　　名】菠萝麻

【学　　名】*Agave sisalana*

【生境分布】原产于墨西哥。福州以南各地常见栽培。

【药用部位】叶。

【性味功能】甘、辛，凉。凉血，止血，散瘀，排脓，止痛。用于肺痨咯血，痔疮出血，衄血，便血，痢疾，风湿跌打等；外用于痈疖疮疡。

龙舌兰

【别　　名】番麻，菠萝麻，剑兰

【学　　名】*Agave americana*

【生境分布】原产于美洲热带地区。福建沿海各地常见栽培。

【药用部位】叶。

【性味功能】苦、涩，温。解毒拔脓，杀虫，止血。用于痈疽疮疡，疥癣，盆腔炎，子宫出血等。现代研究能止血消炎，抑制真菌生长，用于子宫出血，盆腔炎，皮肤疥癣等症。

狭叶龙舌兰

【别　　名】短叶龙舌兰麻，假菠萝麻

【学　　名】*Agave angustifolia*

【生境分布】原产于美洲。福建沿海各地有少量栽培。

【药用部位】叶。

【性味功能】苦、涩，温。解毒拔脓，杀虫，止血。用于痈疽疮疡，疥癣，盆腔炎，子宫出血等。现代研究能止血消炎，抑制真菌生长，用于子宫出血，盆腔炎，皮肤疥癣等症。

马盖麻

【别　　名】狭叶龙舌兰麻，番麻，亚洲马盖麻

【学　　名】*Agave cantula*

【生境分布】原产于墨西哥。闽南一带零星栽培。

【药用部位】叶。

【性味功能】酸、涩，温、平。止血消炎，抑制真菌生长。用于崩漏，盆腔炎，皮肤疥癣等。

仙茅属（*Curculigo*）

大叶仙茅

【别　　名】大叶棕，大仙茅

【学　　名】*Curculigo capitulata*

【生境分布】生于山谷林下或山坡阴湿处，海拔 850m 以上。分布于南靖、平和、华安等地。

【药用部位】根状茎（大地棕根）。

【性味功能】苦、涩，平。润肺化痰，止咳平喘，镇静健脾，补肾固精。用于肾虚喘咳，腰膝酸痛，带下病，遗精等。

仙茅

【别　　名】山棕，短棕树子，山棕子，虫草

【学　　名】*Curculigo orchioides*

【生境分布】生于林下或荒坡上，海拔1600m以下。全省各地分布。

【药用部位】根茎。

【性味功能】辛，温，有小毒。助肾阳，散寒湿。用于阳痿，遗精，遗尿，慢性肾炎，腰痛，风湿性关节痛，胃痛，小儿疳积，带下病，月经不调，淋巴结结核等。

小金梅草属（*Hypoxis*）

小金梅草

【别　　名】金梅草，小仙茅

【学　　名】*Hypoxis aurea*

【生境分布】生于山坡、荒地。福建西南部、东部及中部较常见。

【药用部位】全草。

【性味功能】甘、微辛，温。温肾调气。用于病后阳虚，疝气痛等。

晚香玉属（*Polianthes*）

晚香玉

【别　　名】月下香

【学　　名】*Polianthes tuberosa*

【生境分布】原产于墨西哥。全省各地零星栽培。

【药用部位】根。

【性味功能】甘、淡，凉。清热消肿。用于疮痈肿毒等。

蒟蒻薯科（Taccaceae）

蒟蒻薯属（*Tacca*）

箭根薯

【别　　名】老虎须，蒟蒻薯，大叶屈头鸡

【学　　名】*Tacca chantrieri*

【生境分布】生于水边、林下及山谷阴湿处，海拔170～1300m。东山、同安等地有零星栽培。

【药用部位】根状茎。

【性味功能】辛、苦，凉，有小毒。清热解毒，理气止痛。用于肠炎，痢疾，消化不良，肝炎，胃及十二指肠溃疡，流行性感冒，咽喉肿痛，扁桃体炎，肺炎，疟疾，疮疡肿毒，烧伤等。

裂果薯属（*Schizocapsa*）

裂果薯

【别　　名】水田七，屈头鸡

【学　　名】*Schizocapsa plantaginea*

【生境分布】生于林下水边阴湿处，海拔200～600m。福建西南部偶见。

【药用部位】根状茎。

【性味功能】苦、寒，有毒。清热解毒，散瘀消肿，理气止痛，截疟。用于胃及十二指肠溃疡，慢性胃炎，肺炎，上呼吸道感染，扁桃体炎，流行性腮腺炎，局部感染脓疮等。

薯蓣科（Dioscoreaceae）

薯蓣属（*Dioscorea*）

白薯莨

【别　　名】白薯蓣，大苦薯

【学　　名】*Dioscorea hispida*

【生境分布】生于林缘或沟谷边灌丛中，海拔1500m以下。本次普查未见。

【药用部位】块茎。

【性味功能】甘，凉，有毒。散瘀消肿，解毒。用于痈疽肿毒，梅毒，跌打损伤等。

五叶薯蓣

【别　　名】五叶薯，毛团子

【学　　名】*Dioscorea pentaphylla*

【生境分布】生于山坡、林缘和路旁灌丛中，海拔 500m 以下。分布于平和、南靖、武平、连城、仙游、永泰、尤溪、泰宁、霞浦、武夷山等地。

【药用部位】块茎。

【性味功能】甘，平。补脾益肾，利湿消肿。用于脾肾虚弱，浮肿，泄泻，产后瘦弱，缺乳，无名肿毒等。

黄独

【别　　名】黄药子，零余薯，土芋，老头蛋

【学　　名】*Dioscorea bulbifera*

【生境分布】生于房前屋后、路旁的树荫下或溪边、山谷阴沟和林缘，海拔 2000m 以下。全省各地分布。

【药用部位】块茎（黄药子），珠芽（零余子）。

【性味功能】苦，辛，凉，有小毒。化痰，止咳，催吐，消肿。用于百日咳，甲状腺肿，头痛，颈淋巴结结核，产后瘀血痛等。

毛芋头薯蓣

【别　　名】毛薯头，三叶薯蓣

【学　　名】*Dioscorea kamoonensis*

【生境分布】生于林缘、山沟、山谷路旁或次生灌丛中，海拔 500m 以上。分布于泰宁、浦城等地。

【药用部位】块茎。

【性味功能】甘，温。舒筋壮骨，止痛，补虚。用于劳伤，虚弱等。

山萆薢

【别　　名】粉萆薢，百枝，野山药

【学　　名】*Dioscorea tokoro*

【生境分布】生于林下潮湿处或稀疏杂木林下，海拔 60～1000m。分布于松溪、政和等地。

【药用部位】块茎。

【性味功能】苦，平。舒筋活血，祛风利湿。用于风湿痹痛，腰膝酸痛，淋浊，带下病等。

粉背薯蓣

【别　　名】黄萆薢，黄山姜

【学　　名】*Dioscorea collettii* var. *hypoglauca*

【生境分布】生于疏林下、林缘或灌丛中，海拔 200～1300m。分布于诏安、永泰、长乐、晋安、闽侯、罗源、泰宁、蕉城、顺昌、光泽、武夷山、浦城等地。

【药用部位】根状茎（粉萆薢）。

【性味功能】苦，平。利湿祛浊，祛风除痹。用于膏淋，尿浊，带下病，风湿痹痛，腰膝酸痛等。

绵萆薢

【别　　名】猴骨草，大萆薢

【学　　名】*Dioscorea septemloba*

【生境分布】生于疏林或灌丛中，海拔 450～750m。分布于霞浦、延平、顺昌、邵武、松溪、政和等地。

【药用部位】根状茎。

【性味功能】苦，平。利湿祛浊，祛风通痹。用于淋证，白浊，带下病，湿热疮毒，腰膝痹痛等。

福州薯蓣

【别　　名】大萆薢，萆薢，小萆薢，福建薯蓣，猴骨草

【学　　名】*Dioscorea futschauensis*

【生境分布】生于山坡灌丛、林缘、沟谷边、路旁或杂木林中，海拔 700m 以下。全省各地分布。

【药用部位】根状茎。

【性味功能】苦，平。祛风，利湿，用于尿路感染，小便浑浊，乳糜尿，带下病，风湿性关节痛，腰膝酸痛等。

细柄薯蓣

【别　　名】细萆薢

【学　　名】*Dioscorea tenuipes*

【生境分布】生于溪边、村旁、林缘或山坡、路旁灌丛中，海拔 800～1100m。分布于长汀、永泰、宁化、三元、沙县、泰宁、蕉城、寿宁、顺昌、邵武、光泽、政和、浦城等地。

【药用部位】根状茎。

【性味功能】苦，温。舒筋活血，祛风止痛。用于风湿关节痛，腰腿疼痛，跌打损伤，咳嗽气喘，大骨节病等。

大青薯

【别　　名】大青藤, 大青薯蓣

【学　　名】*Dioscorea benthamii*

【生境分布】生于山地、山坡、路旁灌丛中, 海拔 300～900m。分布于德化、仙游、永泰、晋安、闽侯、古田、浦城等地。

【药用部位】块茎。

【性味功能】苦、涩, 凉。活血, 止血。用于跌打损伤, 风湿痹痛, 月经不调, 外伤出血, 崩漏等。

纤细薯蓣

【别　　名】白萆薢, 细尖薯蓣

【学　　名】*Dioscorea gracillima*

【生境分布】生于山坡疏林或路旁灌丛中, 海拔 200m 以上。分布于武平、闽侯、宁化、邵武、光泽、武夷山、浦城等地。

【药用部位】根状茎 (白萆薢)。

【性味功能】苦, 平。利湿浊, 祛风湿。用于瘰疬等。

参薯

【别　　名】脚板苕, 大薯

【学　　名】*Dioscorea alata*

【生境分布】栽培或野生于山脚、山腰或溪边。分布于南靖、新罗、安溪、晋安、沙县、尤溪、松溪、政和等地。

【药用部位】块茎 (毛薯)。

【性味功能】甘, 平。补脾肺, 涩精气, 消肿止痛, 收敛生肌。用于疮疡, 面疮等。

薯莨

【别　　名】红孩儿, 染布薯, 朱砂莲, 山羊头

【学　　名】*Dioscorea cirrhosa*

【生境分布】生于林缘、溪边或山坡、路旁灌丛中, 海拔 350～1500m。全省各地分布。

【药用部位】块茎。

【性味功能】微苦、涩, 平。止血, 活血, 固涩收敛。用于崩漏, 产后出血, 咯血, 尿血, 上消化道出血, 贫血, 月经不调等。

薯蓣

【别　　名】淮山, 山药, 山薯仔, 怀山药

【学　　名】*Dioscorea opposita*

【生境分布】生于向阳山坡林缘或灌丛中, 或为栽培。全省各地常见栽培。

【药用部位】块茎 (淮山)。

【性味功能】甘, 平。健脾止泻, 补脾益肾。用于泄泻, 久痢, 咳嗽, 糖尿病, 遗精, 小便频数, 带下病, 小儿疳积, 中耳炎, 痈等。

褐苞薯蓣

【别　　名】山薯, 山药

【学　　名】*Dioscorea persimilis*

【生境分布】生于山坡路旁灌丛中或杂木林中, 海拔 100～1950m。全省各地常见栽培。

【药用部位】块茎。

【性味功能】甘, 平。补脾肺, 涩精气。用于脾虚久泻, 久咳伤肺气, 干咳无痰等。有些地方作为山药使用。

日本薯蓣

【别　　名】野山药, 山药

【学　　名】*Dioscorea japonica*

【生境分布】生于山坡、灌丛或杂木林下。全省各地分布。

【药用部位】块茎 (风车儿)。

【性味功能】甘, 平。补脾养胃, 生津益肺, 补肾涩精。外敷治肿毒, 烫伤等。

毛藤日本薯蓣

【别　　名】毛藤尖叶薯蓣, 毛藤薯蓣

【学　　名】*Dioscorea japonica* var. *pilifera*

【生境分布】生于路旁灌丛、林缘或疏林下, 海拔 300～700m。分布于泰宁、顺昌等地。

【药用部位】块茎。

【性味功能】甘, 平。补脾养胃, 生津益肺, 补肾涩精。外敷治肿毒, 烫伤等。

山薯蓣

【别　　名】秤根薯

【学　　名】*Dioscorea fordii*

【生境分布】生于杂木林中或林缘，海拔 50～1200m。分布于云霄、平和、南靖、长泰、华安、新罗、德化、仙游、大田、建阳等地。

【药用部位】块茎。

【性味功能】甘，平。补肺益肾，健脾益精。

鸢尾科（Iridaceae）

射干属（*Belamcanda*）

射干

【别　　名】蝴蝶花，乌扇，扁竹花

【学　　名】*Belamcanda chinensis*

【生境分布】栽培或野生，多生于山坡路旁灌草丛中。全省各地分布。

【药用部位】根茎。

【性味功能】苦，寒。清咽，消肿，解毒。用于扁桃体炎，咽喉炎，白喉，声门水肿，咳喘气逆，颈淋巴结肿大，流行性腮腺炎，睾丸炎，乳腺炎，牙疳，疮毒肿痛等。

鸢尾属（*Iris*）

德国鸢尾

【别　　名】鸢尾，甘肃鸢尾

【学　　名】*Iris germanica*

【生境分布】原产于欧洲。厦门、福州等地公园有栽培，供观赏。

【药用部位】茎叶。

【性味功能】活血化痰，祛风利湿。

蝴蝶花

【别　　名】日本鸢尾

【学　　名】*Iris japonica*

【生境分布】生于湿润的草地、疏林下或林缘草地。各地庭园有栽培，供观赏。

【药用部位】全草，根茎及根（扁竹根）。

【性味功能】全草：苦，寒，有小毒。清热解毒，消肿止痛。用于肝炎，肝肿大，肝区痛，胃痛，咽喉肿痛，便血等。根及根茎：苦，辛，寒，有小毒。消食，杀虫，通便，利水，活血，止痛，解毒。用于食积腹胀，虫积腹痛，热结便秘，水肿，久疟，牙痛，咽喉肿痛，疮肿，瘰疬，跌打损伤，子宫脱垂，蛇犬咬伤等。

小花鸢尾

【别　　名】华鸢尾，亮紫鸢尾，九节地菖蒲，八棱麻，六轮茅

【学　　名】*Iris speculatrix*

【生境分布】生于林下阴湿处、沟边、岩隙，或栽培供观赏。分布于新罗、惠安、泉港、永春、德化、仙游、永泰、晋安、尤溪、将乐、泰宁、建阳、武夷山等地。

【药用部位】根状茎。

【性味功能】辛、苦，寒，有小毒。消积，化瘀，行水，解毒。用于食滞腹胀，癥瘕积聚，跌打损伤，痔漏，痈肿疔毒等。

鸢尾

【别　　名】蓝蝴蝶，扁竹根，土知母，川射干

【学　　名】*Iris tectorum*

【生境分布】生于向阳坡地、林缘及水边湿地。厦门、福州等地庭园有栽培，供观赏。

【药用部位】根茎。

【性味功能】甘、微苦，寒，有小毒。活血祛瘀，祛风利湿，解毒，消积。用于跌打损伤，风湿疼痛，咽喉肿痛，食积腹胀，疟疾等；外用于痈疖肿痛，外伤出血等。

香雪兰属（*Freesia*）

香雪兰

【别　　名】小菖兰，小鸢尾

【学　　名】*Freesia refracta*

【生境分布】全省庭园中常见栽培，供观赏。

【药用部位】球茎。

【性味功能】苦，凉。清热解毒，凉血止血。用于蛇伤疮痛，衄血，吐血，便血，外伤出血等。

唐菖蒲属（*Gladiolus*）

唐菖蒲

【别　　名】荸荠莲，十样景，剑兰
【学　　名】*Gladiolus gandavensis*
【生境分布】全省各地庭园均有栽培，供观赏。
【药用部位】球茎。
【性味功能】苦，凉，有毒。解毒散瘀，消肿止痛。用于跌打损伤，咽喉肿痛等；外用于流行性腮腺炎，蛇伤疮毒，瘰疬等。

雄黄兰属（*Crocosmia*）

雄黄兰

【别　　名】火星花，射干菖蒲，观音兰
【学　　名】*Crocosmia × crocosmiiflora*
【生境分布】厦门、福州等地园林有栽培供观赏，偶有逸为半野生。
【药用部位】球茎。
【性味功能】甘、辛，平。散瘀止痛，消炎，止血，生肌。用于全身筋骨疼痛，跌打损伤，外伤出血，流行性腮腺炎等。

红葱属（*Eleutherine*）

红葱

【别　　名】小红蒜，百步还阳
【学　　名】*Eleutherine plicata*
【生境分布】原产西印度群岛。仙游、梅列等地有少量栽培，并常逸为半野生。
【药用部位】鳞茎。
【性味功能】苦，凉。止血，活血，清热解毒，散瘀消肿。用于月经过多，红崩，衄血，胃肠出血，痢疾，跌打损伤等。

芭蕉科（Musaceae）

象腿蕉属（*Ensete*）

象腿蕉

【别　　名】象腿芭蕉
【学　　名】*Ensete glaucum*
【生境分布】多野生或栽培于平坝、山地，尤喜生于沟谷两旁的缓坡地带。厦门万石植物园有引种。
【药用部位】假茎。
【性味功能】苦、涩，寒。收敛止血。用于崩漏，便血，带下病等。

地涌金莲属（*Musella*）

地涌金莲

【别　　名】地金莲，地涌莲
【学　　名】*Musella lasiocarpa*
【生境分布】多生于山间坡地。全省寺院多见栽培，供观赏。
【药用部位】花。
【性味功能】苦、涩，寒。收敛止血。用于妇人带下病，红崩日久，大肠下血等；对血症日久欲脱，用之亦可固脱。

芭蕉属（*Musa*）

粉蕉

【别　　名】香蕉，大蕉皮
【学　　名】*Musa paradisiaca*
【生境分布】原产印度、马来西亚等地。全省中、南部常见栽培。
【药用部位】全株。
【性味功能】甘、涩，寒。清热解毒，利尿消肿，安胎。用于流行性乙型脑炎，带下病，胎动不安等。

野蕉

【别　　名】山芭蕉，野芭蕉
【学　　名】*Musa balbisiana*
【生境分布】生于山谷坡地湿处或湿润常绿林中。全省各地分布。
【药用部位】种子。
【性味功能】苦、辛，凉，有小毒。破瘀血，通大便。用于跌打骨折，大便秘结等。

芭蕉

【别　　名】巴蕉

【学　　名】*Musa basjoo*

【生境分布】原产于日本琉球群岛。福建中、南部零散栽培。

【药用部位】假根，茎液汁，叶，花蕾及花，果实。

【性味功能】假根：甘，大寒。清热，止渴，利尿，解毒。用于热病烦闷，消渴，黄疸，水肿，脚气，血淋，血崩，痈肿，疔疮，丹毒等。茎液汁：甘，凉。清热，止渴，解毒。用于热病烦渴，惊风，癫痫，高血压症头痛，疔疮痈疽，烫火伤等；外用于中耳炎。叶：甘、淡，寒。清热，利尿，解毒。用于热病，中暑，脚气，痈肿热毒，烫伤等。花蕾及花：酸、咸，温。用于寒痰停滞，呕吐恶心，吞酸吐酸，胸膈胀满，胃腹疼痛等。果实：寒。生食可止渴润肺。

红蕉

【别　　名】指天蕉，美人蕉，小芭蕉

【学　　名】*Musa coccinea*

【生境分布】生于沟谷水边或林下水湿地，海拔600m以下。诏安、漳浦、南靖、同安等地有种植。

【药用部位】根状茎，花。

【性味功能】根状茎：甘、淡，平；补虚弱；用于虚弱头晕，虚肿，血崩，带下病等。花：止鼻血。

姜科（Zingiberaceae）

姜黄属（*Curcuma*）

温郁金

【别　　名】郁金

【学　　名】*Curcuma wenyujin*

【生境分布】全省各地常见栽培，仙游等地量较大。

【药用部位】块根（郁金），根茎（莪术）。

【性味功能】块根：辛、苦，寒。活血止痛，行气解郁，清心凉血，疏肝利胆。用于胸腹胁肋诸痛，痛经，经闭，癥瘕结块，热病神昏，癫狂，惊痫，吐血，衄血，血淋，砂淋，黄疸等。根茎：辛、苦，温。行气破血，消积止痛。用于血气心痛，饮食积滞，脘腹胀痛，血滞经闭，痛经，癥瘕痞块，跌打损伤等。

莪术

【别　　名】蓝心姜，黑心姜，黑姜，兰姜，绿姜

【学　　名】*Curcuma phaeocaulis*

【生境分布】生于山坡杂木林下，海拔800m以下。分布于安溪、仙游、松溪等地，有栽培。

【药用部位】块根（绿丝郁金），根茎（莪术、文术）。

【性味功能】块根：辛、苦，寒。活血止痛，行气解郁，清心凉血，疏肝利胆。用于胸腹胁肋诸痛，痛经，经闭，癥瘕结块，热病神昏，癫狂，惊痫，吐血，衄血，血淋，砂淋，黄疸等。根茎：苦、辛，温。破瘀行气，消积止痛。用于癥瘕积聚，气血凝滞，食积脘腹胀痛，血瘀经闭，跌打损伤，早期子宫颈癌等。

姜黄

【别　　名】黄姜

【学　　名】*Curcuma longa*

【生境分布】生于山坡林中路边或沟谷林缘。分布于诏安、华安、同安、永定、新罗、长汀、安溪、永春、永泰、尤溪、建阳、松溪、武夷山等地。

【药用部位】根茎，块根（黄丝郁金）。

【性味功能】根茎：苦、辛，温。破血行气，通经止痛，祛风疗痹。用于血瘀气滞，胸胁刺痛，经闭腹痛，产后瘀阻，腹中肿块，跌打肿痛，风痹臂痛等。块根：辛、苦，寒。行气化瘀，清心解郁，利胆退黄。用于经闭痛经，胸腹胀痛，刺痛，热病神昏，癫痫发狂，黄疸尿赤等。

舞花姜属（*Globba*）

舞花姜

【别　　名】甘败，午花姜，午姜花，云南小草蔻，包谷姜

【学　　名】*Globba racemosa*

【生境分布】生于杂木林中阴湿处，海拔 1200m 以下。分布于南靖、上杭、武平、新罗、连城、永安、宁化、泰宁、建瓯、武夷山、浦城等地。

【药用部位】根状茎，果实。

【性味功能】根状茎：辛，温。祛风散寒，温经止痛。用于风寒表证，湿头痛身痛，风湿痹痛，脘腹冷痛，跌打损伤等。果实：辛，温。健胃消食。用于胃脘胀痛，食欲不振，消化不良等。

山姜属（*Alpinia*）

华山姜

【别　　名】土砂仁，建砂仁

【学　　名】*Alpinia chinensis*

【生境分布】生于杂木林中，海拔 800m 以下。全省各地分布。

【药用部位】根茎（廉姜），种子（土砂仁）。

【性味功能】根茎：辛，温。温中消食，散寒止痛，活血，止咳平喘。用于胃寒冷痛，噎膈吐逆，腹痛泄泻，消化不良，风湿关节冷痛，跌打损伤，风寒咳喘等。种子：用于胃痛，胸腹胀痛，呕吐，泄泻，哮喘等。

密苞山姜

【别　　名】密花山姜

【学　　名】*Alpinia densibracteata*

【生境分布】生于杂木林下或沟谷林缘，海拔 800m 以下。分布于南靖、新罗、上杭、连城、德化等地。

【药用部位】果实。

【性味功能】辛、微苦，温。祛风除湿，行气止痛。用于风湿痹痛，咳嗽，胃痛，跌打损伤等。

红豆蔻

【别　　名】大高良姜

【学　　名】*Alpinia galanga*

【生境分布】生于山野沟谷阴湿林下或灌木丛中和草丛中，海拔 100～1300m。诏安、新罗等地常见栽培。

【药用部位】根茎，果实。

【性味功能】根茎：辛，热。散寒，暖胃，止痛。用于胃脘冷痛，脾寒吐泻等。果实：辛，温。燥湿散寒，健脾消食。用于脘腹冷痛，食积胀满，呕吐泄泻，呃逆反胃，疟疾，痢疾等。

山姜

【别　　名】建砂仁（通称），福建土砂仁，土砂仁，土良姜，山姜头

【学　　名】*Alpinia japonica*

【生境分布】生于杂木林下或沟谷草丛中，海拔 800m 以下。全省各地分布。

【药用部位】根茎，种子。

【性味功能】根茎：辛，温。祛风行气，温中止痛。用于风湿关节痛。种子：辛，温。祛风行气，温中止痛。用于胃痛，胸腹胀痛，呕吐，泄泻，哮喘等。

四川山姜

【别　　名】箭杆风

【学　　名】*Alpinia sichuanensis*

【生境分布】生于海拔 700～900m 的林地。分布于三元、明溪、清流等地。

【药用部位】根茎。

【性味功能】辛、微苦，温。除湿消肿，行气止痛。用于风湿痹痛，胃痛，跌打损伤等。

草豆蔻

【别　　名】草蔻

【学　　名】*Alpinia katsumadai*

【生境分布】生于山地或密林中。福州以南各县市常有栽培。

【药用部位】种子团（草蔻仁）。

【性味功能】辛，温。祛寒燥湿，暖胃止呕。用于胃寒腹痛，脘腹胀满，冷痛，嗳气，呃逆，呕吐，食欲不振等。

高良姜

【别　　名】良姜，蛮姜

【学　　名】*Alpinia officinarum*

【生境分布】生于荒坡灌丛或疏林中。诏安、同安等地有少量栽培。

【药用部位】根状茎。

【性味功能】辛，温。温胃散寒，消食止痛。用于脘腹冷痛，胃痛呃吐，嗳气吞酸等。

益智

【别　　名】摘艼子，益智子，益智仁

【学　　名】*Alpinia oxyphylla*

【生境分布】生于林下阴湿处。诏安、漳浦、同安等地有栽培。

【药用部位】果实。

【性味功能】辛，温。温脾止泻，摄唾，暖肾固精，缩尿。用于脾寒泄泻，腹中冷痛，口多唾涎，肾虚遗尿，小便频数，遗精白浊等。

艳山姜

【别　　名】良姜，山姜，香月

【学　　名】*Alpinia zerumbet*

【生境分布】热带亚洲广布。福建沿海及中部以南各地常见栽培，偶有逸生。

【药用部位】根茎，果实。

【性味功能】辛、涩，温。燥湿祛寒，除痰截疟，健脾暖胃。用于脘腹冷痛，胸腹胀满，痰湿积滞，消化不良，呕吐腹泻，咳嗽等。

豆蔻属（*Amomum*）

海南假砂仁

【别　　名】土砂仁，海南砂仁

【学　　名】*Amomum chinense*

【生境分布】诏安等地有少量栽培。

【药用部位】果实。

【性味功能】辛，温。理气开胃，温脾止泻，理气安胎，消食。用于脘腹胀痛，食欲不振，呕吐，脾胃虚寒，胎动不安等。民间作砂仁用。

海南砂仁

【别　　名】海南壳砂仁

【学　　名】*Amomum longiligulare*

【生境分布】长泰等地有少量栽培。

【药用部位】果实。

【性味功能】辛，温。行气，调中，安胎。用于脘腹胀痛，食欲不振，呕吐等。

砂仁

【别　　名】阳春砂，长泰砂仁，春砂仁

【学　　名】*Amomum villosum*

【生境分布】生于低海拔的沟谷林下阴湿处。诏安、长泰、同安、明溪等地有栽培，或逸为野生。

【药用部位】果实或种子（砂仁）。

【性味功能】辛，温。化湿开胃，温脾止泻，理气安胎。用于湿浊中阻，脘痞不饥，脾胃虚寒，呕吐泄泻，妊娠恶阻，胎动不安等。

闭鞘姜属（*Costus*）

闭鞘姜

【别　　名】广商陆，水蕉花，老妈妈拐棍

【学　　名】*Costus speciosus*

【生境分布】生于疏林下、山谷阴湿地、路旁草丛、荒坡，海拔 45～1700m。厦门、武平、福州等地园林有栽培。

【药用部位】根茎。

【性味功能】辛、酸，微寒，有小毒。利水消肿，解毒止痒。用于百日咳，肾炎水肿，尿路感染，肝硬化腹水，小便不利；外用治荨麻疹，疮疖肿毒，中耳炎等。

姜花属（*Hedychium*）

姜花

【别　　名】白姜花，大蘘荷，蝴蝶姜，路边姜，山姜活

【学　　名】*Hedychium coronarium*

【生境分布】生于村边屋后，栽培或逸生。全省各地零星栽培。

【药用部位】根状茎。

【性味功能】辛，温。祛风散寒，温经止痛。用于风寒表证，寒湿头痛身痛，风湿痹痛，脘腹冷痛，跌打损伤等。

圆瓣姜花

【别　　名】大头姜

【学　　名】*Hedychium forrestii*

【生境分布】生于山谷密林或疏林、灌丛中，海拔200～900m。分布于南靖等地。

【药用部位】根状茎。

【性味功能】用于血崩，月经不调等。

山柰属（*Kaempferia*）

山柰

【别　　名】沙姜

【学　　名】*Kaempferia galanga*

【生境分布】原产我国西南等省区。仙游、尤溪等地有零星栽培。

【药用部位】根状茎。

【性味功能】辛，温。行气温中，消食，止痛。用于胸膈胀满，脘腹冷痛，寒湿吐泻，跌打损伤，牙痛等。

海南三七

【别　　名】海南山柰，山田七，圆山柰

【学　　名】*Kaempferia rotunda*

【生境分布】生于草地阳处。闽侯等地有零星栽培。

【药用部位】根状茎。

【性味功能】辛，温，有小毒。消肿止痛。用于跌打损伤及胃痛等。

土田七属（*Stahlianthus*）

土田七

【别　　名】姜七，姜三七，竹叶三七

【学　　名】*Stahlianthus involucratus*

【生境分布】生于林下或荒坡地。分布于南靖等地。

【药用部位】块茎。

【性味功能】辛、微苦，温。散瘀消肿，活血止血。

用于跌打损伤痛，虫蛇咬伤，风湿骨痛，吐血，衄血，月经等。

姜属（*Zingiber*）

蘘荷

【别　　名】观音花，山姜，土里开花，襄荷，羊藿姜

【学　　名】*Zingiber mioga*

【生境分布】生于沟谷杂木林中阴湿处，海拔500～1500m。全省各地分布。

【药用部位】根状茎，叶（蘘草），花序（山麻雀），果实。

【性味功能】根状茎：辛，温。温中理气，祛风止痛，止咳平喘。用于胃寒腹痛，气虚喘咳，痈疽肿毒，血崩经闭，胃寒牙痛，腰腿痛，跌打损伤，解乌头中毒等。叶：苦，寒。用于温疟寒热。花序：用于咳嗽，配生香橼用于小儿顿咳。果实：用于胃痛（胃出血史者忌用）。

姜

【别　　名】生姜（通称）

【学　　名】*Zingiber officinale*

【生境分布】全省各地分布。

【药用部位】根茎。

【性味功能】根茎鲜品：辛，温。发表散寒，安胃止呕，消痰止咳。用于感冒，咳嗽，胃痛，呕吐，蛔虫性肠梗阻，风疹，食欲不振，冻疮等。根茎干品：辛，热。温阳，散寒，温中。根茎皮：辛，微温。行气消水。用于胃腹疼痛，慢性胃肠炎，手足厥冷，痰饮咳嗽，感冒，水肿等。根茎炮制品：辛，热。温经止血。用于吐血，便血，痛经，异常子宫出血等。根茎炒炭：辛、涩，热。温中固泄。用于久泄，久痢等。

红球姜

【别　　名】山姜，球姜，山南姜

【学　　名】*Zingiber zerumbet*

【生境分布】生于低海拔的沟谷杂木林下阴湿处。分布于漳浦、南靖等地。

【药用部位】根茎。

【性味功能】辛，温。祛瘀消肿，解毒止痛。用于

脘腹胀痛，消化不良，泄泻，跌打肿痛，解毒等。

美人蕉科（Cannaceae）

美人蕉属（*Canna*）

蕉芋

【别　　名】蕉姜，姜芋

【学　　名】*Canna edulis*

【生境分布】生于山沟，谷地，林缘坡地。全省各地常见栽培，偶逸生。

【药用部位】根茎。

【性味功能】甘、淡，凉。清热利湿，凉血解毒，滋补。用于痢疾，泄泻，黄疸，痛疮肿毒等。

大花美人蕉

【别　　名】美人蕉，鸳鸯美人蕉

【学　　名】*Canna × generalis*

【生境分布】全省各地零星栽培。

【药用部位】根状茎，花。

【性味功能】甘、淡，凉。清热，利湿，凉血。用于急性黄疸型传染性肝炎，高血压，鼻衄，带下病，

血崩，跌打损伤，疮等。

美人蕉

【别　　名】连蕉，黄连蕉花

【学　　名】*Canna indica*

【生境分布】全省各地均栽培且常逸生。

【药用部位】根茎，花。

【性味功能】甘、淡，凉。清热，利湿，凉血。用于急性黄疸型传染性肝炎，高血压，鼻衄，带下病，血崩，跌打损伤，疮等。

黄花美人蕉

【别　　名】美人蕉

【学　　名】*Canna indica* var. *flava*

【生境分布】全省各地零星栽培。

【药用部位】根。

【性味功能】甘、淡，凉。止痛消肿，止痢。用于跌打损伤，痢疾等。

竹芋科（Marantaceae）

柊叶属（*Phrynium*）

柊叶

【别　　名】苳叶，冬叶，冬芋，棕叶

【学　　名】*Phrynium rheedei*

【生境分布】生于山谷杂木林下潮湿地，海拔450～600m。分布于南靖、华安等地。

【药用部位】根状茎，叶，叶柄。

【性味功能】甘、淡，微寒。清热解毒，凉血止血，利尿。根状茎：用于肝肿大，痢疾，尿赤等。叶：用于音哑，咽喉痛等。叶柄：用于口腔溃疡，醒酒等。

竹芋属（*Maranta*）

竹芋

【别　　名】上百合，结粉，山百合，斜鹅

【学　　名】*Maranta arundinacea*

【生境分布】原产美洲热带地区。福州以南常见栽培。

【药用部位】块茎。

【性味功能】甘，淡，凉。清肺利尿。用于肺热咳嗽，小便赤痛等。

花叶竹芋

【别　　名】花竹芋

【学　　名】*Maranta bicolor*

【生境分布】原产于巴西。厦门、福州等地园林有引种栽培。

【药用部位】根茎。

【性味功能】微苦、辛,寒,有小毒。清热消肿。用于痈疽,疮疡,无名肿毒,跌打损伤,瘀血肿痛等。

水玉簪科（Burmanniaceae）

水玉簪属（*Burmannia*）

水玉簪

【别　　名】老山贝母

【学　　名】*Burmannia pusilla*

【生境分布】生于山坡谷底潮湿处或林中湿地。分布于南安、福清、晋安、长乐等地。

【药用部位】全草。

【性味功能】淡,寒。清热利湿,止咳。用于小便黄赤,咳嗽等。

宽翅水玉簪

【别　　名】尼泊尔水玉簪,五叶水玉簪

【学　　名】*Burmannia nepalensis*

【生境分布】多生于阔叶林或毛竹林下湿地。分布于上杭、新罗、连城、永安、周宁、武夷山等地。

【药用部位】全草。

【性味功能】淡,寒。清热利湿,止咳。用于小便黄赤,咳嗽等。

三品一枝花

【别　　名】米洋参,地参

【学　　名】*Burmannia coelestis*

【生境分布】多生于山坡草丛中湿地。分布于长汀等地。

【药用部位】全草。

【性味功能】甘,平。健胃,消积。用于小儿疳积。

兰科（Orchidaceae）

脆兰属（*Acampe*）

多花脆兰

【别　　名】蕉兰,香蕉兰,脆兰,多花兰

【学　　名】*Acampe rigida*

【生境分布】生于疏林的树上或溪边丛林的岩石上,海拔560～1600m。分布于云霄、南靖等地。

【药用部位】根,叶。

【性味功能】辛、苦,平。活血散瘀,消肿止痛。用于跌打损伤,骨折等。

无柱兰属（*Amitostigma*）

无柱兰

【别　　名】细葶无柱兰,独叶一枝枪

【学　　名】*Amitostigma gracile*

【生境分布】生于山坡林下或阴湿处石上,海拔180～3000m。分布于上杭、新罗、建宁、屏南、延平、武夷山等地。

【药用部位】全草,块茎。

【性味功能】微甘,凉。解毒,消肿,止血。用于毒蛇咬伤,无名肿痛,吐血,跌打损伤等。

开唇兰属（*Anoectochilus*）

金线兰

【别　　名】金线莲,花叶开唇兰,金线草,金线石松,鸟人参

【学　　名】*Anoectochilus roxburghii*

【生境分布】生于阴湿的常绿阔叶林下或竹林下。全省各地零星分布,有较大面积栽培。

【药用部位】全草(金线莲)。

【性味功能】甘,平。清热凉血,消肿解毒,润肺止咳。用于咯血,咳嗽痰喘,结核性脑膜炎,肾

炎，膀胱炎，糖尿病，乳糜尿，血尿，泌尿道结石，风湿性关节炎，小儿急惊风，小儿破伤风等。

注：浙江金线兰 *Anoectochilus zhejiangensis*，全省零星分布。民间亦有作为金线莲药用，是否等同药用有待研究。国家二级重点保护野生植物。

牛齿兰属（*Appendicula*）

牛齿兰

【别　　名】石壁兰，台湾牛齿兰

【学　　名】*Appendicula cornuta*

【生境分布】生于山谷溪边岩石上，海拔 800m 以下。分布于平和、南靖等地。

【药用部位】全草。

【性味功能】清热解毒。

竹叶兰属（*Arundina*）

竹叶兰

【别　　名】禾叶竹叶兰，长杆兰，竹兰

【学　　名】*Arundina graminifolia*

【生境分布】生于山坡林缘草丛或溪谷边，海拔 400m 以上。全省各地分布。

【药用部位】带根状茎全草。

【性味功能】苦，微寒。清热解毒，祛风利湿，散瘀止痛。用于热淋，黄疸，水肿，脚气浮肿，疝气腹痛，风湿痹痛，毒蛇咬伤，疮痈肿毒，跌打损伤等。

白及属（*Bletilla*）

白及

【别　　名】白芨，白鸡，百及，若兰

【学　　名】*Bletilla striata*

【生境分布】生于山野草丛，山谷较潮湿处或栽培，海拔 100m 以上。分布于永定、连城、宁化等地，漳浦、仙游等地有栽培。

【药用部位】块茎。

【性味功能】苦、甘、涩，微寒。收敛止血，消肿生肌。用于咯血吐血，外伤出血，疮疡肿毒，皮肤皲裂，肺结核咯血，溃疡病出血等。

注：国家二级重点保护野生植物。

石豆兰属（*Bulbophyllum*）

芳香石豆兰

【别　　名】芬芳石豆兰，岩豆

【学　　名】*Bulbophyllum ambrosia*

【生境分布】生于林中树干上或溪边林缘岩石上，海拔约 1300m。分布于云霄、平和、福清、永泰、晋安、闽侯、连江、罗源等地。

【药用部位】全草（肥猪草）。

【性味功能】甘、淡，凉。清热，止咳。用于肺热咳嗽等。

广东石豆兰

【别　　名】瓜子还阳，石豆，石珠

【学　　名】*Bulbophyllum kwantungense*

【生境分布】生于林下或溪边岩石上，海拔约 800m。分布于漳浦、平和、新罗、德化、仙游、永泰、闽侯、闽清、屏南、武夷山等地。

【药用部位】全草。

【性味功能】甘、淡，寒。滋阴润肺，止咳化痰，清热消肿。用于咽喉肿痛，乳蛾，口疮，高热口渴，乳痈，咳嗽痰喘，顿咳，肺痨，吐血，咯血，风湿痹痛，跌打损伤等。

齿瓣石豆兰

【别　　名】密珠

【学　　名】*Bulbophyllum levinei*

【生境分布】生于林下溪边岩石上，海拔约 800m。分布于永泰、晋安、闽侯、闽清、连江、屏南、霞浦、周宁、福安、福鼎、尤溪、武夷山等地。

【药用部位】全草。

【性味功能】甘、淡，寒。滋阴降火，清热消肿。用于咽喉肿痛，乳蛾，口疮，高热口渴，乳痈，关节痛等。

密花石豆兰

【别　　名】果上叶，石枣子，香石豆兰

【学　　名】*Bulbophyllum odoratissimum*

【生境分布】生于林下或林缘溪边岩石上，海拔 800m 以下。分布于平和、南靖、上杭、德化、仙游、永泰、晋安、闽侯、闽清、罗源、武夷山等地。

【药用部位】全草。

【性味功能】甘、淡，平。润肺化痰，舒筋活络，消肿。用于肺痨咯血，咳嗽痰喘，咽喉肿痛，虚热咳嗽，风火牙痛，头晕，疝气，小便淋沥，风湿筋骨痛，跌打损伤，骨折，刀伤等。

斑唇卷瓣兰

【别　　名】黄花卷瓣兰，黄花石豆兰

【学　　名】*Bulbophyllum pecten-veneris*

【生境分布】生于林中附生于树上或岩石上，海拔1000m 以下。分布于永泰、尤溪、武夷山等地。

【药用部位】全草

【性味功能】润肺止咳，活血止痛。用于肺痨，肝炎等。

长足石豆兰

【别　　名】念珠石豆兰，石山莲，石仙桃

【学　　名】*Bulbophyllum pectinatum*

【生境分布】附生于树上。厦门岛内有栽培。

【药用部位】全草。

【性味功能】润肺止咳，镇痛。用于肺痨咳嗽，支气管哮喘，跌打损伤等。

伞花石豆兰

【别　　名】果上叶，石上叶，皱唇石豆兰

【学　　名】*Bulbophyllum shweliense*

【生境分布】生于林下溪边岩壁上或树上，海拔1760 ～ 2100m。分布于云霄、平和、德化、建宁等地。

【药用部位】全草。

【性味功能】甘、淡，凉。清热润燥，生津止渴。用于肺炎，胃炎，咯血，痨咳，咽喉肿痛，阴虚，盗汗等。

虾脊兰属（*Calanthe*）

密花虾脊兰

【别　　名】竹叶根节兰，密花虾背兰

【学　　名】*Calanthe densiflora*

【生境分布】生于林下和山谷溪边。分布于南靖

等地。

【药用部位】全草。

【性味功能】活血化瘀，消肿散结，祛风除湿。用于风湿关节痛，腰腿酸痛，疮痈肿痛，跌打损伤等。

虾脊兰

【别　　名】九子连环草，斑葱，肉连环

【学　　名】*Calanthe discolor*

【生境分布】生于沟谷林下阴湿地，海拔 780 ～1500m。分布于武夷山等地。

【药用部位】全草，根。

【性味功能】全草：辛，平；活血化瘀，消痈散结；用于瘰疬，风湿骨痛，痈疮肿毒，跌打损伤等。根：辛、苦，寒；解毒；用于瘰疬，痔疮，脱肛等。

钩距虾脊兰

【别　　名】铁梳子，细花虾脊兰

【学　　名】*Calanthe graciliflora*

【生境分布】生于山坡林下阴湿处，海拔 400 ～1300m。分布于上杭、德化、仙游、永泰、晋安、罗源、宁化、建宁、将乐、泰宁、屏南、邵武、武夷山等地。

【药用部位】全草。

【性味功能】辛，辛。清热解毒，滋阴润肺，活血祛瘀，消肿止痛，止咳。用于咽喉肿痛，风湿痹痛，痔疮，跌打损伤等。

长距虾脊兰

【别　　名】紫花虾脊兰，长距根节兰

【学　　名】*Calanthe sylvatica*

【生境分布】生于常绿阔叶林下的溪谷边阴湿处，海拔 800m 以上。分布于屏南等地。

【药用部位】全草。

【性味功能】甘、淡，平、凉。解毒，止痛，活血，化瘀。用于痈肿疮毒等。

三褶虾脊兰

【别　　名】石上蕉，白花虾脊兰，白鹤兰

【学　　名】*Calanthe triplicata*

【生境分布】生于山谷溪边或林下，海拔1000～1200m。分布于南靖、德化、福清、永泰、蕉城等地。

【药用部位】根，全草。

【性味功能】根：用于风湿、类风湿关节痛，腰肌劳损，跌打损伤，骨折等。全草：辛、苦，寒；通淋利尿，消肿止痛；用于小便不利，淋证等；外用于跌打损伤。

头蕊兰属（ *Cephalanthera* ）

银兰

【别　　名】宽叶兰，头蕊兰，鱼头兰

【学　　名】 *Cephalanthera erecta*

【生境分布】生于密林下、水沟边，海拔850m以上。分布于闽侯、将乐、武夷山等地。

【药用部位】全草。

【性味功能】甘、淡，凉。清热利尿，解毒，祛风，活血。用于高热不退，口干，小便不利，咳嗽痰喘，感冒，骨折，软组织扭伤等。

金兰

【别　　名】黄花银兰，镰叶头蕊兰，黄花兰

【学　　名】 *Cephalanthera falcata*

【生境分布】生于林下或山坡草地，海拔700～1600m。分布于建瓯、武夷山等地。

【药用部位】全草。

【性味功能】辛、甘，温。清热，泻火，消肿，祛风，健脾，活血。用于脾虚食少，咽喉痛，牙痛，风湿痹痛，扭伤，骨折等。

黄兰属（ *Cephalantheropsis* ）

黄兰

【别　　名】长茎虾脊兰，黄兰花

【学　　名】 *Cephalantheropsis obcordata*

【生境分布】生于林下水沟边或林下阴湿地，海拔约450m。分布于云霄、南靖等地。

【药用部位】根。

【性味功能】祛风止痛。

隔距兰属（ *Cleisostoma* ）

大序隔距兰

【别　　名】山吊兰，虎皮隔距兰，虎纹兰

【学　　名】 *Cleisostoma paniculatum*

【生境分布】附生于林中树干上和沟谷林缘岩石上，海拔240～1240m。全省零星分布。

【药用部位】全草。

【性味功能】微苦，凉。清热解毒，润肺止咳，止血。用于咳嗽痰喘，咯血，咽喉肿痛，乳蛾，鼻渊，肾盂肾炎，小儿惊风，口疮等。

尖喙隔距兰

【别　　名】蜈蚣草，剑叶隔距兰

【学　　名】 *Cleisostoma rostratum*

【生境分布】生于林中树上或岩石上，海拔350～500m。分布于平和等地。

【药用部位】全草。

【性味功能】舒筋活络，散瘀止痛。用于跌打损伤，骨折等。

蜈蚣兰

【别　　名】石蜈蚣，金百脚，百脚蜈蚣，飞天蜈蚣，蜈蚣草，柏子兰

【学　　名】 *Cleisostoma scolopendrifolium*

【生境分布】附生于岩石上和树上，海拔约1000m。分布于宁化、明溪、蕉城等地。

【药用部位】全草。

【性味功能】微苦，凉。清热解毒，润肺止血。用于口腔炎，鼻窦炎，支气管炎，咯血，肾盂肾炎，小儿惊风等。

贝母兰属（ *Coelogyne* ）

流苏贝母兰

【别　　名】棕石兰，贝母兰

【学　　名】 *Coelogyne fimbriata*

【生境分布】生于林下岩石上或树干上，海拔500～1200m。分布于平和、云霄、南靖、上杭、连城、德化、仙游、福清、永泰、晋安、长乐、延平、

光泽、武夷山等地。

【药用部位】全草。

【性味功能】止咳，清肺。用于感冒，咳嗽，风湿骨痛等。

吻兰属（*Collabium*）

吻兰

【别　　名】中国吻兰

【学　　名】*Collabium chinense*

【生境分布】生于林下、山沟湿地，海拔 600 ～ 1000m。分布于南靖、永安、大田、霞浦、武夷山等地。

【药用部位】全草。

【性味功能】外用于疮疡肿毒。

杜鹃兰属（*Cremastra*）

杜鹃兰

【别　　名】山慈姑，毛慈姑，三道箍

【学　　名】*Cremastra appendiculata*

【生境分布】生于沟谷林下阴湿地或石壁上，海拔 500m 以上。分布于建宁、泰宁等地。

【药用部位】假磷茎。

【性味功能】辛、甘，寒，有小毒。消肿散结，清热解毒。用于痈肿疔毒，瘰疬，蛇虫咬伤等。

注：国家二级重点保护野生植物。

兰属（*Cymbidium*）

建兰

【别　　名】水莲花，山兰花，官兰花，野吊兰，莲花

【学　　名】*Cymbidium ensifolium*

【生境分布】生于山坡林下灌丛中或碎石缝中，海拔 600 ～ 1800m。全省各地分布。

【药用部位】全草。

【性味功能】辛，平。清肺解毒，凉血止血。用于咳嗽，咯血，百日咳，尿血，蛇头疔等。

注：国家二级重点保护野生植物。

蕙兰

【别　　名】九子兰，惠兰，九头兰

【学　　名】*Cymbidium faberi*

【生境分布】生于林下阴湿处，海拔 500m 以上。分布于漳浦、德化、泰宁、屏南、福鼎、建阳、武夷山等地，有栽培。

【药用部位】根皮。

【性味功能】苦、甘，温，有小毒。润肺止咳，杀虫。用于久咳，蛔虫病，头虱（煎水洗）等。

注：国家二级重点保护野生植物。

多花兰

【别　　名】牛角七，石羊果，夏兰

【学　　名】*Cymbidium floribundum*

【生境分布】生于林中树干上或林缘溪边岩石上，海拔 100m 以上。分布于南靖、连城、德化、永泰、晋安、闽侯、闽清、大田、清流、将乐、泰宁、屏南、延平、顺昌、邵武、光泽、武夷山等地。

【药用部位】全草，根。

【性味功能】辛，平。清热解毒，滋阴润肺，化痰止咳。用于瘰疬，石淋，小儿夜啼，淋浊，带下病，疮疡，风湿痹痛，肺痨咯血等。

注：国家二级重点保护野生植物。

春兰

【别　　名】吊兰花，草兰，山兰，朵朵香，双飞燕

【学　　名】*Cymbidium goeringii*

【生境分布】生于林下或溪谷边阴湿处，海拔 300m 以上。分布于南靖、永定、安溪、德化、永泰、晋安、闽侯、闽清、将乐、泰宁、古田、屏南、周宁、福安、福鼎、延平、顺昌、武夷山等地。

【药用部位】全草，根。

【性味功能】辛，凉，有小毒。活血祛瘀，凉血解毒，清热润燥，驱蛔，补虚。用于跌打损伤，骨折，肺热咳嗽，痰中带血，尿血，外伤出血，咽喉肿痛，狂犬咬伤，肾虚，头昏腰痛，阴虚潮热盗汗，蛔积腹痛，痔疮等。

注：国家二级重点保护野生植物。

寒兰

【别　　名】青兰, 草兰

【学　　名】*Cymbidium kanran*

【生境分布】生于林下腐殖质较多的地方或溪谷边阴湿处, 海拔 400m 以上。全省各地分布。

【药用部位】全草。

【性味功能】辛, 微寒。清心润肺, 止咳平喘。清热利湿, 活血止血, 解毒杀虫。用于阴虚潮热盗汗, 跌打损伤等。

兔耳兰

【别　　名】竹柏兰, 宿筋草, 宽叶兰

【学　　名】*Cymbidium lancifolium*

【生境分布】生于山坡林下或溪边林下岩壁上, 海拔 300m 以上。分布于平和、南靖、上杭、德化、仙游、永泰、闽侯、罗源、大田、尤溪、柘荣、泰宁等地。

【药用部位】全草。

【性味功能】微辛, 平。补肝肺, 祛风除湿, 强筋骨, 清热解毒, 消肿。用于风湿痹痛, 疮痈肿毒, 跌打损伤等。

墨兰

【别　　名】春兰, 报春兰, 拜岁兰

【学　　名】*Cymbidium sinense*

【生境分布】生于山地林下溪边, 海拔 300m 以上。分布于平和、南靖、德化、永泰等地。

【药用部位】根。

【性味功能】清心润肺, 止咳定喘。用于肺热咳嗽, 肺痈, 咳喘等。

注: 国家二级重点保护野生植物。

石斛属 (*Dendrobium*)

剑叶石斛

【别　　名】人字草

【学　　名】*Dendrobium spatella*

【生境分布】附生于山地林中树上或岩石上, 海拔约 300m。分布于南靖等地。

【药用部位】全草。

【性味功能】甘, 寒。退虚热, 生津解渴, 滋阴益肾。用于病后虚热, 口干烦渴, 腰膝无力等。

注: 国家二级重点保护野生植物。

束花石斛

【别　　名】大黄草, 黄草, 金兰, 石斛

【学　　名】*Dendrobium chrysanthum*

【生境分布】生于山坡林中树上和林下岩石上, 海拔 700 ～ 2500m。厦门植物园等地有栽培。

【药用部位】全草。

【性味功能】甘, 微寒。益胃生津, 滋阴清热。用于阴伤津亏, 口干烦渴, 食少干呕, 病后虚热, 目暗不明等。

铁皮石斛

【别　　名】黑节草, 铁皮兰, 黄石斛, 黄花石斛

【学　　名】*Dendrobium officinale*

【生境分布】生于山地半阴湿的岩石上或树干上, 海拔 300 ～ 1600m。分布于连城、宁化、将乐、柘荣、邵武等地, 现有较大面积栽培。

【药用部位】茎 (石斛)。

【性味功能】甘, 微寒。益胃生津, 滋阴清热。用于阴伤津亏, 口干烦渴, 食少干呕, 病后虚热, 目暗不明等。

注: 国家二级重点保护野生植物。

细茎石斛

【别　　名】小石斛, 小环草, 铜皮兰, 铜皮石斛, 铜吊兰

【学　　名】*Dendrobium moniliforme*

【生境分布】附生于树干上或山谷壁上, 海拔 590m 以上。分布于德化、仙游、永泰、沙县、屏南、寿宁、顺昌、武夷山等地。

【药用部位】茎 (环草石斛)。

【性味功能】甘、淡, 寒。生津益胃, 滋阴清热, 润肺益肾, 明目强腰。用于热病伤津, 痨伤咯血, 口干烦渴, 病后虚热, 食欲不振等。

注: 国家二级重点保护野生植物。

石斛

【别　　名】金钗石斛, 扁钗石斛, 铜兰, 山吊兰,

风吹兰

【学　　名】*Dendrobium nobile*

【生境分布】附生于阴湿的岩壁上或树干上，海拔480～1700m。分布于平和、永泰等地，各地有栽培。

【药用部位】茎。

【性味功能】甘，寒。清热生津，滋养肺胃。用于咳嗽，病后虚热，高热等。

注：国家二级重点保护野生植物。

密花石斛

【别　　名】大黄草，黄草，粗黄草

【学　　名】*Dendrobium densiflorum*

【生境分布】生于常绿阔叶林中树干上或山谷岩石上，海拔420～1000m。分布于平和等地。

【药用部位】茎。

【性味功能】甘、淡、微咸，寒。滋阴益肾，生津止渴。用于蜘蛛热病，伤津，口干烦渴，病后虚弱等。

注：国家二级重点保护野生植物。

蛇舌兰属（*Diploprora*）

蛇舌兰

【别　　名】船唇兰，黄吊兰，倒吊兰

【学　　名】*Diploprora championii*

【生境分布】附生于密林中树下上或山谷岩石上，海拔250～1450m。分布于平和、南靖、永泰等地。

【药用部位】全草。

【性味功能】辛，温。活血化瘀，消肿止痛。用于跌打损伤，骨折等。

厚唇兰属（*Epigeneium*）

单叶厚唇兰

【别　　名】果上叶，绿豆还阳，麦斛，石榄，子上叶

【学　　名】*Epigeneium fargesii*

【生境分布】生于岩石上，海拔400m以上。分布于诏安、云霄、平和、南安、仙游、涵江、永泰、永安、宁化、尤溪、屏南、寿宁、福鼎、邵武、武夷山等地。

【药用部位】全草。

【性味功能】甘，平。活血化瘀，解毒消肿。用于跌打损伤，腰肌劳损，骨折等。

注：国家二级重点保护野生植物。

毛兰属（*Eria*）

半柱毛兰

【别　　名】石壁风，黄绒兰，老虎牙

【学　　名】*Eria corneri*

【生境分布】生于山谷岩石阴湿处或树干上，海拔500～1500m。分布于平和、南靖、永春、德化、永泰、晋安、闽侯、罗源等地。

【药用部位】全草，假鳞茎。

【性味功能】全草：甘，平。清热解毒，润肺，消肿，益胃生津。用于热病伤津，烦渴，盗汗，肺结核，疮痈肿毒等。假鳞茎：用于小儿哮喘。外用于瘰疬，疮疡肿毒等。

天麻属（*Gastrodia*）

天麻

【别　　名】赤箭，赤麻，定风草

【学　　名】*Gastrodia elata*

【生境分布】生于疏林下、林中空地、林缘、灌丛边缘，海拔约400m以上。分布于武夷山等地，有人工栽培记录。

【药用部位】块茎（天麻）。

【性味功能】甘，平。平肝息风，止痉。用于头痛眩晕，肢体麻木，小儿惊风，癫痫抽搐，破伤风等。

注：国家二级重点保护野生植物。

盆距兰属（*Gastrochilus*）

台湾盆距兰

【别　　名】蜈蚣金钗，台湾松兰，麻金钗

【学　　名】*Gastrochilus formosanus*

【生境分布】附生于林中树干上，海拔500～2500m。分布于明溪、顺昌、武夷山等地。

【药用部位】全草。

【性味功能】清热生津，滋阴养胃。用于头晕等。

斑叶兰属（*Goodyera*）

大花斑叶兰

【别　　名】金线盘, 石上藕, 金丝还阳草

【学　　名】*Goodyera biflora*

【生境分布】生于林下阴湿处, 海拔 560～2200m。分布于武夷山黄岗山等地。

【药用部位】全草。

【性味功能】苦, 微凉。清热解毒, 行气活血, 祛风止痛。用于风湿关节痛, 瘀肿疼痛, 痈疮肿毒, 毒蛇咬伤等。

多叶斑叶兰

【别　　名】高岭斑叶兰, 多叶斑兰

【学　　名】*Coodyera foliosa*

【生境分布】生于山坡林下或沟谷阴湿处, 海拔 300m 以上。分布于云霄、南安、永春、德化、仙游、永泰、永安、宁化等地。

【药用部位】全草。

【性味功能】清热解毒, 活血消肿。用于肺痨, 肝炎, 痈疖疮肿, 毒蛇咬伤等。

高斑叶兰

【别　　名】虎头蕉, 石枫丹, 石蕉

【学　　名】*Goodyera procera*

【生境分布】生于水沟边或山坡林下阴湿处, 海拔 250m 以上。分布于云霄、平和、南靖、长泰、德化、泉港、永泰、晋安、闽侯、闽清、连江、罗源、古田等地。

【药用部位】全草。

【性味功能】苦、辛, 温。祛风除湿, 养血舒筋, 润肺止咳, 止血。用于风湿关节痛, 半身不遂, 肺痨咯血, 咳喘, 病后虚弱, 肾虚腰痛, 淋浊, 黄疸, 咳嗽痰喘, 跌打损伤等。

小斑叶兰

【别　　名】花蛇一支箭, 小叶斑兰

【学　　名】*Goodyera repens*

【生境分布】生于沟谷林下阴湿处, 海拔 700m 以上。分布于武夷山等地。

【药用部位】全草。

【性味功能】甘, 平。补肺益肾, 散肿止痛。用于肺痨咳嗽, 瘰疬, 肺肾虚弱, 喘咳, 头晕, 目眩, 遗精, 阳痿, 肾虚腰膝疼痛等；外用于痈肿疮毒, 虫蛇咬伤等。

斑叶兰

【别　　名】银线莲, 大斑叶兰, 偏花斑叶兰, 盘蛇莲

【学　　名】*Goodyera schlechtendaliana*

【生境分布】生于山坡阴湿处或阔叶林下、竹林下, 海拔 500m 以上。分布于上杭、连城、德化、仙游、晋安、闽侯、建宁、将乐、屏南、延平、顺昌、建阳、武夷山等地。

【药用部位】全草。

【性味功能】苦, 寒。清热解毒, 消肿止痛。用于高热, 支气管炎, 喉痛, 吐血, 糖尿病, 小儿急惊风, 关节痛, 疔, 疮, 痈, 毒蛇咬伤等。

绒叶斑叶兰

【别　　名】金线盘, 白肋斑叶兰, 乌嘴莲

【学　　名】*Goodyera velutina*

【生境分布】生于密林下或竹林下, 海拔 700m 以上。分布于仙游、永安、顺昌、武夷山等地。

【药用部位】全草。

【性味功能】甘、辛, 平。清热解毒, 活血止痛。用于肺痨咳嗽, 咯血, 头晕乏力, 骨节疼痛, 毒蛇咬伤等。

玉凤花属（*Habenaria*）

橙黄玉凤花

【别　　名】红唇鹭兰, 鸡母虫药, 双春兰

【学　　名】*Habenaria rhodocheila*

【生境分布】生于山坡、沟谷、林下阴湿处或田埂上, 海拔 300～1500m。分布于平和、南靖、上杭、建宁、延平、建阳、武夷山等地。

【药用部位】全草, 块茎。

【性味功能】淡, 温。滋阴润肺, 止咳, 消肿, 补肾壮阳。用于咳嗽, 跌打损伤, 疮疡肿毒, 阳痿早

泄，疝气等。

鹅毛玉凤花

【别　　名】白凤兰，玉凤花，山麻雀

【学　　名】*Habenaria dentata*

【生境分布】生于山坡林下、沟边、路旁及灌丛草中，海拔190m以上。分布于华安、武平、新罗、连城、德化、永泰、永安、沙县、泰宁、福安、寿宁、浦城等地。

【药用部位】块茎（双肾子），茎叶（白花草）。

【性味功能】块茎：甘、微苦，平。补肾益肺，利湿，解毒。用于肾虚腰痛，阳痿，肺痨咳嗽，水肿，带下病，疝气，痈肿疔毒，蛇虫咬伤等。茎叶：甘、微苦，平。清热利湿。用于热淋等。

裂瓣玉凤花

【别　　名】毛瓣玉凤花，毛唇玉凤兰

【学　　名】*Habenaria petelotii*

【生境分布】生于山坡或沟谷林下，海拔320～1600m。分布于建阳、武夷山、浦城等地。

【药用部位】块茎。

【性味功能】甘、涩，寒。补肾，利尿。用于腰痛，水肿等。

毛莛玉凤花

【别　　名】毛葶玉凤花，鸡肾草，双肾草

【学　　名】*Habenaria ciliolaris*

【生境分布】生于山坡林下或沟边，海拔140～1800m。分布于新罗、仙游、永泰、泰宁、屏南、寿宁等地。

【药用部位】根，块茎。

【性味功能】根：甘，温；补血，补气；用于妇女产后血虚。块茎：苦、甘，寒；补肾壮阳，解毒消肿；用于阳痿，遗精，小便涩痛，疝气等；外用于毒蛇咬伤。

角盘兰属（*Herminium*）

叉唇角盘兰

【别　　名】脚跟兰，鸡卵参，蛇尾参

【学　　名】*Herminium lanceum*

【生境分布】生于山坡草丛、林缘或林下，海拔730m以上。分布于仙游、晋安、连江、尤溪、泰宁、屏南、顺昌、武夷山等地。

【药用部位】块茎。

【性味功能】甘，平。补肾壮阳，润肺抗痨，止血。用于肾虚腰痛，阳痿，小儿疝气，子痈，遗精，淋证，肺痨等；外用于刀伤出血。

羊耳蒜属（*Liparis*）

镰翅羊耳蒜

【别　　名】九莲灯，七仙桃

【学　　名】*Liparis bootanensis*

【生境分布】生于林下岩壁上或树干上，海拔200～1200m。分布于云霄、平和、南靖、上杭、新罗、永春、德化、仙游、福清、永泰、闽侯、罗源、延平、武夷山等地。

【药用部位】全草。

【性味功能】辛、甘，微温。清热解毒，祛瘀散结，活血调经，除湿。用于肺痨，瘰疬，痰多咳喘，跌打损伤，白浊，月经不调，疮痈肿毒，风湿腰腿痛，腹胀痛，血吸虫病腹水等。

福建羊耳蒜

【别　　名】大唇羊耳蒜，毛慈姑，岩芋

【学　　名】*Liparis dunnii*

【生境分布】生于林下水沟边或阴湿岩石上，海拔600～1300m。分布于上杭、将乐、武夷山等地。

【药用部位】全草。

【性味功能】苦，平。清热解毒，补肺止血。用于吐血，小儿凉风等；外用于疖肿，毒蛇咬伤，外伤出血等。

见血青

【别　　名】见血清，见血莲，羊耳兰

【学　　名】*Liparis neroosa*

【生境分布】生于林下或溪边岩壁上。全省各地分布。

【药用部位】全草（见血清）。

【性味功能】苦、涩，凉。凉血止血，清热解毒。

用于胃热吐血, 肺热咯血, 肠风下血, 崩漏, 手术出血, 创伤出血, 疮疡肿毒, 毒蛇咬伤, 跌打损伤等。

香花羊耳蒜

【别　　名】鸡心七, 化痰清, 香羊耳蒜

【学　　名】*Liparis odorata*

【生境分布】生于林下, 海拔 600m 以上。分布于上杭、将乐、建宁等地。

【药用部位】全草。

【性味功能】甘, 平。清热解毒, 凉血止血, 化痰止咳。用于咳嗽, 痰多, 咯血, 疮痈肿毒等。

长苞羊耳蒜

【别　　名】羊耳蒜, 长苍羊耳蒜

【学　　名】*Liparis inaperta*

【生境分布】生于林下岩石上或树干上, 海拔 500～1100m。分布于上杭、新罗、德化、将乐、福鼎、建阳、武夷山等地。

【药用部位】全草。

【性味功能】微酸, 平。化痰, 止咳, 润肺。用于肺热咳嗽, 肺痨, 顿咳等。

长茎羊耳蒜

【别　　名】长脚羊耳兰, 长柄羊耳兰, 绿花羊耳兰, 石蒜头

【学　　名】*Liparis viridiflora*

【生境分布】生于溪边林下石壁上或树干上, 海拔 200m 以上。分布于诏安、平和、长泰、南靖、德化、仙游、永泰等地。

【药用部位】假鳞茎, 全草。

【性味功能】假鳞茎：清热解毒。用于毒蛇咬伤, 风湿关节痛, 跌打损伤等。全草：活血调经; 用于妇女产后腹痛。

血叶兰属 (*Ludisia*)

血叶兰

【别　　名】石上藕, 公石松, 金线莲

【学　　名】*Ludisia discolor*

【生境分布】生于密林下或溪边岩壁上, 偶见栽培, 海拔 500m 以下。分布于平和、南靖、永泰、晋安、闽侯等地。

【药用部位】全草。

【性味功能】甘, 凉。滋阴润肺, 清热凉血, 止咳, 止血。用于肺痨咯血, 肾虚等。

注: 国家二级重点保护野生植物。

钗子股属 (*Luisia*)

纤叶钗子股

【别　　名】钗子股, 寄生兰, 牛角兰

【学　　名】*Luisia hancockii*

【生境分布】生于疏林中树干上或山谷石壁上, 海拔 200～400m。分布于平和、新罗、德化、闽清、永泰、长乐、连江、宁化、霞浦、顺昌等地。

【药用部位】全草 (钗子股)。

【性味功能】苦, 平。散风祛痰, 解毒消肿。用于风湿关节痛, 胸胁挫伤, 咽喉肿痛, 痈肿等。

沼兰属 (*Malaxis*)

阔叶沼兰

【别　　名】无耳沼兰, 花柱兰, 沼兰

【学　　名】*Malaxis latifolia*

【生境分布】生于山坡林下, 海拔 2000m 以下。分布于南靖、同安、泉港、仙游、城厢、永泰、晋安等地。

【药用部位】全草。

【性味功能】甘, 平。清热解毒, 利尿, 消肿。用于咽喉肿痛, 小便不利, 疮痈肿毒等。

葱叶兰属 (*Microtis*)

葱叶兰

【别　　名】韭叶兰

【学　　名】*Microtis unifolia*

【生境分布】生于草坡或林下草地上, 海拔 100～750m。分布于云霄、同安、福清、永泰、长乐、晋安、闽侯等地。

【药用部位】全草 (双肾草)。

【性味功能】辛、淡, 温。健脾益肾, 行气除湿。用于脾虚食少, 带下病, 肾虚腰痛, 疝气疼痛等。

兜被兰属（Neottianthe）

兜被兰

【别　　名】二叶兜被兰，百步还阳参

【学　　名】*Neottianthe pseudodiphylax*

【生境分布】生于山坡林下、灌丛中或河谷岩石上，海拔 1700～1900m。分布于武夷山黄岗山等地。

【药用部位】全草（百步还阳丹）。

【性味功能】甘，平。醒脑回阳，活血散瘀，接骨生肌。用于外伤疼痛性休克，跌打损伤，骨折等。

芋兰属（Nervilia）

毛叶芋兰

【别　　名】一粒癀，一面锣，青天葵

【学　　名】*Nervilia plicata*

【生境分布】生于山坡岸边和草丛中。分布于同安、长泰等地。

【药用部位】块茎，全草。

【性味功能】涩、微苦，凉。清热解毒，润肺止咳，益肾，止带，止血。用于肝炎，咳嗽痰喘，遗精，带下病，吐血，崩漏等。

山兰属（Oreorchis）

长叶山兰

【别　　名】山慈姑，头花山兰

【学　　名】*Oreorchis fargesii*

【生境分布】生于山坡林下及水沟边，海拔 700m 以上。分布于武夷山等地。

【药用部位】假鳞茎。

【性味功能】甘、辛，寒，有小毒。清热解毒，消肿散瘀。用于痈疖疮毒，蛇虫咬伤等。

齿唇兰属（Odontochilus）

西南齿唇兰

【别　　名】西南开唇兰，钟氏金线莲

【学　　名】*Odontochilus elwesii*

【生境分布】生于林下或林中，海拔 300～1500m。分布于南靖等地。

【药用部位】全草。

【性味功能】消肿，止痛。用于跌打损伤。

白蝶花属（Pecteilis）

龙头兰

【别　　名】白蝶花，兔耳草，和气草，公鸡花，对对参

【学　　名】*Pecteilis susannae*

【生境分布】生于山坡草丛及沟旁。分布于新罗、同安、晋安、建阳等地。

【药用部位】块根。

【性味功能】甘，微温。温肾壮阳。用于肾虚腰痛，阳痿，遗精，滑精，寒疝等。

阔蕊兰属（Peristylus）

狭穗阔蕊兰

【别　　名】鸡肾草，密花阔蕊兰

【学　　名】*Peristylus densus*

【生境分布】生于山坡林下或草丛中，海拔 300～2100m。分布于上杭、长汀、德化、仙游、晋安、建瓯、武夷山等地。

【药用部位】块茎。

【性味功能】补中益气。用于头晕目眩。

阔蕊兰

【别　　名】绿花阔蕊兰，南投玉凤兰，白缘边玉凤兰

【学　　名】*Peristylus goodyeroides*

【生境分布】生于山坡阔叶林下、灌丛下、山坡草地或山脚路旁，海拔 500m 以上。分布于武夷山等地。

【药用部位】根茎。

【性味功能】苦，凉。清热消肿，补肾壮阳。用于瘰疬，疖肿，毒蛇咬伤，乳痈，眩晕，阳痿，遗精，小儿疝气等。

鹤顶兰属（Phaius）

黄花鹤顶兰

【别　　名】斑叶鹤顶，黄鹤兰，小花鹤顶兰，九子兰

【学　　名】*Phaius flavus*

【生境分布】生于林下及山沟阴湿处，海拔 300m 以上。分布于上杭、德化、仙游、永泰、晋安、闽侯、闽清、大田、尤溪、屏南、福鼎、建阳、浦城、武夷山等地，偶见栽培。

【药用部位】假鳞茎。

【性味功能】苦，寒，有小毒。清热解毒，消肿散结。用于痈疮溃烂，瘰疬等。

鹤顶兰

【别　　名】大白及，大花鹤顶兰，鹤兰

【学　　名】*Phaius tankervilleae*

【生境分布】生于林缘灌草丛、沟谷或溪边阴湿处，海拔 700～1800m。分布于云霄、平和、龙海、南靖、同安、连城、德化、永泰、长乐、晋安、明溪、武夷山、浦城等地。

【药用部位】假鳞茎。

【性味功能】微辛，凉，有小毒。清热，止咳祛痰，活血止血。用于咳嗽多痰，咯血，跌打，乳腺炎，外伤出血等。

石仙桃属（*Pholidota*）

细叶石仙桃

【别　　名】小叶石橄榄，双叶岩珠，果上叶，对叶草

【学　　名】*Pholidota cantonensis*

【生境分布】生于林中树干上或溪边岩石上，海拔 200～850m。全省各地分布。

【药用部位】全草，假鳞茎。

【性味功能】微甘，凉。清热凉血，滋阴润肺，滋阴降火，清热消肿。用于热病高热，咯血，头痛，咳嗽痰喘，牙痛，小儿疝气，跌打损伤，咽喉肿痛，乳蛾，口疮，高热口渴，急性关节痛，乳痈等。

石仙桃

【别　　名】石橄榄，麦斛兰，石萸肉，石上桃，石仙兰

【学　　名】*Pholidota chinensis*

【生境分布】生于林中树干上或溪边岩壁上，海拔 1500m 以下。全省各地分布。

【药用部位】全草。

【性味功能】苦、微酸，凉。敛阴降火，平肝息风。

用于头晕，头痛，神经衰弱，肺结核咯血，慢性支气管炎，咳嗽，胃痛，风湿关节痛，尿道炎，梦遗，扁桃体炎，慢性咽炎，颈淋巴结结核，乳腺炎，牙痛等。

舌唇兰属（*Platanthera*）

密花舌唇兰

【别　　名】粉蝶兰，狭叶长距兰

【学　　名】*Platanthera hologlottis*

【生境分布】生于山坡潮湿的草地上，海拔 260m 以上。分布于延平等地。

【药用部位】全草。

【性味功能】润肺止咳。用于肺痨咳嗽等。

尾瓣舌唇兰

【别　　名】双肾草，旱兰，小舌唇长距兰

【学　　名】*Platanthera mandarinorum*

【生境分布】生于林下或山坡草地，海拔 200～800m。分布于龙海、仙游、永泰、晋安、建宁、泰宁、建阳、武夷山等地。

【药用部位】块茎，全草。

【性味功能】块茎：甘，平；镇静解痉，益肾安神，利尿降压。全草：用于带下病，崩漏，遗尿，肺热咳嗽等。

小舌唇兰

【别　　名】猪獠参，观音竹，斩蛇一枝箭

【学　　名】*Platanthera minor*

【生境分布】生于密林下、岩壁湿处或山坡草地，海拔 250m 以上。全省各地分布。

【药用部位】全草（猪獠参）。

【性味功能】甘，平。补肺固肾。用于咳嗽气喘，肾虚腰痛，遗精，头晕，病后体弱等。

独蒜兰属（*Pleione*）

台湾独蒜兰

【别　　名】独蒜兰，山慈姑

【学　　名】*Pleione formosama*

【生境分布】生于林下或林缘腐殖质丰富的土壤和岩石上，海拔 500～1600m。分布于平和、南靖、上杭、连城、德化、永泰、闽清、永安、尤溪、建

宁、泰宁、屏南、福安、柘荣、福鼎、顺昌、政和、武夷山、浦城等地。

【药用部位】假鳞茎。

【性味功能】甘、微辛，寒，有小毒。清热解毒，消肿散结。用于痈肿疔毒，瘰疬，喉痹疼痛，蛇虫咬伤，狂犬咬伤等。

注：《福建植物志》收载为独蒜兰 *P. bulbocodioides*，但近年调查野外均未发现该种。可能系台湾独蒜兰误订。国家二级重点保护野生植物。

朱兰属（*Pogonia*）

朱兰

【别　　名】斩龙剑，祖师箭，青蛇剑

【学　　名】*Pogonia japonica*

【生境分布】生于山坡林下或草丛阴湿处，海拔400～2000m。分布于仙游、晋安、延平、建瓯、建阳、武夷山等地。

【药用部位】全草。

【性味功能】苦，寒。清热解毒，润肺止咳，消肿，止血。用于肝炎，胆囊炎，毒蛇咬伤，痈疮肿毒等。

寄树兰属（*Robiquetia*）

寄树兰

【别　　名】小叶寄树兰，露碧兰

【学　　名】*Robiquetia succisa*

【生境分布】生于林下岩石上或林缘树干上，海拔570～1150m。分布于平和、南靖、华安、德化、仙游、涵江、永泰、晋安、闽侯、连江、顺昌等地。

【药用部位】叶。

【性味功能】甘，平。润肺止咳。用于肺热咳嗽。

苞舌兰属（*Spathoglottis*）

苞舌兰

【别　　名】冰梨子，黄花小独蒜

【学　　名】*Spathoglottis pubescens*

【生境分布】生于山坡、路旁阳处，海拔380～1700m。分布于漳浦、平和、南靖、永定、上杭、新罗、连城、长汀、德化、仙游、永泰、明溪、将乐、泰宁等地。

【药用部位】假鳞茎（黄花独蒜）。

【性味功能】苦、甘，凉。清热，补肺，止咳，生肌，敛疮。用于肺热咳嗽，咳痰不利，肺痨咯血，疮痈溃烂，跌打损伤等。

绶草属（*Spiranthes*）

绶草

【别　　名】盘龙参，青龙抱柱，懒蛇上树

【学　　名】*Spiranthes sinensis*

【生境分布】生于林下、草丛、岩壁、路边或草地湿处。全省各地分布。

【药用部位】全草（盘龙参），根。

【性味功能】甘、淡，平。滋阴益气，凉血解毒，涩精。用于病后气血两虚，少气无力，气虚带下病，遗精，失眠，燥咳，咽喉肿痛，缠腰火丹，肾虚，肺痨咯血，消渴，小儿暑热带症等；外用于毒蛇咬伤，疮肿等。

白点兰属（*Thrixspermum*）

小叶白点兰

【别　　名】飞天草，岩贝母，豆瓣还阳

【学　　名】*Thrixspermum japonicum*

【生境分布】生于沟谷、溪边的树干上或岩石上，海拔900～1000m。产于仙游、上杭、永安、武夷山等地。

【药用部位】全草。

【性味功能】用于肺痨，劳伤等；外用于刀伤出血。

蜻蜓兰属（*Tulotis*）

小花蜻蜓兰

【别　　名】半春莲，半层莲，大叶黄龙缠树，龙珠参，山豆芽

【学　　名】*Tulotis ussuriensis*

【生境分布】生于林下阴湿处或水沟边，海拔400m以上。分布于闽侯、永泰、泰宁、武夷山、浦城等地。

【药用部位】全草。

【性味功能】甘、淡、涩，微温。活血散瘀，祛风除湿。用于跌打劳伤，风湿痛，腰痛，骨折，外伤出血，月经不调等。

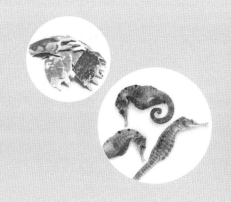

药用
动物资源
YAOYONG
DONGWU ZIYUAN

刺胞动物门

(Cnidaria)

根口水母科（Rhizostomatidae）

海蜇属（*Rhopilema*）

海蜇

【别　　名】水母, 白皮子, 海蛇

【学　　名】*Rhopilema esculenta*

【生境分布】生活于近海随波逐流漂浮。分布于漳浦至霞浦等地沿海。

【药用部位】全体。

【性味功能】咸, 平。清热化痰, 消肿散结, 降压。用于热痰咳嗽, 口燥咽干, 阴虚发热, 瘰疬, 高血压, 硅肺等。

黄斑海蜇

【别　　名】海蜇, 花蜇

【学　　名】*Rhopilema hispidum*

【生境分布】生活于近海随波逐流漂浮。分布于龙海、漳浦等地。

【药用部位】全体。

【性味功能】咸, 平。清热化痰, 消肿散结, 降压。用于热痰咳嗽, 口燥咽干, 阴虚发热, 瘰疬, 高血压, 硅肺等。

海葵科（Actiniidae）

海葵属（*Anthopleura*）

黄海葵

【别　　名】石奶, 海菊花, 沙筒

【学　　名】*Anthopleura xanthogrammica*

【生境分布】常附生于潮间带中, 低潮区和水深数米的岩礁上。分布于东山、诏安、云霄、晋江、惠安、霞浦等沿海地区。

【药用部位】全体。

【性味功能】辛, 温。收敛固色, 燥湿杀虫。用于痔疮, 脱肛, 带下病, 蛲虫病等。

星虫动物门

(Sipuncula)

方格星虫科（Sipunculidae）

方格星虫属（*Sipunculus*）

裸体方格星虫

【别　　名】光裸星虫，沙虫，沙肠子，海肠子

【学　　名】*Sipunculus nudus*

【生境分布】生活于远海潮涧区滩涂地，以低潮线最多。营穴居生活，涨潮时钻出滩涂，退潮时钻伏在滩涂里。全省沿海各地分布。

【药用部位】全体（方格星虫）。

【性味功能】咸、甘，平。滋阴降火，健脾益肺。用于骨蒸潮热，阴虚盗汗，胸闷，肺痨咳嗽，痰多，夜尿症及牙肿痛等。

环节动物门

(Annelida)

沙蚕科 (Neseidae)

沙蚕属 (*Tylorrhynchus*)

疣吻沙蚕

【别　　名】禾虫, 海蚯蚓, 海蜈蚣, 海沙虫, 沙虫

【学　　名】*Tylorrhynchus heterochaetus*

【生境分布】生活于潮间带中、低潮区的泥沙滩中。全省沿海各地分布。

【药用部位】除去内脏的全体 (沙蚕)。

【性味功能】甘, 温。补脾益胃, 补血养血, 利水消肿。用于脾胃虚弱, 贫血, 肢体肿满等。

刺沙蚕属 (*Neanthes*)

日本刺沙蚕

【别　　名】沙蚕

【学　　名】*Neanthes japonica*

【生境分布】生活于潮间带的上区至潮下带的泥沙质、泥质或沙质海底。全省沿海各地分布。

【药用部位】除去内脏的全体 (沙蚕)。

【性味功能】甘, 温。补脾益胃, 补血养血, 利水消肿。用于脾胃虚弱, 贫血, 肢体肿满等。

吻沙蚕科 (Glyceridae)

吻沙蚕属 (*Glycera*)

长吻沙蚕

【别　　名】尖额虫

【学　　名】*Glycera chirori*

【生境分布】生活在海滩至深 40m 的海底。全省沿海常见。

【药用部位】全体。

【性味功能】用于脚气病。

钜蚓科 (*Megascolecidae*)

远盲蚓属 (*Amynthas*)

参状远盲蚓

【别　　名】蚯蚓, 曲蟮, 土鳝, 地龙子, 参环毛蚓

【学　　名】*Amynthas aspergillum*

【生境分布】生活于果园、菜园、田野、公园的腐殖质丰富、肥沃疏松的土壤中。全省各地分布。

【药用部位】干燥全体或去除内脏的干燥全体 (广地龙)。

【性味功能】咸, 寒。清热定惊, 通络, 平喘, 利尿。用于高热神昏, 惊痫抽搐, 关节痹痛, 肢体麻木, 半身不遂, 肺热咳喘, 水肿尿少, 头晕, 目

眩等。

缟蚯蚓属（*Allolobophora*）

缟蚯蚓

【别　　名】蚯蚓，曲蟮，土鳝

【学　　名】*Allolobophora caliginosa*

【生境分布】生活于在果园、菜园、田野、草地潮湿疏松的泥土中。全省各地分布。

【药用部位】干燥全体或去除内脏的干燥全体（土地龙）。

【性味功能】咸，寒。清热镇痉，利尿解毒，平喘降压。用于小儿高热，中风半身不遂，小便不利，关节痛，高血压，喘咳等。

环毛蚓属（*Pheretima*）

参环毛蚓

【别　　名】蚯蚓，曲蟮，土鳝

【学　　名】*Pheretima asiatica*

【生境分布】生活于在果园，菜园，田野，草地潮湿疏松的泥土中。全省各地分布。

【药用部位】干燥全体或去除内脏的干燥全体（广地龙）。

【性味功能】咸，寒。清热镇痉，利尿解毒，平喘降压。用于小儿高热，中风半身不遂，小便不利，关节痛，高血压，喘咳等。

白颈环毛蚓

【别　　名】蚯蚓，曲鳝，地龙

【学　　名】*Pheretima californica*

【生境分布】穴居生活在多腐殖质的较深土层中，较耐干旱。全省各地常见。

【药用部位】全体。

【性味功能】利尿通淋，清热解毒，活血通经，平喘，定惊，降压。用于慢性肾炎水肿，高热烦躁，半身不遂，咳嗽喘急，小儿惊风，高血压症；外用于烫烧伤及疮毒。

注：同属的秉前环毛蚓 Ph. carnosa，异毛环毛蚓 Ph. difringens，栉盲环毛蚓 Ph. pectinifera，壮伟环毛蚓 Ph. robusta，舒脉环毛蚓 Ph. schmardae 等功效相似，在福建均有分布。

医蛭科（Hirudinidae）

医蛭属（*Hirudo*）

水蛭

【别　　名】日本医水蛭，日本医蛭，稻田医蛭

【学　　名】*Hirudo nipponia*

【生境分布】生活于水田、沟渠中。全省各地分布，南安等地有养殖。

【药用部位】干燥全体（水蛭）。

【性味功能】咸、苦，平，有毒。破血通精，消积散瘕，消肿解毒，堕胎。用于经闭腹痛，产后恶露不尽，瘕瘕积聚，痔疮肿痛，跌扑损伤，无名肿毒，肝积等；外用可治痈肿，丹毒。

黄蛭科（Haemopidae）

黄蛭属（*Whitmania*）

宽体金线蛭

【别　　名】蚂蟥

【学　　名】*Whitmania pigra*

【生境分布】生活于水田、湖沼中。全省各地分布。

【药用部位】干燥全体（水蛭）。

【性味功能】咸、苦，平，有毒。破血通精，消积散瘕，消肿解毒，堕胎。用于经闭腹痛，产后恶露不尽，瘕瘕积聚，痔疮肿痛，跌扑损伤，无名肿毒，肝积等；外用可治痈肿，丹毒等。

软体动物门

（Mollusca）

隐坂石鳖科（Cryptoplacidae）

毛肤石鳖属（*Acanthochiton*）

红条毛肤石鳖

【别　　名】海石鳖, 石鳖, 八节毛

【学　　名】*Acanthochiton rubrolineatus*

【生境分布】生活于潮间带中、低潮区, 以发达的足部吸附在岩石上或牡蛎的空壳中。分布于全省沿海岩石区。

【药用部位】全体 (海石鳖)。

【性味功能】苦、咸, 寒。软坚散结, 活血止痛, 清热解毒。用于瘰疬, 麻风等。

鲍科（Haliotidae）

鲍属（*Haliotis*）

杂色鲍

【别　　名】九孔螺, 九孔鲍, 鲍鱼

【学　　名】*Haliotis diversicolor*

【生境分布】生活于低潮线至潮下带的岩石下或石缝内。分布于东山、龙海、漳浦、连江、秀屿、平潭等地。

【药用部位】贝壳 (石决明)。

【性味功能】咸, 寒。平肝潜阳, 清肝明目。用于头痛眩晕, 目赤翳障, 视物昏花, 青盲雀目等。

羊鲍

【别　　名】鲍鱼

【学　　名】*Haliotis ovina*

【生境分布】生活于潮间带及低潮线附近, 以腹足吸附于岩石下或岩石缝间。分布于连江、平潭等地。

【药用部位】贝壳 (石决明)。

【性味功能】咸, 寒。平肝潜阳, 清肝明目。用于头痛眩晕, 目赤翳障, 视物昏花, 青盲雀目等。

马蹄螺科（Trochidae）

马蹄螺属（*Chlorostoma*）

黑凹螺

【别　　名】海决明, 马蹄子

【学　　名】*Chlorostoma nigerrima*

【生境分布】为亚热带种。常生活于潮间带下区至潮下带 20m 深的岩石上。分布于东山、漳浦、云霄、诏安等地。

【药用部位】壳（海决明）。

【性味功能】咸，寒。平肝潜阳，益肝补肾。用于目眩，头晕，头痛，黄疸，胁痛等。

锈凹螺

【别　　名】马蹄螺

【学　　名】*Chlorostoma rusticum*

【生境分布】常生活于潮间带中、低潮区的岩礁间。分布于东山、诏安、漳浦、云霄等地。

【药用部位】壳（海决明）。

【性味功能】咸，寒。平肝潜阳，益肝补肾。用于目眩，头晕，头痛，黄疸，胁痛等。

蝾螺科（Turbinidae）

蝾螺属（*Turbo*）

节蝾螺

【别　　名】狗眼睛螺

【学　　名】*Turbo brunerus*

【生境分布】多生活于潮间带中、下区岩礁间，在潮下带的泥沙质海底亦可采到。分布于惠安、霞浦、连江等地。

【药用部位】石灰质厣（甲香）。

【性味功能】咸，寒。清湿热，解疮毒，止泻痢。用于脘腹疼痛，肠风痔疾，疥癣，头疮，小便淋漓

涩痛等。

蝾螺

【别　　名】风螺

【学　　名】*Turbo petholatus*

【生境分布】为暖海物种。生活于低潮线附近至水深 10m 左右的浅海珊瑚礁间。全省沿海各地分布。

【药用部位】石灰质厣（甲香）。

【性味功能】咸，寒。清湿热，解疮毒，止泻痢。用于脘腹疼痛，肠风痔疾，疥癣，头疮，小便淋漓涩痛等。

田螺科（Viviparidae）

角螺属（*Angulyagra*）

多棱角螺

【别　　名】环田螺

【学　　名】*Angulyagra polyzonata*

【生境分布】生活在河流、湖泊、小溪及沟渠内。全省各地零星常见。

【药用部位】壳粉。

【性味功能】咸，温。用于食积，脘腹寒冷。

环棱螺属（*Bellamya*）

铜锈环棱螺

【别　　名】田螺，豆螺，湖螺

【学　　名】*Bellamya aeruginosa*

【生境分布】生活在河流、湖泊、沟渠或池塘内，水田内偶有发现。多栖息在水底腐殖质丰富深 1m

左右的浅水水域。全省各地较常见。

【药用部位】去壳全体（螺蛳）。

【性味功能】甘，寒。清热，利水，明目。用于黄疸，水肿，淋浊，消渴，痢疾，目赤翳障，痔疮，肿毒。陈旧螺壳（白螺蛳壳）：甘、淡、平。化痰，散结，止痛，敛疮。用于热痰咳嗽，反胃，胃痛，吐酸，瘰疬，溃疡，烫烧伤。

方形环棱螺

【别　　名】方田螺，金螺，石螺，湖螺，豆田螺

【学　　名】*Bellamya quadrata*

【生境分布】生活于河流、湖泊、沟渠或池塘内，水田内亦偶有发现。多栖息在水底腐殖质丰富的浅水水域（水深 1m 左右），以宽大的足部在水底及水草上匍匐爬行，或附着在岸边岩石上。全省各地分布。

【药用部位】干燥贝壳（白螺蛳壳）。

【性味功能】咸，寒。清热化痰，软坚散结，制酸止痛，生肌敛疮。用于热痰咳嗽，瘰疬，胃酸吞酸，溃疡，脱肛，烫伤等。

圆田螺属（*Cipangopaludia*）

中国圆田螺

【别　　名】大田螺，螺蛳，蜗螺牛

【学　　名】*Cipangopaludina chinensis*

【生境分布】生活于水草茂盛的湖泊、水库、河沟、池塘及水田内，以宽大的足部在水底及水草上匍匐爬行。全省各地分布。

【药用部位】全体（田螺）。

【性味功能】咸，寒。清热利水，除湿解毒。用于热解小便不通，黄疸，脚气，水肿，消渴，痔疮，便血，目赤肿痛，疔疮肿毒等。

锥螺科（Turritellidae）

锥螺属（*Turritella*）

棒锥螺

【别　　名】尖锥螺，钉螺，长螺，铁钉螺，锥螺

【学　　名】*Turritella bacilum*

【生境分布】生活于潮间带低潮线附近至潮下带40m深的泥沙质和软泥质的海底，潮水退后常潜伏于泥内。全省沿海各地分布。

【药用部位】干燥厣。

【性味功能】咸，平。清肝明目。用于眼睑红肿如桃，白睛混赤等。

笋锥螺

【别　　名】单螺，锥螺

【学　　名】*Turritella terebra*

【生境分布】生活于较深的泥沙质海底，潮间带尚未发现，以20～40m深的海底分布最多。全省沿海各地分布。

【药用部位】干燥厣。

【性味功能】咸，平。清肝明目。用于眼睑红肿如桃，白睛混赤等。

骨螺科（Muricidae）

骨螺属（*Murex*）

栉棘骨螺

【别　　名】骨螺，节棘，蜊螺，三列刺骨螺

【学　　名】*Murex triremes*

【生境分布】生活于潮间带低潮区至水深数10m的沙泥质海底。全省沿海各地分布。

【药用部位】贝壳（古螺）。

【性味功能】辛、苦，平。清热解毒，活血止痛。用于耳肿，耳闭，中耳炎，疔疮，下肢溃疡等。

红螺属（*Rapana*）

红螺

【别　　名】角泊螺，海螺，菠螺，菠螺拳，顶头螺

【学　　名】*Rapana thomasianan*

【生境分布】多生活于潮下带数米至十数米的海底，幼螺则常分布于低潮线附近。全省沿海各地分布。

【药用部位】贝壳（海螺）。

【性味功能】咸，寒。化痰消积，镇肝息风。用于胃痛，瘰疬，痉挛等。

荔枝螺属（*Thais*）

蛎敌荔枝螺

【别　　名】辣螺，根螺，三角荔枝螺

【学　　名】*Thais echinata*

【生境分布】生活于潮间带中，低潮区或低潮线下水深1.5m左右的岩礁上，有时也生活在河口附近

潮间带中，低潮区附近的石块上。全省沿海各地分布。

【药用部位】贝壳（辣螺）。

【性味功能】咸、淡，平。软坚散结，清热解毒。用于瘰疬，疮疡等。

蛾螺科（Buccinidae）

东风螺属（*Babylonia*）

雾花东风螺

【别　　名】泥东风螺，东风螺，甜螺，南风螺

【学　　名】*Babylonia lutosa*

【生境分布】生活于深 7～30m 的泥质海底。全省沿海各地分布。

【药用部位】壳（东风螺），肉。

【性味功能】壳：咸，凉；无毒。清热解毒，制酸止痛。肉：止血，润燥。用于鼻出血，大便燥结等。

盔螺科（Galeodidae）

角螺属（*Hemmifusus*）

管角螺

【别　　名】响螺，海螺，号螺

【学　　名】*Hemmifusus tuba*

【生境分布】生活于浅海 10～50m 水深的泥沙质海底。全省沿海各地分布。

【药用部位】厣（响螺），肉。

【性味功能】厣：咸、涩，凉。燥湿，收敛，解毒，滋阴，益气。用于带下病，头疮，下肢溃疡，耳胀，耳闭等。肉：补肾强身。用于腰膝酸软，乏力等。

涡螺科（Volutidae）

瓜螺属（*Cymbium*）

瓜螺

【别　　名】油螺，红螺，红塔螺

【学　　名】*Cymbium melo*

【生境分布】生活于比较深的近海泥质或泥沙质的海底。分布于连江、平潭等地。

【药用部位】卵群（红塔螺），肉。

【性味功能】卵群：咸，凉。制酸止痛，解热。用于胃痛，发热等。肉：清火明目。用于头晕等。

海兔科（Aplysiidae）

海兔属（*Notarchus*）

蓝斑背肛海兔

【别　　名】海兔，海猪仔

【学　　名】*Notarchus leachii*

【生境分布】生活于潮间带和潮下带的海涂或海藻上。分布于东山、厦门岛、平潭等地。

【药用部位】卵群带（海粉）。

【性味功能】甘、咸，寒。清热养阴，软坚消痰。用于肺燥咳嗽，瘿瘤，瘰疬等。

阿地螺科（Atyidae）

泥螺属（*Bullacta*）

泥螺

【别　　名】吐铁，土铁，麦螺，梅螺，泥板

【学　　名】*Bullacta exarata*

【生境分布】生活于潮间带的泥滩上，退潮后匍匐于海滩。全省沿海各地分布。

【药用部位】软体（泥螺肉）。

【性味功能】甘，平。补气，润肺，滋阴。用于肺痨，阴虚咳嗽等。

玛瑙螺科（Achatinidae）

玛瑙螺属（*Achaina*）

褐云玛瑙螺

【别　　名】菜螺，非洲蜗牛

【学　　名】*Achaina fulica*

【生境分布】生活于阴凉、潮湿的地方，如芭蕉树根下缝隙、芭蕉树腋或草丛里、瓦砾石下、潮湿的墙壁、阴沟、草丛、泥洞以及垃圾堆等处。全省各地分布。

【药用部位】肉。

【性味功能】甘，平。滋补强壮。用于头晕，目眩，胸痹，心痹等的辅助治疗。

蛞蝓科（Limacidae）

野蛞蝓属（*Agriolimax*）

野蛞蝓

【别　　名】蜒蚰

【学　　名】*Agriolimax agrestis*

【生境分布】生活于山区、丘陵地带、平原农田、温室、地窖、公园等处，喜欢栖息于阴暗潮湿环境，冬季多在土缝隙中、石块下、作物根部土壤中越冬。分布于永定、永泰、福安等地。

【药用部位】新鲜全体（蛞蝓）。

【性味功能】咸，寒。清热祛风，消肿解毒，破瘀痛经，镇静，平喘，固脱。用于中风，筋脉拘挛，惊痫，喘息，喉痹，咽肿，热疮肿毒，丹毒，经闭，癥瘕，蜈蚣咬伤，痔疮肿痛，肛脱等。

蛞蝓属（*Limax*）

黄蛞蝓

【别　　名】鼻涕虫，不卫生虫

【学　　名】*Limax flavus*

【生境分布】生活于阴暗潮湿的温室、菜窖、住宅附近多腐殖质处、石块或落叶下、草丛中、乱石堆里、下水道旁。在夏季午夜时分，常爬到厨房、住宅里食取饭菜残渣、纸张等，污染食品用具、器皿，故又称之为"不卫生虫"。全省各地分布。

【药用部位】新鲜全体（蛞蝓）。

【性味功能】咸，寒。清热祛风，消肿解毒，破瘀痛经，镇静，平喘，固脱。用于中风，筋脉拘挛，惊痫，喘息，喉痹，咽肿，热疮肿毒，丹毒，经闭，癥瘕，蜈蚣咬伤，痔疮肿痛，肛脱等。

嗜粘液蛞蝓属（*Phiolomycus*）

双线嗜粘液蛞蝓

【别　　名】蛞蝓，鼻涕虫

【学　　名】*Phiolomycus bilineatus*

【生境分布】生活在农田、住宅附近阴暗潮湿、多腐殖质处、草丛、灌木丛中，石块或落叶下。全省各地较常见。

【药用部位】全体。

【性味功能】消肿止痛，平喘，固脱。用于热疮肿痛，咳嗽痰喘，哮喘，脱肛。

巴蜗牛科（Bradybaenidae）

巴蜗牛属（*Bradybaena*）

同型巴蜗牛

【别　　名】蜗牛

【学　　名】*Bradybaena similaris*

【生境分布】生活于潮湿、阴暗多腐殖质的草丛、灌木丛中，田埂、农田、乱石堆中，石块或落叶下，土石缝隙中。牲畜棚圈附近，公园、温室、菜窖等处也常可见到。全省各地分布。

【药用部位】全体（蜗牛）。

【性味功能】咸，寒。利水消肿，清热解毒。用于小便不利，痔瘘，脱肛，喉风肿痛，风热惊痫，流行性腮腺炎，瘰疬，小儿脐风，鼻出血，耳聋，疳疾等。

山蜗牛科（Cyclophoridae）

环口螺属（*Cyclophorus*）

褐带环口螺

【学　　名】*Cyclophorus martensianus*

【生境分布】生活在石灰岩丘陵地带的灌木丛、草丛中及多腐殖质的地方。分布于永安、泰宁、将乐、宁化等地。

【药用部位】去壳全体。

【性味功能】补中益气，收敛止痢。用于尿频，红白痢疾，小儿夜尿。

蚶科（Arcidae）

毛蚶属（*Scapharca*）

毛蚶

【别　　名】毛蛤，麻蛤

【学　　名】*Scapharca subcrenata*

【生境分布】生活于低潮线以下4～20m深的泥沙质浅海，喜有淡水流入。全省沿海各地分布。

【药用部位】壳（瓦楞子）。

【性味功能】咸，平。消痰，化瘀，软坚散结，制酸止痛。用于顽痰积结，黏稠难咳，瘿瘤，瘰疬，癥瘕痞块，胃痛泛酸等。

魁蚶

【别　　名】焦边毛蚶，大毛蛤，赤贝，血贝

【学　　名】*Scapharca broughtonii*

【生境分布】生活于低潮带100m以下的浅海泥底中。全省沿海各地分布。

【药用部位】壳（瓦楞子）。

【性味功能】咸，平。消痰，化瘀，软坚散结，制酸止痛。用于顽痰积结，黏稠难咳，瘿瘤，瘰疬，癥瘕痞块，胃痛泛酸等。

蚶属（*Tegillarca*）

泥蚶

【别　　名】花蚶，血蚶

【学　　名】*Tegillarca granosa*

【生境分布】生活于低潮线以下4～20m深的泥沙质浅海，喜有淡水流入。分布于云霄、漳浦、芗城、涵江、秀屿、福清、马尾、蕉城等地。

【药用部位】壳（瓦楞子）。

【性味功能】咸，平。消痰化瘀，软坚散结，制酸止痛。用于顽痰积结，黏稠难咳，瘿瘤，瘰疬，癥瘕痞块，胃痛泛酸等。

贻贝科（Mytilidae）

贻贝属（*Mytilus*）

厚壳贻贝

【别　　名】淡菜，海红

【学　　名】*Mytilus coruscus*

【生境分布】以足丝固着于低潮线以下的浅海中，其垂直分布较深，可达20m，以10m左右密度较大，幼贝分布较短期。喜海流大盐分高的海区。全省沿海各地分布。

【药用部位】贝肉（淡菜）。

【性味功能】甘、咸，温。滋阴补血，益精，止痢，消瘿。用于虚劳咳嗽，阴虚发热，无名肿痛等。

股贻贝属（*Perna*）

翡翠股贻贝

【别　　名】淡菜，翡翠贻贝，绿壳菜蛤，壳菜

【学　　名】*Perna viridis*

【生境分布】生活于以足丝相互附着在水流畅通的低潮线附近至水深20m的岩礁、码头和船坞上。全省沿海各地分布。

【药用部位】贝肉（淡菜）。

【性味功能】甘、咸，温。补肝肾，益精血，消瘿瘤，止痢。用于虚劳羸瘦，眩晕，盗汗，阳痿，腰痛，吐血，崩漏带下，瘿瘤，癥瘕等。

江珧科（Pinnidae）

江珧属（*Atrina*）

栉江珧

【别　　名】牛角江珧蛤，簸箕蛤蜊

【学　　名】*Atrina pectinata*

【生境分布】生活于水深30～40m泥沙海底的浅海。分布于晋江、惠安沿海等地。

【药用部位】壳。

【性味功能】咸、涩，凉。清热解毒，息风镇静。用于湿疮，头晕，头痛，目眩等。

牡蛎科（Ostreidae）

牡蛎属（*Ostrea*）

密鳞牡蛎

【别　　名】蛎黄

【学　　名】*Ostrea denselamellosa*

【生境分布】生活于水深15～30m的浅海，有时在低潮线附近也能见到，所在的环境盐度在27‰～34‰。全省沿海地区有分布。

【药用部位】贝壳（牡蛎）。

【性味功能】咸，微寒。重镇安神，潜阳补阴，软坚散结。用于惊悸失眠，眩晕耳鸣，瘰疬痰核，癥瘕痞块等。煅牡蛎：收敛固涩。用于自汗盗汗，遗精崩带，胃痛吞酸等。

长牡蛎

【别　　名】蚝，白蚝，海蛎子，蛎黄，蚵

【学　　名】*Ostrea gigas*

【生境分布】生活于盐度较低的海区，栖息于自潮间带至低潮线以下数米的范围。全省沿海地区有分布。

【药用部位】贝壳（牡蛎）。

【性味功能】咸，微寒。重镇安神，潜阳补阴，软坚散结。用于惊悸失眠，眩晕耳鸣，瘰疬痰核，癥瘕痞块等。煅牡蛎：收敛固涩。用于自汗盗汗，遗精崩带，胃痛吞酸等。

褶牡蛎

【别　　名】蚝，白蚝，海蛎子，蛎黄，蚵

【学　　名】*Ostrea plicatula*

【生境分布】生活于潮间带中、上区的岩石上。全省沿海地区有分布。

【药用部位】贝壳 (牡蛎)。

【性味功能】咸，微寒。重镇安神，潜阳补阴，软坚散结。用于惊悸失眠，眩晕耳鸣，瘰疬痰核，癥瘕痞块等。煅牡蛎：收敛固涩。用于自汗盗汗，遗精崩带，胃痛吞酸等。

近江牡蛎

【别　　名】蚝，白蚝，海蛎子，蛎黄，蚵

【学　　名】*Ostrea rivularis*

【生境分布】多栖息于低潮线附近至水深 7m 左右的近海区域。全省沿海地区有分布。

【药用部位】贝壳 (牡蛎)。

【性味功能】咸，微寒。重镇安神，潜阳补阴，软坚散结。用于惊悸失眠，眩晕耳鸣，瘰疬痰核，癥瘕痞块等。煅牡蛎：收敛固涩。用于自汗盗汗，遗精崩带，胃痛吞酸等。

大连湾牡蛎

【别　　名】蚝，白蚝，海蛎子，蛎黄，蚵

【学　　名】*Ostrea talienwhanensis*

【生境分布】栖息在低潮线下或潮间带的蓄水处。生活于盐度偏高的近岸海水中，大量集聚在海底，下部常被软泥埋没，但也有很多附着在海底岩礁上。全省沿海各地分布。

【药用部位】贝壳 (牡蛎)。

【性味功能】咸，微寒。重镇安神，潜阳补阴，软坚散结。用于惊悸失眠，眩晕耳鸣，瘰疬痰核，癥瘕痞块等。煅牡蛎：收敛固涩。用于自汗盗汗，遗精崩带，胃痛吞酸等。

珍珠贝科（Pteriidae）

珍珠贝属（*Pinctada*）

合浦珍珠贝

【别　　名】珍珠贝，马氏珍珠贝，马氏珠母贝

【学　　名】*Pinctada martensii*

【生境分布】生活于风浪较为平静的内湾，在砂泥、岩礁或石砾较多，潮水通畅、水质较肥的海区生长较好。全省沿海各地分布。

【药用部位】珍珠，贝壳 (珍珠母)。

【性味功能】珍珠：甘、咸，寒；安神镇静，清热明目，收敛生肌；用于热病惊痫，烦渴不眠，咽喉肿痛，口舌生疮，溃疡不敛，目赤翳障，肌肤粗裂等。贝壳：平肝息风，益阴潜阳，定惊止血。用于癫狂惊痫，头晕目眩，心悸耳鸣，吐血衄血，崩漏，翳障等。

珠母贝

【别　　名】珍珠贝

【学　　名】*Pinctada margaritifera*

【生境分布】为热带、亚热带种。生活于潮下带，以足丝固着于岩石或珊瑚礁上可产大型珠，也是一种良好的珠母贝。全省沿海各地分布。

【药用部位】珍珠，贝壳 (珍珠母)。

【性味功能】珍珠：甘、咸，寒；安神镇静，清热明目，收敛生肌；用于热病惊痫，烦渴不眠，咽喉肿痛，口舌生疮，溃疡不敛，目赤翳障，肌肤粗裂等。贝壳：平肝息风，益阴潜阳，定惊止血。用于癫狂惊痫，头晕目眩，心悸耳鸣，吐血衄血，崩漏，翳障等。

帘蛤科（Veneridae）

青蛤属（*Cyclina*）

青蛤

【别　　名】蛤蜊，海蛤，墨蚬

【学　　名】*Cyclina sinensis*

【生境分布】生活于近海泥沙质的海底，潮间带上、中、下区，以中、下区数量为多。全省沿海各地分布。

【药用部位】贝壳（蛤壳）。

【性味功能】苦、咸，寒。清肺化痰，软坚散结，制酸止痛。用于痰多咳嗽，胸胁疼痛，痰中带血，瘰疬瘿瘤，胃疼吞酸；外治湿疹，烫伤。

文蛤属（*Meretrix*）

文蛤

【别　　名】花蛤，黄蛤

【学　　名】*Meretrix meretrix*

【生境分布】生活于近河口区的潮间带下区及低潮线以下的浅海沙质泥滩中。全省沿海各地分布。

【药用部位】贝壳（蛤壳）。

【性味功能】苦、咸，寒。清肺化痰，软坚散结，制酸止痛。用于痰多咳嗽，胸胁疼痛，痰中带血，瘰疬瘿瘤，胃疼吞酸；外治湿疹，烫伤。

镜蛤属（*Dosinia*）

日本镜蛤

【别　　名】日本镜文蛤

【学　　名】*Dosinia japonica*

【生境分布】生活于潮间带中区的泥沙滩，栖息深度约100m；潮下带的浅海部分也有分布。分布于连江、平潭、霞浦、秀屿、晋江等地。

【药用部位】贝壳（蛤壳）。

【性味功能】苦、咸，寒。软坚散结，清热解毒。用于瘰疬，痰多咳嗽等；外用治疮肿。

蛤仔属（*Ruditapes*）

杂色蛤仔

【别　　名】小眼花帘蛤，海瓜子，花蛤，砂蚬子

【学　　名】*Ruditapes variegate*

【生境分布】生活于潮间带中部泥沙滩或沙滩中，潜埋较浅。分布于晋江、连江、秀屿、平潭、霞浦等地。

【药用部位】壳和肉（蛤仔）。

【性味功能】甘、咸，寒。清热解毒。用于臁疮，黄水疮等。

灯塔蛏科（Pharellidae）

缢蛏属（*Sinonovacula*）

缢蛏

【别　　名】西施舌，蛏子，青子

【学　　名】*Sinonovacula constricta*

【生境分布】生活于河口或少量淡水注入的内湾，在潮间带中、下区的软泥沙滩中。全省沿海各地分布。

【药用部位】肉，贝壳（马刀）。

【性味功能】肉：甘、咸，寒。滋阴，清热，止痢，利尿，消肿。用于产后虚损，烦热口渴，湿热水肿，痢疾等。贝壳：咸，凉。消瘿，止带，通淋。用于气瘿，痰饮，淋症，妇女赤白漏下等。

竹蛏科（Solenidae）

竹蛏属（*Solen*）

长竹蛏

【别　　名】马刀，竹蛏

【学　　名】*Solen strictus*

【生境分布】生活于潮间带中下区至浅海的沙质海底。分布于全省沿海各地，有养殖。

【药用部位】肉，贝壳（马刀）。

【性味功能】肉：甘、咸，寒。滋阴，清热，止痢，利尿，消肿。用于产后虚损，烦热口渴，湿热水肿，痢疾等。贝壳：咸，凉。消瘿，止带，通淋。用于气瘿，痰饮，淋症，妇女赤白漏下等。

蚬科（Corbiculidae）

蚬属（*Corbicula*）

河蚬

【别　　名】蚬子，扁螺，黄蚬，沙蜊，金蚌

【学　　名】*Corbicula fluminea*

【生境分布】生活于淡水、咸淡水的河流、湖泊、池塘及沟渠内，特别是在江河入海口咸淡水交汇处产量较大。底质多为泥质、沙质或泥沙质。营穴居生活，埋栖深度多为 2～5cm，最深可达 20cm。全省各地分布。

【药用部位】肉（蚬肉），贝壳（蚬壳）

【性味功能】肉：甘、咸、寒。清热解毒，利湿退黄。用于疔疮肿毒，湿热黄疸，小便不利等。贝壳：咸，温。止咳化痰，制酸止痛，生肌敛疮。用于痰喘咳嗽，反胃吞酸，湿疮，疮疡等。

蛤蜊科（Mactridae）

蛤蜊属（*Mactra*）

四角蛤蜊

【别　　名】蛤蜊，白蚬子，泥蚬子，布鸽头，白蚌子

【学　　名】*Mactra veneriformis*

【生境分布】生活于潮间带中、低潮区和浅海的泥沙中，穴居深度达 5～10cm。分布于东山至南安等地沿海。

【药用部位】贝壳（蛤蜊粉），软体部位的干燥体（蛤蜊肉）。

【性味功能】贝壳：咸，寒。清热化痰，软坚散结，制酸止痛。用于痰多咳嗽，瘿瘤，胃溃疡，烫火伤，崩漏带下等。软体部位：咸，平。滋阴补血，利水消肿。用于贫血，头晕，目眩，黄疸，水肿，小便不利等。

中国蛤蜊

【别　　名】中华马蛤蜊

【学　　名】*Mactra chinensis*

【生境分布】栖息于潮间带中、下区及浅海海底，尤喜潮流通畅、海水盐度较高，海底为清洁的沙质环境。埋栖深度 10～30cm。分布于东山、漳浦至晋江等地。

【药用部位】贝壳（蛤蜊粉），肉（蛤蜊肉）。

【性味功能】贝壳：咸，寒。清热化痰，软坚散结，制酸止痛。用于痰多咳嗽，瘿瘤，胃溃疡，烫火伤，崩漏带下等。肉：咸，平。滋阴补血，利水消肿。用于贫血，头晕，目眩，黄疸，水肿，小便不利等。

西施舌

【别　　名】沙蛤，车蛤，海蚌，贵妃蚌

【学　　名】*Mactra antiquata*

【生境分布】栖息于潮间带下区及浅海沙滩中。埋栖深度 60～70mm。分布于东山、海沧、秀屿、平潭、长乐、霞浦等地。

【药用部位】肉。

【性味功能】甘，平。补阴血，益精髓，清肝热。用于肝肾阴虚，腰膝酸重，目赤等。

枪乌贼科（Loliginidae）

枪乌贼属（*Loligo*）

火枪乌贼

【别　　名】水兔，海兔子，鬼拱，鱿仔

【学　　名】*Loligo beka*

【生境分布】生活于沿岸岛礁周围。全省沿海各地分布。

【药用部位】全体。

【性味功能】甘，微咸，平。祛风，除湿，通淋。用于风湿腰疼，下肢溃疡，腹泻，石淋，带下病，痈疮疖肿，产后体弱，小儿疳积等。

中国枪乌贼

【别　　名】中国鱿鱼，本港鱿鱼，台湾锁管

【学　　名】*Loligo chinensis*

【生境分布】浅海生活，主要群体栖居于热带和亚热带海域。春季或夏季集群由越冬的深水区向浅水区进行生殖洄游。全省沿海较常见。

【药用部位】肉。

【性味功能】用于腰肌劳损，产后体淀，带下病，小儿疳积。

台湾枪乌贼

【别　　名】鱿鱼

【学　　名】*Loligo formosana*

【生境分布】每年春季和夏季陆续由外海游来。近海岛屿附近产卵。全省沿海各地分布。

【药用部位】全体。

【性味功能】辛、甘，温。祛风，除湿，通淋。用于风湿腰疼，下肢溃疡，腹泻，石淋，带下病，痈疮疖肿，产后体弱，小儿疳积等。

乌贼科（Sepiidea）

乌贼属（*Sepia*）

金乌贼

【别　　名】墨鱼，乌鱼，乌子，针墨鱼

【学　　名】*Sepia esculenta*

【生境分布】生活于浅海，主要群体栖居于暖温带海区。全省沿海各地分布。

【药用部位】内壳（海螵蛸或乌贼骨），肉，蛋，墨。

【性味功能】内壳：咸、涩，温。止血，涩精，制酸。用于吐血，衄血，便血，崩漏带下，胃溃疡，胃酸过多等；外用治创伤出血，疗疮疖久不收口等。肉：咸，平。养血滋阴。用于血虚经闭，崩漏，带下病等。蛋：咸，温。开胃利水。用于胃虚寒，水肿等。墨：苦，温。温经止血。用于血刺心

痛，异常子宫出血等。

针乌贼属（*Sepiella*）

曼氏无针乌贼

【别　　名】花拉子，麻乌贼，乌鱼，墨鱼，乌贼

【学　　名】*Sepiella maindronide*

【生境分布】生活于浅海，主要群体栖居于暖温带海区。全省沿海各地分布。

【药用部位】内壳（海螵蛸或乌贼骨），肉，蛋，墨。

【性味功能】内壳：咸、涩，温。止血，涩精，制酸。用于吐血，衄血，便血，崩漏带下，胃溃疡，胃酸过多等；外用治创伤出血，疗疮疖久不收口等。肉：咸，平。养血滋阴。用于血虚经闭，崩漏，带下病等。蛋：咸，温。开胃利水。用于胃虚

寒，水肿等。墨：苦，温。温经止血。用于血刺心痛，异常子宫出血等。

章鱼科（Octopodidae）

蛸属（*Octopus*）

短蛸

【别　　名】望潮，短爪章鱼，坐蛸，短腿蛸

【学　　名】*Octopus ocellatus*

【生境分布】生活于沿海底，以腕吸盘吸着岩礁或其他物体上爬行。全省沿海各地有分布。

【药用部位】去内脏全体。

【性味功能】甘、咸，凉。补气养血，收敛，生肌，通经下乳。用于气血虚弱，痈疽肿毒，久疮溃烂，产妇乳汁不足等。

长蛸

【别　　名】石拒，章拒，长爪章，长腿蛸

【学　　名】*Octopus variabilis*

【生境分布】生活于沿海底，腕长而有力，常挖穴栖居，冬季在浅海泥沙中栖息，春季向潮间带低潮区移动，夏秋季可达中潮区，秋末水温下降，又回到浅海潜伏越冬。全省沿海各地有分布。

【药用部位】去内脏全体。

【性味功能】甘、咸，凉。补气养血，收敛，生肌，通经下乳。用于气血虚弱，痈疽肿毒，久疮溃烂，产妇乳汁不足等。

真蛸

【别　　名】贯鱼，章举，蟑，望潮，章鱼

【学　　名】*Octopus vulgaris*

【生境分布】为沿海底栖性种类。白天常潜伏在砂泥海底或岩礁缝中。东南沿海各地有分布。

【药用部位】去内脏全体。

【性味功能】甘、咸，凉。补气养血，收敛，生肌，通经下乳。用于气血虚弱，痈疽肿毒，久疮溃烂，产妇乳汁不足等。

节 肢 动 物 门

（Arthtopoda）

指茗荷科（Pollicipidae）

龟足属（*Capitulum*）

龟足

【别　　名】石蜐，紫砝，龟脚，佛手蚶，观音掌
【学　　名】*Capitulum mitella*
【生境分布】为亚热带及热带海洋动物，生活于海浪冲击很大的沿海高潮地带，固着于海水澄清的岩石缝隙中长密集成群。全省沿海各地分布。

【药用部位】肉。
【性味功能】甘、咸，平。滋补，利小便。用于癖积，肿胀等。

缩头水虱科（Pollicipidae）

鱼怪属（*Ichthyoxenus*）

鱼怪

【别　　名】鲤怪，鱼虱，鱼寄生
【学　　名】*Ichthyoxenus japonensis*
【生境分布】寄生于淡水鱼体内，寄生在鲤鱼和鲫鱼的胸腔中。全省零星分布。
【药用部位】全体。
【性味功能】咸，寒。降气开郁，解毒止痛。用于噎膈，气逆，反胃，胸膈胀痛，胃脘疼痛等。

张氏鱼怪

【别　　名】鱼鳖，鱼寄生，鱼怪，鱼虱子
【学　　名】*Ichthyoxenus tchangi*
【生境分布】寄生于鱼类胸鳍后的特别囊内，幼虫可寄生于鱼的体表。全省各地分布。
【药用部位】全体。
【性味功能】咸，寒。降气开郁，解毒止痛。用于噎膈，气逆，反胃，胸膈胀痛，胃脘疼痛等。

海蟑螂科（Ligiidae）

海蟑螂属（*Ligia*）

海蟑螂

【别　　名】海岸水虱，海蛆
【学　　名】*Ligia oceanic*
【生境分布】生活在高潮线及潮上带海岸岩石附近，善爬行。全省海岸常见。
【药用部位】全体。
【性味功能】用于小儿疳积，跌打损伤，痈疽。

虾蛄科（Squillidae）

虾蛄属（*Oratosquilla*）

虾蛄

【别　　名】虾拔弹，虾救弹，口虾蛄

【学　　名】*Oratosquilla oratoria*

【生境分布】穴居于海底泥沙砾的洞中，常摇动腹部的鳃肢，以扩大与水的接触而营呼吸。一般在5～60m 的水深都有发现。全省沿海各地分布。

【药用部位】全体。

【性味功能】甘、微咸，平。止咳平喘，缩尿，收敛固涩。用于咳嗽，哮喘，遗尿等。

对虾科（Penaeidae）

对虾属（*Penaeus*）

中国对虾

【别　　名】海虾，蚌虾，明虾，大红虾，东方对虾

【学　　名】*Penaeus chinensis*

【生境分布】生活于浅海泥沙底，夜间常缓慢游泳于海水的中、下层。全省沿海各地分布。

【药用部位】肉或全体（对虾）

【性味功能】甘，咸，温。补肾壮阳，健胃补气。用于肾虚阳痿，遗精，阴虚风动，中风，半身不遂，筋骨疼痛，乳汁不下，乳痛，脾胃虚弱，气虚，疮口不敛等。

长毛对虾

【别　　名】大虾，白虾，红虾，红尾虾，大明虾，

【学　　名】*Penaeus penicillatus*

【生境分布】生活于沿岸水深25～40m 内的泥沙质海底。全省沿海各地分布。

【药用部位】肉或全体（对虾）

【性味功能】甘，咸，温。补肾壮阳，健胃补气。用于肾虚阳痿，遗精，阴虚风动，中风，半身不遂，筋骨疼痛，乳汁不下，乳痛，脾胃虚弱，气虚，疮口不敛等。

龙虾科（Palinuridae）

龙虾属（*Panulirus*）

锦绣龙虾

【别　　名】龙虾，大花虾

【学　　名】*Panulirus ornatus*

【生境分布】生活于水深8～15m 的岩礁间或泥沙质的浅海底。全省沿海各地分布。

【药用部位】全体。

【性味功能】甘，咸，温。补肾壮阳，健胃补气。用于肾虚阳痿，遗精，阴虚风动，中风，半身不遂，筋骨疼痛，乳汁不下，乳痛，脾胃虚弱，气虚，疮口不敛等。

中国龙虾

【别　　名】龙虾，大龙虾，青龙虾，海虾，红虾

【学　　名】*Panulirus stimpsoni*

【生境分布】生活在7～40m 深的浅海，栖息于岩礁间、乱石堆和两端的出口的隧洞中。全省沿海各地分布。

【药用部位】全体。

【性味功能】甘，咸，温。补肾壮阳，滋阴，健胃，安神。用于阳痿，筋骨疼痛，手足搐搦，神经衰弱，心悸，失眠，皮肤瘙痒，头疮，疥癣等。

樱虾科（Sergestidae）

毛虾属（*Acetes*）

中国毛虾

【别　　名】虾皮，毛虾，红毛虾

【学　　名】*Acetes chinensiss*

【生境分布】属浮游性的沿海低盐生活种类。冬

季向水深处移动，春季聚集于浅海近岸河口附近。全省沿海各地分布。

【药用部位】全体。

【性味功能】甘，微温。补肾壮阳，通乳，托毒。用于肾虚阳痿，产妇乳少，麻疹透发不畅，阴疽，恶核，丹毒，臁疮等。

活额寄居蟹科（Calappidae）

细螯寄居蟹属（*Clibanarius*）

螯下齿细螯寄居蟹

【别　　名】下齿细螯寄居蟹

【学　　名】*Clibanarius infraspinatus*

【生境分布】生活于海洋沿岸半咸水中。全省沿海各地分布。

【药用部位】去螺壳全体（寄居蟹）。

【性味功能】甘、微辛，温。活血散瘀，止痛消肿。用于瘀血腹痛，跌打损伤，淋巴结肿等。

活额寄居蟹属（*Diogenes*）

艾氏活额寄居蟹

【别　　名】寄居蟹，寄居虫，寄居虾

【学　　名】*Diogenes edwardsii*

【生境分布】居住在空的螺壳内，长大后，另找较大的空螺壳居住。栖息于潮间带低潮区和浅海。全省沿海各地分布。

【药用部位】去螺壳全体（寄居蟹）。

【性味功能】甘、微辛，温。活血散瘀，止痛消肿。用于淤血腹痛，跌打损伤，无名肿痛，眩晕等。

寄居蟹科（Paguridae）

寄居蟹属（*Pagurus*）

长腕寄居蟹

【别　　名】呆寄居蟹，寄居虫，寄居虾，海寄生，白住房

【学　　名】*Pagurus samustis*

【生境分布】多生活于海滨潮间带。全省沿海各地分布。

【药用部位】去螺壳全体（寄居蟹）。

【性味功能】甘、微辛，温。活血散瘀，止痛消肿。用于瘀血腹痛，跌打损伤，淋巴结肿等。

馒头蟹科（Calappidae）

馒头蟹属（*Calappa*）

逍遥馒头蟹

【别　　名】雷公蟹，面包蟹，元宝蟹

【学　　名】*Calappa philargius*

【生境分布】生活于水深 30～100m 的泥沙质或沙质海底。全省沿海各地分布。

【药用部位】壳和蟹黄（馒头蟹）。

【性味功能】咸，凉。止痛，杀虫。用于胸痛，脚癣等。

蜘蛛蟹科（Majidae）

绒球蟹属（*Doclea*）

羊毛绒球蟹

【别　　名】甲指红，毛蟹，日本绒球蟹

【学　　名】*Doclea ovis*

【生境分布】生活于河口的泥底或距离海岸不远的泥滩或卵石滩上。栖息于潮间带低潮区和浅海。全省沿海各地分布。

【药用部位】全体。

【性味功能】咸，寒。清肠止痢，解毒消肿。用于湿热痢疾，脱肛，痔疮肿痛等。

方蟹科（Grapsidae）

绒螯蟹属（*Eriocheir*）

中华绒螯蟹

【别　　名】河蟹，毛蟹，大闸蟹

【学　　名】*Eriocheir sinensis*

【生境分布】常穴居于江、河、湖泽或水田周围的泥岸，秋季常洄游到近海繁殖，幼蟹再溯江河而上，在淡水中成长。全省沿海各地分布。

【药用部位】全体。

【性味功能】咸，寒。散瘀止血，解毒消肿。用于蓄血发黄，血瘀崩漏，痈疮肿毒，走马牙疳，毒虫螫伤等。

日本绒螯蟹

【别　　名】河蟹，螃蟹

【学　　名】*Eriocheir japonicus*

【生境分布】生活于河流中，特别在可口半成水底层较为常见。晚秋为繁殖季节，每值大雨之后的夜晚，常成群由淡水向河口处迁移。全省各地分布。

【药用部位】全体。

【性味功能】咸，寒。散瘀止血，解毒消肿。用于蓄血发黄，血瘀崩漏，痈疮肿毒，毒虫螫伤等。

相手蟹属（*Sesarma*）

无齿相手蟹

【别　　名】蟛蜞，螃蜞，螃蟹

【学　　名】*Sesarma dehaani*

【生境分布】生活于河流的泥岸上，穴居河岸或田埂。全省各地分布。

【药用部位】全体。

【性味功能】咸，寒。解毒消炎。用于湿癣，痈疮等。

蝤蛑科（Grapsidae）

蟳属（*Charybdis*）

日本蟳

【别　　名】红夹子，石岬蟹，赤甲红，石蟹，海蟳

【学　　名】*Charybdis japonica*

【生境分布】生活于低潮线10m的水深内，有海藻的泥沙质水底或石隙间。全省沿海各地分布。

【药用部位】全体。

【性味功能】咸、微辛，温。活血化瘀，消食通乳。用于瘀血经闭，产后瘀滞腹痛，消化不良，食积痞满，乳汁不足等。

梭子蟹属（*Portunus*）

三疣梭子蟹

【别　　名】枪蟹，江蟹，花蟹

【学　　名】*Portunus trituberculatus*

【生境分布】生活于水深 10～30m 的泥沙质海底。全省沿海各地分布。

【药用部位】全体。

【性味功能】咸，寒。滋阴养血，解毒疗伤。用于血枯经闭，膝疮，关节扭伤等。

远海梭子蟹

【别　　名】花蟹

【学　　名】*Portunus pelagicus*

【生境分布】生活于水深 10～30m 的泥沙质海底。全省沿海各地分布。

【药用部位】全体。

【性味功能】咸，寒。清热解毒，活血化瘀。用于乳痈，无名肿毒，跌打损伤，皮肤溃疡，接触性皮炎，漆过敏等。

青蟹属（*Scylla*）

锯缘青蟹

【别　　名】青蟹，羔蟹，朝蟹，黄甲蟹，蝤蛑

【学　　名】*Scylla serrata*

【生境分布】生活于温暖、盐度较低的浅海中，杂食性。全年产卵，盛产期 5～7 月，母蟹常到近海中去产卵，孵出的幼蟹常随潮流返回近岸或河口觅食而成长。全省沿海各地分布。

【药用部位】全体。

【性味功能】咸，寒。化瘀止痛，利水消肿，滋补强壮。用于产后腹痛，乳汁不足，体虚水肿等。

鲎科（Tatypleidae）

鲎属（*Tachypleus*）

中国鲎

【别　　名】三齿鲎，鲎鱼，鲎，马蹄蟹，东方鲎

【学　　名】*Tachypleus tridentatus*

【生境分布】生活于沙质海底，平时钻入沙内，退潮时在沙滩上缓慢爬行。分布于沿海各地。

【药用部位】甲壳，肉，尾，胆。

【性味功能】甲壳：微咸，平。活血祛瘀，解毒。用于跌打损伤，创伤出血，烫伤，腰损伤，肺痨，疮疖肿毒等。肉：辛，微咸，平。清热解毒，明目。用于青光眼，白内障等。尾：微咸，温。活血祛瘀。用于肺结核咯血，胃出血，腰椎骨质增生，闭经，流产，疔疮疖肿，溃疡，湿疹，创伤出血等。胆：苦，寒。杀虫解毒。用于疥癣等。

钳蝎科（Buthidae）

钳蝎属（*Buthus*）

东亚钳蝎

【别　　名】东全蝎，马氏全蝎，钳蝎，蝎子，虿尾虫

【学　　名】*Buthus martensii*

【生境分布】多生活于山坡石砾、树皮、落叶下，以及墙隙土穴、荒地的潮湿阴暗处（与其他蝎类相比它并不显得特别好湿或好干燥，而是介于两者中间）昼伏夜出。分布于建阳等地。

【药用部位】全体（全蝎）。

【性味功能】辛，平，有毒。息风镇痉，通络止痛，攻毒散结。用于肝风内动，痉挛抽搐，小儿惊风，中风口㖞，半身不遂，破伤风，风湿顽痹，偏正头痛，疮疡，瘰疬等。

漏斗网珠科（Agelenidae）

草珠属（*Agelena*）

草蜘蛛

【别　　名】花蜘蛛，迷路草蛛，迷宫漏斗蛛

【学　　名】*Agelena labyrinhica*

【生境分布】多生活于草间、灌木近地面处及墙面、篱笆、石隙一带。全省各地分布。

【药用部位】全体。

【性味功能】微苦，寒。清热解毒。用于疔肿恶疮等。

壁钱科（Urocteidae）

壁钱属（*Uroctea*）

华南壁钱

【别　　名】壁蟢，墙蜘蛛，扁蛛，南国壁钱

【学　　名】*Uroctea compactilis*

【生境分布】生活于老住宅的墙壁、屋角、门背等处。全省各地分布。

【药用部位】网巢及全体（壁钱）。

【性味功能】清热解毒，活血止血。用于乳蛾，口舌糜烂，牙疳，龋齿疼痛，鼻衄，外伤出血等。

蜈蚣科（Scolopendridae）

蜈蚣属（*Scolopendra*）

多棘蜈蚣

【别　　名】蜈蚣，百脚虫

【学　　名】*Scolopendra subspinipes multidens*

【生境分布】生活在低山、丘陵地区林间石缝、沟坎、腐叶下的潮湿阴暗处。全省各地零星分布。

【药用部位】全体（蜈蚣）。

【性味功能】辛，温。有毒。息风镇痉，攻毒散结，通络止痛。用于小儿惊风，抽搐痉挛，中风口㖞，半身不遂，破伤风症，风湿顽痹，疮疡，瘰疬，毒蛇咬伤。

少棘巨蜈蚣

【别　　名】蜈蚣，少棘蜈蚣，金头蜈蚣

【学　　名】*Scolopendra subspinipes mutilans*

【生境分布】常生活于阴暗潮湿的腐木，石隙间和阴湿的草地等处。全省各地分布。

【药用部位】全体（蜈蚣）。

【性味功能】辛，温，有毒。息风镇痉，攻毒散结，通络止痛。用于肝风内动，小儿惊风，抽搐痉挛，中风口歪，半身不遂，破伤风，风湿顽痹，偏头痛，疮疡，瘰疬，蛇虫咬伤等。

山蛩科（Spirobolidae）

山蛩属（*Spirobolus*）

浙山蛩

【别　　名】马陆，闷棒虫，千足虫

【学　　名】*Spirobolus walkeri*

【生境分布】栖于阴湿地区，多草根及腐殖质的地方。全省各地常见。

【药用部位】全体。

【性味功能】破积，解毒。用于腹中症积痞块，乳蛾，疮毒。

衣鱼科（Lepismatidae）

衣鱼属（*Lepisma*）

糖衣鱼

【别　　名】白鱼，蟫鱼，壁鱼，虫鱼，吸氧衣鱼
【学　　名】*Lepisma saccharinum*
【生境分布】生活于树叶、石块、树干、青苔下等

湿润处以及房屋厨房。全省各地分布。
【药用部位】全体（衣鱼）。
【性味功能】咸，温。利尿通淋，祛风明目，解毒散结。用于淋证，尿闭，中风口喝，小儿惊痫，重舌，目翳，瘢痕，疙瘩等。

蜻科（Libellulidae）

红蜻属（*Crocothemis*）

红蜻

【别　　名】赤蜻蛉，红蜓，猩红蜻蜓
【学　　名】*Crocothemis servillia*
【生境分布】卵产水生植物组织内，稚虫水生，成虫生活于水边原野。全省各地分布。
【药用部位】全体（蜻蜓）。
【性味功能】甘，微寒。补肾益精，解毒消肿，润肺止咳。用于阳痿遗精，咽喉肿痛，顿咳等。

黄蜻属（*Pantala*）

黄蜻

【别　　名】黄衣，海蜻蛉
【学　　名】*Pantala flavescens*
【生境分布】卵产水生植物组织内，稚虫水生，成虫生活于水边原野。全省各地分布。
【药用部位】全体（蜻蜓）。
【性味功能】甘，微寒。补肾益精，解毒消肿，润肺止咳。用于阳痿遗精，咽喉肿痛，顿咳等。

蜓科（Aeschindae）

晏蜓属（*Anax*）

碧伟蜓

【别　　名】马大头，大蜻蜓，绿蜻蜓
【学　　名】*Anax parthenope*
【生境分布】卵产水生植物组织内，稚虫水生，成

虫生活于水边原野。全省各地分布。
【药用部位】全体（蜻蜓）
【性味功能】甘，微寒。益肾滋阴，清热解毒，止咳。用于肾虚阳痿，遗精，咽喉肿痛，顿咳，中风惊痫，目翳，尿血，小便不利等。

蜚蠊科（Blattidae）

家蠊属（*Blatta*）

东方蜚蠊

【别　　名】蟑螂，东方蠊，黑蜚蠊，小蜚蠊
【学　　名】*Blatta orientalis*
【生境分布】多栖居在温暖、潮湿、食物丰富的厨

房或仓库内。全省各地分布。
【药用部位】全体（蟑螂）
【性味功能】咸，寒，有毒。破瘀，化积，消肿，解毒。用于癥瘕积聚，小儿疳积，疔疮，喉蛾，痈肿，蛇虫咬伤等。

大蠊属（*Periplaneta*）

美洲大蠊

【别　　名】美洲蜚蠊，油婆，蟑螂，大蜚蠊

【学　　名】*Periplaneta americana*

【生境分布】雌虫有掩埋和食卵块的习性。多生活于家室内温暖、潮湿、食物丰富的厨房或仓库内等阴暗隐蔽地。全省各地分布。

【药用部位】全体（蟑螂），粪便（油虫沙）。

【性味功能】全体：咸，寒，有毒。破瘀，化积，消肿，解毒。用于癥瘕积聚，小儿疳积，疔疮，喉蛾，痈肿，蛇虫咬伤等。粪便：活血散瘀，利水消肿。用于癥瘕积聚，小儿疳积，脚气水肿，疔疮肿毒等。

光蠊科（Epilampridae）

水蠊属（*Opisthoplatia*）

金边地鳖

【别　　名】东方水蠊，东方后片蠊，蟅虫，地鳖，土鳖

【学　　名】*Opisthoplatia orientalis*

【生境分布】成虫或若虫都喜欢生活在野外荒凉潮湿的丘陵及田野，半山区的湖泊、池塘、小溪边缘的草根下等有机质丰富阴湿场所。分布于同安、上杭、南安、仙游、福清等地。

【药用部位】雌虫全体

【性味功能】咸，寒，有毒。活血祛瘀，消肿止痛，通经下乳。用于跌损伤，瘀血肿痛，血积癥瘕，月经闭止，乳汁不通，产后血瘀腹痛等。

地鳖科（Polyphagidae）

地鳖属（*Eupolyphaga*）

中华真地鳖

【别　　名】土鳖虫，蟅虫，地乌龟，接骨虫，土元

【学　　名】*Eupolyphaga sinensis*

【生境分布】喜生于油坊、酱坊、灶脚下、糠麸堆下阴湿处及墙角松土中，或生活于野外树根落叶及石块下。分布于南安、永泰、建阳等地。

【药用部位】雌虫全体（土鳖虫）。

【性味功能】咸，寒，有小毒。破血逐瘀，续筋接骨。用于跌打损伤，筋伤骨折，血瘀经闭，产后瘀阻腹痛，癥瘕痞块等。

鼻白蚁科（Rhinotermitidae）

乳白蚁属（*Coptotermes*）

台湾乳白蚁

【别　　名】家白蚁，台湾泌乳蟿，蟿，飞蚁

【学　　名】*Coptotermes formosanus*

【生境分布】主要取食木材、木材的加工品以及生活树的枯死部分。全省各地分布。

【药用部位】全体（家白蚁）。

【性味功能】咸，平。滋补强壮，益精补血，散结镇痛。用于老年体衰，久病气血虚弱等。现代研究表明，白蚁对乳腺癌、子宫癌、直肠癌有很好疗效，对胆管癌、胃癌、鼻咽癌、睾丸癌、食管癌、肝癌、肺癌和组织细胞瘤等均有治疗作用。

螳科（Mantidae）

薄翅螳螂属（*Mantis*）

薄翅螳

【别　　名】薄翅螳螂，欧洲螳螂

【学　　名】*Mantis religiosa*

【生境分布】卵多产于树皮上或草根附近，成虫喜活动于农田、农地及居民点附近，捕食各种昆虫。全省零星分布。

【药用部位】卵鞘（黑螵蛸）。

【性味功能】甘，咸，平。补肾助阳，固精缩尿。用于遗尿，尿频，遗精，滑精，小便白浊，腰膝酸软等，也适用于妇女带下，经血不调等。

斧螳属（*Hierodula*）

广斧螳

【别　　名】巨斧螳螂，广腹螳螂，巨斧，苏氏斧螳，天马

【学　　名】*Hierodula patellifera*

【生境分布】以卵鞘附于树干、树枝或墙壁上，或以成虫越冬，常栖息在杂草或灌木或树上。全省零星分布。

【药用部位】卵鞘（黑螵蛸）。

【性味功能】甘，咸，平。补肾助阳，固精缩尿。用于遗尿尿频，遗精滑精，小便白浊，腰膝酸软等，也适用于妇女带下，经血不调等。

大刀螳属（*Tenodera*）

中华大刀螳

【别　　名】大刀螂，螳螂，长螳螂，中华刀螂，南方刀螳

【学　　名】*Tenodera sinensis*

【生境分布】以卵鞘附于树干，树枝或墙壁上，或以成虫越冬，常栖息在杂草或灌木或树上。全省零星分布。

【药用部位】卵鞘（团螵蛸）。

【性味功能】甘，咸，平。补肾助阳，固精缩尿。用于遗尿尿频，遗精滑精，小便白浊，腰膝酸软等。

小刀螳属（*Statilia*）

棕污斑螳

【别　　名】绿污斑螳螂，斑翅螳螂，棕静螳，小刀螂，绿小刀螳

【学　　名】*Statilia maculata*

【生境分布】卵多产于树皮上或草根附近，成虫喜活动于农田、农地及居民点附近，捕食各种昆虫。全省各地分布。

【药用部位】卵鞘（长螵蛸）。

【性味功能】甘，咸，平。补肾助阳，固精缩尿。用于遗尿尿频，遗精滑精，小便白浊，腰膝酸软等。

蝗科（Acrididae）

剑角蝗属（*Acrida*）

中华剑角蝗

【别　　名】中华蚱蜢，尖头蚱蜢，担丈

【学　　名】*Acrida cinerea*

【生境分布】生活于农田、草地，以禾本科为食。全省各地分布。

【药用部位】干燥或新鲜全体（中华蚱蜢）。

【性味功能】辛，平，有微毒。止咳平喘，定惊息风，清热解毒。用于哮喘，百日咳，小儿惊风等；外用治冻伤。

负蝗属（*Atractomorpha*）

长额负蝗

【别　　名】蚂蚱

【学　　名】*Atractomorpha lata*

【生境分布】喜栖于禾本科杂草茂密的辽阔荒地。取食芦苇、稗、雀麦、红草、大画眉草、茅草、狗尾草、蟋蟀草、狗牙草、马绊秧、三棱草等。全省各地较常见。

【药用部位】干或鲜成虫。

【性味功能】咸，平。止咳平喘，滋补强壮，止疼，解毒透疹。用于小儿惊风，咽喉肿痛，疹出不畅，顿咳，咳嗽痰喘，中耳炎，痢疾，泄泻，小儿疳积，瘰疬，肾虚。

竹蝗属（*Ceracris*）

黄脊竹蝗

【别　　名】竹蝗，蝗虫，飞蝗，花鸡子

【学　　名】*Ceracris kiangsu*

【生境分布】危害毛竹、淡竹、刚竹等的害虫，也危害水稻、玉米等。全省各地常见。

【药用部位】干或鲜成虫。

【性味功能】咸，平。止咳平喘，滋补强壮，止疼，解毒透疹。用于小儿惊风，咽喉肿痛，疹出不畅，顿咳，咳嗽痰喘，中耳炎，痢疾，泄泻，小儿疳积，瘰疬，肾虚。

稻蝗属（*Oxya*）

中华稻蝗

【别　　名】蝗虫，蚂蚱

【学　　名】*Oxya chinensis*

【生境分布】多生活于水稻、玉米、高粱、甘蔗等田中，以及潮湿近水的草滩、田埂上，食害稻、玉米等作物。全省各地常见。

【药用部位】全虫（蚱蜢）。

【性味功能】辛、甘，温，有毒。用于小儿惊风，顿咳，冻疮，斑疹不出。

小稻蝗

【别　　名】蝗虫，稻蝗

【学　　名】*Oxya hyla intricata*

【生境分布】常群集于稻田及禾本科杂草丛中，危害水稻、番薯。全省各地常见。

【药用部位】干或鲜全虫。

【性味功能】止咳平喘，镇惊止痉，解毒透疹，消肿止痛。用于咳嗽痰喘，顿咳，小儿惊风，咽喉肿痛，疹出不畅，中耳炎。

斑翅蝗科（Oedipodidae）

飞蝗属（*Locusta*）

东亚飞蝗

【别　　名】飞蝗，蚂蚱，飞蛩

【学　　名】*Locusta migratoria*

【生境分布】生活于农田、草地，以禾本科为食，其雌蝗产卵场所的附近都有水源。全省各地分布。

【药用部位】全体（蚱蜢）。

【性味功能】辛，甘，温。祛风解痉，止咳平喘。用于小儿惊风，破伤风，百日咳，哮喘等。

纺织娘科（Mecopodidae）

纺织娘属（*Mecopoda*）

纺织娘

【别　　名】桑褐蚤斯，络纬蚤，络丝娘，莎鸡，大蟋蟀

【学　　名】*Mecopoda elongate*

【生境分布】生活于树或草丛。全省各地分布。

【药用部位】全体。

【性味功能】辛，凉。息风镇痉。用于小儿惊风，痉挛抽搐等。

驼螽科（Rhaphidophoridae）

裸灶螽亚属（*Diestrammena*）

灶马

【别　　名】灶鸡，突灶螽，日本灶马，灶姬娘娘
【学　　名】*Diestrammena japonica*

【生境分布】栖于阴湿处，夜间多集于灶房。全省农村土灶常见。
【药用部位】鲜全虫。
【性味功能】用于跌伤疼痛。

蟋蟀科（Gryllidae）

斗蟋属（*Velarifictorus*）

长鄂斗蟋

【别　　名】蟋蟀，促织，蛐蛐，秋虫，斗鸡
【学　　名】*Velarifictorus asperses*
【生境分布】成虫喜隐居田埂、房角及砖块堆下的缝隙中和杂草丛生的地带。全省各地分布。
【药用部位】全体。
【性味功能】辛、咸，温，有小毒。利水消肿，解毒退热。用于癃闭，水肿，腹水，小便不利，小儿遗尿等；外治红肿疮毒等。

迷卡斗蟋

【别　　名】长颚蟋，瘪嘴，小咪，蟋蟀
【学　　名】*Velarifictorus micado* [*Scapsipedus asperses*]
【生境分布】栖息于杂草丛、枯枝烂叶下、砖石、房角缝隙及菜园、农田田埂等较潮湿的地方。危害豆类、番薯、芝麻、瓜类、谷物、杨树等，并喜咬食作物近地的柔嫩部分，造成危害。全省各地常见。
【药用部位】成虫（蟋蟀）。
【性味功能】辛、咸，温，有毒。利尿，催生，透发痘疹。用于小儿遗尿，疹透不畅，水肿，小便不通，阳痿，妇女宫缩无力性难产。

大蟋属（*Tarbinskiellus*）

花生大蟋

【别　　名】台湾大蟋蟀，大土狗，大头狗，大头蟋蟀，大肉竹蟋
【学　　名】*Tarbinskiellus portentosus*
【生境分布】生活于田间、洞穴、石隙、枯枝、草丛中。全省零星分布。
【药用部位】全体。
【性味功能】辛、咸，温，有小毒。利水消肿，解毒退热。用于癃闭，水肿，腹水，小便不利，小儿遗尿等；外治红肿疮毒等。

蝼蛄科（Gryllotalpidae）

蝼蛄属（*Gryllotalpa*）

东方蝼蛄

【别　　名】南方蝼蛄，地蝲蛄，土狗，非洲蝼蛄
【学　　名】*Gryllotalpa orientalis*
【生境分布】生活于田埂、草地土壤等潮湿地区，集中于沿河、池塘和沟渠附近。全省各地分布。
【药用部位】全体。
【性味功能】咸，寒。消肿，通淋，解毒。用于各种水肿，大小便不利，尿潴留，泌尿系统结石等。

单刺蝼蛄

【别　　名】华北蝼蛄，北方蝼蛄，大蝼蛄
【学　　名】*Gryllotalpa unispina*
【生境分布】生活于田埂、草地土壤等潮湿地区。

全省各地分布。

【药用部位】全体。

【性味功能】咸，寒。消肿，通淋，解毒。用于各种水肿，大小便不利，尿潴留，泌尿系统结石等。

蝉科（Cicadidae）

蝉属（*Cryptotympana*）

黑蝉

【别　　名】蚱蝉，知了，蝉，黑蚱，黑蚱蝉

【学　　名】*Cryptotympana atrata*

【生境分布】栖息于杨、柳、榆、槐、枫杨等树上。全省各地分布。

【药用部位】幼虫羽化时脱落的皮壳（蝉蜕），带菌的干燥虫体（蝉花）。

【性味功能】幼虫羽化时脱落的皮壳：甘，寒。疏散风热，利咽透疹，明目退翳，解痉。用于风热感冒，咽痛音哑，麻疹透发不畅，风疹瘙痒，小儿惊痫，目赤翳障，惊风抽搐，破伤风等。带菌的干燥虫体：甘，寒。镇惊，止疟。用于小儿夜啼，惊痫，癥瘕，疟疾等。

红娘子属（*Huechys*）

褐翅红娘子

【别　　名】褐翅红蝉

【学　　名】*Huechys philamata*

【生境分布】生活于低矮树丛、草丛。全省各地分布。

【药用部位】全体（红娘子）。

【性味功能】苦、辛，平，有小毒。破瘀，散结，攻毒。用于血瘀经闭，腰痛，不孕，瘰疬，翳障癣疮，狂犬咬伤，横痃便毒等。

黑翅红娘子

【别　　名】黑翅红蝉，红娘子，红蝉

【学　　名】*Huechys sanguinea*

【生境分布】生活于低矮树丛、草丛。全省各地分布。

【药用部位】全体（红娘子）。

【性味功能】苦、辛，平，有小毒。攻毒，通瘀，破积。用于血瘀经闭，狂犬咬伤；外治瘰疬，恶疮，疥癣等。

蜡蚧科（Coccidae）

白蜡蚧属（*Ericerus*）

白蜡蚧

【别　　名】白蜡虫

【学　　名】*Ericerus pela*

【生境分布】生活于木犀科植物上。分布于上杭、将乐、建阳等地。

【药用部位】群栖于白蜡树、女贞树等枝干上所分泌的白色蜡质精制而成的虫白蜡。

【性味功能】甘、淡，温。止血，生肌，定痛，补虚，续筋接骨。用于金疮出血，尿血，下血，疮疡久溃不敛，下疳等。

胶蚧科（Kerriidae）

胶蚧属（*Kerria*）

紫胶蚧

【别　　名】胶虫，紫胶，紫胶虫，紫胶介壳虫
【学　　名】*Kerria lacca lacca*
【生境分布】附着于树枝处呈凹沟状。全省各地分布。

【药用部位】在黄檀、木豆等树上取食栖息而分泌的胶状物。
【性味功能】苦，寒。清热解毒，消炎止痛，止血生肌。用于麻疹，斑疹不易透发，产后血晕，牙缝出血，月经不止，带下病，疮疖肿毒等。

瘿绵蚜科（Pemphigidae）

五节根蚜属（*Schlechtendalia*）

角倍蚜

【别　　名】五倍子蚜，倍蚜虫
【学　　名】*Schlechtendalia chinensis*
【生境分布】常寄生在漆树科植物盐肤木等树叶上。全省各地分布。

【药用部位】寄生于漆树科植物盐肤木、青麸杨或红麸杨叶上形成的虫瘿（五倍子）。
【性味功能】酸、涩，寒。敛肺降火，涩肠止泻，敛汗止血，收湿敛疮。用于肺虚久咳，肺热痰嗽，久泻久痢，盗汗，消渴，便血痔血，外伤出血，痈肿疮毒，皮肤湿烂等。

荔蝽科（Tessaratomidae）

荔蝽属（*Tessaratoma*）

荔蝽

【别　　名】荔枝蝽象，甘佩，臭便桶，臭屁虫，狗屁蛋
【学　　名】*Tessaratoma papillosa*

【生境分布】常群居于荔枝树、龙眼树上，也栖息于枫树、鸭脚木、阴香树、黄皮树上。全省各地分布。
【药用部位】全体。
【性味功能】辛，温。活血散瘀，消肿止痛。用于跌打损伤，淤血肿痛等。

兜蝽科（Dinidoridae）

九香虫属（*Coridius*）

九香虫

【别　　名】打屁虫，臭屁虫，黑兜虫，瓜黑蝽，屁板虫
【学　　名】*Coridius chinensis*
【生境分布】群居于瓜、果丛中。全省各地分布。
【药用部位】全体。
【性味功能】咸，温。理气止痛，温中助阳。用

于胃寒胀痛，肝胃气滞作痛，肾虚阳痿，腰膝酸痛等。

皱蝽属（*Cyclopelta*）

小皱蝽

【别　　名】小兜蝽，小九香虫
【学　　名】*Cyclopelta parva*
【生境分布】以成虫聚集在槐树下的土表层越冬，群居于瓜、果丛中。全省各地分布。

【药用部位】全体。

【性味功能】甘、辛、咸，温。行气止痛，补肾壮

阳。用于脾胃气滞，中阳不足，脘腹胀痛，阳痿早泄，腰膝酸软等。

黾蝽科（Gerridae）

大黾蝽属（*Rhagadotarsus*）

水黾

【别　　名】水马，水爬虫，婆子，水和尚，水豆油

【学　　名】*Rhagadotarsus kraepelini*

【生境分布】生于池塘、沼泽和较平静的河流。全省各地分布。

【药用部位】全体。

【性味功能】苦，平，有毒。解毒，退热，抗疟，疗痔。用于久痔脓血，疟疾等。

步行虫科（Carabidae）

屁步甲属（*Pheropsophus*）

耶屁步甲

【别　　名】虎斑步甲，行夜

【学　　名】*Pheropsophus jessoensis*

【生境分布】生活在田间、石块及朽木下等潮湿处，昼伏夜出，在地面疾走捕食。全省各地零星可见。

【药用部位】成虫。

【性味功能】辛，温，有小毒。活血化瘀，消积止痛。用于血滞经闭腹痛，癥瘕，跌打损伤作痛。

爪哇屁步甲

【别　　名】屁步甲

【学　　名】*Pheropsophus javanus*

【生境分布】生活在田间、石缝或朽木下。全省各地零星可见。

【药用部位】成虫。

【性味功能】功效与耶屁步甲相似。

刺蛾科（Limacodidae）

黄刺蛾属（*Cnidocampa*）

黄刺蛾

【别　　名】雀瓮蛾，刺毛虫（幼虫），洋雀瓮（茧），天浆子

【学　　名】*Cnidocampa flavescens*

【生境分布】常在树杈处枝条叶柄上吐丝结茧。全省各地分布。

【药用部位】带有石灰质硬壳的幼虫或蛹。

【性味功能】甘，平。息风止惊，解毒消肿。用于小儿惊风，癫痫，痔瘘，乳蛾肿痛等。

蚕蛾科（Bombycidae）

蚕蛾属（*Bombyx*）

家蚕

【别　　名】蚕，桑蚕

【学　　名】*Bombyx mori*

【生境分布】家养。全省各地分布。

【药用部位】粪便（蚕砂），幼虫感染（或人工接种）白僵菌而致死的干燥体（僵蚕）。

【性味功能】粪便：甘，辛，温。祛风除湿，活血定痛。用于风湿痹痛，风疹瘙痒，头风头痛，皮肤

不仁，关节不遂，急剧吐泻转筋，腰脚冷痛，烂炫风眼等。僵蚕：咸，辛，平。息风止痉，祛风止痛，化痰散结。用于肝风夹痰，惊痫抽搐，小儿急惊，破伤风，中风口㖞，风热头痛，目赤咽痛，风疹瘙痒，发颐疔腮等。

大蚕蛾科（Saturniidae）

柞蚕属（*Antheraea*）

柞蚕

【别　　名】栎蚕，槲蚕，春蚕，山蚕

【学　　名】*Antheraea pernyi*

【生境分布】幼虫取食柞树、栎、胡桃、樟树、山楂、柏、青岗树、枫杨、蒿柳等植物叶片。全省各地分布。

【药用部位】雄蚕蛾，蛹。

【性味功能】雄蚕蛾：甘，温。补肾壮阳。用于阳痿早泄，阳虚体寒，腰膝酸痛，手脚发凉，功能性贫血，衰老等。蛹：甘，平。生津止渴，消食理气，镇惊解痉。用于尿频，消渴，淋证，癫痫等。

粉蝶科（Pieridae）

粉蝶属（*Pieris*）

菜粉蝶

【别　　名】白粉蝶，粉蝶，菜白蝶

【学　　名】*Pieris rapae*

【生境分布】生活于田野、蔬菜地。全省各地分布。

【药用部位】成虫全体（白粉蝶）。

【性味功能】苦，寒。消肿止痛。用于跌打损伤等。

凤蝶科（Papilionidae）

凤蝶属（*Papilio*）

金凤蝶

【别　　名】黄凤蝶，茴香虫，茴香凤蝶，胡萝卜凤蝶

【学　　名】*Papilio machaon*

【生境分布】生活于田野、蔬菜地，成虫产卵在茴香、胡萝卜、防风等伞形科植物叶面，幼虫多在夜间取食。全省各地分布。

【药用部位】幼虫。

【性味功能】辛、甘，温。理气，化瘀，止痛，止呕。用于胃脘痛，呃逆，噎膈等。

丽蝇科（Calliphoridae）

金蝇属（*Chrysomya*）

大头金蝇

【别　　名】金蝇，红点蝇，红头蝇，绿头苍蝇，五谷虫

【学　　名】*Chrysomya megacephala*

【生境分布】生活于茅厕或粪坑附近的土表下面，以蛹越冬。全省各地分布。

【药用部位】幼虫。

【性味功能】咸、甘，寒。健脾消积，清热除疳。用于疳积发热，食积泻痢，疳疮，疳眼，走马牙疳等。

蝇科（Muscidae）

家蝇属（*Musca*）

舍蝇

【别　　名】苍蝇，家蝇，窄额家蝇

【学　　名】*Musca domestica vicina*

【生境分布】成虫喜进入室内，传播各种疾病。幼虫孳生于牛、猪、马粪、各种禽粪及腐败动植物、垃圾、人粪中。全省各地极常见。

【药用部位】幼虫。

【性味功能】用于疳积腹胀，消化不良。

虻科（Tabanidae）

黄虻属（*Atylotus*）

双班黄虻

【别　　名】复带虻，虻虫，瞎蠓，牛虻，牛仓蝇

【学　　名】*Atylotus bivittateinus*

【生境分布】生活于草丛，雌虫吸食牲畜的血为生。全省各地分布。

【药用部位】雌虫（虻虫）。

【性味功能】苦、微咸，凉，有毒。破血痛经，逐瘀消癥。用于血瘀经闭，产后恶露不尽，干血痨，少妇蓄血，癥瘕积块，跌打伤痛，痈肿，喉痹等。

虻属（*Tabanus*）

华虻

【别　　名】牛虻，中华虻，灰虻

【学　　名】*Tabanus mandarinus*

【生境分布】生活于草丛及树林中，性喜阳光，多在白昼活动，雌虫吸食牛、马等牲畜的血液，雄虫不吸血，吸食植物汁液。全省各地分布。

【药用部位】雌虫（虻虫）。

【性味功能】苦、微咸，凉，有毒。破血痛经，逐瘀消癥。用于血瘀经闭，产后恶露不尽，干血痨，少妇蓄血，癥瘕积块，跌打伤痛，痈肿，喉痹等。

江苏虻

【别　　名】牛虻，虻虫

【学　　名】*Tabanus kiangsuensis*

【生境分布】生活于草丛及树林中，性喜阳光，多在白昼活动，雌虫吸食牛、马等牲畜的血液，雄虫不吸血，吸食植物汁液。全省各地分布。

【药用部位】雌虫（虻虫）

【性味功能】苦、微咸，凉，有毒。破血痛经，逐瘀消癥。用于血瘀经闭，产后恶露不尽，干血痨，少妇蓄血，癥瘕积块，跌打伤痛，痈肿，喉痹等。

蚁蛉科（Myrmeleontidae）

蚁蛉属（*Myrmeleon*）

蚁蛉

【别　　名】蛛龟，沙授子，沙猴，沙牛

【学　　名】*Myrmeleon formicarius*

【生境分布】幼虫生活在砂土地带或山地悬崖斜面、屋檐、墙角、大树干基部等砂土或细土中，成虫黄昏时飞行于草丛间。全省各地常见。

【药用部位】干或鲜幼虫。

【性味功能】咸，凉，有毒。平肝息风，解热镇痉，清热利湿，拔毒消肿。用于高血压症，中风，小儿高热，惊厥，疟疾，小便淋痛，骨折，中耳炎，痈疮，无名肿毒。

蚁蛉属（*Hagenomyia*）

黄足蚁蛉

【别　　名】蛟蜻蛉，沙谷牛，金沙牛，地牯牛

【学　　名】*Hagenomyia micans*

【生境分布】成虫生活于草丛中多于黄昏时飞行，幼虫居于干燥砂地土中营漏斗状穴，潜伏穴底，待小昆虫堕入，即捕食。全省各地常见。

【药用部位】幼虫。

【性味功能】辛、咸，平，有毒。通淋，截疟，软坚消症，拔毒去腐。用于砂淋，疟疾，疟母，腹腔症块，瘰疬结核，阴疽久溃不敛。

龙虱科（Dytiscidae）

龙虱属（*Cybister*）

三星龙虱

【别　　名】东方龙虱，东方潜龙虱，水鳖虫，射尿龟，尿缸贼

【学　　名】*Cybister tripunutatus*

【生境分布】生活于水草多的池塘、沼泽、水沟等淡水水域。全省各地分布。

【药用部位】全体。

【性味功能】甘、微咸，平。滋阴补肾，活血痛经。用于小儿遗尿，老人尿频，面部褐斑等。

芜菁科（Meloidae）

豆芜菁属（*Epicauta*）

短翅豆芜菁

【别　　名】豆芜菁

【学　　名】*Epicauta aptera*

【生境分布】生活在农田及菜园附近，危害豆类、花生、甜菜、茄子及棉、桑等。全省各地常见。

【药用部位】成虫。

【性味功能】辛，温，有毒。逐瘀，破积，攻毒。用于血瘀经闭，癥瘕积聚，瘰肿及肿毒等。

锯角豆芜菁

【别　　名】豆芜菁，白条芜菁，葛上亭长

【学　　名】*Epicauta gorhami*

【生境分布】常生活于大豆、花生、桑等植物上。分布于永泰、闽清等地。

【药用部位】全体。

【性味功能】辛，温，有毒。逐瘀，破积，攻毒。用于血瘀经闭，癥瘕积聚，白癞，恶疮肿毒，疥癣等。

毛角豆芜菁

【别　　名】葛上亭长

【学　　名】*Epicauta hirticornis*

【生境分布】常危害大豆、葛、茄及大麻等植物。

全省各地常见。

【药用部位】成虫。

【性味功能】辛，温，有毒。逐瘀，破积。用于经闭，癥瘕，积聚，瘰肿。

芜菁属（*Mylabris*）

大斑芜菁

【别　　名】大斑蝥，南方大斑蝥，黄黑大芜菁，花罗虫

【学　　名】*Mylabris phalerata*

【生境分布】常生活于大豆、花生、桑等植物上。分布于永泰、闽清等地。

【药用部位】全体（斑蝥）。

【性味功能】辛，热，有大毒。破血逐瘀，散结消癥，攻毒蚀疮。用于癥瘕肿块，经闭，顽癣，瘰疬，赘疣，痈疽不溃，恶疮死肌等。

眼斑芜菁

【别　　名】黄黑小斑蝥，黄斑芜菁，眼斑蝥，苦苣斑蝥

【学　　名】*Mylabris cichorii*

【生境分布】常生活于大豆、花生、桑等植物上。分布于永泰、闽清等地。

【药用部位】全体(斑蝥)。

【性味功能】辛,热,有大毒。破血逐瘀,散结消癥,攻毒蚀疮。用于癥瘕肿块,经闭,顽癣,瘰疬,赘疣,痈疽不溃,恶疮死肌等。

地胆属(*Meloe*)

短翅地胆

【别　　名】地胆,土斑蝥,圆胸地胆

【学　　名】*Meloe coarctatus*

【生境分布】成虫常生活于草丛中。分布于将乐、武夷山等地。

【药用部位】全体(地胆)。

【性味功能】辛,微温,有毒。攻毒,逐瘀,消癥。用于瘰疬,恶疮,鼻息肉,癥瘕痞块等。

拟步甲科(Tenebrionidae)

洋虫属(*Martianus*)

洋虫

【别　　名】九龙虫

【学　　名】*Martianus dermestodies*

【生境分布】喜欢高温较湿环境,生活于粮仓里,食性杂,米糠、瓜果、菜叶都吃,多为饲养。全省零星分布。

【药用部位】全体。

【性味功能】辛、甘,温。温中理气,活血止痛,祛风除湿。用于心胃气痛,腹胀吐血,跌打损伤,半身不遂,肢体痿痹,劳伤咳嗽,月经不调,带下病等。

豉甲科(Gyrinidae)

豉虫属(*Gyrinus*)

豉豆虫

【别　　名】打水虫,豉母虫,米筛旋

【学　　名】*Gyrinus curtus*

【生境分布】成虫常集浮水面旋转游泳或潜水中,夜间飞出,幼虫制土茧附小草上。全省各地较常见。

【药用部位】成虫(豉虫)。

【性味功能】蚀息肉,敷恶疮。本品有毒,慎用。

萤科(Lampyridae)

萤属(*Luciola*)

萤火虫

【别　　名】火炎虫,夜火虫,火金姑

【学　　名】*Luciola chinensis*

【生境分布】生活于水边草丛昼伏夜虫。全省各地分布。

【药用部位】全体。

【性味功能】辛,微温。乌发,明目,泻火。用于须发早白,青光眼,小儿火疮等。

叩甲科（Elateridae）

金针虫属（*Pleonomus*）

沟金针虫

【别　　名】沟叩头虫

【学　　名】*Pleonomus canaliculatus*

【生境分布】栖于农田、菜地、棉田，危害麦、瓜、白菜、甘薯、马铃薯、茄及竹、桑等。全省各地较常见。

【药用部位】成虫（叩头虫）。

【性味功能】辛，微温。强身健骨，除疟。用于四肢痿痹，筋骨酸痛，疟疾。

天牛科（Ceramhycidae）

桑天牛属（*Apriona*）

桑天牛

【别　　名】褐天牛，粒肩天牛，铁炮虫

【学　　名】*Apriona germari*

【生境分布】生活于果树或桑树的树干中间。全省零星分布。

【药用部位】全虫。

【性味功能】甘，温，有小毒。活血化瘀，消肿，镇静息风。用于疟疾，经闭，小儿惊风，疔肿，箭镞入肉等。

颈天牛属（*Aromia*）

桃红颈天牛

【别　　名】红颈天牛，铁炮虫，哈虫

【学　　名】*Aromia bungii*

【生境分布】栖于桃、梅、柳等树上造成危害。全省各地较常见。

【药用部位】成虫。

【性味功能】用于小儿惊风，跌打损伤，瘀血作痛，恶疮。

褐天牛属（*Nadezhdiella*）

橘褐天牛

【别　　名】牵牛虫，老木虫

【学　　名】*Nadezhdiella cantor*

【生境分布】生活于树木干中间。全省各地分布。

【药用部位】全虫。

【性味功能】甘、咸，微寒。息风镇静，活血祛瘀。用于小儿惊风，跌打损伤，瘀血作痛，乳汁不下，恶疮等。

沟胫天牛科（Lamiidae）

星天牛属（*Anoplophora*）

星天牛

【别　　名】柑橘星天牛，铁牯牛，钻心虫，盘根虫，红兜虫

【学　　名】*Anoplophora chinensis*

【生境分布】生活于树木干中间。全省各地分布。

【药用部位】全虫。

【性味功能】甘，温，有小毒。活血化瘀，消肿，镇静息风。用于疟疾，经闭，小儿惊风，疔肿，箭镞入肉等。

犀金龟科（Dynastidae）

叉犀金龟属（*Allomyrina*）

双叉犀金龟

【别　　名】独角仙，独角蜣螂虫

【学　　名】*Allomyrina dichotoma*

【生境分布】成虫栖于桑、榆、无花果及瓜类，造

成危害，幼虫栖于朽木、锯屑堆、肥料堆及垃圾堆中。全省各地较常见。

【药用部位】雄虫（独角螂虫）。

【性味功能】咸，寒，有毒。镇惊止痛，解毒消肿，通便。用于疮疡肿毒，痔漏，便秘等。

金龟子科（Scarabaeidae）

蜣螂属（*Catharsius*）

神农蜣螂

【别　　名】蜣螂虫，屎壳螂，犀粪蜣

【学　　名】*Catharsius molossus*

【生境分布】生活于畜粪堆中或其附近。全省各地

分布。

【药用部位】全体（蜣螂）。

【性味功能】咸，寒，有毒。破瘀，定惊，通便，散结，拔毒去腐。用于癥瘕，惊痫，噎膈反胃，腹胀便秘，痔漏，疔肿，恶疮等。

丽金龟科（Rutelidae）

绿丽金龟属（*Anomala*）

铜绿丽金龟

【别　　名】铜绿金龟子

【学　　名】*Anomala corpulenta*

【生境分布】生活于较深的土层中，食植物幼苗

及地下部。分布于福清、永泰、尤溪、永安、清流等地。

【药用部位】幼虫体（蛴螬）。

【性味功能】咸，微温，有毒。活血破瘀，消肿止痛，平喘，退翳。用于经闭腹痛，癥瘕，哮喘等。外用于丹毒，恶疮，痔疮，目翳等。

鳃金龟科（Melolonthidae）

黑鳃金龟属（*Holotrichia*）

东北大黑鳃金龟

【别　　名】蛴螬，大黑鳃角金龟，朝鲜黑金龟甲

【学　　名】*Holotrichia diomphalia*

【生境分布】生活于较深的土层中，以植物幼苗及地下部为食。分布于尤溪、永安、清流等地。

【药用部位】幼虫体（蛴螬）。

【性味功能】咸，微温，有毒。破瘀，散结，明目，止痛，解毒。用于血瘀经闭，癥瘕，折损瘀痛，痛风，破伤风，喉痹，痈疽，丹毒等。

东南大黑鳃金龟

【别　　名】棕色金龟

【学　　名】*Holotrichia sauteri*

【生境分布】栖于农田、菜园、果园，危害大豆、花生、番薯、甜菜、油菜、芝麻及桃、李、梨、柳等。全省各地常见。

【药用部位】幼虫（蛴螬）。

【性味功能】咸，微温，有毒。破血，行瘀，散结，通乳。用于折损瘀痛，破伤风，喉痹，目翳，丹毒，痈疽，痔漏。

竹象科（Dryophthoridae）

竹象属（*Cyrtotrachelus*）

大竹象

【别　　名】竹象鼻虫，长足牡竹象，直锥大竹象，竹象，竹象甲

【学　　名】*Cyrtotrachelus longimanus*

【生境分布】生活于竹林、竹干中。全省各地分布。

【药用部位】幼虫或成虫。

【性味功能】辛、苦，温。祛风湿，止痹痛。用于风寒腰腿疼痛等。

蜜蜂科（Apidae）

蜜蜂属（*Apis*）

东方蜜蜂（中华亚种）

【别　　名】蜜蜂，蠓螉，蜡蜂，中华蜜蜂，东方蜜蜂

【学　　名】*Apis cerana cerana*

【生境分布】蜜蜂是群体生活的社会性昆虫，每群有1只蜂王和大批工蜂（皆为雌性），还有少量的雄蜂共同组成，以植物的花蜜、花粉作为主食。全省各地分布，常见养殖。

【药用部位】所采花蜜酿成液体（蜂蜜），蜂蜡，蜂王浆，蜂毒，蜂房，蜂胶，蜂蛹。

【性味功能】蜂蜜：甘，平。补中，润燥，止痛，解毒。用于脘腹虚痛，肺燥干咳，肠燥便秘，解乌头类药毒等；外用生肌敛疮，用于疮疡不敛，水火烫伤等。蜂蜡：甘，微温。解毒，敛疮，生肌，止痛。用于溃疡不敛，臁疮糜烂，外伤破溃，烧烫伤等。蜂王浆：甘、酸，热。滋补强壮，益肝健脾。用于病后虚弱，小儿营养不良，年老体衰，支气管哮喘，糖尿病，传染性肝炎，高血压，风湿性关节炎，十二指肠溃疡，血液病，精神病，异常子宫出血等。蜂毒：辛、苦，平。祛风湿，止疼痛。用于风湿性关节炎，腰膝酸痛，坐骨神经痛，周围神经炎及神经痛，肌痛，腰肌劳伤，Ⅰ、Ⅱ期高血压，荨麻疹，闭经，神经症等。蜂房：甘，平。攻毒杀虫，祛风止痛。用于龋齿牙痛，疮疡肿毒，乳痛，瘰疬，皮肤顽癣，鹅掌风，风湿痹痛等。蜂胶：苦、辛，寒。补虚弱，化浊脂，止消渴。用于体虚早衰，高脂血症，消渴等；外用解毒消肿，收敛生肌。用于皮肤皲裂，烧烫伤等。蜂蛹：甘，平。滋补强壮，下乳，痛经。用于体虚面黄，腹痛，带下及小儿疳疾，头风，麻风，风疹，丹毒等。

西方蜜蜂

【别　　名】意大利蜂，意蜂，西蜂

【学　　名】*Apis mellifera*

【生境分布】全省各地常见养殖。

【药用部位】所采花蜜酿成液体（蜂蜜），蜂蜡，蜂王浆，蜂毒，蜂房，蜂胶，蜂蛹。

【性味功能】蜂蜜：甘，平。补中，润燥，止痛，解毒。用于脘腹虚痛，肺燥干咳，肠燥便秘，解乌头类药毒等；外用生肌敛疮，用于疮疡不敛，水火烫伤等。蜂蜡：甘，微温；解毒，敛疮，生肌，止痛；用于溃疡不敛，臁疮糜烂，外伤破溃，烧烫伤等。蜂王浆：甘、酸，热。滋补强壮，益肝健脾。用于病后虚弱，小儿营养不良，年老体衰，支气管哮喘，糖尿病，传染性肝炎，高血压，风湿性关节炎，十二指肠溃疡，血液病，精神病，异常子宫出血等。蜂毒：辛、苦，平。祛风湿，止疼痛。用于风湿性关节炎，腰膝酸痛，坐骨神经痛，周围神经炎及神经痛，肌痛，腰肌劳伤，Ⅰ、Ⅱ期高血压，荨麻疹，闭经，神经症等。蜂房：甘，平。攻

毒杀虫，祛风止痛。用于龋齿牙痛，疮疡肿毒，乳痛，瘰疬，皮肤顽癣，鹅掌风，风湿痹痛等。蜂胶：苦、辛，寒。补虚弱，化浊脂，止消渴。用于体虚早衰，高脂血症，消渴等。外用解毒消肿，收敛生肌。用于皮肤皲裂，烧烫伤等。蜂蛹：甘，平。滋补强壮，下乳，痛经。用于体虚面黄，腹痛，带下，小儿疳疾，头风，麻风，风疹，丹毒等。

木蜂（亚）属（*Xylocopa*）

竹木蜂

【别　　名】竹蜂

【学　　名】*Xylocopa nasalis*

【生境分布】常钻穴营巢于竹木茎杆中。闽西北各地较常见。

【药用部位】全虫（竹蜂），蜜。

【性味功能】全虫：甘、酸，寒。清热化痰，定惊止抽。用于小儿惊风，口疮，咽喉肿痛。蜜（留师蜜）：甘，寒。用于口疮，齿痛。

灰胸木蜂

【学　　名】*Xylocopa phalothorax*

【生境分布】喜采集长春花、大丽花、向日葵、海棠、桃等植物花卉。闽东北各地较常见。

【药用部位】成虫。

【性味功能】解毒，消肿，止痛。用于疱疖红肿作痛。

马蜂科（Polistidae）

马蜂属（*Polistes*）

中华马蜂

【别　　名】华黄蜂

【学　　名】*Polistes chinensis*

【生境分布】常栖息在树木上或屋檐下。全省各地分布。

【药用部位】巢（露蜂房）。

【性味功能】甘，平，有小毒。祛风，攻毒，杀虫，止痛。用于惊痫，风痹，瘾疹瘙痒，疔毒，龋齿牙痛，疮疡肿毒，乳痛，瘰疬，皮肤顽癣，鹅掌风，痔漏，头癣，肿瘤等。

约马蜂

【别　　名】长脚黄蜂，长脚蜂

【学　　名】*Polistes jokahamae*

【生境分布】社会性昆虫，巢筑于树上或屋檐等。全省各地常见。

【药用部位】巢，幼虫。

【性味功能】巢：甘，平，有毒。用于惊痫，风痹，瘾疹瘙痒，乳痛，疔毒，瘰疬，痔漏，风火牙痛，头癣，蜂螫肿疼。幼虫（大黄蜂子）：甘，凉，有小毒。用于胸腹胀痛，干呕，面疮，雀斑。

柑马蜂

【别　　名】马蜂，大黄蜂，黄星长脚黄蜂

【学　　名】*Polistes mandarinus*

【生境分布】常栖息在树木上或屋檐下。全省各地分布。

【药用部位】巢（露蜂房）。

【性味功能】甘，平，有小毒。祛风，攻毒，杀虫，止痛。用于惊痫，风痹，瘾疹瘙痒，疔毒，龋齿牙痛，疮疡肿毒，乳痛，瘰疬，皮肤顽癣，鹅掌风，痔漏，头癣，肿瘤等。

胡蜂科（Vespidae）

痛，痈肿疮毒，蜘蛛和蜈蚣咬伤等。

异腹胡蜂属（*Parapolybia*）

变侧异腹胡蜂

【别　　名】异腹胡蜂

【学　　名】*Parapolybia varia*

【生境分布】生活在山林灌丛中。全省各地较常见。

【药用部位】巢（蜂房）。

【性味功能】甘，平。祛风，攻毒，杀虫，止痛。用于龋齿牙痛，疮疡肿毒，乳痛，瘰疬，皮肤顽癣，鹅掌风。

胡蜂属（*Vespa*）

黑尾胡蜂

【别　　名】胡蜂

【学　　名】*Vespa tropica ducalis*

【生境分布】常栖息在树木上或屋檐下。全省各地分布。

【药用部位】成虫全体（胡蜂）。

【性味功能】甘、辛，凉。消肿解毒。用于风湿痹

金环胡蜂

【别　　名】马蜂，斑胡蜂，中华大虎头蜂，桃胡蜂，大头蜂

【学　　名】*Vespa mandarinia*

【生境分布】常栖息在树木上或屋檐下。全省各地分布。

【药用部位】成虫全体（胡蜂）。

【性味功能】甘、辛，凉。消肿解毒。用于风湿痹痛，痈肿疮毒，蜘蛛和蜈蚣咬伤等。

褐胡蜂

【别　　名】胡蜂

【学　　名】*Vespa binghami*

【生境分布】常栖息在树木上或屋檐下。全省各地分布。

【药用部位】成虫全体（胡蜂）。

【性味功能】甘、辛，凉。消肿解毒。用于风湿痹痛，痈肿疮毒，蜘蛛和蜈蚣咬伤等。

土蜂科（Scoliidae）

土蜂属（*Discolia*）

土蜂

【别　　名】中华蜂，马蜂，蜚零

【学　　名】*Discolia vittifrons*

【生境分布】生活于砂地或朽木中。全省内陆各地分布。

【药用部位】全体。

【性味功能】甘，平，有毒。解毒，消肿止痛。用于痈肿作痛，丹毒，蝎虫咬伤，蜘蛛咬伤等。

棘皮动物门

(Echinodermata)

海参科（Holothuriidae）

海参属（*Holothuria*）

玉足海参

【别　　名】荡皮参，乌参，红参，乌虫参，黑狗参

【学　　名】*Holothuria leucospilota*

【生境分布】多生活于潮间带中潮或高潮区，裸露的水洼中，或珊瑚礁区、石下。幼小个体常生活在潮间带岩石下或珊瑚礁之间，成体多栖息在石礁的水洼中。分布于福建省南部沿海。

【药用部位】除去内脏的全体（海参）

【性味功能】甘，咸，平。补肾益精，养血润燥，止血。用于精血亏损，虚弱劳怯，阳痿，梦遗，小便频数，肠燥便艰，肺虚咳嗽咯血，肠风便血，外伤出血等。

指参科（Chiridotidae）

轮参属（*Polycheira*）

紫轮参

【学　　名】*Polycheira fusca*

【生境分布】生活于礁石海岸高潮区附近岩石底下，常有群居习性，以藻类及有机碎屑为食。全省沿海各地分布。

【药用部位】除去内脏的全体（海参）。

【性味功能】甘，咸，平。补肾益精，养血润燥，止血。用于精血亏损，虚弱劳怯，阳痿，梦遗，小便频数，肠燥便艰，肺虚咳嗽咯血，肠风便血，外伤出血等。

瓜参科（Cucumariidae）

瓜参属（*Cucumaria*）

棘刺瓜参

【别　　名】刺瓜参，海花生米

【学　　名】*Cucumaria echinatus*

【生境分布】生活于水深 5～50m 的粗沙贝壳底沿岸浅海，常用管足吸着在贝壳或石块上。分布于福建省南部沿海。

【药用部位】除去内脏的全体（海参）。

【性味功能】甘，咸，平。补肾益精，养血润燥，止血。用于精血亏损，虚弱劳怯，阳痿，梦遗，小便频数，肠燥便艰，肺虚咳嗽咯血，肠风便血，外伤出血等。

槭海星科（Astropectinidae）

海星属（*Craspidester*）

镶边海星

【别　　名】五角星

【学　　名】*Craspidester hesperus*

【生境分布】多生活于水深 17～176m 的泥质或泥沙质海底。全省沿海各地分布。

【药用部位】全体（海星）。

【性味功能】咸，平。解毒散结，和胃止痛。用于气瘿，瘰疬，胃痛泛酸，腹泻，耳胀，耳闭等。

角海星属（*Anthenea*）

黄五角海星

【别　　名】五角星

【学　　名】*Anthenea flavescens*

【生境分布】多生活于低潮区和浅海岩石、碎贝壳

泥沙质地。全省沿海各地分布。

【药用部位】全体（海星）。

【性味功能】咸，平。解毒散结，和胃止痛。用于气瘿，瘰疬，胃痛泛酸，腹泻，耳胀，耳闭等。

砂海星属（*Luidia*）

砂海星

【别　　名】五角星

【学　　名】*Luidia quinaria*

【生境分布】生活于潮间带或浅海中，在沙滩、泥沙滩或砾石海底较多，较常见，行动缓慢，以其他棘皮动物（蛇尾和海胆）及贝类为食。全省沿海各地分布。

【药用部位】全体（海星）。

【性味功能】咸，平。解毒散结，和胃止痛。用于气瘿，瘰疬，胃痛泛酸，腹泻，耳胀，耳闭等。

瘤海星科（Oreasteridae）

五角海星属（*Anthenea*）

异五角海星

【别　　名】真五角海星

【学　　名】*Anthenea pentagonula*

【生境分布】栖息在低潮线至深 75m，带有碎贝壳和石块的沙泥底。全省沿海习见。

【药用部位】全体。

【性味功能】用于瘿瘤。

海燕科（Asterinidae）

海燕属（*Asterina*）

林氏海燕

【别　　名】闽粤海燕，小五角星

【学　　名】*Asterina limboonkengi*

【生境分布】多生活于潮间带中，低潮区和水深约

5m 的岩礁上。全省沿海各地分布。

【药用部位】除去内脏的全体（海燕）。

【性味功能】咸，温。补肾壮阳，祛风除湿，滋阴，制酸止痛。用于阳痿，风湿腰腿痛，胃痛泛酸，痹证，胃脘胀痛等。

海盘车科 (Asteriidae)

海盘车属 (*Asterias*)

多棘海盘车

【别　　名】海星, 海盘车, 五角星, 星鱼

【学　　名】*Asterias amurensus*

【生境分布】生活于潮间带或沿岸浅水中, 多栖息于岩礁底或碎贝壳底, 尤以泥沙底处较多, 有时在石底处也有发现。全省沿海各地分布。

【药用部位】除去内脏的全体 (海盘车)。

【性味功能】咸, 温, 有小毒。平肝和胃, 制酸止痛, 清热解毒, 镇惊。用于胃酸过多, 胃溃疡, 腹泻, 癫痫, 气瘿, 耳胀, 耳闭等。

筛海盘车属 (*Asterias*)

尖棘筛海盘车

【别　　名】海星, 五角星, 海盘车

【学　　名】*Coscinasterias acutispina*

【生境分布】生活在潮间带至 40m 深浅海中, 泥沙底处较多, 石底处也有发现。分布于诏安、东山、漳浦等沿海各地。

【药用部位】干燥全体。

【性味功能】咸, 平。平肝和胃, 制酸止痛, 清热解毒, 镇惊。用于胃痛, 泄泻, 瘿瘤, 中耳炎, 癫痫。

球海胆科 (Strongylocentrotidae)

马粪海胆属 (*Hemicentrotus*)

马粪海胆

【别　　名】灰海胆, 花海胆, 刺锅子, 海肚脐

【学　　名】*Hemicentrotus pulcherrimus*

【生境分布】生活于潮间带中潮区至水深 4m 的岩礁间和砂砾底的浅海, 常隐藏在石砾下或石缝内。全省沿海各地分布。

【药用部位】石灰质骨壳 (海胆)。

【性味功能】咸, 平。软坚散结, 化痰止咳, 制酸止痛。用于瘰疬痰核, 哮喘, 胃痛, 胸胁胀痛等。

长海胆科 (Echinomentridae)

紫海胆属 (*Anthocidaris*)

紫海胆

【别　　名】海针, 海栗子, 海底空

【学　　名】*Anthocidaris crassispina*

【生境分布】生活于潮间带岩礁间或水洼中及水深 85m 的沙砾底。分布于平潭、连江等地沿海。

【药用部位】石灰质骨壳 (海胆)。

【性味功能】咸, 平。软坚散结, 化痰止咳, 制酸止痛。用于瘰疬痰核, 哮喘, 胃痛, 胸胁胀痛等。

蛛网海胆科 (Arachnoididae)

蛛网海胆属 (*Arachnoides*)

扁平蛛网海胆

【别　　名】

【学　　名】*Arachnoides placenta*

【药用部位】骨壳。

【生境分布】栖息在潮间带沙内, 常半露在沙面并集成大群。全省沿海常见。

【性味功能】软坚散结, 化痰消肿。

脊索动物门

(Chordata)

六鳃鲨科(Hexanchiformes)

哈那鲨属(*Notorynchus*)

扁头哈那鲨

【别　　名】尖头七鳃鲨,哈那鲨,七鳃鲨

【学　　名】*Notorynchus cepedianus*

【生境分布】生活于近海底层,游泳缓慢。性较凶猛。全省沿海各地分布。

【药用部位】肝脏制得的油(鱼肝油),肉,鳍。

【性味功能】鱼肝油:甘,平。滋补强壮,明目,壮骨功效。用于夜盲症,干燥性眼炎,腰膝酸软,四肢无力,营养不良,肺痨,病后虚弱等,并用作幼儿及妇女的滋养剂。肉:健脾利水,强壮。用于脾虚浮肿,久病体虚,创伤久不愈合等。鳍:补肺气,托疮毒,消痰,健胃。用于肺气虚弱,疮毒等。

斑竹鲨科(Hemiscyllidae)

斑竹鲨属(*Chiloscyllium*)

条纹斑竹鲨

【别　　名】狗鲨,犬鲨

【学　　名】*Chiloscyllium plagiosum*

【生境分布】生活于浅海底层多藻类生长的环境中,行动不活泼。全省沿海各地分布。

【药用部位】肉,肝,油,皮,骨,鳍,心。

【性味功能】肉:健脾补气,利水强壮。用于虚劳,乏力,痔疮等。肝:明目。用于夜盲症等。油:清热解毒,消炎止痛。用于水火烫伤等。皮:消积。用于食鱼中毒,成积不消等。骨:健脾益骨。用于腹痛,腹泻等。鳍:补肺气,健胃,消痰,托疮毒。用于肺气虚弱,疮毒等。心:健脾胃:用于因脾胃虚弱引起的胸脘胀闷,饮食不化,内停痰饮,呕吐泄泻等。

鲸鲨科(Rhincodontidae)

鲸鲨属(*Rhincodon*)

鲸鲨

【别　　名】豆腐鲨,大憨鲨,大鲨鱼

【学　　名】*Rhincodon typus*

【生境分布】生活于大洋,常群游于海面,有时游向近海。分布于东山、厦门岛、平潭等地海域。

【药用部位】胆,翅,骨。

【性味功能】胆:苦,寒。清热解毒。用于疮痛等。翅:辛,甘,咸,温。补血,补气,补肾,补肺。用于各种慢性虚劳。骨:辛,咸,寒。祛风湿,止痛。用于风湿性关节炎,头痛等。

皱唇鲨科（Triakidae）

星鲨属（*Mustelus*）

灰星鲨

【别　　名】灰鲛，鲛鱼，灰鲨，灰皮鲨，白布鲨

【学　　名】*Mustelus griseus*

【生境分布】生活于近海底层小型鲨鱼，暖水性。分布于东山、平潭等地海域。

【药用部位】肉，皮，鳍，胎儿，肝，胆囊。

【性味功能】肉：甘，平。滋补强壮，益气开胃，解毒止痛。用于小儿腹泻，痛经，夜盲症，软骨病，补养与促进伤口愈合等。皮：甘、咸，平。解诸鱼毒，消积。用于食鱼中毒，食鱼成积不消等。鳍：益气，消痰，补虚。用于气血，血虚，胃虚，肺虚等。胎儿：止泻，止痛。用于小儿腹泻，妇女痛经等。肝：滋补，明目。用于夜盲，四肢无力，肺痨等。胆囊：清热解毒。用于喉痹等。

真鲨科（Carcharhinidae）

真鲨属（*Carcharias*）

阔口真鲨

【别　　名】鲨鱼，青鲨

【学　　名】*Carcharias latistomus*

【生境分布】生活于近海，暖温性。分布于东山、平潭等地海域。

【药用部位】肝脏中提炼出来的脂肪油（鱼肝油），肉（鲨鱼肉），鳍。

【性味功能】肝脏中提炼出来的脂肪油：甘，平。滋补强壮，明目，壮骨。用于佝偻病，软骨症，营养不良，结核病，病后虚弱，夜盲症，干燥性眼炎等；并用于幼儿及产妇的滋补剂。肉：健脾利水，强壮。用于脾虚浮肿，久病体弱，创伤久不愈合等。鳍：益气，开胃，消痰，补虚。用于气虚，血虚，胃虚，肺虚等。

黑印真鲨

【别　　名】圆头鲛，赤富鲨，鲨鱼

【学　　名】*Carcharhinus menisorrah*

【生境分布】生活于近海底层，为暖温性鲨鱼。分布于东山、平潭、福鼎等地海域。

【药用部位】骨，肉，鳍，心。

【性味功能】骨：甘，温。止泻。用于腹泻，腹痛等。肉：滋补强壮。用于各种虚症等。皮：消食积。用于食鱼成积不消，食鱼中毒等。鳍：健脾胃。用于胸脘胀闷，饮食不化，呕吐泄泻等。心：健脾胃。用于胸脘胀闷，饮食不化，呕吐泄泻等。

侧条真鲨

【别　　名】鲨鱼

【学　　名】*Carcharhinus limbatus*

【生境分布】生活于近海礁盘处，暖水性。分布于东山、平潭、福鼎等地海域。

【药用部位】骨，肉，鳍，心。

【性味功能】骨：甘，温。止泻。用于腹泻，腹痛等。肉：滋补强壮。用于各种虚症等。皮：消食积。用于食鱼成积不消，食鱼中毒等。鳍、心：健脾胃。用于胸脘胀闷，饮食不化，呕吐泄泻等。

基齿鲨属（*Hypoprion*）

黑鳍基齿鲨

【别　　名】明鲨

【学　　名】*Hypoprion hemiodon*

【生境分布】生活于暖水近海。分布于东山、平潭等地海域。

【药用部位】鱼胎。

【性味功能】甘，温。益肾壮阳，补肺止咳。用于久病体虚，阳痿，遗精，腰膝酸痛，虚肺，劳咳痰血等。

灰鲸科（Eschrichtiidae）

灰鲸属（*Eschrichtius*）

灰鲸

【别　　名】克鲸

【学　　名】*Eschrichtius robustus*

【生境分布】为大型鲸中最近海岸活动的，一生中大部分时间生活于距海岸几十千米的范围内。分布于晋江等地附近海域。

【药用部位】肉，骨，脂肪油（鲸油），肝。

【性味功能】肉：益气健脾，利水消肿。用于久病体虚，水肿等。骨：祛风除湿，消肿止痛。用于风湿，肿毒等。脂肪油：活血化瘀。用于心气虚弱，心悸，胸闷等。肝：滋阴补血，养肝明目。用于目涩，风泪，贫血，夜盲症等。

注：国家二级重点保护野生动物。

须鲸科（Balaenopteridae）

须鲸属（*Balaenoptera*）

小须鲸

【别　　名】明克鲸，缟鳁鲸，小鳁鲸

【学　　名】*Balaenoptera acutorostrata*

【生境分布】生活于深海，通常单独或2～3头为一群。分布于秀屿、霞浦等地海域。

【药用部位】肉，骨，脂肪油（鲸油），肝。

【性味功能】肉：益气健脾，利水消肿。用于久病体虚，水肿等。骨：祛风除湿，消肿止痛。用于风湿，肿毒等。脂肪油：活血化瘀。用于心气虚弱，心悸，胸闷等。肝：滋阴补血，养肝明目。用于目涩，风泪，贫血，夜盲症等。

注：国家二级重点保护野生动物。

长须鲸

【别　　名】鳍鲸，长箦鲸，长皱鲸

【学　　名】*Balaenoptera physalus*

【生境分布】主要生活于两半球的大洋，在各大洋的热带、温带和极带。有时可在于近岸海域可见，在深水接近海岸处最常见。分布于东山岛附近海域。

【药用部位】肉，骨，脂肪油（鲸油），肝。

【性味功能】肉：益气健脾，利水消肿。用于久病体虚，水肿等。骨：祛风除湿，消肿止痛。用于风湿，肿毒等。脂肪油：活血化瘀。用于心气虚弱，心悸，胸闷等。肝：滋阴补血，养肝明目。用于目涩，风泪，贫血，夜盲症等。

注：国家二级重点保护野生动物。

翅鲸属（*Megaptera*）

大翅鲸

【别　　名】座头鲸

【学　　名】*Megaptera novaeangliae*

【生境分布】生活于北太平洋、北大西洋和南半球。秋季游向在热带的繁殖场，春季向极带或亚极带区域洄游，穿越大洋，到达两半球冰群边缘的摄食场。分布于福清附近海域。

【药用部位】肉，骨，脂肪油（鲸油），肝。

【性味功能】肉：益气健脾，利水消肿。用于久病体虚，水肿等。骨：祛风除湿，消肿止痛。用于风湿，肿毒等。脂肪油：活血化瘀。用于心气虚弱，心悸，胸闷等。肝：滋阴补血，养肝明目。用于目涩，风泪，贫血，夜盲症等。

注：国家二级重点保护野生动物。

抹香鲸科（Physeteridae）

抹香鲸属（*Physeter*）

抹香鲸

【别　　名】鲸鱼，海咸香（诏安），巨头鲸，真甲鲸

【学　　名】*Physeter macrocephalus*

【生境分布】活动于热带和亚热带的温带海洋中。福建南部海域偶有发现。

【药用部位】大肠内分泌物之干燥品（龙涎香），骨，肝，韧带。

【性味功能】大肠内分泌物之干燥品：甘、酸、涩，温。化痰平喘，行气散结，利水通淋。用于喘咳气逆，胸闷气结，癥瘕积聚，心腹疼痛，神昏，淋证等。骨：祛风除湿。用于痹痛等。肝：滋阴明目。用于贫血，恶性贫血等。韧带：甘，平。祛风湿，强筋骨。用于风湿性关节痛等。

注：国家二级重点保护野生动物。

海豚科（Delphinidae）

海豚属（*Delphinus*）

真海豚

【别　　名】普通海豚

【学　　名】*Delphinus delphis*

【生境分布】生活在温带及热带海洋中。全省沿海较常见。

【药用部位】肝，肉，皮下脂肪。

【性味功能】肝：制鱼肝油。肉：用于瘴疟。皮下脂肪：用于恶疮，疥癣，痔瘘。

白海豚属（*Sousa*）

中华白海豚

【别　　名】华白豚，太平洋驼海豚，妈祖鱼

【学　　名】*Sousa chinensis*

【生境分布】主要生活于红树林水道、海湾、热带河流三角洲或沿岸的咸水中，很少进入深度超过25m的海域，在中国沿岸有时也进入江河中。分布于厦门岛、金门岛、连江、霞浦等地海域。已在厦门建立省级自然保护区。

【药用部位】脂肪，肝。

【性味功能】脂肪：解毒，生肌，镇痛。用于癫痫头，痔瘘，水火烫伤，瘴疟等。肝：滋阴补血，养肝明目。用于目涩，风泪，贫血，夜盲症等。

注：国家一级重点保护野生动物。

原海豚属（*Stenella*）

热带点斑原海豚

【别　　名】花斑原海豚，白点原海豚，口吻原海豚，点斑原海豚，热带斑海豚

【学　　名】*Stenella attenuate*

【生境分布】生活于热带及部分亚热带海域。分布于东山东附近海域。

【药用部位】脂肪，肝。

【性味功能】脂肪：解毒，生肌，镇痛。用于癫痫头，痔瘘，水火烫伤，瘴疟等。肝：滋阴补血，养肝明目。用于目涩，风泪，贫血，夜盲症等。

条纹原海豚

【别　　名】条纹海豚，蓝白原海豚，青背海豚

【学　　名】*Stenella coeruleoalba*

【生境分布】多生活于北纬43°以南的西太平洋、东北太平洋和热带太平洋海域，大西洋、地中海和印度洋也有分布。分布于平潭岛至东山岛附近海域。

【药用部位】脂肪，肝。

【性味功能】脂肪：解毒，生肌，镇痛。用于癫痫头，痔瘘，水火烫伤，瘴疟等。肝：滋阴补血，养肝明目；用于目涩，风泪，贫血，夜盲症等。

伪虎鲸属（*Pseudorca*）

伪虎鲸

【别　　名】拟虎鲸，虎头鲸

【学　　名】*Pseudorca crassidens*

【生境分布】生活于热带至温带的近海深水海域，一般超过南北半球 50° 以南或以北的区域。分布于东山岛、连江、福清、平潭岛等地海域。

【药用部位】肉，油。

【性味功能】肉：健脾利水，滋补强壮。用于久病体虚，脾虚浮肿，伤口愈合缓慢等。油：软坚散结，活血化瘀。用于高脂血症，高血压病，冠心病，脑栓塞，肿瘤，烧烫伤等。

鼠豚科（Phocoenidae）

江豚属（*Neophocaena*）

江豚

【别　　名】白吴鱼，海猪，海豚，江猪，海和尚

【学　　名】*Neophocaena phocaenoides*

【生境分布】生活于热带和温带港湾或近海岸的浅水处，喜在咸淡水交界或潮流冲击的地方。分布于闽江口和九龙江口的东山、漳浦、晋江、长乐、平潭等地海域。

【药用部位】骨，皮下的脂肪（油），肝。

【性味功能】骨：甘、酸，平。消肿解毒。用于疔疮等。脂肪：甘、酸，平。解毒，生肌，镇痛。用于癞痢头，痔瘘，水火烫伤，瘴疟等。肝：滋阴补血，养肝明目。用于目涩，风泪，夜盲症等。

注：国家一级重点保护野生动物。

魟科（Dasyatidae）

魟属（*Dasyatis*）

赤魟

【别　　名】鲉鱼，草帽鱼，蒲扇鱼，黄貂鱼，土鱼，滑子鱼

【学　　名】*Dasyatis akajei*

【生境分布】生活于海底，为暖水性底层鱼类。分布于东山至平潭海域。

【药用部位】肉，尾刺，肝脏中提炼出来的脂肪油（鱼肝油）。

【性味功能】肉：甘，咸，平。滋阴，补血，除湿。用于男子白浊淋膏，阴茎涩痛等。尾刺：清热解毒，化结除癥。用于咽喉肿痛，乳痈，疟疾等。鱼肝油：滋补强壮，壮骨明目；用于肺痨，四肢无力，夜盲症，营养不良，久病体虚等，并用作幼儿及产妇的滋补剂。

花点魟

【别　　名】花甫，鲉鱼

【学　　名】*Dasyatis uarnak*

【生境分布】生活于海底，为暖水性底层鱼类。分布于东山至平潭海域。

【药用部位】尾刺，肉，胆。

【性味功能】尾刺：清热解毒，消炎。用于牙痛等。肉：滋阴补血，除湿。用于男子白浊，膏淋，阴茎涩痛等。胆：清热解毒，散瘀止痛，消滞健胃。用于胃病，跌打损伤，湿热黄疸等。

蝠鲼科（Mobulidae）

前口蝠鲼属（*Manta*）

双吻前口蝠鲼

【别　　名】蝠鲼, 彭鱼, 角彭, 黑彭, 角鱼

【学　　名】*Manta birostris*

【生境分布】生活于深海底层, 有时候游至近海。分布于东山至平潭海域。

【药用部位】鳃（蝠鲼鱼鳃或彭鱼鳃）, 脑（蝠鲼脑或彭鱼脑）。

【性味功能】鳃: 咸, 寒。清热解毒, 透疹化瘀。用于小儿麻疹, 疮疖等。脑: 活血化瘀。用于跌打损伤等。

蝠鲼属（*Mobula*）

无刺蝠鲼

【别　　名】蝠鲼, 角燕

【学　　名】*Mobula diabolus*

【生境分布】生活于泥质海区中, 为近海暖水性底层鱼类。全省沿海各地分布。

【药用部位】鳃（蝠鲼鱼鳃或彭鱼鳃）, 脑（蝠鲼脑或彭鱼脑）。

【性味功能】鳃: 咸, 寒。清热解毒, 透疹化瘀。用于小儿麻疹, 疮疖等。脑: 活血化瘀。用于跌打损伤等。

鲟科（*Acipenseridae*）

鲟属（*Acipenser*）

中华鲟

【别　　名】鲟鱼, 鳇鲟, 黄鲟, 苦腊子, 腊子

【学　　名】*Acipenser sinensis*

【生境分布】生活于大江和近海中, 为底层鱼类。全省近海分布。有人工养殖。

【药用部位】鳔（鱼鳔）。

【性味功能】甘, 平。滋补强壮, 止血, 散瘀, 消肿。用于滑精, 阳痿, 早泄, 咯血, 呕血, 肠出血, 带下病, 失眠, 健忘等。

注: 国家一级重点保护野生动物。

鲱科（Clupeidae）

斑鰶属（*Konosirus*）

斑鰶

【别　　名】扁鰶, 油鱼

【学　　名】*Konosirus punctatus* [*Clupanodon punctatus*]

【生境分布】近海中上层鱼类。栖息于沿海港湾和河口 5~15m 处, 可在海水或咸淡水中生活, 有时进入淡水。全省沿海较常见。

【药用部位】去内脏全体。

【性味功能】清热解毒, 消食补虚。

鲥属（*Tenualosa*）

鲥

【别　　名】鲥鱼, 迟鱼, 中华鲥鱼, 锡箔鱼, 时鱼

【学　　名】*Tenualosa reevesii*

【生境分布】平时生活于海水中, 春末夏初溯河作生殖洄游, 为暖水性中下层鱼类。全省沿海各地分布。

【药用部位】肌肉（鲥鱼肉）, 油, 鳞。

【性味功能】肌肉: 甘, 温。行水消肿, 温脾补肺。用于营养不良, 咳嗽水肿, 脾胃虚弱等。鱼油: 清热解毒。用于汤火烫伤等。鳞: 解毒敛疮。用于疮痈疽等。

翠鳞鱼属（*Herklotsichthys*）

大眼翠鳞鱼

【别　　名】大眼青鳞鱼，椭圆形青鳞鱼，瘦青鳞鱼

【学　　名】*Herklotsichthys ovalis*

【生境分布】生活于近海中上层小型鱼类。全省沿海各地分布。

【药用部位】肉。

【性味功能】咸，寒。清热解毒。用于海蛇咬伤等。

小沙丁鱼属（*Sardinella*）

金色小沙丁鱼

【别　　名】亚来沙丁鱼，黄小砂丁，姑鱼，青鳞鱼，青鳞仔

【学　　名】*Sardinella aurita*

【生境分布】生活于温暖海域，为暖水性中上层鱼类。全省沿海各地分布。

【药用部位】肉，精巢，卵巢，腌制后盐溶液（鱼卤）。

【性味功能】肉：利尿，解毒。用于小便不利，浮肿，肺痨等。精巢：止血，止消渴；用于消渴，虚劳，血症，髓痨等。卵巢：平喘止咳，健脑，壮骨。用于哮喘，小儿痴呆等。腌制后盐溶液：咸，平。止血，用于痢疾，咯血等。

中华小沙丁鱼

【别　　名】中华青鳞鱼，神仙青花鱼，青鳞，柳叶鱼，青皮

【学　　名】*Sardinella nymphaea*

【生境分布】生活于近海上层。全省沿海各地分布。

【药用部位】肉。

【性味功能】咸，寒。清热解毒。用于海蛇咬伤等。

青鳞小沙丁鱼

【别　　名】柳叶鲱，青鳞鱼，寿南青鳞鱼，青花鱼，柳叶鱼

【学　　名】*Sardinella zunasi*

【生境分布】生活于近海沿岸，为温水性中上层小型鱼类，以浮游生物为食。全省沿海各地分布。

【药用部位】肉。

【性味功能】咸，寒。清热解毒。用于海蛇咬伤等。

锯腹鳓科（Pristigasicridae）

鳓属（*Ilisha*）

长鳓

【别　　名】鳓鱼，鲙鱼，白鳞鱼，火鳞鱼，鳞子鱼

【学　　名】*Ilisha elongata*

【生境分布】生活于近海中上层鱼类，暖水性。全省沿海各地分布。

【药用部位】肉。

【性味功能】甘，平。滋补强壮，开胃暖中。用于心悸怔忡，泄泻等。

鳀科（Engraulidae）

鲚属（*Coilia*）

刀鲚

【别　　名】凤尾鱼，刀鱼，鲚鱼，刨皮鱼，毛花鱼

【学　　名】*Coilia ectenes*

【生境分布】生活于浅河口一代，春、夏季由海进入江河行生殖洄游，在干支流或湖泊的缓流区产卵。分布于龙海至平潭等沿海。

【药用部位】除去鳞片、鳃及内脏的全体。

【性味功能】甘，温。健脾补气，泻火解毒。用于慢性胃肠功能紊乱，消化不良，食少腹胀，体弱无力，疮疖痈疽等。

小公鱼属 （*Stolephorus*）

江口小公鱼

【别　　名】康氏小公鱼，公鱼，弱棱鳀，江鱼，黄巾

【学　　名】*Stolephorus commersonii*

【生境分布】生活于近海的暖水性小型鱼类。分布于龙海、海沧、平潭等地。

【药用部位】肉（黄巾）。

【性味功能】补气活血。用于久病体虚，疮疖痈疽等。

银鱼科（Salangidae）

银鱼属 （*Salanx*）

居氏银鱼

【别　　名】尖头银鱼，银鱼，扁担鱼，乌尾银鱼，银条鱼

【学　　名】*Salanx cuvieri*

【生境分布】生活于近海，为福建沿海常见的小型中上层鱼类。具有海洋到江河洄游的习性。分布于龙海、海沧、平潭等地。

【药用部位】全体（银鱼）。

【性味功能】甘，平。补虚，健胃，益肺，利水。用于营养不良，小儿疳积，咳嗽，泄泻等。

狗母鱼科（Synodontidae）

龙头鱼属 （*Harpodon*）

龙头鱼

【别　　名】狗母鱼，龙头鲓，豆腐鱼

【学　　名】*Harpodon nehereus*

【生境分布】生活在浅海泥底的海湾中。全省沿海常见。

【药用部位】全体。

【性味功能】健脾益气，滋补肝肾。

大狗母鱼属 （*Trachiocephalus*）

大头狗母鱼

【别　　名】公奎鱼，海乌狮，沙狗棍，短吻花母狗

【学　　名】*Trachiocephalus myops*

【生境分布】生活于热带、亚热带近海泥沙和礁石底质的海域，为暖水性中小型底层鱼类。分布于平潭至东山岛等海域。

【药用部位】尾（狗母鱼）。

【性味功能】咸，寒。清热解毒。用于乳蛾，咽喉疼痛等。

蛇鲻属 （*Saurida*）

长蛇鲻

【别　　名】蛇鲻，荫惠曾，神仙梭，香梭，丁鱼

【学　　名】*Saurida elongata*

【生境分布】生活于温暖性海洋的中下层，常栖息于水深 20～200m 的泥沙底海区。分布于南安至东山岛等海域。

【药用部位】肉，尾。

【性味功能】肉：甘，平，温。健脾补气，固精缩尿。用于脾气虚弱，疲乏无力，脘腹胀满，食少便溏，肾虚阳衰引起的遗尿，夜尿，遗精，滑精，小儿麻痹症后遗症等。尾：咸，寒。清热解毒。用于乳蛾，咽喉肿痛等。

长条蛇鲻

【别　　名】长丝蛇鲻，丝鳍蜥鱼，奎龙鱼，狗棍，丁鱼

【学　　名】*Saurida filamentosa*

【生境分布】生活于海洋渗水沙底处。分布于南安至东山岛等海域。

【药用部位】肉，尾。

【性味功能】肉：甘，平，温；健脾补气，固精缩尿；用于脾气虚弱，疲乏无力，脘腹胀满，食少便溏，肾虚阳衰引起的遗尿，夜尿，遗精，滑精，小儿麻痹症后遗症等。尾：咸，寒；清热解毒；用于乳蛾，咽喉肿痛等。

多齿蛇鲻

【别　　名】箭鱼，锦鳞蜥鱼，泥狗棍，奎龙，丁鱼

【学　　名】*Saurida tumbil*

【生境分布】生活于近海底层，暖水性鱼类。分布于南安至东山岛等海域。

【药用部位】肉，尾。

【性味功能】肉：甘，平，温。健脾补气，固精缩尿。用于脾气虚弱，疲乏无力，脘腹胀满，食少便溏，肾虚阳衰引起的遗尿，夜尿，遗精，滑精，小

儿麻痹症后遗症等。尾：咸，寒。清热解毒。用于乳蛾，咽喉肿痛等。

花斑蛇鲻

【别　　名】正蜥鱼，沙狗棍，泥狗棍，奎龙

【学　　名】*Saurida undosquamis*

【生境分布】生活于温暖性海洋的中下层，常栖息于水深 20～200m 的泥沙底海区进行产卵。分布于南安至东山岛等海域。

【药用部位】肉，尾。

【性味功能】肉：甘，平，温。健脾补气，固精缩尿。用于脾气虚弱，疲乏无力，脘腹胀满，食少便溏，肾虚阳衰引起的遗尿，夜尿，遗精，滑精，小儿麻痹症后遗症等。尾：咸，寒。清热解毒。用于乳蛾，咽喉肿痛等。

鳗鲡科（Anguillidae）

鳗鲡属（*Anguilla*）

日本鳗鲡

【别　　名】鳗鱼，白鳝，鳗，鳗鲡鱼

【学　　名】*Anguilla japonica*

【生境分布】为降河性洄游鱼类，一般雄鱼久居河口生长，而雌鱼则在淡水中生长。全省沿海各地分布。

【药用部位】肉（鳗鲡鱼），骨（鳗鲡鱼骨），血（鳗鲡鱼血），脂肪（鳗鲡鱼膏）。

【性味功能】肉：甘，平。补虚赢，祛风湿，杀虫。用于虚劳骨寒，风湿痹痛，脚气，风疹，小儿疳积，妇女崩漏，肠风，痔漏，疮疡等。骨：咸，平。散结止痛，解毒生肌，固涩止带。用于恶疮，带下色白，稀薄如水或日久不止，面色晦暗，腰痛如折，头目眩晕，神疲乏力，小便清长等。血：酸，平。明目退翳。用于目生云翳等。脂肪：平，凉。清热解毒。用于瘘疮，肺热止嗽，气急，痰稠等。

海鳗科（Muraenesocidae）

海鳗属（*Muraenesox*）

海鳗

【别　　名】鳗鱼，黄鳗，赤鳗，狼牙，勾鱼

【学　　名】*Muraenesox cinereus*

【生境分布】常生活于水深 50～80m 底质为泥沙或沙泥质海底。全省沿海各地分布。

【药用部位】鳔，头（脑）和卵巢，血，胆，全体。

【性味功能】鳔：甘，咸，平。滋补，祛湿，解毒。用于胃脘疼痛，痹症，咳嗽，遗精，疮疡，肿胀等。头（脑）和卵巢：滋阴养血。用于身体虚弱，贫血，失眠健忘，肿胀等。血：甘，温。活血化瘀。用于口眼歪斜等。胆：苦，寒。祛风明目，活血通络，解毒消炎。用于各种温热病，目赤肿痛等。全体：解毒止痛。用于关节肿痛，腰痛等各种疼痛。

蛇鳗科（Ophichthidae）

短体鳗属（*Brachysomophis*）

鳄形短体鳗

【别　　名】油钻，土龙

【学　　名】*Brachysomophis crocodilinus*

【生境分布】栖息于浅的沙泥地，岩石与碎裂的珊瑚底部等区域，栖息深度 0～30m。全省沿海各地分布。

【药用部位】全体（鳗鱼）。

【性味功能】甘，平。滋补强壮，祛风除湿。用于风湿痹症，病后虚弱，腰背酸痛，跌打损伤，骨折等。

须鳗属（*Cirrhimuraena*）

中华须鳗

【别　　名】面鳝，尖咀，软骨鳝，蛏鳗，土龙

【学　　名】*Cirrhimuraena chinensis*

【生境分布】穴居于贝类丰富的低潮区，为小常见小型底层鱼类。全省沿海各地分布，尤以连江、长乐、马尾等地沿海产量大。

【药用部位】全体（鳗鱼）。

【性味功能】甘，平。滋补强壮，祛风除湿。用于风湿痹症，病后虚弱，腰背酸痛，跌打损伤，骨折等。

蛇鳗属（*Ophichthys*）

尖吻蛇鳗

【别　　名】鳗鱼，海鳗，顶蛇鳗，硬骨鳗，土龙

【学　　名】*Ophichthys apicalis*

【生境分布】生活于沿岸浅海。全省沿海各地分布。

【药用部位】全体（鳗鱼）。

【性味功能】甘，平。滋补强壮，祛风除湿。用于风湿痹症，病后虚弱，腰背酸痛，跌打损伤，骨折等。

豆齿鳗属（*Pisoodonophis*）

食蟹豆齿鳗

【别　　名】豆齿鳗，硬骨鳝

【学　　名】*Pisoodonophis cancrivorous*

【生境分布】生活于热带地区，对淡水忍受力强，常进入河口或湖泊区，偶尔上溯到淡水域。全省沿海各地分布。

【药用部位】全体（鳗鱼）。

【性味功能】甘，平。滋补强壮，祛风除湿。用于风湿痹症，病后虚弱，腰背酸痛，跌打损伤，骨折等。

海鳝科（Muraenidae）

裸胸鳝属（*Gymnothorax*）

网纹裸胸鳝

【别　　名】海黄鳝，薯鳗，钱鳗

【学　　名】*Gymnothorax reticularis*

【生境分布】常生活于近岸浅海水深 50～80m 泥沙底海区。全省沿海各地分布。

【药用部位】血，全体。

【性味功能】血：凉血止血。用于各种外伤性出血等。全体：辛，甘，温。消炎，收敛。用于痔疮，胸痛，无名肿毒等。在闽南沿海，将网纹裸胸鳝视为滋补营养品。切段炖酒食用，治疗体虚，体弱等。

斑条裸胸鳝

【别　　名】海黄鳝，钱鳗

【学　　名】*Gymnothorax punctatofasciata*

【生境分布】常生活于近岸浅海，为暖水性小型鳝鱼。全省沿海各地分布。

【药用部位】血，全体。

【性味功能】血：凉血止血。用于各种外伤性出血。全体：辛，甘，温。消炎，收敛。用于痔疮，胸痛，无名肿毒等。

鲤科（Cyprinidae）

鲫属（*Carassius*）

鲫

【别　　名】鲫瓜子，月鲫仔，土鲫，鲋鱼，寒鲋

【学　　名】*Carassius auratus*

【生境分布】生活于江河、湖泊、池沼、河渠等淡水中，尤以水草丛生的浅水湖汊和池塘较多。全省各地分布，有人工养殖。

【药用部位】肉或全体。

【性味功能】甘，平。健脾利湿，温中和胃，活血通乳，利水消肿。用于反胃吐食，各种水肿，孕妇产后乳汁缺少，脾胃虚弱，不思饮食，小儿麻痹初期或麻疹透发不快者，痔疮出血，慢性久痢等。

金鱼

【别　　名】锦鱼，朱砂鱼

【学　　名】*Carassius auratus domestic*

【生境分布】全省各地常见作为观赏饲养，延平等地有建养殖基地。

【药用部位】肉或全体（金鱼）。

【性味功能】苦、微咸，平，有小毒。清热，利水，解毒。用于水臌，黄疸，咳嗽。

鲮

【别　　名】青鳞鱼，雷黄，雪鱼

【学　　名】*Cirrhinus molitorella*

【生境分布】中下层鱼类，生活在水温较高的水体中。分布于闽江水系等。

【药用部位】肉（鲮鱼）。

【性味功能】甘，平。活血行气，清热利湿，补中开胃，强健筋骨。用于膀胱湿热，黄疸，水肿，臌胀，骨节酸痛。

鲤属（*Cyprinus*）

鲤

【别　　名】鲤拐子，鲤子，红鱼，鲤鹅，鱼王仙

【学　　名】*Cyprinus carpio*

【生境分布】生活于江河、湖泊、池沼、水库的松软底层和水草丛生处。全省各地分布，人工养殖较多。

【药用部位】肉，胆，脑，眼睛，皮，血，肠，齿，脂肪，鳞片，鳔，骨。

【性味功能】肉：甘，平。开胃健脾，消肿利尿，止咳平喘，下乳安胎。用于胃痛，反胃吐食，久咳气喘，乳汁不通，小便不利，胸部胀痛，胎动不安等。胆：苦，寒。清热明目，散翳消肿。用于目赤肿痛，翳障，喉痹，恶疮，耳闭，耳胀等。脑：淡，温。祛风定惊，补肝益肾。用于肝虚生风之惊痫，耳聋，青盲等。眼睛：凉，平。止痛消刺，消肿排脓。用于中风水肿，除肉中刺等。皮：甘，平。消刺止痛。用于鱼鲠、瘾疹等。血：辛，苦。清热解毒，祛风解痉。用于口眼歪斜，小儿丹毒，疮疡等。肠：苦，凉。解毒，杀虫。用于小儿肌疮，聍耳，痔瘘等。齿：咸，寒。清热利湿，通淋排石。用于淋证，小便不通等。脂肪：甘，平。补益虚弱，平肝息风。用于身体虚弱，肝肾不足，小儿痫疾，惊悸等。鳞片：甘、咸，寒。养血散血，清热泻火，软坚散结。用于吐血，崩漏带下，瘀滞腹痛，痔漏，疮疡，无名肿痛，再生障碍性贫血，乳痈，烫火伤，血友病，白血病，产后血晕等。鳔：痛经活络。用于疝气等。骨：利湿，解毒。用于赤白带下，阴疽等。

草鱼属（*Ctenopharyngodon*）

草鱼

【别　　名】鲩鱼，油鲩，黑青鱼，草鲩，草根

【学　　名】*Ctenopharyngodon idellus*

【生境分布】生活于江河、湖泊等水域的中、下层和近岸多水草区域。全省各地分布，人工养殖较多。

【药用部位】肉，胆。

【性味功能】肉：甘，温。平肝祛风，暖胃和中。用于虚劳，肝风头痛，久疟，食后饱胀，呕吐泄泻

等。胆：苦，寒。清热，利咽，明目，祛痰，止咳。用于咽喉肿痛，目赤肿痛，咳嗽痰多等。

鲢属（*Hypophthalmichthys*）

鲢

【别　　名】白鲢，水鲢，跳鲢，鲢子，鲣鱼

【学　　名】*Hypophthalmichthys molitrix*

【生境分布】生活于江河、湖泊及附属水域的上层。全省各地分布，有人工养殖。

【药用部位】肉。

【性味功能】甘，温。温中益气，渗湿利水。用于久病体虚，水肿等。

鲸属（*Luciobrama*）

鲸

【别　　名】吹火筒，尖头鳡，马头鲸，鸭嘴鲸，喇叭鱼

【学　　名】*Luciobrama macrocephalus*

【生境分布】生活在水体中下层。分布于闽江水系等。

【药用部位】肉（鲸鱼）。

【性味功能】甘，平。益筋骨，健脾胃，滋补强壮。用于腰膝酸软，脾胃虚弱，食欲不振。

似鮈属（*Pseudogobio*）

似鮈

【别　　名】马头鱼，大头马强

【学　　名】*Pseudogobio vaillanti*

【生境分布】喜生活在深潭、洞、洄水湾处。分布于闽江水系等。

【药用部位】肉。

【性味功能】健脾，益胃，补虚，下乳。

鳑鲏属（*Rhodeus*）

高体鳑鲏

【别　　名】鳑鲏，中华鳑鲏，板卒子，放屁师

【学　　名】*Rhodeus ocellatus*

【生境分布】栖息于江河、湖泊、池泽中，喜生活在多水草处。分布于闽江水系等。

【药用部位】肉（鳑鲏鱼）。

【性味功能】甘，温。益脾健胃，补肾壮阳。用于久病体虚。

鳅科（Cobitidae）

薄鳅属（*Leptobotia*）

闽江扁尾薄鳅

【别　　名】扁尾薄鳅

【学　　名】*Leptobotia tientaiensis compressicauda*

【生境分布】山地边缘河流中的底层鱼类。分布于闽江上游。

【药用部位】肉。

【性味功能】补中，益气，壮阳。

泥鳅属（*Misgurnus*）

泥鳅

【别　　名】鳅鱼，肉泥鳅

【学　　名】*Msigurnus anguillicaudatus*

【生境分布】生活于静水的底层，常出没于湖泊、池塘、沟渠和水田底层富有植物碎屑的淤泥表层。全省各地分布，有人工养殖。

【药用部位】肉或全体，皮肤分泌的黏液（泥鳅滑液）。

【性味功能】肉或全体：甘，平。补中益气，清热解毒，消肿止渴，滋阴潜阳。用于温病大热，神昏大渴，水肿黄疸，小便不利，阳痿等；近代用于治疗传染性肝炎和糖尿病。黏液：清热解毒。用于白癣，漆疮，热淋，乳腺癌，骨髓炎等。

鳗鲶科（Plotosidae）

鳗鲶属（*Plotosus*）

鳗鲶

【别　　名】沙鳗，线纹鳗鲶

【学　　名】*Plotosus anguillaris*

【生境分布】沿海底层小型鱼类，栖息于近海沿岸岩石海底。全省沿海较常见。

【药用部位】肉。

【性味功能】甘，平。泻火，开胃。用于腰膝酸痛，久疟体虚，小儿疳积，衄血，黄疸。

鲶科（Siluridae）

鲶属（*Silurus*）

鲶

【别　　名】鲶鱼，猫鱼

【学　　名】*Silurus asotus*

【生境分布】多生活于江河、湖泊和水库等宽阔的大型水体内，喜于河泥中越冬。为中下层鱼。全省各地分布。

【药用部位】除去内脏的净肉，黏液，眼，尾，鳔。

【性味功能】肉：甘，温。滋阴开胃，利尿下乳。用于虚损不足，水肿，乳汁不足，小便不利等。黏液：用于消渴。眼：消肿解毒。用于刺伤，中毒等。尾：通经活络。用于眼口歪斜等。鳔：甘、咸，平。清热解毒。用于呕血，阴疮，瘘疮等。

大口鲶

【别　　名】南方大口鲶，河鲶，大口鲶

【学　　名】*Silurus meridionalis*

【生境分布】分布于闽江水系，现有养殖

【药用部位】肉。

【性味功能】甘，平。泻火，开胃。用于腰膝酸痛，久疟体虚，小儿疳积，衄血，黄疸。

胡子鲶科（Clariidae）

胡子鲶属（*Clarias*）

胡子鲶

【别　　名】土虱，胡子鲶，胡子鱼，鲶鱼，须子鲶

【学　　名】*Clarias fuscus*

【生境分布】生活于河川、池塘、水草茂盛的沟渠、稻田和沼泽中的黑暗洞穴内。为热带、亚热带的淡水鱼类。全省各地分布。

【药用部位】全鱼或肉。

【性味功能】甘，平。生肌收敛，养血补血，滋肾补虚，调中助阳。用于腰膝酸软，久疟体虚，小儿疳积，衄血，鼻血，黄疸，虚火等。

鲿科（Bagridae）

鮠属（*Leiocassis*）

长吻鮠

【别　　名】淮王鱼

【学　　名】*Leiocassis longirostris*

【生境分布】生活在江河底层，冬季在有岩石或乱石的深水处越冬。分布于闽江水系等。

【药用部位】肉（鮠鱼）。

【性味功能】甘，平。补中益气，利水开胃。

粗唇鮠

【学　　名】*Leiocassis crassilabris*

【生境分布】分布于闽江水系等。

【药用部位】肉。

【性味功能】功效与长吻鮠相似。

黄颡鱼属（*Pelteobagrus*）

光泽黄颡鱼

【别　　名】黄甲，黄颡鱼，油黄姑

【学　　名】*Pelteobagrus nitidus*

【生境分布】底层肉食性鱼类，多生活在江河缓流、岸边或湖泊中。全省各地较常见。

【药用部位】肉或全体（黄颡鱼）。

【性味功能】甘，平。祛风，解毒，利水。用于水肿，小儿痘疹，瘰疬。皮肤中分泌的黏液（黄颡鱼涎）：用于消渴。颊骨（黄颡鱼颊骨）：用于喉痹。

海鲇科（Ariidae）

海鲇属（*Arius*）

中华海鲇

【别　　名】诚鱼，黄松，油松，松鱼，骨鱼

【学　　名】*Arius sinensis*

【生境分布】生活于水流缓慢的泥质水域，为暖水

性近海底层鱼类，每年春季由深水处向河口近岸作生殖洄游，有时聚成小群。全省沿海各地分布。

【药用部位】肉（海鲇）。

【性味功能】甘，平。健脾利水，敛疮。用于脾虚食少，脘腹胀满，消化不良，鞘膜积液，慢性皮肤溃疡，疮疡等。

飞鱼科（Exocoetidae）

燕鳐鱼属（*Cypselurus*）

少鳞燕鳐鱼

【别　　名】小鳞燕鳐鱼，飞鱼，鳐，燕鱼，文鳐鱼

【学　　名】*Cypselurus oligolepis*

【生境分布】生活于海洋中，为暖水性上层鱼类，

多栖息于水色澄清海区的表层，每年春季由深水向近海作生殖洄游，产卵后分散索饵，逐渐游向外海。全省沿海各地分布。

【药用部位】肉（燕鳐鱼）。

【性味功能】甘、微酸，温。舒经活血。用于难产，胃痛，压疮，乳疮，痔疮等。

烟管鱼科（Fistulariidae）

烟管鱼属（*Fistularia*）

鳞烟管鱼

【别　　名】红烟管鱼，马鞭鱼，鸭嘴鱼，象鼻鱼，红烟管

【学　　名】*Fistularia petimba*

【生境分布】生活于稍深海区，为热带及亚热带中下层鱼类。全省沿海各地分布。

【药用部位】全体（烟管鱼）。

【性味功能】平，甘。清热解毒，利尿消肿。用于五痔下血，肾炎，食管癌等。

海龙科（Syngnathidae）

海马属（*Hippocampus*）

刺海马

【别　　名】长棘海马，海马，水马，马头鱼，海狗子

【学　　名】*Hippocampus histrix*

【生境分布】生活于近海内湾水质澄清、藻类繁茂的低潮区，为暖性海洋鱼类。全省沿海各地分布。

【药用部位】全体（海马）。

【性味功能】甘，咸，温。温肾壮阳，散结消肿。用于阳痿，遗尿，肾虚作喘，癥瘕积聚，跌扑损伤等；外治痈肿疔疮。

日本海马

【别　　名】海马，小海马，小海狗，海蛆

【学　　名】*Hippocampus japonicus*

【生境分布】生活于沿海及内湾的中潮线至低潮线一带海藻中，底质砂石或沙泥，常用卷曲的尾部缠附在海藻上。分布于平潭至龙海等地海域。

【药用部位】全体（海马）。

【性味功能】甘，咸，温。温肾壮阳，散结消肿。用于阳痿，遗尿，肾虚作喘，癥瘕积聚，跌扑损伤等；外治痈肿疔疮。

大海马

【别　　名】克氏海马，龙落子，琉球海马，海马，线纹海马

【学　　名】*Hippocampus kelloggi*

【生境分布】生活于水质澄清、多藻类的海区。为近海暖水性鱼类。分布于平潭、连江等地海域。

【药用部位】全体（海马）。

【性味功能】甘，咸，温。温肾壮阳，散结消肿。用于阳痿，遗尿，肾虚作喘，癥瘕积聚，跌扑损伤等；外治痈肿疔疮。

管海马

【别　　名】海马，水马，水雁，海狗子

【学　　名】*Hippocampus kuda*

【生境分布】生活于近海内湾水质澄清、多藻类的低潮区。为温性海洋鱼类。分布于龙海至惠安等地海域。

【药用部位】全体（海马）。

【性味功能】甘，咸，温。温肾壮阳，散结消肿。用于阳痿，遗尿，肾虚作喘，癥瘕积聚，跌扑损伤等；外治痈肿疔疮。

斑海马

【别　　名】海马，水马，水雁，海狗子，三斑海马

【学　　名】*Hippocampus trimaculatus*

【生境分布】生活于近海内湾的低潮区和浅海，以卷曲的尾部缠附在大叶藻上或其他海藻上。暖温性近海小型鱼类。分布于云霄、龙海、同安、晋江等地海域，已进行人工养殖。

【药用部位】全体（海马）。

【性味功能】甘，咸，温。温肾壮阳，散结消肿。用于阳痿，遗尿，肾虚作喘，癥瘕积聚，跌扑损伤等；外治痈肿疔疮。

海龙属（*Syngnathus*）

尖海龙

【别　　名】杨枝鱼，吹火筒，海龙，鞋底索，钱串子

【学　　名】*Syngnathus acus*

【生境分布】常生活于海藻丛中，为暖水性近海小型鱼类。分布于东山、福鼎等海域。

【药用部位】全体（海龙）。

【性味功能】甘，咸，温。温肾壮阳，催生下胎，散结消肿。用于肾虚阳痿，腰膝酸软，风寒痹痛，宫冷不孕，宫缩无力，瘿瘤，跌打损伤，疔疮肿毒等。

刁海龙

【别　　名】海龙，水雁，杨枝鱼，海钻，海蛇

【学　　名】*Syngnathus hardwickii*

【生境分布】生活于藻类茂盛的浅海中，常利用尾部缠绕在海藻上，近海暖水性鱼类。全省沿海各地分布。

【药用部位】全体 (海龙)。

【性味功能】甘、咸，温。温肾壮阳，散结消肿，舒筋活血，止血催产。用于瘰疬，难产，阳痿，不育，哮喘，腰腿痛，跌打损伤，腹痛，痞块，外伤出血等。

舒海龙

【别　　名】舒氏海龙，海钻子，海龙，海蛇，吹火筒

【学　　名】*Syngnathus schlegeli*

【生境分布】生活于海藻丛中，近海暖水性小型鱼类。全省沿海各地分布。

【药用部位】全体 (海龙)。

【性味功能】甘、咸，温。温肾壮阳，散结消肿，舒筋活血，止血催产。用于瘰疬，难产，阳痿，不育，哮喘，腰腿痛，跌打损伤，腹痛，痞块，外伤出血等。

鲻科（Mugilidae）

鲻属（*Mugil*）

鲻

【别　　名】鲻鱼，子鱼，白鱼，梭鱼，乌鲻

【学　　名】*Mugil cephalus*

【生境分布】喜生活于浅海或河口咸淡水交界处，有时亦上溯至淡水江河中，为近海中上层鱼类。全省沿海各地分布。

【药用部位】肉 (子鱼)。

【性味功能】甘，平。健脾益气，消食导滞。用于脾虚泄泻，消化不良，小儿疳积及贫血等。

英氏鲻

【别　　名】硬头鲻，英氏凡鲻，加剥鱼

【学　　名】*Mugil engeli*

【生境分布】多生活于浅海或河口一带。为暖水性鱼类。全省沿海各地分布。

【药用部位】肉 (子鱼)。

【性味功能】甘，平。健脾益气，消食导滞。用于脾虚泄泻，消化不良，小儿疳积及贫血等。

鲅属（*Liza*）

棱鲅

【别　　名】棱鲻，良背，犬鱼，际鱼，尖头西

【学　　名】*Liza carinatus*

【生境分布】生活于近海或近河口处。以浮游生物、底栖生物及泥底有机质为食。全省沿海各地分布。

【药用部位】肉 (子鱼)。

【性味功能】甘，平。健脾益气，消食导滞。用于脾虚泄泻，消化不良，小儿疳积及贫血等。

鲅

【别　　名】赤眼鲅，梭鱼，红眼，赤眼鲻，蛇头鲻

【学　　名】*Liza haematocheilus*

【生境分布】多生活于沿海及江河入海口咸淡水中，亦能到淡水中生活，为近海鱼类。全省沿海各地分布。

【药用部位】肉 (子鱼)。

【性味功能】甘，平。健脾益气，消食导滞。用于脾虚泄泻，消化不良，小儿疳积及贫血等。

合鳃科（Synbranchidae）

黄鳝属（*Monopterus*）

黄鳝

【别　　名】鳝鱼，罗鳝，蛇鱼

【学　　名】*Monopterus albus*

【生境分布】生活于河道、湖泊、沟渠及稻田中，为热带及暖温带鱼类，营底栖生活的鱼类。全省各地分布。

【药用部位】血，肉，骨，头。

【性味功能】血：祛风通络，解毒明目。用于口眼

歪斜，跌打损伤，疔疮，耳胀，耳闭，目翳等。肉：甘，平。滋阴补血，健脾益气，消食导滞，化痰止咳。用于虚劳咳嗽，消渴，小儿疳积，偏头疼，腰

膝酸软，产后淋沥，肠风痔漏等。骨：收敛生肌。用于臁疮等。头：软坚散结。用于瘿瘤，痢疾，消渴等。

鮨科（Serranidae）

花鲈属（*Lateolabrax*）

中国鲈

【别　　名】花鲈，真鲈，鲈鱼，鲈板，花寨

【学　　名】*Lateolabrax maculates*

【生境分布】喜生活于河口咸淡水处，也能在纯淡水中生活，一般不结成大群。为近岸浅海的中下层鱼类。全省沿海各地分布。

【药用部位】鳃，肉。

【性味功能】鳃：甘，平。止咳化痰。用于小儿百日咳等。肉：甘，温。温胃，祛寒，止泻，补气。用于脾胃虚寒，胎动不安，产后无乳，痈疮溃后久不愈合等。

日本真鲈

【别　　名】花鲈，鲈板，花寨，鲈子鱼，七星鲈

【学　　名】*Lateolabrax japonicus*

【生境分布】生活于近海及河口海水淡水交汇处，亦可上溯江河淡水区。全省沿海各地分布。

【药用部位】鳃，肉。

【性味功能】鳃：甘，平。止咳化痰。用于小儿百日咳等。肉：甘，温。温胃，祛寒，止泻，补气。用于脾胃虚寒，胎动不安，产后无乳，痈疮溃后久不愈合等。

石斑鱼属（*Epinephelus*）

鲑点石斑鱼

【别　　名】三斑石斑鱼，过鱼

【学　　名】*Epinephelus fario*

【生境分布】喜生活于沿岸岛屿附近的岩礁、砂砾、珊瑚礁底质的海区，栖息水层随水温变化而升降。全省沿海各地分布。

【药用部位】全体（石斑鱼）。

【性味功能】甘，温。祛寒，止泻，健脾，益气，温胃。用于产后气虚，血虚，产后缺奶，虚寒泄泻等。

石首鱼科（Sciaenidae）

黄唇鱼属（*Bahaba*）

黄唇鱼

【别　　名】金钱鳘，金钱鱼

【学　　名】*Bahaba flavolabiata*

【生境分布】生活于海水淡水交汇的河口海域，盐度在0.5‰～18‰，有时溯饵，可直到河口淡水处，喜居水深、有鱼礁、水流较缓的海域，在水清是集群，水浊时分散，为中下层之肉食性大型鱼类。全省沿海各地分布。

【药用部位】鳔，鳃，心脏，耳石（鱼脑石）。

【性味功能】鳔：甘、咸，平。滋阴添精，养血止血，润肺健脾，补肾固精，解毒安神，软坚散结。用于肾虚滑精，产后风痉，疝气，肺痨，眩晕，吐血，血崩，创伤出血，痔疮等。鳃：活血调经。用于血崩等。心脏：滋阴养血。用于胸疼气短等。耳石：甘、咸，寒。清热祛瘀，通淋利尿。用于耳胀，耳闭，鼻渊，淋证，小便不利等。

注：国家二级重点保护野生动物。

鮸鱼属（*Miichthys*）

鮸鱼

【别　　名】敏子，敏鱼，米鱼，毛常鱼

【学　　名】*Miichthys miiuy*

【生境分布】喜生活于浑浊度较高的水域，为近海底层鱼类。全省沿海各地分布。

【药用部位】肉，鳔，耳石（鱼脑石）。

【性味功能】肉：甘，平。滋补强壮，健脾开胃。用于素体虚弱，小儿消化不良，慢性疾病恢复期，食欲不振，产后乳少等。鳔：甘、咸，平。滋阴添精，养血止血，润肺健脾，补肾固精，解毒安神，软坚散结。用于肾虚滑精，产后风痉，疝气，肺痨，眩晕，吐血，血崩，创伤出血，痔疮等。耳石：甘、咸，寒。清热祛瘀，通淋利尿。用于耳胀，耳闭，鼻渊，淋证，小便不利等。

黄姑鱼属（*Nibea*）

黄姑鱼

【别　　名】罗鱼，铜锣鱼，花蜮鱼，黄婆鸡，黄姑子

【学　　名】*Nibea albiflora*

【生境分布】喜生活于水中下层，摄食时才游到上层，在饥饿或繁殖季节也会游到水上层，为暖温性近海中下层鱼类。全省沿海各地分布。

【药用部位】肉，鳔。

【性味功能】肉：甘，平。滋补强壮，健脾开胃。用于素体虚弱，小儿消化不良，慢性疾病恢复期，食欲不振，产后乳少等。鳔：甘、咸，平。滋阴添精，养血止血，润肺健脾，补肾固精，解毒安神，软坚散结。用于肾虚滑精，产后风痉，疝气，肺痨，眩晕，吐血，血崩，创伤出血，痔疮等。

黄鱼属（*Pseudosciaena*）

大黄鱼

【别　　名】黄花，黄瓜鱼，大王鱼，大鲜，大黄花鱼

【学　　名】*Pseudosciaena crocea*

【生境分布】生活于水深 80m 以内的沿岸和近海水域的中下层，为暖温性近海集群洄游鱼类。全省沿海各地分布，蕉城等地大面积养殖。

【药用部位】耳石（鱼脑石），肉，鳔，胆，精巢（鱼白）。

【性味功能】耳石：甘、咸，寒。清热祛瘀，通淋利尿。用于耳胀，耳闭，鼻渊，淋证，小便不利等。

肉：甘，平。滋补强壮，健脾开胃。用于素体虚弱，小儿消化不良，慢性疾病恢复期，食欲不振，产后乳少等。鳔：甘、咸，平。滋阴添精，养血止血，润肺健脾，补肾固精，解毒安神，软坚散结。用于肾虚滑精，产后风痉，疝气，肺痨，眩晕，吐血，血崩，创伤出血，痔疮等。胆：苦，寒。清热解毒，平肝息风。用于久咳，哮喘，疮疡肿胀等。精巢：滋补强壮。用于虚劳，血证等。

小黄鱼

【别　　名】黄花鱼，花鱼，小黄花，黄鳞鱼

【学　　名】*Pseudosciaena polyactis*

【生境分布】喜生活于软泥或泥沙质海底，水深不超过 105cm 的海区，为温水性底层鱼类。全省沿海各地分布。

【药用部位】耳石（鱼脑石），肉，鳔，胆，精巢（鱼白）。

【性味功能】耳石：甘、咸，寒。清热祛瘀，通淋利尿。用于耳胀，耳闭，鼻渊，淋证，小便不利等。肉：甘，平。滋补强壮，健脾开胃。用于素体虚弱，小儿消化不良，慢性疾病恢复期，食欲不振，产后乳少等。鳔：甘、咸，平。滋阴添精，养血止血，润肺健脾，补肾固精，解毒安神，软坚散结。用于肾虚滑精，产后风痉，疝气，肺痨，眩晕，吐血，血崩，创伤出血，痔疮等。胆：苦，寒。清热解毒，平肝息风。用于久咳，哮喘，疮疡肿胀等。精巢：滋补强壮。用于虚劳等。

叫姑鱼属（*Johnius*）

皮氏叫姑鱼

【别　　名】叫姑鱼，赤头，黑耳津，叫吉子，小叫姑

【学　　名】*Johnius belengerii*

【生境分布】生活于热带海洋沿岸水域和半咸淡水河口中低层，深度至 40m。全省沿海各地分布。

【药用部位】耳石（鱼脑石），肉。

【性味功能】耳石：甘、咸，寒。清热祛瘀，通淋利尿。用于耳胀，耳闭，鼻渊，淋证，小便不利等。肉：甘、咸，平。健脾开胃，安神止痢，益气填精。用于血虚，萎黄，疳证，失眠，头晕，食欲不振，妇女产后体虚等。

石鲈科（Pomadasyidae）

带髭鲷属（*Hapalogenys*）

横带髭鲷

【别　　名】海猴，金鼓，铜盆鱼

【学　　名】*Hapalogenys mucronatus*

【生境分布】多生活在岩礁区，近海中下层鱼类。全省沿海各地分布。

【药用部位】鳔（海猴）。

【性味功能】甘，平。清热解毒。用于流行性腮腺炎，久病体虚，血虚，萎黄，食积等。

鲷科（Sparidae）

棘鲷属（*Acanthopagrus*）

黑鲷

【别　　名】海鲋，黑加吉，海鲫，铜盆鱼

【学　　名】*Acanthopagrus schlegeli*

【生境分布】喜生活在岩礁区和泥沙底质的清水环境中全省沿海各地分布。

【药用部位】鳔（海猴）。

【性味功能】甘，平。清热解毒。用于流行性腮腺炎，久病体虚，血虚，萎黄，食积等。

黄鳍鲷

【别　　名】黄脚立，赤翅

【学　　名】*Acanthopagrus latus*

【生境分布】喜生活于浅海岩礁海区，可从海水中直接移入淡水，在半咸水中生长最佳，为暖水性底层鱼类。全省沿海各地分布。

【药用部位】鳔（海猴）。

【性味功能】甘，平。清热解毒。用于流行性腮腺炎，久病体虚，血虚，萎黄，食积等。

篮子鱼科（Siganidae）

篮子鱼属（*Siganus*）

长鳍篮子鱼

【别　　名】黄斑篮子鱼，黎猛，泥虻，猫鱼，臭肚鱼

【学　　名】*Siganus canaliculatus*

【生境分布】生活于沿海岩礁区、珊瑚丛、海藻丛和红树林中，常进入河口咸淡水区，幼鱼喜生活于河口，常短期进入淡水水域，喜集群，多群体活动。全省沿海各地分布。

【药用部位】胆，肉。

【性味功能】胆：苦，寒。清热解毒。用于耳内疼痛，外感风热，耳闭，疥疮等。肉：甘，平。滋补强壮。用于素体虚弱，久病乏力，不思饮食等。

带鱼科（Trichiuridae）

带鱼属（*Trichiurus*）

带鱼

【别　　名】刀鱼，牙带，带柳，白带鱼

【学　　名】*Trichiurus lepturus*

【生境分布】生活于水深 60～100m 泥质海底，为暖水性中下层洄游鱼类。全省沿海各地分布。

【药用部位】肉，头，鳞。

【性味功能】肉：甘、咸，温。养肝补血，和中开胃，补虚益肾。用于病后虚弱，胸胁胀痛，黄疸，气血不足，皮肤干燥，脾胃虚寒，乳少等。头：和中开胃，祛风杀虫。用于皮肤瘙痒，呃逆等。鳞：

止血。用于外伤出血等。

小带鱼属（*Eupleurogrammus*）

小带鱼

【别　　名】小金叉，牙带，白带鱼，刀带，带鱼

【学　　名】*Eupleurogrammus muticus*

【生境分布】生活于水深60～100m泥质近海浅海，有洄游习性，为暖水性中下层洄游鱼类。全省沿海各地分布。

【药用部位】肉，头，鳞。

【性味功能】肉：甘、咸，温。养肝补血，和中开胃，补虚益肾；用于病后虚弱，胸胁胀痛，黄疸，气血不足，皮肤干燥，脾胃虚寒，乳少等。头：和中开胃，祛风杀虫。用于皮肤瘙痒，呃逆等。鳞：

沙带鱼属（*Lepturacanthus*）

沙带鱼

【别　　名】带鱼

【学　　名】*Lepturacanthus savala*

【生境分布】生活于近海，为中上层肉食性鱼类。全省沿海各地分布。

【药用部位】肉，头，鳞。

【性味功能】肉：甘、咸，温。养肝补血，和中开胃，补虚益肾。用于病后虚弱，胸胁胀痛，黄疸，气血不足，皮肤干燥，脾胃虚寒，乳少等。头：和中开胃，祛风杀虫。用于皮肤瘙痒，呃逆等。鳞：止血。用于外伤出血等。

弹涂鱼科（Periopthalmidae）

大弹涂鱼属（*Boleophthalmus*）

大弹涂鱼

【别　　名】花鱼，跳跳鱼，泥猴

【学　　名】*Boleophthalmus pectinirostris*

【生境分布】生活于近海小型鱼类。全省沿海各地分布。

【药用部位】肉。

【性味功能】甘，平。滋补肝肾。用于耳鸣，耳聋，头晕，风眼，盗汗，阳痿等。

弹涂鱼属（*Perophthalmus*）

弹涂鱼

【别　　名】泥猴，海兔，跳跳鱼

【学　　名】*Perophthalmus cantonensis*

【生境分布】生活于海水或半咸水的河口附近。全省沿海各地分布。

【药用部位】肉。

【性味功能】甘，平。滋补强壮，补肾益精。用于劳倦乏力，腰膝酸软，阳痿，遗精等。

䲟科（Echeneidae）

䲟属（*Echeneis*）

䲟鱼

【别　　名】印头鱼，鞋底鱼

【学　　名】*Echeneis naucrates*

【生境分布】生活于近海，为暖温性鱼类。常以由

第1背鳍变态而成的吸盘吸附于大型动物体上。全省沿海各地分布。

【药用部位】全体。

【性味功能】甘，平。滋补强壮。用于久病体虚，肺痨等。

月鳢科（Channidae）

鳢属（*Channa*）

乌鳢

【别　　名】黑鱼，才鱼，乌鱼，蛇头鱼
【学　　名】*Channa argus*

【生境分布】生活于沿岸泥底水草丛生的浅水区，夜间有时在水的上层游动。全省各地分布。
【药用部位】全体。
【性味功能】甘，平。滋补强壮。用于久病体虚，肺痨等。

毒鲉科（Synanceiidae）

鬼鲉属（*Inimicus*）

日本鬼鲉

【别　　名】鬼鲉，海蝎子
【学　　名】*Inimicus japonicus*

【生境分布】生活于岩礁及砂泥底质的浅海海底。全省沿海各地分布。
【药用部位】肉。
【性味功能】甘，平。清热解毒，滋补肝肾。用于腰膝酸软，小儿疥疮，胸胁胀痛，黄疸等。

牙鲆科（Paralichtyidae）

牙鲆属（*Paralichtys*）

褐牙鲆

【别　　名】比目鱼，牙鲆，偏口鱼，左口鱼，地仔鱼
【学　　名】*Paralichtys olivacus*

【生境分布】生活于近海，常侧卧潜伏于泥沙中，依季节作短距离的集群洄游，为温水性近海底层鱼类。全省沿海各地分布。
【药用部位】肉。
【性味功能】甘、平，微温。补益虚损，消炎解毒。用于胃溃疡，食鲀鱼中毒，止泻止痢等。

舌鳎科（Cynoglossidae）

舌鳎属（*Cynoglossus*）

焦氏舌鳎

【别　　名】风板鱼，舌头鱼
【学　　名】*Cynoglossus joyneri*
【生境分布】生活于沿岸水域，冬季向离岸相对渗

水区移动，为温水性近海底层鱼类。全省沿海各地分布。
【药用部位】肉。
【性味功能】甘，平。补气健脾，益气养血。用于久病体虚，血虚，四肢无力，脾虚泄泻，肺气不足等。

三刺鲀科（Triacanthidae）

三刺鲀属（*Triacanthus*）

三刺鲀

【别　　名】短吻三刺鲀，羊鱼，羊仔，绒皮鱼

【学　　名】*Triacanthus biaculeatus*

【生境分布】生活于近海，为近海底层鱼类。全省沿海各地分布。

【药用部位】皮，肉。

【性味功能】皮：润肺止咳。用于咳嗽，咯血，耳胀，耳闭等。肉：甘，平。开胃健脾，消积化痰。用于胃酸过多，胃溃疡呕血等。

单角鲀科（Monacanthidae）

单角鲀属（*Monacanthus*）

绒纹单角鲀

【别　　名】鹿仔鱼，丝鳍单角鲀，叉尾单角鲀

【学　　名】*Monacanthus sulcatus*

【生境分布】生活于热带海域。为暖水性海洋中下层鱼类。全省沿海各地分布。

【药用部位】肉。

【性味功能】甘，温，剧毒。消痰化食，消肿，滋补强壮。用于痰多，食积，无名肿毒，腰腿酸软，乳腺癌，风湿关节炎等。

马面鲀属（*Thamnaconus*）

绿鳍马面鲀

【别　　名】橡皮鱼，剥皮鱼，猪鱼，皮匠鱼

【学　　名】*Thamnacuonus septentrionalis*

【生境分布】生活于外海近底层。全省沿海各地分布。

【药用部位】肉。

【性味功能】甘，平。健脾胃，解毒。用于胃病，乳腺炎，消化道出血等。

鲀科（Tetraodontidae）

兔头鲀属（*Lagocephalus*）

棕斑兔头鲀

【别　　名】棕腹刺鲀，王鸡鱼，金龟鱼，四方龟鱼，青皮乖

【学　　名】*Lagocephalus spadiceus*

【生境分布】生活于近海，为暖水性近海底层鱼类。全省沿海各地分布。

【药用部位】鳔，皮。

【性味功能】甘、咸，平。健脾止痢，润肺止咳。用于脾胃虚弱，寒咳，赤痢等。

东方鲀属（*Takifugu*）

虫纹东方鲀

【别　　名】面廷巴，鸡抱，气鼓鱼，河鲀，龟鱼

【学　　名】*Takifugu vermicularis*

【生境分布】生活于近海及河口咸淡水中，有时亦进入江河，为温性近海底层肉食性鱼类。全省沿海各地分布，漳浦、连江等地有养殖。

【药用部位】肉，血，肝，卵巢，鱼卵。

【性味功能】肉：甘，温。滋补强壮。用于腰膝酸软无力，风湿性关节炎等。血：甘，平，有大毒。软坚散结，消肿解毒。用于瘰疬，刺毒鱼类刺伤等。肝：苦，寒，有大毒。清热消肿。用于淋巴结结核，疮疖等。卵巢：甘，平，有大毒。清热解

毒。用于疮疖，无名肿毒等。鱼卵：甘，温，有大

毒。攻毒，杀虫。用于疥疮，疮毒等。

海蛾鱼科（Pegasidae）

海蛾鱼属（*Pegasus*）

短尾海蛾鱼

【别　　名】海蛾鱼，海蛾，海燕，海麻雀

【学　　名】*Pegasus laternarius*

【生境分布】生活于深海，为底层性生活的小型鱼类。全省沿海各地分布。

【药用部位】全体（海麻雀）。

【性味功能】苦、咸，寒。解热燥湿，化痰止咳，宣肺透疹。用于小儿咳嗽，痰黄稠者，麻疹，疹出不透，湿热腹泻，起病较急，泻下如注，泻出黄水样便或带黏液，腥臭，腹内肠鸣作痛，肛门灼热疼痛，肉瘿，咽喉肿痛，疮疔肿毒等。

鮟鱇科（Lophiidae）

鮟鱇属（*Lophius*）

黄鮟鱇

【别　　名】结巴鱼，海蛤蟆，蛤蟆鱼，老头鱼

【学　　名】*Lophius litulon*

【生境分布】生活于近海底层。全省沿海各地分布。

【药用部位】骨，胆。

【性味功能】骨：咸，平。消炎。用于疮疖，牙痛，牙龈脓肿等。胆：苦，寒。清热解毒。用于目赤肿痛，水肿，黄疸等。

小鲵科（Hynobiidae）

小鲵属（*Hynobius*）

中国小鲵

【别　　名】小鲵

【学　　名】*Hynobius chinensis*

【生境分布】生活于丘陵或低山的溪涧中，非繁殖季节营陆栖生活，丘陵平时多隐藏于潮湿疏松泥

土、腐叶层或石块下方，常可从耕地下或腐枝烂叶中挖出。分布于长汀、涵江、永泰、建阳、武夷山等地。

【药用部位】去除内脏的全体。

【性味功能】辛、咸，平。续筋接骨，行气止痛。用于跌打损伤，祛瘀生新，肝气胃痛等。

隐鳃鲵科（Cryptobranchidae）

大鲵属（*Andrias*）

大鲵

【别　　名】娃娃鱼，孩儿鱼，啼鱼

【学　　名】*Andrias davidianus*

【生境分布】栖息于山溪下段水流急湍清晰的山间

河流中，白天多潜伏于石穴中，夜间出来觅食。分布于屏南、寿宁、武夷山等地。

【药用部位】肉，

【性味功能】甘，平。补气，截疟，滋补强壮。用于病后虚弱，肾虚，贫血，疟疾，痢疾。

注：国家二级重点保护野生动物。

蝾螈科（Salamandridae）

瘰螈属（*Paramesotriton*）

中国瘰螈

【别　　名】娃娃鱼，水和尚，山和尚，水壁虎，化骨丹

【学　　名】*Paramesotriton chinensis*

【生境分布】多生活于海拔 200～1200m 丘陵低山的流溪中，冬季居深水处。分布于寿宁、武夷山等地。

【药用部位】全体。

【性味功能】甘、苦，平。清热，解毒，消积。用于小儿疳积，胃脘胀痛等。

肥螈属（*Pachytriton*）

黑斑肥螈

【别　　名】肥螈，水和尚，狗鱼，四脚鱼

【学　　名】*Pachytriton brevipes*

【生境分布】生活于海拔 800～1700m 的大小山溪内，成螈以水栖为主，白天常隐于溪内石块下或石隙间。分布于长汀、德化、永泰、武夷山、建阳等地。

【药用部位】全体

【性味功能】甘、苦，平。清热，解毒，消积。用于小儿疳积，胃脘胀痛等。

蝾螈属（*Cynops*）

东方蝾螈

【别　　名】水狗子，四脚鱼

【学　　名】*Cynops orientalis*

【生境分布】生活在清寒的静水内，亦在池塘、稻田内活动。闽西北山区零星可见。

【药用部位】全体（水狗子）。

【性味功能】咸，凉。清热解毒。用于烧烫伤。

蟾蜍科（Bufonidae）

蟾蜍属（*Bufo*）

黑眶蟾蜍

【别　　名】癞蛤蟆，蛤巴，蟾蜍，癞疙疮，癞刺

【学　　名】*Bufo melanostictus*

【生境分布】生活环境颇为广泛，海拔 10～1700m 山区的各种环境均可见，尤其以住宅及耕地附近的石碓、杂草中较多，夜晚外出觅食，常在灯光下捕食害虫。全省各地分布。

【药用部位】耳后腺和皮肤腺干燥分泌物（蟾酥），除去内脏的全体（蟾蜍）。

【性味功能】分泌物：辛，温，有毒。解毒，止痛，开窍醒神。用于痈疽疔疮，咽喉肿痛，牙龈肿烂，中暑神昏，腹痛吐泻等。全体：辛，凉，有毒。解毒散结，消肿利水，杀虫消疳。用于痈疽恶疮，发背，瘰疬，癥瘕癖积，臌胀，水肿，破伤风，慢性咳嗽，小儿疳积，疔毒，牙痛，咽喉肿痛，慢性支气管炎等。

中华蟾蜍

【别　　名】癞蛤蟆，中华大蟾蜍，大蟾蜍

【学　　名】*Bufo bufo gargarizans*

【生境分布】穴居于泥土中或栖息于石块下、杂草间。生殖季节密集于静水池塘中。全省各地较常见。

【药用部位】耳后腺分泌物（蟾酥）全体，胆，肝，皮，头，舌。

【性味功能】辛，温，有毒。解毒，止痛，开窍醒神。用于痈疽疔疮，咽喉肿痛，中暑吐泻，腹痛神昏，手术麻醉。全体（干蟾）：辛，凉，有毒。破癥结，行水湿，化霉，杀虫，定痛。用于疔疮，发背，阴疽瘰疬，恶疮，狂犬伤疮。胆（蟾胆）：用于咳嗽痰喘。肝（蟾肝）：用于痈疽疔毒。皮（蟾皮）：辛，凉，微毒。清热解毒，利水消胀。用于痈疽，肿毒，瘰疬，肿瘤，疳积腹胀，慢性咳嗽痰喘。头（蟾头）：用于小儿疳积。舌（蟾舌）：用于拔疗。

雨蛙科（Hylidae）

雨蛙属（*Hyla*）

中国雨蛙

【别　　名】金蛤蟆，雨鬼，绿猴，鱼怪，小姑鲁门

【学　　名】*Hyla chinensis*

【生境分布】生活于海拔 200～1000m 的灌丛、水塘芦苇、美人蕉以及麦秆等高秆作物上。分布于长汀、将乐、武夷山、建阳等地。

【药用部位】全体（金蛤蟆）。

【性味功能】淡，平。活血止痛，生肌止血。用于跌打损伤，骨折，创伤出血等。

无斑雨蛙

【别　　名】梆梆狗，绿蛤蟆，雨呱呱，绿猴，邦狗

【学　　名】*Hyla immaculata*

【生境分布】生活于海拔 200～1200m 的稻田秧苗及麦秆上或田埂边、灌木枝叶上，大多夜晚出外活动。分布于武夷山、邵武等地。

【药用部位】全体。

【性味功能】苦，寒。解毒杀虫。用于疥癣湿疮等。

三港雨蛙

【别　　名】雨鬼，小姑鲁门

【学　　名】*Hyla sanchiangensis*

【生境分布】日间匍伏在树根附近石隙或洞穴内，晚间一般栖息在路旁灌木上。分布于建阳、武夷山、光泽等地。

【药用部位】全体。

【性味功能】淡，平。生肌，止血，止痛。用于跌打损伤，骨折，外伤出血。

树蛙科（Rhacophoridae）

泛树蛙属（*Polypedates*）

斑腿泛树蛙

【别　　名】斑腿树蛙，树蛙，三角上树蛙

【学　　名】*Polypedates megacephalus*

【生境分布】生活于海拔 80～1600m 的丘陵和山区，常栖息于稻田、草丛或泥窝内，有的在田埂石缝中或灌木枝叶上或地面的腐烂树叶下，在水塘或粪坑中也均有发现。全省各地分布。

【药用部位】除去内脏全体。

【性味功能】甘，平。止血止痛，续筋接骨。用于外伤出血，跌打损伤，骨折，小儿疳积等。

树蛙属（*Rhacophorus*）

经甫树蛙

【别　　名】经甫泛树蛙

【学　　名】*Rhacophorus chenfui*

【生境分布】常生活于山区静水池塘内。全省各地常见。

【药用部位】全体。

【性味功能】咸，微寒。用于外伤出血，跌打损伤，骨折。

大树蛙

【别　　名】大泛树蛙

【学　　名】*Rhacophorus dennysi*

【生境分布】大树蛙一般栖息在竹林，交配时产出白色泡沫并将卵排入其中。全省各地较常见。

【药用部位】全体。

【性味功能】功效与经甫树蛙相似。

姬蛙科（Microhylidae）

姬蛙属（Microhyla）

小弧斑姬蛙

【别　　名】姬蛙，三角蛙

【学　　名】*Microhyla heymonsi*

【生境分布】生活于海拔 70～1515m 的靠山边的水田、园圃及水坑附近之泥窝、土穴或草丛中。分布于武夷山、建阳等地。

【药用部位】全体。

【性味功能】辛，温。祛风通络，活血化瘀。用于风湿痹痛，腰扭伤，跌打损伤，骨折等。

饰纹姬蛙

【别　　名】山虾蟆，蛤蟆，土蛤蟆，狗乌田鸡，乌蟆

【学　　名】*Microhyla ornata*

【生境分布】多生活于海拔 1400m 以下的平原、丘陵和山地的泥窝、土穴或草丛中。主要以蚁类为食。分布于武夷山、建阳等地。

【药用部位】全体。

【性味功能】辛，温。祛风通络，活血化瘀。用于风湿痹痛，腰扭伤，跌打损伤，骨折等。

花姬蛙

【别　　名】姬蛙，犁头蛙，三角蛙

【学　　名】*Microhyla pulchra*

【生境分布】生活在河边、塘边、沟里、草地、菜地、玉米地、甘蔗地、粪堆、草垛、泥缝、土洞中及菜根部。分布于南靖等地。

【药用部位】全体。

【性味功能】祛风，活血，祛瘀生新，壮筋骨。用于风湿骨痛，腰扭伤痛，跌打骨折。

蛙科（Ranidae）

水蛙属（Hylarana）

沼水蛙

【别　　名】沼蛙，水狗

【学　　名】*Hylarana guentheri*

【生境分布】栖息于海拔 1100m 以下的平原、丘陵地区，成体多分散栖息于静水池和稻田内。全省各地分布。

【药用部位】全体。

【性味功能】甘，寒。活血消积。用于疳积等。

虎纹蛙属（Hoplobatrachus）

虎纹蛙

【别　　名】水鸡，青鸡，黄狗，土墩子

【学　　名】*Hoplobatrachus chinensis*

【生境分布】栖息于海拔 20～1120m 的丘陵地带山脚下的旷野中或稻田、鱼塘、水库、沟渠及水坑内。全省各地分布。

【药用部位】全体。

【性味功能】甘，寒。补益强壮，健脾消积。用于疳积，消瘦等。

注：国家二级重点保护野生动物。

牛蛙属（Lithobates）

牛蛙

【别　　名】美国牛蛙

【学　　名】*Lithobates catesbeianus*

【生境分布】全省各地常见养殖。

【药用部位】全体。

【性味功能】甘，寒。滋阴壮阳，养心安神。用于胃酸过多，营养不良及身体羸弱等。

侧褶蛙属（Pelophylax）

黑斑侧褶蛙

【别　　名】黑斑蛙，田鸡，青蛙，青鸡，蛤鱼

【学　　名】*Pelophylax nigromaculatus*

【生境分布】生活于沿海平原至海拔 2000m 左右的丘陵、山区，常见于水田、池塘、湖泽、水沟等静水或流水缓慢的河流附近，白天隐匿在农作物、水性植物或草丛中。全省各地分布。

【药用部位】全体，胆。

【性味功能】全体：甘，凉。利水消肿，解毒止咳。用于水肿，臌胀，咳嗽，喘息，麻疹，痔疮等。胆：苦，寒。清热解毒。用于咽喉肿痛，糜烂，痔疮等。

金线侧褶蛙

【别　　名】金线蛙，青蛙

【学　　名】*Pelophylax plancyi*

【生境分布】生活于海拔 50～200m 稻田区内的池塘，在藕塘和池塘附近的稻田内也常能见到。全省各地分布。

【药用部位】全体，胆。

【性味功能】全体：甘，凉。利水消肿，解毒止咳。用于水肿，臌胀，咳嗽，喘息，麻疹，痔疮等。胆：苦，寒。清热解毒。用于咽喉肿痛，糜烂，痔疮等。

棘胸蛙属（*Quasipaa*）

棘胸蛙

【别　　名】山鸡，石鸡，石蛙，石蛤蟆，石坑蛙

【学　　名】*Quasipaa spinosa*

【生境分布】成蛙生活于海拔 600～1500m 近山溪的岩边，白昼多隐藏于石缝或石洞中，晚间蹲在岩石上或石块间。全省各地分布。

【药用部位】全体。

【性味功能】甘，平。滋补强壮。用于小儿疳积，病后虚弱等。

蛙属（*Rana*）

泽蛙

【别　　名】青蛙，田鸡，蛤蟆

【学　　名】*Rana limnocharis*

【生境分布】生活在平原及丘陵地带的田野、池泽附近。全省各地较常见。

【药用部位】全体（虾蟆），皮，肝，胆，脑，幼体。

【性味功能】全体：甘，寒。清热解毒，健脾消积。用于痈肿，热疖，口疮，瘰疬，泄泻，疳积。皮（虾蟆皮）：用于疖肿，瘰疬。肝（虾蟆肝）：用于蛇咬伤，白屑疮，疔疮。胆（虾蟆胆）：用于小儿失音不语。脑（虾蟆脑）：明目，疗青盲。幼体（蝌蚪）：用于热毒疮肿。

鳖科（Trionychidae）

鳖属（*Pelodiscus*）

鳖

【别　　名】甲鱼，团鱼，中华鳖，王八，老鳖

【学　　名】*Pelodiscus sinensis*

【生境分布】在自然界喜欢栖息于江河、湖泊、水库、池塘、池沼、山涧溪流及岸边沙滩、草丛等僻静处，亦有养殖。全省各地分布。

【药用部位】背甲（鳖甲），血。

【性味功能】背甲：咸，微寒。滋阴潜阳，退热除蒸，软坚散结。用于阴虚发热，骨蒸痨热，阴虚阳亢，头晕目眩，虚风内动，手足瘛疭，经闭，癥瘕，久疟等。血：甘，咸，平。滋阴清热，活血通络。用于虚劳潮热，阴虚低热，胁痛，口眼㖞斜，脱肛等。

鼋属（*Pelochelys*）

鼋

【别　　名】沙鳖，蓝团鱼，癞头鼋，绿团龟

【学　　名】*Pelochelys bibroni*

【生境分布】多生活于大江河深水中，以螺、蚬、鱼、虾为食。全省各地分布。

【药用部位】背甲（鼋甲）。

【性味功能】咸，微寒。滋阴潜阳，祛热散结，益肾健骨。用于阴虚阳亢，眩晕头痛，腰膝痿软，瘰疬恶疮，痔漏顽癣等。

注：国家一级重点保护野生动物。

海龟科（Cheloniidae）

海龟属（*Chelonia*）

海龟

【别　　名】海马鱼，赤尾龟，绿海龟

【学　　名】*Chelonia mydas*

【生境分布】栖息在大洋中，生殖季节到海滩上产卵。全省沿海各地分布。

【药用部位】全体，海龟板煎熬浓缩后制成的胶质块（海龟胶）。

【性味功能】全体：甘，咸，微寒。滋阴潜阳，柔肝补肾，清火明目。用于阴虚内热，阳亢眩晕，目赤目暗，肝硬化，咳嗽，哮喘，风湿痹痛等。海龟胶：滋阴潜阳，柔肝补肾，清火明目。用于阴虚内热，阳亢眩晕，目赤目暗，肝硬化，咳嗽，哮喘，风湿痹痛等。一般可作为滋补品，也有用于胃病和癌症。

蠵龟属（*Caretta*）

蠵龟

【别　　名】红海龟，灵蠵，灵龟，嘴蠵

【学　　名】*Caretta caretta*

【生境分布】生活于海洋中，7～8月份在海滩中产卵。全省沿海各地分布。

【药用部位】龟板，掌，龟甲胶。

【性味功能】龟板、掌：甘，咸，微寒。滋阴潜阳，柔肝补肾，清火明目。用于阴虚内热，阳亢眩晕，目赤目暗，肝硬化，咳嗽，哮喘，风湿痹痛等。龟甲胶：功效同龟板与掌。一般可作为滋补品，也有用于胃病和癌症。

注：国家一级重点保护野生动物。

玳瑁属（*Eretmochelys*）

玳瑁

【别　　名】文甲，明玳瑁，十三鲮龟

【学　　名】*Eretmochelys imbricate*

【生境分布】生活于大洋中，生殖时到海滩上产卵。全省沿海各地分布。

【药用部位】肌肉，龟板（玳瑁）。

【性味功能】肌肉：甘，辛，微温。祛风除痰，行气活血。用于咳嗽痰多，月经不调。龟板：苦，凉。清热解毒，平肝定惊。用于热病发狂，惊痫，小儿惊厥，痘毒发斑，痈疽疮毒等。

注：国家二级重点保护野生动物。

平胸龟科（Platysternidae）

平胸龟属（*Platysternon*）

平胸龟

【别　　名】大头平胸鬼，大图龟，鹰嘴龟，鹰龟

【学　　名】*Platysternon megacephalum*

【生境分布】生活于山间清澈的溪流中，亦见于沼泽地水潭中，有时也到山涧的河边、田边活动。全省各地分布。

【药用部位】全体。

【性味功能】甘、咸，寒。滋阴潜阳，宁心补肾。用于阴虚阳亢，血虚肾虚，眩晕心烦，失眠多梦，遗精腰酸，久泻久痢等。

地龟科（Geoemydidae）

乌龟属（*Chinemys*）

乌龟

【别　　名】金龟，草龟，水龟

【学　　名】*Chinemys reevesii*

【生境分布】变温动物，在自然变温条件下，20～28℃的适温区，随着温度的升高而生长加速。全省各地分布，亦有养殖。

【药用部位】背甲及腹甲（龟甲），龟甲经水煎煮、浓缩制成的固体胶（龟甲胶），肉，血，胆。

【性味功能】背甲及腹甲：甘，咸，微寒。滋阴潜阳，益肾强骨，养血补心，固精止崩。用于骨蒸盗汗，阴虚潮热，头晕目眩，虚风内动，筋骨痿软，心虚健忘，崩漏经多等。龟甲胶：甘，咸，凉。滋阴，养血，止血。用于骨蒸盗汗，阴虚潮热，腰膝酸软，血虚萎黄，崩漏带下等。肉：滋阴补血。用于劳热骨蒸，久咳咯血，久疟，血痢，肠风下血，筋骨疼痛，尿急尿频等。血：养血和络。用于闭经，跌打损伤，脱肛等。胆：明目消肿。用于目赤肿痛等。

闭壳龟属（*Cuora*）

黄缘闭壳龟

【别　　名】断板龟，闭壳龟，驼背龟

【学　　名】*Cuora flavomarginata*

【生境分布】生活在平原、丘陵或山区的溪间、河边、池塘附近。分布于仙游、松溪、武夷山、光泽等地。

【药用部位】全体。

【性味功能】滋补强壮。用于肥大性脊椎炎。鲜龟捣敷，用于跌打损伤，凛疬，恶疮。煅全龟炭，活血，消肿，解毒。用于咽喉肿痛，瘰疬，脓肿，风湿痹痛，附骨疽。腹甲：功效同乌龟龟甲。

三线闭壳龟

【别　　名】乌龟，三棱闭亮龟

【学　　名】*Cuora trlfasiata*

【生境分布】生活在山谷溪流间。全省各地零星可见。

【药用部位】肉。

【性味功能】用于风湿痛。腹甲：功效同乌龟龟甲。

注：国家二级重点保护野生动物。

拟水龟属（*Mauremys*）

黄喉拟水龟

【别　　名】石龟，黄龟，水龟，石金钱龟

【学　　名】*Mauremys mutica*

【生境分布】栖息于丘陵地带、半山区的山间盆地和河流谷地的水域中，有时也常到灌木草丛、稻田中活动。白天多在水中戏游、觅食，晴天喜在陆地上，有时爬到岸边晒太阳。全省山区零星可见。

【药用部位】腹甲（龟板）。

【性味功能】咸、甘，平。滋阴，潜阳，补肾，健骨。用于肾阴不足，骨蒸痨热，吐血，衄血，久咳，遗精，崩漏，带下病，腰痛，骨痿，阴虚风动、久痢，久疟，痔疮，小儿囟门不合。背甲（龟上壳）：功效同龟板。龟甲制成的胶块（龟甲胶）：甘、咸，平。滋阴，补血，止血。用于阴虚血亏，劳热骨蒸，吐血，衄血，烦热惊悸，肾虚腰痛，脚膝痿弱，崩漏，带下病。龟上壳制成的胶块（龟甲胶）功效同龟甲胶。肉（龟肉）：甘、咸，平。益阴补血。用于劳瘵骨蒸，久嗽咯血，久疟，血痢，肠风痔血，筋骨疼痛。血（龟血）：咸，寒。用于脱肛。胆汁（龟胆汁）：苦，寒。用于痘后目肿，闭经。雄龟生殖器（龟鞭）：滋补强壮。

花龟属（*Ocadia*）

花龟

【别　　名】中华花龟

【学　　名】*Ocadia sinensis*

【生境分布】喜生活于水中，受惊后即潜入水中，但也耐干旱，无水之地也能生存，适应性广且生命力强。全省各地分布。

【药用部位】腹甲。

【性味功能】咸、甘、平。滋阴潜阳，退虚热。用于阴虚内热，阳亢头痛，久咳咽干，遗精阳痿，崩漏带下，腰膝酸软等。

水龟属（Sacalia）

眼斑水龟

【别　　名】水龟，眼斑龟

【学　　名】*Sacalia bealei*

【生境分布】多生活于海拔 500m 以下的河沟，喜栖息于水底隐蔽处。全省各地分布。

【药用部位】腹甲及背甲（龟甲），龟甲经水煎煮、浓缩制成的固体胶（龟甲胶）。

【性味功能】腹甲及背甲：滋阴潜阳，补肾，退虚热。用于阴虚内热，阳亢头痛，久咳咽干，遗精阳痿，崩漏带下，腰膝酸软等。龟甲胶：滋阴止血。用于阴虚火旺，迫血妄行，崩漏带下等。

壁虎科（Gekkonidae）

壁虎属（Gekko）

中国壁虎

【别　　名】中国守宫

【学　　名】*Gekko chinensis*

【生境分布】栖息于屋檐、墙缝内及林木间。全省各地零星可见。

【药用部位】全体。

【性味功能】咸，寒，有小毒。祛风，活络，散结。用于中风瘫痪，风湿关节痛，附骨疽，瘰疬等。

大壁虎

【别　　名】蛤蚧，蛤蟹，仙蟾，大守宫，蛤蚧蛇

【学　　名】*Gekko gecko*

【生境分布】生活于悬岩石壁洞缝中，树洞中及房舍顶等处，在野外常单独或几条栖息一处。全省各地偶见。

【药用部位】除去内脏全体（蛤蚧）。

【性味功能】咸，平。补肺益肾，纳气平喘，助阳益精。用于肺肾不足，虚喘气促，劳嗽咯血，阳痿，遗精等。

注：国家二级重点保护野生动物。

多疣壁虎

【别　　名】多痣壁虎，壁虎，扒壁虎

【学　　名】*Gekko japonicas*

【生境分布】生活于树洞、石下、房屋的墙壁缝中，属家野两栖动物，白天藏身在阴暗的树洞，石下或房屋的墙壁缝隙中，入夜后外出活动频繁。全省各地分布。

【药用部位】全体（壁虎）。

【性味功能】咸，寒。祛风活络，散结止痛，镇静解痉。用于风湿性关节疼，神经痛，瘰疬，中风，半身不遂等。

蹼趾壁虎

【别　　名】扒壁虎，土壁虎

【学　　名】*Gekko subpalmatus*

【生境分布】生活于丘陵地区农村、野外岩石裂隙和石块下，在无人居住的荒岛上也有分布。全省各地分布。

【药用部位】全体（壁虎）。

【性味功能】咸，寒。祛风活络，散结止痛，镇静解痉。用于风湿性关节疼，神经痛，瘰疬，中风，半身不遂等。

无蹼壁虎

【别　　名】爬墙虎，守宫，天龙

【学　　名】*Gekko swinhonis*

【生境分布】栖息场所广泛，几乎所有建筑物的缝隙及树木、岩缝等处均可见。分布于闽侯、尤溪、延平等地。

【药用部位】全体。

【性味功能】咸，寒，有小毒。祛风，活络，散结。用于中风瘫痪，风湿关节痛，附骨疽，瘰疬等。

蜥虎属（*Hemidactylus*）

原尾蜥虎

【别　　名】原尾壁虎, 纵斑蜥虎, 蜥虎

【学　　名】*Hemidactylus bowringii*

【生境分布】白昼生活于墙缝、屋檐、树洞或石隙中, 晚上出来到灯光照射处活动, 捕食小昆虫。全省各地分布。

【药用部位】全体（壁虎）。

【性味功能】咸, 寒, 有小毒。祛风, 活血, 解毒,

散结。用于中风瘫痪, 小儿惊风, 破伤风, 厉节风痛, 手足不举, 小儿疳积, 瘰疬, 瘿瘤, 蝎螫伤等。

密疣蜥虎

【学　　名】*Hemidactylus brooki*

【生境分布】常栖息于温热地区。分布于将乐、永安、泰宁、建宁等地。

【药用部位】全体。

【性味功能】咸, 寒, 有小毒。祛风, 活络, 散结。用于中风瘫痪, 风湿关节痛, 附骨疽, 瘰疬等。

蛇蜥科（Anguidae）

蛇蜥属（*Ophisaurus*）

脆蛇

【别　　名】脆蛇蜥, 金星地鳝, 金蛇, 银蛇, 碎蛇

【学　　名】*Ophisaurus hari*

【生境分布】生活于山区草丛中大石块下, 也有在

林下枯枝落叶层中, 海拔 700～1300m。全省各地分布。

【药用部位】全体。

【性味功能】咸, 平。祛瘀消肿, 接骨生肌, 祛风湿。用于跌打损伤, 骨折, 关节酸痛, 痈肿, 小儿疳积等。

蜥蜴科（Lacertidae）

草蜥属（*Takydromus*）

白条草蜥

【别　　名】马蛇子

【学　　名】*Takydromus wolteri*

【生境分布】生活于平原湿草甸子上, 也见于山坡

草丛中。全省各地分布。

【药用部位】全体（马蛇子）。

【性味功能】苦, 咸, 寒。活血化瘀, 消瘿散结, 清热解毒, 安神镇静。用于跌打骨折, 瘿瘤, 瘕瘕, 瘰疬, 痰核, 肺热咳嗽, 癫痫等。

石龙子科（Scincidae）

石龙子属（*Eumeces*）

中国石龙子

【别　　名】石龙子, 山龙子, 四脚蛇, 猪婆蛇, 中国石龙蜥

【学　　名】*Eumeces chinensis*

【生境分布】生活于山野草丛中。全省各地分布。

【药用部位】全体（蜥蜴）。

【性味功能】咸, 寒, 有毒。解毒, 散结, 行水。用于恶疮瘰疬, 臁疮, 乳腺癌, 肺痈, 小便不利, 石淋, 风湿, 皮肤瘙痒等。

蓝尾石龙子

【别　　名】蓝尾四脚蛇, 石龙子

【学　　名】*Eumeces elegans*

【生境分布】生活于平原及山区草丛或灌溉田边。全省各地分布。

【药用部位】全体 (蚯蜴)。

【性味功能】咸, 寒, 有毒。解毒, 散结, 行水。用于恶疮瘰疬, 臁疮, 乳腺癌, 肺痈, 小便不利, 石淋, 风湿, 皮肤瘙痒等。

滑蜥属 (Scincella)

宁波滑蜥

【学　　名】*Scincella modesta modesta*

【生境分布】常栖息于山野草丛中。全省各地零星分布。

【药用部位】全体。

【性味功能】咸, 寒, 有毒。破结, 行水。用于小便不利, 石淋, 恶疮瘰疬, 臁疮。

蜓蜥属 (Sphenomorphus)

股鳞蜓蜥

【学　　名】*Sphenomorphus incognitus* [*Lygosoma boulengeri*]

【生境分布】喜于树林边缘活动。全省各地零星分布。

【药用部位】全体。

【性味功能】咸, 寒, 有毒。破结, 行水。用于小便不利, 石淋, 恶疮瘰疬, 臁疮。

铜蜓蜥

【别　　名】铜石龙子, 蝘蜓, 石锡, 山龙子, 四脚蛇

【学　　名】*Sphenomorphus indicus*

【生境分布】生活于平原及山区地带, 在山坡乱石堆的杂草间数量较多, 经常与北草蜥、白条草蜥、石龙子等各种蜥蜴栖息于同一环境里, 长江流域的铜蜓蜥甚至能分布到海拔 300～400m 的山地上。全省各地分布。

【药用部位】除去内脏的全体 (蜥蜴)。

【性味功能】咸, 寒, 有小毒。解毒, 祛风, 止痒。用于痈肿, 瘰疬, 腰膝酸痛, 痒疹, 疮毒等。

蟒科 (Boidae)

蟒属 (*Python*)

蟒蛇

【别　　名】蚺蛇, 南蛇, 埋头蛇, 梅花蛇, 金花大蟒

【学　　名】*Python molurus bivittatus*

【生境分布】生活在山区森林中, 喜热怕冷, 行动迟缓笨拙, 常在溪间或树林中蟠作一团, 有时用体后部攀缠在树干上, 有时横躺在地上静止不动。全省零星分布。

【药用部位】脱落的皮膜 (蛇蜕), 脂肪, 胆, 肉, 血。

【性味功能】脱落的皮膜: 咸、甘, 平。杀虫敛疮。用于疥癣, 恶疮, 牙痛。脂肪: 清热解毒, 消肿止痛。外用于烫伤、皮肤皲裂。胆: 甘、苦, 寒, 有毒。杀虫除疳, 明目退翳, 消肿止痛。用于小儿疳痢, 久痢, 脘腹虫痛, 男子下疳, 痔疮, 疬风。肉: 甘, 温。祛风活络, 杀虫止痒。用于风痹, 瘫痪, 疬风, 疥癣, 恶疮等。血: 祛风除湿。用于风湿骨痛, 手足麻木等。

注: 国家一级重点保护野生动物。

游蛇科 (Colubridae)

脊蛇属 (Achalinus)

黑脊蛇

【别　　名】黄脊游蛇, 白线蛇

【学　　名】*Achalinus spinalis*

【生境分布】生活在丘陵及山区。闽西北各地较常见。

【药用部位】全体。

【性味功能】用于风湿关节痛, 麻木不仁。蜕下的表皮膜 (蛇蜕): 用于小儿惊风, 抽搐痉挛, 角膜

出翳，喉痹，皮肤瘙痒。胆（蛇胆）：用于小儿风热咳喘，咳嗽痰喘，痰热惊厥，急性风湿关节痛。

腹链蛇属（*Amphiesma*）

草腹链蛇

【别　　名】草游蛇，黄头蛇，土地公蛇，共浪蛇

【学　　名】*Amphiesma stolata* [*Natrix stolata*]

【生境分布】主要生活于水域附近，栖息于平原、高原、盆地、低海拔山区以及河边、溪流、山坡、路边、水田边、农垦地、草生地。全省各地山区偶见。

【药用部位】全体（蛇肉）。

【性味功能】祛风湿，通经络，定惊抽，强腰膝。用于中风半身不遂，口眼歪斜，筋脉抽搐，湿痹不仁，骨节疼痛。蜕下的表皮膜（蛇蜕）：咸、干、平。祛风，定惊，解毒，退翳。用于小儿凉风，抽搐痉挛，角膜出翳，喉痹，皮肤瘙痒。胆（蛇胆）：甘、微苦，凉。清热解毒，化痰镇痉。用于小儿风热咳喘，痰热惊厥，急性风湿关节痛。

锈链腹链蛇

【别　　名】锈链游蛇

【学　　名】*Amphiesma craspedogaster* [*Natrix craspedogaster*]

【生境分布】生活于山区，常见于水域附近的草丛或路边。全省各地较常见。

【药用部位】全体（蛇肉）。

【性味功能】祛风湿，通经络，定惊抽，强腰膝。用于中风半身不遂，口眼歪斜，筋脉抽搐，湿痹不仁，骨节疼痛。蜕下的表皮膜（蛇蜕）：咸、干、平。祛风，定惊，解毒，退翳。用于小儿凉风，抽搐痉挛，角膜出翳，喉痹，皮肤瘙痒。胆（蛇胆）：甘、微苦，凉。清热解毒，化痰镇痉。用于小儿风热咳喘，痰热惊厥，急性风湿关节痛。

两头蛇属（*Calamaria*）

钝尾两头蛇

【别　　名】两头蛇，双头蛇，越王蛇

【学　　名】*Calamaria septentrionalis*

【生境分布】生活在高山及平原地区的泥土下。分布于武夷山、光泽等地。

【药用部位】全体。

【性味功能】用于疟疾。

翠青蛇属（*Cyclophiops*）

翠青蛇

【别　　名】青蛇，青竹刁

【学　　名】*Cyclophiops major*

【生境分布】多活动在耕作区的地面或树上，或隐居于石下，也栖息于山地阔叶林和次生林。全省各地较常见。

【药用部位】全体（蛇肉）。

【性味功能】祛风湿，通经络，定惊抽，强腰膝。用于中风半身不遂，口眼㖞斜，筋脉抽搐，湿痹不仁，骨节疼痛。蜕下的表皮膜（蛇蜕）：咸、干、平。祛风，定惊，解毒，退翳。用于小儿凉风，抽搐痉挛，角膜出翳，喉痹，皮肤瘙痒。胆（蛇胆）：甘、微苦，凉。清热解毒，化痰镇痉。用于小儿风热咳喘，痰热惊厥，急性风湿关节痛。

链蛇属（*Dinodon*）

黄链蛇

【学　　名】*Dinodon flavozonatum*

【生境分布】生活于山区森林，靠近溪流、水沟的草丛、矮树附近。闽西北山区偶见。

【药用部位】全体。

【性味功能】祛风，去湿，止痛。用于风湿关节痛。蛇蜕、蛇胆：功效同黑脊蛇。

赤链蛇

【别　　名】火赤链，红斑蛇

【学　　名】*Dinodon rufozonatum*

【生境分布】生活于海拔190m以下的林下落叶下或岩洞内。分布于仙游、武夷山等地。

【药用部位】全体。

【性味功能】甘，凉。祛风止痛，解毒敛疮。用于风湿关节疼痛，肢体麻木疼痛，瘰疬，慢性瘘管，溃疡，疥癣等。

锦蛇属（*Elphe*）

王锦蛇

【别　　名】锦蛇, 王蛇, 棱鳞锦蛇, 油菜花, 黄蟒蛇

【学　　名】*Elphe carinata*

【生境分布】生活于山区、丘陵地带, 平原亦有, 常于山地灌丛、田野沟边、山溪旁、草丛中活动。分布于仙游、武夷山等地。

【药用部位】蜕下的皮膜（蛇蜕）。

【性味功能】咸、甘, 平。祛风, 定惊, 退翳, 止痒, 解毒, 消肿。用于小儿惊风, 惊痫抽搐, 角膜翳障, 风疹瘙痒, 喉痹, 口疮, 龈肿, 痈疽, 恶疮, 烫伤等。

黑眉锦蛇

【别　　名】黄颌蛇, 家蛇, 慈鳗蛇, 菜花蛇, 锦蛇

【学　　名】*Elphe taeniura*

【生境分布】生活于山地、田野, 平原、丘陵及山区均发现其活动, 常在房屋及其附近栖居, 好盘踞于老式房屋的屋檐, 故有"家蛇"之称。全省各地分布。

【药用部位】全体, 蜕下的皮膜（蛇蜕）。

【性味功能】全体：苦、辛, 平。搜风除湿, 定惊止搐。用于风湿痹痛, 筋脉拘挛, 或半身不遂, 口眼歪斜, 或肢体麻木不仁, 麻风, 顽癣, 皮肤瘙痒, 或破伤风, 小儿急慢惊风, 温病高热动风等。蜕下的皮膜：祛风, 解毒, 杀虫, 明目。用于惊痫, 喉痹, 诸疮痈肿, 疥癣, 目翳等。

灰腹绿锦蛇

【学　　名】*Elaphe frenata*

【生境分布】生活于高山地区, 树栖, 多于树林、竹林、山溪两岸灌丛中活动。分布于武夷山、光泽等地。

【药用部位】全体（蛇肉）。

【性味功能】祛风湿, 通经络, 定惊抽, 强腰膝。用于中风半身不遂, 口眼歪斜, 筋脉抽搐, 湿痹不仁, 骨节疼痛。蜕下的表皮膜（蛇蜕）：咸、干, 平。祛风, 定惊, 解毒, 退翳。用于小儿凉风, 抽搐痉挛, 角膜出翳, 喉痹, 皮肤瘙痒。胆（蛇胆）：甘、微苦, 凉。清热解毒, 化痰镇痉。用于小儿风热咳喘, 痰热惊厥, 急性风湿关节痛。

玉斑锦蛇

【别　　名】玉带蛇, 神皮花蛇

【学　　名】*Elaphe mandarina*

【生境分布】生活于丘陵山区林地。分布于武夷山等地。

【药用部位】全体（蛇肉）。

【性味功能】祛风湿, 通经络, 定惊抽, 强腰膝。用于中风半身不遂, 口眼歪斜, 筋脉抽搐, 湿痹不仁, 骨节疼痛。蜕下的表皮膜（蛇蜕）：咸、干, 平。祛风, 定惊, 解毒, 退翳。用于小儿凉风, 抽搐痉挛, 角膜出翳, 喉痹, 皮肤瘙痒。胆（蛇胆）：甘、微苦, 凉。清热解毒, 化痰镇痉。用于小儿风热咳喘, 痰热惊厥, 急性风湿关节痛。

紫灰锦蛇

【学　　名】*Elaphe porphyracea*

【生境分布】生活于山区的林缘、路旁、耕地、溪边及居民点。闽西北山区较多见。

【药用部位】全体（蛇肉）。

【性味功能】祛风湿, 通经络, 定惊抽, 强腰膝。用于中风半身不遂, 口眼歪斜, 筋脉抽搐, 湿痹不仁, 骨节疼痛。蜕下的表皮膜（蛇蜕）：咸、干, 平。祛风, 定惊, 解毒, 退翳。用于小儿凉风, 抽搐痉挛, 角膜出翳, 喉痹, 皮肤瘙痒。胆（蛇胆）：甘、微苦, 凉。清热解毒, 化痰镇痉。用于小儿风热咳喘, 痰热惊厥, 急性风湿关节痛。

三索锦蛇

【别　　名】白花锦蛇, 白花蛇, 三索线, 三索线蛇

【学　　名】*Elaphe radiate*

【生境分布】全省各地较常见。

【药用部位】全体。

【性味功能】咸, 寒。祛风除湿, 舒筋活络。用于风湿性关节痛, 神经衰弱, 消化不良等。蜕下的表皮膜（蛇蜕）：祛风, 解毒, 杀虫, 明目。用于风湿瘙痒, 皮肤疮疖, 目赤翳障等。胆（蛇胆）：清热祛

痰，祛风明目。用于急慢性气管炎、目赤肿痛等。

水蛇属（*Enhydris*）

中国水蛇

【别　　名】泥蛇

【学　　名】*Enhydris chinensis*

【生境分布】生活于平原、山丘或山麓的流溪、池塘、水田或水渠内。全省各地分布。

【药用部位】肉。

【性味功能】咸，寒。消渴解毒，除湿止痒。用于皮肤湿痒，毒痢等。

铅色水蛇

【别　　名】水泡蛇

【学　　名】*Enhydris plumbea*

【生境分布】喜欢潮湿的环境，大多为定栖，多于黄昏及夜间活动。全省各地较常见。

【药用部位】全体（蛇肉）。

【性味功能】祛风湿，通经络，定惊抽，强腰膝。用于中风半身不遂，口眼歪斜，筋脉抽搐，湿痹不仁，骨节疼痛。蜕下的表皮膜（蛇蜕）：咸、干、平。祛风，定惊，解毒，退翳。用于小儿凉风，抽搐痉挛，角膜出翳，喉痹，皮肤瘙痒。胆（蛇胆）：甘、微苦，凉。清热解毒，化痰镇痉。用于小儿风热咳喘，痰热惊厥，急性风湿关节痛。

后棱蛇属（*Opisthalropis*）

福建后棱蛇

【学　　名】*Opisthalropis maxwelli*

【生境分布】生活于高山溪流中，半水生，常伏于溪流石下。全省各地分布。

【药用部位】全体，蜕下的皮膜（蛇蜕）。

【性味功能】全体：苦、辛，平。搜风除湿，定惊止搐。用于风湿痹痛，筋脉拘挛，或半身不遂，口眼歪斜，肢体麻木不仁，麻风，顽癣，皮肤瘙痒，破伤风，小儿急慢惊风，温病高热动风等。蜕下的皮膜：祛风，解毒，杀虫，明目。用于惊痫，喉痹，诸疮痈肿，疥癣，目翳等。

钝头蛇属（*Pareas*）

钝头蛇

【别　　名】中国钝头蛇

【学　　名】*Pareas chinensis*

【生境分布】生活于山区、耕地、茶裸地或溪流附近，可活动于耕作地或攀爬于灌木上。闽西北山区零星可见。

【药用部位】全体（蛇肉）。

【性味功能】祛风湿，通经络，定惊抽，强腰膝。用于中风半身不遂，口眼歪斜，筋脉抽搐，湿痹不仁，骨节疼痛。蜕下的表皮膜（蛇蜕）：咸、干、平。祛风，定惊，解毒，退翳。用于小儿凉风，抽搐痉挛，角膜出翳，喉痹，皮肤瘙痒。胆（蛇胆）：甘、微苦，凉。清热解毒，化痰镇痉。用于小儿风热咳喘，痰热惊厥，急性风湿关节痛。

颈斑蛇属（*Plagiopholis*）

福建颈斑蛇

【别　　名】颈瘢蛇

【学　　名】*Plagiopholis styani*

【生境分布】常见于森林、竹林中，穴居。闽西北山区零星可见。

【药用部位】全体（蛇肉）。

【性味功能】祛风湿，通经络，定惊抽，强腰膝。用于中风半身不遂，口眼歪斜，筋脉抽搐，湿痹不仁，骨节疼痛。蜕下的表皮膜（蛇蜕）：咸、干、平。祛风，定惊，解毒，退翳。用于小儿凉风，抽搐痉挛，角膜出翳，喉痹，皮肤瘙痒。胆（蛇胆）：甘、微苦，凉。清热解毒，化痰镇痉。用于小儿风热咳喘，痰热惊厥，急性风湿关节痛。

斜鳞蛇属（*Pseudoxenodon*）

斜鳞蛇

【别　　名】气扁蛇，臭蛇，中华斜鳞蛇，大斜鳞蛇，草上飞

【学　　名】*Pseudoxenodon macrops*

【生境分布】常见于常绿阔叶林、草灌丛、园田、

玉米地、溪边、路旁、潮湿地岩石堆上。全省各地常见。

【药用部位】全体 (蛇肉)。

【性味功能】祛风湿, 通经络, 定惊抽, 强腰膝。用于中风半身不遂, 口眼歪斜, 筋脉抽搐, 湿痹不仁, 骨节疼痛。蜕下的表皮膜 (蛇蜕): 咸、干、平。祛风, 定惊, 解毒, 退翳。用于小儿凉风, 抽搐痉挛, 角膜出翳, 喉痹, 皮肤瘙痒。胆 (蛇胆): 甘、微苦, 凉。清热解毒, 化痰镇痉。用于小儿风热咳喘, 痰热惊厥, 急性风湿关节痛。

剑蛇属 (Sibynophis)

黑头剑蛇

【别　　名】黑头蛇

【学　　名】Sibynophis chinensis

【生境分布】生活于山区林地, 尾有缠绕性。全省山区常见。

【药用部位】全体 (蛇肉)。

【性味功能】祛风湿, 通经络, 定惊抽, 强腰膝。用于中风半身不遂, 口眼歪斜, 筋脉抽搐, 湿痹不仁, 骨节疼痛。蜕下的表皮膜 (蛇蜕): 咸、干、平。祛风, 定惊, 解毒, 退翳。用于小儿凉风, 抽搐痉挛, 角膜出翳, 喉痹, 皮肤瘙痒。胆 (蛇胆): 甘、微苦, 凉。清热解毒, 化痰镇痉。用于小儿风热咳喘, 痰热惊厥, 急性风湿关节痛。

华游蛇属 (Sinonatrix)

乌华游蛇

【别　　名】乌游蛇, 草赤链

【学　　名】Sinonatrix percarinata

【生境分布】常栖息于山区溪流或水田内。全省各地较常见。

【药用部位】全体 (蛇肉)。

【性味功能】祛风湿, 通经络, 定惊抽, 强腰膝。用于中风半身不遂, 口眼歪斜, 筋脉抽搐, 湿痹不仁, 骨节疼痛。蜕下的表皮膜 (蛇蜕): 咸、干、平。祛风, 定惊, 解毒, 退翳。用于小儿凉风, 抽搐痉挛, 角膜出翳, 喉痹, 皮肤瘙痒。胆 (蛇胆):

甘、微苦, 凉。清热解毒, 化痰镇痉。用于小儿风热咳喘, 痰热惊厥, 急性风湿关节痛。

鼠蛇属 (Ptyas)

灰鼠蛇

【别　　名】过树龙, 黄梢蛇, 上竹龙, 黄肚龙, 土蛇

【学　　名】Ptyas korros

【生境分布】生活于山区丘陵及平原地区, 一般在海拔 500m 左右。分布于永安、将乐、武夷山等地。

【药用部位】去除内脏的全体。

【性味功能】甘、咸, 温。祛风除湿, 舒筋活络。用于湿痹, 麻痹, 瘫痪等。

滑鼠蛇

【别　　名】水律蛇, 黄闰蛇, 水南蛇, 草锦蛇, 长标蛇

【学　　名】Ptyas mucosus

【生境分布】生活于平原及山地或丘陵地区, 亦可分布于海拔 2000m 的山地, 多于白天在近水的地方活动。全省各地分布。

【药用部位】去除内脏的全体。

【性味功能】甘、咸, 温。祛风除湿, 舒筋活络。用于湿痹, 麻痹, 瘫痪等。

渔游蛇属 (Xenochrophis)

渔游蛇

【学　　名】Xenoehrophis piscator

【生境分布】栖息于山区丘陵、平原及田野的河湖水塘边。全省山区常见。

【药用部位】全体 (蛇肉)。

【性味功能】祛风湿, 通经络, 定惊抽, 强腰膝。用于中风半身不遂, 口眼歪斜, 筋脉抽搐, 湿痹不仁, 骨节疼痛。蜕下的表皮膜 (蛇蜕): 咸、干、平。祛风, 定惊, 解毒, 退翳。用于小儿凉风, 抽搐痉挛, 角膜出翳, 喉痹, 皮肤瘙痒。胆 (蛇胆): 甘、微苦, 凉。清热解毒, 化痰镇痉。用于小儿风热咳喘, 痰热惊厥, 急性风湿关节痛。

乌梢蛇属（Zaocys）

乌梢蛇

【别　　名】乌蛇，乌风蛇

【学　　名】*Zaocys dhumnades*

【生境分布】生活于平原，丘陵地带，5～10月常见于农耕区水域附近活动。全省各地分布。

【药用部位】去除内脏的全体。

【性味功能】甘，平。祛风，通络，止痉。用于风湿顽痹，麻木拘挛，中风口眼歪斜，半身不遂，抽搐痉挛，破伤风，麻风疥癣，瘰疬恶疮等。

眼镜蛇科（Elapidae）

环蛇属（Bungarus）

金环蛇

【别　　名】金脚带，金报应，铁包金，黄金甲

【学　　名】*Bungarus fasciatus*

【生境分布】生活于丘陵山地，常见于水域附近，傍晚或夜间活动，常发现于田边、路旁、坟地及菜园等处。全省各地分布。

【药用部位】去除内脏的全体。

【性味功能】咸，温，有毒。通关透节，祛风除湿。用于风湿麻痹，手足瘫痪，关节肿痛等。

银环蛇

【别　　名】白节黑，金钱白花蛇，银甲带，过其甲，寸白蛇

【学　　名】*Bungarus multicinctus*

【生境分布】生活于平原，丘陵或山麓近水处，傍晚或夜间活动，常发现于田边、路旁、坟地及菜园等处。全省各地分布。

【药用部位】幼蛇干燥体（金钱白花蛇）。

【性味功能】甘、咸，温，有毒。祛风，通络，止痉。用于风湿顽痹，麻木拘挛，中风口眼歪斜，半身不遂，抽搐痉挛，破伤风，麻风疥癣，瘰疬恶疮等。

丽纹蛇属（Calliophis）

福建丽纹蛇

【别　　名】瑰纹蛇

【学　　名】*Calliophis kelloggi*

【生境分布】生活于山区森林中，常见于腐殖质较多的林地，多在傍晚或夜间活动。全省各地分布。

【药用部位】蜕下的干燥皮膜（蛇蜕）。

【性味功能】甘、咸，平。祛风，定惊，退翳，解毒，消肿，杀虫。用于惊痫，喉痹，诸疮痛肿，瘰疬，目翳，疥癣等。

眼镜蛇属（Naja）

眼镜蛇

【别　　名】吹风蛇，蝙蝠蛇，扁头蛇，五毒蛇，饭铲头

【学　　名】*Naja najaatra*

【生境分布】生活于平原、丘陵或山区，垂直分布可达海拔1000m左右。全省各地分布。

【药用部位】去除内脏的全体，蛇毒。

【性味功能】全体：甘、咸，温，有毒。通经络，祛风湿。用于风湿痹痛，半身不遂，小儿麻痹症等。蛇毒：止痛。用于各种疼痛，也可用于癌症等。

眼镜王蛇属（Ophiophagus）

眼镜王蛇

【别　　名】山万蛇，过山峰，大扁颈蛇，大饭匙倩

【学　　名】*Ophiophagus hannah*

【生境分布】生活于平原至海拔200m左右高山的森林中，常在水旁出现，或隐匿在岩缝和树洞内，有时能爬上树。全省各地分布。

【药用部位】去除内脏的全体，蛇毒。

【性味功能】全体：甘、咸，温，有毒。通经络，祛风湿。用于风湿痹痛，半身不遂，小儿麻痹症等。蛇毒：止痛。用于各种疼痛，也可用于癌症等。

海蛇属（*Hydrophis*）

青环海蛇

【别　　名】斑海蛇, 海蛇

【学　　名】*Hydrophis cyanocinctus*

【生境分布】生活于近海岸海水中。全省沿海各地分布。

【药用部位】除去内脏的全体。

【性味功能】咸, 平。滋补强壮, 祛风止痛, 舒筋活络, 除湿止痒。用于小儿营养不良, 风湿痹痛, 腰腿酸痛, 肌肤麻木, 产后风, 皮肤湿痒, 疮疖等。

环纹海蛇

【别　　名】海蛇

【学　　名】*Hydrophis fasciatus*

【生境分布】生活于海水中, 以小型鳗鱼及乌贼类为食。分布于平潭至东山岛附近海域。

【药用部位】除去内脏的全体。

【性味功能】咸, 平。滋补强壮, 祛风止痛, 舒筋活络, 除湿止痒。用于小儿营养不良, 风湿痹痛, 腰腿酸痛, 肌肤麻木, 产后风, 皮肤湿痒, 疮疖等。

小头海蛇

【别　　名】海蛇

【学　　名】*Hydrophis gracilis*

【生境分布】生活于沿岸浅海, 水深在 40m 以内的泥或泥沙底质。分布于平潭岛、东山岛等地海域。

【药用部位】除去内脏的全体。

【性味功能】咸, 平。滋补强壮, 祛风止痛, 舒筋活络, 除湿止痒。用于小儿营养不良, 风湿痹痛, 腰腿酸痛, 肌肤麻木, 产后风, 皮肤湿痒, 疮疖等。

黑头海蛇

【别　　名】海蛇

【学　　名】*Hydrophis melanocephalus*

【生境分布】生活于海洋近海上层或潜伏在海底中。全省沿海各地分布, 常见于平潭岛、东山岛附近等地。

【药用部位】除去内脏的全体。

【性味功能】咸, 平。滋补强壮, 祛风止痛, 舒筋活络, 除湿止痒。用于小儿营养不良, 风湿痹痛, 腰腿酸痛, 肌肤麻木, 产后风, 皮肤湿痒, 疮疖等。

扁尾海蛇属（*Laticauda*）

半环扁尾海蛇

【别　　名】蛇婆

【学　　名】*Laticauda semifasciata*

【生境分布】生活于近海岸或海岛边礁石丛或珊瑚礁之中。分布于平潭至东山岛海域。

【药用部位】全体 (蛇婆), 胆, 皮, 油, 血。

【性味功能】全体：咸, 平。祛风通络, 解毒止痛。用于风湿痹痛, 肌肤麻木, 疥癣, 皮肤湿痒, 疮疡肿毒等。胆：辛、苦, 寒。清肺, 凉肝, 明目, 解毒。用于肺热咳嗽, 痰喘, 百日咳, 视物昏花, 痔疮红肿, 皮肤热毒, 痤疮等。皮：苦, 寒。解毒, 杀虫。用于疥疮, 顽癣, 肿毒, 疱疹等。油：辛、甘, 平、消肿止痛; 用于火烫伤, 冻伤, 内外痔疮, 慢性湿疹等。血：辛、咸, 平。补气血, 壮筋骨, 祛风湿。用于腰膝软弱无力, 白细胞减少, 风湿痹痛等。

长吻海蛇属（*Pelamis*）

长吻海蛇

【别　　名】海蛇, 南海蛇, 两头蛇, 黑背海蛇, 黄腹海蛇

【学　　名】*Pelamis platurus*

【生境分布】常游泳于近海上层。全省沿海各地分布。

【药用部位】去除内脏的全体。

【性味功能】甘, 温, 有毒。祛风燥湿, 通络活血, 滋补强壮。用于风湿腰腿疼, 小儿营养不良等。

海蝰属（*Praescutata*）

海蝰

【别　　名】海蛇, 黑尾海蛇

【学　　名】*Praescutata viperina*

【生境分布】常游在海岛附近海域上层, 生活于浅海区。全省沿海各地分布。

【药用部位】去除内脏的全体。

【性味功能】咸、甘，平。祛风止痛。用于风湿痹

痛，皮肤湿疹，疮疖等。

蝰科（Viperidae）

蝮蛇属（Agkistrodon）

蝮蛇

【别　　名】反鼻蛇，草上飞，七寸子

【学　　名】*Agkistrodon halys*

【生境分布】常生活于平原、丘陵、低山区或田野
溪沟有乱石堆下、草丛、水沟、坟堆、灌木丛及田
野中，弯曲成盘状或波状。全省零星分布。

【药用部位】除去内脏的全体（蕲蛇）。

【性味功能】甘、咸，温，有毒。祛风，镇静，止
痛，强壮。用于风湿顽痹，麻木拘挛，中风口眼歪
斜，半身不遂，抽搐痉挛，破伤风，麻风，疥癣等。

尖吻蝮属（Deinagkistrodon）

尖吻蝮

【别　　名】五步蛇，蕲蛇，白花蛇，烙铁头，金钱
白花蛇

【学　　名】*Deinagkistrodon acutus*

【生境分布】生活于海拔 100～1350m 的山区或丘
陵地带，大多栖生于 300～800m 的山谷溪涧附近
的岩石缝、落叶、草丛、茶山玉米地、山区稻田、
柴禾堆及树根部的洞穴中。全省各地分布。

【药用部位】除去内脏的全体。

【性味功能】甘、咸，温，有毒。祛风，通络，止
痉。用于风湿顽痹，麻木拘挛，中风口眼歪斜，半
身不遂，抽搐痉挛，破伤风，麻风，疥癣等。

原矛头蝮属（Protobothrops）

原矛头蝮

【别　　名】烙铁头，龟壳花蛇，野猫种，蕲蛇盖，
老鼠蛇

【学　　名】*Protobothrops mucrosquamatus*

【生境分布】生活于海拔 200～1400m 的山区灌木

林、竹林、溪边、住宅附近阴湿的环境中，常盘伏
在柴草堆、垃圾堆中。全省各地分布。

【药用部位】除去内脏的全体。

【性味功能】甘、咸，温，有毒。祛风止痛。用于
风湿痹痛，四肢麻木，麻风，疥癣等。

烙铁头蛇属（Ovophis）

山烙铁头

【别　　名】山竹叶青，黑斑竹叶青，阿里山龟壳
花

【学　　名】*Ovophis monticola* [*Trimeresnrus
monticola*]

【生境分布】栖于 300m 以上的山区石堆及杂草中。
分布于武夷山、光泽等地。

【药用部位】全体，毒液。

【性味功能】全体：祛风，明目。毒液（蛇毒）：
逐痹，镇痛。用于风湿关节痛，癫痫，心脏病。

蝰蛇属（Vipera）

圆斑蝰

【别　　名】蝰蛇，锁蛇，古钱窗

【学　　名】*Vipera russellii*

【生境分布】生活在海拔 20～200m 的平原、丘陵
石山坡、旱田附近的岩石缝和灌木丛中。全省各
地分布。

【药用部位】除去内脏的全体。

【性味功能】辛、苦，平。祛风止痛，解毒消肿。
用于风湿痹痛，肢体麻木，恶疮肿疖等。

竹叶青蛇属（Trimeresurus）

白唇竹叶青

【别　　名】竹叶青，青竹蛇

【学　　名】*Trimeresurus albolabris*

【生境分布】栖于有草丛或树的平原及丘陵山区，夜间活动，常入住宅区。闽西北山区常见。

【药用部位】全体（青竹蛇）。

【性味功能】甘、咸，温。消肿解毒。用于恶疮肿疖。毒液（蛇毒）：逐痹，镇痛。用于风湿关节痛，癫痫，心脏病。

竹叶青蛇

【别　　名】竹叶青，青蝰蛇，竹根蛇，青竹蛇，红眼蜻蜓蛇

【学　　名】*Trimeresurus stejnegeri*

【生境分布】常生活于海拔 400～2320m 的山区阴湿溪边、杂草灌木丛和竹林中，或溪边岩石上。全省各地分布。

【药用部位】除去内脏的全体。

【性味功能】甘、咸，温。祛风止痛，解毒消肿。用于风湿痹痛，肢体麻木，恶疮肿疖等。

鸊鷉科（Podicipedidae）

鸊鷉属（Podiceps）

赤颈鸊鷉

【别　　名】油鸭

【学　　名】*Podiceps grizegena*

【生境分布】栖息于江河、湖泊、沼泽、池塘。为越冬候鸟，全省各江河或湖泊常见。

【药用部位】肉。

【性味功能】补中益气，收敛止痛。用于遗尿，脱肛，痔疮。

小鸊鷉

【别　　名】小乌鸡，油鸭，水葫芦，水皮溜，王八鸭子

【学　　名】*Podiceps ruficollis*

【生境分布】终身在水中漂游或潜水，生活于水草丛的湖泊、池沼和水库坝塘之中，常潜水觅食，潜游习性很强，潜水最深刻可达约 1.8m。全省各地分布。

【药用部位】肉，脂肪（鸊鷉膏）。

【性味功能】肉：甘，平。补中益气，补精养血，收敛止痛。用于虚损劳极，身倦肢乏，纳少便溏，痔疮，脱肛，遗尿等。脂肪：用于耳聋等。

鹈鹕科（Pelecanidae）

鹈鹕属（Pelecanus）

斑嘴鹈鹕

【别　　名】花嘴鹈鹕，淘鹅，塘鹅

【学　　名】*Pelecanus philippensis*

【生境分布】生活于大湖、江河、池沼地中。全省各地分布。

【药用部位】嘴，舌，油，羽毛及皮。

【性味功能】嘴：咸，平。收敛涩肠。用于赤白久痢等。舌：咸，平。清热解毒。用于疔疮肿痛等。油：咸，温。消肿毒，祛风湿，通经络。用于痈疮肿毒，风湿腰腿疼，耳聋等。羽毛及皮：降逆止吐。用于反胃吐食等。

注：国家二级重点保护野生动物。

鹭科（Ardeidae）

鹭属（*Ardea*）

苍鹭

【别　　名】灰鹭，灰鹳

【学　　名】*Ardea cinerea*

【生境分布】栖息江河、溪流、湖泊、水塘、海岸等水域岸边及其浅水处，也见于沼泽、稻田、山地、森林等水边浅水处。全省各地较常见。

【药用部位】肉。

【性味功能】咸，平。活血，利水，止痛。用于骨折，水肿。

牛背鹭属（*Bubulcus*）

牛背鹭

【别　　名】黄头鹭，畜鹭

【学　　名】*Bubulcus ibis*

【生境分布】栖息于沼泽、池塘、耕地或荒地上。常见在牛背上寻食，营巢于近水的大树、竹林或杉木林。全省各地较常见。

【药用部位】肉。

【性味功能】咸、甘，平。益气，解毒。用于虚弱，疮肿。

白鹭属（*Egretta*）

白鹭

【别　　名】丝琴，白鸟，一杯鹭，小白鹭，白鹭鸶

【学　　名】*Egretta garzetta*

【生境分布】生活于低海拔的沼泽、稻田、湖泊、开阔的河谷、水库或滩涂地，常见单独或成群在水田和山坡农田耕作地带活动，冬季常集群在海边、江畔的大树上。全省各地分布。

【药用部位】肉。

【性味功能】咸，平。补气健脾，解毒。用于素体虚弱，食少不纳，疔疮痈肿等。

鸭科（Anatidae）

雁属（*Anser*）

鸿雁

【别　　名】原雁，大雁，冠雁

【学　　名】*Anser cygnoides*

【生境分布】生活于湖泊、水塘、沼泽等湿地中，也见于湿地边缘的沼泽浅滩、农田，特别是水生植物丛生地带，性好结群。全省各地分布。

【药用部位】肉，油，羽毛。

【性味功能】肉：甘，平。壮筋壮骨。用于诸风麻木不仁，筋脉拘挛，半身不遂等。油：甘，平。益气补虚，活血舒筋。用于气血不足，中风，手足拘挛，腰脚痿弱，耳聋，脱发，结热胸痞，疮痛肿毒等。羽毛：镇静祛风。用于小儿惊痫等。

家鹅

【别　　名】鹅，舒雁，家雁

【学　　名】*Anser cygnoides domestica*

【生境分布】生活于各种淡水水域。全省各地普遍饲养。

【药用部位】肉，脂肪（白鹅膏），毛，血，口涎，胆，咽喉及气管、食管（鹅喉管），砂囊（肫）内壁（鹅内金），含尾脂腺的尾肉（鹅臎），卵壳（鹅蛋壳），腿骨，鹅脚掌及足蹼上的黄色表皮（鹅掌上黄皮）。

【性味功能】肉：甘，平。益气补虚，和胃止渴。用于虚赢，消渴等。脂肪：甘，凉。润皮肤，解毒肿。用于皮肤皲裂，耳聋耳聤，疮疡肿毒，药物中毒，痈肿，疥癣等。毛：咸，凉。解毒消肿，收湿敛疮。用于痈肿疮毒，瘰疬，风癣湿疮，湿疹湿疮，噎膈，惊痫等。血：咸，平。解毒，散血，消坚。用于噎膈反胃，药物中毒等。口涎：咸，平。软坚散结。用于稻麦芒或鱼刺鲠喉，鹅口疮等。胆：苦，寒。解热，止咳，消疮痔。用于慢性气管

炎，咳嗽气喘等。咽喉及气管、食管：甘，平。清肺热。用于喉痹，哮喘，带下病等。砂囊（肫）内壁：甘、涩，平。健脾消食，涩精止遗，消症化石。用于消化不良，泻痢，疳积，遗精遗尿，泌尿系结石，胆结石，癥瘕经闭等。尾肉：辛，温。补肝。用于耳聋等。卵壳：甘、淡，平。拔毒排脓，理气止痛。用于痈疽脓成难溃，疝气，难产等。腿骨：甘，平。消肿解毒。用于狂犬咬伤等。鹅脚掌及足蹼上的黄色表皮：甘，平。祛湿敛疮。外用于冻疮，湿疮等。

鸭属（*Anas*）

绿头鸭

【别　　名】大绿头，大红腿鸭，大麻鸭，大野鸭

【学　　名】*Anas platyrhynchos*

【生境分布】生活于水浅而水生植物丰盛的湖泊、水库，坝塘等水域，亦在岸边活动，常结成大群活动，在水边草丛和田边觅食。全省各地分布。

【药用部位】肉，羽毛，血，脚掌及嘴壳。

【性味功能】肉：甘，凉。补中益气，和胃消食，利水解毒。用于病后体虚，食欲不振，虚羸乏力，脾虚水肿，脱肛，久疟，热毒疮疖等。羽毛：苦，寒。解毒敛疮。用于溃疡，水火烫伤等。血：清热解毒。用于食物或药物中毒等。脚掌及嘴壳：驱寒通络。用于产后受寒，腰背四肢疼痛等。

家鸭

【别　　名】舒凫，家凫

【学　　名】*Anas platyrhynchos domestica*

【生境分布】多家养。全省各地普遍饲养。

【药用部位】肉，毛，血，脂肪，头，涎，砂囊内壁，胆，卵。

【性味功能】肉：甘、微咸，平。补益气阴，利水消肿。用于虚劳骨蒸，咳嗽，水肿等。毛：解毒敛疮。用于溃疡，水火烫伤等。血：咸，凉。补血，解毒。用于贫血虚弱，药物中毒等。脂肪：甘，平。软坚散结，利水消肿。用于瘰疬，水肿等。头：甘，淡。利水消肿。用于水肿尿涩，咽喉肿痛等。涎：咸，寒。凉肝止痉，消肿解毒。用于异物鲠喉、小儿阴

肿等。砂囊内壁：甘，平。消食，化积。用于食积胀满，嗳腐吞酸，噎膈翻胃，诸骨鲠喉等。胆：苦，寒。清热解毒。用于目赤肿痛，痔疮。卵：甘，凉。滋阴，清肺，平肝，止泻。用于胸膈结热，肝火头痛眩晕，喉痛，齿痛，咳嗽，泻痢等。

鸳鸯属（*Aix*）

鸳鸯

【别　　名】匹鸟，官鸭，黄鸭

【学　　名】*Aix galericulata*

【生境分布】生活于河谷、溪流、池塘，常见于阔叶林和针阔混交林的沼泽、芦苇塘和湖泊，多成对或结三五只小群活动。全省各地分布。

【药用部位】肉。

【性味功能】咸，平。清热，解毒，止血，杀虫。用于痔瘘下血，疥癣等。

注：国家二级重点保护野生动物。

栖鸭属（*Cairina*）

番鸭

【别　　名】麝鸭，麝香鸭，洋鸭，旱鸭

【学　　名】*Cairina moschata*

【生境分布】原产中美及南美，喜生活于水滨。引入养殖已有 300 多年历史，全省各地常见饲养。

【药用部位】肉。

【性味功能】甘，平。平助阳道，健腰膝，补命门，暖内脏。

秋沙鸭属（*Mergus*）

中华秋沙鸭

【别　　名】秋沙鸭，水鸭

【学　　名】*Mergus squamatus*

【生境分布】栖息于湖泊、水库、河畔、沼泽及森林山溪中，巢筑于离地面较高的树洞或岩石绝壁上。分布于泰宁、尤溪、武夷山等地。

【药用部位】肉。

【性味功能】清热解毒，镇痉。用于发热头痛，痉挛抽搐。骨：解毒，利水；用于全身性水肿，药物及食物中毒。

鹰科（Accipitridae）

鹰属（*Accipiter*）

苍鹰

【别　　名】黄鹰，鹞鹰，老鹞

【学　　名】*Accipiter gentilis*

【生境分布】栖息于有针叶林、阔叶林、杂木林的山麓，营巢于高大乔木树上。全省各地较常见。

【药用部位】头部（鹰头），骨骼，眼睛，脚爪。

【性味功能】祛风解毒。用于头目眩晕，痔瘘。骨骼（鹰骨）：辛、咸，温。续筋骨，祛风湿。用于损伤骨折，筋骨疼痛。眼睛（鹰眼睛）：明目，退翳障。嘴和脚爪（鹰脚爪）：用于痔疮。

注：国家二级重点保护野生动物。

䴉属（*Aquila*）

金雕

【别　　名】红头雕，洁白雕，大山雕

【学　　名】*Aquila chrysaetos*

【生境分布】栖息于人迹罕至的高山顶树上，活动范围较大。全省山区较常见。

【药用部位】骨骼（雕骨）。

【性味功能】活血止痛。用于跌扑骨折。

注：国家一级重点保护野生动物。

鸢属（*Milvus*）

鸢

【别　　名】老鹰，老鹞，鹞鹰

【学　　名】*Milvus korschun*

【生境分布】常见于城镇及村野，巢多筑于山岩棚上或山谷间的高树上。全省各地常见。

【药用部位】脑髓（鸢脑髓）。

【性味功能】止痛解毒。用于头风，痔疮。脚爪（鸢脚爪）：咸，凉，有小毒。清热镇惊，强筋壮骨。用于小儿惊风，头昏晕及痔瘘，跌打损伤。骨（鸢翅骨）：活血止痛。用于跌打骨折。脂肪油（鸢油）：用于癫癣。胆（鸢胆）：用于心胃气痛。嘴（鸢嘴）：用于小儿惊风。

注：国家二级重点保护野生动物。

黑鸢

【别　　名】岩鹰，俄老刀，林鹰，老鹰，老雕

【学　　名】*Milvus migrans*

【生境分布】生活于大树顶或电线杆上，天气晴朗且稍有微风时常见单独在高空盘旋翱翔，性机警，视力敏锐。为城镇、农村、平原和山区常见的猛禽。全省各地分布。

【药用部位】肉，油，脑，嘴与鹰爪，翅骨，胆。

【性味功能】肉：补肝肾，强筋骨。用于肾虚哮喘，气不接续，腰痛膝软，行走乏力，风湿疼痛等。油：解毒。用于疥癣癫等。脑：解毒止痛。用于头风，痔疮等。嘴与脚爪：镇静息风。用于小儿惊风，头昏眩晕，痔疮等。翅骨：活血止痛。用于跌打损伤，骨折等。胆：清热解毒。用于胃气痛等。

注：国家二级重点保护野生动物。

鹰雕属（*Spizaetus*）

鹰雕

【别　　名】鹰雕，熊鹰，赫式角鹰

【学　　名】*Spizaetus nipalensis*

【生境分布】栖于高山密林中，巢多筑于高山近溪的大树上。全省山区较常见。

【药用部位】骨。

【性味功能】用于损伤骨折。

注：国家二级重点保护野生动物。

雉科（Phasianidae）

鹌鹑属（Coturnix）

鹌鹑

【别　　名】赤喉鹑，红面鹌鹑，罗群

【学　　名】*Coturnix coturnix*

【生境分布】生活于干燥而近水的地方，常在高地或小山脚下，亦在杂草丛生的水边、沼泽地边缘的草地、农田等，繁殖季节多成对栖息于山区。全省各地分布。现已大量人工饲养。

【药用部位】肉，卵。

【性味功能】肉：甘，平。益中气，止泻痢，止咳嗽。用于脾虚泻痢，小儿疳积，风湿痹痛，咳嗽。卵：甘、淡，平。补虚，健脾。用于胃脘胀痛，咳嗽，失眠健忘，胸胁胀痛等。

鹧鸪属（Francolinus）

鹧鸪

【别　　名】越雉，中国鹧鸪

【学　　名】*Francolinus pintadeanus*

【生境分布】多在小丘的灌丛草坡中活动，营巢于灌木及草丛间。全省山区较常见。

【药用部位】肉或全体（鹧鸪）。

【性味功能】甘，温。利五脏，开胃，益心神，补中，消痰。用于胃病，失眠，下痢，小儿疳积，顿咳。血（鹧鸪血）：用于便血。脂肪（鹧鸪脂）：用于痹证。爪（鹧鸪爪）：甘，温，微毒。用于中耳炎。

原鸡属（Gallus）

家鸡

【别　　名】家鸡，烛夜

【学　　名】*Gallus gallus domesticus*

【生境分布】喜生活于田间，村落及附近的小树林中。全省各地均有饲养。

【药用部位】肉，砂囊（肫）内壁（鸡内金），脑，血，卵（鸡子），蛋煮熟后剥取蛋黄熬炼制成油性物（蛋黄油）。

【性味功能】肉：甘，温。温中益气，补精填髓。用于虚劳羸瘦，病后体虚，食少纳呆，反胃，腹泻下痢，消渴，水肿，小便频数，崩漏带下，产后乳少，腹水等。砂囊（肫）内壁：甘，平。健胃消食，涩精止遗，通淋化石。用于食积不消，呕吐泻痢，小儿疳积，遗尿，遗精，石淋涩痛，胆胀胁痛等。脑：甘，平。止痉，息风。用于惊痫，夜啼，妇人难产等症。血：咸，平。祛风，活血，通络，解毒；用于小儿惊风，口面斜，目赤流泪，木舌舌胀，中恶腹痛，痿痹，跌打骨折，痘疮不起，妇女下血不止，痈疽疮癣，毒虫咬伤等。卵：甘，平。滋阴润燥，养血发胎。用于热病烦闷，燥咳声哑，目赤咽痛，胎动不安，产后口渴，下痢，疟疾，烫伤，皮炎，虚人羸弱等。蛋黄油：甘，平。消肿解毒，敛疮生肌。用于烫火伤，耳胀，耳闭，湿疹，皮肤疹疖，溃疡久不收口，疮痔疥癣，手足皲裂，外伤，诸虫疮毒等。

乌骨鸡

【别　　名】乌鸡，药鸡，丛冠吉，竹丝鸡，绒毛鸡

【学　　名】*Gallus domesticus brisson*

【生境分布】喜生活于田间，村落及附近的小树林中。全省各地均有饲养。

【药用部位】肉及去除内脏的全体。

【性味功能】甘，平。补肝肾，益气血，退虚热。用于虚劳羸瘦，骨蒸痨热，消渴，遗精，滑精，久泻，久痢，崩中，带下。

鹇属（Lophura）

白鹇

【别　　名】白雉，银雉，银鸡，山鸡

【学　　名】*Lophura nycthemera*

【生境分布】栖息于多林的山地。全省各地常见。

【药用部位】肉（白鹇）。

【性味功能】甘，酸，平。补中益肺，解毒。用于虚痨发热，咳嗽。

注：国家二级重点保护动物。

雉鸡属（*Phasianus*）

雉鸡

【别　　名】环颈雉，野鸡，山鸡

【学　　名】*Phasianus colchicus*

【生境分布】生活于山坡灌木丛、草丛、小竹丛和耕地边缘。全省各地分布。

【药用部位】肉，脑，肝，尾羽及鸡头。

【性味功能】肉：甘、酸，温。补中益气，生津止泻。用于脾虚泻痢，胸腹胀满，消渴，小便频数，痰喘，疮瘘等。脑：化瘀敛疮。用于冻疮等。肝：微苦、咸，凉。健脾胃。用于小儿疳积等。尾羽及鸡头：清热解毒。用于丹毒，耳胀，耳闭等。

孔雀属（*Pavo*）

绿孔雀

【别　　名】越鸟，南客，孔雀

【学　　名】*Pavo muticus*

【生境分布】生活于海拔 2000m 以下的热带和亚热带河谷地带，以及疏林、竹林、灌丛附近的开阔地，尤喜在靠近溪河沿岸和林中空旷地带活动，一般附近还有耕地。部分地区有饲养。

【药用部位】肉，胆，心脏，尾羽，尾上覆羽。

【性味功能】肉：甘，平。清热解毒。用于痈肿疮痒，食物中毒，药物中毒等。胆：苦，凉。清热解毒。用于中毒，胆囊热证及喑哑等。心脏：甘，凉。镇静安神。用于神昏，乱语等。尾羽：清热解毒，消肿排脓。用于肺痈，咳嗽胸痛，咽喉肿痛，疮疖痈肿等。尾上覆羽：解毒收敛。用于肺脓肿，耳脓，毒热，狂犬病等。

注：国家一级重点保护野生动物。

长尾雉属（*Syrmaticus*）

白颈长尾雉

【别　　名】野鸡，地鸡，雷鸡

【学　　名】*Syrmaticus ellioti*

【生境分布】栖息于中、高山地带，营巢于草丛或灌丛间。全省各山区偶见。

【药用部位】肉。

【性味功能】甘，平。有小毒。补中益气，平喘。用于久病虚损，咳喘。

注：国家一级重点保护野生动物。

鸠鸽科（Columbidae）

鸽属（*Columba*）

家鸽

【别　　名】鸽子

【学　　名】*Columba livia domestica*

【生境分布】生活于高大建筑物或者树上。全省各地均有饲养。

【药用部位】粪，肉，卵。

【性味功能】粪：消肿杀虫。用于瘰疬疮毒，去腹中包块等。肉：咸，平。祛风活血，益气解毒，调经止血。用于妇女干血痨，经闭，截疟，肠风下血，虚羸，消渴，恶疮疥癣等。卵：甘、咸，平。补肾益气，解毒疗疮。用于脾胃虚弱，肾虚，腰痛，倦怠无力，恶疮疥癣，痘疹难出等。

斑鸠属（*Streptopelia*）

珠颈斑鸠

【别　　名】花斑鸠，花脖斑鸠，斑颈鸠，珠颈鸽，野鸽子

【学　　名】*Streptopelia chinensis*

【生境分布】栖息于有稀疏树木生长的平原、草地、低山丘陵和农田地带，也常出现于村庄附近的杂木林、竹林及地边树上或住家附近。全省各地常见。

【药用部位】肉（斑鸠）。

【性味功能】甘，平。益气明目，强筋壮骨。用于久病虚损，气虚，呃逆。粪便：用于中耳炎。

山斑鸠

【别　　名】斑鸠, 金背斑鸠, 麒麟鸠, 雉鸠
【学　　名】*Streptopelia orientalis*
【生境分布】生活于阔林、针阔混交林、稀疏灌丛等生境中, 多在开阔农耕区、村庄及房前屋后、寺院周围, 或小沟渠附近活动, 常结群活动, 或与珠颈斑鸠混群活动, 多在林中或农田觅食。全省各地分布。
【药用部位】肉, 血液。
【性味功能】肉: 甘, 平。补肾, 益气, 明目。用于久病体虚, 神疲乏力, 呃逆, 两目昏暗等。血液: 清热解毒, 活血化瘀。用于热毒斑疹, 水痘等。

秧鸡科 (Rallidae)

田鸡属 (*Porzana*)

斑胁田鸡

【别　　名】田鸡
【学　　名】*Porzana paykullii*
【生境分布】栖息于沿海和农田地带灌丛与草丛中。全省各地偶见。
【药用部位】全体。
【性味功能】用于消渴。

鹦鹉科 (Psittacidae)

鹦鹉属 (*Psittacula*)

绯胸鹦鹉

【别　　名】鹦哥
【学　　名】*Psittacula alexandri*
【生境分布】生活于深山密林, 地点较固定, 觅食时飞至山脚、平原、河谷及村庄附近, 常见十多只成群。分布于宁德山区等地。
【药用部位】肉。
【性味功能】甘、咸, 温。养阴润肺。用于体虚咳嗽等。

注: 国家二级重点保护野生动物。

杜鹃科 (Cuculidae)

鸦鹃属 (*Centropus*)

褐翅鸦鹃

【别　　名】毛鸡, 红毛鸡
【学　　名】*Centropus sinensis*
【生境分布】常见于林缘灌丛、草坡灌丛或溪边灌丛和芦苇丛中, 有时在树冠中部栖息。全省各地常见。
【药用部位】去内脏、羽毛的全体 (红毛鸡)。
【性味功能】甘, 温。滋补强壮, 调经通乳, 祛风湿。用于妇女产后头风痛, 手足麻痹, 乳汁少, 跌扑损伤。骨 (绿结鸡骨): 甘、咸, 温。强筋壮骨。用于风湿骨痛, 跌打伤积。

注: 国家二级重点保护野生动物。

小鸦鹃

【学　　名】*Centropus bengalensis*
【生境分布】通常栖息于草地、灌丛和矮树丛地带, 喜单独或成对活动。全省各地较常见。
【药用部位】去内脏、羽毛的全体。
【性味功能】功效同褐翅鸦鹃。

注: 国家二级重点保护野生动物。

杜鹃属 (*Cuculus*)

四声杜鹃

【别　　名】光棍好过, 快快割麦, 花喀咕, 豌豆八哥

【学　　名】*Cuculus micropterus*

【生境分布】生活于密林中。全省各地分布。

【药用部位】去除羽毛和内脏的全体 (布鹄)。

【性味功能】甘，温。消瘰，通便，镇咳。用于瘰病，便秘，百日咳等。

大杜鹃

【别　　名】布谷鸟，郭公，喀咕

【学　　名】*Cuculus canorus*

【生境分布】生活于开阔的林地。全省各地分布。

【药用部位】去除羽毛和内脏的全体 (布鹄)。

【性味功能】甘，温。消瘰，通便，镇咳。用于瘰病，便秘，百日咳等。

小杜鹃

【别　　名】阴天打酒喝

【学　　名】*Cuculus policephalus*

【生境分布】生活于杂木林林缘一带。全省各地分布。

【药用部位】去除羽毛和内脏的全体 (布鹄)。

【性味功能】甘，温。滋养补虚，解毒杀虫，活血止痛。用于病后体虚，气血不足，诸疮肿痛，关节不利等。

鸱鸮科（Strigidae）

雕鸮属（*Bubo*）

雕鸮

【别　　名】猫头鹰，角鸱，老兔，恨狐

【学　　名】*Bubo bubo*

【生境分布】生活于山区、林间，冬季常迁至平原树丛中，白天潜伏，夜间行动。全省各地分布。

【药用部位】去内脏的全体 (猫头鹰)。

【性味功能】酸、咸，平。祛风止痛，解毒，定惊。用于瘰疬，噎食，癫痫等。

角鸮属（*Otus*）

黄嘴角鸮

【别　　名】猫头鹰，夜猫子

【学　　名】*Otus spilocephalus*

【生境分布】昼伏树林间，夜间外出活动。全省各地较常见。

【药用部位】肉、骨。

【性味功能】酸、微咸，寒。祛风，定惊，解毒。用于眩晕，癫痫，瘰疬，疟疾，噎食。

夜鹰科（Caprimulgidae）

夜鹰属（*Caprimulgus*）

林夜鹰

【学　　名】*Caprimulgus affinis amoyensis*

【生境分布】栖息于山地林区边缘、丘陵次生林区的稀疏丛林及平原砍伐地、林缘。全省各地较常见。

【药用部位】脂肪。

【性味功能】滋补益阴。用于肢体倦怠，妇女不孕。

注：本省分布主要为厦门亚种。

普通夜鹰

【别　　名】夜燕，蚊母鸟，鬼鸟

【学　　名】*Caprimulgus indicus*

【生境分布】栖息于山地林区边缘、丘陵次生林区的稀疏丛林及平原砍伐地、林缘。全省各地常见。

【药用部位】脂肪。

【性味功能】滋补益阴。用于肢体倦怠，妇女不孕。

注：本省分布主要为厦门亚种。

翠鸟科（Alcedinidae）

翠鸟属（*Alcedo*）

普通翠鸟

【别　　名】翠鸟, 鱼狗, 翠雀儿, 钓鱼郎, 水狗

【学　　名】*Alcedo atthis*

【生境分布】栖息于江河、溪流、湖泊及池塘附近的低树枝或岩石上。全省各地分布。

【药用部位】肌肉 (翠鸟肉)。

【性味功能】咸, 平。解毒, 通淋, 定喘。用于痔疮, 淋症, 鱼骨鲠咽, 哮喘等。

鹡鸰科（Motacillidae）

鹡鸰属（*Motacilla*）

白鹡鸰

【别　　名】点水雀, 白面鸟

【学　　名】*Motacilla alba*

【生境分布】常活动于河边、溪流、水塘边、湖沼、水渠、稻田及其附近。全省各地常见。

【药用部位】全体。

【性味功能】补益脾肾, 利水消肿。

戴胜科（Upupidae）

戴胜属（*Upupa*）

戴胜

【别　　名】鸡冠鸟, 山和尚, 臭姑鸪

【学　　名】*Upupa epops*

【生境分布】生活于城镇、郊野, 或海拔 4000m 的山地草原, 喜在秽物堆积的地方觅食活动, 在草原地区, 则多见于牛羊棚圈的地方, 营巢于树洞或在岩隙岸堤和墙壁的窟窿里。全省各地分布。

【药用部位】全体。

【性味功能】辛, 平。柔肝息风, 镇心安神。用于癫痫, 精神病, 高热神昏等。

啄木鸟科（Picidae）

啄木鸟属（*Picoides*）

大斑啄木鸟

【别　　名】啄木鸟, 斑啄木鸟, 赤䴕, 臭唪打木, 花唪打木

【学　　名】*Picoides major*

【生境分布】栖息于山地、平原针叶林、针阔叶混交林、阔叶林中。全省各地分布。

【药用部位】除去羽毛和内脏的全体。

【性味功能】甘, 平。滋补养虚。用于虚劳, 小儿疳积, 痔疮等。

白背啄木鸟

【别　　名】啄木鸟

【学　　名】*Picoides leucotos*

【生境分布】栖息于海拔 1100～1850m 的山地。全省各地分布。

【药用部位】除去羽毛和内脏的全体。

【性味功能】甘, 平。滋补养虚。用于虚劳, 小儿疳积, 痔疮等。

百灵科（Alaudidae）

百灵属（*Alauda*）

云雀

【别　　名】告天子，朝天柱，小百灵，阿鹨儿，阿兰儿

【学　　名】*Alauda arvensis*

【生境分布】生活于田野、草原农田、沼泽。全省各地分布。

【药用部位】除去羽毛和内脏的全体、脑。

【性味功能】全体：甘、酸，平。解毒，涩尿。用于赤痢，肺痨，胎毒，遗尿等。脑：滋补壮阳。用于阳痿，滑精，遗精等。

燕科（Hirundinidae）

燕属（*Hirundo*）

家燕

【别　　名】拙燕

【学　　名】*Hirundo rustica*

【生境分布】栖息于村屯中的房顶、电线以及附近的河滩和田野里。全省各地分布。

【药用部位】巢泥（燕窝），卵。

【性味功能】巢泥：苦，寒。清热解毒。用于湿疹，恶疮，丹毒等。卵：甘、淡，平。利水消肿。用于水肿等。

金腰燕

【别　　名】赤腰燕，巧燕，花燕，金尾根燕

【学　　名】*Hirundo daurica*

【生境分布】生活于山间村落附近的树枝或电线杆上，一般不停留平原地带。全省各地分布。

【药用部位】巢泥（燕窝），卵。

【性味功能】巢泥：苦，寒。清热解毒。用于湿疹，恶疮，丹毒等。卵：甘、淡，平。利水消肿。用于水肿等。

鸦科（Corvidae）

鸦属（*Corvus*）

秃鼻乌鸦

【别　　名】风鸦，老鸹，山老公，山鸟

【学　　名】*Corvus frugilegus*

【生境分布】多生活于平原的耕作地、草滩、粪场、路旁的地，并在上述地区觅食，食后到水边饮水或到树上休息，晚间在村庄、城镇及近山的树林中过夜。全省各地分布。

【药用部位】肉。

【性味功能】酸、涩，平。滋养补虚。用于虚劳发热，咳嗽等。

大嘴乌鸦

【别　　名】乌鸦，老鸦

【学　　名】*Corvus macrorhynchus*

【生境分布】生活于山区或靠近村落的树丛中。小群或成对活动。全省各地分布。

【药用部位】肉及全体，头及脑，胆汁，翅羽。

【性味功能】肉及全体：酸、涩，平。祛风定痫，滋阴止血。用于头风眩晕，小儿风痫，肺痨咳嗽，吐血等。头及脑：清肺，解毒，凉血。用于肺热咳喘，瘰疮等。胆汁：解毒，明目。用于风眼赤烂，腹痛等。翅羽：活血祛瘀。用于跌打瘀血等。

喜鹊属（*Pica*）

喜鹊

【别　　名】鹊，客鹊

【学　　名】*Pica pica*

【生境分布】生活于平原、山地林缘及村庄等地。全省各地分布。

【药用部位】肉。

【性味功能】甘，寒。清热通淋，补虚散结。用于

虚劳发热，烦躁不安，胸膈，痰结，消渴等。

鹪鹩科（Troglodytidae）

鹪鹩属（*Troglodytes*）

鹪鹩

【别　　名】山蝈蝈儿，巧妇

【学　　名】*Troglodytes troglodytes*

【生境分布】夏季多生活于高山上密林灌丛中，冬

时则移向较低地带，在山泉溪流沿岸一带的砾石堆中也常见到。全省各地分布。

【药用部位】去除羽毛和内脏的全体。

【性味功能】甘，温。补脾，益肺，滋肾。用于脾虚泄泻，肺虚咳嗽等。

鹟科（Muscicapidae）

鹊鸲属（*Copsychus*）

鹊鸲

【别　　名】信乌，上更鸟，四喜

【学　　名】*Copsychus saularis*

【生境分布】主要栖息于低山、丘陵和山脚平原地带的次生林、竹林、林缘疏林灌丛和小块丛林等开阔地方，尤以村寨和居民点附近的小块丛林、灌丛、果园以及耕地、路边和房前屋后树林与竹林较喜欢，甚至出现于城市公园和庭院树上。全省各地常见。

【药用部位】肉。

【性味功能】清热消痔。

啸鸫属（*Myiophoneus*）

紫啸鸫

【别　　名】黑雀儿，鸣鸡，山鸣鸡

【学　　名】*Myiophoneus caeruleus*

【生境分布】栖息于多石的山涧溪流旁，亦见于居民点厕所附近，巢多置于山溪近旁的岩隙间。全省山区较常见。

【药用部位】肉。

【性味功能】滋养补虚。用于肾虚。胃内壁：消食。用于消化不良。

鸫科（Turdidae）

鸫属（*Turdus*）

乌鸫

【别　　名】黑鸫，百舌，反舌

【学　　名】*Turdus merula*

【生境分布】栖于林区、小镇和乡村的林木间，巢大都营筑在乔木的枝梢上。全省各地较常见。

【药用部位】肉（百舌鸟）。

【性味功能】甘，咸，平。用于血虚头晕，胃痛，小儿语迟。巢及粪：用于诸虫咬伤。

地鸫属（*Zoothera*）

虎斑地鸫

【别　　名】顿鸡

【学　　名】*Zoothera dauma*

【生境分布】常见单个或成对于松、杉林或灌丛或农田活动觅食。全省各地常见。

【药用部位】肉。

【性味功能】补气益脾。

绣眼鸟科（Zosteropidae）

绣眼鸟属（*Zosterops*）

暗绿绣眼鸟

【别　　名】金眼圈，绣眼儿，白绣眼鸟

【学　　名】*Zosterops japonica*

【生境分布】多见于山地林间、田野和村寨附近的高大乔木上，常集群活动在阔叶树林中。全省各地常见。

【药用部位】肉和骨。

【性味功能】强心利水。用于水肿，心脏病。

红胁绣眼鸟

【别　　名】白眼儿，粉眼儿，红胁白目眶，红胁粉眼

【学　　名】*Zosterops erythropleura*

【生境分布】栖息于阔叶林和以阔叶树为主的针阔叶混交林、竹林、次生林等各种类型森林中，也栖息于果园、林缘以及村寨和地边高大的树上。具迁徙性，夏季多迁往中高山，冬季下到低山的阔叶林、疏林灌丛中。全省各地较常见。

【药用部位】肉和骨。

【性味功能】功效与暗绿绣眼鸟同。

鹀科（Emberizidae）

鹀属（*Emberiza*）

黄喉鹀

【别　　名】黄画眉，探春，黄眉子，黄凤儿

【学　　名】*Emberiza elegans*

【生境分布】栖息于林缘、山道旁次生林、沟谷杂木林及农田边的灌丛中或草地上。全省各地较常见。

【药用部位】肉。

【性味功能】补中益气，祛风湿，壮筋骨。

鹬科（Scolopacidae）

杓鹬属（*Numenius*）

大杓鹬

【别　　名】红背大勺鹬，红腰勺鹬，鹬鹬，彰鸡

【学　　名】*Numenius madagascariensis*

【生境分布】生活于海滨、河流、池塘、沼泽地等。全省沿海各地分布。

【药用部位】肉。

【性味功能】咸，温。滋养补虚，开胃健脾。用于久病体虚，食欲不振等。

鸥科（Laridae）

鸥属（*Larus*）

红嘴鸥

【别　　名】笑鸥，钓鱼郎，水鸽子

【学　　名】*Larus ridibundus*

【生境分布】生活于沿海及内陆江河、湖泊、水库地等。全省各地分布。

【药用部位】肉。

【性味功能】甘，寒。养阴润燥，除烦止渴。用于狂躁烦渴，大便干结等。

文鸟科（Ploceidae）

麻雀属（*Passer*）

麻雀

【别　　名】家雀，老家贼

【学　　名】*Passer montanus*

【生境分布】生活于村庄和农田附近或居民屋檐下。全省各地分布。

【药用部位】去内脏全体，粪便（白丁香）。

【性味功能】全体：甘，温。补肾壮阳，固涩益精。用于阳痿，遗精，疝气，小便频数等。白丁香：苦，温。消积，明目，解毒。用于癥瘕，目翳，胬肉，龋齿，疝气等。外用治目翳，痈疽，冻疮等。

猬科（Erinaceidae）

猬属（*Erinaceus*）

刺猬

【别　　名】刺团，猬鼠，偷瓜獾，毛刺

【学　　名】*Erinaceus europaeus*

【生境分布】生活于山地森林、平原草地、荒地、灌木丛中。分布于武夷山、建阳等地。

【药用部位】皮刺（刺猬皮）。

【性味功能】苦，平。降气止痛，凉血止血。用于反胃吐食，腹痛，疝气，肠风，痔漏，遗精，遗尿等。

鼹科（Talpidae）

缺齿鼹属（*Mogera*）

小缺齿鼹

【别　　名】华南缺齿鼹，鼹鼠，瞎眼老鼠，拉式缺齿鼹

【学　　名】*Mogera robusta*

【生境分布】多生活于土壤疏松、潮湿的山区林地、草丛耕地等处。全省各地分布。

【药用部位】除去内脏的全体。

【性味功能】咸，寒。解毒，理气。用于疔肿，痔疮，淋症，喘息等。

蝙蝠科（Vespertilionidae）

蝙蝠属（*Vespertilio*）

东方蝙蝠

【别　　名】蝙蝠，天鼠，挂鼠，天蝠，老鼠皮翼

【学　　名】*Vespertilio sinensis*

【生境分布】常生活于屋檐、房梁、树洞、山上岩石缝中。全省各地分布。

【药用部位】除去内脏的胴体，干燥粪便（夜明砂）。

【性味功能】除去内脏的胴体：咸，平。止咳平喘，利水通淋，平肝明目，解毒。用于咳嗽，喘息，淋证，带下目昏，目翳，瘰疬等。夜明砂：苦，辛。明目退翳，活血消积。用于夜盲，翳障，小儿疳积等。

长翼蝠属（*Miniopterus*）

长翼蝠

【学　　名】*Miniopterus schreibersi fuliginosus*

【生境分布】栖于山洞、树洞中。全省各地较常见。

【药用部位】粪便，全体。

【性味功能】粪便：辛，寒。清热明目，散血消积。

用于青盲雀目，内外障翳，瘰疬，疳积，疟疾。全体（蝙蝠）：咸，平。用于久咳，疟疾，淋证，惊风，目翳，瘰疬，金疮。

鼠耳蝠属（*Myotis*）

大鼠耳蝠

【学　　名】*Myotis myotis*

【生境分布】栖于岩洞中。全省各地山区较常见。

【药用部位】粪便，全体。

【性味功能】粪便：辛，寒。清热明目，散血消积。用于青盲雀目，内外障翳，瘰疬，疳积，疟疾。全体（蝙蝠）：咸，平。用于久咳，疟疾，淋证，惊风，目翳，瘰疬，金疮。

须鼠耳蝠

【别　　名】鼠耳蝠，小蝙蝠，多须鼠耳蝠

【学　　名】*Myotis mystacinus*

【生境分布】不与其他种蝙蝠混杂，雌雄同居，但繁殖期除外。白天处在比较暗的屋檐内缝隙、或洞中，于黄昏至次日拂晓进行活动。全省各地常见。

【药用部位】粪便，全体。

【性味功能】粪便：辛，寒。清热明目，散血消积。用于青盲雀目，内外障翳，瘰疬，疳积，疟疾。全体（蝙蝠）：咸，平。用于久咳，疟疾，淋证，惊风，目翳，瘰疬，金疮。

高颅鼠耳蝠

【学　　名】*Myotis siligorensis sowerbyi*

【生境分布】栖于山洞、树洞中。全省各地偶见。

【药用部位】粪便，全体。

【性味功能】粪便：辛，寒。清热明目，散血消积。用于青盲雀目，内外障翳，瘰疬，疳积，疟疾。全体（蝙蝠）：咸，平。用于久咳，疟疾，淋证，惊风，目翳，瘰疬，金疮。

注：亚种模式产地福建。

山蝠属（*Nyctalus*）

山蝠

【学　　名】*Nyctalus noctula*

【生境分布】栖于山洞、树洞中。全省山区偶见。

【药用部位】粪便，全体。

【性味功能】粪便：辛，寒。清热明目，散血消积。用于青盲雀目，内外障翳，瘰疬，疳积，疟疾。全体（蝙蝠）：咸，平。用于久咳，疟疾，淋证，惊风，目翳，瘰疬，金疮。

伏翼属（*Pipistrellus*）

普通伏翼

【别　　名】家蝠，小蝙蝠

【学　　名】*Pipistrellus abramus*

【生境分布】栖息于房屋屋檐下或古老的房屋中。全省各地极常见。

【药用部位】粪便（夜明砂）。

【性味功能】辛，寒。清热明目，散血消积。用于青盲雀目，内外障翳，瘰疬，疳积，疟疾。全体（蝙蝠）：咸，平。用于久咳，疟疾，淋证，惊风，目翳，瘰疬，金疮。

黄蝠属（*Scotophilus*）

大黄蝠

【学　　名】*Scotophilus heathi*

【生境分布】常栖于家舍。全省各地较常见。

【药用部位】粪便，全体。

【性味功能】粪便：辛，寒。清热明目，散血消积。用于青盲雀目，内外障翳，瘰疬，疳积，疟疾。全体（蝙蝠）：咸，平。用于久咳，疟疾，淋证，惊风，目翳，瘰疬，金疮。

狐蝠科（Pteropodidae）

果蝠属（*Rousettus*）

棕果蝠

【学　　名】*Rousettus leschenaulti*
【生境分布】典型的热带蝙蝠，不冬眠，与其他蝙蝠共栖，喜群栖于大石灰岩山洞中，有时也在高树的隐蔽处或椰树叶和芭蕉叶下栖息，夜间外出活动。全省各地常见。
【药用部位】粪便。
【性味功能】用于疟疾，疳积，瘰疬，目翳。

菊头蝠科（Rhinolophidae）

菊头蝠属（*Rhinolophus*）

中菊头蝠

【别　　名】蝙蝠，盐老鼠
【学　　名】*Rhinolophus affinis*
【生境分布】群栖于洞穴或废旧坑道内。全省各地较常见。
【药用部位】粪便。
【性味功能】用于疟疾，疳积，瘰疬，目翳，青盲雀目。

角菊头蝠

【别　　名】小菊头蝠
【学　　名】*Rhinolophus cornutus*
【生境分布】群栖于岩洞、岩隙及家舍，主要生活在较大的喀斯特溶洞内，洞内黑暗潮湿，常有积水。全省各地较常见。
【药用部位】粪便。
【性味功能】用于疟疾，疳积，瘰疬，目翳，青盲雀目。

马铁菊头蝠

【学　　名】*Rhinolophus ferrumequinum*
【生境分布】群栖性，栖息山洞内同时分布有鼠耳蝠、东方蝙蝠等种类。昼伏夜出，白天在石缝或墙缝间睡眠，多单独悬挂于石壁上。
【药用部位】粪便。
【性味功能】功效与中菊头蝠相似。

皮氏菊头蝠

【学　　名】*Rhinolophus pearsoni*
【生境分布】栖息于深 40～50m 的山洞中，有微弱光线，洞内碳酸钙沉积形态结构复杂，洞口周围常有阔叶林或灌丛。全省较高的山区洞穴中偶见。
【药用部位】粪便。
【性味功能】功效与中菊头蝠相似。

鲁氏菊头蝠

【学　　名】*Rhinolophus rouxii*
【生境分布】栖息于洞道较深且潮湿的山洞，洞内常较宽阔或有侧洞室，岩隙较多，洞口一般不大，周围常具茅草、小灌丛或附近有树林等。分布于全省海拔较高的山区。
【药用部位】粪便。
【性味功能】功效与中菊头蝠相似。

蹄蝠属（Hipposideros）

大蹄蝠

【别　　名】蝙蝠，盐老鼠，大马蹄蝠
【学　　名】*Hipposideros armiger*
【生境分布】群栖于黑暗的洞穴或废旧坑道内。全省各地较常见。
【药用部位】粪便。
【性味功能】明目退翳，活血消积。用于夜盲，疳积，小儿惊风。

管鼻蝠属（Murina）

白腹管鼻蝠

【别　　名】管鼻蝠, 大管鼻蝠

【学　　名】*Murina leucogaster*

【生境分布】白天喜欢生活于岩洞或古建筑、废弃古庙、矿井坑道、土壁缝、树洞孔缝等, 晚间出游。

全省各地分布。

【药用部位】除去内脏的胴体, 干燥粪便（夜明砂）。

【性味功能】除去内脏的胴体: 咸, 平。止咳平喘, 利水通淋, 平肝明目, 解毒。用于咳嗽, 喘息, 淋证, 带下目昏, 目翳, 瘰疬等。夜明砂: 苦, 辛。明目退翳, 活血消积。用于夜盲, 翳障, 小儿疳积等。

鲮鲤科（Manidea）

穿山甲属（Manis）

穿山甲

【别　　名】鲮鲤, 陵鲤, 龙鲤, 石鲮鱼, 川山甲

【学　　名】*Manis pentadactyla*

【生境分布】生活于丘陵山地的树林、灌丛、草莽

等各种环境中。全省各地分布。

【药用部位】鳞片。

【性味功能】咸, 微寒。活血消癥, 通经下乳, 消肿排脓, 搜风通络。用于经闭癥瘕, 乳汁不通, 痈肿疮毒, 风湿痹痛, 中风瘫痪, 麻木拘挛等。

注: 国家一级重点保护野生动物。2020 年版《中国药典》将穿山甲药材删去。

猫科（Felidae）

金猫属（Catopuma）

金猫

【别　　名】红金猫, 灰金描, 花金猫, 红春豹

【学　　名】*Catopuma temminckii*

【生境分布】栖息于温带、热带森林地区。全省山区零星分布。

【药用部位】骨骼。

【性味功能】祛风, 散寒。全体（除去皮毛及内脏）: 用于久病体弱, 风湿关节痛。头骨: 用于瘰疬。

注: 国家二级重点保护野生动物。

猫属（Felis）

家猫

【别　　名】猫, 猫狸, 家狸, 乌圆

【学　　名】*Felis ocreata domestica*

【生境分布】全省各地均有饲养。

【药用部位】肉, 骨。

【性味功能】肉: 甘、酸, 温; 滋补, 祛风, 解毒; 用于虚劳体瘦, 风湿痹痛, 瘰疬等。骨: 解毒, 消肿, 杀虫; 用于瘰疬, 水肿, 虫积等。

云豹属（Neofelis）

云豹

【别　　名】乌云豹, 荷叶豹, 龟纹豹

【学　　名】*Neofelis nebulosa*

【生境分布】树栖性较强的兽类, 栖息于山区的常绿林区。分布于戴云山脉及武夷山等地。

【药用部位】肉（豹肉）。

【性味功能】甘、酸, 温。补肾, 益气, 强筋骨。骨骼（豹骨）: 辛, 温。追风定痛, 强壮筋骨。用于筋骨疼痛, 风寒湿痹, 四肢痉挛。髌骨（豹膝）: 功效同豹骨, 认为药效最佳, 常单独入药。

注: 国家一级重点保护野生动物。

豹猫属（*Prionailurus*）

豹猫

【别　　名】山狸，野猫，狸子，狸猫，麻狸

【学　　名】*Prionailurus bengalensis*

【生境分布】生活于山地林区、郊野灌丛和林缘村寨附近。分布于武夷山、建阳等地。

【药用部位】骨。

【性味功能】甘，平。安神祛湿。用于失眠，关节疼痛等。

豹属（*Panthera*）

豹

【别　　名】金钱豹，文豹，花豹，豹虎

【学　　名】*Panthera pardus*

【生境分布】生活于山地森林、丘陵灌丛、荒漠草原等多种环境。分布于武夷山等地。

【药用部位】骨骼。

【性味功能】辛、咸，温。祛风湿，强筋骨，镇惊安神。用于风寒湿痹，筋骨疼痛，四肢拘挛麻木，腰膝酸痛，小儿惊风抽搐等。

注：国家一级重点保护野生动物。

虎

【别　　名】华南虎，老虎，大虫，白额虎

【学　　名】*Panthera tigeis*

【生境分布】生活于森林山地，一般生活在海边1000m 以下的丘陵起伏的山林、灌木及野草丛中。现福建上杭县梅花山有进行华南虎的圈养繁殖。

【药用部位】骨骼。

【性味功能】甘，辛，温。祛风通络，强筋健骨。用于筋骨疼痛，四肢拘挛，腰脚不遂，惊悸癫痫，痔瘘脱肛等。

注：我国政府1989 年把虎作为国家一级重点保护野生动物严加保护，于1993 年发布通知，取缔虎骨的一切贸易活动，禁止虎骨，明令禁止捕杀野生虎。

灵猫科（Viverridae）

花面狸属（Paguma）

花面狸

【别　　名】果子狸，白鼻狗，花面棕榈猫，玉面狸，白媚子

【学　　名】*Paguma larvata taivana*

【生境分布】花面狸为常见的林缘兽类。主要栖居于常绿或落叶阔叶林、稀树灌丛或间杂石山稀树裸岩地。多利用山岗的岩洞、土穴、树洞或浓密灌丛作隐居场所。全省山区偶见。

【药用部位】骨，脂脉油，肉。

【性味功能】骨：祛风除湿，舒筋，活络。用于风湿关节痛。脂肪油：润肤。肉：滋补。

大灵猫属（Viverra）

大灵猫

【别　　名】九节狸，麝香猫，青鬃皮

【学　　名】*Viverra zibetha*

【生境分布】栖息于热带季雨林、亚热带常绿阔叶林的林缘灌丛、草丛、土穴、岩洞、树洞等隐蔽处。分布于陕西、江苏、安徽、浙江、福建、

【药用部位】肉（灵猫肉），香腺分泌物。

【性味功能】肉：甘，温。滋补，暖胃。香腺分泌物（灵猫香）：辛，温。辟秽，行气，止痛。用于心腹卒痛，疝痛。

注：国家二级重点保护野生动物。

小灵猫属（*Viverricula*）

小灵猫

【别　　名】香狸，七间狸，笔猫，麝猫，斑灵猫

【学　　名】*Viverricula indica*

【生境分布】生活于多林的山地，多筑巢于石堆、墓穴、树洞中，以夜行性为主，虽极善攀援，多在地面以巢穴为中心活动。分布于永定、武夷山、建阳等地。

【药用部位】香腺囊中的分泌物（灵猫香）。

【性味功能】辛，温。行气止痛。用于疝痛，腹痛，子宫病冲逆（用香液擦脐部有效）。

* 注：国家二级重点保护野生动物。

犬科（Canidae）

犬属（Canis）

狗

【别　　名】家犬

【学　　名】*Canis familiaris*

【生境分布】全省各地均有饲养。

【药用部位】胃结石（狗宝），骨（狗骨），肾（狗肾）。

【性味功能】胃结石：甘，平，有小毒。降气，开郁，消积，解毒。用于胸胁胀满，噎膈反胃，痈疽疮疡等。狗骨：辛，咸，温。补肾壮骨，祛风止痛，止血止痢，敛疮生肌。用于风湿痹痛，腰腿无力，四肢麻木，崩漏带下，久痢不止，外伤出血，痈疽疮疡，冻疮等。狗肾：辛，温。补肾，壮阳，益精。用于肾虚阳痿，益精，四肢酸冷，腰膝酸软等。

狼

【别　　名】张三几，灰狼，豺狼

【学　　名】*Canis lupus*

【生境分布】生活范围包括苔原、草原、森林、荒漠、农田等多种环境，海拔高度也不限制其分布。分布于将乐、武夷山等地。

【药用部位】脂肪，骨，肉，喉靥。

【性味功能】脂肪：甘，温。补益厚肠。用于肺痨，久咳等。外用治皮肤皲裂，秃疮等。骨：益脑安神。用于眩晕，神经痛等。肉：补虚益气。用于虚劳，久痢，脱肛等。喉靥：降气止吐。用于恶心，噎膈等。

豺属（Cuon）

豺

【别　　名】豺狗，红狼，亚洲野狗，红豺狗，赤狗

【学　　名】*Cuon alpinus*

【生境分布】生活于南方有林的山地、丘陵，其栖息的生境亦多种多样，几乎从极地到热带都能生存，从沿海到高山都有活动踪迹。分布于三明一带山区等地。

【药用部位】肉，胃，皮。

【性味功能】肉：甘，酸，温。滋补强壮，理气消肿。用于虚劳体弱，寒气所致肌肉肿胀，跌打瘀肿，痔瘘等。胃：消食化食。用于食积等。皮：苦，平。解毒，止痛，定惊。用于疳痢，脚气，冷痹，小儿夜啼等。

注：国家二级重点保护野生动物。

貉属（Nyctereutes）

貉

【别　　名】狗仔狸，狸

【学　　名】*Nyctereutes procyonoides*

【生境分布】生活于平原、丘陵、河谷、溪流附近，穴居，一般利用其他动物的废弃洞穴或营巢于树根际或石隙间。分布于三明一带山区等地。

【药用部位】肉。

【性味功能】甘，平。滋补强壮，健脾消疳。用于虚劳，疳积等。

狐属（Velpes）

赤狐

【别　　名】狐狸，草狐，红狐

【学　　名】*Velpes vulpes*

【生境分布】生活于各种栖息地，从荒漠到森林到大都市城区，喜欢开阔地和植被交错的灌木生境，可见于半荒漠、高山苔原、森林边缘、丘陵农田等。分布于武平、武夷山、建阳等地。

【药用部位】心，肺，头，四足，肉，肝，胆，肠。

【性味功能】心：甘，平。镇惊安神，利尿消肿。用于癫狂，心悸，失眠，水肿等。肺：补肺益气，

化痰定喘。用于咳嗽，咽喉痛，肺气肿等。头：补虚祛风，散结解毒。用于头晕，瘰疬，疮疡肿痛等。四足：止血收敛。用于痔漏下血等。肉：甘，温。补虚温中，镇静安神，祛风解毒。用于虚劳羸瘦，寒积腹痛，癥病，惊痫，通风，水肿，疥疮，小

儿卵肿等。肝：苦，微寒。清热解毒。用于中风瘫痪，癫痫等。胆：甘、苦，寒。清热健胃，镇惊安神。用于昏厥，癫痫，心痛，疟疾，纳呆等。肠：苦，微寒。镇痉，止痛，解毒。用于惊风，心胃气痛，疥疮等。

熊科（Ursidae）

熊属（*Ursus*）

黑熊

【别　　名】狗熊，黑瞎子，月牙熊，亚洲黑熊，黑娃子

【学　　名】*Ursus thibetanus*

【生境分布】林栖动物，主要生活于阔叶林和针阔混交林中，在南方的热带雨林和东北的柞树林都有栖息。分布于长泰、福鼎、武夷山等地。惠安、

霞浦有人工饲养。

【药用部位】胆汁（熊胆），肉。

【性味功能】胆汁：苦，寒。清热镇痉，平肝明目，杀虫止血。用于热病惊痫，小儿惊风，湿热黄疸，暑湿泻痢，目赤翳障，喉痹，鼻蚀，疮疡肿毒，痔瘘，疳积，蛔虫，多种出血等。肉：甘，温。补虚损，强筋骨。用于脚气，风痹不仁，筋脉挛急等。

注：国家二级重点保护野生动物。

鼬科（Mustelidae）

猪獾属（*Arctonyx*）

猪獾

【别　　名】獾猪，拱猪，沙獾

【学　　名】*Arctonyx collaris*

【生境分布】生活于山地阔叶林、林缘、灌丛、草坡、农田、荒地等地带，喜欢穴居，在荒丘、路旁、田埂等处挖掘洞穴或栖息于天然岩石隙缝、树洞之中，也侵占其他兽类的洞穴。分布于武夷山等地山区。

【药用部位】脂肪（獾油），四肢骨，肉。

【性味功能】脂肪：甘，平。清热解毒，消肿止痛，润肠通便。用于烫火伤，疥癣痔疮，大便干燥等。四肢骨：辛、酸，温。祛风止痛。用于风湿筋骨疼痛，皮肤瘙痒等。肉：甘、酸，平。补中益气，祛风除湿杀虫。用于小儿疳积，风湿性关节炎，腰酸腿疼，蛔虫病，酒糟鼻等。

貂属（*Martes*）

黄喉貂

【别　　名】青鼬，蜜狗，黄腰狸，黄腰狐狸

【学　　名】*Martes flavigula*

【生境分布】主要栖息于各种类型的林区，巢穴多建筑于树洞或石洞中。喜晨昏活动，但白天也经常出现。生活在山地森林或丘陵地带，穴居在树洞及岩洞中，善于攀援树木陡岩，行动敏捷。全省山区较常见。

【药用部位】肉。

【性味功能】甘，温，有小毒。解毒，杀虫，涩尿。

注：国家二级重点保护野生动物。

狗獾属（*Meles*）

狗獾

【别　　名】獾，獾八狗子，狟子，猹

【学　　名】*Meles leucurus*

【生境分布】生活于山地森林、山地灌丛、平原荒

野、沙丘草丛及湖泊堤岸等各种生境，穴居，极善于挖洞，通常洞穴较大，离地面2～3m。分布于三明山区等地。

【药用部位】脂肪（獾油），肉。

【性味功能】脂肪：甘，平。清热解毒，消肿止痛，润肠通便。用于烫火伤，疥癣痔疮，大便干燥等。肉：甘、酸，平。补中益气，祛风除湿，杀虫。用于小儿疳瘦，风湿性关节炎，腰腿疼，蛔虫病等。

鼬属（Mustela）

黄腹鼬

【别　　名】香菇狼，松狼，小黄狼

【学　　名】*Mustela kathiah*

【生境分布】多栖于山地森林、草丛、低山丘陵、农田及村庄附近。全省山区偶见。

【药用部位】肉。

【性味功能】甘，温，有小毒。解毒，杀虫，涩尿。

黄鼬

【别　　名】黄鼠狼，黄狼，黄皮子

【学　　名】*Mustela sibirica*

【生境分布】生活于山地和平原，见于林缘、河谷、灌丛和草丘中，也常出没在村庄附近。居于石洞、树洞或倒木下。多夜间活动。全省各地分布。

【药用部位】肉。

【性味功能】苦，凉，有小毒。杀虫疗疮，温肾缩尿。用于疥疮，疮溃不愈合，遗尿，尿频，淋症等。

水獭属（Lutra）

水獭

【别　　名】獭猫，雨猫，水扁子，水狗，水猴

【学　　名】*Lutra lutra*

【生境分布】生活于湖泊、河湾、沼泽等淡水区，洞穴较浅，常位于水岸石缝底下或水边灌木从中，多居自然洞穴，傍水而居，通路通水。全省各地分布。

【药用部位】肝脏。

【性味功能】甘、咸，平。养阴，除热，镇咳，止血。用于虚劳，骨蒸劳热，盗汗，咳嗽，气喘，咯血，夜盲，痔疮下血等。

注：国家二级重点保护野生动物。

马科（Equidae）

马属（Equus）

马

【别　　名】家马

【学　　名】*Equus caballus orientalis*

【生境分布】家马由野马经人类长期驯养而成。全省各地均有饲养。

【药用部位】胃结石（马宝），肉，肝，骨，皮，齿，乳，胎盘，鬃。

【性味功能】胃结石：甘、咸、微苦，凉。镇惊化痰，清热解毒。用于惊痫癫狂，痰热内绳，神志昏迷，吐血咯血，恶疮肿毒等。肉：甘、酸，寒。除热下气，强筋壮骨。用于肠中热，寒热痿痹等。肝：辛、甘，温。通经下血，行气止痛。用于月经不调，心腹滞闷，四肢疼痛等。骨：清热解毒。用于头疮，耳疮阴疮，胆热多寐等。皮：辛、甘，温。

祛风止痒。用于小儿赤秃，牛皮癣等。齿：甘，平，有小毒。镇惊，消肿止痛。用于牙痛等。乳：甘，凉。补血润燥，清热止咳。用于血虚烦热、虚劳骨蒸，消渴，牙痛。胎盘：咸，寒。补益精血。用于月经不调，闭经等。鬃：辛，温，有毒。止血敛滞，攻毒消肿。用于女子崩中，带下，疮毒等。

驴

【别　　名】毛驴

【学　　名】*Equus asinus*

【生境分布】生活于海拔800～3500m的高原地区和丘陵地区。全省零星饲养。

【药用部位】驴皮经加工熬制成的胶（阿胶），雄驴生殖器（驴肾），肉，骨，乳汁，毛，蹄，脂肪，头。

【性味功能】阿胶：甘，平。补血滋阴，润燥，止血，安胎。用于血虚萎黄，眩晕心悸，肌痿无力，

心烦不眠，虚风内动，肺燥咳嗽，劳嗽咯血，吐血尿血，便血崩漏，妊娠胎漏等。雄驴生殖器：甘，平。益肾补虚，健骨强筋。用于阳痿，筋骨酸软，骨痨，气血虚亏，妇女乳汁不足等。肉：甘、酸，平。补血益气。用于劳损，风眩，心烦等。骨：甘，平。补肾滋阴，强筋壮骨。用于小儿解颅，消渴等。乳汁：甘，寒。清热解毒，润燥止咳。用于

黄疸，小儿惊痫，风热赤眼，消渴等。毛：辛、涩，平。祛风。用于头风，小儿中风等。蹄：甘，平。解毒消肿。用于痈疽，疮疡等。脂肪：甘，平。润肺止咳，解毒消肿。用于咳嗽，疟疾，耳聋，疮癣等。头：甘，平。祛风止痉，解毒生津。用于中风头眩，风瘫，消渴，黄疸等。

象科（Elephantidae）

象属（*Elephas*）

亚洲象

【别　　名】印度象，野象，大象
【学　　名】*Elephas maximus*
【生境分布】全省各地动物园常见养殖。
【药用部位】牙（象牙），皮，肉，骨，胆。

【性味功能】牙：甘，寒。清热镇惊，解毒生饥。用于痫病惊悸，骨蒸痰热，痈肿疮毒，痔漏。皮（象皮）：甘、咸，温。止血，敛疮。用于外伤出血及一切创伤，溃疡久不收口。肉（象肉）：甘、淡，平。用于秃疮。骨（象骨）：解毒。胆（象胆）：苦，寒。清肝，明目消肿。用于目生翳障，疳积，疮肿。

注：国家一级重点保护野生动物。

猪科（Manidea）

猪属（*Sus*）

野猪

【别　　名】山猪，豕，花猪
【学　　名】*Sus scrofa*
【生境分布】多栖息于灌木丛，较潮湿的草地或阔叶及混交林中。全省各地分布。
【药用部位】胆或胆汁，胆囊结石，皮，肉，血液，蹄，头骨，睾丸（野猪外肾），脂肪，粪便。
【性味功能】胆或胆汁：苦，寒。清热镇惊，解毒生肌。用于癫痫，小儿疳疾，产后风，目赤肿痛，疔疮肿毒，烧烫伤等。胆囊结石：辛、苦，凉。清热解毒，息风镇惊。用于癫痫，惊风，血痢，金疮等。皮：甘，平。解毒牛肌，托疮。用于鼠瘘，恶疮，疥癣等。肉：甘，平。补五脏，润肌肤，祛风解毒。用于虚弱羸瘦，癫痫，肠便血，痔疮出血等。血液：甘、咸，平。解毒，和胃。用于中毒性肝炎，胃痉挛，胃溃疡等。蹄：甘，平。祛风通痹，解毒托疮。用于风痹，痈疽，漏疮等。头骨：

咸，平。截疟，利水。用于疟疾，水肿等。睾丸：甘，温。止血，止带。用于血崩，肠风下血，血痢，带下等。脂肪：甘、咸，平。解毒，和胃。用于中毒性肝脏损害，胃溃疡，胃痉挛等。粪便：消食，散淤，利湿。用于消化不良，黄疸，水肿，脚气等。

猪

【别　　名】家猪
【学　　名】*Sus scrofa domestica*
【生境分布】全省各地普遍饲养。
【药用部位】胆汁，胆结石（猪黄），膀胱结石（肾精子）。
【性味功能】胆汁：苦，寒。清热解毒，润燥通便，镇咳平喘。用于热病烦渴，便秘，黄疸，百日咳，痢疾，泄泻，目赤，喉痹，惊痫抽搐，角膜云翳，瘰疬，痈疽，咳嗽哮喘，痈肿疔疮，烧烫伤等。胆结石：甘，平。清热解毒，定惊。用于癫痫，惊风，血痢，金疮等。膀胱结石：甘，咸，寒。利尿通淋。用于小便不利，淋漓涩痛，尿道结石，前列腺炎等。

麝科（Moschidae）

麝属（*Moschus*）

林麝

【别　　名】獐子，香獐

【学　　名】*Moschus berezovskii*

【生境分布】上杭等地有养殖。

【药用部位】雄麝香腺分泌物（麝香），香腺囊外壳，肉。

【性味功能】麝香：辛，温。开窍醒神，活血通经，消肿止痛。用于热病神昏，中风痰厥，气郁暴厥，中恶昏迷，经闭，癥瘕，难产死胎，心腹暴痛，痈肿瘰疬，咽喉肿痛，跌扑伤痛，痹痛麻木。香腺囊外壳（麝香壳）：辛，温。通关利窍，消肿解毒。用于疔毒肿痛，痈肿久烂及疮疖硬痛；外敷用于痈肿硬痛。肉：甘，温。用于腹中症积。

注：国家一级重点保护野生动物。

鹿科（Cervidae）

鹿属（*Cervus*）

梅花鹿

【别　　名】花鹿，鹿

【学　　名】*Cervus nippon*

【生境分布】生活于深林边缘和山地草原地区中。全省各地零星饲养。

【药用部位】肉，尾，未骨化密生绒毛的幼角，角，角煎熬而成胶块（鹿角胶），角煎熬制鹿角胶后剩余的骨渣（鹿角霜）。

【性味功能】肉：甘，温。补虚，补血。用于虚劳羸瘦，产后无乳等。尾：甘、咸，温。益肾精，暖腰膝。用于腰膝酸痛，阳痿，遗精等。幼角：甘、咸，温。壮肾阳，益精血，强筋骨，调冲任，托疮毒。用于肾阳不足，精血亏虚，阳痿滑精，宫冷不孕，羸瘦，神疲，畏寒，眩晕，耳鸣，耳聋，腰脊冷痛，筋骨痿软，崩漏带下，阴疽不敛等。角：咸，温。温肾阳，强筋骨，行血消肿。用于肾阳不足，阳痿滑精，腰脊冷痛，阴疽疮疡，乳痈初起，瘀血肿痛等。角煎熬而成胶块：甘、咸，温。温补肾阳，益精养血。用于肝肾不足所致的腰膝酸冷，阳痿遗精，虚劳羸瘦，崩漏带下，便血尿血，阴疽肿痛等。角煎熬制鹿角胶后剩余的骨渣：咸、涩，温。温肾助阳，收敛止血。用于脾肾阳虚，带下病，遗尿尿频，崩漏带下，疮疡不敛等。

注：国家一级重点保护野生动物。

獐属（*Hydropotes*）

獐

【别　　名】牙獐，河麂

【学　　名】*Hydropotes inermis*

【生境分布】生活于地势低洼的草地、灌丛中，尤喜在河岸、湖边等潮湿地或沼泽地的芦苇荡中生活，也可生活于低丘和海岛林缘草灌丛处。全省零星分布。

【药用部位】肉，骨，幼獐胃内未消化的奶块（獐宝）。

【性味功能】肉：甘，湿。补益五脏，祛风。用于久病虚损，腰腿痛痹等。骨：甘，微温。固精缩尿。用于虚损滑精，盗汗，尿频，遗尿等。幼獐胃内未消化的奶块：健脾理气。用于消化不良，食欲不佳，全身乏力等。

麂属（*Muntiacus*）

小麂

【别　　名】黄麂，角麂，小黄猄，麻猄，茅猄

【学　　名】*Muntiacus reevesi*

【生境分布】生活于小丘陵、小山的低谷或森林边缘的灌丛、杂草丛中。全省内陆山区分布。

【药用部位】肉，带有茸毛的幼角，骨。

【性味功能】肉：甘，平。祛风除湿，补肾益阳，

健脾益气。用于肾虚腰痛，风湿痹症，病后气虚脾弱等。带有茸毛的幼角：甘，温。益肾壮阳，调经养血。用于阳痿，早泄，宫冷不孕，小便频数，畏寒肢冷，妇女冲任虚寒，带脉不固，经血不调等。骨：甘、咸，温。祛风除湿。用于风湿痹痛等。

牛科（Bovidae）

牛属（*Bos*）

黄牛

【别　　名】家牛

【学　　名】*Bos taurus domesticus*

【生境分布】全省各地普遍有饲养。

【药用部位】胆结石（牛黄），角，骨骼，骨质角髓，胃内草结块（牛草结），阴茎和睾丸。

【性味功能】胆结石：甘，凉。清心，豁痰，开窍，凉肝，息风，解毒。用于热病神昏，中风痰迷，惊痫抽搐，癫痫发狂，咽喉肿痛，口舌生疮，痈疽疔疮等。角：清热解毒，止血。用于血热妄行，痈疽疔肿等。骨骼：甘，温。蠲痹，截疟，敛疮。用于关节炎，泄痢，疟疾等。骨质角髓：苦，温。化瘀止血，收涩止痢。用于瘀血疼痛，吐血，肠风便血，痢下赤白，水泄，水肿等。胃内草结块：淡，微温。降逆止呕。用于噎膈反胃，呕吐等。阴茎和睾丸：甘、咸，温。补肾壮阳，益精补髓。用于肾虚阳痿，遗精，耳鸣，腰膝酸软，宫寒不孕等。

水牛属（*Bubalus*）

水牛

【别　　名】河水牛，印度水牛

【学　　名】*Bubalus bubalus*

【生境分布】原系野生，后为人力所饲养。全省各地普遍有饲养。

【药用部位】胆结石（牛黄），角，骨骼，骨质角髓，胃内草结块（牛草结），蹄筋（牛筋），皮，肉，乳汁，肾脏，骨髓，蹄，蹄甲，脑，胃，胆或胆汁，脾脏，血液，脂肪，甲状腺体，肝脏，肺，肠，胎盘，鼻子，咽喉部，唾液，皮制成的胶（黄明胶），阴茎和睾丸。

【性味功能】同黄牛。

山羊属（*Capra*）

山羊

【学　　名】*Capra hircus*

【生境分布】生活于沿海一带和平原地区的广大农村中。全省各地普遍有饲养。

【药用部位】肉，血，胃结石，胆，角。

【性味功能】肉：甘，热。补虚损，助肾阳，壮筋骨。用于虚劳内伤，筋骨痹弱，腰背酸软，赤白带下，血冷不孕等。血：咸、甘，温。止血化瘀。用于跌打损伤，月经不调等。胃结石：降胃气，解诸毒。用于反胃呕吐，噎膈，癥气等。胆：清热解毒，明目退翳。用于青盲，夜盲，咽喉肿痛等。角：咸，寒。清热镇惊，散瘀止痛。用于小儿发热惊痫，头痛，产后腹痛，痛经等。

鬣羚属（*Capricornis*）

鬣羚

【别　　名】苏门羚，明鬃羊，山驴子，石羊

【学　　名】*Capricornis sumatraensis*

【生境分布】栖于高山岩崖上，偶在草原及平地间活动。分布于武夷山等地。

【药用部位】骨（山驴骨）。

【性味功能】辛、咸，温。用于四肢酸痛，麻木不仁，腰腿疼痛。

猴科（Bovidae）

猴属（*Macaca*）

猕猴

【别　　名】猴子，猢狲

【学　　名】*Macaca mulatta*

【生境分布】多生活于石山峭壁、溪旁沟谷和江河岸边的密林中或疏林岩石上，属群居性动物。全省各地分布，如永春牛姆林、武夷山鸳鸯猕猴保护区等地。

【药用部位】骨，肉及肠胃结石（猴枣），胆，血液，肉。

【性味功能】骨：酸，平。祛风除湿，镇惊截疟。用于风寒湿痹，四肢麻木，小儿惊痫及疟疾发热等。肉及肠胃结石：苦、咸，寒。清热镇惊，豁痰定喘，解毒消肿。用于痰热咳嗽，咽痛喉痹，惊痫，小儿急惊，瘰疬痰核等。胆：苦，寒。清热解毒，明目退翳。咽喉红肿，青盲，夜盲等。血液：甘，平。消疳化积。用于疳积，消化不良等。肉：甘，酸，温。补肾壮阳，祛风除湿，收敛固精。用于肾虚阳痿，小儿惊疾等。

注：国家二级重点保护野生动物。

短尾猴

【别　　名】红面猴，断尾猴，大青猴，桩尾猴，黑猴

【学　　名】*Macaca arctoides*

【生境分布】主要生活于热带雨林、季雨林、季风常绿阔叶林、落叶阔叶林及中山针阔混交林，栖息高度可从沿海低海拔至海拔 2650m 的中山林区，喜多岩石的疏林山坡。分布于福建省南部。

【药用部位】骨，肉及肠胃结石（猴枣），胆，血液，肉。

【性味功能】骨：酸，平。祛风除湿，镇惊截疟。用于风寒湿痹，四肢麻木，小儿惊痫及疟疾发热等。肉及肠胃结石：苦、咸，寒。清热镇惊，豁痰定喘，解毒消肿。用于痰热咳嗽，咽痛喉痹，惊痫，小儿急惊，瘰疬痰核等。胆：苦，寒。清热解毒，明目退翳。咽喉红肿，青盲，夜盲等。血液：甘，平。消疳化积。用于疳积，消化不良等。肉：甘，酸，温。补肾壮阳，祛风除湿，收敛固精。用于肾虚阳痿，小儿惊悸等。

注：国家二级重点保护野生动物。

松鼠科（Sciuridae）

丽松鼠属（*Callosciurus*）

赤腹松鼠

【别　　名】松鼠，松狗，红腹松鼠

【学　　名】*Callosciurus erythraeus*

【生境分布】栖于山区常绿阔叶林、次生稀树灌丛或矮灌丛上。全省山区林地较常见。

【药用部位】骨。

【性味功能】活血祛瘀。用于跌打损伤。

长吻松鼠属（*Dremomys*）

珀氏长吻松鼠

【别　　名】长吻松鼠，松鼠，毛老鼠

【学　　名】*Dremomys pernyi*

【生境分布】多栖息于阔叶林或河谷溪流附近的林区。全省山区常见。

【药用部位】骨。

【性味功能】功效与赤腹松鼠相似。

红颊长吻松鼠

【别　　名】赤颊鼠

【学　　名】*Dremomys rufigenis*

【生境分布】主要栖息于中低山林区。全省山区常见。

【药用部位】骨。

【性味功能】功效与赤腹松鼠相似。

花松鼠属（*Tamiops*）

隐纹花松鼠

【别　　名】豹鼠，花鼠，金花鼠，三道眉

【学　　名】*Tamiops swinhoei maritimus*

【生境分布】广泛栖息各种树林，常在林缘和灌丛活动。全省各地常见。

【药用部位】骨。

【性味功能】功效与赤腹松鼠相似。

注：本亚种模式产地为福建。

松鼠属（*Sciurus*）

松鼠

【别　　名】栗鼠，灰鼠，松狗子，北松鼠，红松鼠

【学　　名】*Sciurus vulgaris*

【生境分布】典型的树栖啮齿类动物，生活于亚寒带针叶林或针阔混交林中，筑巢于树枝间。多为白天活动，尤以清晨更甚。全省各地分布。

【药用部位】全体。

【性味功能】甘、咸，平。理气调经。用于肺痨，胁痛，月经不调，痔疮等。

飞鼠属（*Hylopetes*）

黑白飞鼠

【别　　名】黑白鼯鼠，小飞鼠

【学　　名】*Hylopetes alboniger*

【生境分布】生活于海拔 1500 ～ 3400m 的亚热带阔叶林或针阔混交林。树栖性和夜行性。特喜在麻栗林、核桃林、锥栗林和栎林中栖居。以树洞为窝，多在树杈下缘的树洞及折断干枝的宽洞裂缝处营巢。全省零星分布。

【药用部位】粪便（五灵脂）。

【性味功能】苦、甘，温。活血止痛，化瘀止血，消积解毒。用于新妇血气诸痛，妇女经闭，产后瘀滞腹痛，崩漏下血，小儿疳积，蛇、蝎、蜈蚣咬伤，疝痛，跌打损伤等。

鼯鼠属（*Petaurista*）

红白鼯鼠

【别　　名】白头鼯鼠，白额鼯鼠，飞虎，松猫儿

【学　　名】*Petaurista alborufus*

【生境分布】主要生活于亚热带常绿阔叶林、针阔混交林、杉树林和温暖带季节性落叶林中。海拔高度一般为 800 ～ 3500m。全省零星分布。

【药用部位】粪便（五灵脂）。

【性味功能】苦、甘，温。活血止痛，化瘀止血，消积解毒。用于新妇血气诸痛，妇女经闭，产后瘀滞腹痛，崩漏下血，小儿疳积，蛇、蝎、蜈蚣咬伤，疝痛，跌打损伤等。

红背鼯鼠

【别　　名】棕鼯鼠，大鼯鼠，飞鼠，飞虎，大赤鼯鼠

【学　　名】*Petaurista petaurista*

【生境分布】生活于 1500 ～ 2400m 的南亚常绿阔叶林和热带雨林、季雨林中，以岩洞、石缝、树洞或树杈上其他大型鸟类的弃巢为穴。全省零星分布。

【药用部位】肉或全体（飞貂），粪便（五灵脂）。

【性味功能】肉或全体：酸、咸，温；止血，生肌，催产，避孕；用于外伤出血，催产，避孕等。粪便：苦、甘，温；活血止痛，化瘀止血，消积解毒；用于新妇血气诸痛，妇女经闭，产后瘀滞腹痛，崩漏下血，小儿疳积，蛇、蝎、蜈蚣咬伤，疝痛，跌打损伤等。

鼹形鼠科（Spalacidae）

竹鼠属（*Rhizomys*）

银星竹鼠

【别　　名】霜毛竹鼠，草留，竹留，花白竹鼠，拉氏竹鼠

【学　　名】*Rhizomys pruinosus*

【生境分布】生活于较低的山区林带，营掘土生活，通常在竹林下或大片芒草丛下筑洞。全省零星分布，亦有人工饲养。

【药用部位】脂肪。

【性味功能】甘、咸，微温。解毒排脓，生肌止痛。用于水火烫伤，皮肤疮疖肿痛，久溃不收等。

中华竹鼠

【别　　名】竹鼠，芒鼠，竹馏，竹根馏

【学　　名】*Rhizomys sinensis*

【生境分布】一般生活于高海拔竹林，也可生活于

松林。全省各地分布，多为人工饲养。

【药用部位】脂肪，肉。

【性味功能】脂肪：甘，平；解毒排脓，生肌止痛；用于水火烫伤，皮肤疮疖肿痛，久溃不收等。肉：甘，平；补中益气，解毒；用于素体虚弱，脾胃不合，水肿等。

鼠科（Muridae）

家鼠属（*Rattus*）

褐家鼠

【别　　名】大家鼠，沟鼠，白尾吊，首鼠，家鹿

【学　　名】*Rattus norvegicus*

【生境分布】生活于民房、厨房、禽舍、阴沟、杂物堆、草堆、田埂、作物地及河溪堤岸等处。全省各地分布。

【药用部位】全体或肉，幼鼠全体，皮，血液，脂肪，肝，胆，肾。

【性味功能】全体或肉：甘，温。补虚消疳，解毒疗疮。用于虚劳羸瘦，小儿疳积，烧烫伤，外伤出血，冻疮，跌打损伤等。幼鼠全体：甘，微温。解毒敛疮，止血止痛。用于烧烫伤，外伤出血，鼻衄，跌打肿痛等。皮：甘、咸，平。解毒敛疮。用于痈疽疮疡久不收口，附骨疽等。血液：甘、咸，凉。清热凉血。用于牙龈肿痛等。脂肪：甘，平。解毒疗疮，祛风透疹。用于疮毒，风疹，火烧烫伤等。肝：甘，微苦，平。活血化瘀，解毒疗伤。用于肌肤破伤等。胆：苦，寒。清肝利胆，聪耳明目。青盲，雀目，耳聋等。肾：甘、咸，平。镇静安神，疏肝理气。用于小儿惊风等。

屋顶鼠

【别　　名】玄鼠，黑家鼠，家鼠，黑鼠，大鼠

【学　　名】*Rattus rattus*

【生境分布】本种为入侵种，局限于城市、港口和船只上。在城市活跃于高层、屋顶空隙、管道及槽沟，擅攀爬，极少游泳或挖洞，经常在悬垂构建物如建筑物的顶楼、假天花、楼顶空间及横梁等出没，昼伏夜出。全省各地分布。

【药用部位】全体或肉，幼鼠全体，皮，血，脂肪，肝，胆，肾。

【性味功能】全体或肉：甘，温。补虚消疳，解毒疗疮。用于虚劳羸瘦，小儿疳积，烧烫伤，外伤出血，冻疮，跌打损伤等。幼鼠全体：甘，微温。解毒敛疮，止血止痛。用于烧烫伤，外伤出血，鼻衄，跌打肿痛等。皮：甘、咸，平。解毒敛疮。用于痈疽疮疡久不收口，附骨疽等。血液：甘、咸，凉。清热凉血；用于牙龈肿痛等。脂肪：甘，平。解毒疗疮，祛风透疹。用于疮毒，风疹，火烧烫伤等。肝：甘，微苦，平。活血化瘀，解毒疗伤。用于肌肤破伤等。胆：苦，寒。清肝利胆，聪耳明目。青盲，雀目，耳聋等。肾：甘、咸，平。镇静安神，疏肝理气。用于小儿惊风等。

豪猪科（Hystricidae）

豪猪属（*Hystric*）

豪猪

【别　　名】刺猪，箭猪，狓猪，中国豪猪，短尾豪猪

【学　　名】*Hystric brachyuran*

【生境分布】多生活于山坡、丘陵的坡地，草丛，稀疏的灌丛林或原始阔叶林中挖洞穴居。全省各地分布。

【药用部位】肉, 胃, 棘刺。

【性味功能】肉: 甘, 寒。润肠通便。用于大便不畅等。胃: 甘, 寒。清热利湿, 行气止痛。用于黄疸, 水肿, 脚气肿胀, 胃脘不适等。棘刺: 苦, 平。行气止痛, 解毒消肿。用于心气痛, 乳蛾, 疮肿, 皮肤疮疡等。

兔科 (Leporidae)

兔属 (*Lepus*)

华南兔

【别　　名】山兔, 草兔, 粗毛兔, 野兔

【学　　名】*Lepus sinensis*

【生境分布】生活于农田附近的山坡灌木丛或杂草丛, 极少到高山密林中活动, 但在武夷山高山地带曾发现。全省各地分布, 普遍有饲养。

【药用部位】肉, 干燥粪便 (望月砂)。

【性味功能】肉: 甘, 凉。补中益气, 凉血解毒。用于消渴赢瘦, 胃热呕吐, 便血等。粪便: 辛, 寒。去翳明目, 解毒杀虫。用于目暗生翳, 疳积, 痔瘘等。

草兔

【别　　名】山兔, 野兔, 山跳

【学　　名】*Lepus capensis*

【生境分布】喜欢生活于有水源的混交林内, 农田附件的荒山坡、灌木丛中以及草原地区、沙土荒漠区等。全省各地分布。但在人烟稠密地区较少, 荒凉地区较多。

【药用部位】肉, 皮毛, 血, 骨, 头骨, 脑, 肝, 胎, 胆汁, 粪便。

【性味功能】肉: 甘, 凉。补中益气, 凉血解毒。用于胃热消渴和呕吐, 赢瘦, 便血, 肠热便秘, 肠风便血, 湿热痹, 丹毒等。皮毛: 活血通利, 敛疮止带。用于痔疮不敛, 烫伤, 产后胞衣不下, 小便不利, 带下病等。血: 凉血, 活血。用于小儿痘疹, 产后胞衣不下, 心腹气痛等。骨: 清热解毒, 平肝祛风。用于消渴, 头昏眩晕, 疥疮, 霍乱吐利等。头骨: 清热平肝, 解毒疗疮。用于头痛眩晕, 消渴, 难产, 恶露不下, 小儿疳积, 痈疽疮毒等。脑: 润肤疗疮。用于冻疮, 火烫伤, 皮肤皲裂等。肝: 清肝明目。用于肝虚眩晕, 目暗昏花, 目痛等。胎: 扶正固本, 祛痰平喘。用于慢性支气管炎, 哮喘等。胆汁: 清热消肿。用于疮疡肿毒等。粪便: 辛, 寒。去翳明目, 解毒杀虫。用于目暗生翳, 疳积, 痔瘘等。

穴兔属 (*Oryctolagus*)

家兔

【别　　名】兔, 兔子, 穴兔

【学　　名】*Oryctolagus cuniculus domesticus*

【生境分布】全省各地常见人工饲养, 以闽清、古田、大田、尤溪等地为多。

【药用部位】肉, 皮毛, 血, 骨, 头骨, 脑, 胎, 胆汁。

【性味功能】除粪便不做药用外, 其他部位功效均同草兔。

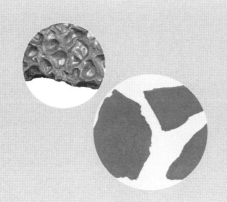

药用
矿物资源

YAOYONG
KUANGWU ZIYUAN

矿物类

矿泉水

【学　　名】*Aquae minerale*

【生境分布】来自于地下水源矿脉，露出地表成泉为矿泉水。全省各地分布。

【药用部位】泉水（矿泉水）。

【性味功能】用于胃溃疡，心血管病，风湿，皮肤病及癌症。

明矾石

【别　　名】白矾

【学　　名】*Alunitum*

【生境分布】产于火山岩中。为含硫酸的溶液或蒸气与含钾和铝的岩石，尤其是酸性火山岩经化学变化而成。分布于漳浦、平和、闽侯、上杭等地。

【药用部位】炼制出的结晶（白矾）。

【性味功能】酸、涩，寒。消痰，燥湿，止泻，止血，解毒，杀虫。外用解毒杀虫，燥湿止痒；内服止血止泻，祛除风痰。外治用于湿疹，疥癣，脱肛，痔疮，聤耳流脓；内服用于久泻不止，便血，崩漏，癫痫发狂。枯矾收湿敛疮，止血化腐。用于湿疹湿疮，脱肛，痔疮，聤耳流脓，阴痒带下，鼻衄齿衄，鼻瘜肉。

琥珀

【别　　名】煤珀

【学　　名】*Ambrum*

【生境分布】松脂等的化石。漳浦、漳平、大田等地可见。

【药用部位】古代松科植物树脂埋藏地下经久而成的化石样物质。

【性味功能】甘，平。镇惊安神，散瘀止血，利水通淋。用于惊风癫痫，惊悸失眠，血淋血尿，小便不通，妇女闭经，产后停瘀腹痛，痈疽疮毒，跌打创伤。

自然银

【学　　名】*Argentum natura*

【生境分布】产于热液矿脉或其氧化带内。全省各地分布，探明的银矿已有几十处。

【药用部位】锤炼成的薄片（银箔）。

【性味功能】大寒。安神，镇惊。用于惊痫，癫狂，心悸恍惚，夜不安寐。

自然金

【学　　名】*Aurum natura*

【生境分布】产于高、中、温热液成因的含金石英脉中或火山岩系里与火山热液作用有关的热液矿床中。全省各地分布。

【药用部位】锤或碾压成纸状薄片（金箔）。

【性味功能】辛、苦，平。镇心，安神，解毒。用于惊痫，癫狂，心悸，疮毒。

盐卤

【学　　名】*Bittenn*

【生境分布】全省沿海分布。

【药用部位】结晶（盐卤）。

【性味功能】苦、咸，寒。用于克山病，大骨结病，瘿瘤，高血压症，风湿性心脏病，慢性咳嗽痰喘，皮炎，风热赤眼。

炉甘石

【别　　名】菱锌矿

【学　　名】*Calamina*

【药用部位】方解石族菱锌矿。

【生境分布】分布于福鼎、政和、屏南等地。

【性味功能】甘，平。解毒明目退翳，收湿止痒敛疮。用于目赤肿痛，眼缘赤烂，翳膜胬肉，溃疡不敛，脓水淋漓，湿疮瘙痒。

寒水石

【别　　名】凝水石，水石，鹊石

【学　　名】*Calcitum*

【药用部位】富含硫酸盐类矿物的天然晶体。

【生境分布】分布于武夷山等地。

【性味功能】辛、咸，寒。清热降火，利窍，消肿。用于时行热病，积热烦渴，吐泻，水肿，尿闭，齿衄，丹毒，烫伤。

青礞石

【别　　名】礞石

【学　　名】*Chloriti Lapis*

【药用部位】黑云母片岩或绿泥石云母碳酸盐片岩。

【生境分布】分布于永春等地。

【性味功能】甘、咸，平。坠痰下气，平肝镇惊。用于顽痰胶结，咳逆喘急，癫痫发狂，烦躁胸闷，惊风抽搐。

朱砂

【别　　名】辰砂，丹砂

【学　　名】*Cinnabaris*

【生境分布】分布于明溪等地。

【药用部位】硫化汞的天然矿石。

【性味功能】甘，微寒，有毒。清心镇惊，安神，明目，解毒。用于心悸易惊，失眠多梦，癫痫发狂，小儿惊风，视物昏花，口疮，喉痹，疮疡肿毒。

铜

【学　　名】*Cuprum*

【生境分布】为各种地质作用中还原条件下的产物，形成于原生热液矿床。也见于含铜矿床的氧化带下部，系由含铜硫化物经变化还原而成。全省各地分布。

【药用部位】煅铜时打落的屑末（赤铜屑）。

【性味功能】苦，平，微毒。用于筋骨折伤，外伤出血，烂弦风眼，狐臭。铜器表面经二氧化碳或醋酸作用生成的绿色锈衣（铜绿）：酸、涩，平，有毒。退翳，去腐，敛疮，杀虫，吐风痰；外用于鼻息肉，眼睑糜烂，疮疡顽癣。

地浆

【学　　名】*Earth mud*

【生境分布】产于全省各地黄土水坑中。

【药用部位】地浆水（地浆）。

【性味功能】甘，寒。清热，解毒，和中。用于中暑烦渴，伤食吐泻，脘腹胀痛，痢疾，食物中毒。

铁

【别　　名】钢砂，铁砂，铁针砂

【学　　名】*Ferrum*

【生境分布】由赤铁矿、褐铁矿、磁铁矿冶炼而成。分布于大田、建宁、政和等地。

【药用部位】钢铁飞炼而成的粉末或生铁打碎成粉，用水漂出的细粉（铁粉）。

【性味功能】咸，平。平肝，镇心。用于惊痫，发狂，脚气冲心，疔疮。生铁浸于水中生锈后形成的溶液（铁浆）：甘、涩，平。镇心定痛，解毒敛疮。用于癫痫狂乱，疔疮肿毒。生铁煅至红赤，外层氧化时被锤落的铁屑（铁落）：辛，凉。平肝镇惊。用于癫狂，热病谵妄，心悸，易惊善怒，疮疡肿毒。铁露置空气中氧化后生成的褐色锈衣（铁锈）：辛，寒。清热解毒，镇心平肝。用于疔疮肿毒，口疮，重舌，疥癣，烫伤，毒虫螫伤，痫病。炼铁炉中的灰烬（铁精）：辛、苦，平。镇惊安神，消肿解毒。用于惊痫心悸，疔毒，阴肿，脱肛。铁与醋酸作用生成的锈末（铁华粉）：咸，平、寒。养血安神，平肝镇惊。用于血虚，惊悸，健忘，痢疾，疝癖，脱肛痔漏。制造钢针时磨下的细屑（针砂）：酸、辛，平。补血，除湿，利水。用于黄疸，水肿。

紫石英

【别　　名】萤石, 氟石

【学　　名】*Fluoritum*

【生境分布】分布于邵武、建阳等地。

【药用部位】萤石的原石。

【性味功能】辛、甘, 温。温肾暖宫, 镇心安神, 温肺平喘。用于肾阳亏虚, 宫冷不孕, 惊悸不安, 失眠多梦, 虚寒咳喘。

方铅矿

【学　　名】*Galenitum*

【生境分布】产于热液矿床中, 常与闪锌矿共生。全省各地分布。

【药用部位】炼出的金属 (铅)。

【性味功能】甘, 寒, 有毒。镇逆, 坠痰, 杀虫, 解毒。用于痰气壅逆, 上盛下虚, 气短喘急, 噎膈反胃, 瘿瘤, 瘰疬, 疔毒, 恶疮。用铅制成的四氧化三铅 (铅丹): 辛、咸, 寒, 有毒。解毒, 生肌, 坠痰镇惊。用于痈疽, 溃疡, 金疮出血, 口疮, 目翳, 汤火灼伤, 惊痫癫狂, 疟疾, 痢疾, 吐逆反胃。用铅加工制成的碱式碳酸铅 (铅粉): 甘、辛, 寒。有毒。消积, 杀虫, 解毒, 生肌。用于疳积, 下痢, 虫积腹痛, 癥瘕, 疟疾, 疥癣, 口疮, 丹毒, 烫伤。用铅加工制成的醋酸铅 (铅霜): 甘、酸, 寒。有毒。坠痰, 镇惊, 止衄, 敛疮。用于惊痫, 热痰, 鼻衄, 喉痹, 牙疳, 口疮, 溃疡。铅在铁器中熬制而成的黑灰 (铅灰): 用于瘰疬, 虫积。用铅粗制的氧化铅 (密陀僧): 咸、辛, 平, 有毒。消积杀虫, 收敛防腐, 坠痰镇惊。用于痔疮, 肿毒, 溃疡, 湿疹, 狐臭, 创伤, 久痢, 惊痫。

石膏

【别　　名】生石膏

【学　　名】*Gypsum Fibrosum*

【生境分布】分布于连城、武夷山等地。

【药用部位】硫酸钙的水合物。

【性味功能】辛、甘, 寒。清热降火, 除烦止渴。用于外感热病, 高热烦渴, 肺热喘咳, 胃火亢盛, 头痛, 牙痛。

赭石

【别　　名】赤铁矿

【学　　名】*Haematitum*

【生境分布】分布于新罗、安溪、漳平、德化等地。

【药用部位】赤铁矿。

【性味功能】辛、苦, 寒。平肝潜阳, 重镇降逆, 凉血止血。用于眩晕耳鸣, 呕吐, 噫气, 呃逆, 喘息, 吐血, 衄血, 崩漏下血。

赤石脂

【别　　名】多水高岭石

【学　　名】*Halloysitum rubrum*

【生境分布】产于岩石的风化壳和黏土层中, 为外生矿物。分布于同安、周宁、尤溪等地。

【药用部位】多水高岭石。

【性味功能】甘、酸、涩, 温。涩肠, 止血, 生肌敛疮。用于久泻久痢, 大便出血, 崩漏带下; 外治疮疡久溃不敛, 湿疮脓水浸淫。

高岭石

【别　　名】白石脂

【学　　名】*Kaolinitum*

【生境分布】产于煤层、岩浆岩或变质岩等热液蚀变产物中。全省各地分布。

【药用部位】含水铝硅酸盐。

【性味功能】甘、酸, 平。涩肠, 止血。用于久泻, 久痢, 崩漏带下, 遗精。

石灰岩

【学　　名】*Limestonum*

【生境分布】产于内生热液矿脉或大理岩溶洞、裂隙的沉积物中, 经煅烧的石灰岩 (石灰)。闽西南分布。

【药用部位】碳酸盐岩。

【性味功能】辛, 温, 有毒。燥湿, 杀虫, 止血, 定痛, 蚀恶肉。用于疥癣, 湿疮, 创伤出血, 烧、烫伤, 痔疮, 脱肛, 赘疣。

禹余粮

【别　　名】褐铁矿, 余粮石, 白禹余

【学　　名】*Limonitum*

【生境分布】新罗、安溪、大田、将乐、三明、尤溪等地。

【药用部位】褐铁矿。

【性味功能】甘、涩，微寒。涩肠止泻，收敛止血。用于久泻久痢，大便出血，崩漏带下。

磁石

【别　　名】磁铁矿

【学　　名】*Magnetitum*

【生境分布】新罗、安溪、政和、漳平、德化等地。

【药用部位】磁铁矿。

【性味功能】咸，寒。镇惊安神，平肝潜阳，聪耳明目，纳气平喘。用于惊悸失眠，头晕目眩，视物昏花，耳鸣耳聋，肾虚气喘。

金礞石

【别　　名】礞石

【学　　名】*Micae lapis aureus*

【生境分布】分布于建宁、建阳等地。

【药用部位】蛭石片岩或水黑云母片岩。

【性味功能】甘、咸，平。坠痰下气，平肝镇惊。用于顽痰胶结，咳逆喘急，癫痫发狂，烦躁胸闷，惊风抽搐。

云母石

【别　　名】绿柱岩

【学　　名】*Muscovite*

【药用部位】片状矿石。

【生境分布】分布于延平等地。

【性味功能】甘，平。补肾，收敛止血。用于劳伤虚损，眩晕，惊悸，癫痫，寒症久疟，疮痈肿痛，刀伤出血。

海浮石

【别　　名】浮石，白浮石，水泡石

【学　　名】*Pumice*

【生境分布】分布于全省沿海各地。

【药用部位】火山喷发出的岩浆所形成的石块，脊突苔虫或瘤苔虫的骨骼。

【性味功能】咸，寒。清肺化痰，软坚散结。用于痰热喘嗽，老痰积块，瘿瘤，瘰疬，淋病，疝气，疮肿，目翳。

自然铜

【别　　名】黄铁矿

【学　　名】*Pyritum*

【生境分布】分布于浦城、大田、建阳、南平、安溪、平和、连城、政和、泰宁、上杭、尤溪等地。

【药用部位】自然铜矿。

【性味功能】味辛、性平。散瘀止痛，续筋接骨。用于跌打损伤，筋骨折伤，瘀肿疼痛。

无名异

【别　　名】土子，干子，秃子，铁砂

【学　　名】*Pyrolusite*

【生境分布】分布于政和等地。

【药用部位】软锰矿石。

【性味功能】咸、甘，平。活血止血，消肿定痛。用于跌打损伤，痈疽肿毒，创伤出血。

白石英

【别　　名】石英

【学　　名】*Quartz*

【生境分布】全省各地分布。

【药用部位】氟化物矿石。

【性味功能】甘，温。温肺肾，安心神，利小便。治肺寒咳喘，阳痿，消渴，心神不安，惊悸善忘，小便不利，黄疸，石水，风寒湿痹。

雄黄

【别　　名】黄食石，石黄，黄石，鸡冠石

【学　　名】*Realgar*

【生境分布】分布于延平等地。

【药用部位】雄黄矿石。

【性味功能】辛，温，有毒。解毒杀虫，燥湿祛痰，截疟。用于痈肿疔疮，蛇虫咬伤，虫积腹痛，惊痫，疟疾。

食盐

【学　　名】*Sal communis*

【生境分布】产于全省沿海各地。

【药用部位】氯化钠晶体。

【性味功能】食盐沥下的卤汁（盐胆水）：咸、苦，有大毒。用于疥，癣，瘘。食盐加工制品（咸秋石）：咸，寒。滋阴降火。用于骨蒸劳热，咳嗽，咯血，咽喉肿痛，噎食反胃，遗精，白浊，膏淋，带下病。天然食盐的结晶（光明盐）：咸，平。祛风明目。经煎晒而成的盐水结晶（食盐）：咸，寒。涌吐，清火，凉血，解毒。用于食停上脘，心腹胀痛，胸中痰癖，二便不通，咽喉痛，牙痛，目翳，疮疡，毒虫螫伤。

井底泥

【学　　名】*Shaft bottom clay*

【生境分布】为井底淤积的灰黑色泥土。全省各地有产。

【药用部位】泥土。

【性味功能】寒。清热解毒。用于妊娠热病，胎动不安，头风热痛，天疱疮，热疖。

鹅管石

【别　　名】滴乳石、钟乳鹅管石

【学　　名】*Stalactite*

【生境分布】分布于永安、顺昌、武平、政和等地。

【药用部位】栎珊瑚石灰质骨骼。

【性味功能】甘、咸，温。补肺，壮阳，通乳。用于肺痨咳嗽气喘，吐血，阳痿，腰膝无力，乳汁不下等症。

钟乳石

【别　　名】方解石

【学　　名】*Stalactitum*

【生境分布】分布于武平、永安、宁化、将乐、顺昌、政和等地。

【药用部位】碳酸钙沉积物。

【性味功能】味甘，性温。安五脏，通百病，利九窍，下乳汁，益气补虚损。用于较弱疼冷，下焦伤竭，强阴。

硫黄

【别　　名】石硫黄，石流黄，流黄，石留黄

【学　　名】*Sulfur*

【生境分布】分布于建阳等地。

【药用部位】硫粉末。

【性味功能】酸，温。外用解毒杀虫疗疮；内服补火助阳通便。外治用于疥癣，秃疮，阴疽恶疮；内服用于阳痿足冷，虚喘冷哮，虚寒便秘。

滑石

【别　　名】硬滑石

【学　　名】*Talcum*

【生境分布】分布于涵江、政和、建瓯等地。

【药用部位】滑石矿粉末。

【性味功能】甘、淡，寒。利尿通淋，清热解暑，祛湿敛疮。用于热淋，石淋，尿热涩痛，暑湿烦渴，湿热水泻；外治湿疹，湿疮，痱子。

灶心土

【别　　名】伏龙肝

【学　　名】*Terra flava usta*

【生境分布】为灶底久经柴草熏烧的土块。全省各山区乡村有产。

【药用部位】焦黄土块。

【性味功能】辛，温。温中燥湿，止呕止血。用于呕吐反胃，腹痛泄泻，吐血，衄血，便血，尿血，妊娠恶阻，崩漏带下，痛肿溃疡。

索　引

药用植物拉丁学名索引

C

F

G

H

I

M

Q

药用动物拉丁学名索引

P

药用矿物拉丁学名索引

主 要 参 考 文 献

[1] 国家药典委员会. 中华人民共和国药典 [M]. 北京：中国医药科技出版社, 2020.

[2] 中国药材公司. 中国中药资源志要 [M]. 北京：科学出版社, 1994.

[3] 江苏新医学院. 中药大辞典 [M]. 上海：上海科学技术出版社, 1977.

[4] 江苏省植物研究所, 中国医学科学院药物研究所, 等. 新华本草纲要 [M]. 上海：上海科学技术出版社, 1988.

[5] 中国科学院中国植物志编辑委员会. 中国植物志 [M]. 北京：科学出版社.

[6] 福建省科学技术委员会《福建植物志》编写组. 福建植物志 [M]. 福州：福建科学技术出版社, 2010.

[7] 福建省医药研究所. 福建药物志 [M]. 福州：福建人民出版社, 1979.

[8]《全国中草药汇编》编写组. 全国中草药汇编 [M]. 北京：人民卫生出版社, 1975.

[9] 福建省闽东本草编辑委员会. 闽东本草 [M]. 1962.

[10] 广西壮族自治区卫生厅. 广西中药志 [M]. 南宁：广西壮族自治区人民出版社, 1959.

[11] 广东省中医药研究所, 华南植物研究所. 岭南草药志 [M]. 上海：上海科学技术出版社, 1961.

[12] 国家中医药管理局, 中华本草编委会. 中华本草 [M]. 上海：上海科学技术出版社, 1999.

[13] 姚振生, 熊耀康. 浙江药用植物资源志要 [M]. 上海：上海科学技术出版社, 2016.

[14] 刘勇, 杨世林, 龚千锋. 江西中药资源 [M]. 北京：中国科学技术出版社, 2015.

图书在版编目 (CIP) 数据

福建省中药资源名录 / 杨成梓，林羽主编 . —福
州：福建科学技术出版社，2021.11
ISBN 978-7-5335-6272-4

Ⅰ . ①福… Ⅱ . ①杨… ②林… Ⅲ . ①中药资源 – 福
建 – 名录 Ⅳ . ① R282-62

中国版本图书馆 CIP 数据核字（2020）第 202942 号

书　　名	福建省中药资源名录
主　　编	杨成梓　林羽
出版发行	福建科学技术出版社
社　　址	福州市东水路76号（邮编350001）
网　　址	www.fjstp.com
经　　销	福建新华发行（集团）有限责任公司
印　　刷	中华商务联合印刷（广东）有限公司
开　　本	889毫米×1194毫米　1/16
印　　张	44
插　　页	16
图　　文	704码
版　　次	2021年11月第1版
印　　次	2021年11月第1次印刷
书　　号	ISBN 978-7-5335-6272-4
定　　价	360.00元

书中如有印装质量问题，可直接向本社调换